# F. CALOT

# L'ORTHOPÉDIE

## INDISPENSABLE

### ( TUBERCULOSES EXTERNES, DÉVIATIONS, etc. )

MASSON-ET-Cie
ÉDITEURS-PARIS

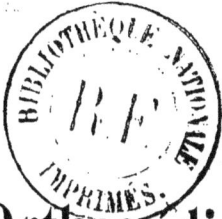

# L'Orthopédie indispensable

## aux Praticiens

# PRINCIPAUX OUVRAGES DU MÊME AUTEUR

**Traité pratique de technique orthopédique** (Masson, éditeur).

I. *Technique du traitement de la coxalgie.* 1 vol. in-8 de 234 pages et 178 figures. . . . . . . . . . . . . . . 7 fr.

II. *Technique du traitement de la luxation congénitale de la hanche.* 1 vol. in-8 de 293 pages avec 206 figures et 5 planches. . . . . . . . . . . . . . . . . . . . 7 fr.

III. *Technique du traitement des tumeurs blanches.* 1 vol. in-8 de 272 pages avec 192 fig. . . . . . . . . . . . 7 fr.

**Le traitement du mal de Pott** (Doin, éditeur). 1 vol. in-8 de 120 pages avec 120 fig. . . . . . . . . . . . . 3 fr.

**Les maladies qu'on soigne à Berck** (Masson, éditeur). 1 vol. in-12 de 443 pages. . . . . . . . . . . . 2 fr. 50

1300-06. — Coulommiers. Imp. Paul BRODARD. — 10-08.

# L'Orthopédie indispensable

## aux Praticiens

PAR

## F. CALOT

Chirurgien en chef de l'hôpital Rothschild, de l'hôpital Cazin,
de l'hôpital de l'Oise et des départements,
du Dispensaire, de l'Institut orthopédique de Berck, etc.

AVEC 825 FIGURES (ORIGINALES) DANS LE TEXTE

PARIS

MASSON ET Cie, ÉDITEURS

LIBRAIRES DE L'ACADÉMIE DE MÉDECINE

120, BOULEVARD SAINT-GERMAIN, 120

1909

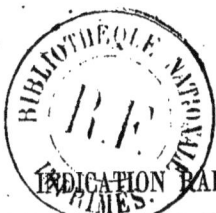

# INDICATION RAPIDE DU CONTENU DU LIVRE

*(La table détaillée, véritable résumé du livre, se trouve à la fin, p. 721).*

# AVERTISSEMENT

Presque chaque jour les praticiens sont consultés pour une coxalgie, un mal de Pott, une tumeur
blanche, une luxation congénitale de la hanche, une
scoliose, une manifestation rachitique, en un mot
**pour une déviation congénitale ou acquise.**

Mais le traitement leur en étant trop peu connu, ils
n'osent pas l'aborder, ou ne savent pas le conduire à
bien.

Pourquoi les médecins, qui soignent couramment les
fractures et luxations traumatiques, n'osent-ils pas ou
ne savent-ils pas soigner les affections orthopédiques,
qui ne sont cependant pas, d'une manière générale,
plus difficiles à corriger et à maintenir?

C'est parce qu'on ne le leur a pas appris.

Il est vrai qu'il y a quinze ou vingt ans, et même seulement dix ans, on ne pouvait guère le leur apprendre,
car le traitement de bon nombre de ces affections était
alors trop incertain, ou trop complexe, ou même complètement nul.

La luxation congénitale de la hanche, par exemple,
restait la maladie incurable entre toutes, « l'opprobre
de la chirurgie ». Les coxalgies et les maux de Pott
suppurés se terminaient par la mort. — Or ces trois

maladies, hier encore sans remède, nous savons les guérir à tous coups. Et pour toutes les déviations, le traitement a fait de tels progrès qu'on pourrait soutenir sans grande exagération que **ces affections, les plus ingrates à soigner il y a douze à quinze ans à peine, sont celles qui nous donnent aujourd'hui les guérisons les plus nombreuses et les plus belles**.

Et non seulement nous savons les guérir, mais **nous savons les guérir par des procédés simples, bénins, faciles à appliquer.**

Leur traitement ne comporte plus d'opérations considérables et sanglantes, et pas davantage de « mécaniques » onéreuses ou compliquées.

Pour les coxalgies et les maux de Pott suppurés, tout se réduit à des ponctions, moins difficiles à coup sûr que celles que vous faites couramment dans le traitement des pleurésies.

Pour la luxation congénitale et les autres déviations, la correction s'obtient par de simples manœuvres orthopédiques et se conserve jusqu'à la guérison par un bon plâtre. N'est-ce pas ce que vous faites déjà pour vos fractures et vos luxations traumatiques ?

Ainsi donc, **le traitement des affections orthopédiques est devenu accessible à tous les médecins.** Révolution bienfaisante qui aura les plus heureuses conséquences pratiques; car il est évident que, pour mille raisons, bonnes ou mauvaises, les 9/10 de ces malades ne pourront jamais aller aux spécialistes.

Mais entendons-nous bien, lorsque je vous dis que vous pouvez traiter et guérir ces maladies, **cela n'est** rigoureusement vrai qu'à la 1$^{re}$ période. Plus tard, vous ne pourrez plus tout, ou même vous ne pourrez plus rien.

Et je ne vous conseille nullement de vous attaquer à une luxation congénitale de quinze ans, à une coxalgie ou à une gibbosité vieilles de plusieurs années. La tâche est alors trop difficile, trop ingrate pour vous, et ceci restera bien toujours l'affaire du spécialiste.

Non, **ce que je demande aux praticiens, c'est de soigner ces maladies à leur apparition**, parce qu'à ce moment le mal est très facile à guérir.

Or, en fait, n'est-ce pas vous, le médecin de la famille, qui voyez les malades tout au début? Sachez donc utiliser cet avantage inestimable; sachez profiter de cette période de curabilité facile, qui heureusement ne dure pas seulement quelques jours, mais plusieurs semaines, plusieurs mois, et même, pour certaines de ces affections, quelques années.

Mais surtout, ne prenez pas prétexte de cette durée pour tergiverser. Qu'attendriez-vous? Lorsque vous êtes en présence d'une luxation traumatique ou d'une fracture, n'agissez-vous pas tout de suite? Et si vous attendiez longtemps, que pourriez-vous alors?

Ah! si les praticiens qui voient ces maladies au début faisaient leur devoir!....

Encore faut-il le connaître, direz-vous.

Le but de ce livre est justement de vous l'apprendre. J'ai apporté tous mes soins à être clair et concis sans cependant omettre aucun des détails nécessaires ou utiles. A chaque page, des figures rendent visibles les divers temps du traitement, si bien qu'il n'est pas un seul des procédés reconnus bons que chacun de vous me puisse appliquer partout, même sans installation spéciale et sans aide exercé.

J'ose espérer que désormais, grâce à ce guide, tous les médecins de bonne volonté oseront entreprendre et sauront mener à bien le traitement des affections orthopédiques[1]. — Si cela est, je n'aurai perdu ni le temps ni la peine que ce livre m'a coûtés.

---

## DIVISION DU LIVRE

1re PARTIE : *Affections orthopédiques acquises d'origine tuberculeuse.* — Mal de Pott. — Coxalgie. — Tumeurs blanches.

2e PARTIE : *Affections orthopédiques acquises non tuberculeuses.* — Scoliose, dos rond, lordose. — Déviations multiples. — Genu valgum. — Torsalgie. — Paralysie infantile.

3e PARTIE : *Affections orthopédiques congénitales.* — Luxation congénitale de la hanche. — Pied bot. — Torticolis. — Maladie de Little.

4e PARTIE ou APPENDICE : Adénites cervicales. — Les autres tuberculoses externes (abcès froids, ostéites, synovites, spina ventosa. Tuberculose du testicule. — Tuberculoses multiples. — Syphilis du squelette. — Ostéomyélite. — Diagnostic d'une ostéite ou d'une arthrite chroniques. — Anesthésie en orthopédie.

---

1. J'ai le devoir de remercier ici : d'abord, mon éminent collègue et ami le professeur O. Vulpius (d'Heidelberg), d'avoir bien voulu écrire la partie chirurgicale du traitement de la paralysie infantile et de la maladie de Little, avec la compétence et l'autorité. Tous les chirurgiens lui reconnaissent en la matière ; puis, mon distingué collègue et vieil ami, le Dr Arnould, chirurgien de l'hôpital Saint-François, et le Dr Beaugrand d'Arcachon, mon ancien assistant, d'avoir revu toutes les épreuves de ce livre ; — et enfin mon aide depuis huit ans, le Dr Escombe, de l'avoir illustré avec son talent de dessinateur et sa connaissance profonde du sujet.

# L'HEXALOGUE
## OU LES SIX COMMANDEMENTS DE L'ORTHOPÉDIE

1. Diagnostic *précoce*.
2. Traitement *immédiat*.
3. Traitement *persévérant*.
4. Faire des plâtres *précis*.
5. Dans le redressement des *déviations tuberculeuses*, éviter tout *traumatisme* inutile.
6. Dans le traitement des *foyers tuberculeux*, ne jamais *ouvrir*, mais *ponctionner et injecter*.

### I

**Diagnostic précoce.** — Lorsqu'on vous présente un enfant pour une impotence ou une douleur siégeant dans une partie quelconque du squelette, vous ne négligerez jamais d'y regarder et d'examiner l'enfant complètement nu (palper, presser, explorer l'étendue des mouvements).

### II

**Traitement précoce.** — Le diagnostic fait, ne laissez pas traîner les choses; commencez le traitement sans retard, car le mal n'attend pas.

Traitement précoce veut dire traitement facile et guérison intégrale.

### III

**Traitement persévérant.** — Vous le continuerez sans défaillance jusqu'au bout; ce bout étant parfois éloigné du début, d'une et même de plusieurs années. Prévenez-en les parents, et sachez leur infuser, ainsi qu'à vous-même, une forte dose de patience.

## IV

*Faire un plâtre précis.* — Vous saurez faire un plâtre précis, qui maintienne bien et ne gêne pas. C'est chose aussi indispensable en orthopédie que l'antisepsie en chirurgie. Il n'est pas plus difficile de faire un bon plâtre que d'en faire un mauvais, de même qu'il n'est pas plus difficile à un médecin d'être aseptique que d'être sale.

## V

*Éviter tout traumatisme inutile.* — Dans le redressement des déviations tuberculeuses, il faut procéder avec douceur et, plutôt, par étapes. Cela est ici plus nécessaire encore que dans les autres déviations, afin de supprimer tout danger de généralisation tuberculeuse.

## VI

*Ne jamais ouvrir les foyers tuberculeux, ni les laisser s'ouvrir.* — Si la tuberculose est suppurée, — abcès, adénites, ostéo-arthrites, — faire des ponctions suivies d'injections modificatrices.

Si la tuberculose n'est pas suppurée et qu'elle soit bien accessible (ce qui est vrai pour toutes les tuberculoses externes, excepté le mal de Pott), faire, dans le foyer de ces lésions torpides, des injections modificatrices, pour provoquer ou hâter la transformation scléreuse ou le ramollissement, après lequel on fera des ponctions comme dans le premier cas.

Se rappeler que, dans la tuberculose, le bistouri guérit rarement, aggrave souvent, et mutile toujours; tandis que les ponctions et les injections sont un traitement sûr, bénin, et facile à appliquer partout.

# L'ORTHOPÉDIE INDISPENSABLE

## PREMIÈRE PARTIE

## AFFECTIONS ORTHOPÉDIQUES ACQUISES D'ORIGINE TUBERCULEUSE

### CHAPITRE I

#### LE MAL DE POTT

> L'objectif doit être de guérir sans gibbo-
> sité. — Pour guérir, ne pas ouvrir les
> abcès. — Pour guérir sans gibbosité,
> faire de bons corsets plâtrés.

*Rappel des notions anatomiques et cliniques indispensables.*

Le mal de Pott est la tuberculose de la colonne vertébrale. — La lésion siège à la partie antérieure, ou **corps** des vertèbres.

**Cinq cas.** — *1ᵉʳ cas.* **Avant la gibbosité** (fig. 1). Comme toutes les tumeurs blanches, le mal de Pott va exister pendant quelque temps, plusieurs mois ou même un ou deux ans, sans déviation ni gibbosité [1]. Il peut rester silencieux, mais généralement il se traduira par quelques douleurs locales ou irradiées, intermit-tentes, ou par une impotence fonctionnelle, suite de contrac-

---

1. Le mal de Pott peut même *ne jamais donner de gibbosité*, mais c'est infiniment rare chez les enfants, un peu moins rare chez les adultes.

tures musculaires réflexes : marche défectueuse, difficulté à se
baisser, fatigue rapide, etc.

2<sup>e</sup> *cas.* **Gibbosité** (fig. 2, 2 *bis*, 2 *ter*). (2<sup>e</sup> période du mal).

Fig. 1. — Mal de Pott *avant la gibbosité.*
Un tubercule apparaît au centre du
corps vertébral; autour de lui, une
zone de raréfaction et de ramolisse-
ment favorise son extension.

Fig. 2. — *Amorce de gibbosité.* — Le
tubercule a progressé, perforé la paroi
antérieure de l'os et produit un abcès ;
le corps vertébral se tasse en avant,
d'où gibbosité en arrière.

Fig. 2 *bis* — *La gibbosité s'accentue.* —
La tuberculose a gagné de proche en
proche les vertèbres sus- et sous-
jacentes qui commencent à se ramollir
et à s'affaisser.

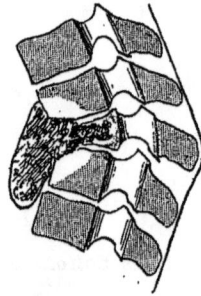

Fig. 2 *ter.* — *La gibbosité progresse,* en
même temps que les lésions anté-
rieures. Il ne reste de la 1<sup>re</sup> vertèbre
atteinte que son arc postérieur et un
coin insignifiant du corps qui sont
peu à peu chassés en arrière, à la
façon d'un noyau de cerise, par la
pression des vertèbres voisines.

Mais nous voyons rarement les enfants à la toute 1<sup>re</sup> période. Le
**plus souvent**, lorsqu'on les amène, il y a **déjà** une **gibbosité**.
Celle-ci est produite : *a.* par l'inflexion du rachis ; *b.* par l'affaissement de 1 ou 2 corps vertébraux, ramollis par le travail de la tuberculose ; *c.* et parfois la subluxation des deux segments rachidiens.

Au début la gibbosité est angulaire, médiane et douloureuse
à la pression (fig. ci-contre).

Les fig. 2, 2 *bis* et 2 *ter* montrent
comment se produit une gibbosité.
Si celle-ci progresse, on voit dans la
suite survenir des adaptations, c'est-
à-dire des déformations secondaires
des autres parties du rachis, et
même aussi du thorax, du bassin,

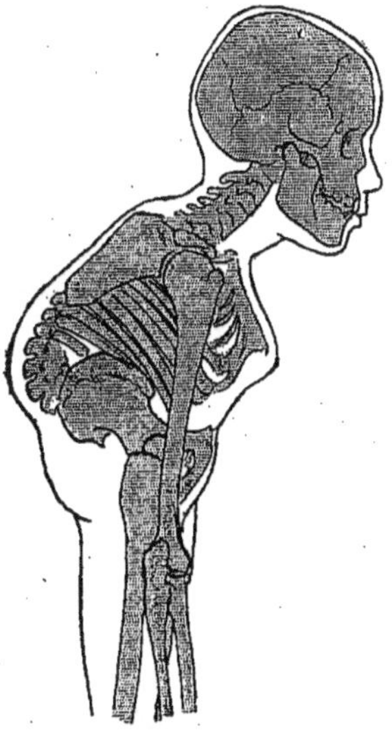

Fig. 3. — Le terme ultime
d'une gibbosité. — Le ma-
lade est devenu un véritable
bossu (quand il n'a pas été
soigné ou pas bien soigné).

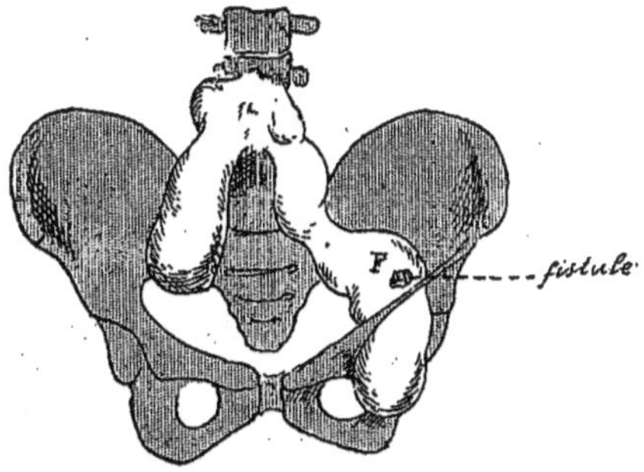

Fig. 4. — *Les abcès et fistules du mal de Pott.*
Abcès par congestion : dans les fosses iliaques.
*A gauche*, l'abcès a fusé jusque dans la cuisse
en passant en bissac au-dessous de l'arcade
crurale. — F. Orifice fistuleux au-dessus de
l'arcade crurale.

de la tête, toutes déformations qui contribuent à donner aux

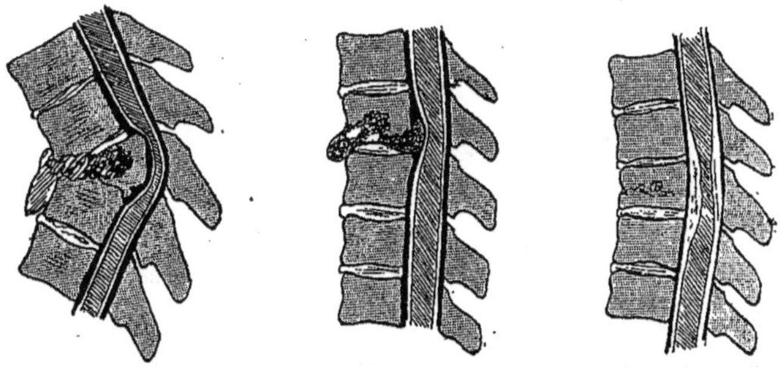

Fig. 5. — Les 3 causes principales de la paraplégie. Compression de la moelle ;
1° par une arête osseuse ;    2° par un abcès ;    3° par pachyméningite

bossus leur silhouette spéciale (v. fig. 3).

La gibbosité est généralement moindre dans les maux de Pott cervicaux et lombaires que dans les maux de Pott dorsaux.

*3e cas* : **Abcès**. — *4e cas* : **Fistules** (fig. 4). — Le foyer bacillaire ne reste pas localisé aux corps vertébraux; il peut envahir les

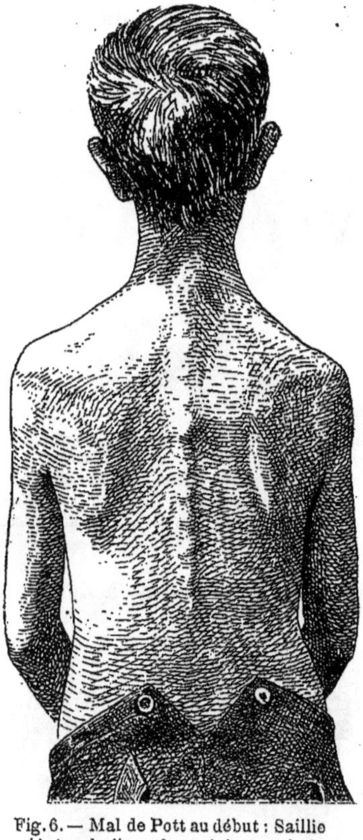

Fig. 6. — Mal de Pott au début : Saillie légère de l'apophyse épineuse de la sixième vertèbre dorsale.

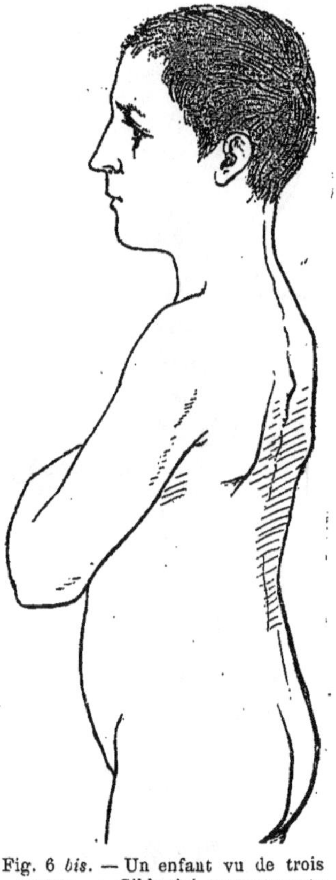

Fig. 6 *bis*. — Un enfant vu de trois quarts. — Gibbosité commençante de la 5e dorsale.

parties molles voisines et envoyer des prolongements, des boudins fongueux, plus ou moins loin, vers le cou, le thorax, le dos, mais *surtout* vers les parties déclives : fosse iliaque interne, racine de la cuisse; — et le ramollissement de ces boudins donne les abcès par congestion du mal de Pott.

Ces abcès, rares dans le mal de Pott dorsal supérieur, sont plus fréquents dans le mal de Pott cervical, et presque constants dans le mal de Pott lombaire et dorso-lombaire.

Ils peuvent venir ulcérer et crever la peau; d'où la formation de *fistules* qui s'infectent facilement : infection très grave, con-

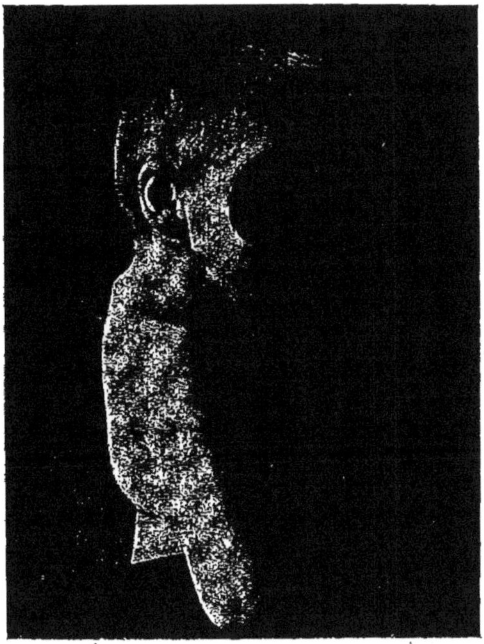

Fig. 7. — Type ordinaire : Saillie anguleuse et médiane; l'attitude dans le mal de Pott cervical.

duisant aux dégénérescences du foie et des reins, le plus souvent mortelles. — La **fistule** est **le plus grand danger** qui menace la vie de ces malades.

5° *cas*. **Paralysie** (fig. 5). — Ces prolongements fongueux peuvent se diriger aussi vers la moelle épinière. La compression produite par l'abcès (fig. 5, 2°) donnera alors une paralysie plus ou moins complète. La paralysie peut être due encore à une arête osseuse (fig. 5, 1°), ou à une propagation de la tuberculose aux méninges et à la moelle (fig. 5, 3°), ou à des troubles de la circulation sanguine ou lymphatique de celles-ci.

A l'encontre des abcès, et de même que la gibbosité, la paralysie est plus fréquente dans les maux de Pott dorsaux et cervicodorsaux que dans les maux de Pott des deux extrémités du rachis.

Des trois grands symptômes : gibbosité, abcès par congestion, paralysie, le premier (la gibbosité) est presque constant; l'abcès

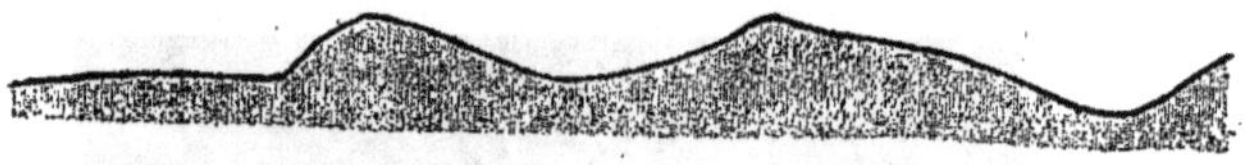

Fig. 8. — Type ordinaire : Gibbosité angulaire et médiane.

existe dans près de moitié des cas, et la paralysie, seulement une fois sur 5 ou 6. — Les trois peuvent coexister, mais c'est très rare. Généralement, lorsqu'il y a un abcès apparent, il n'y a pas

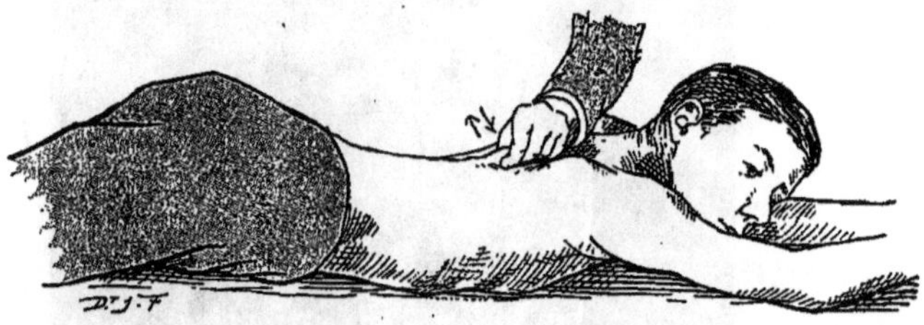

Fig. 9. — Recherche de la douleur. *Succussion* : On saisit entre le pouce et l'index l'apophyse épineuse de la vertèbre saillante et on lui imprime de petits et brusques mouvements de latéralité.

de paralysie, et inversement; au contraire, la gibbosité coexiste généralement avec l'abcès ou avec la paralysie.

### Pronostic.

Il diffère du tout au tout suivant que le mal est soigné ou non.

A. **Si la maladie n'est pas bien soignée :**

*a.* La *gibbosité* se développe de plus en plus, et le malade, s'il survit, restera bossu;

*b.* Les *abcès* sont plus fréquents, plus volumineux; mais surtout ils donnent généralement des fistules. Or les maux de Pott fistuleux se terminent presque toujours par la mort du malade, un peu plus tôt, un peu plus tard;

*c.* La *paralysie* est également plus fréquente et souvent mortelle.

B. Au contraire, **si le mal de Pott est bien soigné :**

La *gibbosité* encore récente sera non seulement arrêtée, mais effacée.

Les *abcès* seront moins fréquents; mais surtout, ils guériront

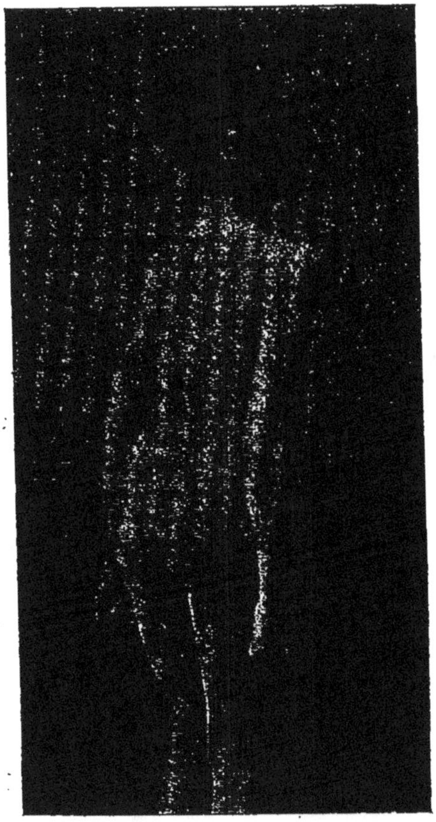

Fig. 10. — Mal de Pott dorso-lombaire; type d'attitude

parce qu'on ne les ouvrira pas et qu'on ne les laissera pas s'ouvrir. La *paralysie* sera très rare et du moins guérira 19 fois sur 20.

## Durée de la maladie.

La durée dépend surtout du traitement fait, et un peu aussi de chaque cas particulier, car la tuberculose peut être plus ou moins virulente. En moyenne, il faut compter de 3 à 4 ans, parfois moins et souvent plus. Dans le cás **d'abcès bien traités** (voir p. 91) la durée du mal de Pott, au lieu d'être allongée du fait de l'abcès, en est abrégée notablement.

### Diagnostic.

1er CAS : *On est venu vous consulter pour une gibbosité.*
*3 fois sur 4,* on n'a qu'à regarder pour voir le mal de Pott. En

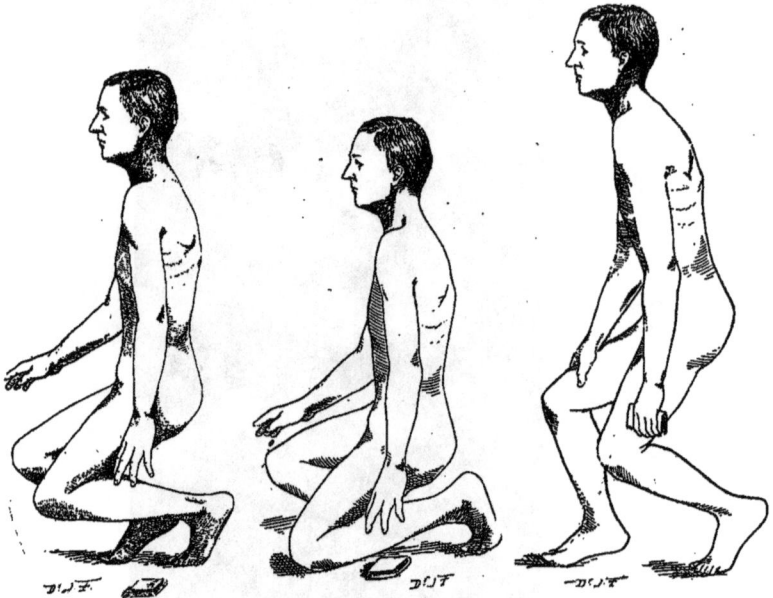

Fig. 11, 11 *bis* et 11 *ter.* — On commande au malade de ramasser un objet placé sur le parquet.

*1er temps* : Le malade fléchit ses genoux au lieu de fléchir franchement le tronc : son bras droit lui sert de balancier pour garder l'équilibre.

*2e temps* : Le genou gauche est au contact du sol, la main gauche va saisir l'objet.

*3e temps* : Le malade se relève en s'aidant du bras droit qui prend un point d'appui sur la cuisse.

effet, si les parents vous amènent leur enfant, c'est parce qu'ils ont constaté eux-mêmes une saillie sur la ligne médiane du dos et veulent savoir ce que c'est.

**A quoi l'on reconnaît la gibbosité pottique** (v. fig. 2, 6, 7, 8, 9).
Nous l'avons dit : 1° à ce qu'elle est **médiane** (sur 1 ou 2 apo-

physes épineuses), 2° angulaire, 3° douloureuse à la pression

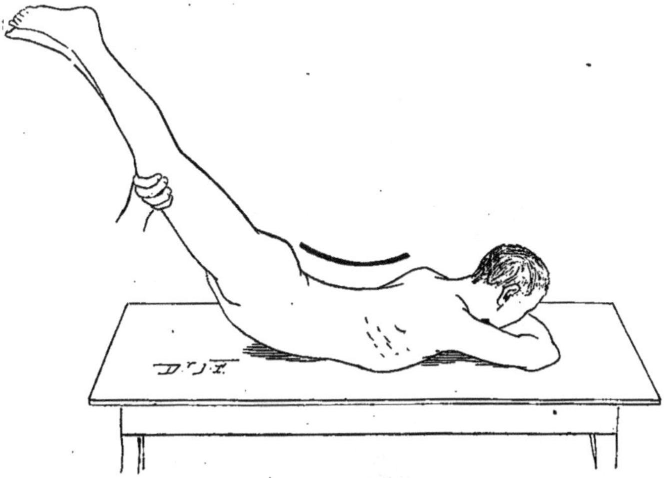

Fig. 12. — Recherche de la mobilité, sujet sain : Dans l'hyperextension, le rachis entier participe au mouvement et forme une courbe régulière.

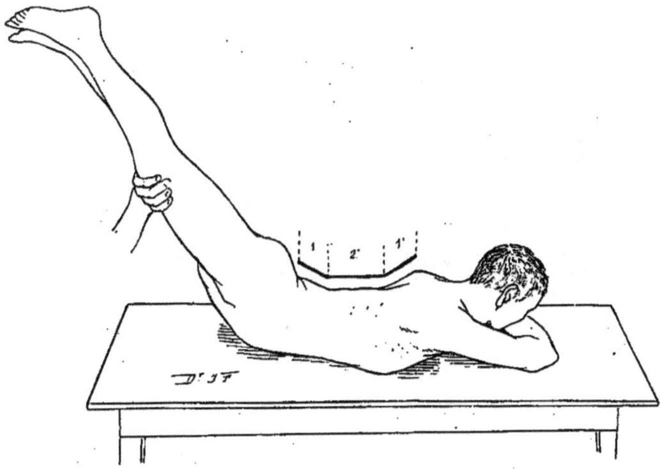

Fig. 13. — Sur le sujet malade, le segment pris (2) reste rigide et le rachis forme une ligne brisée 1, 2, 1'.

et surtout à la succussion latérale (fig. 9). De plus, attitude

« empotée » (fig. 10 et 23) et raideur du rachis. — Le malade
marche tout d'un bloc, sans souplesse (fig. 10). **Pour se baisser**

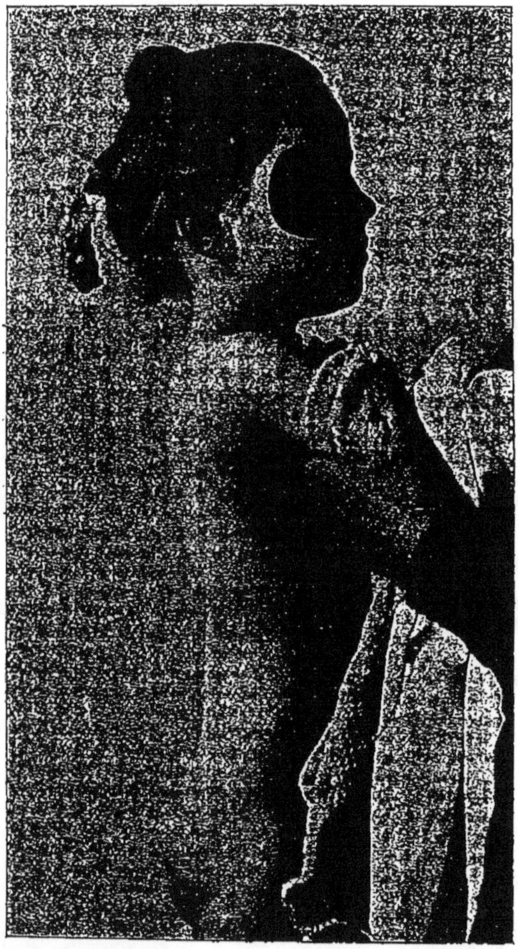

Fig. 14. — Mal de Pott lombaire : Il n'y a pas de gibbosité à vrai dire, mais la
lordose physiologique a disparu, ce qui suffit. — Ici, le diagnostic a été confirmé
8 mois plus tard par l'apparition d'un abcès de la fosse iliaque gauche.

et ramasser un objet sur le sol, il **ne plie pas** franchement le **tronc** ;
**il fléchit les jambes** et se met plutôt à genoux (fig. 11, 1°, 2°, 3°).
Si l'on soulève en arrière les deux jambes et le bassin du sujet

**couché sur le ventre**, le dos ne plie pas à l'endroit suspect; il résiste comme une planche (fig. 12, 13).

Enfin l'état général est souvent médiocre et l'on découvre d'ordinaire des antécédents de tuberculose.

2ᵉ CAS. *On n'est pas venu pour une gibbosité.* — fois sur 4 on ne vous consultera que pour des troubles fonctionnels et on ne *signalera rien dans le dos.* C'est à *vous de penser* à y regarder.

*a.* Lorsqu'on vous présente un enfant qui se tient mal (fig. 12), qui se fatigue vite, qui s'est plaint de points de côté ou de **douleurs** en **ceinture** ou **dans les jambes**, douleurs diurnes ou nocturnes, ne manquez jamais de l'examiner complètement nu, et de passer en revue le dos et les membres inférieurs.

Si vous trouvez une gibbosité, le diagnostic est facile.

**A défaut de gibbosité**, si vous avez la **douleur** à la pression sur une apophyse épineuse, la **raideur** du rachis à la marche, la difficulté à se baisser, cela vous **suffit** pour faire le diagnostic de mal de Pott.

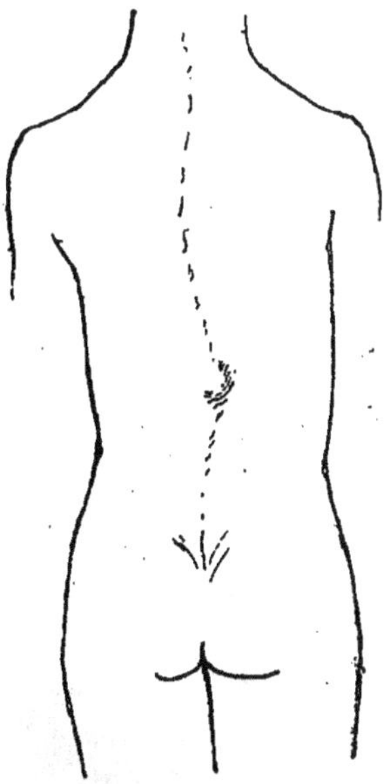

*b.* Parfois le sujet vous est **venu pour un abcès** *froid*(1ᵉʳ symptôme apparu) siégeant dans le cou, ou le dos, ou la cuisse, ou bien dans la fosse iliaque interne. Si l'abcès existe des deux

Fig. 15. — Type rare : Gibbosité angulaire mais non médiane, forme pseudo-scoliotique. La courbure latérale présente un angle brusque et une apophyse plus saillante.

côtés symétriquement, c'est un indice presque certain de mal de Pott. Vous devez aussitôt faire l'examen du rachis. — Pensez-y, même dans le cas d'abcès unilatéral, et regardez le dos.

*c.* Plus rarement c'est *pour une* **paralysie qu'on vous consulte**. Pensez encore ici à un mal de Pott possible et cherchez les divers signes que nous avons donnés de celui-ci.

### Diagnostic différentiel et causes d'erreur.

Avec quoi l'on peut confondre :

*a.* **La gibbosité**. — Si elle est très petite, et siège sur la 7ᵉ cervicale, n'oubliez pas le relief que fait normalement cette 7ᵉ vertèbre appelée *la proéminente*; mais, à l'état normal, il n'y aura ni douleur, ni raideur, etc.

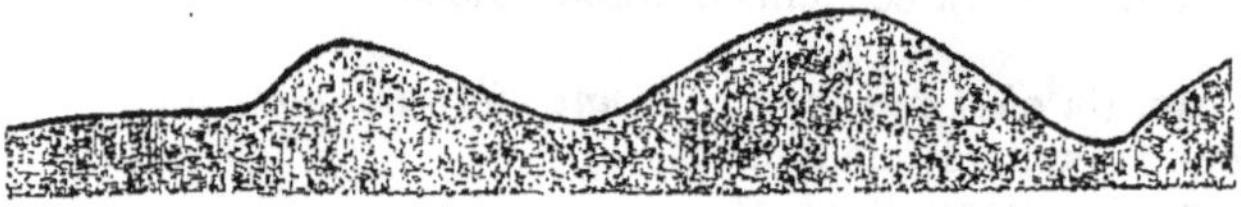

Fig. 16 — Autre type rare : Gibbosité médiane mais non angulaire. Dos rond tuberculeux.

Il en est de même pour la **10ᵉ dorsale**, qui, assez souvent, présente un **léger relief (normal)** de quelques millimètres.

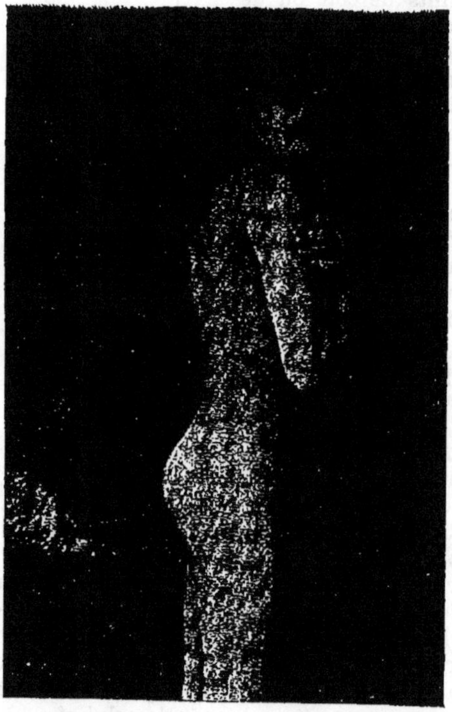

Fig. 17. — Type rare, du même genre que celui de la figure 16 : Mal de Pott à forme cyphotique; gibbosité médiane mais non angulaire.

Par contre, les **régions lombaire et cervicales sont normalement concaves**. On doit donc, dès qu'elles apparaissent planes (fig. 14), penser déjà au mal de Pott et chercher les autres signes : douleur, raideur, etc.

**La scoliose** donne parfois un nœud médian, mais qui n'est rien

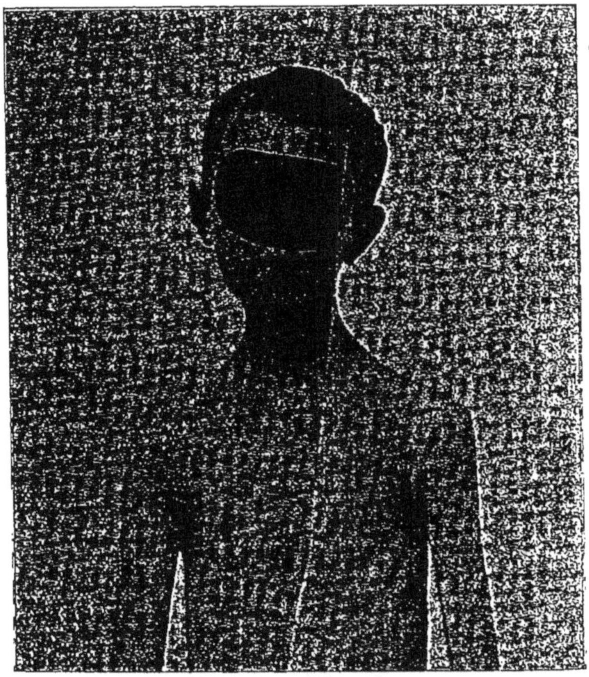

Fig. 18. — Mal de Pott cervical — *torticolis* à gauche — et fistule à droite dans le creux sus-claviculaire. Venu à Berck avec le diagnostic d'adénite cervicale suppurée qu'on avait ouverte. — Nous avons reconnu le M. de Pott par une douleur à la pression sur la 3e vertèbre cervicale, la raideur du cou, et par un abcès rétropharyngien (voir fig. 19) communiquant avec la fistule.

à côté des deux courbures latérales en sens inverse qui sont au-dessus et au-dessous de ce nœud médian.

Il sera bon, cependant, de **réserver son diagnostic** si, en même temps qu'une courbure latérale, on trouve des **douleurs vives sur une apophyse épineuse**; car on a vu des maux de Pott à forme scoliotique (fig. 15).

**Le dos rond** est une déviation non tuberculeuse (voir p. 357). Cependant le M. de Pott peut donner quelquefois, au lieu d'une gibbosité aiguë, une courbe régulière de plusieurs vertèbres (fig. 16, 17), **un dos rond**, lequel est alors **douloureux et raide**, avec un état [général mauvais. **Ces caractères doivent faire penser à un mal de Pott** ou du moins réserver le diagnostic, jusqu'à un 2e ou 3e examens [1].

Mais rassurez-vous : ce n'est que très exceptionnellement que le

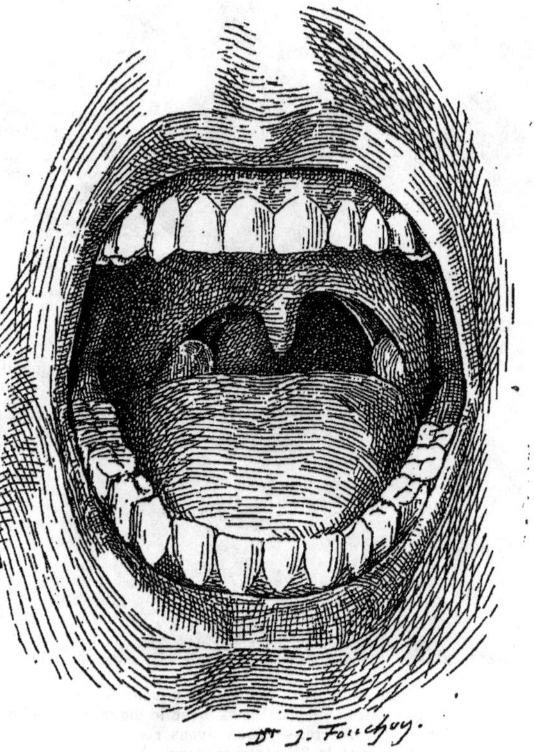

Fig. 19. — L'enfant de la figure 18 : Abcès latéro-pharyngien soulevant la paroi postéro-latérale du pharynx. La luette est légèrement reportée à gauche, et le bord libre du voile du palais sensiblement abaissé.

M. de Pott apparaît sous forme de déviation latérale ou de dos rond.

**Gibbosité suite d'accident** : Diagnostic par les commémoratifs : il y a eu *traumatisme ou chute très graves*, apparition immédiate de déformation, avec généralement des symptômes médullaires, etc.

*b. L'abcès.* — Causes d'erreur et diagnostic.

S'il y a **derrière le pharynx un abcès froid**, on pensera tou-

1. Pour le diagnostic de la cyphose rachitique, voir p. 388.

jours au mal de Pott. On regardera et palpera les apophyses

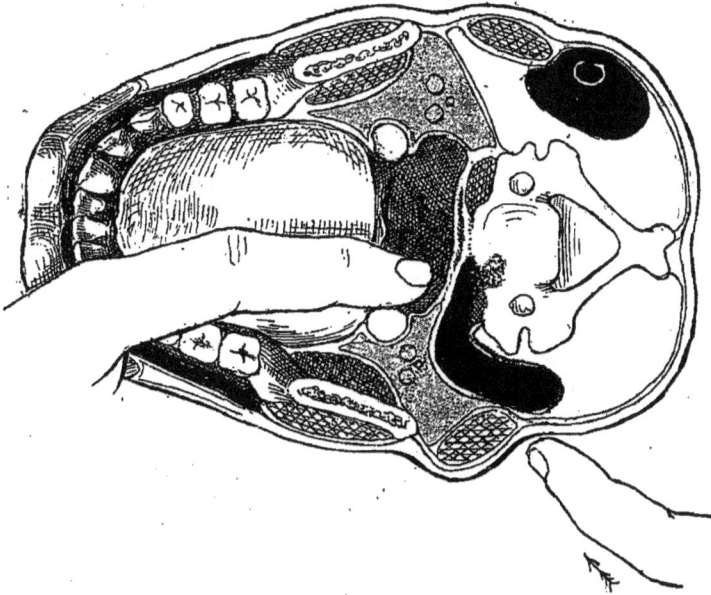

Fig. 20. — Le toucher buccal, permet souvent de distinguer un abcès *par congestion* du cou d'un abcès idiopathique ou ganglionnaire. — Si c'est un abcès pharyngien d'origine vertébrale : un doigt réclinant le bord postérieur du sterno-mastoïdien et exerçant de légères pressions brusques sur les tissus profonds, renvoie la sensation de flot à l'index introduit dans le pharynx, à gauche. Cette sensation ferait défaut dans le cas d'abcès ganglionnaire (C) à droite.

Fig. 21. — Manière de palper la fosse iliaque interne : La pulpe des doigts déprime fortement la paroi abdominale en repoussant en dedans la masse intestinale.

épineuses correspondantes; on cherchera les antécédents : torticolis chronique, douleurs irradiées au cou, au bras, etc., de

manière à **ne pas prendre un M. de Pott pour une simple adénite rétro-pharingienne idiopathique.**

C'est avec les mêmes signes que l'on distingue des **adénites
cervicales** les abcès par congestion du cou, symptomatiques
d'un mal de Pott (fig. 18, 19, 20).

Lorsque l'abcès siège dans la fosse iliaque à droite (fig. 21
et 22), on se gardera de le confondre avec un abcès **d'appendi-
cite** refroidie, erreur que j'ai vu commettre.

On le distinguera aussi d'une **hernie** et d'un **abcès ganglionnaire** simple ou d'une collection enkystée de **péritonite tuber-**

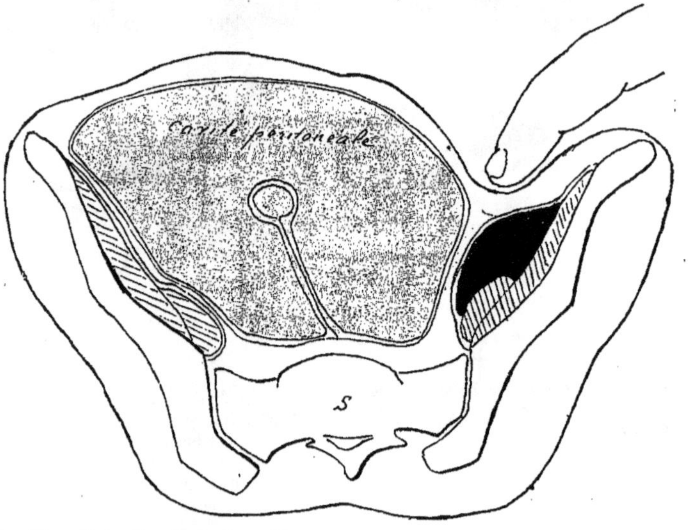

Fig. 22. — Palpation de la fosse iliaque : La main, en repoussant en dedans la
masse intestinale, arrive au contact de la paroi de l'abcès

**culeuse.** Là encore le **diagnostic se fera par l'examen du dos**
qu'on ne doit jamais négliger en pareil cas.

c. **La paralysie du Mal de Pott.**

On l'a confondue parfois avec la **myélite syphilitique** ou par
**intoxication,** et parfois même avec la **paralysie infantile,** ou la
**paralysie de la méningite cérébro-spinale.** — On évitera cette
confusion par l'examen du dos et l'analyse des autres signes[1] et
des commémoratifs, différents dans ces diverses maladies.

1. Dans la paralysie du Mal de Pott les réflexes sont exagérés dès le
début (toujours ou presque toujours). Plus tard, spasmes et contractures,
troubles de la sensibilité, et sphinctériens, et trophiques (eschares), etc.

**Diagnostic du mal de Pott avec quelques autres maladies.**

1° **Avec la coxalgie.** — Lorsque les enfants viennent pour des troubles fonctionnels seulement, c'est-à-dire une attitude défectueuse (fig. 23), ou une boiterie, il faut examiner successivement

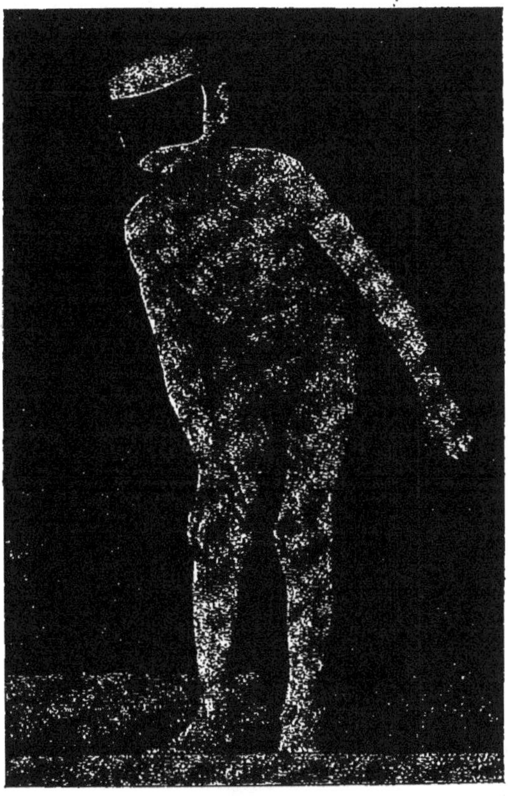

Fig. 23. — Enfant amené avec diagnostic de coxalgie droite. Avait un abcès iliaque droit avec mal de Pott dorso-lombaire au début (sans coxalgie).

le dos et la hanche (même le genou) pour savoir si la limitation des mouvements et la douleur à la pression des os, etc., se trouvent à la hanche (coxalgie) ou dans le rachis (M. de Pott).

2° Avec le **rhumatisme** vertébral. — Si ce rhumatisme s'éternise, méfiez-vous! **Que de maux de Pott ont été décorés du nom de rhumatisme** (ou de sciatique) jusqu'au jour où, soit une gibbosité, soit un abcès sont venus « sauter aux yeux » du médecin ou de l'entourage du malade.

### *LE TRAITEMENT DU MAL DE POTT* [1]

**Nous allons dire : 1° ce qu'il convient de faire ;
2° comment il faut le faire.**

I. — *Ce qu'il convient de faire. — Cela dépend du cas.*

Cinq cas : 1° Mal de Pott sans gibbosité, ni abcès, ni paralysie ; 2° gibbosité ; 3° abcès ; 4° fistule ; 5° paralysie.

### 1er Cas : **Mal de Pott sans gibbosité.**

Il peut arriver pour les enfants très surveillés qu'on nous les amène avant l'apparition d'une gibbosité. — C'est assez rare.

A. *Indications thérapeutiques.* — Favoriser la guérison du foyer tuberculeux et empêcher la gibbosité de se produire.

B. — *Ce traitement* comprend **deux articles** [2].

1° **Le repos dans la position couchée** ;
2° **Un appareil plâtré.**

1° Le repos. — On met le malade au repos dans la position couchée pendant 1 an 1/2 à 2 ans.

2° L'appareil platré. — Vous l'appliquerez dès le début, pendant la période de repos, et conserverez un corset après la mise sur pieds, pendant encore 2 ou 3 ans, au minimum (ce qui fait en tout de 4 à 5 ans ; en un mot, on ne le quittera qu'après la soudure vertébrale faite ; c'est ainsi que, pour une fracture, on garde le plâtre jusqu'après la formation d'un cal solide.

---

1. Il ne s'agit ici que du traitement local — car nous n'avons rien à apprendre aux praticiens sur le **traitement général antituberculeux indispensable pour tous ces malades**, à savoir bonne hygiène, suralimentation, traitement médicamenteux, et surtout vie au grand air : on doit les faire vivre **à la campagne ou à la mer** pendant **au moins 2 ans.**

2. Lesquels s'appliquent, évidemment, à *tous les cas* de mal de Pott, pendant la période d'activité de la maladie.

**Nécessité de l'appareil plâtré.** — Personne ne discute sérieusement la nécessité du repos dans la position couchée pendant toute la période active du mal de Pott; mais il n'en va pas de même pour l'appareil plâtré.

Pourquoi pas le repos seulement? nous dira-t-on. Pourquoi pas une gouttière Bonnet, ou bien encore un cadre avec ou sans extension?

Pourquoi?... Tout simplement parce que ces autres traitements sont trop souvent infidèles et insuffisants. Parce qu'ils donnent trop de mécomptes, en particulier chez les enfants.

Voici, sur le *repos simple*, le jugement de Lannelongue :

« On voit dans le mal de Pott la gibbosité se produire et s'augmenter malgré le décubitus horizontal. Je pourrai citer un nombre respectable de faits cliniques dans lesquels la gibbosité a continué de s'accroître malgré le décubitus assez rigoureux et de longue durée. »

Passons à la *valeur* des *gouttières* : « J'ai vu à Berck-sur-Mer, dit un autre chirurgien, des gibbosités naître et se développer dans les gouttières. » Et Lannelongue de même : « On retire souvent de la gouttière des enfants difformes. »

Ces citations me dispensent d'apporter les observations personnelles de nombreux malades que j'ai pu voir, soignés ailleurs par ces moyens, et chez qui s'était produite une gibbosité plus ou moins volumineuse.

D'ailleurs cela ne saurait étonner que ceux qui ont oublié que **tout mal de Pott est une fracture** (pathologique) de la colonne vertébrale avec une tendance très marquée au chevauchement des fragments (fracture déjà produite ou très-imminente).

**Il faut conjurer le danger de déplacement des deux fragments.**

Il est facile de comprendre que **le repos seul n'y suffit pas. On n'y pourra réussir d'une manière sûre que par un grand plâtre** qui maintiendra bien exactement les deux segments du rachis.

N'hésitez donc pas à appliquer immédiatement un corset plâtré.

L'hésitation est d'autant moins permise que ce **traitement par le plâtre** n'est pas seulement de beaucoup **le plus effi-**

cace; mais qu'il est encore, en y regardant bien, **le plus simple et le plus pratique pour tous** : parents, malades et médecins.

Les autres traitements : gouttières, cadres à extension, lits spéciaux, lits plâtrés, etc., corsets en coutil avec décubitus sur une planche, *malgré leur apparence de simplicité*, sont, tout compte fait, beaucoup plus compliqués, plus difficiles à appliquer et à surveiller, et bien moins agréables pour les enfants.

### 2° Cas : **Mal de Pott avec gibbosité**

(de beaucoup le plus fréquent).

### A. — *Indications du traitement local.*

**1° Arrêter la gibbosité; 2° la corriger si possible.**
**Cette correction est-elle logique? — Oui.**

On l'a contesté, on l'a nié violemment. Mais nous **avons aujourd'hui la preuve clinique et radiographique de cette légitimité** [1]. Il vous suffit de jeter les yeux sur les figures ci-contre pour vous en convaincre (fig. 24 à 31).

Elles démontrent que la **gibbosité dorsale s'est effacée en même temps que le rachis s'est soudé en avant:**

Si la chose a été possible pour certaines gibbosités volumineuses, à plus forte raison le sera-t-elle pour les **gibbosités petites et moyennes, les seules que vous aurez à soigner dans votre clientèle** [2] (fig. 32 à 35).

Mais, cette correction, même en cas de petite gibbosité, un **médecin non spécialiste peut-il et doit-il l'entreprendre? Oui,** au même titre qu'une correction de coxalgie ou de tumeur blanche du genou ; car un rachis peut être redressé aussi faci-

---

1. Voir, dans *La Clinique* du 20 juillet 1906 : « Pourquoi l'on peut et l'on doit redresser les maux de Pott », par le Dr Calot.
2. Mais ne perdez pas de temps; gardez-vous de laisser grossir une petite gibbosité. A ce moment, il n'y a guère encore qu'une moitié de corps vertébral rongé par la tuberculose. Plus tard, après une ou plusieurs années, lorsque 3, 4, 5 corps vertébraux auront été détruits, vous ne pourrez plus grand'chose; le traitement sera alors du ressort du spécialiste, qui lui-même ne pourra plus tout.

lement sinon plus, qu'une hanche ou un genou, et cela sans *l'ombre de danger*. — En effet, disons-le dès maintenant, **tout se réduit à appliquer un grand plâtre** dans la position debout

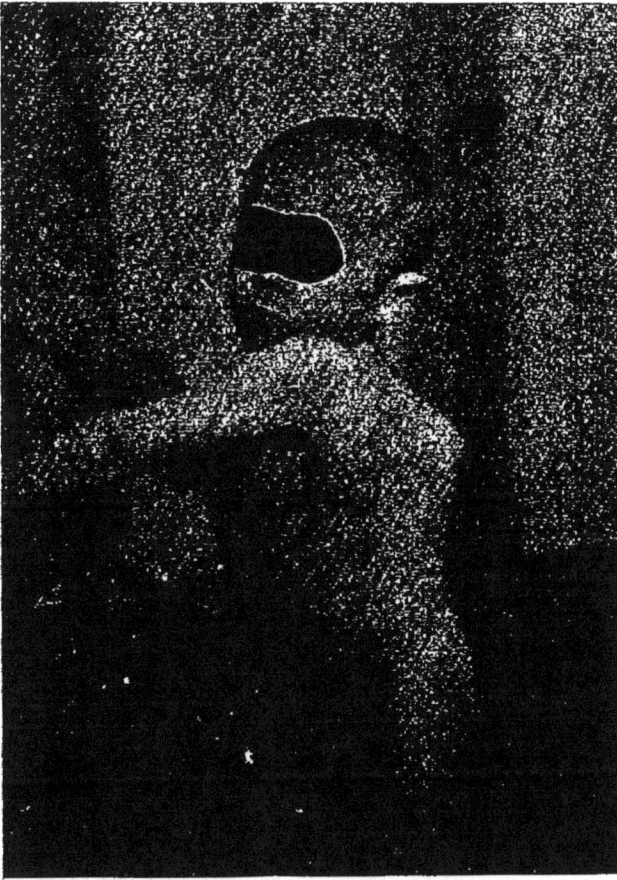

Fig. 24. — Abel L., rue des Récollets, Valenciennes. Gibbosité à l'arrivée à Berck à l'âge de 4 ans, en 1898 (voir les fig. 25 et 26, montrant l'enfant redressé).

**(tendre et non suspendre**; donc, pas de traumatisme) et à ouvrir ensuite dans ce plâtre une fenêtre dorsale, par où l'on fait **une pression directe sur les vertèbres saillantes**, pression

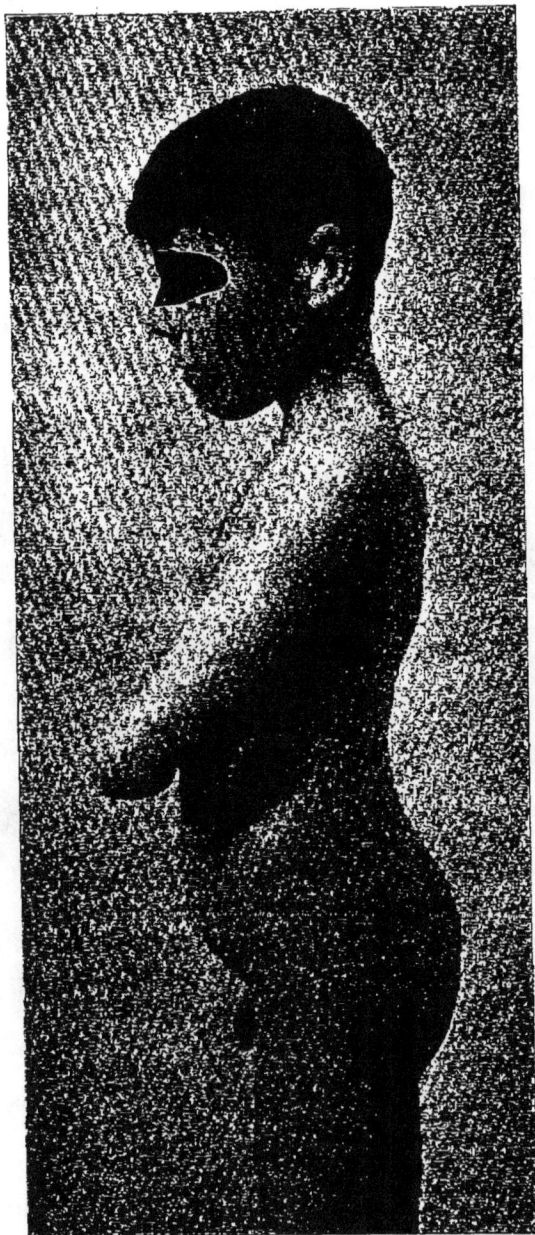

Fig. 25. — Le même redressé — 8 ans après, de profil. Le petit relief est produit par les omoplates, et non pas par la colonne vertébrale (v. fig. 24 et 26).

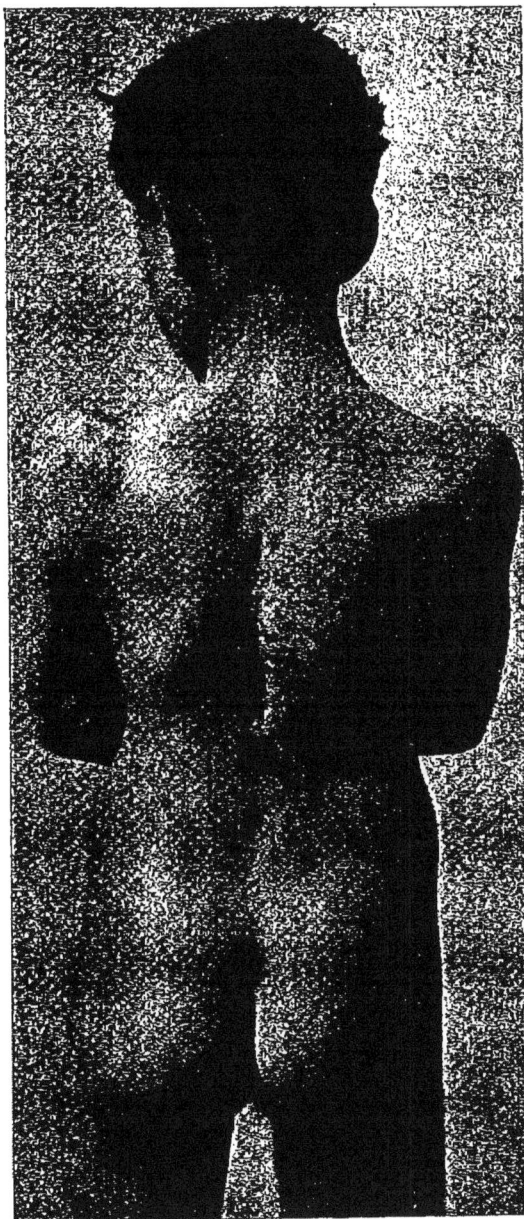

Fig. 26. — Le même (voir fig. 24 et 25) vu de dos (en 1906) — 8 ans après
le redressement.

ouatée, donc inoffensive et douce, mais en même temps énergique et efficace.

Et puisque vous le pouvez, vous devez corriger, ne fût-ce que
pour empêcher un mal plus
grand — car **on est obligé**
**de corriger, au moins un**
**peu, pour être sûr d'ar-**
**rêter** le développement de
cette gibbosité amorcée.

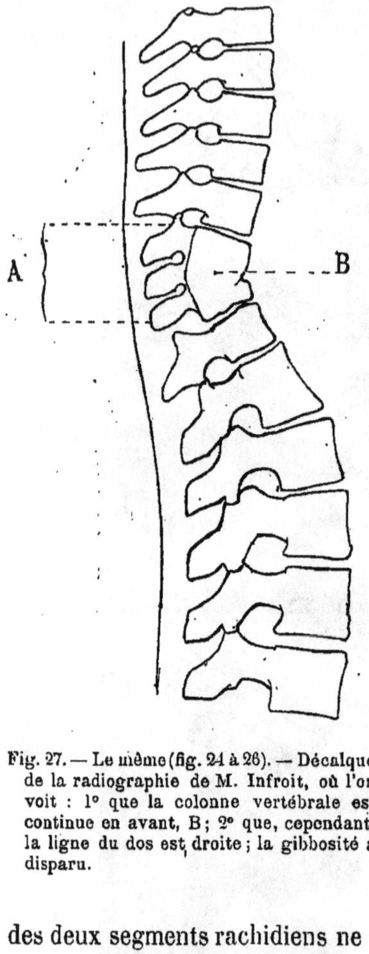

**B. —** *Traitement à*
*faire* dans ce 2° cas (le
plus fréquent).

Nous venons de le dire.
Un plâtre, avec fenêtre dorsale, permet d'obtenir non
seulement la c o n t e n t i o n,
mais encore la correction.
Si la **nécessité du corset**
**plâtré** pouvait à la rigueur
se discuter un instant pour
le M. de Pott sans gibbosité,
il **n'y a plus de discus-**
**sion possible,** en présence
d'une gibbosité déjà constituée.

Avec tous les autres traitements, on ne réalise pas
la pression immédiate sur
les vertèbres déplacées, et il
est bien évident que ce chevauchement, déjà amorcé,

Fig. 27. — Le même (fig. 24 à 26). — Décalque
de la radiographie de M. Infroit, où l'on
voit : 1° que la colonne vertébrale est
continue en avant, B ; 2° que, cependant,
la ligne du dos est droite ; la gibbosité a
disparu.

des deux segments rachidiens ne peut qu'augmenter, et augmentera peu ou beaucoup. Pas plus que les autres procédés, l'extension simple des pieds et de la tête n'échapperait à ce reproche ;
cette **extension** est trop **irrégulière,** trop **difficile à faire,** et
surtout **trop indirecte** pour avoir une valeur pratique réelle.
J'ai dit trop indirecte : en effet, lorsqu'il existe une gibbosité

.a 10ᵉ vertèbre dorsale par exemple, maintenue par des-
adhérences scléreuses ou ostéofibreuses, une extension de-
quelques kilogrammes faite aux pieds ou à la tête aura peut-
être pour effet de distendre les deux extrémités du rachis; mais-
elle ne fera certainement pas rentrer dans le rang la 10ᵉ vertèbre dorsale, qui continuera, au contraire, à s'énucléer de plus.

Fig. 27 *bis*. — Le mécanisme de redressement de la gibbosité dans un cas où à la
partie antérieure manque la valeur d'un corps vertébral. — D'après les radiographies.
A. Avant le redressement.
B. Voici les modifications que produira le redressement. Les deux vertèbres malades
s'écartent en avant, ne se touchent plus que par la partie postérieure de leur
corps, leurs apophyses articulaires se sont rapprochées l'une de l'autre : tous
les disques intervertébraux sont élargis en avant. Mais si l'on fait le redressement progressif en plusieurs mois, cet écartement produit sans traumatisme ni
déchirure, se comblera en partie au fur et à mesure.
C. Quatre ans après le redressement obtenu. Les nouvelles conditions statiques
ainsi réalisées font que : 1° les parties postérieures comprimées des corps vertébraux s'atrophient, se tassent; les deux apophyses articulaires s'imbriquent
de plus en plus; 2° tous les corps vertébraux décomprimés en avant se sont.
plus développés là (en avant) que dans leur partie postérieure.

en plus par un mouvement autonome, dû à des conditions
locales contre lesquelles ne peut rien cette extension trop éloignée et trop faible.

Au contraire, avec le grand plâtre fenêtré qui permet une-
pression précise et directe sur les vertèbres déplacées, non seulement celles-ci ne pourront pas reculer davantage, mais, sous-

l'influence de cette poussée continue d'arrière en avant, elles rentreront dans le rang, petit à petit.

La raison le dit et l'expérience l'a démontré. Pour s'en con-

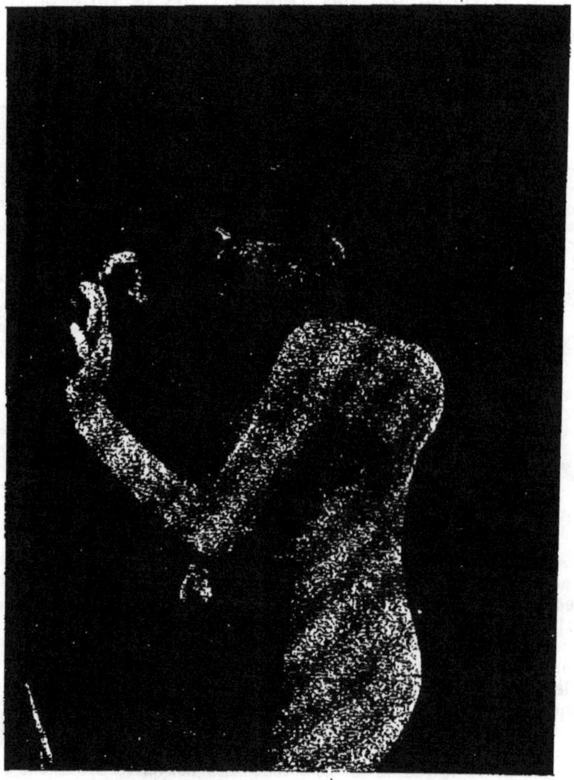

Fig. 28. — May O., Londres. Gibbosité datant de quatre ans.

vaincre, il suffit de regarder les exemples donnés ici de corrections ainsi obtenues par nous (fig. 24 à 31).

**Conclusion :** De même que fracture signifie plâtre immédiat, **mal de Pott** doit désormais **signifier** pour vous **corset plâtré.** Il serait même facile de soutenir que le plâtre est beaucoup plus indispensable, dans le cas de mal de Pott avec gibbosité, c'est-à-dire avec déjà un déplacement de fragments, que dans

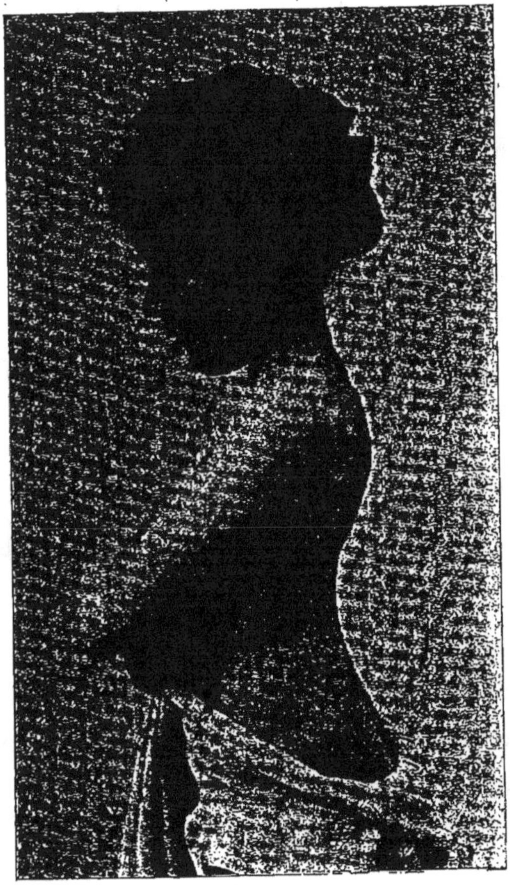

Fig. 29. -- L enfant de la figure précédente, cinq ans après le début
du traitement.

le cas d'une fracture traumatique ordinaire, où ce déplacement
n'existe pas toujours.

CALOT. — L'Orthopédie indispensable.                  3

3° Cas : **Mal de Pott avec abcès.**

*Axiome.* — Se garder par-dessus tout d'ouvrir l'abcès ou de le laisser s'ouvrir; car, s'il est ouvert, il ne guérit

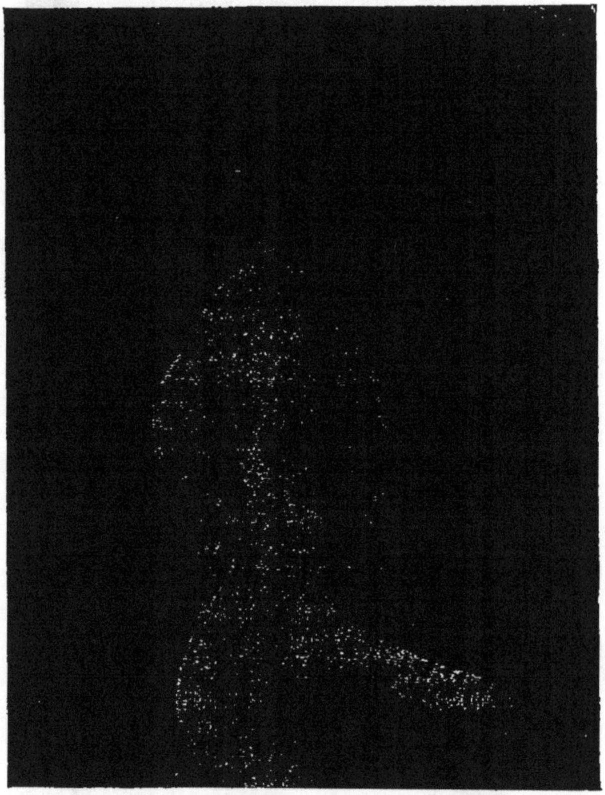

Fig. 30. — Lucien B., rue de Rivoli, Paris. Gibbosité datant de huit ans.

presque jamais; il reste une fistule, qui s'infecte et se terminera presque fatalement par la mort, un peu plus tôt, un peu plus tard.

Ici, pas de discussion sur le traitement qu'il convient de faire. L'accord est unanime.

Même au cas d'**abcès rétropharyngien** dans le mal de Pott

sous-occipital **il ne faut pas ouvrir**, mais, si les troubles fonctionnels sont graves et pressants, **ponctionner** la collection par

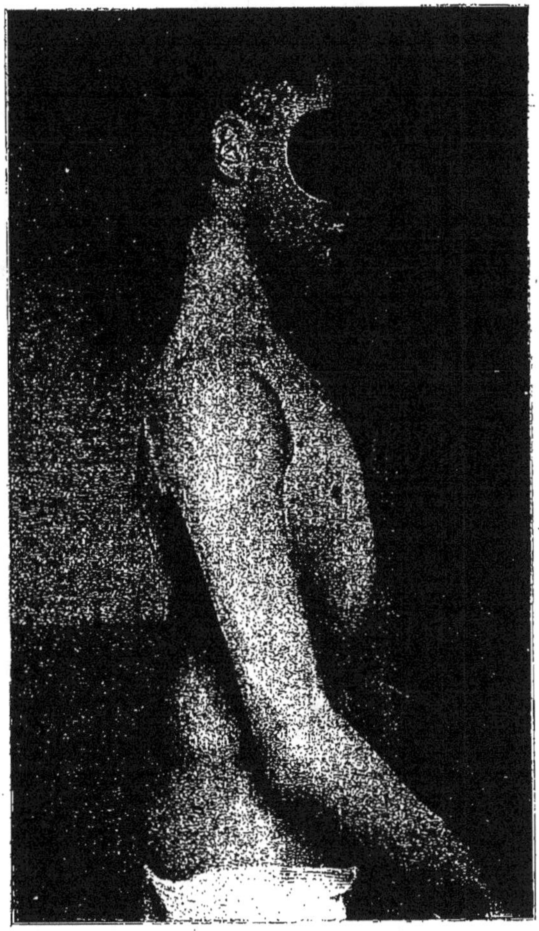

Fig. 31. — Le même, six ans après le début du traitement.

le cou, en piquant la peau sur le côté (voir page 110 les détails
de cette technique).

### La formule du traitement des abcès.

La voici en quelques mots :

*a*. **Défense de toucher à l'abcès** s'il n'est pas facilement accessible et ne menace pas la peau.

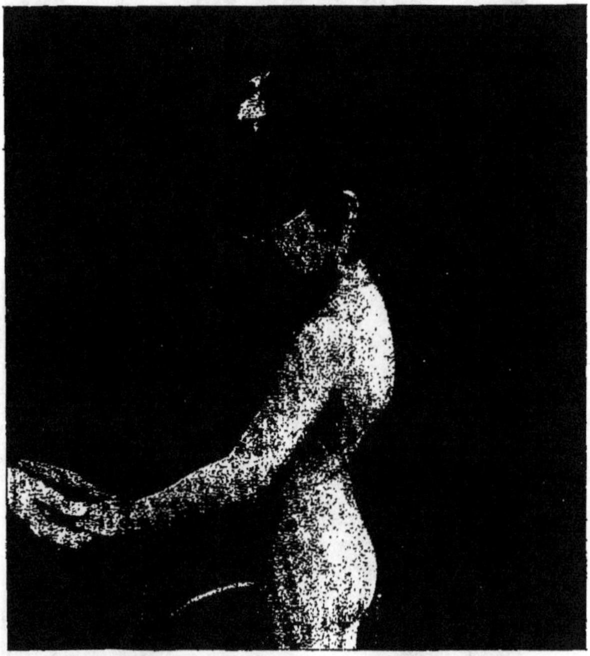

Fig. 32. — Marthe G., d'Alger. Gibbosité datant de dix mois à l'arrivée à Berck.

*b*. **Permission d'y toucher** s'il est facilement accessible, lors même qu'il ne menace pas la peau.

*c*. **Devoir urgent d'y toucher** lorsqu'il menace la peau, auquel cas il est toujours facilement accessible.

Y toucher, cela veut dire le traiter par des **ponctions** et des **injections** :

*Ponctions*, avec une aiguille n° 4 de Collin et notre petit aspirateur.

*Injections* de liquides modificateurs ordinaires : huile ou éther iodoformés, ou bien naphtol camphré glycériné (v. page 96).

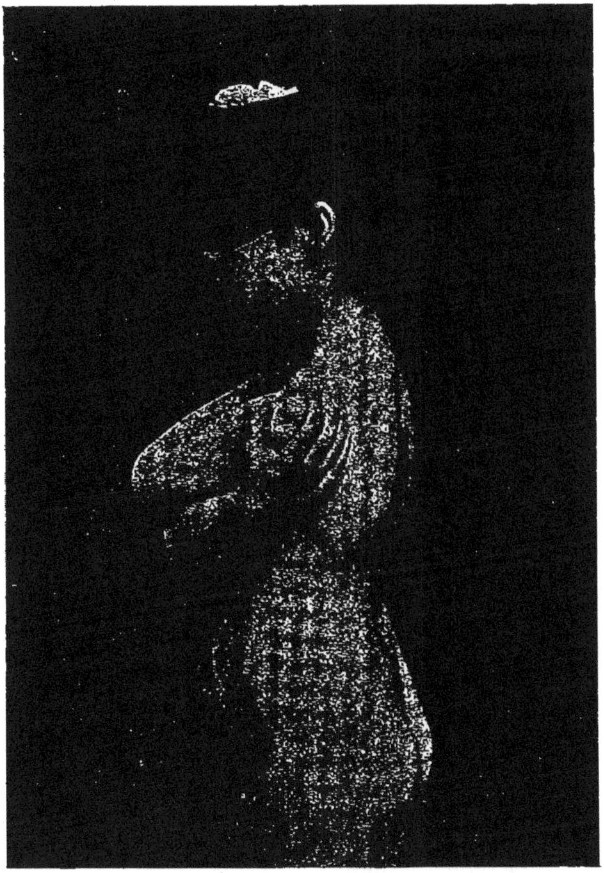

Fig. 33. — L'enfant de la figure précédente, 3 ans et 1/2 après le début du traitement.

4ᵉ Cas : **Mal de Pott avec fistule.**

La fistule provient de l'ouverture spontanée ou chirurgicale d'un abcès.

Il faut distinguer deux variétés de fistules :

*a*. La fistule n'est pas infectée;

*b*. Elle est infectée.

*Infectée* veut dire qu'au bacille tuberculeux se sont associés des micro-organismes septiques venus du dehors.

Fig. 34. — David Ter.-M., Tiflis. Gibbosité datant de deux ans.

**A quoi l'on reconnaît qu'une fistule est infectée ou ne l'est pas.** — C'est là une distinction capitale pour le pronostic et pour le traitement.

Une fistule récente est généralement une fistule non infectée. Une fistule ancienne est généralement une fistule infectée.

Mais cela n'a rien d'absolu.

Il y a un signe plus certain de l'infection qui s'applique à

toutes les fistules, quelle qu'en soit l'origine. **Toute fistule qui
s'accompagne de fièvre**, ne fût-elle que de 37°,6 à 38° tous
les soirs, **est infectée.**

Avec une fièvre qui n'apparaît que de temps en temps, elle
est également infectée, mais à un degré moindre.

Fig. 35. — Le même, trois ans après le redressement.

L'infection est sérieuse si le malade maigrit, si le teint devient
terreux ou jaune paille, malgré son séjour dans un bon climat.

Des accès de fièvre hectique de **39°** et **40°**, qui se repro-
duisent tous les soirs avec une régularité désespérante et qu'on
ne peut pas rapporter à une maladie intercurrente, sont la
signature d'une **infection déjà bien grave.**

Si le malade a une dégénérescence viscérale, c'est-à-dire de
l'albumine, ou un gros foie qui dépasse sensiblement le rebord

des côtes, l'infection **est encore plus évidente et plus profonde.**

Une fistule qui vient de se produire par l'ouverture spontanée d'un abcès *qui n'a jamais été traité*, n'est pas infectée d'emblée. Elle peut rester un temps plus ou moins long sans s'infecter, si l'on fait des pansements d'une asepsie parfaite.

De même, quand il se produit une fistule après une ou plusieurs injections, uniquement *parce que l'aiguille était trop grosse*, ou parce que le *pus trop abondant* a forcé la peau au niveau de la piqûre, cette fistule n'est pas infectée d'emblée — si l'ouverture ne s'est pas accompagnée de fièvre.

Mais si, pendant qu'on faisait les ponctions de l'abcès fermé, il est survenu une fièvre continue de 39° ou plus, ce qui est dû à une faute d'asepsie, et que cette fièvre dure, malgré l'évacuation du contenu par ponctions non suivies d'injections, si cette fièvre persistante oblige à ouvrir la collection ou si l'ouverture se fait d'elle-même par ulcération de la peau, on est en présence d'une fistule infectée d'emblée.

Par contre, il est de vieilles fistules bien pansées et dans lesquelles on n'a pas encore « fourragé », qui ne sont pas infectées.

**Quel sera le traitement?** — Dans une fistule non infectée, c'est-à-dire sans jamais de fièvre, on fera les mêmes injections modificatrices que dans les abcès fermés (une injection quotidienne, pendant 10 jours).

Mais **si la fistule est infectée** (c'est-à-dire avec fièvre, même légère), **les injections sont mauvaises** — il faut alors s'en abstenir, s'en tenir à des pansements à plat et à un bon traitement général. Tout au plus peut-on tenter quelques débridements et drainages pour empêcher les rétentions du pus; mais surtout **pas de grandes interventions**, à prétentions de cures radicales, qui ont vingt fois plus de chances d'aggraver l'infection et le *sort du malade*, que de l'améliorer.

Trop souvent, nous serons désarmés : la fièvre persistera et conduira petit à petit, en quelques années, aux dégénérescences viscérales mortelles : albuminurie et foie amyloïde.

C'est pour cela que je vous crie à nouveau : *N'ouvrez pas, ne laissez pas s'ouvrir les maux de Pott.*

Il est cent fois plus facile d'éviter les fistules du mal de Pott que de les guérir.

Cependant je dois dire que les fistules du cou se ferment moins rarement que les fistules des lombes; c'est que, dans les premières, l'infection est moins fatale que dans les deuxièmes; ce qui tient à la situation superficielle des os dans le 1er cas, et à leur situation profonde dans le 2e, d'où la **facilité beaucoup plus grande** d'un **bon drainage** dans les **fistules cervicales**.

### 5e Cas : **Mal de Pott avec paralysie**.

A. *Indication* : Dégager la moelle et modifier sa nutrition par une légère tension des deux extrémités du rachis et par une pression directe sur les vertèbres saillantes (v. fig. 5, p. 9).

B. *Le traitement à faire*. — Ici, de même que pour les abcès, tout le monde est aujourd'hui d'accord pour condamner définitivement les opérations sanglantes. Ces opérations faisaient, presque toujours, beaucoup plus de mal que de bien, non pas seulement parce qu'elles avaient une gravité réelle, mais encore et surtout parce qu'elles laissaient une fistule. Or, la **fistule**, nous l'avons dit, est la complication la plus grave qui puisse survenir au cours d'un mal de Pott; **bien plus grave**, sans contredit, **que la paralysie** qu'on voulait supprimer. Car la paralysie guérit spontanément en bon nombre de cas. Mais surtout, elle guérit par le seul traitement orthopédique [1].

---

1. Effectivement la presque totalité des paralysies causées par le mal de Pott guérissent par la seule application d'un grand plâtre.

Pourquoi pas toutes ? Parce que quelquefois il s'agit d'une myélite tuberculeuse, contre laquelle notre action est beaucoup moins précise et certaine.

Généralement, on observe un résultat manifeste dès les premières 24 heures.

Les deux jambes étaient absolument inertes : dès le premier soir l'enfant est capable de les mouvoir légèrement, et deux ou trois jours plus tard, il lève les talons franchement au-dessus du plan du lit.

Dans d'autres cas, ce n'est qu'après plusieurs semaines que l'amélioration se dessine.

Le retour à la vie fonctionnelle de toutes les parties paralysées se fait progressivement et régulièrement. Chaque jour amène un mouvement nouveau, et en 3 à 6 mois, la paralysie a disparu, — non seulement celle des membres inférieurs, mais encore celle de la vessie et de l'intestin.

Ce traitement consiste à appliquer un grand plâtre, identique à celui que·nous avons recommandé pour les deux premiers cas.

C'est dans les trois à six mois qui suivent cette application que se produit, 19 fois sur 20, la guérison de la paralysie.

2° Partie : *LA TECHNIQUE PROPREMENT DITE DU TRAITEMENT*

**Au total, le traitement du mal de Pott se réduit à 2 choses :**

1° **Ponction et injection pour les abcès;**

2° **Corset plâtré.**

J'ai dit dans la 1re partie de ce chapitre ce qu'il convient de faire; je vais dire dans la 2e partie comment on doit le faire.

### A. — Construction de l'appareil plâtré.

*Comment faire, lorsqu'on n'est pas spécialiste, un bon corset plâtré* qui réalise toutes les conditions voulues, c'està-dire maintienne bien, permette une compression directe des vertèbres saillantes, et cependant ne gêne pas.

Un corset plâtré n'est pas plus difficile à faire qu'un plâtre de jambe, que tous les praticiens font couramment. La seule différence entre les deux, c'est qu'on vous a appris à faire ce dernier, mais non pas l'autre.

Eh bien, j'ai entrepris de vous l'apprendre, et je vous promets que vous y arriverez tous si vous voulez suivre fidèlement les indications techniques que je donne ici.

**Faire une ou deux répétitions préalables.** — Ce que je vous demande, c'est, pour le premier appareil que vous aurez à appliquer, de faire chez vous (la veille et l'avant-veille) une ou deux « répétitions générales » sur un mannequin, ou sur un sujet sain quelconque, du même âge approximativement que le malade. — Cela vous permettra d'éprouver la valeur de votre plâtre et surtout de vous éprouver vous-même — ainsi que votre aide, qui, à défaut d'une infirmière exercée, pourra être simplement votre domestique.

Cette répétition est toujours possible dans la pratique; car si, pour une fracture, l'on est obligé de faire un plâtre immé-

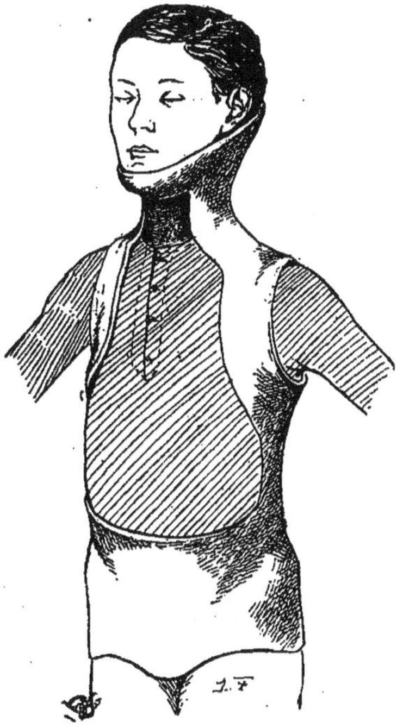

Fig. 36. — Le grand appareil terminé avec sa fenêtre définitive remontant jusqu'à l'os hyoïde.

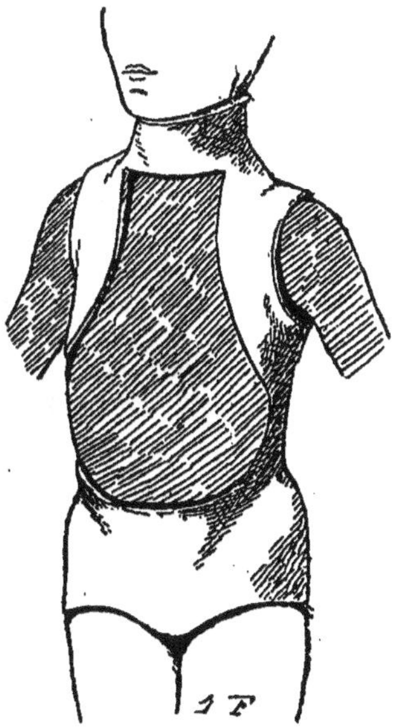

Fig. 37. — L'appareil plâtré moyen « à col officier ».

diatement, on peut très bien, pour un mal de Pott, remettre au lendemain ou surlendemain l'application de l'appareil. En attendant, le malade sera tenu au repos dans la position couchée.

### Choix du modèle d'appareil.

Il y a trois modèles : le *grand plâtre* à entonnoir, emboîtant la base du crâne (fig. 36); le *plâtre moyen* à *col officier* (fig. 37), et le *petit plâtre* sans col.

Ils ne diffèrent que par leur partie supérieure. Tous les trois s'arrêtent, en bas, à 2 ou 3 centimètres au-dessus du grand trochanter.

Le choix de l'appareil dépend du siège de l'affection.

Pour le **mal de Pott dorsal au-dessous de la 6ᵉ vertèbre dorsale**, et pour le **mal de Pott lombaire**, on emploie l'**appareil moyen** à col droit.

Pour le **mal de Pott cervical** ou **dorsal supérieur**, au-dessus de la 6ᵉ vertèbre dorsale, et pour **tous les maux de Pott avec paralysie**, sans distinction de siège, il est nécessaire d'appliquer le **grand appareil** à entonnoir.

Les **petits appareils sans col** doivent être réservés, comme **appareils de convalescence**, pour le mal de Pott dorsal inférieur ou lombaire.

## I. — *L'appareil moyen.*

Nous décrirons en premier lieu la construction du plâtre moyen, qui est le plus souvent employé; nous signalerons ensuite les quelques particularités propres aux deux autres appareils.

**Position du malade. — « Tendre et non suspendre. »**
L'appareil sera fait dans la position debout du sujet; on le *soutient* simplement, sans le suspendre véritablement.

On ne fait, en un mot, que l'extension à laquelle on peut arriver *sans que les talons abandonnent le sol* (fig. 38 et 39).

Cette tension est 1° absolument inoffensive, vous le devinez, même pour les sujets débiles, et 2° très bien tolérée par tous, pendant les 10 ou 12 minutes nécessaires pour la construction de l'appareil, y compris la prise du plâtre.

Si vous vous en tenez à cette formule, vous avez tout à gagner et rien à perdre à **faire l'appareil dans la position debout** plutôt que dans la position horizontale [1].

Le sujet sera ainsi plus rectifié sans être plus fatigué, et vous

_____

1. Pour les sujets *paralysés* on fera l'appareil *dans la position assise,* cela donne assez de traction pour dégager la moelle, et pas trop pour ne causer ni traumatisme immédiat, ni eschare ultérieure au menton (fig. 40 et 41).

aurez infiniment plus de facilité pour construire un plâtre bien régulier et bien précis.

*a.* **L'appareil de soutien.** — L'appareil de soutien peut être, à défaut de moufle, une simple corde fixée à un crochet de

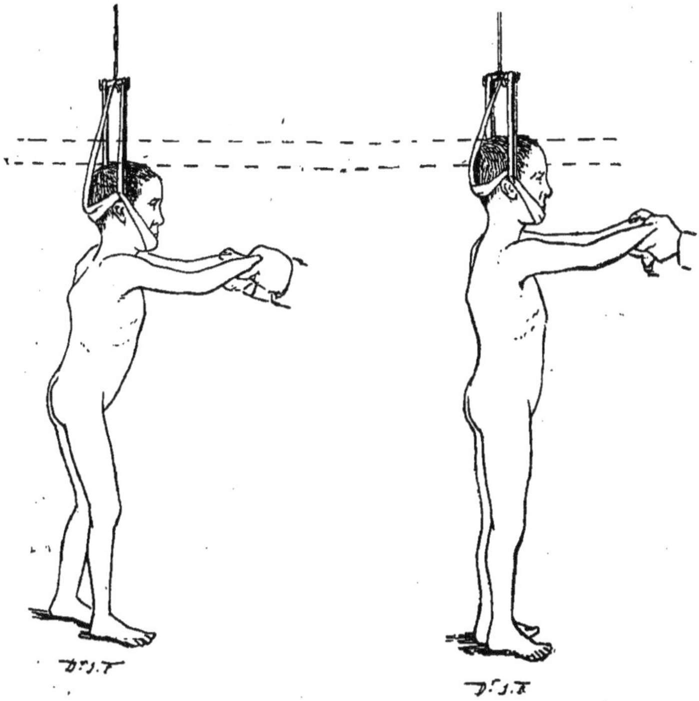

Fig. 38.     *Tendre et non suspendre.*     Fig. 39.

Fig. 38. — La sangle de traction est adaptée à la tête de l'enfant, dont les mains sont soutenues par un aide.

Fig. 39. — On vient d'effectuer la traction verticale avant la const·uction de l'appareil ; les pieds du malade n'ont pas quitté le sol, mais cette traction est suffisante pour mettre le malade en bonne attitude et même pour redresser légèrement la gibbosité.

suspension dans le plafond ou dans une porte. Cette corde porte à son extrémité le milieu d'une tringle horizontale en bois ou en métal, munie à chaque bout d'une rainure pour retenir les deux boucles terminales de la sangle occipito-mentonnière.

Mais, sans moufle et sans crochet, on peut improviser partout un appareil de soutien avec une échelle double (fig. 42), du

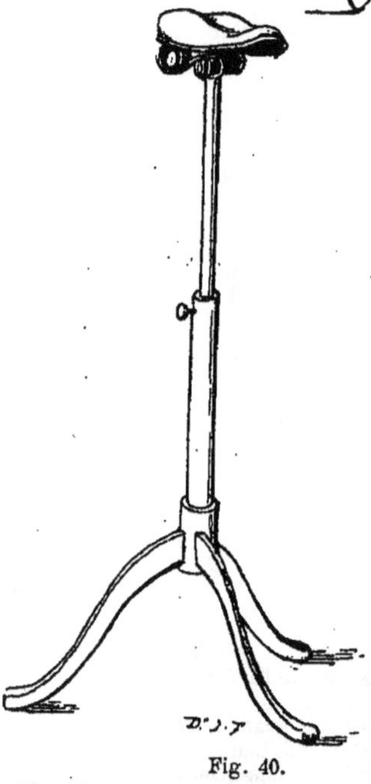

Fig. 40. 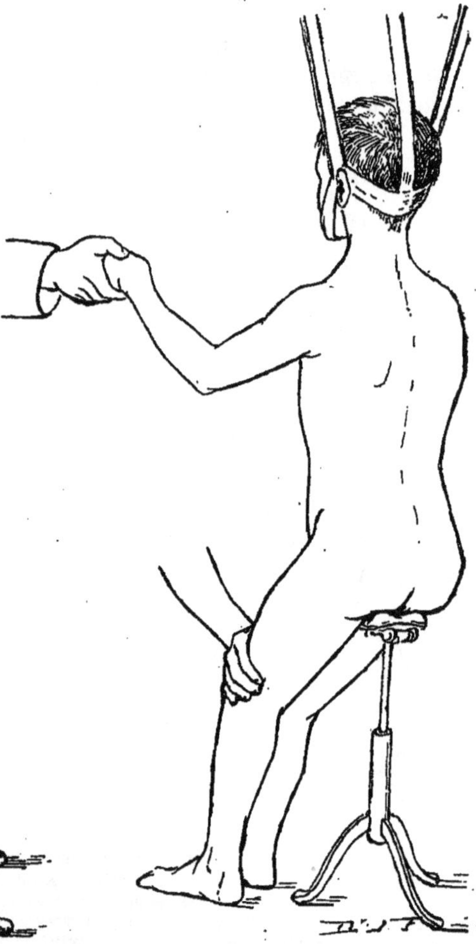            Fig. 41.

Fig. 40. — Pelvi-support composé d'une selle de bicyclette sur laquelle s'assoit, pour la confection de l'appareil, le malade paralysé.

Fig. 41. — Le malade paralysé assis — avec les cuisses *un peu* fléchies pour dégager l'ischion et rendre l'appui plus stable, mais *pas trop* fléchies pour ne pas empêcher l'application exacte du plâtre en avant et en bas. — Un aide cale le sujet en appuyant sur les genoux.

haut de laquelle partira la corde soutenant le bâton transversal à une distance du sol calculée d'après la taille du malade.

Il est facile, avec ou sans moufle, de **régler la hauteur de cette tige transversale**, soit en allongeant ou en raccourcis-

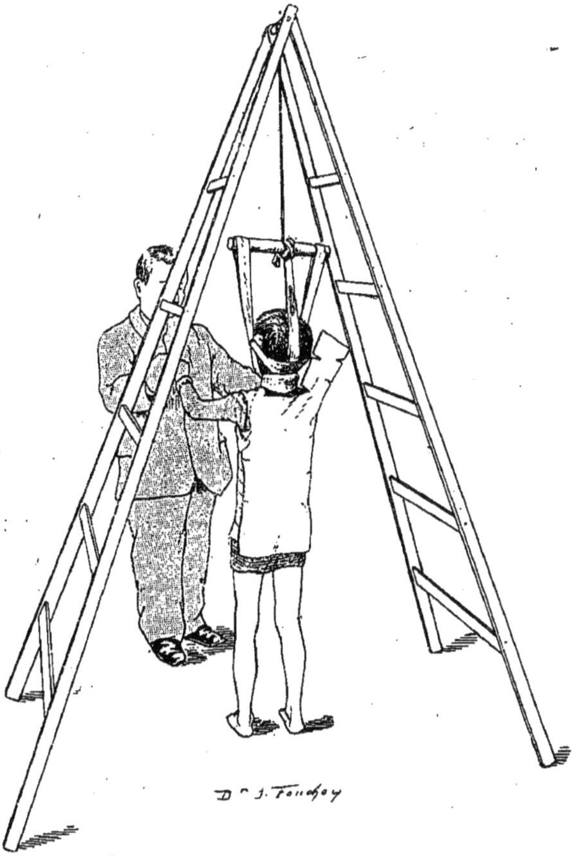

Fig. 42. — Appareil de soutien improvisé. Les pieds du malade touchent. Attelle postérieure dont le chef supérieur gauche est mis en place, sur et devant l'épaule. On voit le chef supérieur droit muni des incisures qui vont en faciliter l'application.

sant la corde verticale, soit en rapprochant ou en éloignant les pieds de l'échelle double.

*b.* **La sangle occipito-mentonnière.** — Le malade est soutenu sous le menton et sous l'occiput par les deux chefs, antérieur et postérieur, d'une sangle ou d'un collier qui, par ses deux extrémités, se raccorde à la tige transversale de l'appareil.

Avec deux bandes de toile, l'une de 1 m. 50 et l'autre de 1 m.

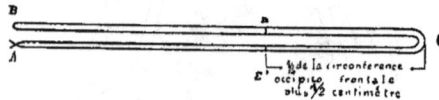

Fig. 43. — La bande, de 1m. 50 de long et de 5 à 6 centim. de large, est repliée en deux, et les deux extrémités sont nouées ensemble.

de long, et trois épingles, **on fait instantanément une sangle qui remplace avantageusement tous les colliers de Sayre et des orthopédistes.**

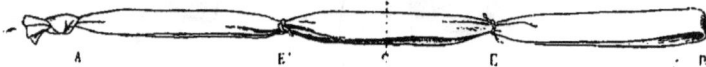

Fig. 44. — Le pli B est rabattu ensuite sur le nœud A. Du point C, on mesure une distance égale au quart de la circonférence occipito-frontale (plus un demi-centimètre) pour déterminer les points E, E′.

Les figures ci-contre montrent la manière de procéder :

La première bande de 1 m. 50 environ est pliée en 2; on noue ensemble les deux extrémités libres (fig. 43).

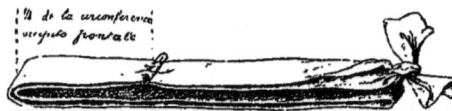

Fig. 45.

Fig. 46.

Fig. 45 et 46. — Aux points E, E′, les pleins de la bande sont réunis deux à deux, soit par des bouts de ficelle, soit par des épingles de nourrice.

On a ainsi une anse, qu'il faut diviser en 3 boucles (fig. 44 et 45), l'une médiane (C) pour embrasser la base du crâne, et deux latérales (AB) pour accrocher la sangle aux 2 extrémités de la tringle transversale de l'appareil de soutien.

Cette division en 3 boucles se fera par 2 lignes de points de couturière, ou même plus rapidement par deux épingles de nourrice fixées de chaque côté (fig. 46), ou deux ficelles serrées fortement (EE'; fig. 45).

Les dimensions des boucles latérales importent assez peu : elles auront de 5 à 20 centimètres suivant la partie réservée à la boucle médiane. Par contre, les dimensions de cette boucle médiane importent beaucoup : elle aura une circonférence égale à la circonférence occipito-frontale du sujet, plus 2 centimètres pour faciliter l'introduction autour de la tête.

On mesurera donc préalablement, avec un mètre (fig. 47) ou une ficelle, cette circonférence occipito-frontale, puis on en prendra le quart augmenté d'un demi-centimètre (fig. 44).

Ceci est la longueur à reporter sur la sangle en partant de son milieu, après qu'elle a été une 2e fois repliée en deux (fig. 44). Nous avons ainsi 4 chefs l'un sur l'autre. On réunit ces chefs deux à deux, par deux épingles transversales, à la distance qu'on vient de déterminer à partir du milieu de la sangle.

La boucle médiane, obtenue de cette façon, a les dimensions voulues pour embrasser la base du crâne du sujet.

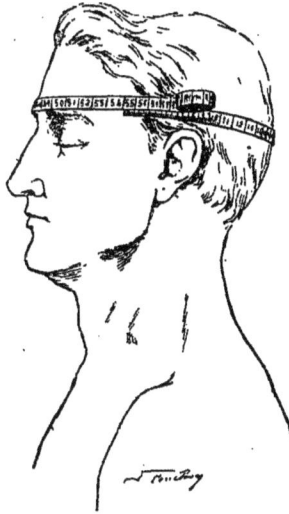

Fig. 47. — Pour établir la largeur de la boucle médiane, prendre d'abord la circonférence occipito-frontale et ajouter 2 centimètres.

Tout cela est plus facile à figurer clairement, comme on le voit en examinant les figures ci-contre, qu'à décrire.

On ouvrira horizontalement cette boucle médiane pour l'introduire de haut en bas jusque sous la base du crâne, et embrasser le maxillaire inférieur et l'occipital.

Après quoi, on relèvera les boucles latérales pour les passer dans les extrémités de la tringle transversale, en les adaptant aux rainures de celles-ci (fig. 49).

De ce fait, la boucle médiane va décrire une circonférence brisée, ce qui l'empêchera de déraper.

Mais, avant d'introduire la sangle, vous avez fixé, par quelques-
points ou par une épingle transversale, au milieu de l'un des-

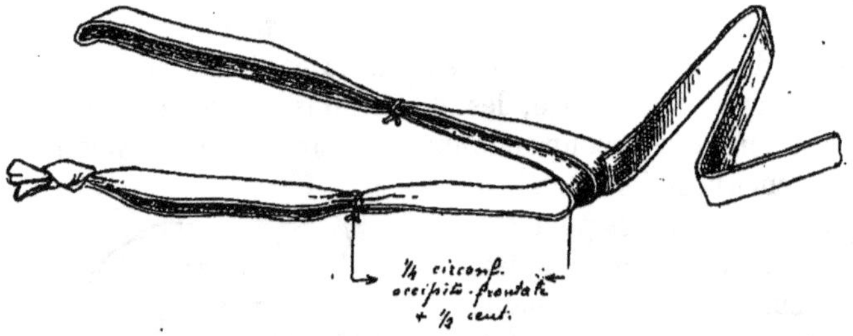

Fig. 48. — La sangle de suspension divisée en trois boucles, et munie
du chef postérieur.

chefs de la boucle médiane (lequel deviendra dès lors le chef
postérieur), l'extrémité de la 2ᵉ bande de toile, celle d'un mètre-
de long (fig. 48). Cette 2ᵉ bande ser-
vira à faire basculer la tête d'arrière-
en avant pour placer et maintenir le
menton à la hauteur normale (partie-
inférieure de la 3ᵉ vertèbre cervicale)
(fig. 50, 51).

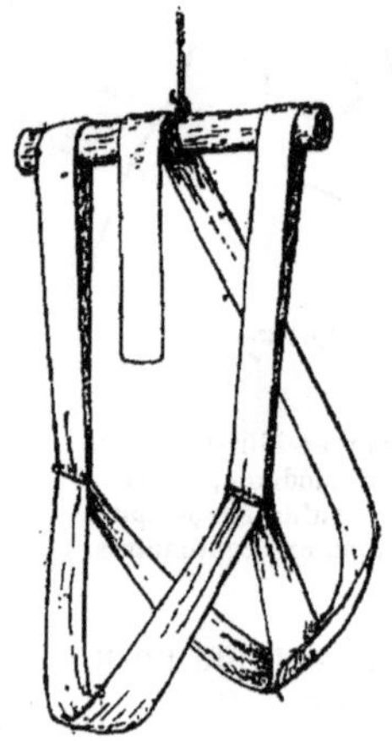

On essaie la sangle sur le malade
pendant que celui-ci est au repos sur-
la table, — où on le laisse encore
tandis qu'on va préparer les diverses-
pièces de l'appareil plâtré.

### Préparation des diverses pièces
### du corset.

Fig. 49. — Forme de la sangle terminée et adaptée à
l'appareil de traction.

Le corset se fait avec des bandes-
et des carrés de tarlatane trempés dans-
de la bouillie plâtrée.

Il faut se procurer :

1° De **5 à 10 kilogr.** (pour en avoir « trop ») de **plâtre** de-
mouleur.

2° De **la tarlatane** empesée du commerce, nᵒ **8** ; ayez-en
plutôt trop également, et pour cela prenez de 15 à 20 mètres-

(la pièce entière mesure 60 mètres de long sur 0 m. 60 de large).

Cette tarlatane sert à faire des *bandes* et des *attelles*.

1° Faites des **bandes** de **5 mètres** de long environ, sur 12 à 15 centimètres de large : deux bandes pour un enfant de 5 à

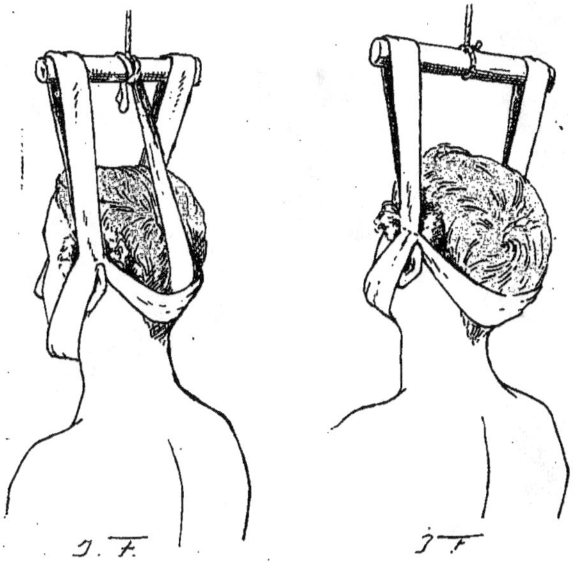

Fig. 50 et 51. — La comparaison de ces deux figures montre l'utilité de la bande postérieure. A droite du lecteur, cette bande fait défaut : les deux chefs antérieur et postérieur étant égaux, la tête est renversée en arrière. A gauche, la bande postérieure empêche ce renversement. (On voit l'oreille protégée par un petit carré d'ouate.)

6 ans, quatre pour un enfant de 12 à 14 ans et cinq à six pour un adulte.

2° Taillez à part (pour qu'elles ne se mêlent pas aux bandes quand vous voudrez vous en servir) **3 attelles** (fig. 52) :

La première pour renforcer le dos de l'appareil, — la deuxième pour renforcer le devant, — la troisième pour faire une cravate en forme de col droit ou « col officier », qui, par son bord inférieur, se raccordera aux deux attelles précédentes.

Chacune de ces trois attelles se compose de 3 épaisseurs de tarlatane.

Les deux grandes attelles ont la même longueur : une fois et demie la longueur du tronc; — et la même largeur : la moitié de la circonférence maxima du tronc, plus 2 à 3 centimètres.

La longueur de la petite attelle (pour le col) est égale à la

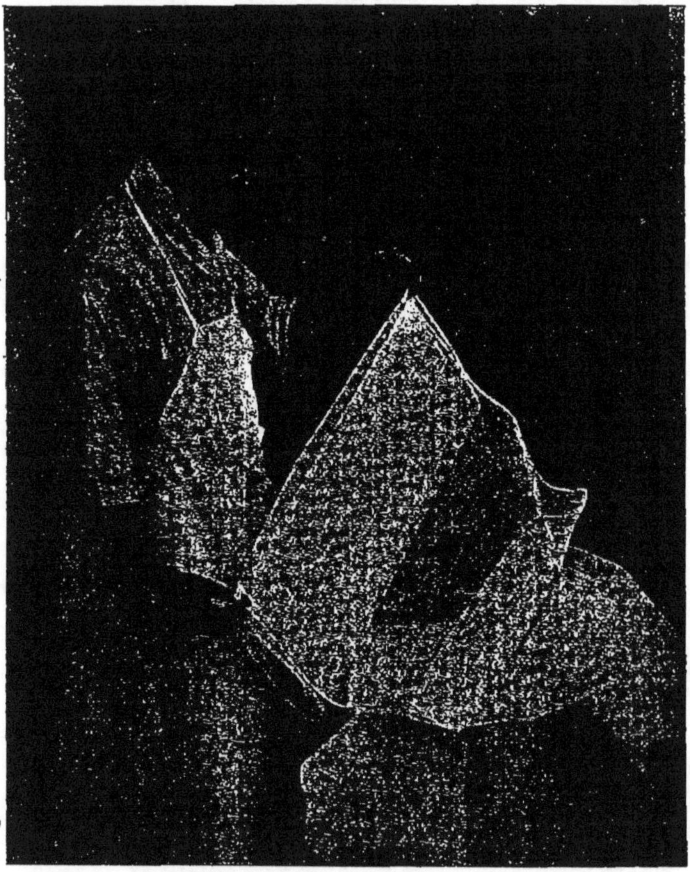

Fig. 52. — Manière de tailler les attelles dans la pièce de tarlatane.

circonférence du cou, plus 3 ou 4 centimètres, et sa largeur égale à la hauteur du cou (fig. 55).

L'une des deux grandes attelles est fendue sur un tiers de sa longueur en deux chefs égaux. Enfin les bords de l'une et de l'autre sont légèrement incisés sur plusieurs points par quelques coups de ciseaux, pour en faciliter l'application autour du tronc, et éviter les godets (fig. 54).

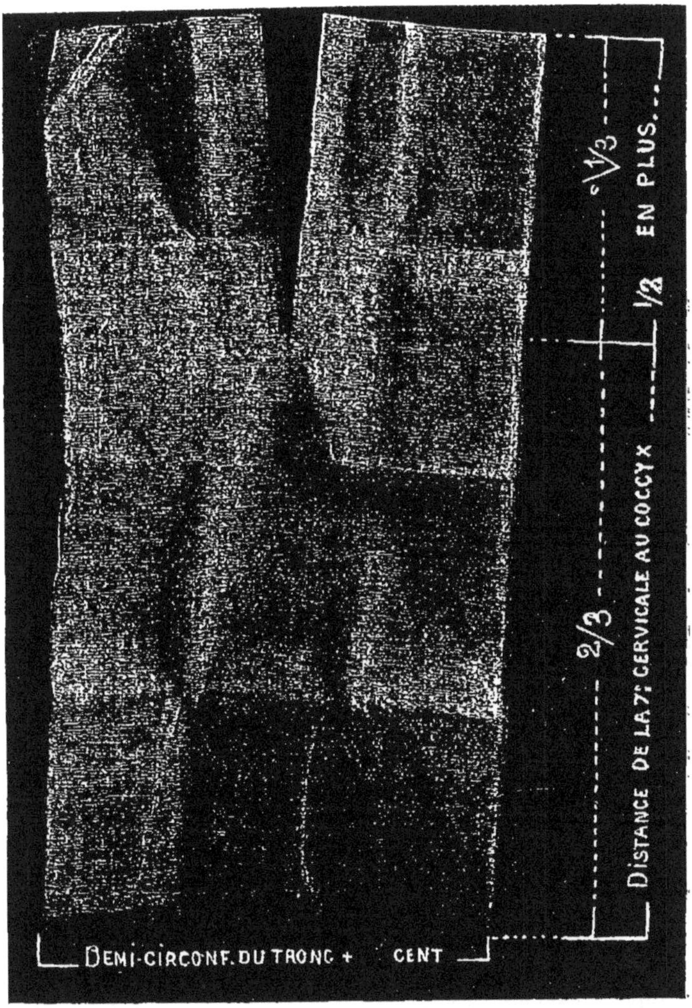

Fig. 53. — Attelle postérieure fendue sur un tiers de la longueur.

Les bandes et les carrés de tarlatane ainsi taillés, *on n'en fera le plâtrage qu'au moment même de l'application*, c'est-à-dire après que le sujet sera mis en place. Sans cela, pour peu qu'on se fût attardé à cette mise en position, on risquerait de ne plus trouver dans la cuvette qu'un bloc de plâtre.

**Préparation du malade.** — Il faut d'abord **un revêtement** pour protéger la peau. Ne mettez pas d'ouate, parce qu'elle est trop difficile à répartir bien régulièrement. Employez plutôt un *jersey* (fig. 54), ou mieux deux jerseys mis l'un sur l'autre et bien collants. S'il font des plis, on y fera faire des « pinces », en avant, par la mère de l'enfant. Les deux bords (antérieur et postérieur) sont réunis en bas, entre les jambes, par une épingle double. En haut l'on ajoute au jersey un col en étoffe douce. Ce col est circulaire et bien ajusté; il est fermé en arrière [1] (fig. 54).

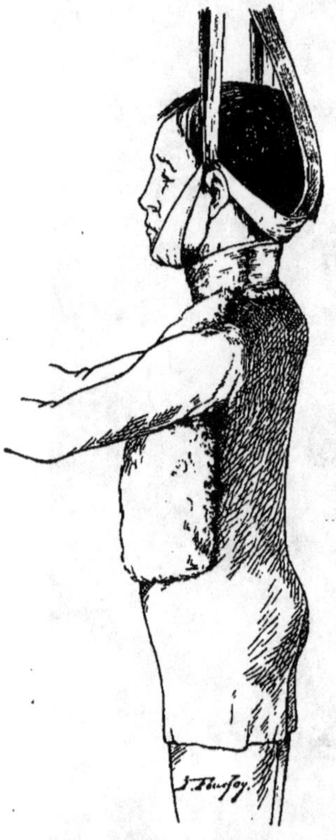

Au niveau de la poitrine on met par dessus le jersey un carré d'ouate ayant 2 centimètres d'épaisseur et la largueur et la hauteur de la poitrine, de la clavicule au rebord costal. Cette ouate a pour but de sauvegarder par son élasticité la dilatation de la cage thoracique (fig. 54).

Fig. 54. — Jersey, cravate ouatée et carré d'ouate appliqué sur le thorax.

Ce carré, préparé à l'avance, n'est posé sur le jersey que lorsque le sujet sera sur pieds, bien en position; un aide maintient cette ouate jusqu'à ce que le premier tour de bande plâtrée l'ait fixée.

1. A défaut de col en étoffe on peut mettre une cravate circulaire faite avec une lanière d'ouate d'une largeur et d'une longueur égales à la hauteur et à la circonférence (ou mieux une circonférence et demie) du

On pourra enlever ce carré d'ouate après coup, lorsqu'on fera
la fenêtre antérieure de l'appareil (v. p. 69).

Le malade recouvert du jersey est ensuite muni de la sangle,
le milieu du chef antérieur de celle-ci répondant au sommet
du menton, et le chef postérieur à l'occipital, tandis qu'on en
soulève légèrement les deux boucles latérales (fig. 56, 57).

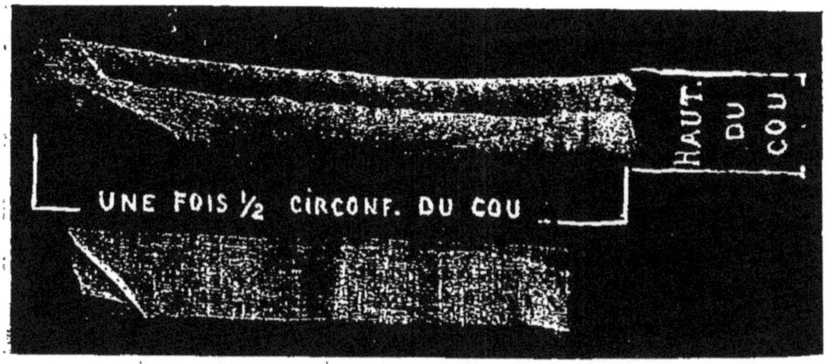

Fig. 55. — Cravate composée d'une lanière d'ouate placée entre deux doubles
de mousseline molle. Au-dessous, on voit la 3ᵉ attelle de tarlatane qui formera
le col de l'appareil.

On protège les oreilles contre les épingles latérales par deux
petits carrés d'ouate.

### Mise en position du malade.

Le malade est placé debout, au-dessous de l'appareil de soutien; et les deux boucles de la sangle sont passées dans les rainures de la tringle transversale, à 10 centim. environ du milieu,
en tout cas, à égale distance de ce milieu, pour que la tête
n'incline ni d'un côté ni de l'autre. Pour abaisser le menton
au niveau voulu, on tire alors sur la 2ᵉ bande, ce qui fait basculer la tête d'arrière en avant, et l'on fixe cette attitude de la
tête en nouant la bande autour du milieu de la tringle (voir
fig. 50 et 51).

On vérifie la hauteur de la corde médiane, on la rectifie au

cou et d'un centimètre d'épaisseur, qu'on place entre deux doubles de
mousseline molle de mêmes dimensions. Cette cravate est passée autour
du cou, le milieu en avant et les deux extrémités maintenues sur la
nuque par l'aide, ou par un point de couture ou une épingle, jusqu'à
ce qu'on l'ait fixée par le premier tour de bande plâtrée (fig. 55).

besoin, raccourcissant ou allongeant, jusqu'à ce que le sujet soit « tendu » au degré voulu, c'est-à-dire jusqu'à concurrence des talons abandonnant le sol, exclusivement.

On s'assure que le malade se trouve à l'aise et même, si j'ose dire, très confortablement. On fait tenir ses mains par une personne de la famille, les bras écartés du tronc à 45 degrés; ce n'est là qu'un appui fictif, un « appui moral ». Une autre

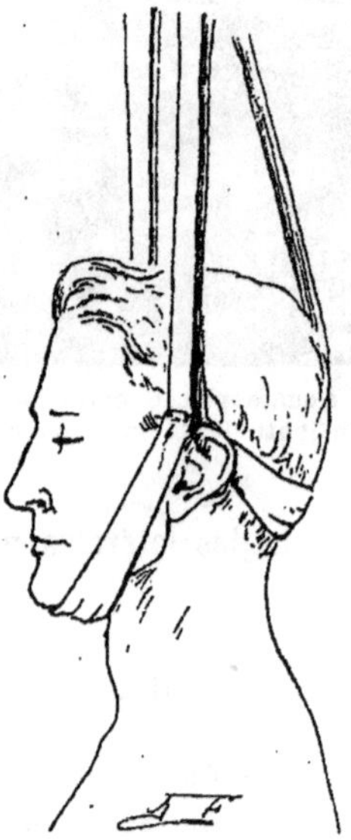

Fig. 56. 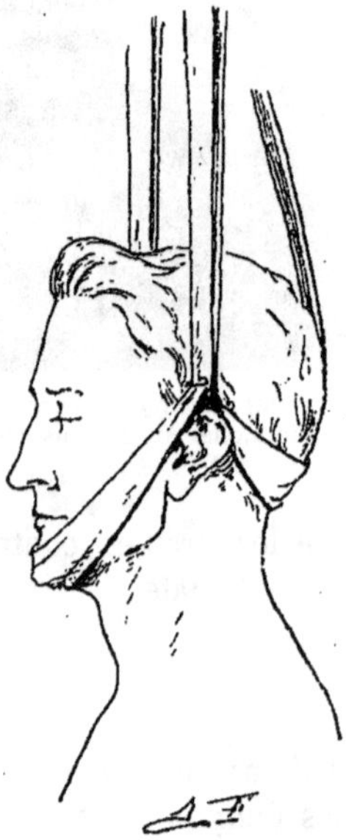                     Fig. 57.

Fig. 56 et 57. — A gauche du lecteur, mauvaise application de la pièce mentonnière, qui, placée trop en arrière, dérape vers la partie profonde du cou et
étrangle. À droite, bonne application de la pièce mentonnière; celle-ci embrasse
le menton à la façon d'une fronde; le sommet du menton répond au milieu de
la largeur de la bande.

personne maintient momentanément le carré d'ouate préthora-
cique et la cravate ouatée, s'il y en a une.

Aussitôt vous quittez le malade pour passer au plâtrage des bandes et des attelles déjà taillées dans la tarlatane.

Lorsque vous avez un aide exercé, celui-ci fait ce plâtrage pendant que vous-même assurez la *mise en position* du sujet. On gagne ainsi deux minutes. Si vous n'avez pas d'aide sur qui

vous puissiez compter, vous faites vous-même les deux choses
successivement.

### Construction de l'appareil.

1° **Préparation de la bouillie plâtrée.** — Vous avez deux
cuvettes; vous mettez dans chacune **5 verres de plâtre** et
**3 verres d'eau** *froide, sans sel.*

**Donc pas d'eau chaude ni de sel**, avec lesquels on fait des

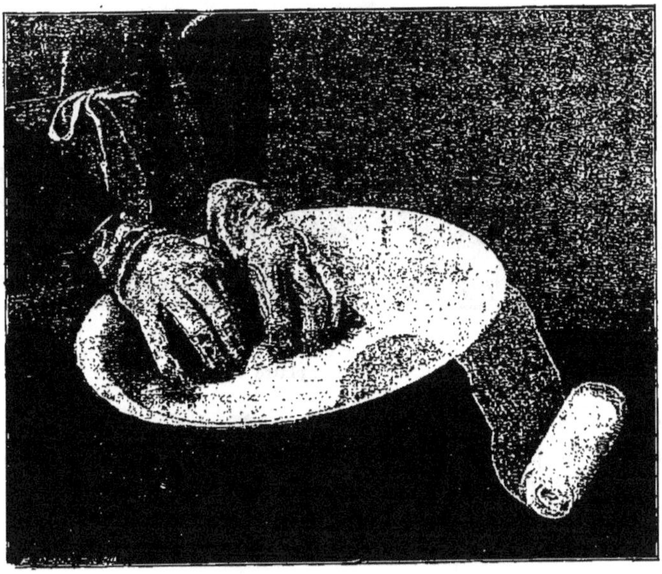

Fig. 58. — Manière de préparer les meilleures bandes plâtrées. — On roule une
bande de mousseline gommée dans la bouillie (3 verres d'eau pour 5 de plâtre).

appareils **séchant trop vite** et ne laissant pas à l'opérateur
assez de « marge » — et surtout des appareils qui sont **cassants.**

La bouillie préparée à l'eau froide prend à la 15° minute
environ. On a donc de 6 à 10 minutes pour faire le corset, ce
qui est très suffisant; et il en reste de 5 à 10, avant la prise, pour
la rectification de l'attitude, le modelage de l'appareil, etc. [1].

1. Si, après la répétition générale que vous avez eu la précaution de
faire, vous constatez que vous avez mis quinze minutes à fabriquer

Il va de soi que, s'il s'agit d'un adulte, lequel exige le double
de tarlatane et, par conséquent, de bouillie, on aura quatre
cuvettes au lieu de deux.

Dans la première cuvette, **vous déroulez la bande** (fig. 58);
elle s'imprègne immédiatement de la quantité de bouillie
voulue. **Vous la roulez aussitôt en serrant un peu**, comme

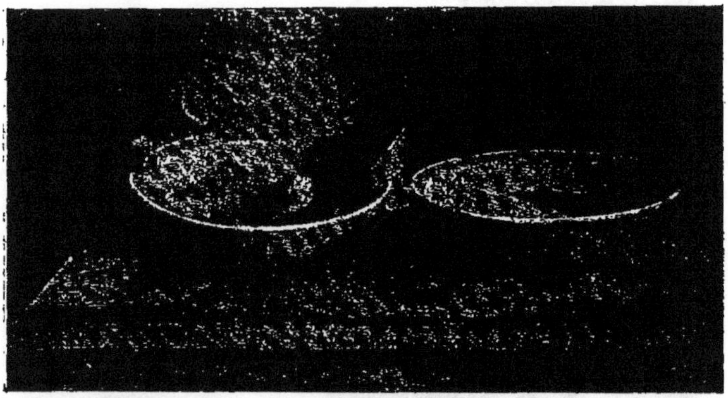

Fig. 59.—Dans la cuvette de droite, une bande a été enroulée dans la bouillie plâtrée ; dans celle de gauche, on gâche le plâtre destiné à préparer les attelles.

vous avez appris à le faire pour les bandes trempées dans le
silicate de potasse. **Vous l'exprimez à peine** et vous allez tout
de suite l'appliquer sur le malade. Votre aide, qui vous a vu
faire, prépare la deuxième bande et les suivantes (fig. 59).

Puis, dans l'autre cuvette, il **plonge peu à peu, en les plis-**

l'appareil, comme il faut se réserver quelques minutes pour la vérification de l'attitude, vous ajouterez, pour le vrai plâtre, un demi-verre
d'eau à la quantité dite plus haut, ce qui vous donnera une marge de
quatre à cinq minutes en plus.

Si, au contraire, vous n'avez mis que cinq ou six minutes et si la
prise de votre plâtre ne s'est faite qu'à la 20e minute, par exemple,
vous ajouterez, pour le véritable appareil, un demi-verre de plâtre à
ce que dit la formule ordinaire, ce qui avancera la prise d'environ cinq
minutes.

S'il fait très chaud dans la pièce, ou très froid, vous devinez que cela
peut avancer ou retarder un peu la prise (mais avec une bonne température de 16° à 20°, qui est celle qu'il faut avoir, la prise du plâtre se
fera vers la 15e minute, je le répète, lorsqu'on a pris 5 verres de plâtre
pour 3 verres d'eau froide sans sel).

sant, mais sans les défaire, les carrés de tarlatane qui
s'imprègnent instantanément, à l'aide de légères malaxations
(fig. 60).

On les appliquera sur le sujet par-dessus la première bande,
après les avoir exprimés à moitié et déplissés. En attendant,
on les laisse dans la cuvette.

Retenez bien ce moyen de préparer les bandes et attelles plâtrées : c'est le plus simple et le meilleur. Ne vous avisez donc

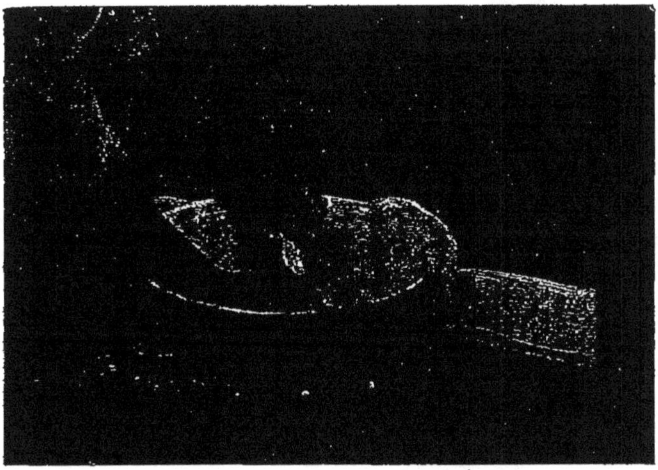

Fig. 60. — Manière de tremper les attelles dans la bouillie : on doit les imprégner
peu à peu, progressivement, et non pas d'un bloc.

pas, comme on dit partout de le faire, de saupoudrer les bandes
plus ou moins longtemps à l'avance de plâtre sec. Il est très
difficile d'obtenir ainsi des bandes renfermant la quantité de
plâtre voulue, ni trop ni trop peu, et qui ne s'altèrent pas à
l'air ni à l'humidité. Le procédé que je vous indique est au contraire facile et sûr. Tenez-vous-y.

## 2° Application des bandes.

Trois recommandations :

a. On doit étaler la bande, c'est-à-dire ne pas faire de

cordes, mais sans se préoccuper cependant des tout petits plis *inévitables*;

b. On doit l'appliquer **exactement**;

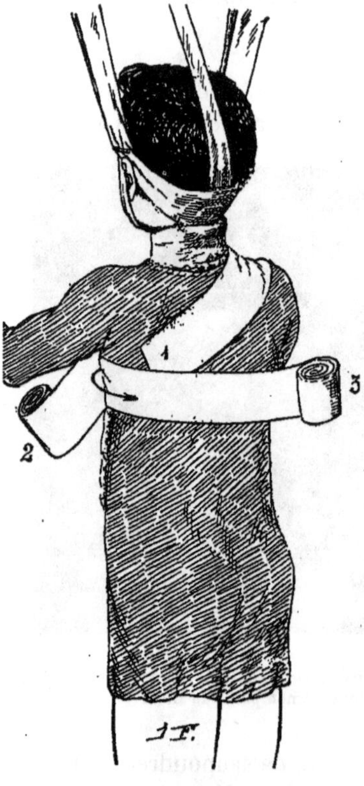

Fig. 61. — Application de la première bande. — Le chef initial est placé à la pointe de l'omoplate gauche (1); puis la bande est conduite sur l'épaule droite, passe en diagonale sur le thorax, traverse l'aisselle gauche (2), enfin est conduite horizontalement en arrière, de l'aisselle gauche à l'aisselle droite (3).

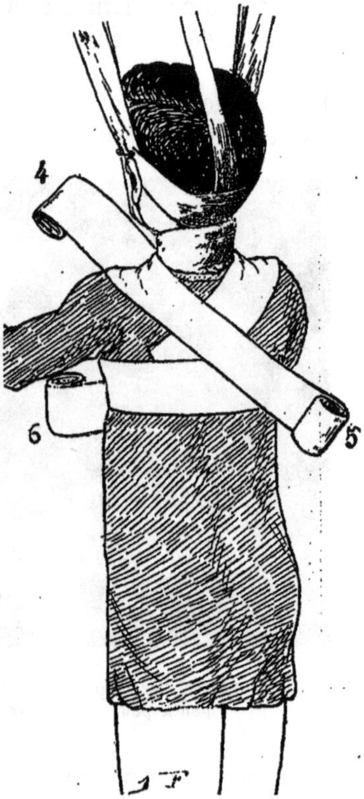

Fig. 62. — Application de la première bande (*suite*). — De l'aisselle droite, la bande passe diagonalement en avant sur la face antérieure du thorax, de l'aisselle droite à l'épaule gauche (4); elle est ensuite conduite diagonalement en arrière, de l'épaule gauche à l'aisselle droite (5); passant enfin en avant, elle va horizontalement de l'aisselle droite à l'aisselle gauche (6).

c. **Mais sans pression.**

Si l'on *étale* régulièrement, l'appareil ne blessera pas.

Si l'on applique *exactement*, il maintiendra bien.

Si c'est sans *pression*, il ne gênera pas les fonctions et le développement du tronc.

Quel sera le trajet des bandes? Rien de compliqué (fig. 61 et 62).

On passe quelques tours en 8 de chiffre, sur la région des

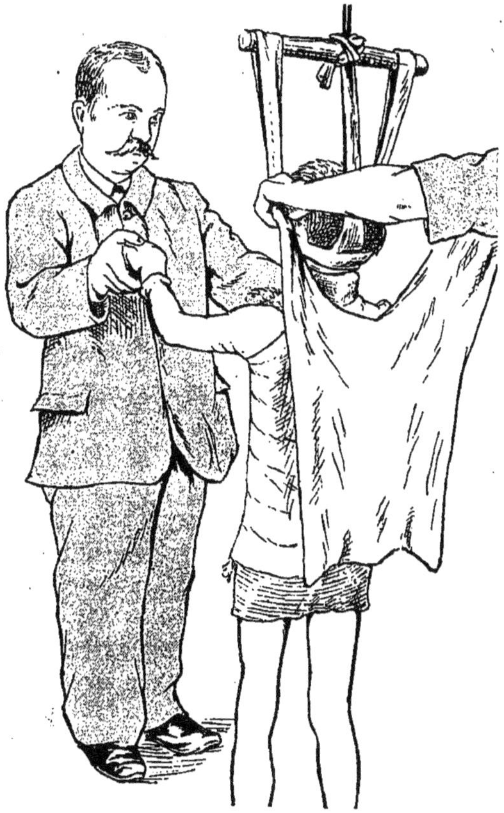

Fig. 63. — Mise en place de l'attelle postérieure

épaules, en évitant toujours de faire des cordes et en débridant, au besoin, avec les doigts ou les ciseaux, le bord trop tendu.

On fait ensuite des circulaires à partir de l'aisselle jusqu'en bas. Avec quelques débridements aux ciseaux, ces circulaires s'appliquent facilement, même sur un tronc qui n'est pas régulier. Je vous conseille de ne pas faire de « renversés ». S'il y a çà et là quelques petits plissements, cela est tout à fait négligeable, les plis seraient certainement plus marqués, si vous vouliez faire des renversés.

Chaque tour de bande doit recouvrir à moitié ou au tiers le tour précédent. On obtient par cette imbrication un ensemble plus rigide et plus régulier.

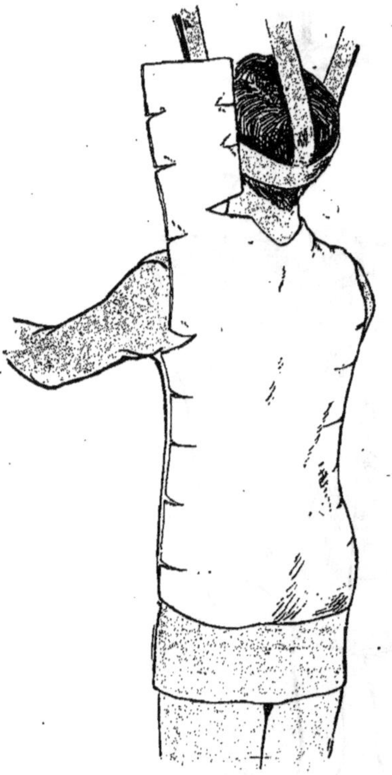

Ainsi se fait le premier **revêtement continu** du tronc. Une bande y suffit pour les petits enfants; il en faut deux ou trois pour les adolescents et les adultes.

### 2° Application des attelles.

On applique alors les attelles en ayant bien soin ai-je dit, de les étaler, après les avoir essorées à moitié.

*a.* **On commence par l'attelle postérieure.**

On en met le bord inférieur au niveau de la pointe du coccyx, de sorte que le dos est recouvert par les deux tiers de l'attelle. Le tiers supérieur, qui dépasse en haut les omoplates, a été fendu en deux chefs de largeur égale, pour entourer les épaules (fig. 63); chaque chef passe au-dessus, puis en avant de

Fig. 64. — Après l'application de l'attelle, quelques incisions sont pratiquées sur ses bords pour faciliter l'adaptation. Le chef de droite est déjà rabattu sur l'épaule; on voit le chef de gauche encore relevé. — Ces deux chefs contournent les épaules en avant et viennent se raccorder au-dessous de l'aisselle aux bords latéraux de l'attelle.

l'épaule correspondante, ensuite sous l'aisselle et revient se raccorder au bord latéral correspondant de la partie postérieure de l'attelle. Des incisions, pratiquées par places, sur les bords de chaque chef (fig. 64), facilitent son enroulement et son adaptation exacte sur le pourtour de l'épaule.

*b.* On prend **ensuite** l'attelle **antérieure** que l'on applique

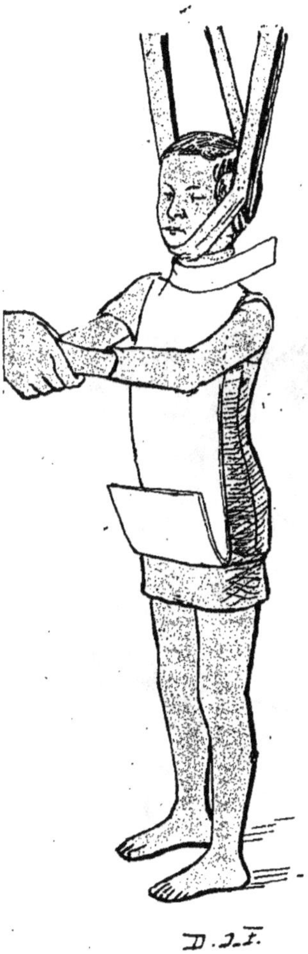

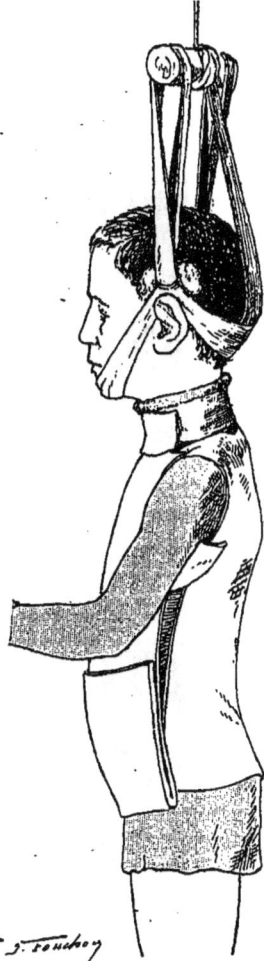

Fig. 65. — Mise en place de l'attelle antérieure (dont le tiers inférieur est relevé au-devant de l'abdomen) et de l'attelle circulaire du cou. L'attelle antérieure ici représentée est trop étroite, elle devrait dépasser d'un ou deux centimètres en arrière la ligne verticale descendant de l'aisselle.

Fig. 66. — Attelles mises en place : on voit l'extrémité du chef supérieur de la chasuble sous l'aisselle gauche, et le tiers inférieur de l'attelle antérieure relevé sur l'abdomen et aussi l'attelle du col par-dessus la cravate ouatée.

d'abord par son bord supérieur à un doigt au-dessus des

clavicules; elle recouvre les chefs de la précédente, puis descend
sur la poitrine et l'abdomen. Le tiers inférieur de l'attelle est
libre et pend au-dessous du pubis, sur les cuisses; on replie ce
tablier sur le tiers moyen, au niveau du ventre; le pli corres-

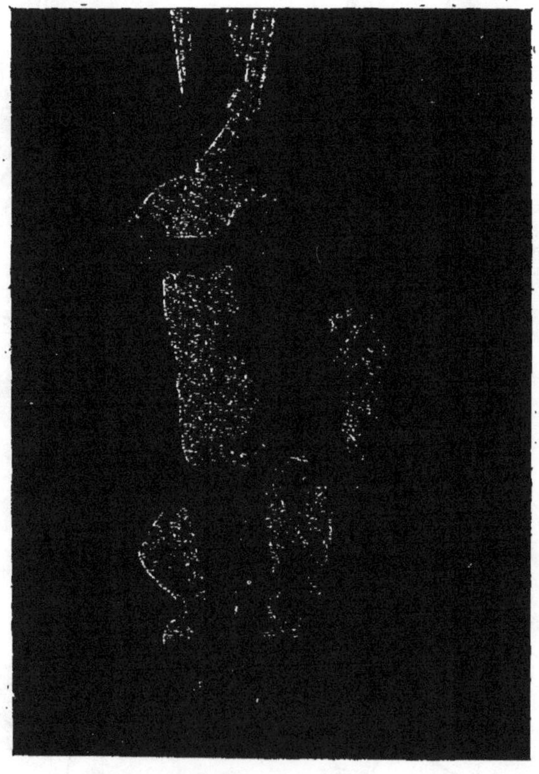

Fig. 67. — Modelage de l'appareil au-dessus des crêtes iliaques.

pond à la ligne des trochanters; il constituera le bord inférieur
de l'appareil (fig. 65, 66).

c. L'attelle du cou est appliquée comme une **cravate circulaire** (fig. 65) par-dessus le revêtement d'ouate. Le bord supérieur de cette pièce s'arrête à 1 centimètre au-dessous du bord
supérieur de la cravate ouatée (fig. 66) et le bord inférieur
empiète sur les parties supérieures des deux attelles précé-

dentes. Il suffit de l'enrouler sans aucune pression (et cependant exactement), pour éviter sûrement toute constriction du
cou. En un mot, vous l'appliquerez comme s'il s'agissait de
votre faux col; votre faux-col, fût-il en tôle et mis directement sur la peau, ne comprimerait pas cependant votre larynx.

**Ces trois attelles mises en place**, ce qui est très rapidement
fait (une minute pour chacune si l'on est aidé par une ou deux
personnes), **on les solidarise** en roulant par-dessus **une bande**
plâtrée de la manière dite pour celle de dessous, c'est-à-dire en
8 de chiffre et en circulaires.

Une bande par dessus les attelles et une en dessous (deux en
tout) suffisent pour construire l'appareil chez les enfants de
moins de six ans, mais 4 et 5 bandes (en tout) sont nécessaires,
avons-nous dit, pour les sujets de douze à quinze ans. Il en faut
même 6 et 7 chez les adolescents et les adultes un peu grands
et gros, pour donner au plâtre l'épaisseur et la résistance
voulues.

*Détail important* : **Entre les diverses assises** de bandes et
**par-dessus la dernière**, on a eu soin d'étaler rapidement avec
les mains une **couche de 1 à 2 millimètres de bouillie plâtrée**, — c'est **le mortier** qui unit en un seul bloc les divers plans
de l'appareil.

### 3° Modelage du plâtre.

L'appareil est fini. Il n'y a plus qu'à le modeler sur le bassin
et autour des épaules (fig. 67, 68, 69).

Pour mouler le bassin, vous déprimez le plâtre avec vos
deux mains au-dessus et au-dessous des crêtes iliaques, tandis
qu'un aide le fait plaquer exactement, sur le pubis et sur le
sacrum. Un autre aide l'applique avec une pression très légère
sur le contour des épaules, c'est-à-dire sur l'extrémité externe
de la clavicule en avant, et de la voûte acromiale en arrière.

Le moulage du bassin se fait en embrassant avec la paume
des mains à moitié fermées les épines et les crêtes iliaques, et
en déprimant le plâtre très fortement **au-dessus du bord supérieur et en dedans du bord antérieur** de l'os coxal, avec la
pulpe des doigts, tandis que les talons des mains le dépriment

au-dessous des crêtes iliaques. Les épines et les crêtes se trouvent ainsi **coiffées, encastrées** par l'appareil, sans aucun risque d'eschare (fig. 68).

On passe, à faire ce modelage, les 5 minutes qui précèdent la prise du plâtre, suivant le calcul établi plus haut.

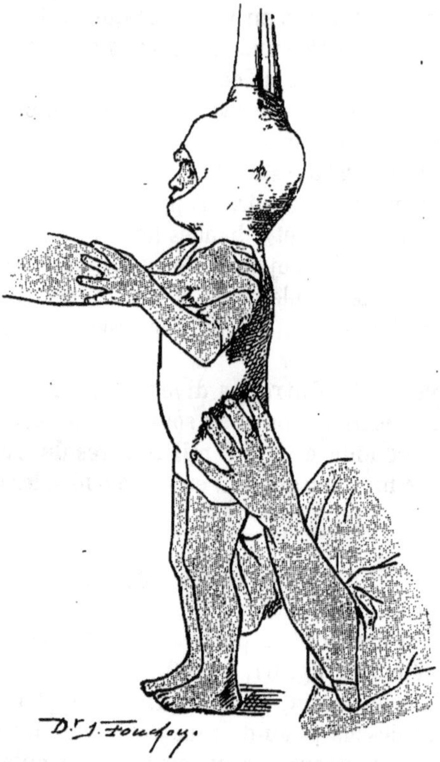

Fig. 68. — Modelage des épaules et des crêtes iliaques dans un grand plâtre ; ce modelage se fait de la même façon dans le plâtre moyen.
En même temps une main doit presser au niveau de la gibbosité pour bien appliquer le plâtre sur la région malade, et faire même une légère déflexion du rachis en arrière.

C'est donc vers la quinzième minute que, le plâtre étant pris, on peut enlever le sujet de l'appareil de soutien. Pour cela, on écarte les pieds de l'échelle, ou l'on abaisse la corde. On tire simplement en avant, pour la faire déraper, la pièce mentonnière de la sangle.

On laisse l'enfant debout pendant encore cinq minutes, pour ne pas s'exposer (en le couchant trop tôt) à briser l'appareil ; — puis, le plâtre paraissant solide, on soulève le malade et on le

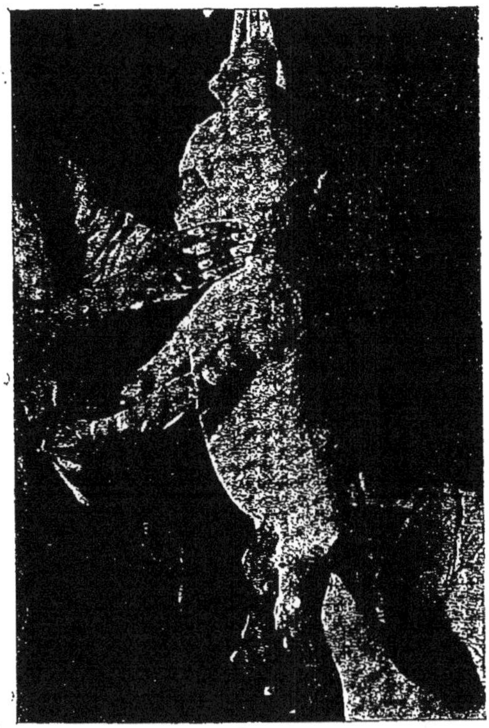

Fig. 69. — Modelage du sacrum et du pubis dans un grand appareil.
Ce modelage se fait de même dans un plâtre moyen.

couche — en plaçant transversalement sous son cou un petit rouleau d'ouate en forme de billot, ou, plus simplement, en laissant la tête dépasser le bout de la table, et la faisant soutenir avec une main.

### 4° Émondage de l'appareil.

Une demi-heure après (sur l'enfant couché) on procède à l'émondage (fig. 70). En bas, au-dessous des épines iliaques et de chaque côté de celles-ci, on coupe le plâtre avec un bistouri, en coup d'ongle, par petites tranches successives, jusqu'à ce que le sujet puisse plier la cuisse à angle droit, si l'on veut qu'il marche avec l'appareil. On le dégage un peu moins, s'il doit rester couché; car les jambes seront ainsi un peu bridées, et l'immobilisation en sera plus parfaite.

On laisse le plâtre descendre un peu en pointe sur le pubis, et en arrière aussi sur le sacrum.

En haut, l'on échancre, de chaque côté des épaules, tout ce qui dépasse l'articulation scapulo-humérale.

On dégage de 2 centimètres les aisselles pour donner de l'aisance aux mouvements des bras.

Et l'on rogne de quelques millimètres le bord supérieur du col pour le régulariser (fig. 70).

On ouvre ensuite **sur le devant de la poitrine une petite fenêtre provisoire** par où l'on retire l'ouate placée devant le jersey. Cela facilite le jeu du thorax, sans nuire à la solidité où à la précision, du plâtre.

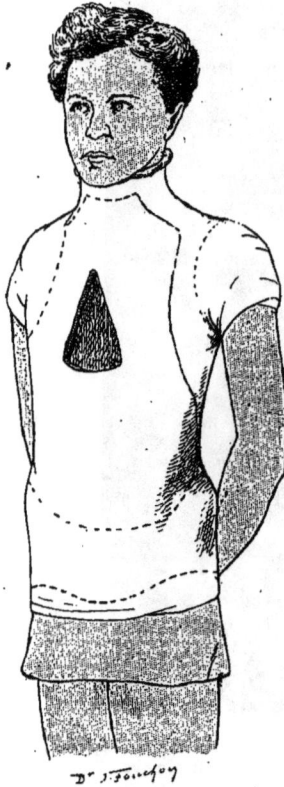

Fig. 70. — Appareil à col officier avec sa fenêtre provisoire : on pointillé, les limites de la grande fenêtre définitive et les bords de l'appareil après l'émondage.

## 5° Consolidation de l'appareil.

Le plâtre est-il trop faible, partout ou en un point? — Vous le consoliderez avec une ou deux bandes ou bien, plus simplement, avec quelques carrés de mousseline plâtrée plaqués sur les parties faibles.

Le secret pour réussir ces réparations immédiates ou tardives, qui passent pour difficiles, c'est **d'étendre d'abord**, sur toute la partie qu'on veut consolider, **une couche de colle assez liquide** (à **parties égales d'eau et de plâtre**) et d'appliquer, sur cette couche, des carrés de mousseline plâtrée, à une seule épaisseur, et un par un.

Si l'on emploie de la bouillie trop épaisse ou des carrés composés de plusieurs épaisseurs, la nouvelle pièce ne se fondra pas avec l'ancien plâtre; tandis que de la manière que je viens de dire, cette union se fera très intime et très solide, et vous serez aussi habile à faire « le vieux que le neuf ».

### 6° Polissage du plâtre.

2 ou 3 jours après qu'il a été construit, on polit le plâtre avec une couche de 1 à 2 millim. d'une bouillie un peu épaisse (2 verres de plâtre pour 1 verre d'eau).

### Les fenêtres du plâtre.

1° *Fenêtre antérieure.* — 24 heures après le polissage on fait la **fenêtre antérieure définitive** que voici (fig. 71).

Il est facile, avec un bis-

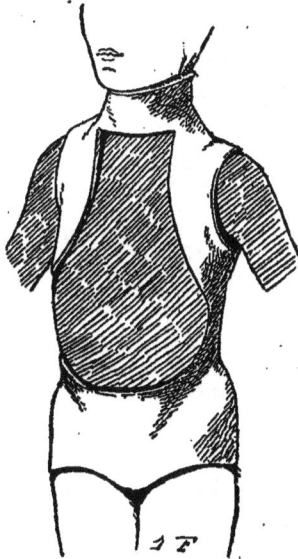

Fig. 71. — L'appareil moyen émondé.

touri, ou même un couteau ordinaire, de pratiquer une fenêtre dans un plâtre.

On coupe, couche par couche, très doucement, jusqu'à ce qu'on ait la sensation de toucher le tissu du jersey, et non plus le plâtre dur.

La difficulté est justement de ne pas traverser le jersey sans s'en apercevoir.

Avec un peu d'habitude, on y arrive aisément; mais, si cette habitude vous manque encore, vous aurez, **en prévision des fenêtres** à faire à l'endroit de la gibbosité ou ailleurs, pris la précaution de mettre en ces points, sur le jersey, un **carré d'ouate** d'un centimètre d'épaisseur, avant d'appliquer le plâtre. Grâce à ce carré d'ouate, on peut ouvrir une fenêtre sans aucune crainte de blesser l'enfant. Le **double jersey** donne également une **sécurité** parfaite.

Chaque montant latéral de la fenêtre antérieure *définitive* a une largeur égale, environ, au quart de la largeur de la poitrine, au niveau des épaules. Mais la fenêtre va en s'élargissant très notablement, dans le bas, jusqu'à atteindre par ses

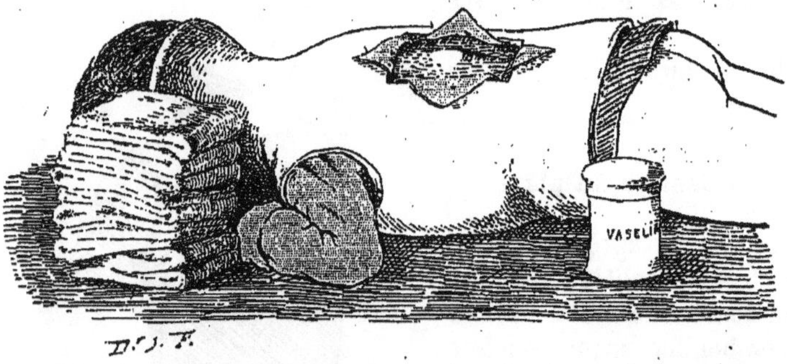

Fig. 72. — Fenêtre dorsale pour la compression : les 4 pans du jersey sont rabattus sur les bords de cette ouverture par laquelle on voit la gibbosité : à gauche, carrés d'ouate destinés à la compression.

côtés les deux axes verticaux axillaires. Le montant supérieur mesure 3 à 4 cm. de hauteur et le montant inférieur 8 à 10 cm.

### 2° *Fenêtre dorsale.*

Le même jour on ouvre, **dans le dos, la fenêtre** qui permettra de faire la **contention**, et au besoin la **compression** des vertèbres malades.

Au cas d'une gibbosité particulièrement pointue, on n'attend pas ainsi 3 ou 4 jours.

Dès la 10e ou 15e heure qui suit la confection du plâtre, on fait cette fenêtre dorsale, pour être bien sûr d'éviter toute écorchure (fig. 72).

**Cette fenêtre dorsale est indispensable** dans tous les appareils de mal de Pott. Je dis indispensable. Il suffit, en effet, d'enlever un volet de la partie dorsale de n'importe quel corset ou appareil, même d'un corset fait dans la suspension complète, et de mettre la peau à nu, pour voir (fig. 73) que les vertèbres ne restent pas du tout plaquées contre la partie profonde du corset, qu'elles peuvent même se retirer très loin, à 3 ou 4 centimètres de celui-ci — c'est-à-dire qu'elles ne sont pas soutenues suffisamment. Ce simple examen explique trop bien **qu'avec les appareils ordinaires sans fenêtre dorsale, les gibbosités puissent,** non seulement persister, mais s'aggraver encore (malgré l'appareil).

Si l'on veut que les vertèbres malades soient toujours soute-

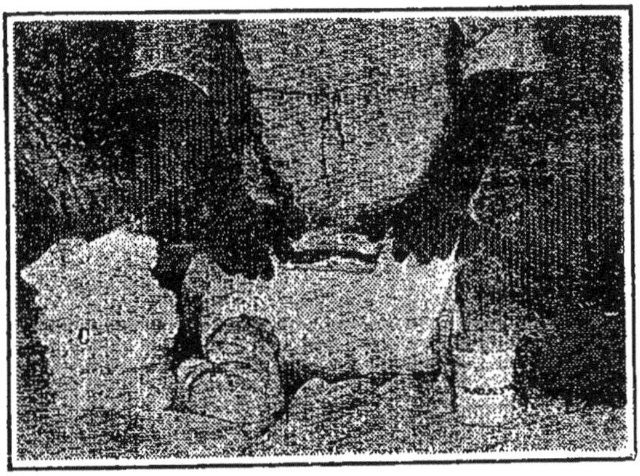

Fig. 73. — Fenêtre dorsale dans un plâtre moyen.

nues, on voit qu'il est nécessaire de placer là, en très grand nombre, des carrés d'ouate élastique, pour exercer une pression continue sur le segment vertébral correspondant.

Les dimensions de cette fenêtre dorsale dépendent de celles de la zone malade; la fenêtre doit dépasser de 3 à 4 centimètres, de chaque côté, le segment vertébral malade (fig. 72).

La pièce plâtrée est enlevée, comme à l'emporte-pièce, avec un bistouri; puis on fend en croix le petit carré de jersey. La peau ainsi mise à nu, on procède à la compression.

**La compression.** — On commence par enduire la peau d'une couche de **vaseline** de 1 à 2 millim. d'épaisseur; on prend alors des **carrés d'ouate un peu plus larges que la fenêtre** (fig. 73), et de 1 centim. d'épaisseur. Découpés séance tenante, ils sont

introduits, un par un, entre les vertèbres malades et la paroi
interne des montants de la fenêtre (fig. 74).

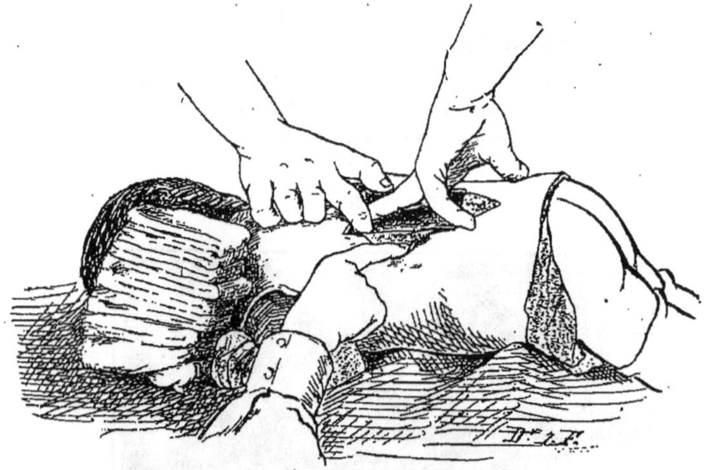

Fig. 74. — Les pans du jersey sont maintenus par un aide ; le chirurgien met en
place les carrés d'ouate dont il étale soigneusement les bords entre la peau et
le jersey au moyen de ses doigts ou d'un nstrument plat (spatule).

**On met ainsi 8 à 10 carrés** d'ouate **pour la 1re compression.**
L'ouate fait un dôme saillant à travers l'ouverture de la

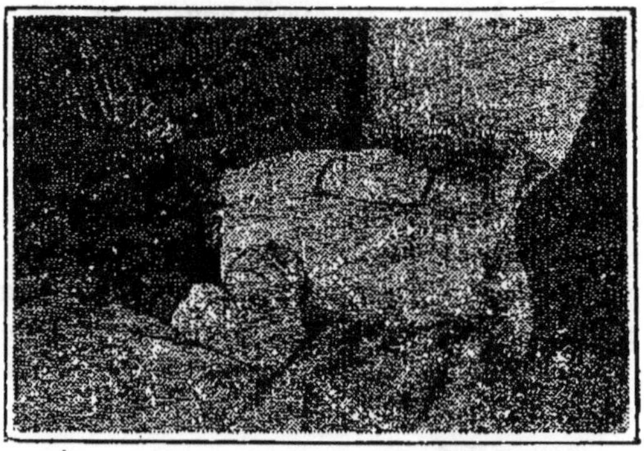

Fig. 75. — Le dôme d'ouate saillant par la fenêtre dorsale.

fenêtre (fig. 75). On fait rentrer cette saillie d'ouate jusqu'au
niveau du plâtre avec une ou deux bandes de mousseline

gommée, mouillée, roulée en circulaires autour de l'appareil, et exerçant une forte pression sur le dôme ouaté (fig. 76). On

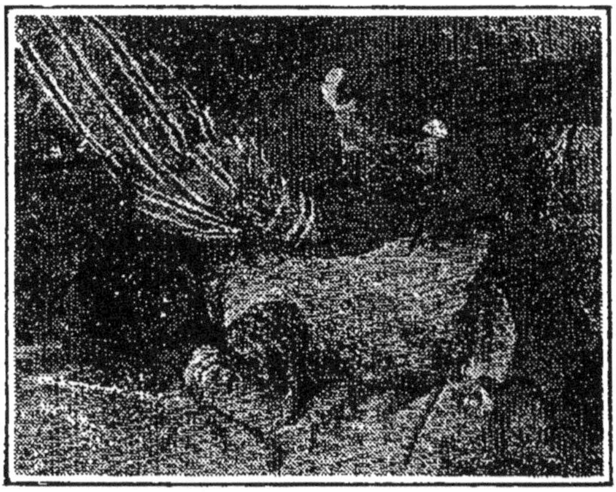

Fig. 76. — Compression du dôme au moyen de la bande de mousseline gommée.

voit celui-ci diminuer de plus en plus, puis s'effacer entièrement (fig. 77 et 78).

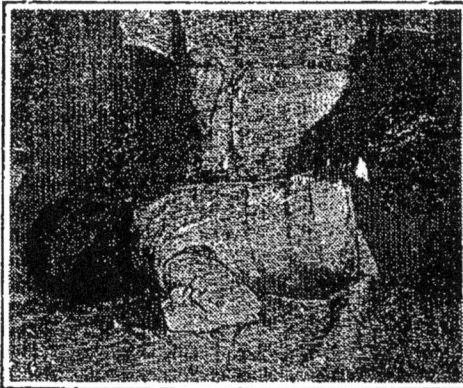

Fig. 77. — La compression est terminée.

Cette bande gommée colle bientôt d'elle-même au pourtour du plâtre, et, quelques heures plus tard, on peut découper et supprimer la partie de la bande qui recouvre la fenêtre antérieure : ce qui rend à la respiration toute sa liberté (fig. 79 et 80).

La **nombre** des **carrés** d'ouate varie suivant les cas.

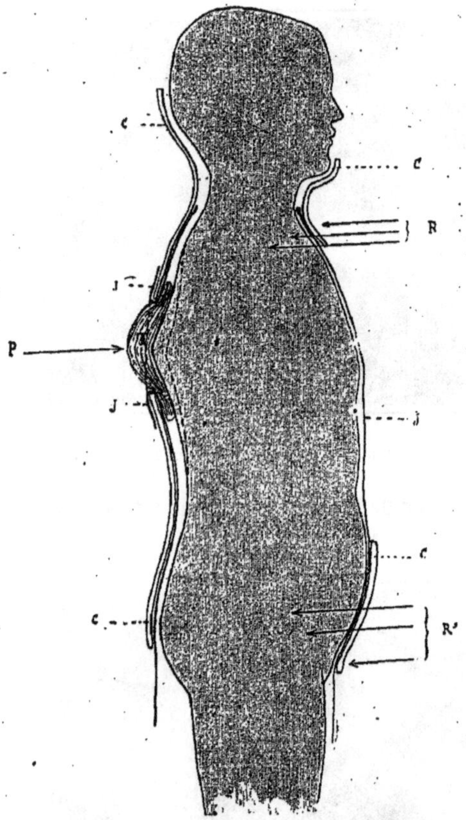

Fig. 78. — Coupe schématique d'un grand appareil muni du tampon compressif avant l'application de la bande gommée : — C, Coupe du plâtre, interrompu en avant par la grande fenêtre antérieure (celle-ci remonte jusqu'à l'os hyoïde) (*voir fig. 86*); — J, Jersey rabattu sur les bords de la fenêtre dorsale; — T, Carrés d'ouate formant tampon sur la gibbosité; — P, Direction de la pression de la bande gommée qui va ramener le tampon d'ouate et la gibbosité aux dimensions indiquées par les pointillés; — R, Points de contre-pression de l'appareil au niveau de la ceinture scapulaire; — R', Points de contre-pression de l'appareil au niveau de la ceinture pelvienne.

a. *Il n'y a pas de gibbosité* :

On met 8 à 10 carrés (pour empêcher la gibbosité d'apparaître).

b. *Il y a une gibbosité* :

On peut aller jusqu'à 15 et 18 carrés de 1 centimètre; non pas la 1ʳᵉ fois, mais à la 3ᵉ ou 4ᵉ compression, lorsque le vide qui se trouve entre les vertèbres et le plâtre est devenu plus considérable.

18 carrés, cela semble énorme, mais cela s'adapte d'une façon incroyable, et jamais nous n'avons vu d'inconvénient à une compression atteignant peu à peu cette valeur.

La gibbosité est, par ce

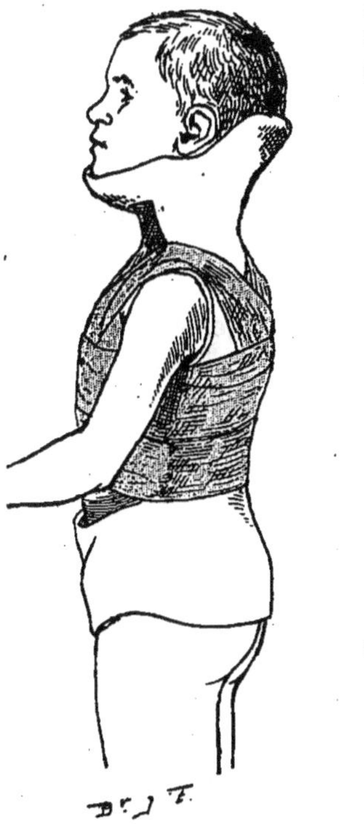

Fig. 79. — La bande gommée appliquée et obturant en partie la grande fenêtre antérieure.

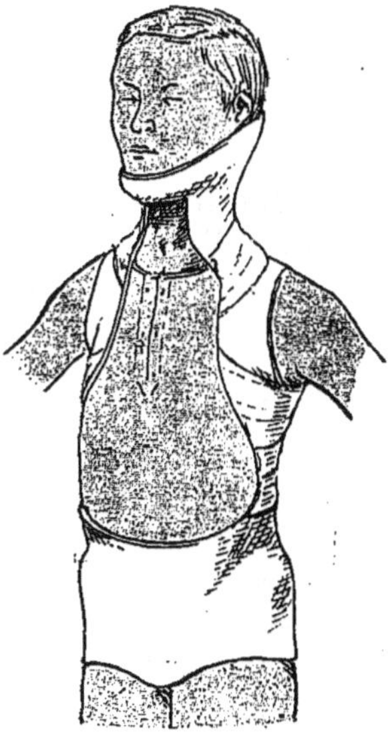

Fig. 80. — On a libéré la fenêtre antérieure des tours de bande qui l'obturaient en partie.

moyen, progressivement repoussée en avant, tandis que les vertèbres sus et sous-jacentes tendent, au contraire, à revenir vers la paroi postérieure de l'appareil, à cause de l'immobilisation de l'épaule et du bassin (fig. 78). Le cas est comparable à celui d'un enfant adossé à une échelle verticale, à laquelle il serait solidement attaché par les épaules et le bassin tandis qu'on repousserait la partie médiane du dos, d'arrière en avant, avec la main.

Tout cela se fait lentement, méthodiquement. Si bien que cette compression très efficace, qui est aussi énergique qu'on le veut, **est cependant extrêmement douce et parfaitement bien tolérée.** Elle ne donne pas d'eschares [1], au lieu que, avec l'appareil plein derrière, les eschares sont presque constantes bien que la contention soit très insuffisante.

## II. — *Le grand plâtre.*

Ce *grand plâtre* emboîte la base du crâne.

La **position** du malade, l'appareil de **soutien** et la sangle occipito-mentonnière sont **les mêmes** que pour le plâtre moyen. Voici les différences entre les deux appareils.

**Le revêtement.** — Comme ci-dessus, jersey et carré d'ouate sur la poitrine. Mais, au lieu de la cravate circulaire, on met ici, pour compléter le jersey, une **cravate ouatée oblique,** embrassant le menton et l'occiput, **suivant** par conséquent la **circonférence occipito-mentonnière** (fig. 81). Un aide maintient les deux extrémités de cette cravate sur la ligne médiane en arrière, jusqu'à ce que soit appliqué le 1er tour de bande. On complète le revêtement de la base du crâne par deux tours d'ouate d'un centimètre d'épaisseur, dont l'un est conduit perpendiculairement à la cravate, en équateur, du front à la nuque, et l'autre circulairement autour du cou et de la nuque.

**La préparation des attelles.** — Les deux grandes pièces du tronc sont les mêmes; mais, au lieu de la cravate circulaire, nous préparons **deux pièces carrées,** de 15 à 25 centimètres de côté, suivant la taille du sujet (avec toujours 3 épaisseurs); elles seront placées, l'une en avant, l'autre en arrière, pour faire l'armature de la partie crânio-cervicale de l'appareil (fig. 83).

**Application des bandes.**

La première bande plâtrée est roulée autour de la tête en **méridiens** et en **équateurs,** en commençant plutôt par les méridiens allant du vertex au-dessous du maxillaire (fig. 82). On

1. Ou presque jamais; voir p. 119 le moyen de reconnaître et de guérir les eschares.

repasse trois fois, puis on coupe la bande. Puis l'on fait trois ou quatre tours en équateur, du front à la nuque. On ajoute deux ou trois **tours circulaires, assez lâches autour du cou.**

Ensuite on enroule une ou deux bandes sur le tronc, comme pour le plâtre moyen (voir plus haut).

**Application des attelles.** — Les deux attelles du tronc sont placées comme dans l'appareil précédent; les **deux attelles**

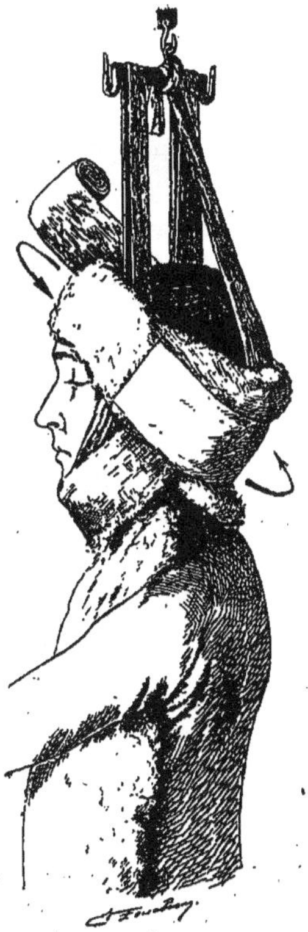

Fig. 81. — Cravate oblique occipito-mentonnière et tour d'ouate, l'un en équateur, l'autre en méridien, pour compléter la protection de la tête.

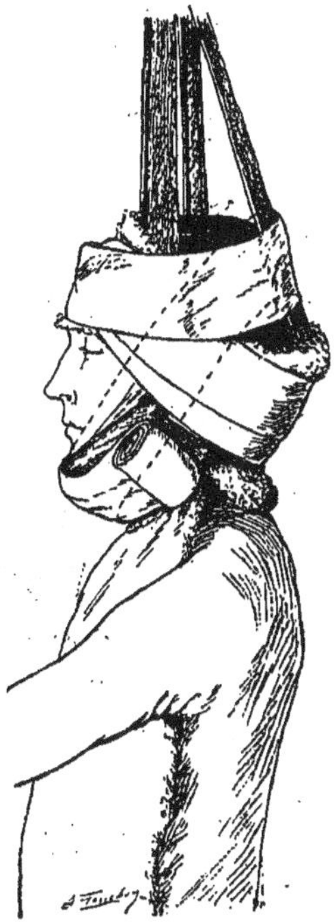

Fig. 82. — Manière de rouler la pre-mière bande plâtrée autour de la tête en équateur et en méridien.

carrées supplémentaires sont mises **l'une en avant, du menton aux deux clavicules, l'autre en arrière, du vertex aux omo-plates,** en empiétant, par conséquent, en bas plus ou moins lar-gement sur les deux grandes attelles du tronc (fig. 83).

Puis l'on maintient les deux attelles de la tête par des tours
de bande en méridiens et équateurs (fig. 84) comme ci-dessus,
et les attelles du tronc par une bande roulée en 8 de chiffre
et en circulaires; enfin, l'on raccorde la tête et le tronc par
quelques circulaires intermédiaires.

Vous mettez, pour construire ce grand appareil, une ou deux

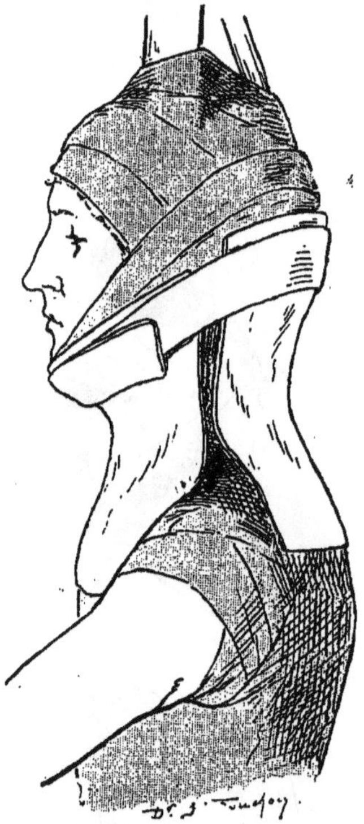

Fig. 83. — Carrés de renforcement et attelle occipito-mentonnière mis en place
sur la première bande pour la portion
sus-claviculaire du grand appareil.

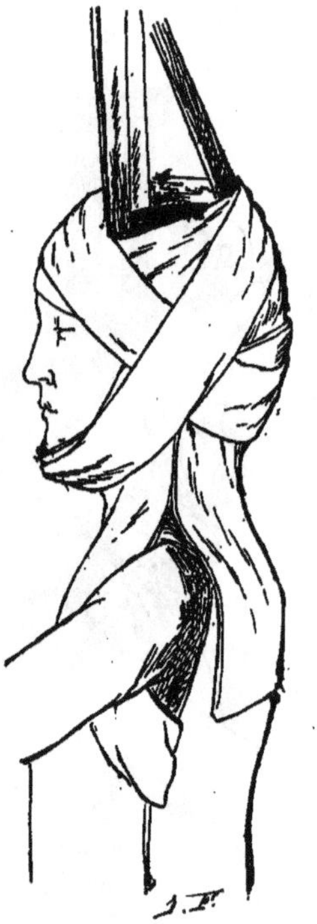

Fig. 84. — Ces deux attelles sont
plaquées autour de la tête avec la
bande plâtrée.

bandes de plus que pour le précédent — suivant qu'il s'agit
d'un enfant ou d'un adulte.

Après quoi, on passe au **modelage**, qui se fait, sur les épaules
et le bassin, comme pour le premier appareil (fig. 68 et 69).

Il ne sera pas toujours nécessaire de modeler le plâtre avec

les mains sur le menton et l'occiput; il se modèle suffisamment
de lui-même si l'on a bien appliqué chaque tour de bande' en
méridien et en équateur (fig. 84); cependant il vaut mieux
mouler le maxillaire, en mettant la main *horizontalement* sous
le menton, afin que le plâtre fasse, là, un *plateau* plutôt ;qu'un
entonnoir.

L'on attend ainsi jusqu'à la prise du plâtre.

Puis on supprime la tension en enlevant de la tringle les

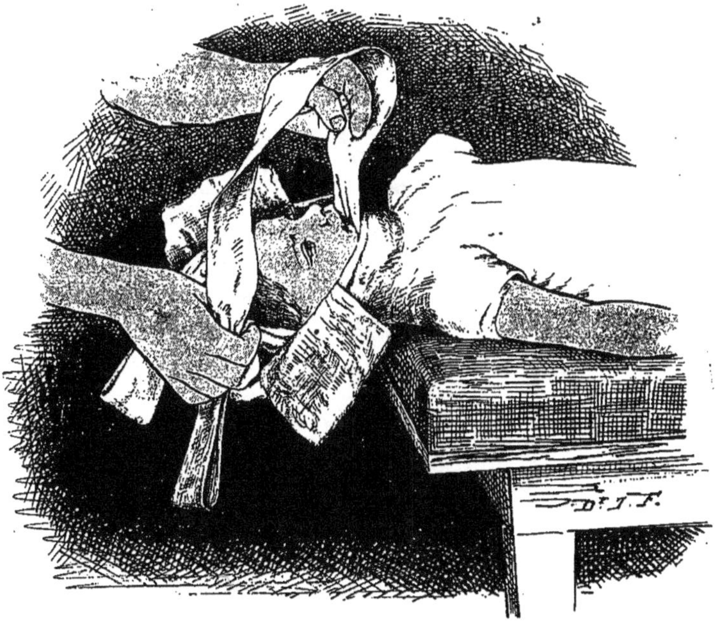

Fig. 85. — Le haut de l'appareil a été coupé sur le front et les deux lambeaux
rabattus par côté; on a enlevé les épingles latérales de la sangle qu'on retire
ensuite avec précaution en la faisant glisser. Mais si l'on a coupé les 2 chefs
d'un côté, on n'a qu'à tirer à soi, de l'autre côté; ce 2º procédé est plus facile.

boucles de la sangle. Au bout de dix minutes, on couche l'enfant
en mettant la tête un peu en dehors de la table pour ne pas
briser l'appareil.

On enlève alors avec un bon bistouri, en procédant lentement, toute la partie du plâtre qui est au-dessus de la circonférence occipito-mentonnière. Cela permet de retirer la sangle de
soutien : pour cela, on enlève les deux épingles latérales (sus-

auriculaires) et on attire avec précaution la pièce mentonnière d'abord, puis l'autre, ou mieux on coupe aux ciseaux, d'un seul côté, au-dessous de l'oreille, les deux chefs, antérieur et postérieur, de la sangle, et on tire à soi de l'autre côté (fig. 85). Il vaut mieux enlever la sangle que de la laisser en place.

On fait aussitôt la fenêtre provisoire (fig. 86) par laquelle on retire l'ouate, comme pour le plâtre moyen.

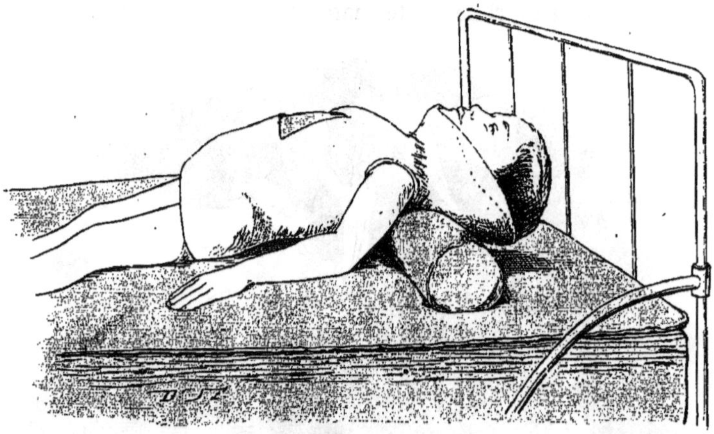

Fig. 86. — Quand l'enfant est couché, on place sous son cou un traversin pour que le sommet de la tête n'appuie pas sur le lit.

Trois ou quatre jours après on ouvre la **fenêtre antérieure** définitive, qui **commence à l'union du cou et du maxillaire**; le larynx est donc libre en avant, et ne sera pas gêné par la compression qu'on peut être amené à faire sur les vertèbres cervicales malades (fig. 87).

La compression dorsale se fait comme dans l'appareil moyen.

**La construction du plâtre chez les sujets paralysés.**

J'ai dit que, non seulement les maux de Pott supérieurs, mais encore tous les **maux de Pott avec paralysie** sont soignés par le grand plâtre. Grâce à l'entonnoir qu'il comporte, on peut en effet conserver, beaucoup plus exactement avec celui-ci qu'avec le plâtre moyen, l'**extension du rachis nécessaire à la guérison de la paralysie**.

Le sujet se met de lui-même dans l'extension voulue (v. fig. 41, p. 46) car, ne s'appuyant pas sur les pieds (puisqu'il est paralysé), mais seulement et très imparfaitement sur le siège, il se trouve suspendu par la sangle.

**Si** (l'appareil tardant un peu à sécher) **l'extension devient,** à la fin de la séance, **trop pénible** pour le malade, on le soulagera en supprimant la position verticale.

Pour cela, on enlève le sujet (en même temps que la tringle) et **on le couche sur la table.** On tire alors sur la tête, par l'intermédiaire de la tringle, avec les deux mains, de la force qu'on veut (de 10 à 15 kgr. généralement), tandis qu'un aide retient le malade par les pieds (fig. 88). On modèle l'appareil sur la ceinture pelvienne comme dans la coxalgie (v. p. 191). Et l'on attend dans cette position la **prise** du plâtre.

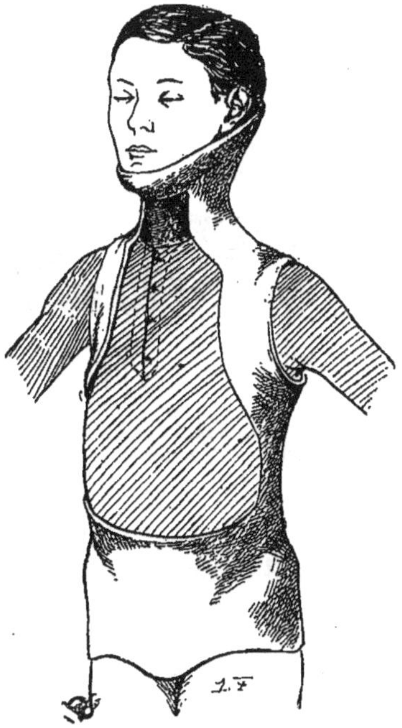

### III. — *Le petit appareil.*

Le petit plâtre se fait comme l'appareil moyen,

Fig. 87. — Le grand appareil terminé, avec sa fenêtre, remontant jusqu'à l'os hyoïde.

mais sans cravate et sans col. C'est un appareil de convalescence pour les maux de Pott inférieurs. Mais, à vrai dire, nous l'employons très peu, même dans la convalescence. — D'habitude nous faisons encore, à ce moment, un plâtre moyen à col officier [1].

1. **Quelques remarques sur les corsets plâtrés.**
*a.* En cas d'*abcès* ou de *fistule*, on ouvre une fenêtre au plâtre.
*b. Eschare* (à la rigueur possible) : voir page 119 la manière de la reconnaître et de la guérir.

### Soins à donner après l'application du plâtre.

Nous avons parlé de l'émondage de l'appareil, des fenêtres, et de la compression dorsale.

Parfois les malades (surtout les adultes) sont un peu gênés pendant les deux premiers jours. Il faut, avec des calmants, les

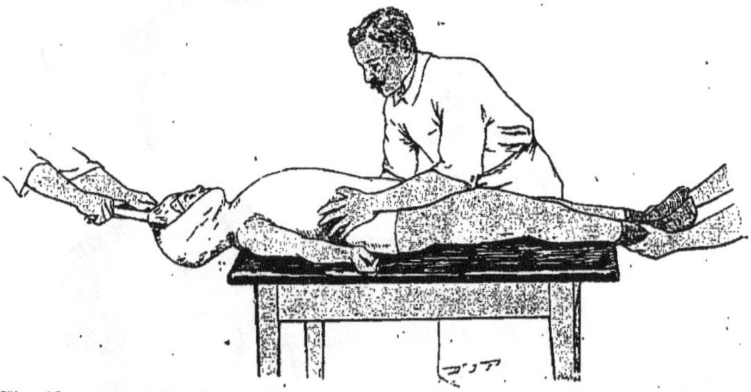

Fig. 88. — Extension du rachis en position horizontale. Un aide modèle l'appareil autour du bassin, 2 autres tirent sur les pieds et sur la tête, de 10 à 15 kgr.

faire patienter [1], car à cette gêne va succéder un bien-être parfait.

On peut laisser ensuite le malade aux soins des parents; le médecin n'a plus besoin de le revoir **qu'une fois par mois** pour **refaire la compression dorsale**. On augmente la compression chaque fois de 1/4 environ de sa valeur.

c. *L'âge du sujet* est-il une contre-indication à le plâtrer? — Non, on peut plâtrer des enfants d'un an (en évitant les souillures), comme aussi des personnes âgées, de plus de 50 ans.

d. On peut s'aider du *chloroforme* (à **titre exceptionnel**) pour faire le plâtre (voir page 120).

e. *Fistules multiples* ou *peaux très intolérantes* : en ce cas on peut transformer le corset inamovible en corset bivalve (voir page 118, fig. 130).

1. Si leur malaise est trop pénible, on peut les soulager en fendant le corset en avant sur la ligne médiane pour en écarter les bords de 1 à 2 ou 3 centim., — sauf « à rattraper » ces bords et à les réunir de nouveau 2 ou 3 jours plus tard, dès que l'accoutumance est produite.

**Enlèvement du plâtre vers le quatrième mois.**

**Pour enlever l'appareil.** — On met l'enfant dans un bain ordinaire pendant 1/4 d'heure. Le plâtre ramolli se laisse alors couper aisément en 1 minute ou 2, avec un couteau quelconque.

**La toilette de la peau.** — On la fait à l'éther ou à l'eau de Cologne, si la peau n'est pas sale ni squameuse. — Dans le cas contraire, on frotte légèrement pendant quelques minutes avec de la vaseline, ce qui a pour effet de ramollir les squames épidermiques ; après quoi on essuie la peau avec un linge fin, bien doucement, et on passe un peu d'alcool ou d'eau de Cologne. On nettoie en avant, puis en arrière en retournant le sujet.

**Recherche des abcès.** — **Vous cherchez** par l'examen du dos et des fosses iliaques, ou, suivant les cas, du cou et du pharynx, s'il n'y a pas trace d'abcès en formation.

## LA SUITE DU TRAITEMENT DU MAL DE POTT ET SA DURÉE

### Mise sur pieds.

S'il ne survient pas d'abcès, tout se réduit à faire un nouveau plâtre tous les 4 à 5 mois.

**Après deux ans de repos dans la position couchée,** le malade est **mis sur pieds,** pourvu qu'il **ne souffre ni spontanément, ni à la pression du dos,** et que son **état général très bon** permette de penser que le **foyer vertébral est éteint** (ou à peu près éteint).

## CONVALESCENCE

### Appareils de la convalescence.

**On lève le sujet avec le même appareil en plâtre.**

**Les enfants de l'hôpital conservent un plâtre pendant encore 2 ou 3 ans au minimum** à partir de ce moment.

On ne le supprime que lorsque, depuis déjà **2 ou 3 ans,** la pression des vertèbres n'éveille **plus la moindre sensibilité** et que la ligne du dos n'a pas varié d'un millimètre, tandis que, par ailleurs, l'état général du sujet est parfait. Dans ces conditions, il est permis de penser que la *soudure* du *rachis* est *complète* et *définitive*. Mais on s'en assurera par la radiographie de profil, chaque fois que ce sera pratiquement possible (v. p. 92).

Pour les enfants de la ville, on peut, dès la mise sur pieds, remplacer le plâtre par des corsets en celluloïd,

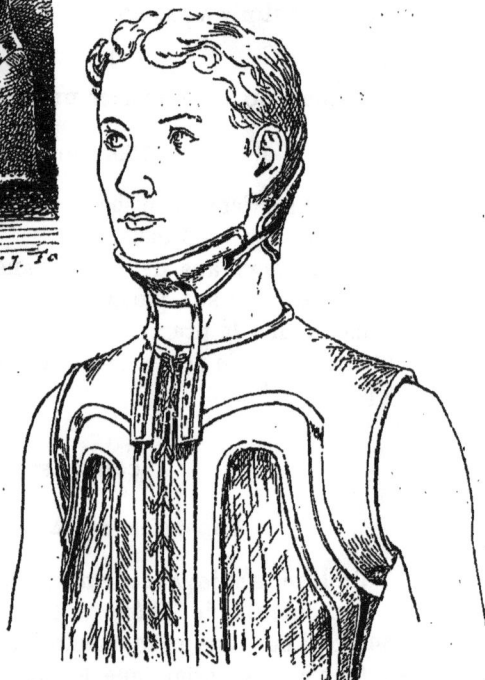

Fig. 89. — Modèle du corset en celluloïd, à col officier, terminé et garni — avec sa grande fenêtre en avant. — On voit la **partie antérieure du volet dorsal.**

plus légers que le plâtre, ayant la même forme que lui et présentant la même fenêtre dorsale, avec volet, pour continuer la contention ou la compression des vertèbres intéressées (fig. 89 à 103).

Fig. 90. — Celluloïd pour mal de Pott cervical ou cervico-dorsal.

## Corsets « orthopédiques » amovibles.

On peut, à la rigueur, faire des appareils amovibles **en plâtre**, mais il sont **lourds** et **cassants**. Il faut se servir d'appareils en celluloïd ou en **cuir**.

Les corsets en **celluloïd**[1] sont les plus solides, les plus légers et les plus propres. Ils sont bien **préférables** aux corsets en **cuir**.

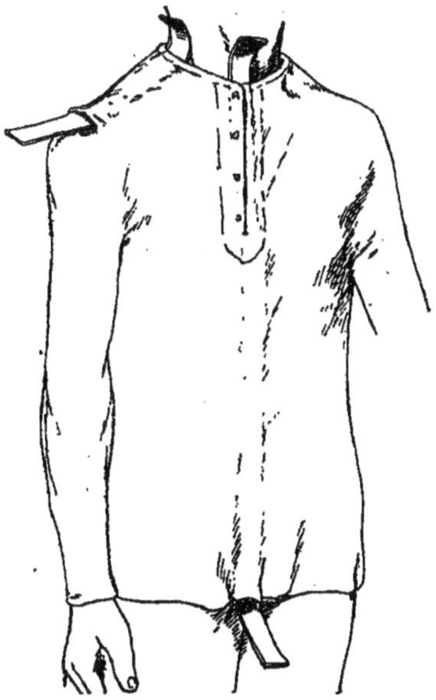

Le celluloïd se construit sur un moulage du tronc.

Vous pouvez le fabriquer vous-mêmes — avec des bandes de mousseline trempées dans une colle de celluloïd et d'acétone de consistance sirupeuse[2].

Mais il est infiniment plus simple d'envoyer votre moulage à des ouvriers spécialistes[3] qui construiront le celluloïd.

Et ainsi tout se réduit, pour vous, à prendre un moulage. Que cette pensée de prendre un moulage ne vous effraie pas. Rien n'est plus facile, et sans en avoir jamais fait, vous pouvez y réussir du premier coup.

Fig. 91. — Le jersey pour le moulage du tronc. Place des lattes.

## La manière de prendre un moulage.

Il suffit de faire, sur la peau nue vaselinée, ou sur la peau recouverte d'un jersey (fig. 91 à 93), un plâtre ordinaire.

Lorsqu'il est sec, vous le coupez et l'enlevez (fig. 94). Et

1. Que j'ai été le premier à construire en France.
2. Voir les détails de cette fabrication dans notre traité des *Tumeurs blanches*, chez Masson, p. 141 et suivantes — et thèse de Labarthe, 1905.
3. Comme nous en avons à l'Institut orthopédique de Berck.

en rapprochant les bords avec une bande (fig. 95), vous avez votre moulage creux très exact.

Pour ne pas vous exposer à blesser les téguments vous aurez pris la précaution de mettre sur la peau même (avant toute application de bande plâtrée) deux lattes de zinc (une sur

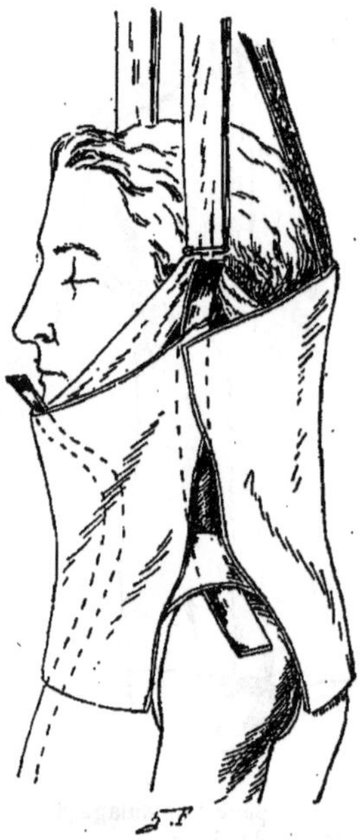

Fig. 92. — Moulage du cou et de la base du crâne. On place deux attelles plâtrées en avant et en arrière.

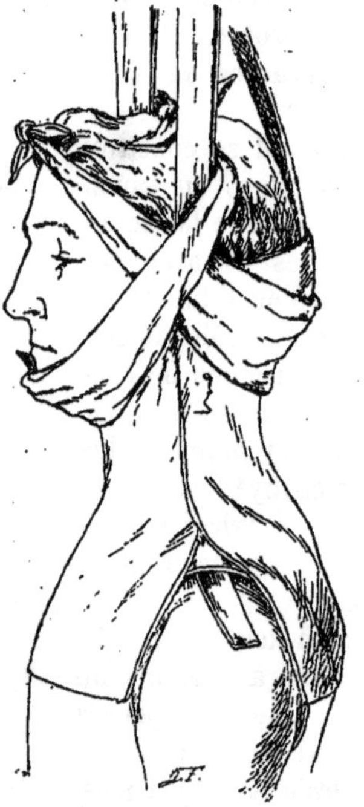

Fig. 93. — Manière simple de faire plaquer et de maintenir ces deux attelles (avec deux mouchoirs en bandeau).

le côté du cou, une sur le devant du tronc) sur lesquelles vous couperez le plâtre, comme sur un conducteur, sans le moindre danger.

On gagne du temps, en se servant pour la bouillie plâtrée (du moulage) d'eau chaude à 40°, ou bien de sel. L'inconvénient d'avoir ainsi un plâtre moins durable est ici négligeable puisqu'il s'agit d'un moule négatif qui doit disparaître dès qu'il aura servi à faire le moulage plein. On se sert d'eau chaude si l'on opère sur la peau nue, et d'eau froide avec du sel, si la peau est recouverte d'un jersey.

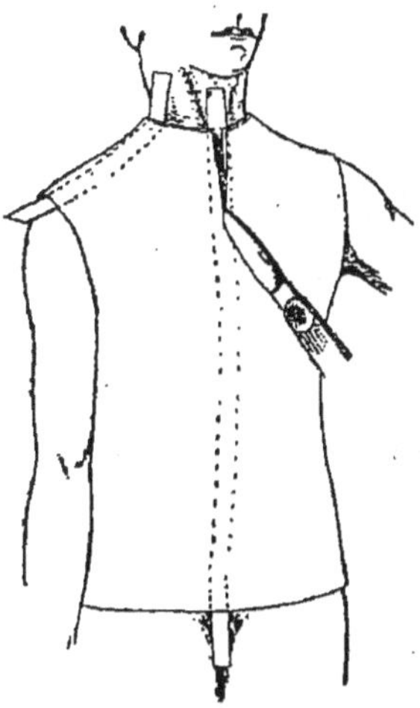

Cependant, si vous n'êtes pas habitué à aller vite, n'employez aucun de ces deux procédés de dessiccation hâtive : la prise du plâtre pourrait se faire trop vite, sans vous laisser le temps de mettre la dernière bande; mais alors il faut toujours mettre un jersey sur la peau, le contact immédiat du plâtre froid étant désagréable.

En **résumé** : 1° on vaseline le tronc, ce qui empêche l'adhérence

Fig. 94. — On fend le moulage avec un bistouri, sur les lattes que l'on met à nu.

aux poils et facilite le décollement du plâtre ;

2° On applique 2 lattes de zinc sur la peau ;

3° En ville, il est bon de mettre par-dessus les lattes un jersey collant.

4° On bâtit son appareil plâtré par là-dessus ;

5° Dès que le plâtre est pris, mais pas avant, on l'ouvre, en coupant au niveau des lattes ;

6° On le décolle de la peau doucement, et on l'enlève avec précaution ;

7° On en rapproche les bords pour lui rendre sa forme et on les maintient avec une bande de mousseline ou de

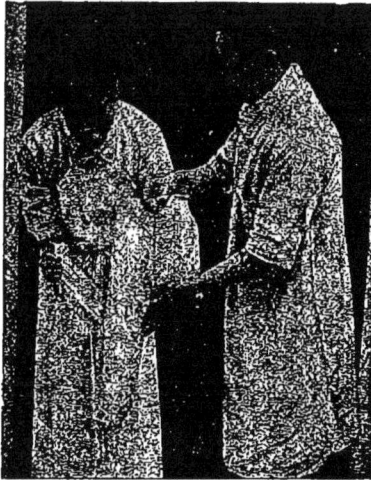

Fig. 95. — Le moulage négatif enlevé, on rapproche les bords avec une bande de mousseline molle, ce qui se fait de la même manière pour les moulages de n'importe quelle région.

toile. Et vous l'envoyez, tel quel, au fabricant qui de ce moule
creux tire le moule positif et construit le celluloïd.

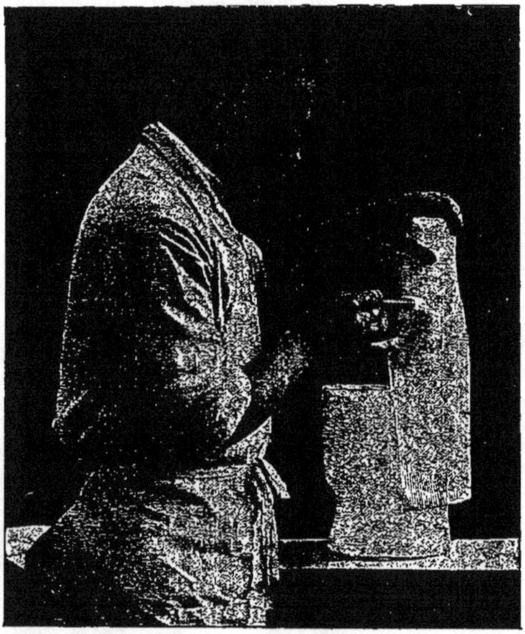

Fig. 96. — On fait le celluloïd avec des bandes imprégnées de colle de celluloïd,
ou bien, comme ici, avec des carrés de mousseline plaqués avec un pinceau.

### Avant d'en finir avec le traitement orthopédique du mal de Pott nous voulons dire ENCORE UN MOT SUR LA CORRECTION DES GIBBOSITÉS

Corriger la gibbosité, tout est là, en effet; suivant que nous
serons maîtres de la gibbosité ou non, le mal de Pott cessera
d'être ou restera la maladie terrible que l'on sait.

#### a. Gibbosités petites et moyennes.

Il suffit que le praticien sache corriger les gibbosités telles
qu'elles sont au moment où elles se présentent pour la 1re fois.

Or, même dans la classe ouvrière, on amène ces enfants au médecin peu après que cette gibbosité est devenue apparente, et elle est très apparente pour tous, dès qu'il y a une destruction égale à une demi-vertèbre, ou à une vertèbre.

Puisqu'à ce moment l'on peut encore tout, par des procédés bénins et faciles, il est permis de dire que le problème du traitement du mal de Pott est résolu au point de

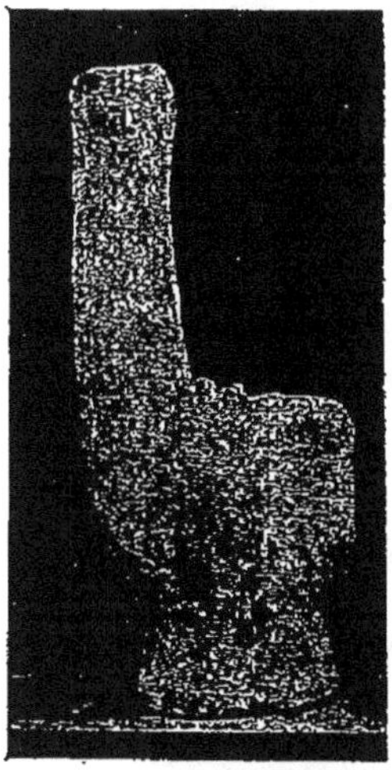

Fig. 97. — Un moulage positif pour l'appareil de coxalgie.

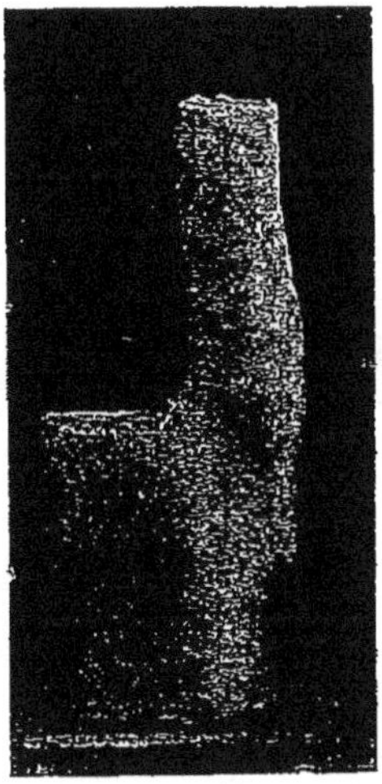

Fig. 98. — L'appareil en celluloïd est fini mais est encore en place sur le moulage plein.

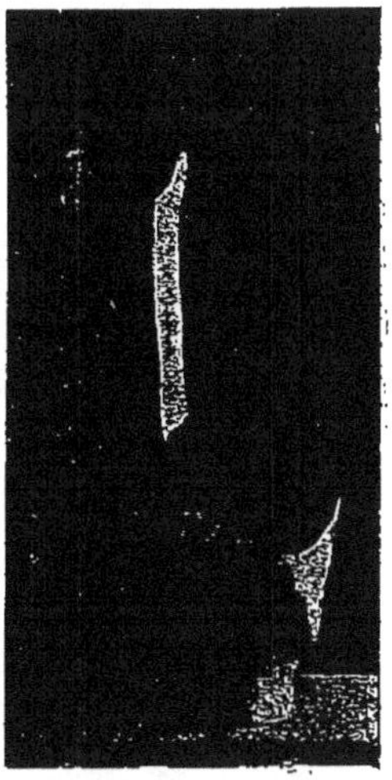

Fig. 99. — Le celluloïa a été coupé et retiré du moule pour l'essayage ; après l'essayage, on le garnira.

vue pratique, — de même que le problème est résolu pour la luxation congénitale de la hanche, parce qu'à 2, 3, 4 ans, nous pouvons guérir la luxation — et malgré que nous ne puissions plus la guérir à partir d'un certain âge.

On a vu que des deux manières de redresser les gibbosités : extension et pression directe, je recommande surtout la dernière, parce que l'extension est beaucoup plus traumatisante et plus difficile à faire. Elle est aussi moins efficace et moins sûre, ne pouvant être conservée intégralement avec les appareils, sans blesser le malade au menton.

Au contraire, la pression directe est douce et bien tolérée, facile à faire et à maintenir, et très efficace. **Demandez donc**

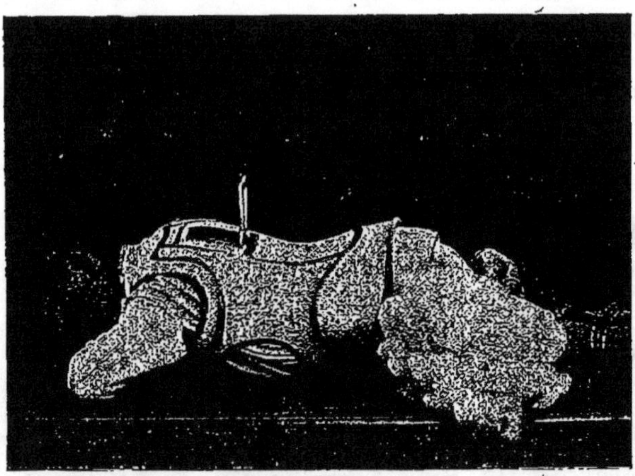

Fig. 100. — Manière de faire la compression dorsale avec l'appareil en celluloïd Le volet ouvert pour introduire les carrés d'ouate.

**presque tout à la pression directe, en ne faisant d'autre**

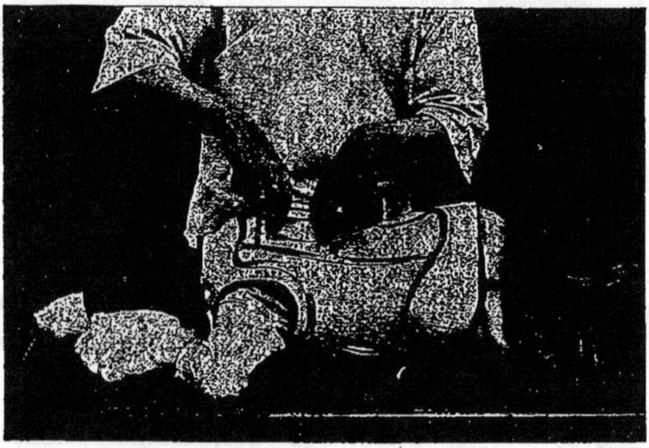

Fig. 101.— Ces carrés d'ouate, plus larges que la fenêtre et d'un centimètre d'épaisseur, sont introduits un par un, entre la gibbosité et les montants de la fenêtre.

**extension que celle qu'on peut faire sans que les talons abandonnent le sol.**

En second lieu, on a vu que nous faisons la correction en dix, quinze séances, au lieu de la faire en un temps. La

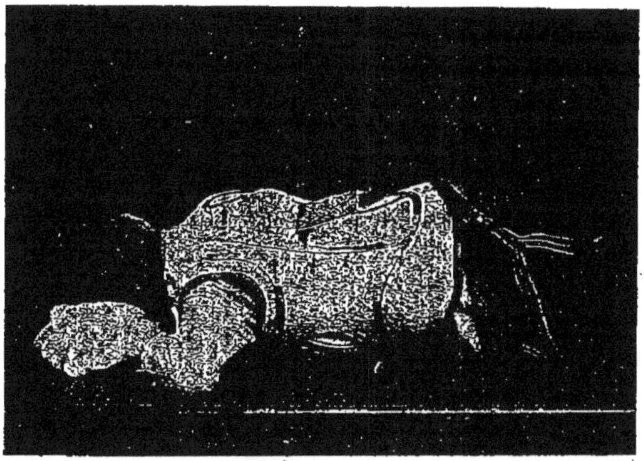

Fig. 102. — On introduit ainsi 8 à 12 de ces carrés d'ouate, ce qui produit une saillie débordant par son milieu tant que la fenêtre est ouverte.

correction par étapes est plus douce, plus bénigne et tout aussi

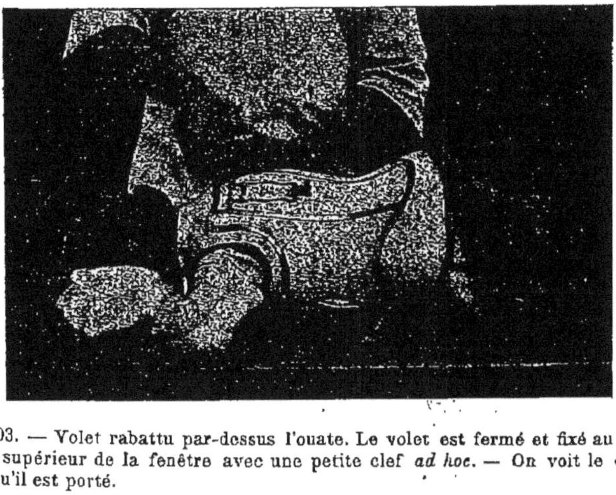

Fig. 103. — Volet rabattu par-dessus l'ouate. Le volet est fermé et fixé au montant supérieur de la fenêtre avec une petite clef *ad hoc*. — On voit le corset tel qu'il est porté.

efficace. Elle ne fait pas perdre de temps, puisque la correction une fois obtenue, il nous faut, dans les deux cas, la maintenir jusqu'à ce que la tuberculose soit guérie et l'ankylose produite, ce qui demande plusieurs années. Il n'y a donc rien à gagner à faire le redressement en une séance.

Nous avons dit qu'on renouvelle la compression tous les mois jusqu'à ce que la gibbosité soit effacée et le mal de Pott guéri.

### Durée du traitement d'une gibbosité.

Une gibbosité petite ou moyenne, dans un mal de Pott en évolution, peut être effacée en 6 à 12 mois : cela dépend de l'énergie de la compression.

Mais la guérison du mal de Pott, la soudure antérieure, ne se fait guère avant 3 ou 4 ans, — quelquefois plus tôt, souvent plus tard. Ceci dépend du traitement général et de la gravité de la tuberculose.

En tous cas, on ne doit supprimer la compression que lorsque cette soudure est bien acquise et même acquise depuis 1 an ou 2.

### Où est le critérium de cette soudure antérieure?

Le problème est le même, ici, qu'après la correction d'une déviation de coxalgie ou de tumeur blanche du genou.

**De critérium absolu, il n'y en a pas, en dehors des rayons X** qui montrent la formation du cal antérieur (voir fig. 27). Or, il est difficile d'avoir des images de profil, bien nettes, et, d'autre part, la grande majorité des médecins n'a pas d'installation radiographique à sa disposition.

A défaut des rayons X, il n'y a que le **critérium clinique** indiqué plus haut, à savoir : **état général parfait, traitement local sévère qui dure depuis déjà trois ou quatre ans, absence de douleur à la pression, dos rigide, n'ayant pas bougé d'un millimètre depuis plus d'un an.**

En l'espèce il faut pécher par excès de précautions plutôt que par défaut ; laisser les appareils deux ans de trop, plutôt que les supprimer deux mois trop vite.

Et puis, lorsqu'on les enlève, il ne faut les enlever que temporairement, un jour sur deux au début ; on surveille alors le malade de très près, et, à la première alerte, c'est-à-dire à la première douleur ou petite inflexion visible du dos, on les remettra pour une nouvelle période de un à deux ans.

## *b*. Vieilles gibbosités.

Je ne conseille pas aux médecins, non spécialistes, d'entreprendre, en général, le traitement des gibbosités grosses et

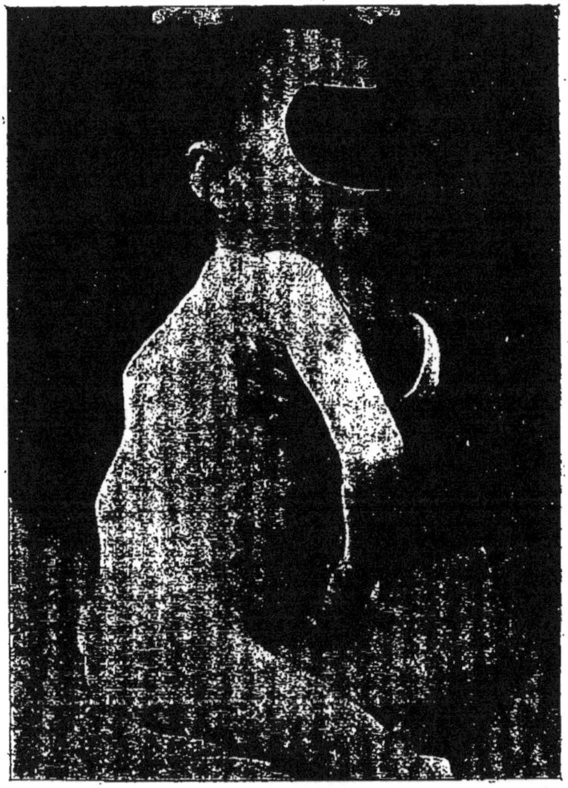

Fig. 104. — Double gibbosité. — Dans un cas pareil, on ouvre une fenêtre dorsale *unique* répondant aux 2 gibbosités et au segment intermédiaire et on comprime avec de très larges carrés d'ouate (dont les dimensions dépassent, comme d'ordinaire, celles de la fenêtre de l'appareil).

anciennes, et j'ai expliqué pourquoi. Mais il ne s'ensuit pas qu'un spécialiste ne puisse rien. Il arrivera (mais au prix de quels efforts!) à effacer à la longue les 2/3, les 3/4 de la gibbosité, lors même qu'elle est ankylosée. On sait, en effet, que cette ankylose n'est pas absolument complète avant de longues années. D'un autre côté, l'expérience nous permet d'affirmer qu'on peut, l'ankylose fût-elle complète, modifier, en 3, 4, 5 ans, la forme de ce bloc osseux, pourvu qu'il s'agisse d'un enfant dont la croissance n'est pas terminée.

En effet, ce bloc osseux subissant, du fait de notre traitement, une pression continue en arrière et une décompression en avant, finira par s'atrophier en arrière, et par s'hypertrophier en avant. Nous pouvons ainsi, dans une mesure très notable, régler et diriger son développement, l'orienter dans une direction inverse de celle qu'il aurait suivie s'il avait été abandonné à lui-même.

Pour les cas de grosses et vieilles gibbosités, on peut dire en toute vérité que **plus le traitement se prolongera,** jusque vers la fin de la croissance du malade, **plus on se rapprochera de la perfection,** sans jamais l'atteindre évidemment. La longueur du traitement dépend donc ici du résultat que nous ambitionnons.

Mais, chez les sujets arrivés à la fin de la croissance, — lorsqu'il s'agit d'une gibbosité soudée, — il n'y a pas à rechercher de correction : on ne gagnera plus rien, ou presque rien.

## B. — TECHNIQUE DU TRAITEMENT DES ABCÈS

J'ai dit, page 36, dans quel cas on doit s'abstenir, et dans quel cas on doit toucher à l'abcès. Y toucher, cela veut dire le traiter par des ponctions et des injections modificatrices.

1° **Le petit outillage nécessaire :**
3 instruments : une aiguille, un aspirateur et une seringue.

A
O

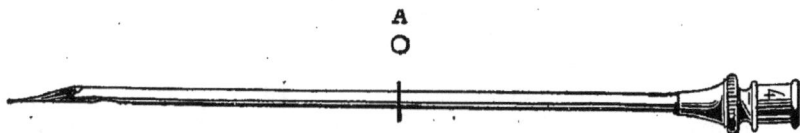

Fig. 105. — L'aiguille n° 4 (Collin), grandeur nature. — A, son calibre.

Tous les médecins doivent avoir cet outillage pour le traitement des abcès froids et des tuberculoses externes suppurées.

a. *L'aiguille* (fig. 105). — Pour les ponctions, il faut se servir d'une aiguille n° **4**. Plus grosse, elle pourrait amener une fistule; plus petite, elle ne laisserait pas s'écouler le pus épais et grumeleux.

b. *L'aspirateur* (fig. 106). — Je conseille le modèle que

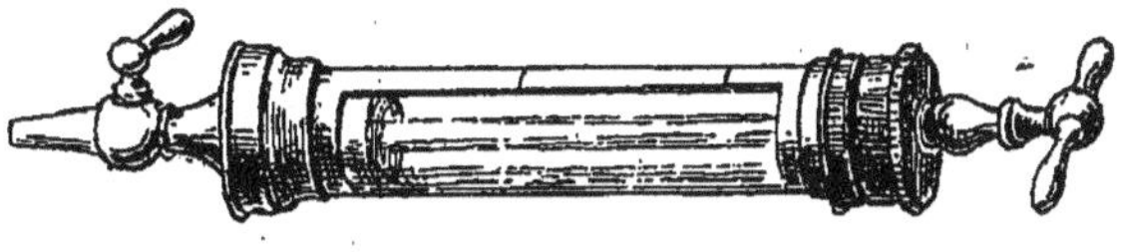

Fig. 106. — L'aspirateur Calot (Collin) d'une capacité de 10 centimètres cubes.

Collin a construit sous mon nom : il est très commode, très simple et très solide. Il a une contenance de 10 centimètres cubes, et cela suffit, en le vidant, au besoin, plusieurs fois.

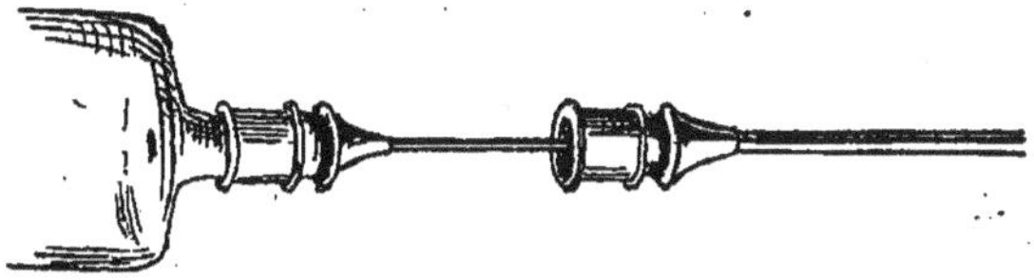

Fig. 107. — Si la seringue qu'on a ne s'adapte pas à l'aiguille n° 4, on prend une fine aiguille intermédiaire.

c. *La seringue* (fig. 107). — On prendra une seringue en verre de Collin ou de Lüer, ou même une **seringue** quelconque, **facile à stériliser** et s'adaptant à l'aiguille n° 4.

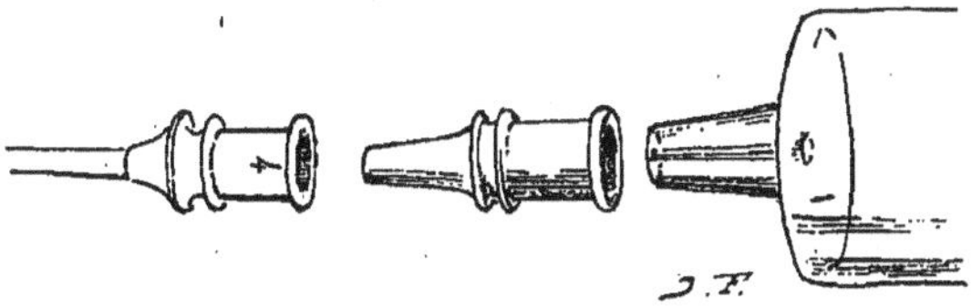

Fig. 107 *bis*. — Pièce intermédiaire s'ajustant d'un côté à l'aiguille, de l'autre à l'aspirateur ou à la seringue de Collin ou de Lüer.

Si l'on avait un grand nombre de sujets à ponctionner dans la même séance, il ne serait guère possible de stériliser chaque instrument de nouveau pour chaque malade. Je recommande alors d'avoir plusieurs aiguilles n° 4, et plusieurs de ces petites pièces intermédiaires que fabrique Collin; elles s'adaptent à l'aspirateur et à la seringue et permettent d'éviter d'un malade à l'autre la souillure de la seringue. On prend une de ces pièces pour chaque aspiration et pour chaque injection (fig. 107 *bis*).

Ajoutez à ce matériel si simple un tube de chlorure d'éthyle pour l'anesthésie locale.

**2° Les liquides modificateurs.** — Il en est deux surtout : Le 1<sup>er</sup> est un mélange d'*éther iodoformé* et d'*huile créosotée*.

| | |
|---|---|
| Huile stérilisée. . . . . . . . | 70 grammes. |
| Ether . . . . . . . . . . . . | 30 — |
| Créosote. . . . . . . . . . . | 6 — |
| Iodoforme . . . . . . . . . . | 10 — |

Le 2°, un mélange de *naphtol camphré* et de *glycérine* :

| | |
|---|---|
| Naphtol camphré. . . . . . . | 2 grammes. |
| Glycérine . . . . . . . . . . | 10 — |

A bien piler dans un mortier, ou bien agiter vigoureusement dans un flacon, immédiatement avant d'injecter [1]. (Lisez la note, s. v. p.)

a. *Dose*. — De l'un ou de l'autre de ces mélanges on injecte de 2 à 12 grammes, suivant l'âge (enfants ou adultes).

b. *Indications de chacun de ces deux liquides*. — On peut employer presque indifféremment l'un ou l'autre de ces liquides.

Cependant, si l'abcès est « très mûr », si la fonte des fongosités est à peu près complète, ou bien s'il s'agit d'un contenu séreux *très limpide*, on emploiera de préférence le mélange

---

1. Les pharmaciens livrent un naphtol camphré plus ou moins liquide, ce qui peut faire varier un peu la proportion de glycérine nécessaire. Le mélange est à point lorsqu'il est bien miscible à l'eau. *On doit s'en assurer avant chaque injection* en laissant tomber dans un verre d'eau une goutte du mélange. Si la goutte disparaît, c'est bien; mais si des glomérules de naphtol camphré apparaissent instantanément ou se forment après une demi-minute d'attente, c'est que le mélange de glycérine et de naphtol camphré n'est pas assez brassé, ou que la proportion de glycérine n'est pas assez forte. On en ajoute et on refait le brassage, jusqu'à ce qu'on ait obtenu un nouveau mélange ne laissant plus de sphérules de naphtol dans l'eau. (D<sup>r</sup> Cayre, de Berck).

Je puis vous garantir que, **sous cette forme, le naphtol** camphré est **inoffensif** sans rien perdre cependant de son efficacité comme modificateur et fondant des fongosités.

*d'iodoforme* et de *créosote*. Dans le cas contraire, c'est-à-dire si la fonte des fongosités n'est que partielle, on emploiera de préférence le mélange de *naphtol camphré*, qui *complétera* cette *fonte*, et amènera l'abcès à maturité.

### La technique de la ponction et de l'injection.

Cette technique est à la fois simple et délicate. Si les médecins ne la possèdent pas bien, ils n'en retireront pas les résultats promis.

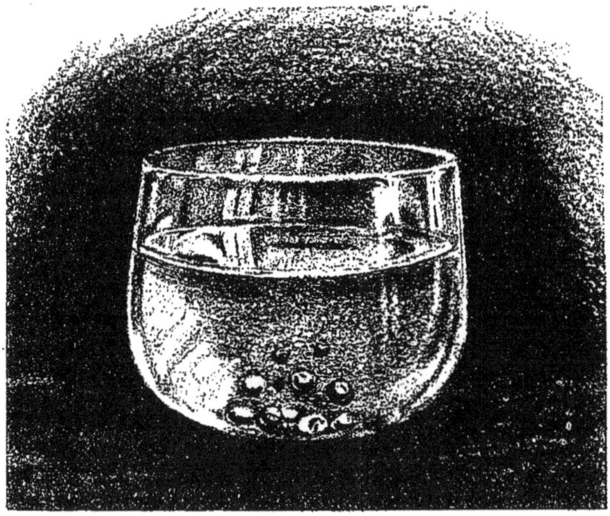

Fig. 108. — Le naphtol camphré pur dans l'eau. Si on laisse tomber dans l'eau quelques gouttes de naphtol camphré, il y reste à l'état de sphérules autonomes qui, si elles passaient dans le sang, seraient capables de provoquer des embolies. Ces sphérules ne se produisent plus lorsqu'on verse dans l'eau quelques gouttes du mélange de naphtol et de glycérine, pourvu que le mélange ait été bien brassé et que la proportion de glycérine soit suffisante.

Il est donc indispensable de l'exposer ici avec quelques détails.

*a*. Vous **lavez la peau**, sur une large étendue, à l'alcool, à l'éther, puis à la liqueur van Swieten.

*b*. Un aide pulvérise alors du **chlorure d'éthyle** sur le point le plus accessible, que vous lui indiquez.

*c*. Dès que la peau est blanche sur l'étendue d'une pièce de

CALOT. — Orthopédie indispensable.          7

5 fr., vous **enfoncez** l'aiguille[1] par une **pression soutenue** jusqu'à la profondeur où vous jugez que se trouve le pus.

On a généralemeut, après avoir traversé les tissus solides, dès qu'on arrive sur le liquide, une sensation spéciale. Parfois une gouttelette de pus vient sourdre à l'extrémité de l'aiguille. Dans les deux cas, vous y **adaptez l'aspirateur** dans lequel le vide a été préalablement fait; vous tournez le robinet, aussitôt le pus fait irruption.

Si le pus, en petite quantité, est évacué par une seule aspiration, vous n'avez plus qu'à injecter le liquide modificateur avec votre seringue préalablement chargée.

S'il reste du pus, vous videz l'aspirateur, et, après y avoir de nouveau fait le vide, vous le replacez sur l'aiguille laissée en place; et ainsi de suite, jusqu'à complète évacuation.

A quel signe reconnait-on que **l'abcès** est bien vidé? A ce que le pus ne vient plus dans l'aiguille (s'assurer qu'elle n'est pas bouchée par un grumeau, en y poussant quelques gouttes d'eau stérilisée), ou bien à ce que le pus commence à venir **légèrement rosé**. Il faut aussitôt enlever ou fermer l'aspirateur. Il vaut même mieux ne pas attendre le moment où le pus se teinte, c'est-à-dire qu'il faut ne pas faire saigner.

Alors, pourquoi recourir à l'aspiration qui favorise ce saignement?

Parce que : 1° c'est une aspiration très faible que celle d'un appareil de 8 à 10 centim. cubes de capacité; 2° on peut l'atténuer encore en n'ouvrant qu'à moitié le robinet; 3° grâce à cette toute petite aspiration, on évite la compression qu'il faudrait presque toujours faire sur l'abcès, avec les mains, pour amener l'écoulement du pus. Or, ces malaxations exposent bien plus au saignement de la paroi que notre petite aspiration.

En un mot, il faut **un peu d'aspiration, très peu**; de cette manière on se met bien davantage à l'abri d'un traumatisme quelconque de la paroi.

Disons tout de suite que, si ce saignement n'est pas désirable, il n'est jamais inquiétant. Lorsqu'il se produit, on retire immédiatement l'aiguille et on comprime la région pendant 5 à 10 minutes avec un large tampon.

1. Tenue comme un trocart ou comme une plume à écrire.

S'il faut éviter de faire saigner, c'est surtout pour écarter tout

danger possible d'ino-
culation.

Fig. 109. — Anesthésie locale et introduction de l'aiguille n° 4 dans l'abcès (cas d'un abcès en dehors des vaisseaux). La main gauche repousse les vaisseaux en dedans.

*Vous recommencerez tous les 7 à 8 jours (environ)* en piquant chaque fois sur un nouveau point, pour éviter le risque d'une fistule.

Si le pus revient trop abondant, vous ferez la ponction sans injection consécutive. Vous ne ferez alors qu'une injection sur deux ponctions.

Après avoir fait environ 10 à 12 *injections* (je ne dis-pas ponctions ; il y a quelquefois beaucoup plus de ponctions sim-

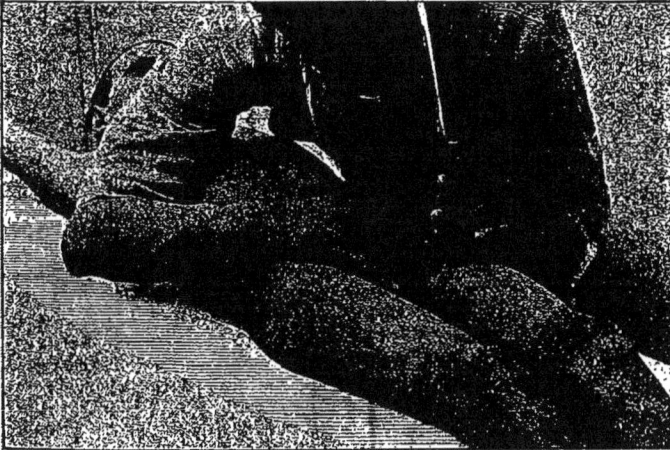

Fig. 110. — *1er temps* : — Ponction en dehors des vaisseaux. D'une main, l'opérateur isole les vaisseaux.

plement évacuatrices que d'injections, pour la raison que je viens de donner), le liquide que vous retirez n'est plus du pus, mais un mélange de sérosité brune et de liquide modificateur, parfois un peu teinté de rose. La paroi, assainie et avivée, saigne plus facilement à la fin qu'au début de la période des

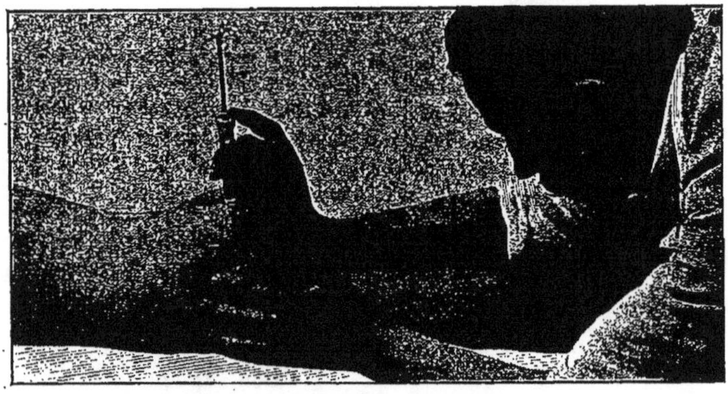

Fig. 111. — *2e temps* : L'aspirateur, dans lequel le vide a été fait, est adapté à l'aiguille n° 4 (cas d'un abcès dans la fesse).

ponctions; mais cela n'a plus les mêmes petits inconvénients, car à la fin le liquide n'est plus virulent.

Lors donc que le liquide à évacuer se sera modifié suffisam-

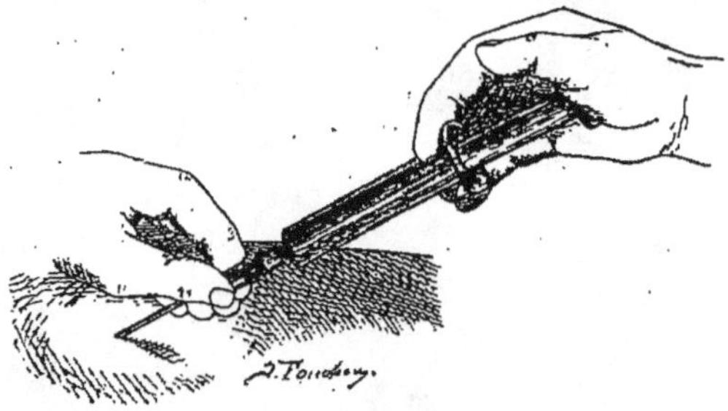

Fig. 112. — Injection après la ponction. La main droite pousse le liquide modificateur. La main gauche maintient l'aiguille pour éviter les déplacements.

ment, ce qui arrive vers la 10e injection, on ne fera plus d'injection. Mais l'évacuation de l'abcès une fois faite, on comprimera la région avec des bandelettes d'ouate hydrophile entrecroisées et des bandes Velpeau, pour favoriser l'accolement de la paroi assainie et avivée. Cette compression sera faite aussi méthodiquement que possible. Si la ponction s'est faite à travers une petite fenêtre pratiquée dans l'appareil plâtré, on bourre d'ouate l'ouverture de la fenêtre et on maintient avec une bande roulée par-dessus l'appareil. Mais, dans le mal de Pott, la compression est souvent très difficile ou même impossible, étant donnée la disposition anatomique des régions où siègent les abcès.

Fort heureusement, si la compression favorise l'accolement de la paroi, elle n'est cependant pas indispensable, et la guérison de l'abcès se fera sans elle, quelques semaines après la cessation des injections.

La guérison des abcès par congestion s'obtient toujours ainsi entre mes mains ou entre les mains de mes assistants. — Mais, pour arriver à des résultats aussi constants, il faut avoir une très grande habitude de ce traitement. Je dois signaler aux médecins moins exercés certaines difficultés qui peuvent se présenter et qu'il est bon de connaître à l'avance pour en avoir raison.

### Les incidents qui peuvent se produire.

1° POURQUOI LA COLLECTION PURULENTE NE SE TARIT PAS.

Parce qu'on a continué trop longtemps les injections, parce qu'on n'a pas su, après la 11e ou 12e, les cesser complètement pour ne plus faire que des ponctions. — Mais ces ponctions elles-mêmes ne doivent plus être faites que si l'épanchement s'est reformé trop abondant et menace la peau par sa pression. Si cela n'est pas, n'y touchez plus. Attendez donc quelques semaines ou même 1 à 2 mois la résorption spontanée des dernières gouttes de liquide. Cette résorption se fera d'elle-même, le liquide étant devenu stérile ou neutre.

2° POURQUOI L'ABCÈS PAR CONGESTION S'INFECTE.

Parce qu'on a fait une faute d'antisepsie. La peau du malade, le chirurgien, les instruments, le liquide de l'injection, les objets de pansement doivent être aussi parfaitement aseptiques que s'il s'agissait d'une laparotomie.

3° COMMENT PEUT SE PRODUIRE UNE FISTULE ET LE MOYEN DE L'ÉVITER.

a. *L'aiguille doit être petite* : le 3 ou le 4 de Collin, tel est le calibre voulu. On se sert généralement d'un trocart, deux ou trois fois plus gros. C'est une imprudence grave qui peut causer la persistance de l'ouverture, c'est-à-dire une fistule.

J'ai eu un interne qui se servait de préférence de l'aiguille n° 5 ou n° 6, parce qu'elle n'est jamais oblitérée par des grumaux caséeux : il a eu plusieurs fistules.

Si des grumeaux bouchent l'aiguille n° 4, on y pousse, avec force, quelques gouttes d'eau stérilisée qui rejettent ces débris dans la cavité, et on voit l'écoulement reprendre.

Je ne fais pas de grands lavages à la suite de la ponction; pour ne pas risquer d'infection et pour abréger la séance.

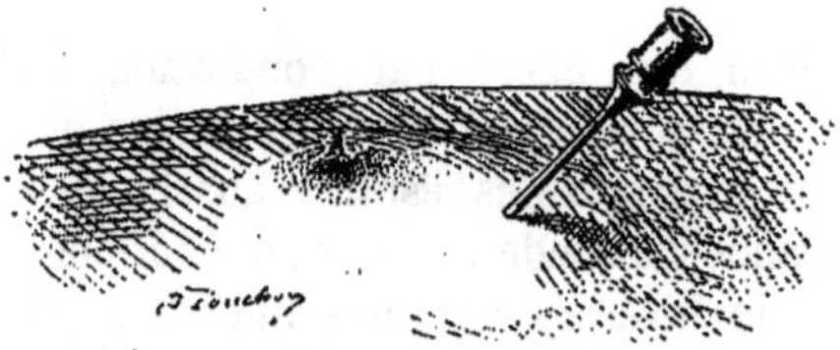

Fig. 113. — Dans le cas où l'abcès était prêt à s'ouvrir en un point (A) la ponction doit se faire en dehors du point menacé, c'est-à-dire dans la peau saine, et, dans ce cas, l'on ponctionne, *sans rien injecter*, jusqu'à ce que la peau se soit raffermie.

Si tout est prêt à l'avance, la durée de celle-ci est de 1 minute, ou même moins. Ce détail a son importance, car si on laisse l'aiguille trop longtemps, l'orifice se fermera plus difficilement.

*b*. Une autre précaution à prendre, pour ménager la peau : *ne pas piquer sur le même point* à chaque nouvelle ponction.

*c*. Afin de modérer la **sécrétion de la paroi**, parfois très abondante qu'amène, dès le début, le liquide modificateur et, **en particulier le naphtol camphré**, *on n'injectera dans la suite que la moitié de la dose indiquée*; une réplétion excessive pourrait être une cause d'ouverture par l'orifice de ponction. Ou bien encore, comme nous l'avons dit, on ne fait que 1 injection sur 2 ou 3 ponctions.

*d*. Enfin on doit appliquer sur l'orifice un **véritable pansement aseptique, plutôt qu'une couche de collodion** parce que celui-ci expose à l'infection.

Les débutants voyant, après une ou plusieurs injections, la peau tendue, peut-être déjà rougie, et annonçant une ouverture imminente, croient la bataille perdue et cette ouverture inévitable. Ils s'y résignent et la laissent se faire spontanément, ou bien ils donnent un coup de bistouri pour la provoquer eux-mêmes pensant qu'une incision franche vaut mieux que l'ouverture spontanée, ce qui ressemble un peu à la politique de Gribouille! Et désormais à qui leur parlera de la méthode, ils diront hardiment : « Je la connais, elle ne vaut rien, elle n'empêche pas l'ouverture ».

Erreur! ils ne la connaissent pas... Ils la connaîtraient, s'ils voulaient entendre ce que j'ai dit et redit à satiété, et que je vais encore répéter pour eux.

Généralement cette modification de la peau, qui rend l'ouverture immédiatement menaçante, vient de la tension causée par le liquide. Cela étant, pourquoi ne pas tenir la conduite suivante, qui est si simple :

En un point non encore altéré de la peau on introduit l'aiguille; **on vide** la poche complètement; on ne fait **pas d'injection** et on applique par-dessus un pansement légèrement compressif à l'aide d'un ou plusieurs tampons et d'une bande Velpeau.

On vérifie l'état de la peau le jour même. Si le liquide s'est reproduit, on l'évacue encore, mais par un autre orifice que le précédent, et toujours sans injection consécutive. On recommence le lendemain et le surlendemain, se résignant à voir le malade deux ou trois fois par jour, jusqu'à ce que la peau. qui était rouge et mince, ait repris une consistance et une coloration sensiblement normales.

Lorsque je dis aux parents qui me parlent d'un abcès par congestion : « Hâtez-vous! Si vous venez me voir avant que la collection ne soit ouverte, je réponds de tout; si vous venez après, je ne réponds de rien », cela veut dire — non seulement qu'il y a un abîme entre les tuberculoses ouvertes et les tuberculoses fermées, mais encore que, si l'ouverture n'est pas déjà produite, lors même qu'elle paraîtrait inévitable aux parents et à leur médecin, je saurai l'éviter, 99 fois sur 100. Et vous saurez l'éviter aussi avec la technique indiquée plus haut.

Je peux donc dire aux médecins : Dans les cas où tout le monde vous pressera d'inciser, vous n'en ferez rien, sachant que le mal que vous causeriez ainsi par une minute de précipitation mettrait un an, deux ans et plus à se réparer, si tant est qu'il se réparât jamais ; tandis que vous arriverez à la guérison sans incision, avec un peu d'attention et de ténacité.

Malheureusement les médecins sont généralement les plus

Fig 114.                              Fig. 115.

Fig. 114. — Petit abcès en avant des vaisseaux (au pli de l'aine).
Fig. 115. — L'abcès est repoussé en dedans par la pression du doigt. L'aiguille, dirigée de dehors en dedans sur l'ongle, ne risque pas d'atteindre la veine.

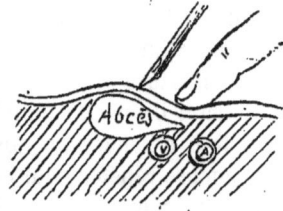

difficiles à convaincre, et il arrive tous les jours que des praticiens, qui se déclarent partisans de la méthode des ponctions et des injections, ouvrent les abcès froids ou les tuberculoses

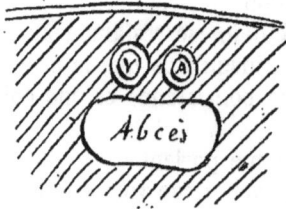

Fig. 116.                              Fig. 117.

Fig. 116. — Abcès placé en arrière des vaisseaux.
Fig. 117. — Un doigt déprime fortement la peau en dedans de la veine dans le sens de la flèche. L'abcès fait saillie en dehors de l'artère ; un second doigt protège cette dernière pendant la ponction.

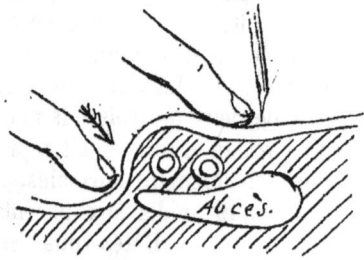

suppurées, estimant que, *dans le cas particulier* qu'ils ont sous les yeux, la peau est déjà trop amincie et trop rouge pour qu'on puisse éviter cette ouverture.

Eh bien, non ! la règle que je viens de poser ne doit jamais fléchir.

Elle n'admet pas une seule exception. Il ne faut jamais désespérer de sauver la peau, même la plus compromise en apparence, — et d'empêcher la fistule.

J'ai cité ailleurs des faits nombreux à l'appui de ce que

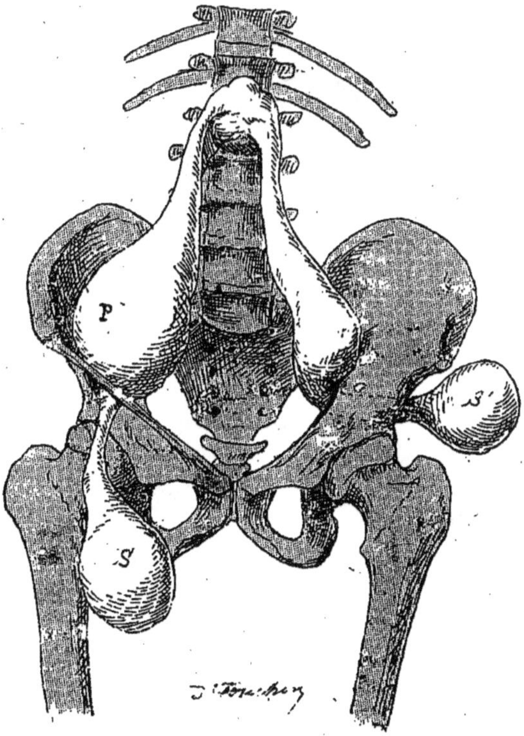

Fig. 118. — Deux abcès en bissac. A droite l'abcès s'étrangle sous l'arcade et vient pointer à la face interne de la cuisse : à gauche, il passe par la grande échancrure sciatique et vient dans la fesse. Ponctionner en S S' ne sera pas toujours suffisant : il faudra parfois aussi ponctionner au point P, du côté droit, *au ras de l'arcade*. A gauche, traitez la poche S' et comprimez-la : si la poche pelvienne n'est pas guérie, le pus s'amassera peu à peu dans la fosse iliaque interne où vous pourrez l'atteindre dans quelque temps.

j'avance (voir mon livre *Les maladies qu'on soigne à Berck*, Masson, p. 120).

Le succès dépend donc exclusivement du médecin. Parmi mes internes, j'en ai eu qui ne savaient pas toujours éviter l'ouverture, et d'autres qui y réussissaient constamment.

Tout ce que je viens de dire s'applique aussi bien aux **diver-ticules secondaires** qu'à l'abcès principal, soit qu'ils commu-niquent avec celui-ci, soit que cette communication n'existe pas, ou plutôt n'existe plus.

En ce dernier cas, si vous êtes sûr que l'abcès est indépen-

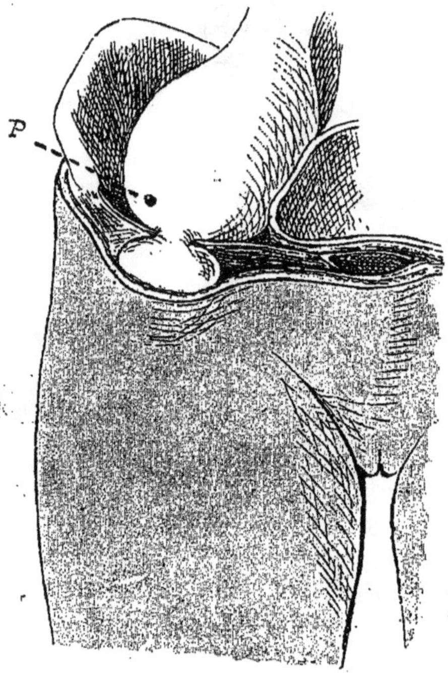

Fig. 119. — Abcès (en bouton de chemise) qui a perforé les couches profondes de la paroi abdominale et vient s'étaler sous la peau. Vous devez ponctionner la poche principale au point P.

dant, — et vous le reconnaîtrez à ce qu'un liquide diffusible, comme l'éther iodoformé, par exemple, introduit dans ce diver-ticule, ne gonfle pas la grande cavité, ou inversement, — vous ferez, bien entendu, les injections dans ce diverticule, mais vous en ferez aussi une série parallèle dans la grande cavité, de manière à être bien sûr d'avoir atteint tous les tissus malades.

## Les particularités de la technique suivant
### le siège des abcès.

A. *L'abcès siège près des vaisseaux.*
Au pli de l'aine ou à la région cervicale (fig. 114 à 117).

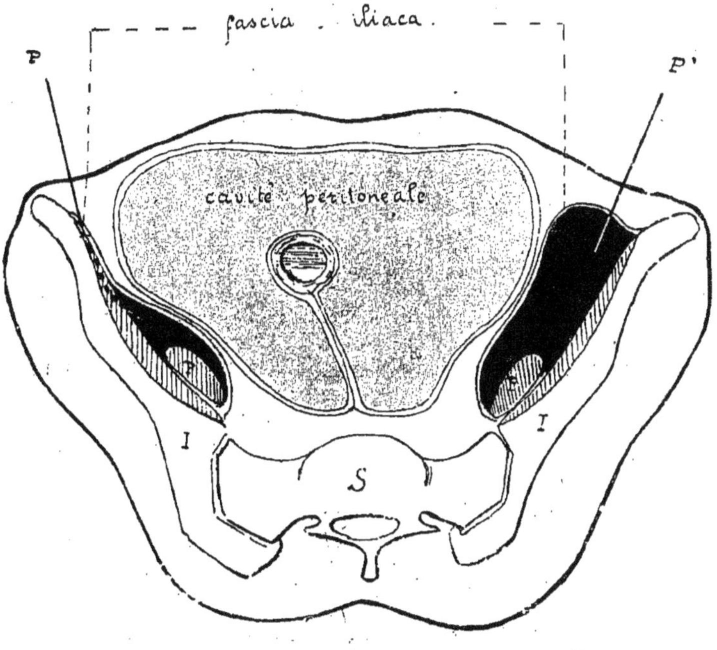

Fig. 120. — A droite, gros abcès ayant envahi toute la fosse iliaque et ayant refoulé en dedans la masse intestinale que la ponction ne risque pas de blesser. A gauche, stade moins avancé, l'abcès se trouve à la partie postérieure de la fosse iliaque. L'aiguille P est enfoncée tout contre l'épine iliaque; sa pointe chemine, en rasant l'os (suivant le pointillé), jusqu'à la poche purulente.

B. *Abcès de la fosse iliaque* (fig. 118, 119, 120, 121). — Vous n'interviendrez généralement que dans le cas d'abcès volumineux, très superficiels : par conséquent, dans lesquels on peut planter l'aiguille sans avoir absolument rien à craindre, — je dirai même, à éviter.

Mais il arrive qu'on ne veuille pas attendre le moment où la collection est aussi près de la peau, car cela demande parfois une et plusieurs années. Il est **permis de presser des choses,**

Fig. 121. — Abcès dans le triangle de J.-L. Petit (figuré à gauche par des hachures).

**pourvu** cependant que l'abcès soit déjà **assez gros,** — comme

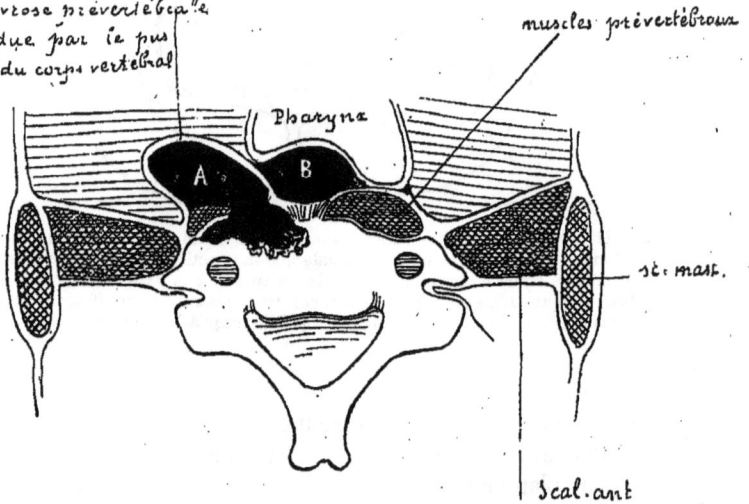

Fig. 122. — A. L'abcès d'origine vertébrale siège *derrière* le périoste. — B. L'abcès ganglionnaire siège *devant*.

le poing, par exemple — et **franchement dans la fosse iliaque.**

On n'oubliera pas que ces collections siègent au début dans la loge même du psoas.

Pour atteindre votre abcès lorsqu'il n'est pas arrivé tout à fait sous la peau, vous conduirez votre aiguille **immédiatement**

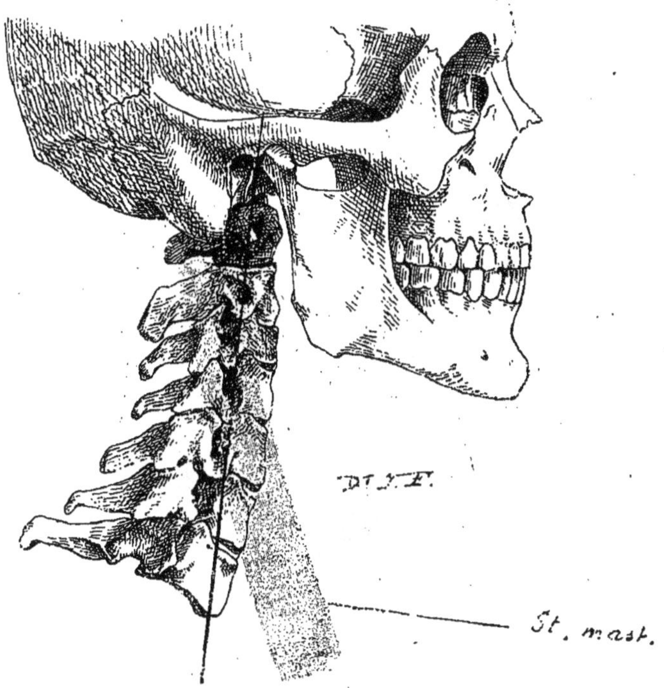

Fig. 123. — Pour la ponction des abcès rétropharyngiens, on se repère sur les apophyses transverses. — La ligne des apophyses transverses des quatre premières cervicales se trouve coïncider avec une verticale abaissée du conduit auditif. — Un doigt repoussera en avant le muscle st.-cl.-mastoïdien.

**au-dessus de l'arcade** et l'enfoncerez, non pas directement d'avant en arrière, mais à 20 ou 25° d'obliquité de bas en haut (fig. 120).

Vous sentez quand vous arrivez dans la nappe liquide.

C. *Abcès rétro-lombaires* (voir fig. 121).

La technique ne présente pas ici de difficultés.

D. *Abcès rétro-pharyngiens* (fig. 122).

Ouvrir ces abcès, comme on le fait malheureusement presque partout, c'est **presque fatalement** la mort par infection. — N'y touchez pas, à moins que vous n'ayez la main forcée par des

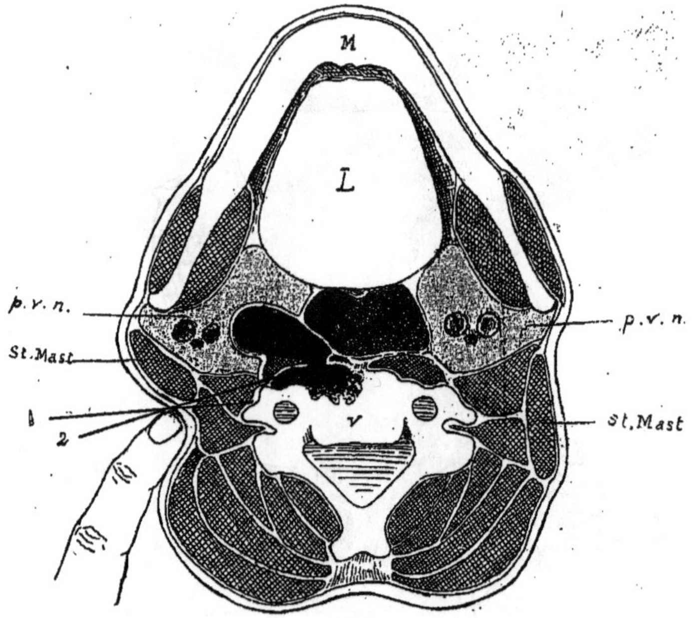

Fig. 124. — La ponction d'un abcès rétropharyngien venant du corps de la troisième cervicale et ne se manifestant par aucun signe clinique sur les parties latérales du cou. — M, Maxillaire inférieur. — L, Langue. — V, Vertèbre. — *p v n*, Paquet vasculo-nerveux. — L'aiguille est enfoncée en avant de l'apophyse transverse ; elle rase l'os, en prenant d'abord la direction 1, puis la direction 2.

accidents de dysphagie ou d'asphyxie — auquel cas vous n'ouvrirez pas l'abcès, mais vous le ponctionnerez.

On le ponctionne par les parties latérales du cou, même lorsqu'il n'est pas perceptible par là.

**Technique de la ponction des abcès rétro-pharyngiens.**

Pour être sûr de l'immobilité du malade, endormez-le (à moins qu'il ne s'agisse d'un adulte très raisonnable).

On pique tout contre et devant l'apophyse transverse de l'axis ou de la 3e vertèbre, qu'on sent assez facilement (fig. 123); on rase l'os et l'on reste, par conséquent, bien en arrière des vaisseaux dont on est séparé par les petits muscles prévertébraux (long du cou, droit antérieur, petit oblique) et l'on

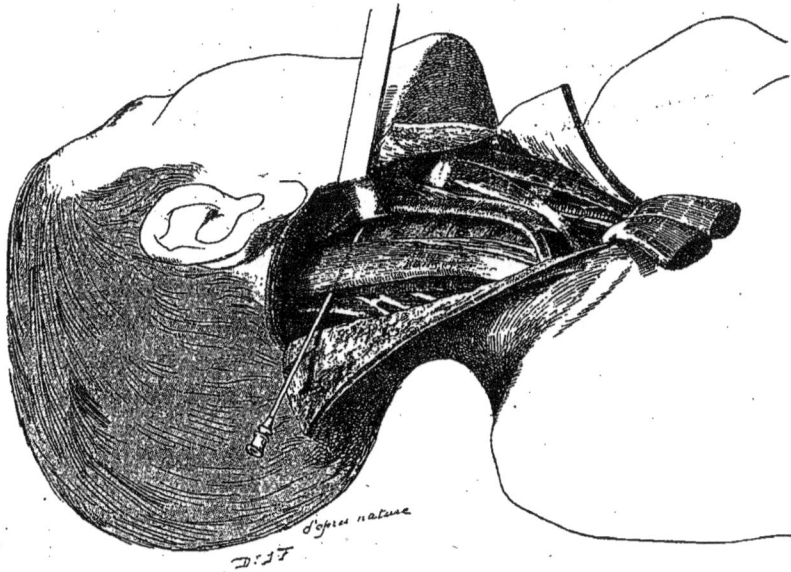

Fig. 125. — Pour montrer le trajet que suit l'aiguille, nous avons fait sur le cadavre des *dissections* de la région après introduction de l'aiguille : on voit qu'elle a pénétré au ras de la face antérieure des vertèbres, en passant en arrière des muscles prévertébraux; le paquet vasculo-nerveux qui était couché devant les muscles a été fortement incliné en dedans et en avant pour permettre de voir la pointe de l'aiguille.

arrive ainsi sur la collection (fig. 124 et 125). On ponctionne, puis on injecte de l'huile créosotée iodoformée plutôt que du naphtol, car une seule injection d'huile suffit parfois à guérir l'abcès (et l'on n'aura guère à répéter cette intervention délicate).

### Durée du traitement d'un abcès de mal de Pott.

La guérison peut s'obtenir en 2 mois; mais il n'est pas nécessaire d'aller aussi vite, prenez plutôt de 3 à 4 mois en ne faisant qu'une ponction tous les 15 jours (ce qui supprime toute fatigue du malade).

*L'abcès reviendra-t-il?* — Non, presque jamais, pourvu que l'état général soit bon. S'il revenait, vous le traiteriez de même.

**Quelle est l'influence du traitement et de la guérison de l'abcès sur le traitement et la guérison du mal de Pott?** — Lorsque l'abcès se trouve en communication avec tous les corps vertébraux malades, il est évident que les liquides injectés dans la cavité de l'abcès vont toucher tous les points malades, pénétrer les fongosités tuberculeuses, les fondre (naphtol) ou les transformer en tissus scléreux (iodoforme) et, par leur action répétée et continue, assainir complètement le foyer osseux, avançant et assurant ainsi la guérison du mal de Pott lui-même. Il est donc certain qu'à ce point de vue de la durée du mal, on gagne quelque chose à avoir un abcès par congestion.

### C. — TRAITEMENT DES FISTULES DU MAL DE POTT

Nous avons dit page 38 à quoi l'on distingue une fistule infectée d'une fistule qui n'est pas infectée.

Les injections modificatrices (iodoforme et naphtol) n'ont leur raison d'être que dans les fistules non infectées, c'est-à-dire dans les fistules purement tuberculeuses.

Les fistules infectées (par infection secondaire septique) sont plutôt aggravées par les injections, telles que nous les entendons ici. Tout au plus y peut-on faire, discrètement, quelques lavages antiseptiques d'une solution phéniquée, ou de permanganate de potasse, ou d'eau oxygénée.

#### 1° Fistule non infectée.

Ici, les injections donnent ordinairement les même résultats que dans le traitement de l'abcès fermé. Cela se comprend, puisque, au point de vue bactériologique, il n'y a pas de différence entre les deux.

Seulement il faut obtenir que le liquide modificateur reste en place dans le foyer, malgré la présence de la fistule.

Pour cela, on fait, par l'orifice déjà existant, avec une seringue bien aseptique, à embout très fin qui ne distende pas cet orifice (fig. 126, 127 et 128), une injection de 1 à 2 grammes de naphtol camphré, par exemple, et on oblitère l'orifice immédiatement après, avec un tampon d'ouate hydrophile stérilisée, qui en repousse les lèvres légèrement en dedans et les déprime de façon à empêcher l'écoulement du liquide introduit. On maintient le tampon avec une bande Velpeau (fig. 129).

On recommence le lendemain et les jours suivants. A chaque fois on enlève le tampon, on laisse se vider la cavité et on fait une nouvelle injection.

Lorsque l'orifice est béant, que l'introduction quotidienne de

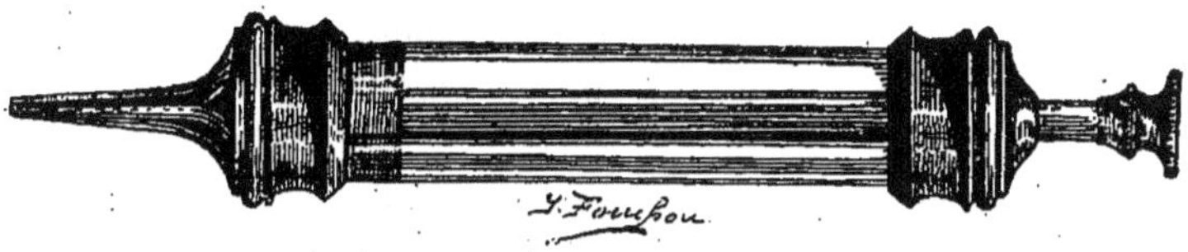

Fig. 126. — Seringue en verre et ébonite pour le traitement des fistules (à conserver dans l'eau stérilisée); chaque malade a sa seringue.

la seringue et le contact du liquide irritant l'agrandissent trop pour que le liquide puisse rester en place, il est utile d'interrompre un jour ou deux les injections, après avoir vidé à fond la cavité; cela permet à l'orifice de se rétrécir un peu.

Vers le 10ᵉ jour, c'est-à-dire après une dizaine de ces injections, la paroi active est suffisamment modifiée et avivée pour qu'on puisse les cesser et chercher à accoler les parois du trajet. Cette compression se fait à l'aide de petites lanières d'ouate hydrophile entre-croisées et maintenues solidement par des bandes Velpeau. Ce n'est pas toujours facile ici, nous l'avons dit; mais on le fait dans la mesure du possible.

Si l'accolement ne s'obtient pas du premier coup, si, après les quinze jours pendant lesquels doit s'exercer cette compression, il reste un suintement, il faut recommencer une nouvelle série de 8 à 10 injections en procédant de la même manière. Cette 2ᵉ série aura suffisamment modifié et assaini la paroi pour que, cette fois, l'accolement se produise, à peu près toujours.

## 2° Fistule infectée.

S'il n'y a pas de fièvre, il faut attendre patiemment la fermeture — avec des **pansements aseptiques**, la **suralimenta-tion** et le **séjour au bord de** la **mer**.

Si la fièvre dépasse 38°5, **drainez** le mieux que vous pourrez. Quand le drainage ne suffit pas à faire tomber la fièvre, il n'y a qu'à attendre ; *mais surtout pas d'opération sanglante* à prétention de cure radicale. Car le premier devoir est de ne pas nuire : or l'opération sanglante, forcément incomplète ici, redoublerait la résorption septique et l'infection.

Fig. 127. — Injection intrafistuleuse. Une lanière d'ouate hydrophile mouillée est enroulée autour de l'embout de la seringue : la main gauche maintient ce tampon serré sur la plaie pendant que la droite enlève brusquement la seringue, aussitôt l'injection terminée.

**Traitement orthopédique :** Un plâtre pour immobiliser le mieux possible le rachis malade et atténuer les douleurs, souvent assez vives. L'appareil sera fenêtré pour permettre les pansements ou bien encore bivalve et amovible (v. p. 118).

**Médication des symptômes :** s'il y a de l'albuminurie,

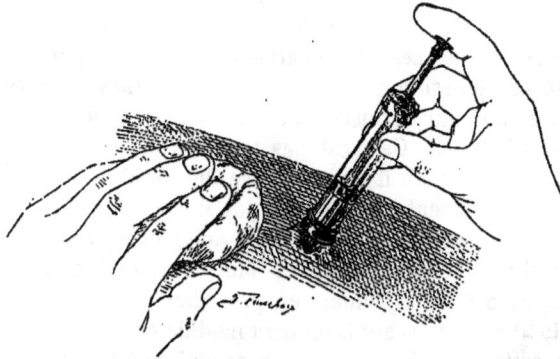

Fig. 128. — Fistules communicantes. — On pousse l'injection dans une des fistules pendant que la main gauche, pour conserver en place le liquide injecté, oblitère l'autre ou les autres fistules au moyen d'un très large tampon.

régime lacté. S'il y a de la fièvre, cryogénine, etc.

Et quelquefois, vous aurez la chance de guérir votre malade. .
Mais n'oubliez pas cependant qu'*une fistule* de mal de Pott
est *infiniment plus facile à éviter qu'à guérir.*

### D. — TRAITEMENT DE LA PARALYSIE DU MAL DE POTT

L'indication, ai-je dit (p. 41), est de décomprimer la moelle.

Par là, on agit sur les
causes de la paralysie, exté-
rieures à la moelle, et même
sur la nutrition intime de
celle-ci.

Cela s'obtient simplement
par l'application d'un grand
plâtre. Il y a déjà décompression de la moelle par
l'extension légère faite pendant la confection du plâtre
et nous décomprimons en-
core plus la moelle par la
pression faite ensuite sur la
gibbosité.

L'appareil sera construit
dans la position verticale du
tronc, mais **le siège appuyé**
(voir fig. 40 et 41), comme
l'a indiqué notre assistant,
le Dr Privat, de manière à
n'avoir pas une traction trop
forte sur la tête. La suspension complète serait pénible,

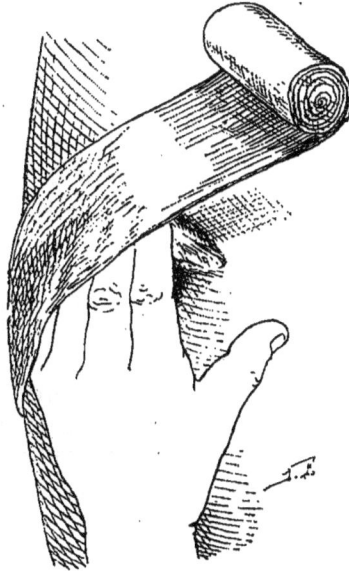

Fig. 129. — Un aide maintient ces tampons
pendant l'enroulement de la bande pour
assurer l'oblitération de la fistule d'une
injection à l'autre,

mal tolérée, et pourrait donner des eschares (v. p. 80 et fig. 88).

Si, au contraire, le sujet demeure assis, il ne se fatiguera pas
et on pourra faire sécher l'appareil dans la position verticale du tronc. Ceci est une bonne condition pour qu'il soit
bien appliqué et produise son plein effet, et aussi pour qu'il
ne blesse pas des tissus généralement mal nourris.

Lorsque la paralysie remonte jusqu'aux lombes, il pourrait se
produire, en effet, des eschares au niveau de la ceinture pelvienne

si le plâtre n'était pas très correctement appliqué et produisait par ses aspérités des compressions anormales en certains points.

A noter que, **dans le cas d'incontinence** de l'intestin et de la vessie, le plâtre se souille facilement. Il faut prendre mille petites précautions pour éviter ces souillures, et, de temps à autre, enlever les parties ramollies et les remplacer par de nouvelles bandes et de nouveaux carrés plâtrés, moyennant quoi on arrive, même dans les cas de paralysie étendue, à conserver cet appareil si utile pour dégager la moelle épinière.

**Traitement des symptômes.** — S'il y a des rétractions des jambes, vous les combattrez par l'extension continue ou par de petits appareils plâtrés. — On lutte contre la constipation par des suppositoires, des lavements, etc., et contre la rétention vésicale par des diurétiques qui suffisent presque toujours, sans cathétérisme (voir page 119, le traitement des **eschares**).

### MAL DE POTT SOUS-OCCIPITAL

Les auteurs consacrent un chapitre spécial au traitement de ce cas particulier. Cela nous paraît parfaitement inutile, car il n'y a rien de ce qui le concerne qui ne soit contenu dans les pages précédentes, soit comme traitement orthopédique (voir grand appareil), soit comme traitement des abcès (voir, p. 109, l'abcès rétropharyngien), soit comme traitement de la paralysie.

### MAL DE POTT DE L'ADULTE

Et de même encore, nous ne voyons aucune nécessité d'ajouter un chapitre pour le mal de Pott de l'adulte, malgré sa fréquence assez grande (même à un âge avancé).

Il vous suffira de savoir que l'absence de gibbosité est moins rare dans **le mal de Pott de l'adulte** que dans celui de l'enfant, — que la maladie s'annonce plus souvent par des douleurs rachidiennes ou en ceinture, d'une acuité terrible, — que ces douleurs peuvent précéder de plusieurs mois et même de 1 et 2 ans l'apparition de la gibbosité — et que de pareilles souffrances inexpliquées doivent vous faire penser (même sans gibbosité) à un **mal de Pott** possible dont vous rechercherez les autres signes (voir le diagnostic, p. 12), — comme aussi **vous devez y penser**, en présence de tout abcès froid pararachidien ou d'une **paralysie** survenue sans cause appréciable — chez l'adulte comme chez l'enfant.

Le traitement est le même que chez l'enfant [1].

Il nous faut cependant accorder une mention spéciale à ces **maux de Pott** de l'adulte **qui s'éternisent** pendant huit, dix, quinze ans avec des douleurs en ceinture ou dans les membres, douleurs rémittentes ou continues qui font l'effet de douleurs de rhumatisme. (**Cette forme** se voit **aussi chez les enfants**, mais **beaucoup plus rarement que chez l'adulte.**)

Que faire contre cette forme, heureusement exceptionnelle?

On ne peut pas laisser ces malades dans la position couchée pendant quinze ans! On les laissera se promener, mais non pas sans un bon corset, et en proscrivant toutes fatigues.

Vous lutterez directement contre les symptômes douloureux par de la révulsion locale sur le rachis ou sur les jambes, des pointes de feu, l'extension continue faite, la nuit, sur les membres inférieurs, etc.

Nous verrons qu'on retrouve sur d'autres parties du squelette ces formes de carie sèche, qui s'éternisent. Mais, au rachis, la douleur peut être due à une autre cause (voir la fin de la note).

**MAL DE POTT COEXISTANT** avec d'autres affections **tuberculeuses (coxalgie, etc.)**, voir pages 174 et 667.

---

1. **Traitement des gibbosités chez l'adulte :**

a. *Gibbosité qui évolue* (avec tous les signes d'un foyer vertébral encore en activité) : on l'arrête et la corrige comme chez l'enfant.

b. *Gibbosité déjà ankylosée* (c'est celle qui n'a pas bougé de 1 millimètre depuis au moins 2 ans, en même temps qu'on a les autres signes d'un mal de Pott éteint) : **rien ou presque rien à espérer ou à chercher comme correction.** — Mais on mettra cependant un corset, si le malade se plaint de douleurs erratiques, pour essayer de les atténuer (car il peut y avoir encore, *même dans un mal de Pott soudé et bien éteint,* des névralgies du tronc et des membres, par compression des nerfs à leur sortie du rachis, — la cause de la compression persistant plus ou moins longtemps après la guérison du foyer tuberculeux).

## Quatre notes additionnelles au traitement
## du mal de Pott.

### 1° Sur les corsets bivalves.

*a.* Il serait bien facile de faire un plâtre amovible. L'on cons-
truirait comme d'ordinaire un plâtre circulaire fermé, et lorsqu'il

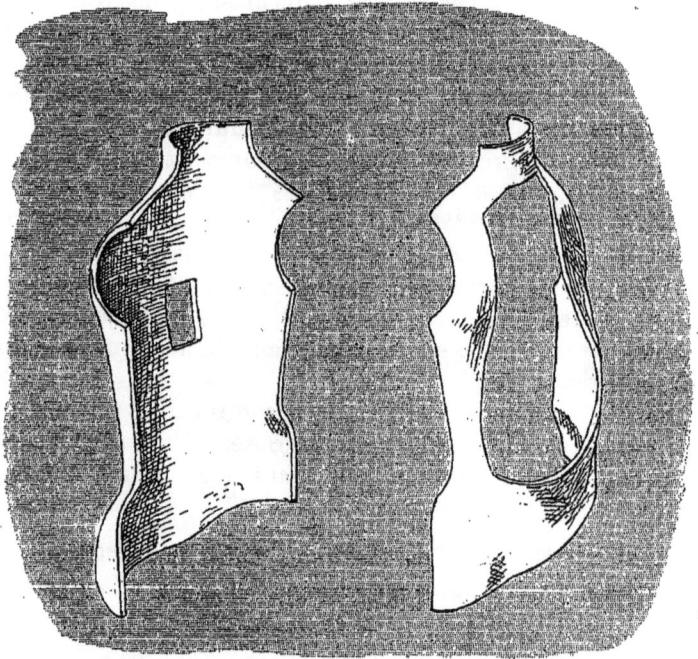

Fig 130. — Un plâtre moyen bivalve. — On maintient en contact
les deux valves avec des tours de bande de mousseline.

serait bien sec, le lendemain ou le surlendemain, on le divise-
rait par deux incisions latérales symétriques en deux valves antérieure et postérieure. — On peut, si l'on veut, en garnir la face
interne avec une peau de chamois ou une étoffe douce.

Les deux pièces, remises en place sur le tronc, sont maintenues
avec des sangles ou mieux avec des bandes de tarlatane gommée
mouillées et « exprimées ».

Mais je ne me sers presque jamais pour mon compte de ces

appareils bivalves qui donnent des résultats orthopédiques bien inférieurs à ceux de l'appareil fermé inamovible.

L'on est **obligé** cependant, *dans tel cas exceptionnel*, de passer par-dessus cet inconvénient et de **se servir de ces appareils plâtrés amovibles** : c'est lorsque la **peau intolérante** eczémateuse sur une très grande surface réclame des soins quotidiens, ou qu'il y a des **fistules trop nombreuses** pour qu'on puisse les panser à travers des fenêtres pratiquées dans un plâtre inamovible.

## 2° Sur la conduite à tenir dans un abcès fermé infecté.

L'infection vient d'une faute d'asepsie commise au cours des ponctions 99 fois sur 100, ou du voisinage de l'intestin (fissuré ou non), **presque jamais,** 1 fois sur 100.

**Signes de l'infection :** une fièvre vespérale avec forte rémission matinale ; contenu de l'abcès devenu sanguinolent, « lie de vin ».

Il sera **impossible d'en avoir raison sans ouvrir l'abcès.**

Il faut même savoir ne pas attendre pour ouvrir, car les viscères pourraient s'infecter si l'on attendait trop longtemps.

Lors donc que cette fièvre persiste depuis 8 à 10 jours et que vous vous êtes assurés qu'elle n'est pas imputable à une maladie intercurrente, n'attendez plus, ouvrez l'abcès et drainez ; comportez-vous dans la suite comme nous l'avons dit pour les fistules infectées.

## 3° Sur les eschares (rares mais cependant possibles) au cours du traitement.

*a.* **Comment elles se produisent.** — Les eschares surviennent assez souvent chez les sujets paralysés, sous l'influence de la plus petite pression. Elles peuvent se produire à la rigueur chez les sujets non paralysés lorsqu'il s'est glissé sous l'appareil des grains de sable ou de plâtre ou un corps étranger quelconque souvent poussé par l'enfant lui-même, ou bien encore lorsque, à la suite d'un défaut de construction, le plâtre exerce une pression anormale et irrégulière sur un point de la peau.

*b.* **Comment on les reconnaît.** — Parfois (rarement), par la **douleur** accusée ; mais généralement le malade ne se plaint pas. **Plus souvent par la vue** d'une tache brune à la surface du plâtre. Ne pas confondre avec une tache produite par l'urine, qui est plutôt jaunâtre et donne une odeur d'urine et non de pus. **Tou-**

**jours** par l'odeur spéciale de vieilles pièces de pansement imprégnées de pus ; odeur que l'on perçoit à travers l'appareil. A Berck j'ai une infirmière qui fait ainsi le diagnostic en promenant son nez sur les appareils ; elle dépiste, à coup sûr, même les eschares commençantes. L'odorat vaut mieux ici que la vue. Vous ferez ou recommanderez de faire cette exploration par le nez, de temps en temps.

*c.* **Comment on les traite ?** Enlever l'appareil entier ? Non. — Cela n'est nullement nécessaire. On fait une fenêtre à l'endroit déterminé par la tache ou par l'odeur ; on nettoie et on crayonne au nitrate cette plaie bourgeonnante — et on panse avec une couche de poudre inerte ou de la vaseline stérilisée. — On **panse tous les jours** jusqu'à cicatrisation, celle-ci se fait très vite (en 6, 8 ou 10 jours).

Si l'eschare siège **sur la gibbosité**, on panse de même et l'on **ne cesse pas un seul jour la compression.** Car cette **compression,** si elle est régulière, **n'empêche nullement l'eschare de guérir ;** et ainsi l'on n'aura **rien perdu** pour la correction de la gibbosité.

Grâce à ce traitement si simple, **une eschare,** s'il en survient, sera **un incident négligeable.**

### 4° Sur l'aide du chloroforme pour construire le plâtre.

Parfois les enfants tout petits se débattent violemment et sans raison, et sans vouloir rien entendre, sous l'appareil de tension. Pour éviter ou atténuer ce traumatisme fâcheux du foyer morbide, il peut être avantageux de les endormir.

On les endort dans cette position debout, tendus par la sangle, en les faisant immobiliser par 2 mains solides pendant les premières bouffées de chloroforme.

Contrairement à ce que l'on pense généralement, le chloroforme est étonnamment bien toléré dans la position debout.

La dernière bande roulée, on couchera l'enfant pour faire sécher le plâtre sur la table (voir fig. 88) ; car, s'il séchait dans la position debout sous narcose, le tronc serait trop tendu, d'où un petit risque d'eschare ultérieure pour le menton (s'il s'agit d'un grand plâtre), et l'appareil serait, peut-être, trop étroit.

# CHAPITRE II

## LA COXALGIE

*Un mot sur les symptômes, le pronostic et le diagnostic de la coxalgie.*

La coxalgie est la tuberculose de l'articulation de la hanche.

Le petit tubercule peut rester silencieux pendant plusieurs mois, puis, un beau jour, se traduire par quelques **douleurs** dans la hanche **ou le genou**, ou bien par une petite **boiterie** (dues à des crampes des muscles péri-articulaires).

### Caractères cliniques.

A. **Déviations.** — Les douleurs ou la boiterie, intermittentes au début, seront bientôt presque continues; et une déviation apparaît, à peine appréciable d'abord, puis très nette.

C'est une ensellure lombaire, produite par une flexion de la cuisse; c'est un petit allongement de la jambe, produit par l'abduction de la cuisse.

Ainsi, **au début** de la coxalgie, la **jambe malade paraît la plus longue**, parce qu'elle est en abduction.

**Plus tard** la jambe malade **paraîtra la plus courte** parce qu'elle sera en adduction.

Mais, à la dernière période de la maladie, elle sera souvent **réellement plus courte**, par suite de l'atrophie des os et de la destruction partielle ou même complète des extrémités articulaires.

B. **Abcès.** — La tuberculose peut rompre les barrières de l'articulation et se porter vers les parties voisines, dans tous les sens, donnant des abcès qui, si l'on ne s'y oppose, viendront trop souvent ulcérer la peau et s'ouvrir au dehors, en produisant des fistules.

C. **Fistules**. — Elles s'infectent facilement, d'où un danger pour
la vie, moins grand cependant que dans le cas de fistules de
mal de Pott.

D. **Luxations**. — Par suite de l'usure osseuse et de la dislocation
articulaire qu'amène le processus tuberculeux, il peut se produire, non seulement des chevauchements, mais de véritables
luxations du fémur en haut et en arrière.

La maladie se terminera ainsi avec des déviations et des raccourcissements très fâcheux; à moins que le malade ne soit

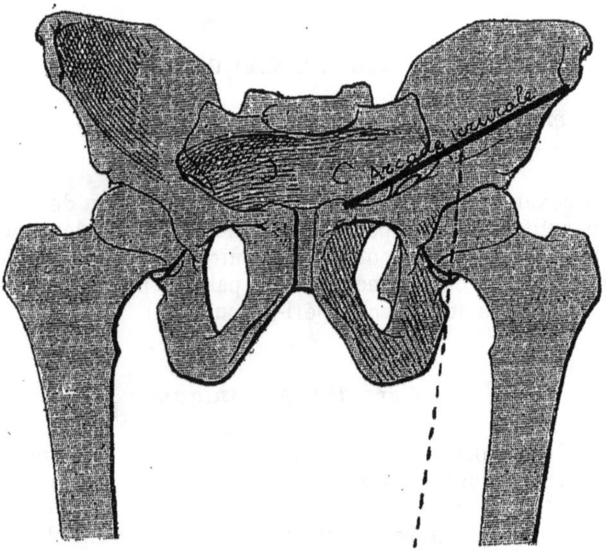

Fig. 131. — Hanche normale. — Rapports de l'arcade crurale et de l'artère
avec le squelette.

emporté par les dégénérescences viscérales que causent les fistules infectées.

Qu'on sache bien, cependant, que la coxalgie n'a cette évolution
que si elle n'est pas (ou pas bien) soignée, et que, même au cas où
elle n'est pas soignée, elle peut s'arrêter spontanément à l'un
quelconque des stades indiqués plus haut.


## Pronostic.

Mais le pronostic de la coxalgie change du tout au tout lorsqu'elle est bien soignée.

1° Nous pouvons empêcher ou corriger les déviations et, par suite, prévenir les luxations.

2° Nous pouvons empêcher l'ouverture des abcès, c'est-à-dire la formation des fistules; et, en supprimant les fistules, nous supprimons aussi le grand danger qui existe pour la vie du coxalgique.

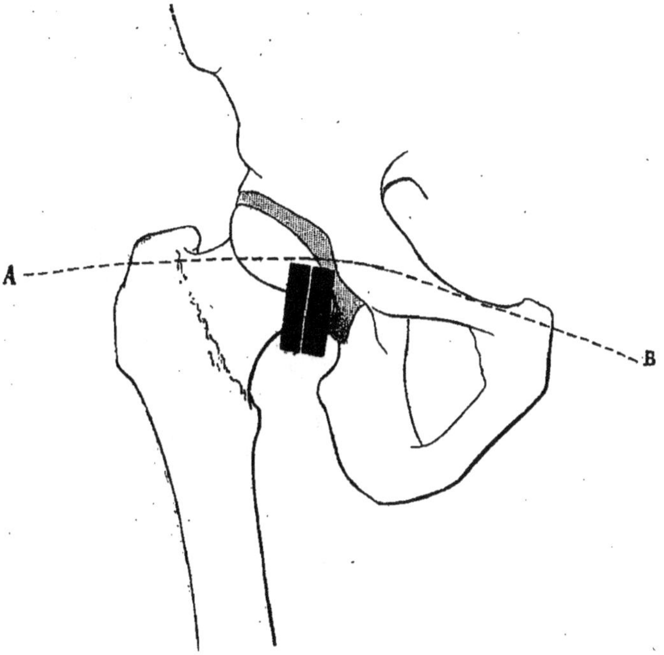

Fig. 132. — La hanche normale. — Rapports de la tête avec les vaisseaux. — La partie pointillée au-dessus de la zone accessible de la tête représente le bourrelet cotyloïdien : les deux gros traits noirs, l'artère en dehors, la veine en dedans. — L'artère croise la tête à l'union de son 1/3 interne et de ses 2/3 externes.

3° Nous pouvons empêcher la destruction des extrémités articulaires, chez les coxalgiques venus au début.

Mais ce que nous ne pouvons pas empêcher absolument dans tous les cas, c'est l'enraidissement de la hanche ou encore la formation d'un abcès et la production d'une certaine atrophie du squelette de la jambe dont les conséquences sont un petit raccourcissement.

Cependant, raccourcissement et ankylose ne surviendront, en dehors des malades négligés, que dans quelques coxalgies à forme grave; dans les autres cas nous pouvons, si nous avons soigné les malades dès la première heure, leur rendre un membre normal ou sensiblement normal, sans compter qu'un coxalgique guéri avec un raccourcissement de 1 à 2 centimètres et une hanche raide peut bien marcher (longtemps et correctement).

### La durée de la maladie.

Elle est approximativement de 1 an pour les formes bénignes ; de 2 à 3 pour les formes ordinaires[1], avec ou sans abcès — et

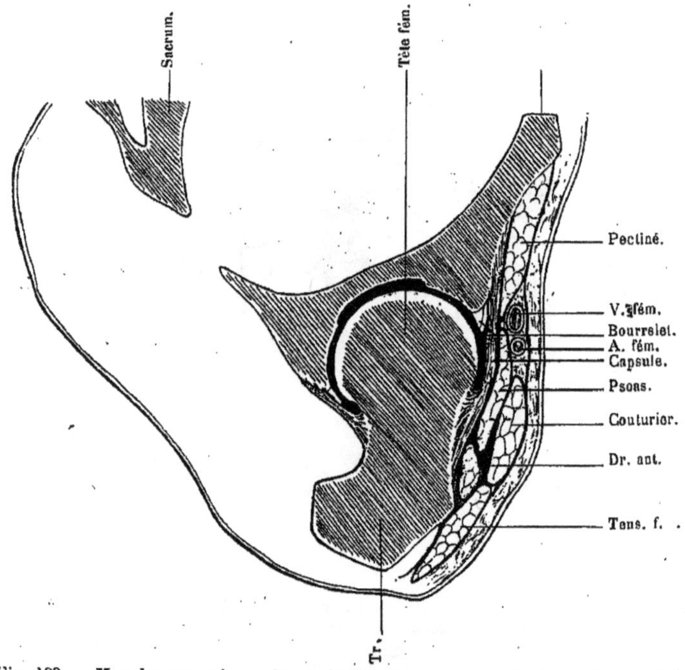

Fig. 133. — Hanche normale. — Coupe horizontale sur un sujet debout suivant A B de la figure précédente.

de 4, 5, 6, 7 ans et plus dans certaines formes de carie sèche sans abcès qui évoluent avec une extrême lenteur et semblent s'éterniser.

### Diagnostic.

Il n'est difficile que parfois au début de la maladie.

*Aphorisme.* — Lorsque vous serez consulté pour un enfant ou un

1. Mais nous verrons qu'avec les injections précoces cette durée de la coxalgie est réduite de plus des deux tiers.

adolescent qui, sans cause appréciable, a été pris de **boiterie** ou de **douleur** à la hanche ou au **genou**, songez à l'existence pos-

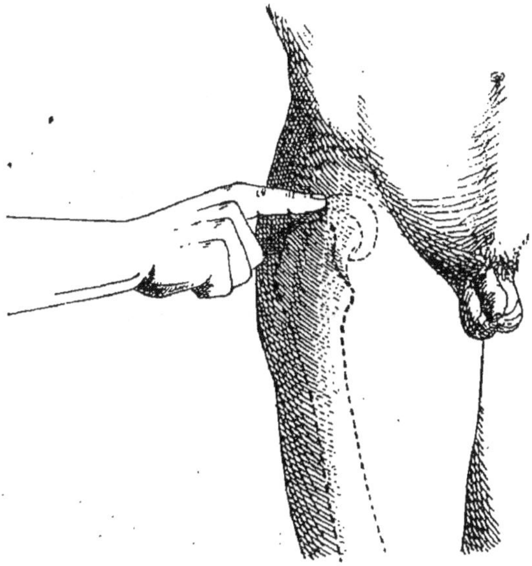

Fig. 134. — *I*er *signe* d'une arthrite quelconque de la hanche. La douleur à la pression de la tête fémorale. — Manière de faire cette pression digitale.

sible d'une coxalgie et assurez-vous de la valeur de ces présomptions, en examinant le sujet complètement nu.

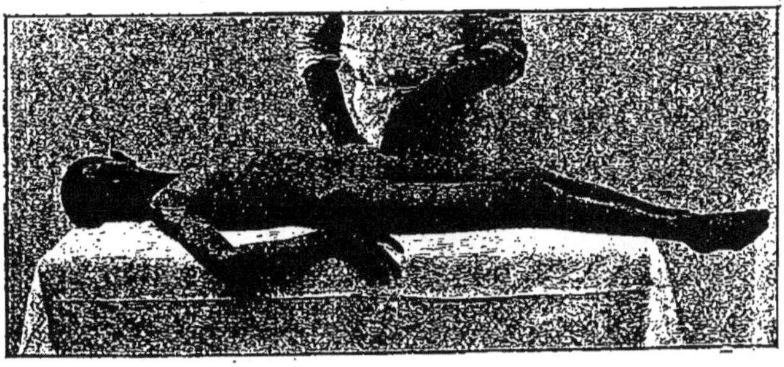

Fig. 135. — A travers les parties molles, même exploration.

Faites-le coucher à plat sur une table et cherchez s'il a une douleur à la pression de la hanche ou une limitation des mouvements, en particulier du mouvement d'abduction.

1° *Recherche de la douleur* à la pression de la tête fémorale (voir fig. 131 à 136).

Portez votre index en avant de la hanche suspecte, au pli de

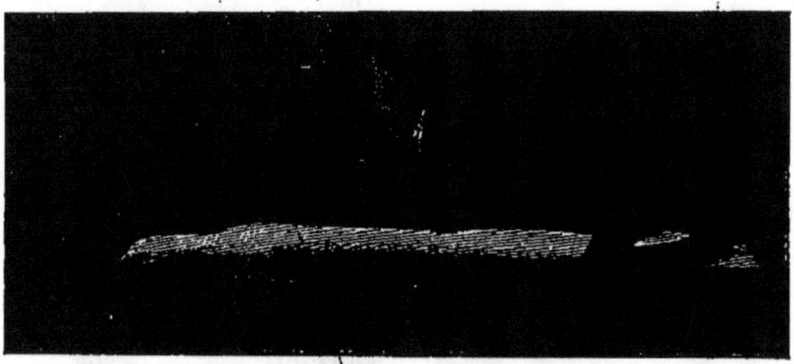

Fig. 136. — Exploration de la sensibilité de la tête fémorale par une pression faite sur le côté externe. L'index s'enfonçant à un centimètre au-dessus du bord supérieur du trochanter.

l'aine, à 1 centimètre en dehors de l'artère fémorale que vous sentez battre. Vous êtes en plein sur la tête du fémur.

Pressez sur elle doucement : si le malade pousse un cri, il

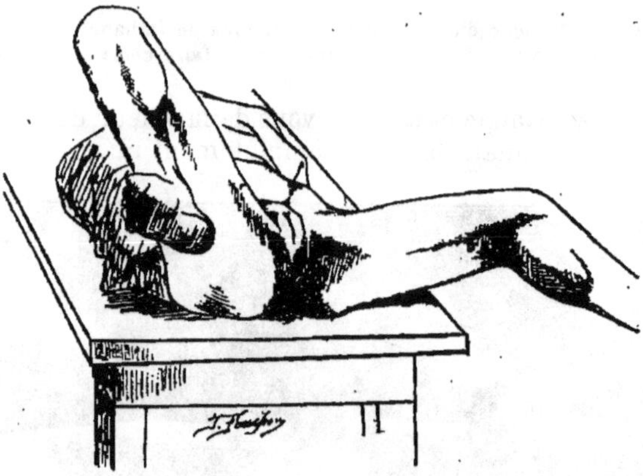

Fig. 137. — *2° signe* d'une arthrite quelconque de la hanche. Limitation des mouvements communiqués. Ici se voit la limitation de l'abduction à droite (côté malade), comparée avec l'abduction extrême du côté gauche (sain).

est inutile d'insister; sinon pressez plus fort, jusqu'à ce que le malade accuse de la sensibilité. Et cherchez aussitôt, en faisant une pression identique sur la tête fémorale de l'autre côté, en un point symétrique, si vous provoquez une sensation exactement pareille.

Recommencez au besoin, cinq fois, dix fois, cette pression de

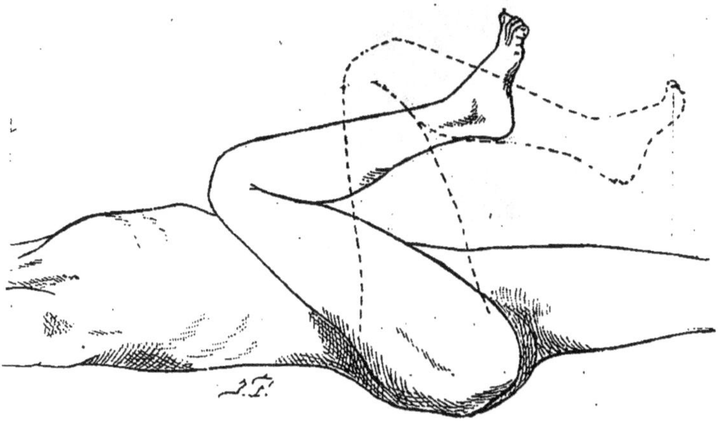

Fig. 138. — Limitation du mouvement communiqué de flexion représenté par le pointillé. — Les traits pleins représentent la flexion extrême normale.

l'un et de l'autre côté, jusqu'à ce que vous sachiez sûrement s'il y a une différence ou non.

2° *Recherche de la limitation des mouvements* (Fig. 137, 138, 139).

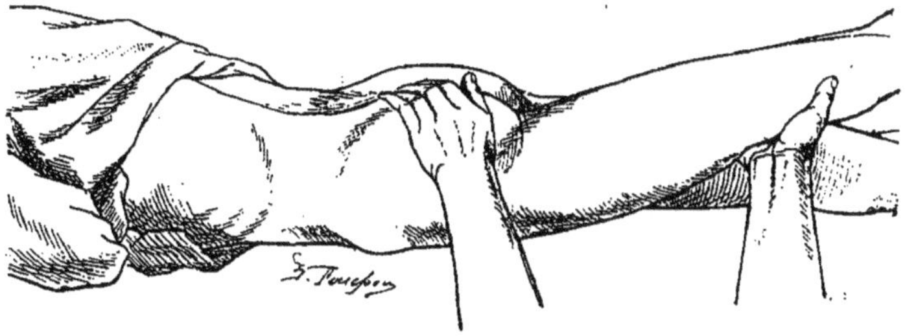

Fig. 139. — Limitation du mouvement d'extension, et manière de faire cette recherche.

— Vous fixez le bassin d'une main, et, de l'autre, vous saisissez le genou, la jambe étant repliée sous la cuisse, et vous portez le membre dans les diverses directions jusqu'à la limite extrême des mouvements possibles : flexion, extension, etc. Pour l'abduction, vous commencez le mouvement par une flexion directe de la cuisse jusqu'à 90°; puis, de là, vous portez la cuisse en abduction le plus loin possible. Comparez l'étendue du mouve-

Fig. 140. — Allongement de la jambe malade (droite). Signe, non plus seulement
d'arthrite quelconque de la hanche, mais de coxalgie vraie.

ment des deux côtés. Ici encore, recommencez dix fois au besoin.

Fig. 142. — Atrophie de la cuisse, autre signe
important (bien que non pathognomonique)
de coxalgie vraie. L'épaississement de la
peau est l'indice de cette atrophie de la cuisse.
Le pli cutané plus épais du côté malade.

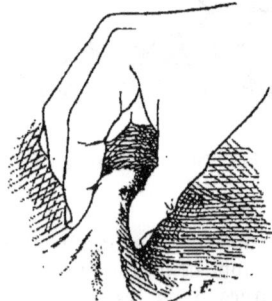

Fig. 141. — Abaissement du pli
fessier du côté malade indiquant
aussi l'allongement. — En outre,
saillie trochantérienne plus forte
du côté sain.

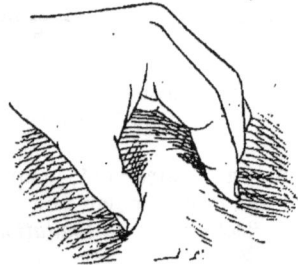

Fig. 143. — Pli cutané plus mince sur
la cuisse du côté sain.

Si vous avez une **douleur à la pression** et une **limitation du mou-**

vement d'abduction, vous pouvez dire que la **hanche est malade**.
Mais comment savoir s'il s'agit de **coxalgie vraie** ?

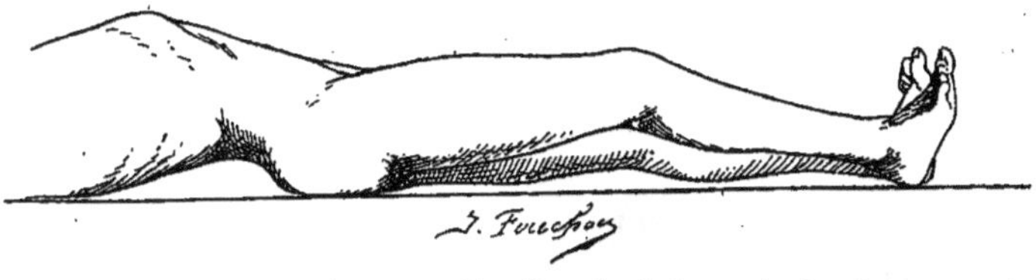

Fig. 144. — Cas le plus fréquent. — Ensellure lombaire et flexion du genou très
apparentes dès le 1er examen.

Par l'existence d'un allongement (apparent) de la jambe malade.
3° *Recherche de l'allongement de la jambe.* (**Signe pathognomonique.**) Fig. 140 et 141.

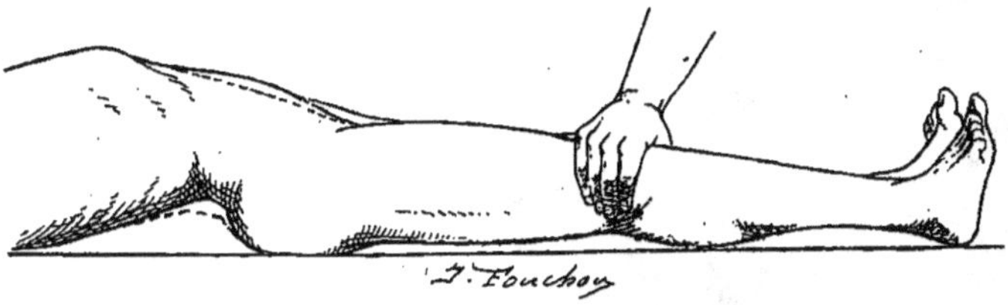

Fig. 145. — La même. — L'ensellure s'accuse par pression sur le genou.
(Le pointillé indique l'ensellure primitive.)

Sans vous préoccuper de la place des deux épines iliaques,
rapprochez les deux talons et regardez si les deux malléoles
internes et si les deux talons sont au même niveau. Y a-t-il une

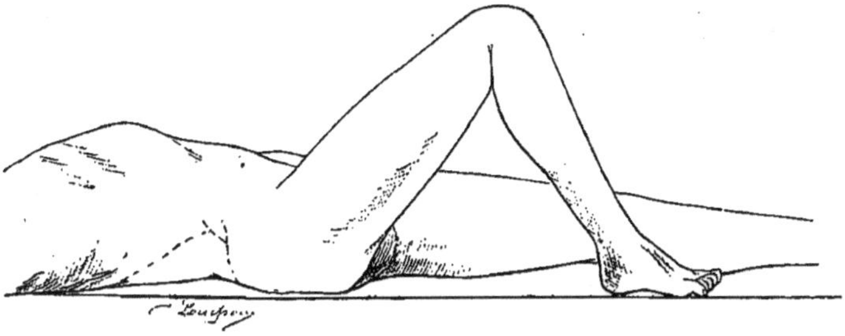

Fig. 146. — La même. — L'ensellure disparaît si l'on fléchit davantage le genou
(Le pointillé indique l'ensellure primitive.)

différence de quelques millimètres, cela suffit pour affirmer
l'existence de la coxalgie, au début; car plus tard, répétons-le, il
y a, au contraire, raccourcissement du côté malade.

CALOT. — Orthopédie indispensable.                    9

A défaut de l'allongement caractéristique, vous ferez le diagnostic par l'existence de quelques petits **ganglions** dans l'aine du côté suspect, par l'**atrophie** légère des muscles ou l'**épaississement** du pli de la peau de ce côté (fig. 142 et 143), par l'**absence de** tout **commémoratif** de traumatisme net, ou de **scarlatine**, ou de **rhumatisme**, par le début insidieux et le caractère intermittent des symptômes, par l'état général et les antécédents mauvais ou suspects du sujet, etc.

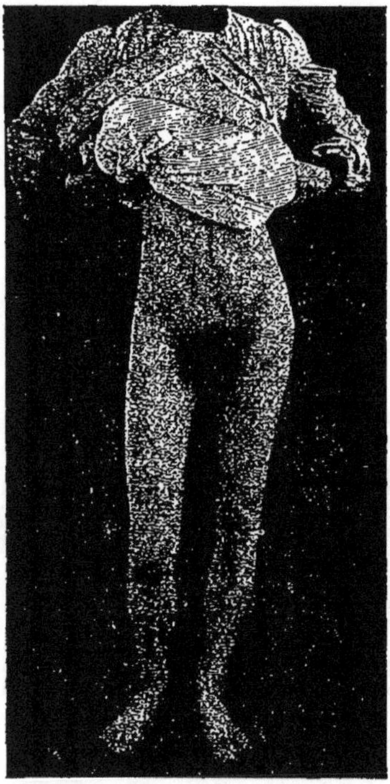

Fig. 147. — La même. — Coxalgie droite. — Abduction et allongement très apparents dans la station debout : la malade plie naturellement le genou du côté malade.

Dans les cas douteux, réservez votre diagnostic et demandez à revoir l'enfant. Si vous retrouvez, après quelques semaines, ces douleurs à la pression et cette limitation des mouvements, concluez à la coxalgie.

### Diagnostic différentiel.

*a*. **Maladies éloignées :** *Tumeur blanche du genou*, ou *sacrocoxalgie*, ou *mal de Pott*.

Il suffit d'y penser — mais il faut y **penser toujours**, c'est-à-dire qu'après l'examen fait d'une hanche, vous devez examiner **le bassin, la colonne lombaire et le genou.** Si le mal siège en ces régions, c'est là et non pas à la hanche qu'on trouvera, au maximum, les signes caractéristiques : douleur à la pression des os, limitation des mouvements, etc.

*b*. **Autres maladies de la hanche :**

*Ostéomyélite de la hanche*, début à grand fracas avec 39 et 40°, etc.

*Paralysie infantile.* Ni raideur (au contraire laxité anormale), ni douleur à la pression. — Atrophie et faiblesse des muscles plus grandes que dans la coxalgie. Commémoratifs.

*Luxation congénitale.* Jambe malade plus courte, et non plus longue ; — l'enfant a marché tard, a toujours boitillé, en plongeant ; pas de douleur. On ne sent plus la tête fémorale en avant, contre l'artère ; à cette place normale il y a un vide ; mais on sent la tête plus ou moins loin, en dehors et en haut, contre l'épine iliaque antérieure et supérieure (voir p. 470).

*Coxalgie hystérique.* Mais elle est si rare !... méfiez-vous ! elle masque presque toujours une coxalgie vraie.

Fig. 148. — Déviation très nette, abduction, ensellure lombaire et flexion du genou.

*Rhumatisme.* A la hanche comme au rachis, défiez-vous des rhumatismes mono-articulaires qui durent. Même remarque pour les soi-disant *douleurs de croissance.* Combien de coxalgies vraies

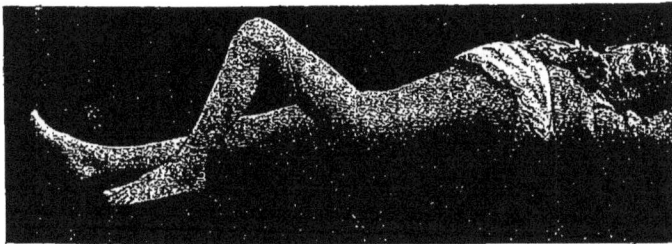

Fig. 149. — La même. L'ensellure s'efface quand on augmente la flexion du genou.

qu'on a, au début, étiquetées rhumatisme, douleurs de croissance, entorse !...

Cependant, n'allez pas vous exagérer les difficultés du diagnostic de la coxalgie. En réalité il n'y en a **généralement pas** dans la pratique. Lorsqu'il s'agit d'une vraie coxalgie, vous pourrez constater presque toujours, dès votre 1er examen (outre les signes que nous avons indiqués plus haut) : 1° une boiterie très apparente; — 2° une attitude vicieuse caractérisée par la flexion de la cuisse et l'ensellure lombaire, avec abduction du membre (Fig. 144, 145, 146, 147, 148, 149); — 3° un empâtement fongueux de la région articulaire; — 4° une limitation (de plus de moitié) des mouvements physiologiques; — 5° une douleur très vive à la pression et à la mobilisation, etc., c'est-à-dire que vous aurez beaucoup plus de signes qu'il n'en faut pour affirmer l'existence de la coxalgie.

## UN MOT DES LÉSIONS ANATOMIQUES

D'APRÈS DES RADIOGRAPHIES DE NOTRE COLLECTION
ET LA THÈSE DE NOTRE AIDE ET AMI LE DOCTEUR FOUCHOU
(*Sur la Radiographie dans la coxalgie*, Paris 1906).

Ce que vous devez retenir se réduit aux quelques notions suivantes :

En se plaçant au point de vue pratique on peut considérer dans la coxalgie **2 formes anatomiques** : l'une avec **conservation** intégrale **du contour** et du volume des os; l'autre avec **ramollissement** de la tête et du plafond cotyloïdien conduisant à **une usure de ces extrémités osseuses** qui se fait assise par assise, dans l'espace de 2, 3, 4, 5 ans.

La première forme se termine sans raccourcissement, mais la seconde laisse un raccourcissement inévitable qui va de 3 à 4 centimètres, en moyenne.

Entrons dans quelques détails.

La première variété comprend des coxalgies bénignes et récentes (voir plus loin coxalgies du *1ᵉʳ cas*) qui sont bien soignées, dès la première heure; ici les lésions sont surtout synoviales, et les os sont à peine « léchés », si j'ose dire, par le processus tuberculeux (fig. 150 et 151).

La 2ᵉ variété est plus fréquente dans l'état actuel des choses; elle comprend les coxalgies des 2ᵉ, 3ᵉ, 4ᵉ, 5ᵉ et 6ᵉ cas. La tuberculose est ici plus sérieuse, soit parce que d'emblée elle était d'essence plus maligne, soit surtout parce qu'elle *n'a pas été soignée* dès la première heure ou qu'elle *a été mal soignée*.

La tuberculose creuse parfois une ou plusieurs petites cavernes à la surface des os, mais c'est rare; le plus souvent il se produit une infiltration tuberculeuse qui **raréfie** et **ramollit**

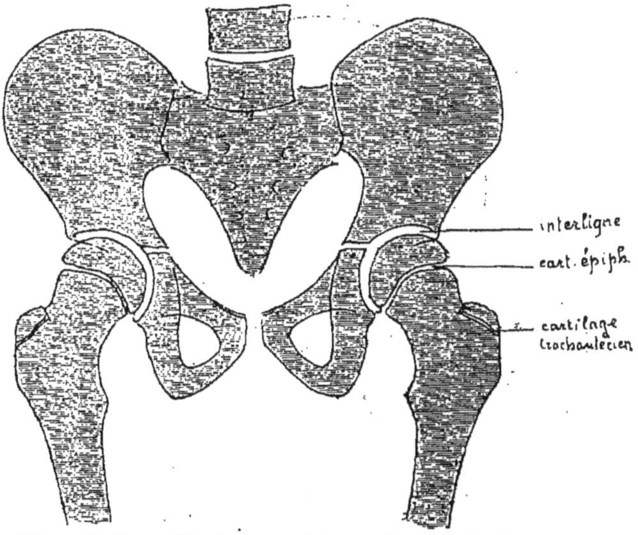

Fig. 150. — Radiographie d'une coxalgie gauche de la 1re forme, sans aucune lésion osseuse appréciable, malgré que, cliniquement, le diagnostic ne soit pas douteux. Il s'agit très probablement d'une coxalgie exclusivement synoviale.

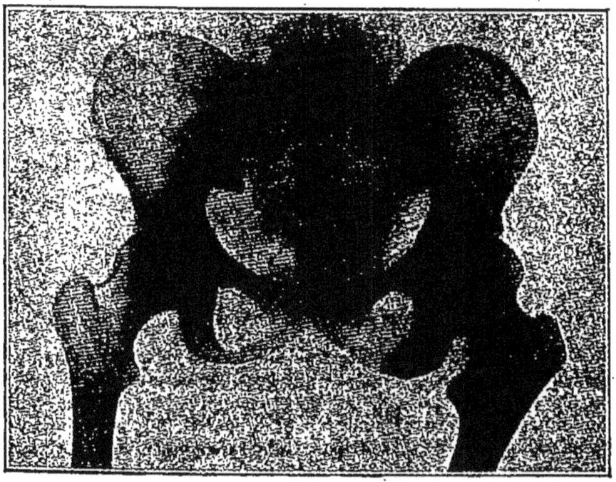

Fig. 151. — Autre coxalgie gauche de la 1re forme. Il n'y a pas d'altération du contour des os, mais seulement une décalcification diffuse de ce côté, se traduisant par une teinte plus claire. — Le fémur gauche est en abduction.

(**comme du sucre mouillé**) la tête fémorale et le plafond cotyloïdien, ou bien encore, il s'agit d'ostéite raréfiante de voisi-

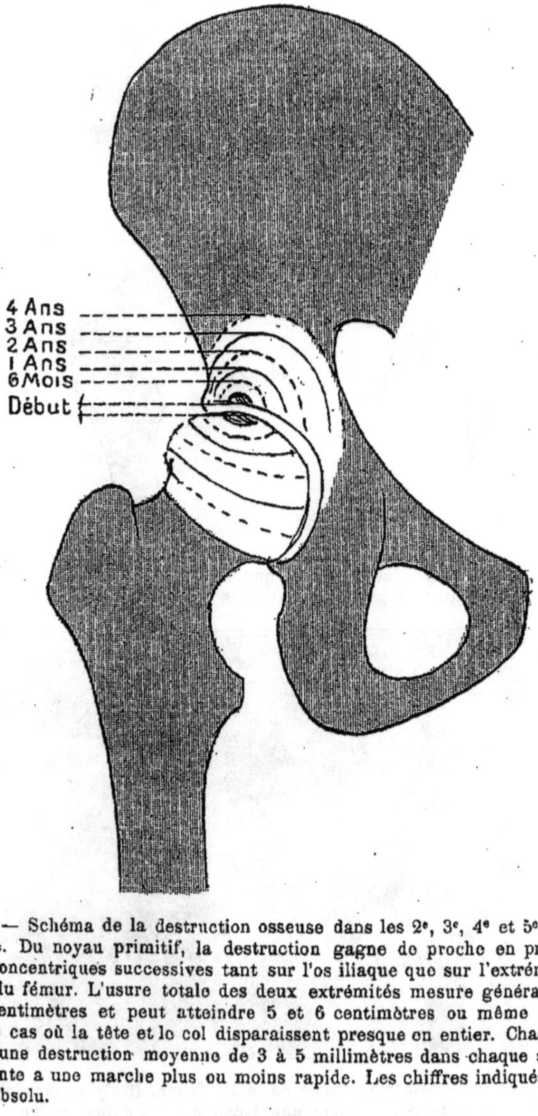

Fig. 152. — Schéma de la destruction osseuse dans les 2ᵉ, 3ᵉ, 4ᵉ et 5ᵉ cas de la coxalgie. Du noyau primitif, la destruction gagne de proche en proche, par zones concentriques successives tant sur l'os iliaque que sur l'extrémité supérieure du fémur. L'usure totale des deux extrémités mesure généralement de 3 à 4 centimètres et peut atteindre 5 et 6 centimètres ou même plus dans certains cas où la tête et le col disparaissent presque en entier. Chaque année amène une destruction moyenne de 3 à 5 millimètres dans chaque sens, mais cette fonte a une marche plus ou moins rapide. Les chiffres indiqués ici n'ont rien d'absolu.

nage, c'est-à-dire non tuberculeuse mais s'étant produite autour d'un minuscule foyer bacillaire.

Du fait de ce ramollissement, ces os vont, par la suite, non pas s'effondrer subitement, mais s'user à la longue, jusqu'à une profondeur plus ou moins grande. L'usure se produira surtout si l'enfant marche, mais elle se produit aussi, quoique à un degré bien moindre, chez les enfants encore au repos.

Appartiennent à cette 2ᵉ forme, avons-nous dit : 1° les coxalgies du 2ᵉ cas, c'est-à-dire les coxalgies qui viennent avec des douleurs spontanées assez vives, ou avec une déviation de plus de 20°, et

2° toutes les coxalgies des cas suivants (qui ne sont en réalité que des coxalgies du second cas à une période plus avancée), à savoir les coxalgies suppurées ou fistuleuses et les coxalgies à forme de carie sèche.

La marche des lésions et de l'usure progressive des coxalgies de la 2ᵉ forme peut être représentée schématiquement par la fig. ci-contre (voir fig. 152).

Sans faire état des exemples de destructions extrêmes qui sont heureusement exceptionnels, on peut dire et c'est ce que je vous demande de retenir, qu'à l'heure actuelle et *dans plus des trois quarts des coxalgies guéries, on observe une usure de 3 à 4 centimètres en général.* Il y a dans cette évolution de la tuberculose osseuse quelque chose de spécial à la hanche et qu'on ne trouve ni dans la tumeur blanche du genou ni dans celle du cou-de-pied, où les os ne se laissent pas détruire et gardent habituellement leur contour.

Nous devons ajouter que cette usure des os se voit surtout dans la coxalgie de l'enfant. Chez l'adolescent qui a terminé sa croissance l'os résistera beaucoup mieux, et parfois même complètement, à l'usure et à la destruction.

Vous verrez dans la note de la page 152 que le seul moyen vraiment efficace de changer cette évolution du processus tuberculeux à la hanche et d'empêcher cette destruction est de faire des injections intra-articulaires, dès que la coxalgie est reconnue, c'est-à-dire avant que les os ne soient sérieusement ramollis.

Les 3 figures précédentes résument pour vous toutes les lésions de la coxalgie.

Celles qui suivent sont des radiographies en quelque sorte justificatives de la fig. 152.

Fig. 153. — Coxalgie droite au début, raréfaction marquée du tissu osseux qui paraît beaucoup plus clair du côté malade. Interligne articulaire beaucoup moins net.

Fig. 154. — Un type plus avancé. — Coxalgie droite : usure notable de la tête, du col et du plafond de la cavité. En outre, en dehors du trochanter, une tache noire, que l'examen clinique démontre être un petit abcès.

Fig. 155. — Coxalgie gauche : Rad. n° 1. Le bord sup. du cotyle est échancré en coup d'ongle : dans l'échancrure on voit deux petits séquestres. Le noyau épiphysaire est coupé en deux par un sillon qui va du cartilage d'accroissement à l'interligne.

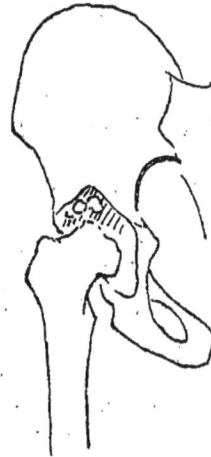

Fig. 156. — Même malade, au bout d'un an, après apparition d'un abcès. Le cotyle est très fortement éculé, son bord sup. très remonté : toute la partie épiphysaire de la tête a disparu.

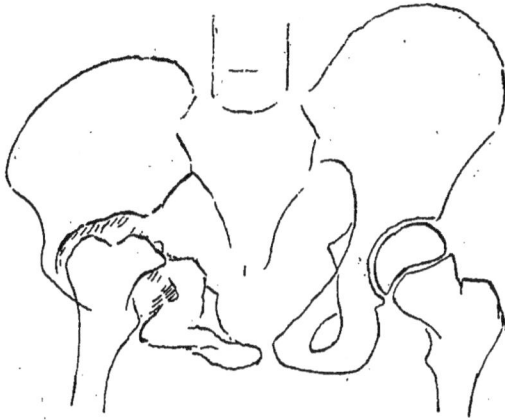

Fig. 157. — Vieille coxalgie gauche avec abcès. Agrandissement considérable du cotyle par fonte complète de la partie moyenne de l'os iliaque. Il est résulté de cette destruction une sorte de tassement et télescopage de toute la moitié gauche du bassin.

La tête et les 2/3 internes du col fémoral ont disparu.

Fig. 158. — Coxalgie double sans abcès appréciable (carie sèche).
A droite la tête fémorale et la moitié supérieure du col n'existent plus. La partie moyenne de l'os iliaque, fortement ramollie, a cédé, amenant une déformation considérable du bassin.

A gauche : disparition de la tête fémorale et agrandissement de la cavité.

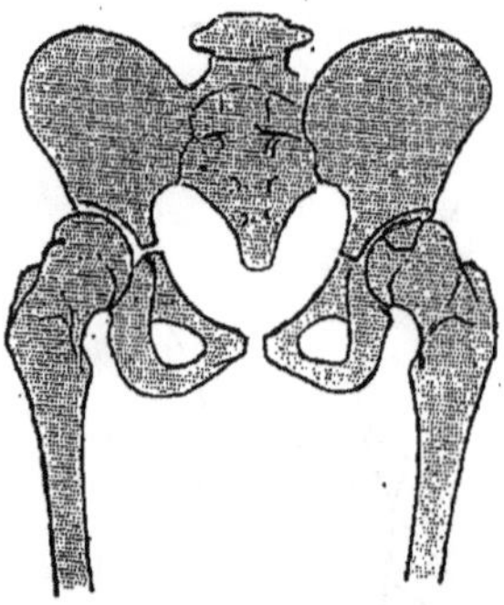

Fig. 159. — Une autre coxalgie droite. Échancrure en coup d'ongle sur la partie supérieure de la tête fémorale.

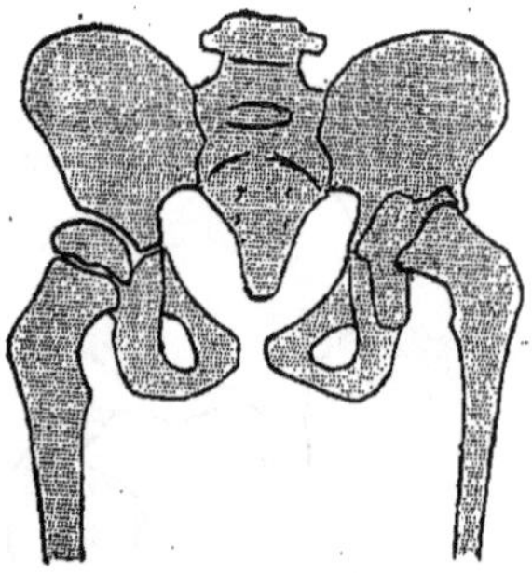

Fig. 160. — Coxalgie droite sans abcès (carie sèche). Usure complète de la tête et agrandissement considérable de la cavité.

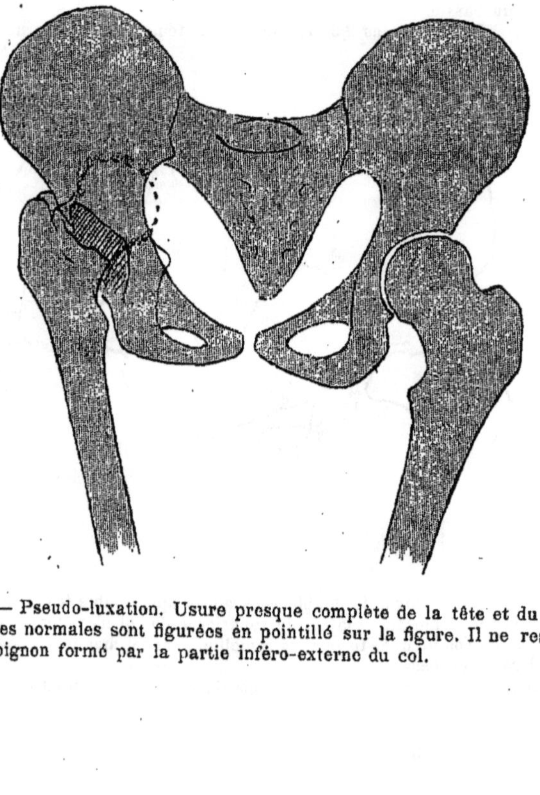

Fig. 161. — Pseudo-luxation. Usure presque complète de la tête et du col dont les limites normales sont figurées en pointillé sur la figure. Il ne reste qu'un petit moignon formé par la partie inféro-externe du col.

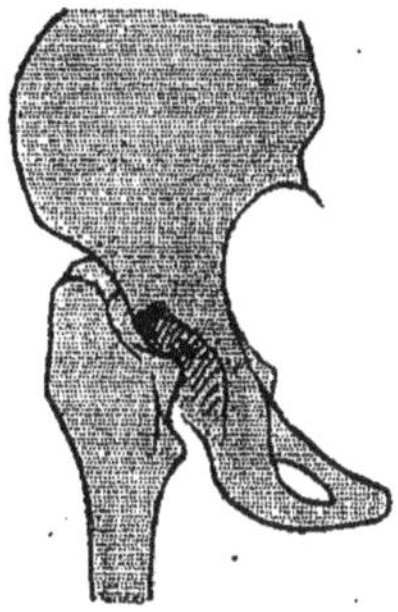

Fig. 162. — Autre type plus avancé. Usure complète de la tête et du col. Il ne reste de ce dernier qu'un petit appendice en forme d'épine qui est encore dans la cavité. Ankylose fibreuse.

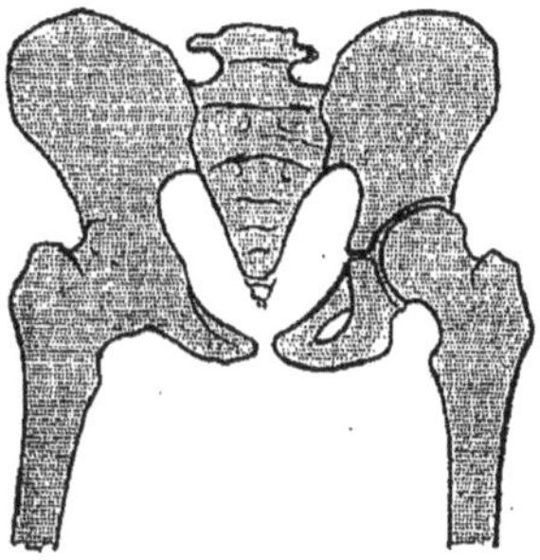

Fig. 163. — Coxalgie droite. — Type d'ankylose osseuse en abduction. (L'ankylose osseuse est rare dans la coxalgie.)

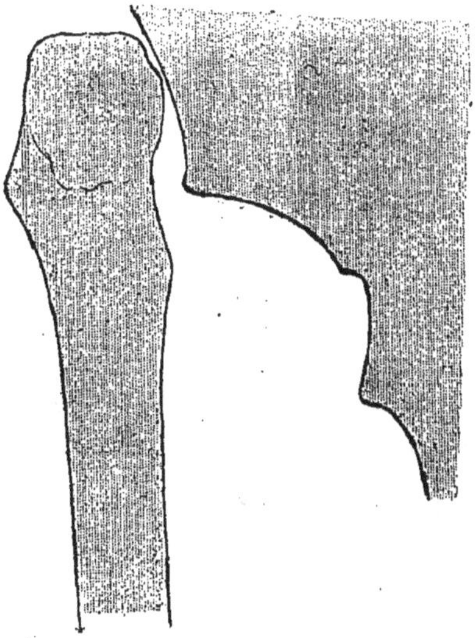

Fig. 164. — Luxation vraie. La tête fémorale ou [plutôt le petit moignon qui en reste est complètement sorti de la cavité cotyloïde (le fémur a tourné généralement en rotation externe).

## TRAITEMENT DE LA COXALGIE

Le traitement diffère avec chaque variété de coxalgie. — Tous les cas peuvent se ramener aux 6 cas suivants :

1° Sans déviation; 2° déviation; 3° abcès; 4° fistule; 5° coxalgies sèches qui s'éternisent; 6° coxalgies guéries avec une tare (raccourcissement, ankylose, luxation) [1].

Nous allons d'abord, dans une 1re partie, définir et figurer ces divers cas, et vous indiquer le traitement qui convient à chacun d'eux. — Dans une 2e partie, nous dirons dans le détail *comment* il faut faire ce traitement, c'est-à-dire la technique à appliquer.

Nous ne parlons pas du **traitement général** de la tuberculose. Il est connu de tous : *vie au grand air*, de la campagne ou de la mer pendant deux ou trois ans au moins, si possible; bonne alimentation; usage de quelques médicaments reconnus bons contre la tuberculose, etc.

## I. — 1re PARTIE, CLINIQUE. — LES SIX CAS DE COXALGIE ET LES INDICATIONS THÉRAPEUTIQUES DANS CHACUN D'EUX

### 1er CAS. — Coxalgie sans déviation.

**Coxalgie au début, sans déviation ni douleurs spontanées** (fig. 165 et aussi les fig. 150 et 151, p. 133).

(Ou avec très peu de douleur ou de déviation, par exemple, 10 à 20° de flexion ou d'abduction.)

Pour tous les malades vous prescrirez le **repos dans la position couchée** pendant 8 à 10 mois au minimum.

*On ne doit pas laisser marcher les coxalgiques.*

Il ne faut accorder la liberté de marcher qu'aux seuls malades de la classe ouvrière qui ne peuvent pas être transportés chaque jour au dehors, et pour qui le précepte du repos serait par conséquent la condamnation à moisir dans un taudis.

En ce seul cas, on fera un appareil plâtré jusqu'aux malléoles,

1. Nous parlerons ensuite de la coxalgie *double*, de la coxalgie avec mal de Pott, etc.

et on permettra la marche mais avec des béquilles et une semelle haute sous le pied sain, afin que le pied malade ne pose pas à terre.

Pour tous les autres enfants, le repos dans la position couchée vaut infiniment mieux que la marche et c'est le repos que vous ordonnerez, si vous avez l'entière liberté du choix:

Cependant si les parents veulent *malgré tout* que leur enfant marche, vous pouvez y consentir en lui mettant un appareil (à l'étranger presque tous les médecins y consentent bien et soignent ainsi les coxalgiques), mais vous n'y consentirez pas du moins *sans avoir libéré votre conscience* et bien dit aux parents qu'avec la marche, quel que soit d'ailleurs l'appareil, avec ou sans dispositif pour la soi-disant décharge [1] du poids du tronc, avec ou sans béquilles, qu'on pose ou non le pied par terre, l'on a beaucoup moins de chances de faire avorter les coxalgies récentes (celles du 1ᵉʳ cas) et d'obtenir chez elles la restitutio ad integrum; avec la marche l'on verra plus souvent se produire une aggravation des lésions et un abcès. Et, s'il s'agit de coxalgies des autres variétés (2ᵉ, 3ᵉ, 4ᵉ et 5ᵉ cas), vous direz qu'avec la marche, ou plutôt malgré la marche, on finira par les guérir presque toujours, c'est vrai,

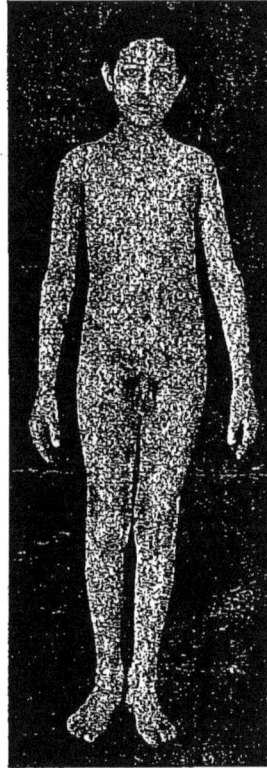

Fig. 165. — *1ᵉʳ cas.* — Coxalgie gauche au début, sans attitude vicieuse.

1. Voici Lorenz, qui, après avoir beaucoup vanté, pendant 20 ans, les « appareils de décharge », n'en veut plus, leur ayant trouvé moins d'avantages que d'inconvénients et leur préfère actuellement « les appareils de pression » des deux surfaces articulaires : c'est-à-dire qu'il fait un simple appareil plâtré s'arrêtant au genou, avec lequel les coxalgiques marchent sur la plante du pied, sans même porter de semelle haute ni de béquilles.

mais en y.mettant beaucoup plus de temps et en laissant des
jambes beaucoup plus raccourcies (parce qu'avec la pesée du
tronc sur les extrémités osseuses ramollies, pesée qu'aucun
appareil ne supprime en fait, et avec les secousses et les heurts
inévitables de la marche, les lésions progresseront davantage et
laisseront une usure et une perte de substance de la tête et du
cotyle plus notables que si l'enfant ne marchait pas). Vous
mettrez le marché en mains aux parents, ils auront dans l'un et
l'autre cas le résultat qu'ils auront mérité.

Chaque fois donc que vous aurez affaire à des parents raisonnables, l'enfant sera mis au repos dans la position couchée.

La prescription du repos ne suffit pas. Pour les *enfants* de
*l'hôpital* et de *la classe ouvrière* vous ferez un grand plâtre
allant de l'ombilic aux orteils; votre objectif devant être de les
guérir rapidement et définitivement sans trop vous préoccuper
ici des mouvements [1].

Pour les *enfants de la ville*, très surveillés par leurs parents,
ne mettez pas de plâtre; tenez-vous-en, **dans ces cas bénins,**
*au repos* sur un *cadre, avec extension continue,* laquelle effacera
l'infime déviation qui peut exister et donnera quelques chances
de plus que le plâtre de conserver la mobilité [2].

*Résultat fonctionnel à poursuivre dans ce 1ᵉʳ cas.* — Ainsi
donc, contrairement à ce qui existe dans le mal de Pott, où
nous devons rechercher toujours l'ankylose des os malades (et
où le plâtre est par conséquent toujours indiqué) on doit, dans
le 1ᵉʳ cas de la coxalgie, chercher à conserver les mouvements
articulaires, lorsque cela se peut sans compromettre la guérison,
c'est-à-dire chez les enfants très surveillés.

*Soins consécutifs.* — Le traitement une fois installé, il vous
suffit de revoir le malade une ou deux fois par mois.

On continue ce traitement jusqu'à la guérison, qu'on peut
considérer comme acquise de 6 à 8 mois après la disparition
de toute douleur, spontanée ou à la pression.

---

1. Car, pour ces enfants, le mieux est souvent l'ennemi du bien.
2. Voulez-vous faire plus et mieux? voulez-vous assurer et hâter la
guérison, eh bien! faites dans tous les cas une série d'injections modificatrices intra-articulaires comme pour une tumeur blanche du genou.
C'est un peu moins facile à la hanche qu'au genou. Cependant les praticiens de bonne volonté peuvent y arriver avec la technique donnée par
nous dans la note de la page 151 (qui est à lire dès maintenant).

A ce moment on lève l'enfant en le munissant pour les premiers exercices de marche, d'un appareil amovible en celluloïd. (Voir p. 235, Convalescence.)

## 2ᵉ Cas : Coxalgie avec déviation.

Coxalgie, en pleine évolution, venue avec une déviation marquée [de plus de 20°] (voir fig. 152, p. 134).

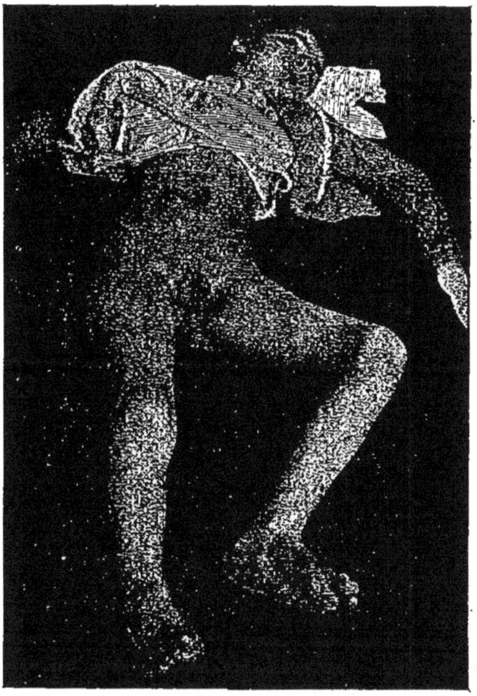

Fig. 166. — Coxalgie gauche, *2ⁿ cas*. — Abduction extrême. Coxalgie extrêmement douloureuse. L'enfant est endormi; on va faire le redressement.

Cette déviation s'est faite *soit en abduction* (fig. 166), au début, avec allongement de la jambe et quelques douleurs; *soit en adduction* (fig. 167), plus tard, avec raccourcissement de la jambe, et le plus souvent sans douleurs.

Généralement l'adduction ne vient qu'après une période

d'abduction; ce changement d'attitude peut se faire du jour au lendemain avec des souffrances, mais il se produit d'ordinaire petit à petit, en plusieurs semaines, et sans souffrances.

En ces cas de déviation, il n'y a qu'un seul traitement à faire, partout, en ville comme à l'hôpital : *le redressement de la hanche* : en plusieurs étapes, si les parents refusent l'anesthésie; mais mieux, avec chloroforme, en une séance ou deux, chaque étape étant suivie de l'application d'un grand plâtre [1].

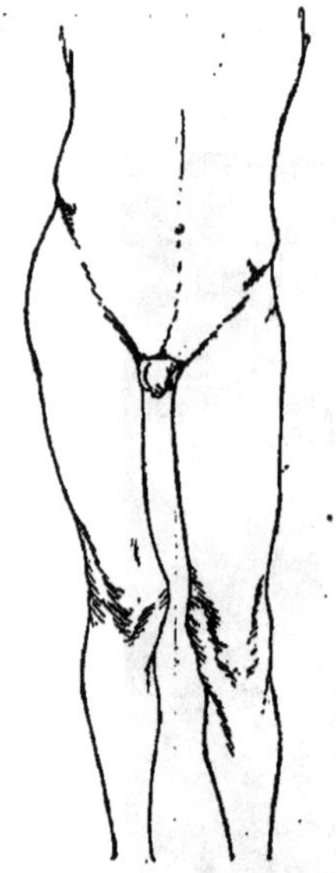

*Résultat fonctionnel à poursuivre dans ce 2ᵉ cas.* — Dans les coxalgies de ce 2ᵉ cas (et des 3 cas suivants), l'on renonce à la conservation des mouvements : l'on doit même avoir pour objectif la guérison avec une hanche raide mais en bonne attitude.

*Soins consécutifs* à la correction.

L'appareil est changé environ tous les quatre mois. — L'enlèvement du plâtre et la toilette de l'enfant se font de la manière dite pour le mal de Pott, p. 83. On profite de ce changement pour examiner la hanche malade.

**Durée du repos** (avec le plâtre). On le continue jusqu'à ce que toute douleur ait disparu, et même encore six à dix mois à partir de ce moment.

Fig. 167. — Adduction simple (coxalgie droite).

**On lève alors l'enfant**, mais avec un appareil (plâtre ou celluloïd) qu'il portera jour et nuit jusqu'à ce qu'il n'y ait plus de tendance à une nouvelle déviation. Or cette tendance existe encore généralement 1 an 1/2 à 2 ans après la mise sur pieds, c'est-à-dire après la guérison du processus tuberculeux.

Mais il faut savoir que, dans ce 2ᵉ cas, l'on voit survenir, ordinairement (du 12ᵉ au 20ᵉ mois) un abcès articulaire ou péri-articulaire : l'abcès de la coxalgie.

1. Pour ce 2ᵉ cas comme pour le 1ᵉʳ, je vous conseille de faire des injections modificatrices intra-articulaires avant ou après le redressement, mais plutôt avant (voir, p. 151, ce qui regarde ces injections).

### 3ᵉ Cas : Coxalgie avec abcès [1].

L'abcès se produit **dans moitié** environ **des coxalgies** prises en bloc. — On l'observe plus souvent chez les enfants qui marchent ou dont l'état général est médiocre. — L'abcès ne se montre guère qu'un an ou deux après le début cliniquement appréciable de la coxalgie.

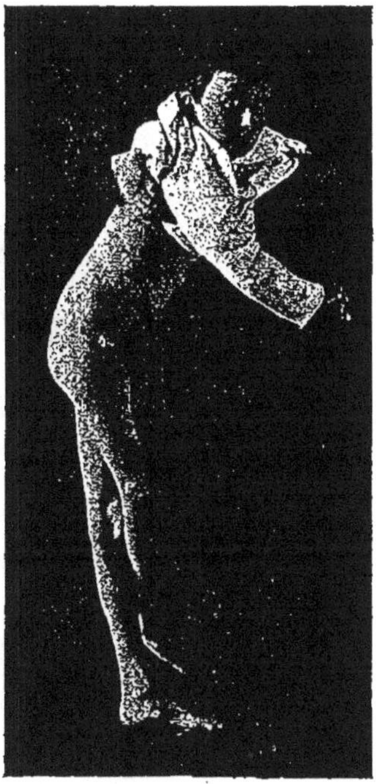

Il est annoncé presque toujours, quelques semaines ou quelques mois avant son apparition, par des douleurs et des cris nocturnes, quelquefois par une légère fièvre vespérale de 37,6 à 38.

Mais assez souvent il ne s'annonce par rien d'appréciable et **vous devez le rechercher systématiquement**, de temps à autre, par une palpation attentive de toute la région de la hanche. Vous ferez cet examen complet et cette recherche systématique de l'abcès tous les mois ou tous les deux mois, par exemple, chez les coxalgiques non plâtrés ; vous le ferez tous les trois ou quatre mois chez les coxalgiques plâtrés, c'est-à-dire simplement à chaque changement d'appareil ; ceci suffit grandement en pratique,

Fig. 168. — L'abcès est indiqué par un renflement limité de la région externe de la cuisse au niveau de son tiers supérieur (la petite tache blanche que l'on aperçoit au-dessus du renflement est due à une pellicule de plâtre collée sur la peau)

car un abcès met toujours, au minimum, plusieurs mois à se former et à partir de ce moment encore cinq ou six mois au minimum avant de risquer de s'ouvrir.

1. Voir les fig. 168 et 169 et aussi les fig. 131 et 137, pages 136 et 137.

L'abcès peut se produire en avant ou en arrière (dans la fesse), en dehors ou en dedans de la région, — très haut, au-dessus de l'arcade crurale, ou assez bas, vers le milieu de la cuisse, mais surtout sur le 1/3 supérieur de celle-ci, dans la région antéro-externe.

Enfin disons que l'abcès est généralement l'indice d'une coxalgie de forme sérieuse, en ce sens que nous devons nous

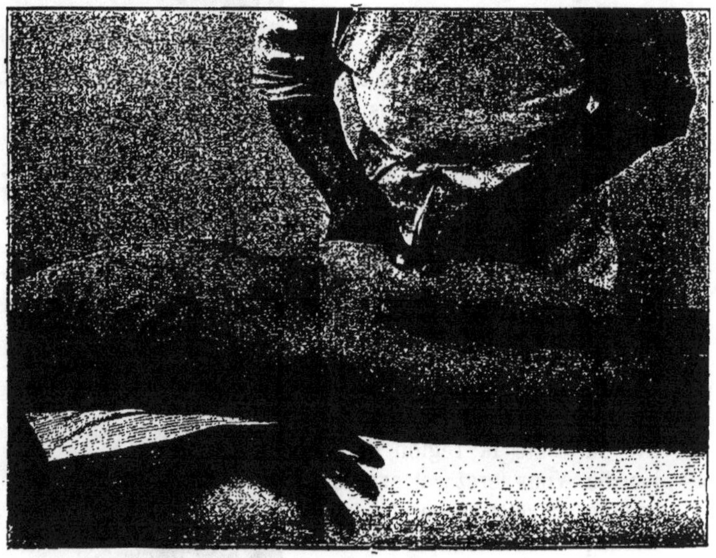

Fig. 169. — Manière de rechercher s'il y a un abcès.
Palpation successive de tous les points par les deux index ainsi disposés.

attendre alors à un raccourcissement d'environ 3 centim. par suite de l'usure de la tête et du cotyle qui se produit dans presque toutes les coxalgies suppurées (voir pages 136 et 137).

Le ramollissement des os et l'usure sont moindres dans les variétés sans abcès. Pas toujours cependant : il est des formes sèches de coxalgie, sur lesquelles nous reviendrons (voir p. 151), qui amènent à la longue une usure aussi notable que les coxalgies avec abcès (voir fig. 158); de plus, ces caries sèches peuvent durer 6, 8, 10 ans, tandis que les coxalgies avec abcès guérissent très vite, en quelques mois, à partir du jour où se révèle l'abcès, pourvu que l'on soigne celui-ci par des ponctions et des injections. C'est ainsi que, pour ces coxalgiques, il vaudrait mieux avoir un abcès qui hâterait la guérison que n'en pas avoir et, dans ces vieilles caries sèches, nous nous sommes pris maintes fois à désirer qu'il survînt un abcès saisissable.

Il faut dire qu'autrefois la **coxalgie suppurée** était **toujours beaucoup plus grave** que la coxalgie sèche, — mais c'est parce que, autrefois, l'on ouvrait les abcès et que, par cette porte ouverte, par cette fistule, pénétraient dans le foyer tuberculeux des germes septiques venus du dehors qui engendraient de la fièvre, des infections, des dégénérescences viscérales (du foie, des reins, des poumons), se terminant trop souvent par la mort, un peu plus tôt, un peu plus tard.

Ainsi donc, pour les abcès de la coxalgie comme pour ceux du mal de Pott, le premier mot du traitement sera de ne pas les ouvrir ni les laisser s'ouvrir. — Le deuxième, c'est de les traiter par les ponctions et les injections.

Nous pouvons résumer en ces quelques mots la conduite à suivre en présence d'un abcès :

**On peut n'y pas toucher** tant qu'il n'est **pas facilement accessible.**

**Il vaut mieux y toucher** que s'abstenir **s'il est accessible,** ce qui est presque toujours le cas.

**On a le devoir très pressant d'y toucher, si l'abcès menace la peau.**

Y toucher, cela signifie, je le répète, le ponctionner avec injection consécutive.

#### 4° Cas : Coxalgie avec fistule.

Si tous les médecins, en présence des abcès de coxalgies, faisaient leur devoir (comme nous venons de le dire), il n'y aurait plus de coxalgies fistuleuses.

Mais il y en aura toujours, parce que.... « errare humanum est ».

Que faire en présence d'une fistule ?

Nous devrions répéter ici ce que nous avons dit des fistules du mal de Pott, pages 38 et 112.

On a vu la manière de distinguer une fistule non infectée d'une fistule infectée, c'est-à-dire avec une infection septique *secondaire* étant venue s'ajouter à la bacillose pure du début.

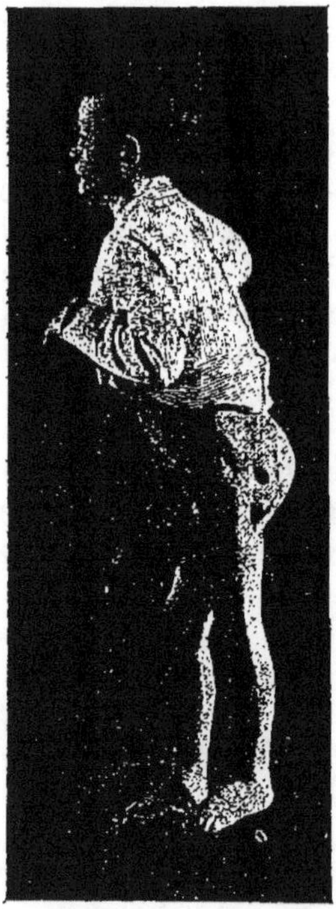

La distinction des deux variétés de fistules importe beaucoup pour le pronostic et le traitement.

### a. Fistule non infectée.

Ici rien n'est encore perdu, mais il faut se hâter de fermer la fistule parce que, à la longue, elle finirait par s'infecter (presque fatalement).

L'on y fera des injections de la manière dite (page 112), par une fenêtre pratiquée dans le plâtre.

### b. Fistule infectée.

Dans les fistules **infectées**, le traitement se résume en quatre mots : asepsie, bon air, suralimentation et patience.

S'en tenir aux pansements aseptiques simples tant qu'il n'y a pas de fièvre (l'absence de fièvre prouve que le pus s'écoule bien).

Mais dès que survient une fièvre qui persiste pendant quelques jours ou quelques semaines, il faut intervenir, car la fièvre c'est l'ennemi. Sa cause doit être une rétention du pus, il faut chercher où se fait cette rétention et drainer en un ou plusieurs points, mais **simplement drainer**, sans autre ambition que d'amener la chute de la température (fig. 170).

Si la fièvre est ainsi supprimée par les drainages, ne songez

Fig. 170. — Édouard R., Anglais (hôp. Rothschild), entré en juillet 1900 avec 7 fistules infectées et 40° de fièvre vespérale continue. — Après deux ans et demi de soins persévérants, fermeture de toutes les fistules (sans opération sanglante), puis redressement. — Actuellement, janvier 1904, marche très correctement.

à aucune opération à prétentions de cure radicale. Surtout pas de résection qui enlèverait tout... même le malade ; ces grandes résections donnent un coup de fouet à l'infection déjà existante et par conséquent font beaucoup plus de mal que de bien.

## La résection dans la coxalgie.

La résection soi-disant complète est dans la coxalgie une mauvaise opération ; elle ne peut pas guérir cette tuberculose fistuleuse, elle l'aggrave même bien souvent.

De plus, elle mutile le malade ; un malade réséqué conserve (lorsqu'il guérit?) une jambe beaucoup moins bonne que s'il avait guéri sans résection.

**Il ne faut faire la résection** (incomplète) **que pour parfaire le drainage** : c'est la seule indication et la seule utilité de la résection dans la coxalgie.

Rassurez-vous, l'indication de cette opération ne se présentera peut-être jamais à vous, car personnellement je n'en trouve pas à faire une par an (en moyenne) sur plusieurs centaines de coxalgies que j'ai en traitement.

Précisons bien cette indication. En certains cas, la fièvre persiste malgré tous les drainages faits ; si la fièvre n'est pas due à une cause générale, c'est qu'alors le pus infecté est retenu dans le fond de la cavité cotyloïde ou dans le bassin, au-dessus du cotyle perforé ; il est retenu par la présence de la tête fémorale qu'il nous faudra enlever en totalité ou en partie.

Vous ferez la résection non pas avec l'ambition de supprimer d'un coup toutes les lésions, c'est impossible, mais avec la pensée plus modeste de supprimer la rétention du pus et d'enlever les séquestres infectés qui peuvent être par eux-mêmes une cause de fièvre.

**A quel moment ferez-vous cette résection ?**

En pareil cas, il faut savoir n'intervenir ni trop tôt, ni trop tard.

*Pas trop tôt*, c'est-à-dire pas avant d'avoir essayé de tous les autres moyens pour faire tomber la fièvre : drainages périarticulaires et drainage au-dessus de l'arcade crurale, et, si cela ne suffit pas, ouverture de l'articulation ou arthrotomie simple.

Car la résection doit rester une opération de nécessité, il ne faut y recourir que lorsqu'on est moralement sûr que sans elle la fièvre ne tombera pas.

*Il ne faut pas cependant intervenir trop tard* : je m'explique.

La fièvre est un danger vital pour le malade, danger à brève échéance si elle va de 39 à 40°, danger à longue échéance si elle oscille autour de 38°. En ces deux cas elle conduit à la dégénérescence viscérale (albumine, gros foie, hypertrophie de la rate, etc.).

Si l'on intervient seulement lorsque se sont déjà produites, avec une certaine intensité, ces dégénérescences viscérales secondaires, suite des résorptions septiques, l'on ne pourra plus « rattraper » le malade et ces lésions viscérales vont dès lors évoluer pour leur propre compte.

Il vaut mieux ne pas attendre qu'il y ait de l'albumine (on analyse l'urine tous les 2 ou 3 jours).

Cependant lorsqu'il n'y a qu'une trace d'albumine, vous pouvez encore intervenir, mais pressez-vous.

Il reste toujours bien entendu que la cause de cette fièvre se trouve dans la hanche et non pas dans une complication viscérale, auquel cas une opération forcément incomplète ne pourrait que donner un coup de fouet à l'affection viscérale et à la fièvre elle-même.

Au cours de l'opération chez ces malades infectés vous userez peu des antiseptiques pour ménager le rein. Vous prescrirez le régime lacté après l'opération (et même avant) dans le même but.

Mais si vous êtes en présence d'un sujet déjà profondément infecté, avec un teint subictérique, une quantité notable d'albumine et un foie débordant les côtes, c'est-à-dire avec tous les signes d'une infection qui a déjà gagné l'organisme entier, en ce cas, il est trop tard, n'opérez pas, vous ne guéririez pas ce malade, vous auriez, en l'opérant, trop de chances de hâter sensiblement sa mort, laissez-le mourir en paix.

Ceci m'amène à vous répéter sous forme de conclusion :

Une fistule de coxalgie est infiniment plus difficile à guérir qu'à éviter.

Pour l'éviter il suffit de ne pas ouvrir les abcès et de ne pas les laisser s'ouvrir....

Rappelez-vous notre aphorisme :

« Ouvrir les tuberculoses (ou les laisser s'ouvrir) c'est ouvrir une porte par laquelle la mort entrera trop souvent. »

### 5° Cas : Les coxalgies qui s'éternisent.

Je veux parler ici de ces vieilles coxalgies [décorées souvent du nom de rhumatismes et qui n'en finissent pas! — Coxalgies sans abcès, avec des douleurs survenant de temps en temps (dues à une carie sèche).

Les malades peuvent aller et venir un peu; ils ont repris presque la vie commune, mais sans cesser de souffrir véritablement de la hanche, et il se trouve même, de temps en temps, que les souffrances deviennent assez vives pour les obliger à interrompre la marche et à se remettre au repos complet pendant quelques jours ou quelques semaines.

Que faire contre ces coxalgies sèches qui s'éternisent depuis six ans, huit ans, dix ans, douze ans? C'est à elles qu'il faudrait souhaiter un abcès, comme nous l'avons dit p. 147.

On ponctionnerait l'abcès, et l'on en serait quitte avec quelques mois de traitement, tandis que, sans abcès, la maladie peut encore se prolonger des années... Mais l'abcès ne veut pas venir! (Ceci n'est pas absolu cependant, il peut en survenir un à un moment donné.)

Voici les trois partis entre lesquels il faut choisir.

*a.* Ou faire des injections intra-articulaires [1]?

#### 1. La méthode des injections intra-articulaires dans la coxalgie.

Lorsque vous aurez lu au chapitre suivant (Traitement des tumeurs blanches) que les injections sont le traitement habituel des tumeurs blanches (où ces injections donnent les mêmes bons résultats que dans les abcès froids), vous vous demanderez pourquoi je n'ai pas tout de suite recommandé ce moyen comme le traitement invariable de la coxalgie qui n'est, en somme, que la tumeur blanche de l'articulation coxo-fémorale?

C'est uniquement parce que cette méthode est plus difficilement applicable à la hanche qu'aux autres jointures.

Cette articulation ne s'y prête pas anatomiquement comme le genou, par exemple. Elle est plus profondément située, la cavité est moins accessible à l'aiguille. Je ne parle pas seulement de l'interstice des surfaces articulaires, qui s'emboîtent trop étroitement pour que l'aiguille puisse aisément pénétrer dans l'interligne, mais encore des culs-de-sac *b.* Ou attendre?

*c.* Ou réséquer la hanche?

1° **Les injections**? Oui, mais il est particulièrement difficile

synoviaux, où il est assez difficile de porter à tous coups le liquide modificateur.

La difficulté est surtout grande dans les coxalgies un peu anciennes où la cavité est effacée par des adhérences, ou du moins très cloisonnée.

C'est pour cela que les injections ne sont pas encore entrées dans la pratique courante pour la coxalgie! Mais comme nous devons le regretter et quel grand bienfait elles apporteraient avec elles! Je n'hésite pas à dire que c'est seulement avec les injections que nous pouvons changer le pronostic de la coxalgie, encore si grave, au point de vue orthopédique, avec les autres traitements.

Je m'explique : la coxalgie ne tue plus ou presque plus, c'est vrai, depuis que les médecins n'ouvrent plus les abcès.

Mais, par contre, cette maladie, malgré les appareils les mieux faits, malgré la correction des déviations, laisse encore beaucoup trop de raccourcissements et trop de boiteries!

Ce qui est dû à ce que la tuberculose raréfie, ramollit les extrémités articulaires de la hanche, tête et plafond cotyloïdien, et par suite prépare l'usure et le raccourcissement qui surviennent, à plus ou moins longue échéance, après une ou plusieurs années. Voyez sur les fig. de la page 139 jusqu'où va l'étendue de cette usure et de cette destruction osseuses.

Or ce n'est pas là un fait isolé — non, c'est le cas de plus des 3/4 des coxalgies prises en bloc; 1° de toutes celles qui s'accompagnent d'abcès, ce qui représente déjà la moitié des coxalgies, et 2° le cas de presque toutes les formes sèches, qui durent au delà de 1 à 2 ans.

Voilà ce qui est à l'heure actuelle, malgré le repos, l'immobilisation, le traitement général, etc.

Si les médecins ne veulent pas faire davantage, il leur faut se résigner à voir plus des 3/4 de leurs coxalgiques voués à un raccourcissement à perpétuité de 3 à 4 centim. en moyenne. Or vous devinez qu'un pareil raccourcissement ne peut pas exister sans une boiterie appréciable.

Ce qu'il faut faire, c'est chercher et trouver le moyen d'arrêter, ou mieux de prévenir le ramollissement et l'usure produits par la fongosité tuberculeuse; le moyen de tuer celle-ci avant qu'elle n'ait « mangé » la tête fémorale et le plafond cotyloïdien. **Ce moyen de tuer la fongosité** ou d'en changer l'évolution, **existe-t-il?** Oui, il en est un, mais un seul, c'est de porter, à son contact, un liquide modificateur. **La preuve est faite** pour les fongosités des abcès froids et des autres tumeurs blanches, qui ne diffèrent pas évidemment des fongosités de la coxalgie.

Puisque dans cette maladie au début (les autopsies de coxalgies commençantes le prouvent) les lésions sont presque toujours localisées à la synoviale et aux surfaces articulaires des os, nous pourrons, par des injections intra-articulaires précoces, atteindre les fongosités avant qu'elles n'aient détruit l'os.

Voici d'ailleurs une observation de tuberculose de la hanche bien démonstrative à cet égard.

d'atteindre tous les points dans ces hanches, malades depuis si. longtemps, où les deux surfaces sont soudées en partie ou en totalité.

Essayez-en cependant. J'ai guéri ainsi quelques malades.

Madeleine J..., sept ans (de Paris), envoyée par mon très distingué collègue le D$^r$ Cunéo, vient à Berck en sept. 1903. La radiographie (fig. 171) montre que la tuberculose a détruit un bon tiers de l'épaisseur du col fémoral en coup d'ongle, et qu'il existe là un séquestre. Ce séquestre a même fait proposer la résection par un chirurgien qui affirme

Fig. 171. — Madeleine J... — Radiographie à l'arrivée.

l'impossibilité de la guérison sans opération, mais les parents ont refusé leur consentement.

Quant à moi, je ne crois pas à la nécessité de la résection pour guérir l'enfant; mais je redoute une destruction complète du col à bref délai par les progrès de la tuberculose qui paraît ici très virulente, étant excessivement douloureuse, ce qui me fait proposer des injections. modificatrices, dont la famille ne veut malheureusement pas. Une demi-année se passe; l'enfant ne va pas mieux. J'insiste de nouveau auprès des parents, leur disant que, s'ils refusent, nous verrons, dans. quelques mois très probablement, le col détruit en entier, la tête séparée de la diaphyse, d'où une infirmité grave et irrémédiable. M. Cunéo insiste de son côté et réussit cette fois à décider les parents.

Nos craintes n'étaient que trop fondées. Une radiographie prise au moment où nous commençons les injections (fig. 172) montre effective- ment que la tuberculose avait détruit près d'un 2$^e$ tiers du col depuis le 1$^{er}$ examen et la 1$^{re}$ radiographie, — et cela malgré le repos, malgré le plâtre et le séjour de Berck.

Si les injections ne peuvent pas vous donner, en ce cas, la

Fig. 172. — La même malade six mois après. Radiographie prise au moment où ont été commencées les injections.

Fig 173. — La même malade, un an après les injections. Il no reste plus d'autre trace de la maladie qu'une perte de substance osseuse au niveau de l'angle supéro-interne du col. — Guérison intégrale avec tous les mouvements.

Je fais une série d'injections de naphtol camphré de la manière dite guérison à tous coups, elles n'auront du moins que des avantages.

2° **Attendre?** Oui, si les injections n'ont pas réussi, attendez — en mettant le malade au repos, tout au moins au repos relatif, ne le laissant marcher qu'avec un plâtre ou un grand celluloïd

page 96, je ramollis les fongosités et obtiens une collection appréciable à la 6ᵉ injection. J'ai ponctionné à partir de ce moment et injecté jusqu'à concurrence de 10 ponctions et de 10 injections suivant notre technique habituelle pour le traitement des abcès tuberculeux (v. p. 95).

Et, chose étrange qui montrait bien que nous avions atteint le point malade de l'os, c'est que par l'aiguille à ponction sont venus à plusieurs reprises de petits grains osseux, débris de séquestre, facilement reconnaissables. Après cette série d'injections qui a duré 7 semaines, compression pendant trois mois. Un an plus tard nous prenons une nouvelle radiographie (fig. 173) : non seulement la destruction du col n'avait pas progressé, mais le col, au contraire, s'était un peu refait et la caverne apparaissait en partie comblée. Et, de plus, le séquestre avait disparu. La malade était guérie. Le col s'est encore consolidé depuis ce moment. Nous venons de voir la malade, 3 ans plus tard ; elle est demeurée parfaitement guérie sans raccourcissement, sans tare fonctionnelle. Songez à l'infirmité qu'elle aurait gardée si nous n'avions pas fait les injections, ou si nous avions attendu davantage!

Cela prouve, et nous avons bien d'autres observations aussi probantes (fig. 174-175), que nos injections sont capables de tuer les fongosités et de sauver les os de la hanche de la raréfaction et de la destruction prochaine.

Voyez-vous maintenant pourquoi je vous conseille de faire d'emblée, dans tous les cas de coxalgie, comme on le fait couramment pour la tumeur blanche du genou, des injections intra-articulaires? et la chose serait même bien plus nécessaire à la hanche, où les os, comme l'expérience le montre, résistent infiniment moins bien qu'au genou au processus destructeur de la tuberculose.

## II. — Indications des injections intra-articulaires précoces.

Parce que nous disons de les faire dans *toutes* les coxalgies, cela ne veut pas dire qu'il n'y a pas telle coxalgie d'essence bénigne où les lésions étant seulement synoviales, et les os à peine « léchés » par la tuberculose, il arrivera fatalement, si l'on ne fait pas d'injection, une destruction osseuse importante.

Non, il y a des exceptions heureuses, déjà signalées, mais le moyen de savoir quels sont les cas qui veulent guérir ainsi sans destruction ultérieure? ce moyen, où est-il? — Il n'est pas de criterium absolu.

Ce seront probablement les coxalgies qui viennent sans douleurs spontanées ni déviations, et où il n'y a pas, aux rayons X, de déformation ni même de raréfaction appréciables des os, coxalgies qui sont en outre soignées dès la 1ʳᵉ heure. Oui, sans doute, mais sachez cependant que rien n'est certain à ce point de vue, que rien ne peut nous donner l'assurance formelle que, pendant que nous réservons nos injections, le processus tuberculeux ne va pas sournoisement et silencieusement raréfier et ramollir les extrémités osseuses.

articulé, en lui faisant de l'extension nocturne, etc., et en reprenant les injections de temps à autre.

Par conséquent, même dans ces cas, et à cause des chances mauvaises trop nombreuses que nous avons contre nous, il faut **faire des injections** : c'est-à dire, au total, dans **tous les cas.**

Fig. 174. — Germaine G..., cinq ans, coxalgie gauche avant les injections. L'articulation était menacée d'une destruction complète et prochaine.

### III. — Quand faut-il faire les injections ?

Nous venons de le dire, **d'emblée** : aussitôt que le diagnostic est établi.

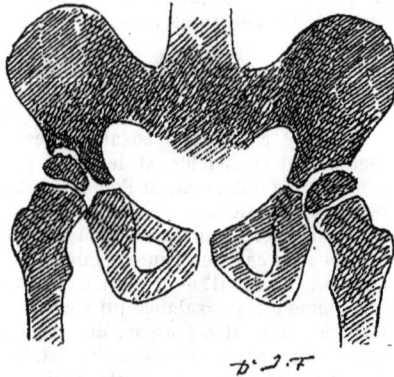

Fig. 175. — La même 18 mois après les injections. On peut voir que, grâce à celles-ci, l'usure n'a pas progressé. La tuberculose a avorté.

**Attendre qu'il y ait des abcès** ou n'intervenir que lorsque la coxalgie dure depuis 1 à 2 ans **est une erreur**, car, alors, il est **trop tard.**

3° **Réséquer?** Il n'y a pas d'indications assez pressantes, assez graves pour en venir à une grande opération qui comporte, quoi

Et en effet, dans les coxalgies durant depuis 1 à 2 ans, la raréfaction des os est déjà trop marquée, presque toujours, pour qu'on puisse les sauver de l'usure. Et même, lorsque le coxalgique vient avant l'abcès, avec déjà une déviation notable de plus de 20° ou des douleurs vives

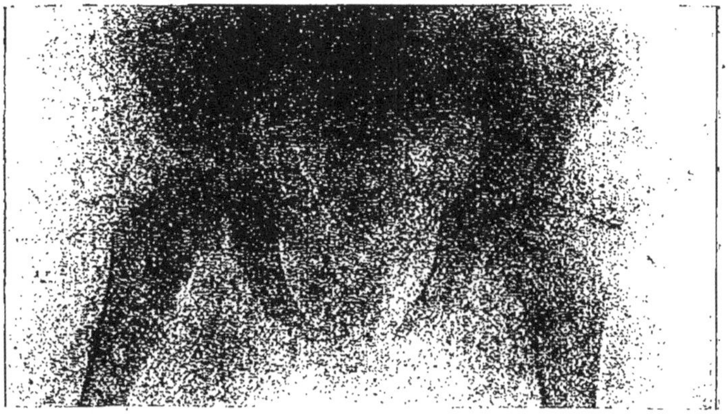

Fig. 176. — Radiographie *in vivo* après introduction de l'aiguille : la pointe se trouve juste dans l'interligne. Ceci prouve qu'on peut bien pénétrer dans l'interligne (mais c'est chanceux et difficile).

il se peut qu'il soit trop tard, non pas toujours, ni même habituellement, mais dans quelques cas.

Le principe est de faire les injections avant que les os soient, je ne dis pas détruits, mais simplement ramollis.

Est-ce à dire qu'on n'en fera pas pour les coxalgies déjà anciennes? Non, l'on en fera aussi, car, avec les injections, si l'on ne peut plus empêcher complètement la destruction (l'os étant déjà trop raréfié et ramolli), on peut encore la limiter quelque peu puisqu'elle met 3, 4 et 5 ans et plus à atteindre sa mesure définitive.

## IV. — Technique des injections intra-articulaires de la hanche.

Et, d'abord, l'on conduira ce traitement dans la coxalgie comme dans la tumeur blanche du genou.

Vous trouverez au chapitre suivant (*Tumeurs blanches*, p. 259), ce qui regarde l'instrumentation, les liquides à employer, le nombre des injections, l'intervalle des injections, et vous devez *lire ce chapitre en entier avant de faire les injections dans la hanche.*

### Les points d'accès de l'articulation de la hanche.

Pour pénétrer dans la cavité, le point d'élection se trouve *en avant.*

qu'on fasse, trop de chances de laisser une fistule, par conséquent d'aggraver la situation du malade au lieu de l'améliorer;

Explorez la hanche saine, vous pouvez sentir au-dessous de l'arcade
crurale, entre le couturier et l'artère, la tête du fémur rouler sous
votre doigt lorsque vous imprimez au genou des mouvements de rotation
(voir fig. 176 et suivantes).

En avant, la partie cartilagineuse de la tête est perceptible *directement*

Fig. 176 *bis*. — Dissection de la région inguinale pour montrer la zone accessible
de la cavité articulaire : cette zone s'étend à toute la face antérieure du col. —
AA', horizontale passant par les épines pubiennes ; — B, face antérieure du col.
— C, artère fémorale ; — D, Psoas. — E, Couturier. — F, Droit antérieur (B
est le point d'élection pour les injections).

(c'est-à-dire est extra-cotyloïdienne) sur une hauteur de 1 cent. 1/2
chez l'enfant et de 2 cent. 1/2 chez l'adulte, et il nous faut compter,
en plus, le cul-de-sac que fait au-dessous de ce point la synoviale articulaire. Cette zone est aussi large que haute. Nous avons là, par conséquent, une place très suffisante pour les injections.

Pour atteindre la cavité dans cette zone, nous n'avons à traverser que
la peau et une lame musculaire assez mince du psoas iliaque.

Il est facile d'éviter les vaisseaux (artère et veine) qui sont loin en
dedans, comme le montre la figure 176 *bis*.

Le nerf crural, lui, est plus près. Mais on l'évite aussi très aisément,
car il est presque collé à l'artère, d'ailleurs la piqûre du nerf n'aurait
guère d'inconvénients.

Mais il est nécessaire d'entrer dans quelques détails.

Nous avons fait plus de 100 expérimentations cadavériques (injections
suivies de dissections de contrôle) et de nombreuses radiographies *in*

une fistule! songez que, si elle s'infecte, elle peut le conduire à la mort, tandis que ses douleurs actuelles ne l'empêchent pas, après tout, de mener une existence presque normale.

vivo chez nos coxalgiques, après injections d'iodoforme (voir fig. 177)

Fig. 177. — Radiographie prise in vivo chez un de nos coxalgiques, après injection d'huile iodoformée dans la synoviale : on distingue l'image de la capsule distendue par le liquide. C'est la preuve qu'on pénètre bien dans la cavité.

pour établir d'une manière précise la technique des injections. Voici les conclusions pratiques de ces recherches.

Vous ne devez pas faire les injections dans l'interligne articulaire qui est non pas impossible (voir fig. 176) mais cependant assez difficile à atteindre. Vous ne les ferez pas non plus au niveau de la partie cartilagineuse de la tête, car la capsule étant à ce niveau collée exactement sur l'os, le liquide pénétrerait difficilement dans leur interstice.

Vous ferez les injections dans le cul-de-sac synovial inférieur au niveau de la face antérieure du col; ce cul-de-sac possède une certaine laxité qui rend relativement facile la pénétration du liquide.

Voici les points de repère que vous suivrez (v. fig. 178 et 178 bis).

Sur un enfant de 10 ans, on pique la peau (au point B de la fig. 176 bis)

La question ne se pose que si vous êtes chirurgien, très sûr
de vous et si le malade, éclairé sur ce qui peut advenir, vous
supplie néanmoins d'en finir.

*à 2 cent. 1/2 au-dessous de l'horizontale passant par l'épine du pubis, et à
1 cent. 1/2 en dehors de la fémorale* (qu'on sent battre). Chez l'adulte on
prend 3 cent. et 2 cent. (voir fig. 178 et 178 *bis*).
On pique droit d'avant en arrière. On doit enfoncer l'aiguille à une

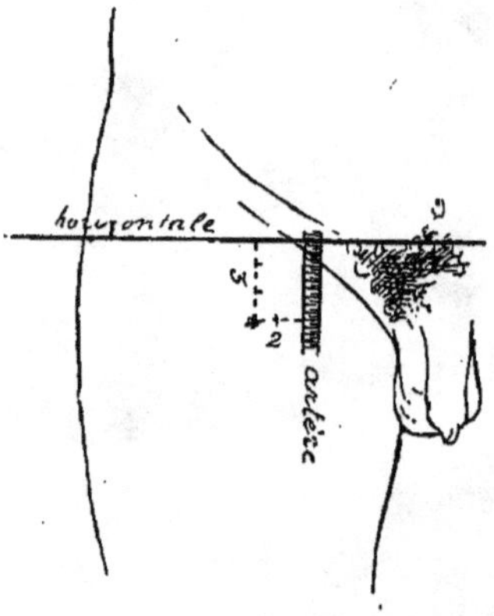

Fig. 178. — Chez l'adulte, on pique à
3 cm. au-dessous de l'horizontale
passant par les épines pubiennes et
à 2 cm. en dehors de l'artère.

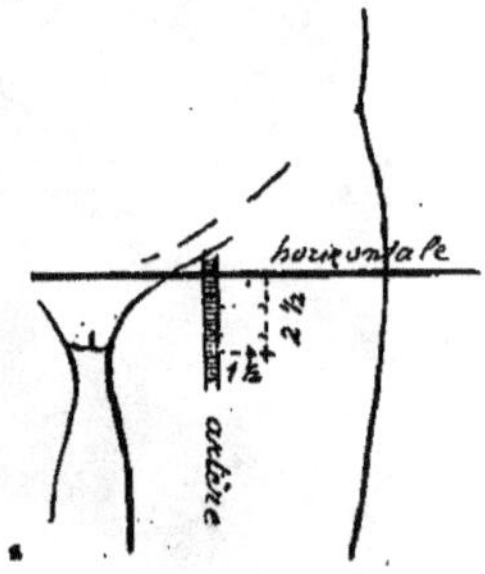

Fig. 178 *bis*. — Chez une enfant de 9
à 12 ans, à 2 cm. 1/2 au-dessous de
l'horizontale et à 1 cm. 1/2 en dehors
de l'artère.

profondeur de 3 à 4 cent. chez l'enfant et de 5 à 6 cent. chez l'adulte de
moyen embonpoint.
D'ailleurs on va jusqu'à ce qu'on soit arrêté par le plan osseux (face
antérieure du col) dont la résistance est caractéristique. On sera toujours
arrêté par l'os si l'on a piqué à la bonne place.
On peut laisser la cuisse dans l'extension et pénétrer ainsi dans la
cavité (fig. 179).
Mais on facilite sensiblement la pénétration du liquide, comme nous
l'a montré M. Farabeuf, en mettant la jambe dans une flexion de 25 à 30°
avec abduction et rotation externe de 15 à 20° (fig. 180).
Vous comprenez que, par cette légère flexion de la cuisse, *toujours
possible au début de la coxalgie*, la capsule antérieure se relâche, se
détache de l'os et vient ainsi s'embrocher d'elle-même sur l'aiguille et
s'engainer (voir fig. 181 et 181 *bis*).
L'injection poussée, vous mettez un tampon et laissez retomber la
cuisse lentement. Et l'on applique ensuite un pansement légèrement
compressif.

Et même alors, faites-le attendre, obligez-le à réfléchir encore
6 mois ou 1 an avant de vous « exécuter ». S'il insiste toujours,

### V. — Conclusions.

Voici maintenant le schéma du traitement que vous devriez faire dans
toutes les coxalgies au début.

Fig. 179. — Les points de repère sont tracés au crayon dermographique : la
cuisse étant en extension, le trocart est enfoncé jusqu'à ce que sa pointe soit
au contact de l'os.

Le diagnostic établi, vous mettez le sujet au repos, dans l'extension

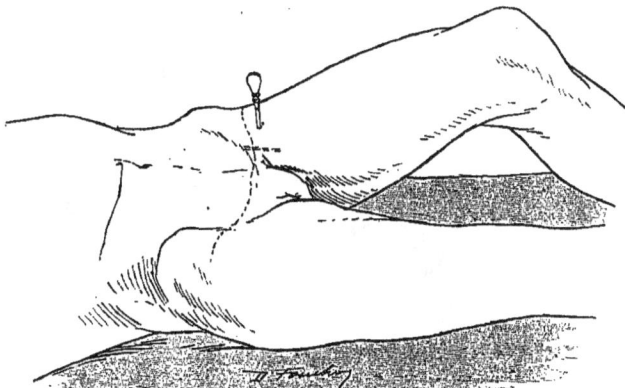

Fig. 180. — Le fémur est ensuite mis en flexion à 30° environ : pendant ce mouvement, veiller à ce que la pointe du trocart ne quitte pas le contact de l'os.

continue ou dans un plâtre, suivant qu'il s'agit d'un enfant de la ville
ou d'un enfant de l'hôpital.

CALOT. — Orthopédie indispensable.                    11

vous pouvez l'opérer; mais j'estime que cette obligation ne se
présentera pas 1 fois sur 10. Si vous le réséquez, vous cher-

Si vous vous servez de l'appareil plâtré, vous le ferez bivalve (fig. 182)
de manière à pouvoir l'enlever aisément à chaque nouvelle injection

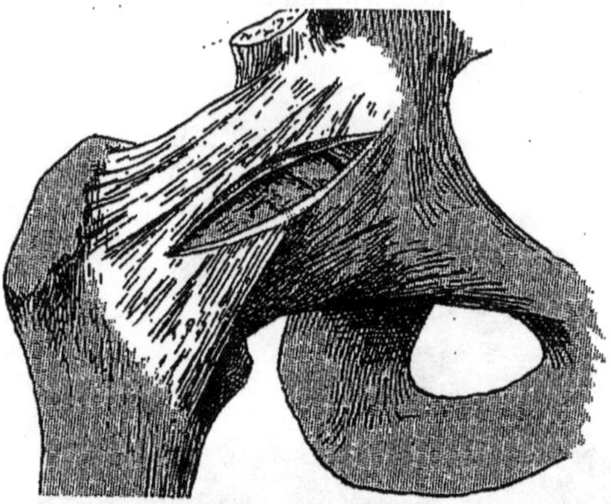

Fig. 181. — L'incision permet de voir que, dans la position d'extension de la cuisse,
la capsule est plaquée sur la tête et le col.

pour donner à la cuisse, chaque fois, la légère flexion voulue (fig. 180).
Vous commencez ces injections après 2 ou 3 jours de repos.

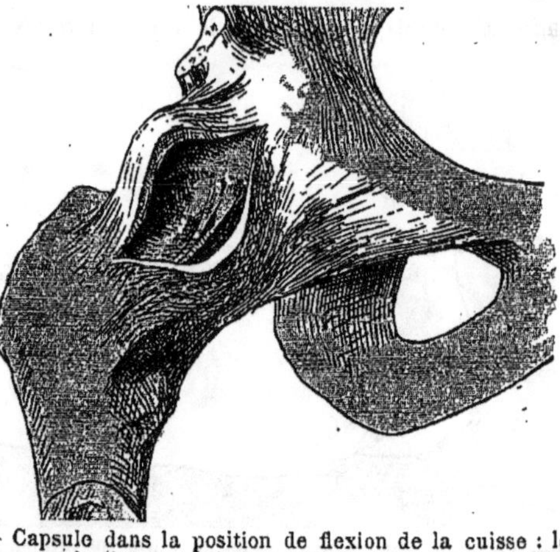

Fig. 181 *bis.* — Capsule dans la position de flexion de la cuisse : les lèvres de
l'incision s'écartent largement, laissant voir l'espace réel qui existe entre le
manchon capsulaire et l'os.

Vous injectez, avons-nous dit, les mêmes liquides aux mêmes doses et
aux mêmes intervalles que s'il s'agissait d'une tumeur blanche du

cherez, bien entendu, la réunion par première intention (voir, page 229, la technique dans ce cas spécial).

genou ou d'un abcès froid vulgaire (voir page 96). Servez-vous d'une aiguille (n° 2) à biseau court, comme celui d'une aiguille à rachi-cocaïnisation, et injectez ici de l'huile créosotée iodoformée (4 à 10 gr.), plutôt que du naphtol camphré glycériné.

Les 9 ou 10 injections nécessaires vous ont pris 2 mois, après quoi

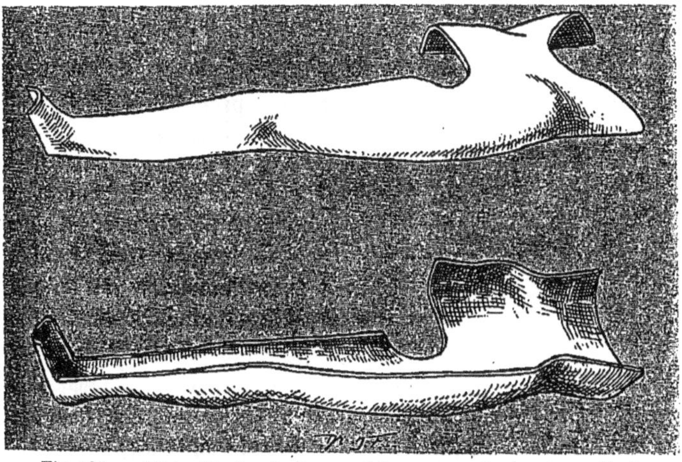

Fig. 182. — Plâtre bivalve (valves maintenues par des bandes molles).

vous faites, pendant 3 mois, une compression ouatée de la région arti-culaire (avec toujours l'extension continue ou le plâtre).

Cette période écoulée, supprimez le plâtre, mais attendez encore 4 ou 5 mois avant de lever le malade. A ce moment, il est guéri.

Ainsi la guérison sera obtenue en une dizaine de mois à partir du début du traitement (10 à 12 mois, au lieu de 3 à 4 ans [!] que demande le traitement ordinaire sans injection).

**Avec les injections** articulaires précoces, la **durée** de la coxalgie sera donc **réduite des deux tiers**; mais surtout la guérison sans destruction osseuse, sans raccourcissement et sans boiterie, — **la guérison inté-grale** — sera la règle, tandis qu'avec tous les autres **traitements** elle est l'**infime exception**.

Et ainsi l'histoire du traitement de la coxalgie pourrait s'écrire en 3 lignes :

**1re période**, celle ou *l'on ouvrait les abcès* : on mourait de la coxalgie.

**2e période**, celle ou *l'on ponctionne les abcès* : on finit par guérir de la coxalgie, mais au prix d'une infirmité.

**3e période**, celle des *injections intra-articulaires précoces* : on guérit de la coxalgie; on guérit vite et l'on guérit sans boiterie et sans tare.

(Voir in *Journal des Praticiens*, 14 mars 1908 : *Traitement de la coxalgie*, con-férence faite à l'hôpital Beaujon [service du prof. Robin] par le D$^r$ Calot).

6ᵉ Cas : Les coxalgies « guéries », mais avec une tare (raccourcissement, ankylose, luxation).

Je veux parler ici de ces coxalgies guéries depuis une ou plusieurs années ou paraissant guéries, qui vous viennent ou vous reviennent pour une tare fonctionnelle (fig. 183 et 184).

Les parents se plaignent de ce que l'enfant boite plus ou moins « bas », de ce que la jambe s'est raccourcie et paraît se raccourcir encore, de ce que le dos se contourne en même temps que les reins se creusent, ou bien simplement de ce que la hanche est raide, d'où la difficulté de s'asseoir et de se chausser.

Ils viennent vous demander si l'on peut effacer ces tares fonctionnelles ou tout au moins les empêcher de s'aggraver.

Votre réponse devra s'inspirer des deux principes suivants :

1° S'il s'agit **simplement de raideur de la hanche, il ne faut rien faire.**

2° S'il s'agit de boiterie et de raccourcissement ou de déformation dorsale, l'on peut et l'on doit **effacer la part qui revient à la déviation** de la hanche (dans cette boiterie et ce raccourcissement).

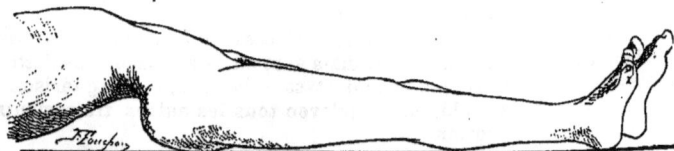

Fig. 183. — Ankylose vicieuse, flexion, adduction et rotation interne.

Fig. 184. — Ankylose vicieuse ; ensellure très forte.

La déviation effacée, on ne recherchera pas la mobilité, mais on va refaire une ankylose en bonne attitude.

Je m'explique sur les deux règles que nous venons de poser.

1° Vous n'interviendrez pas pour « dessouder » la hanche enraidie.

En effet : ou bien il s'agit de coxalgie sans raccourcissement (voir plus haut les coxalgies du 1ᵉʳ cas), et dans ce cas vous n'y toucherez pas en vertu du *primo non nocere*; car, non seulement, vous n'auriez pas plus d'une chance sur dix de rétablir les mouvements, mais vous risqueriez beaucoup trop, en intervenant, *d'aggraver* la situation du malade.

Ou bien il s'agit de coxalgie avec raccourcissement (voir plus haut coxalgies des 2ᵉ, 3ᵉ, 4ᵉ cas), et alors ce serait un très mauvais service à rendre au malade que de mobiliser sa hanche (en admettant que l'on y puisse réussir sans danger pour lui). — En effet, ces malades marcheraient moins bien après qu'avant. Il y a intérêt pour eux à avoir la hanche raide ; cela est si vrai, qu'il vous faudra, pour les coxalgiques à hanche mobile qui boitent beaucoup, chercher à enraidir l'articulation pour atténuer cette boiterie (l'on y arrive par des appareils inamovibles longtemps portés).

2° Principe : dans le raccourcissement ou la boiterie, on effacera la part qui revient à la déviation. Mais cette part, quelle est-elle? C'est ce que nous allons déterminer.

### A. — Du raccourcissement.
### Ses causes ou facteurs.

Les grands raccourcissements sont dus à deux facteurs principaux :

1° Une *déviation de la hanche*.

2° L'*usure* des *extrémités osseuses* malades et l'atrophie du squelette du membre entier.

Contre le 1ᵉʳ facteur de raccourcissement, nous pouvons tout.

Contre le 2ᵉ, nous ne pouvons rien. Nous ne pouvons que le masquer en faisant porter une chaussure à talonnette.

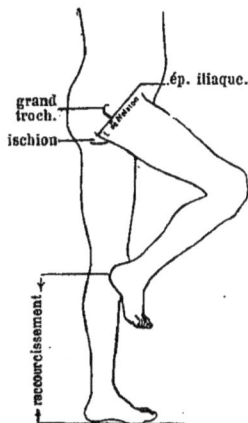

Fig. 185. — Pour avoir en entier le raccourcissement fonctionnel, on doit effacer l'ensellure lombaire et remettre les deux épines iliaques au même niveau : ce qu'on fait ainsi sur le sujet debout. Le raccourcissement est égal à la distance qui sépare les deux talons.

Manière d'établir le raccourcissement total et la part
qui revient à la déviation (fig. 185 à 192).

Pour amener son pied malade le plus près possible de l'autre,
le sujet a creusé et déformé son dos.

**Par cet artifice, il aura moins de raccourcissement appa-**

Fig. 186. — Ici le raccourcissement est mesuré sur le sujet couché. Pour faire
disparaître l'ensellure, on a été obligé de donner au genou ce degré accusé
de flexion. Le raccourcissement total est égal à la distance des deux talons.

rent et peut-être moins de boiterie ; mais il aura en plus une
déformation dorsale disgracieuse, qui ne vaut pas mieux qu'un

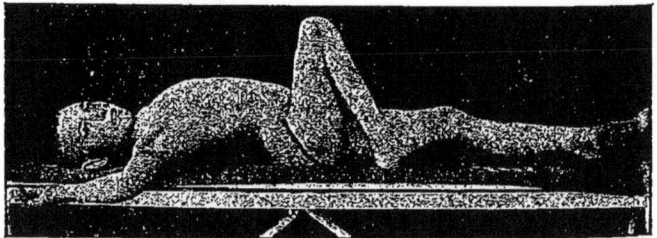

Fig. 187. — Déviation invraisemblable. Le sujet marche en s'appuyant sur les
mains. Le raccourcissement égale la distance des talons et la dépasse même,
car on peut voir que l'ensellure n'est pas entièrement supprimée et qu'on aurait dû, pour la supprimer, remonter encore davantage le genou.

degré de plus de boiterie, surtout s'il s'agit d'une jeune fille.
**Pour démasquer le raccourcissement vrai**, le raccourcissement total du membre inférieur, vous devez **commencer par**

mettre le dos bien droit, et, pour cela, vous allez fléchir et porter en dedans la cuisse malade jusqu'à ce que l'ensellure lombaire soit effacée, jusqu'à ce que les reins « touchent » sur la table et jusqu'à ce que les deux épines iliaques supérieures

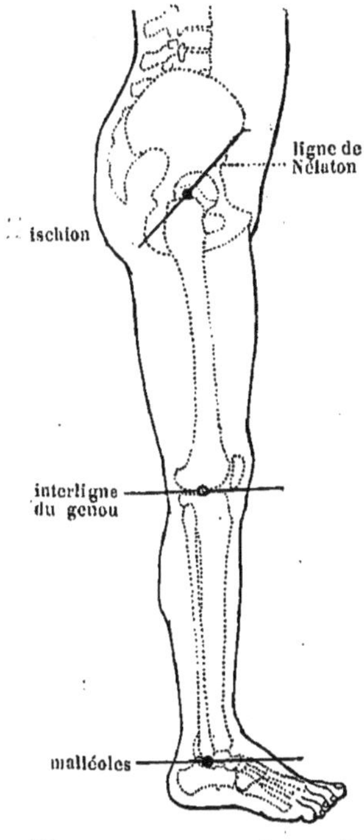

Fig. 188. — Mensuration du mombro. — Prendre du milieu de la ligne de Nélaton au bord externe de la plante du pied (en passant par la pointe de la malléole externe).

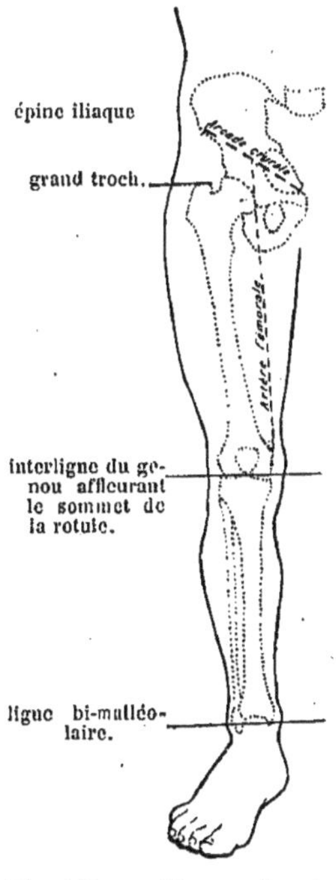

Fig. 189. — Mensuration de face. (Comparer les mesures obtenues sur les 2 membres.)

soient placées au même niveau (sur la même perpendiculaire à l'axe médian du corps).

Cela fait, on ramène le talon malade contre le mollet sain, et on mesure de ce point de contact jusqu'au talon sain (voir fig. 186 et 187) ; cette distance vous donne le raccourcissement total [1].

1. Ainsi mesuré, on l'appelle quelquefois le raccourcissement fonctionnel par opposition au raccourcissement réel qui serait « le manque d'étoffe » des os en longueur ; cette distinction est une erreur ou tout au

**Comment faire la part** de chacun des 2 facteurs : déviation et usure du squelette du membre malade?

C'est facile.

Mesurez la longueur du membre malade en partant du milieu de la ligne de Nélaton (je dis de la ligne de Nélaton et non pas du bord supérieur du trochanter remonté) ; mesurez de cette ligne jusqu'à la partie externe de la plante du pied (fig. 188). Mesurez également du côté sain, de la ligne de Nélaton à la plante du pied.

Faites la différence entre les deux côtés.

*a.* **Usure du squelette.** — Cette différence entre les 2 côtés

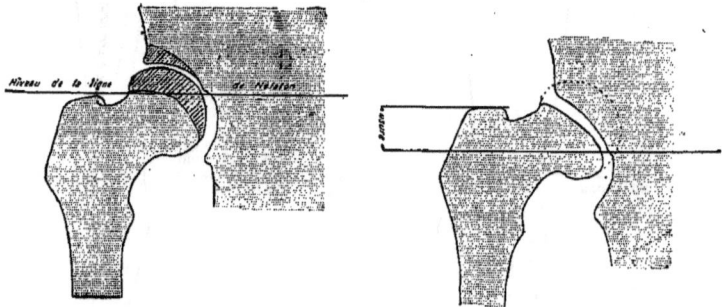

Fig. 190-191. — Manière de mesurer la part qui revient à l'usure des os : — l'usure est égale à la distance qui sépare les deux horizontales (trochanter et milieu de la ligne de Nélaton).

représente la part de ce facteur qui comprend lui-même l'usure des extrémités articulaires et l'atrophie du squelette du membre entier. L'usure des extrémités seule est égale à la distance du bord supérieur du trochanter au-dessus du milieu de la ligne de Nélaton (voir fig. 190 et 191).

*b.* **Déviation.** — *Le reste* du raccourcissement total sera *la part de la déviation.*

Supposons que le raccourcissement total soit de 15 centimètres

moins demande une explication; ce raccourcissement fonctionnel, qui est par exemple de 15 centimètres, est bien le raccourcissement réel, dans ce sens que le malade *boite réellement* comme s'il avait un raccourcissement de 15 centimètres, et, si l'on n'y remédie pas, le malade restera aussi amoindri toute sa vie que s'il manquait *réellement* à sa jambe 15 centimètres de longueur.

(ce qui est fréquent) et que vous ayez trouvé, en mesurant comme nous venons de dire, une différence de 3 centimètres entre les deux membres inférieurs. A la déviation reviendront, dans ce cas, 15 cm. moins 3, soit 12 centimètres.

Et vous pourrez promettre aux parents d'effacer, par votre traitement, ces 12 centimètres, soit les 4/5 du raccourcissement.

Au lieu des 15 cm. actuels, leur direz-vous, il ne restera plus

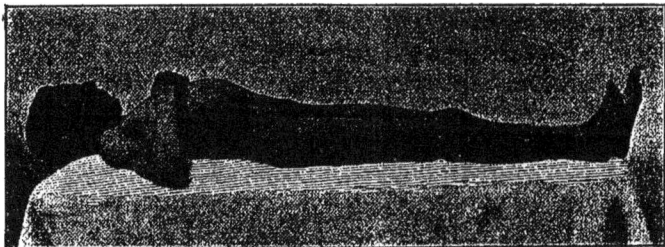

Fig. 192. — Évaluation de l'usure et de l'atrophie en longueur des os. Ce petit fer à cheval indique le contour du trochanter; la distance du trochanter à la ligne de Nélaton indique l'usure. Du trochanter à la pointe de la rotule (interligne du genou) et de cet interligne à la malléole externe, on a la mesure de la longueur des os; comparer avec le côté sain (mêmes repères).

à votre enfant que 3 cm. de raccourcissement. Or, avec 3 centimètres seulement et une hanche solidement fixée en bonne attitude, on ne boite pas d'une manière bien sensible.

**Les raisons d'intervenir contre le raccourcissement.**

Dans quel cas sera-t-il bon d'intervenir? — A quel moment? Et comment?

1° Nous avons dit qu'on peut tout contre la déviation.

Est-ce une raison pour soumettre l'enfant à une intervention chaque fois qu'il y aura déviation?

*Non. Encore faut-il que cela en vaille la peine.* Ainsi je vous conseille de ne rien faire, ou de n'user que de petits moyens : tractions nocturnes, poids sur les fesses, etc. (voir fig. 629 et 634), dans les cas où il y a moins de 4 à 5 centimètres imputables à la déviation, si, par ailleurs, celle-ci n'augmente pas (pour vous en assurer, faites des mensurations exactes tous les 3 ou 6 mois).

Par contre, il faudra intervenir chaque fois qu'il revient au moins 5 à 6 centimètres à la déviation, surtout si celle-ci augmente.

Or il est très fréquent qu'il lui revienne plus de 5 ou 6 et même de 10 centim. et qu'elle ait une certaine tendance à augmenter.

Comment intervenir, c'est-à-dire **par quel procédé?** Cela dépend du degré d'enraidissement de la hanche et de la variété d'ankylose : *complète*, osseuse; ou bien *incomplète*, fibreuse.

L'examen direct, en vous révélant des mouvements très nets, permet de faire aisément ce diagnostic, dans la plupart des cas.

Dans les cas douteux, lorsque vous ne percevrez pas la mobilité nette du fémur (après avoir immobilisé le bassin), recourez aux rayons X qui vous montreront une continuité entre les deux os. — A défaut de radiographie, donnez quelques gouttes de chloroforme pour faire un examen rapide de cette hanche, et décider s'il y a ou non des mouvements. Je puis vous dire d'avance que vous trouverez **presque toujours**, dans la coxalgie vraie, **quelques mouvements**, même dans les cas étiquetés « ankylose complète de la hanche ».

### B. — Les ankyloses dans la coxalgie.

1er cas (fréquent). — *Ankylose incomplète.*

Vous avez perçu (avec ou sans chloroforme) des **mouvements** très nets; vous ferez le **redressement simple** (sans ténotomie si vous n'êtes pas chirurgien, — avec ou sans ténotomie si vous êtes chirurgien).

2° cas (rare). — *Ankylose complète.*

Il **n'y a pas**, même sous chloroforme, de **mouvements** nets; n'insistez pas, car, en insistant pendant 10 minutes, vous pourriez en provoquer, le plus souvent, parce que vous arriveriez à séparer les deux extrémités articulaires soudées; mais vous causeriez aussi un assez grand traumatisme, ne le faites pas; il vaut mieux *considérer cliniquement comme des ankyloses complètes ces cas où il n'y a pas immédiatement, sous chloroforme, de mobilité nettement appréciable.*

Pour ces cas, vous ferez une **ostéotomie (linéaire et sous-cutanée)** sus-trochantérienne, ou bien inter-trochantérienne pour vous éloigner un peu davantage de l'ancien foyer.

Je ne veux pas vous laisser ignorer que des chirurgiens préfèrent, même pour les ankyloses incomplètes, l'ostéotomie au redressement simple parce que, disent-ils, le redressement portant sur le siège de l'ancien foyer tuberculeux doit prédisposer à un réveil de la tuberculose bien plus que l'ostéotomie qui porte sur un point éloigné de ce foyer?

Cette objection n'a guère qu'une valeur théorique, surtout si l'on ne fait le redressement que lorsque la tuberculose est bien guérie et que le malade est en bon état général, fallût-il attendre encore un an ou deux pour cela.

Avec un redressement fait à ce moment, méthodiquement, en deux fois si vous voulez, vous ne courrez pas plus de risques appréciables qu'avec l'ostéotomie de réveiller la tuberculose.

Et par ailleurs le *redressement* non sanglant reste, tout compte fait, *plus sûrement bénin que l'ostéotomie.*

Avec le redressement, vous n'aurez pas de complications opératoires, tandis que vous pouvez à la rigueur en avoir avec l'ostéotomie : infection immédiate de la petite plaie; ou bien infection secondaire de l'hématome périosseux.

C'est pour cela que je n'hésite pas à vous recommander, à vous médecins non spécialistes, le *redressement plutôt que l'ostéotomie* pour tous les cas où persistent quelques mouvements.

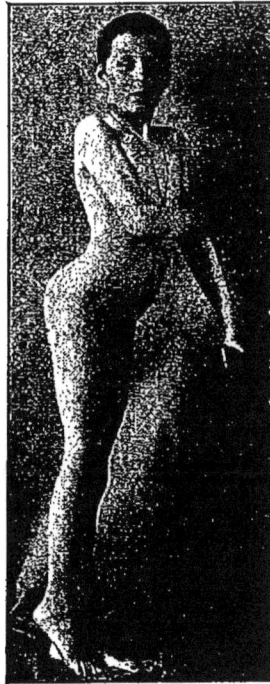

Fig. 193. — Luxation.

## C. — Luxation du fémur dans la coxalgie.

Nous devons parler ici des luxations *complètes* du fémur, qu'il faut se garder de confondre avec un simple chevauchement de la tête dans le cotyle agrandi par l'usure de l'os; chevauchement aussi fréquent que la luxation est rare (fig. 193 et fig. 264, p. 223).

Vous ne verrez sans doute jamais de luxations *au début* de la coxalgie (j'en ai vu 1 seul cas depuis 17 ans) et, si vous en voyez, vous les réduirez sous chloroforme par les manœuvres qu'on fait pour la luxation congénitale de la hanche (voir p. 480).

Mais vous aurez occasion de voir des luxations *à la suite* de coxalgie malgré que ce déboîtement complet, comme dernier terme de la maladie, soit exceptionnel si celle-ci a été soignée.

Le diagnostic en est facile à établir par la radiographie. En l'absence des rayons X, il est très délicat, si ce n'est toutefois dans les cas où, par la palpation, l'on peut sentir nettement la tête fémorale dans la fesse; mais ceci est rare, parce que les tissus environnants sont sclérosés et surtout parce que la tête fémorale et même le col sont plus ou moins rongés ou détruits dans ces variétés de coxalgies.

Pour faire le diagnostic en ces cas, on peut admettre, en règle générale, que si le trochanter est à plus de 4 centimètres au-dessus de la ligne de Nélaton, c'est qu'il s'agit d'une véritable luxation du fémur; au-dessous de 4 centimètres, il s'agit plutôt d'un simple chevauchement de la tête dans le cotyle sans que la tête ait abandonné le cotyle agrandi.

Le **traitement des luxations** pathologiques du fémur est **très difficile,** mais l'on n'est pas complètement désarmé, loin de là. Sans compter que l'on peut toujours corriger la flexion et l'adduction qui accompagnent généralement le déboîtement, on peut encore arriver à corriger celui-ci, soit en réduisant la tête, si elle est assez bien conservée, ce qui est très rare, soit, lorsque la tête est détruite, en appuyant dans le fond du cotyle l'extrémité supérieure du trochanter toujours conservé (voir p. 221).

## COXALGIE ASSOCIÉE A D'AUTRES TUBERCULOSES

### *a.* Coxalgie double.

La *coxalgie double* est rare; heureusement, car elle est très grave au point de vue orthopédique.

La coxalgie double ne serait pas si redoutable si le sujet venu dès la 1re heure était traité par les injections articulaires précoces; — mais ce n'est presque jamais le cas, et alors la maladie s'aggrave rapidement; la bilatéralité de la coxalgie montre déjà qu'il s'agit d'une tuberculose sérieuse, et cette tuberculose sérieuse ne reste pas au 1er degré, ni de l'un ni de l'autre côté. Il survient presque toujours des déviations ou des abcès (voir 2e et 3e cas).

Et dès lors, nous sommes « enfermés dans ce dilemme » : ou bien ne pas immobiliser sévèrement les jambes, auquel cas la déviation va progresser, ou bien mettre un grand plâtre et alors il restera une double ankylose. Or, si l'ankylose *d'une seule* hanche n'empêche pas le malade de bien marcher, l'ankylose *bilatérale* est désastreuse pour la marche, pour s'asseoir ou se baisser, en un mot pour les fonctions naturelles et physiologiques, etc.

Vous voyez que, quoiqu'on fasse, le pronostic orthopédique de la coxalgie double reste mauvais. De plus les abcès sont plus fréquents, plus graves, plus sujets à s'ouvrir ici que dans la coxalgie simple; et l'on voit plus souvent persister une fistule dont vous savez les conséquences fâcheuses.

**Quelle est la conduite à tenir?**

Lorsqu'on a la chance de voir les deux coxalgies tout au début, ne rien négliger pour faire avorter la tuberculose (par les injections intra-articulaires).

Comme **traitement orthopédique** : le repos sur un cadre avec une extension continue bien surveillée. Et, d'une manière générale d'ailleurs, **préférer cette extension au plâtre** parce que l'extension sauvegarde mieux la mobilité de la jointure.

S'il existe des rotations du membre en dehors ou en dedans, combattez-les par les moyens indiqués p. 517, fig. 629 et suivantes.

Mais l'extension ne suffit pas toujours à empêcher les déviations de se produire ou à calmer les douleurs très vives. Force sera bien alors de recourir au plâtre, pour quelque temps. Mais revenez à l'extension aussitôt que possible.

Que faire contre les déviations et les raideurs déjà produites?

Si la déviation et la raideur ne sont presque rien, se garder d'y toucher.

Si la déviation est très marquée (plus de 30°), la corriger doucement, maintenir avec un plâtre pendant 2 mois, puis continuer avec l'extension continue.

Dans les cas de raideurs, si elles existent en même temps

qu'une mauvaise attitude, corrigez celle-ci (vous savez comment) **sans vous occuper de recouvrer la mobilité.**

Si les hanches sont raides mais en bonne attitude, vous n'y toucherez pas : non pas qu'il n'existe pas *d'opérations proposées* pour mobiliser ces jointures, *il y en a trop!*

Vous n'en ferez aucune, parce que, avec la meilleure, vous auriez au moins 9 chances sur 10 de faire plus de mal que de bien.

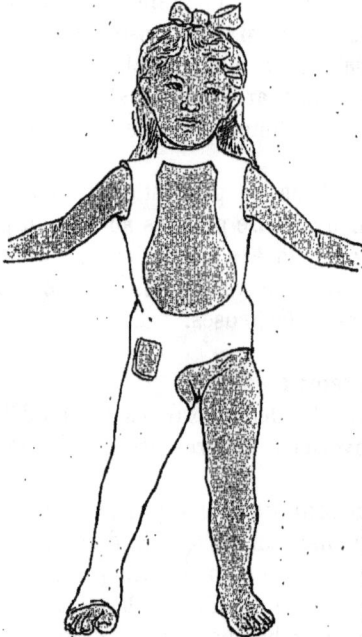

### *b.* Coxalgie avec mal de Pott (fig. 194).

Le pronostic est fâcheux pour la régularité de la marche surtout lorsque le mal de Pott siège à la partie inférieure de la colonne vertébrale : ce qui se comprend, car le mal de Pott donnant une ankylose du rachis lombaire et la coxalgie laissant assez souvent une hanche raide, l'enfant sera bien « empoté » avec cette double ankylose.

*Le traitement.* — On embrasse dans un plâtre unique le tronc et la totalité du membre inférieur.

Fig. 194. — Coxalgie et mal de Pott dorsal moyen. — Le plâtre porte une fenêtre dorsale pour la compression de la gibbosité, et une fenêtre pré-inguinale pour les injections articulaires (ou pour le traitement d'un abcès à la hanche).

Si ce grand plâtre est mal toléré, enlevez sa partie jambière, et occupez-vous d'abord et surtout de guérir le mal de Pott par le traitement ordinaire (voir Mal de Pott); pour la coxalgie faites simplement de l'extension continue (en même temps que des injections articulaires). Ensuite lorsque le mal de Pott sera guéri, vous compléterez, s'il y a lieu, la correction de la hanche.

### c. Coxalgie avec tumeur blanche du genou du même côté.

On traite en même temps les deux maladies en faisant soit de l'extension, soit un « grand » plâtre bivalve, et l'on cherche à sauver le plus qu'on peut des mouvements (injections précoces).

d. **Coxalgie coexistant avec des bacilloses multiples,** voir, p. 667, le chapitre « *Des tuberculoses multiples* ».

## II. — 2° PARTIE DU TRAITEMENT DE LA COXALGIE OU LA TECHNIQUE PROPREMENT DITE

La technique du traitement de la coxalgie comprend :

1° La manière d'assurer le repos de la hanche dans la position couchée, sur un cadre ;

2° L'extension continue ;

3° L'appareil plâtré ;

4° Le redressement de la hanche (redressement simple ou avec ténotomie ou ostéotomie ;

5° Le traitement des abcès de la coxalgie ;

6° Le drainage et la résection de la hanche.

### 1° Le repos sur un cadre.

N'est-il pas oiseux de consacrer un chapitre à la manière d'assurer le repos de la hanche dans la position couchée?

Je ne le crois pas.

Il suffit, semble-t-il, de placer le malade sur un lit.

Oui, sans doute, si le matelas est dur, régulier, bien plat; et si ce lit peut être facilement transporté au dehors, pour permettre à l'enfant de passer toute la journée au grand air.

Il est plus pratique de placer le sujet sur une planche ordinaire bien rembourrée et mobilisable; ou, mieux encore, sur un **cadre en bois,** que voici, **matelassé de crin,** portant de chaque côté des arrêts pour des sangles destinées à brider le corps; ces sangles sont fixées d'un côté et se bouclent de l'autre (fig. 195).

Aux deux extrémités de la planche ou du cadre sont deux anses servant de poignées pour porter l'enfant au grand air, soit dans un jardin, sur deux chaises, soit dans une voiturette de

promenade: Cette planche ou ce cadre matelassés peuvent se
fabriquer partout. Votre menuisier ou votre tapissier ordinaire
vous les construiront.

Ces moyens très simples sont bons. Mais, pour les cas où il

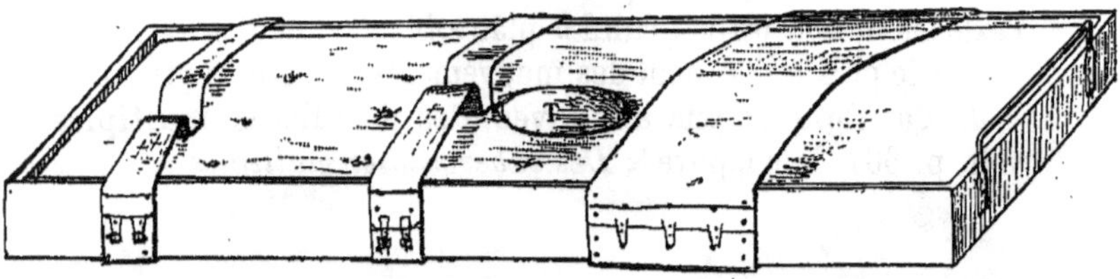

Fig. 195. — Notre cadre. — Cadre ordinaire modifié avec une ouverture médiane
au niveau du siège; ouverture fermée en temps ordinaire par un tampon T
qui vient s'y ajuster à frottement.

faut le repos absolument parfait de la hanche, je leur reproche
de laisser ballotter l'enfant un peu trop librement, et d'amener

Fig. 196. — Notre cadre. — A, Bassin
en placé, vu d'en haut. — B, Tampon matelassé qui vient se loger à
la place du bassin et reste en place
dans l'intervalle des garde-robes.

inévitablement une mobilisation
et une secousse fâcheuses, à
chaque garde-robe.

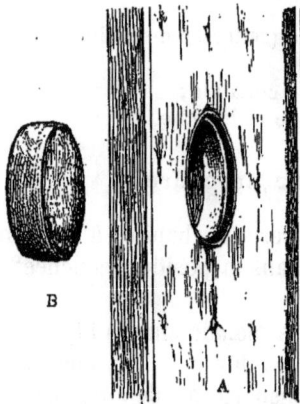

Pour supprimer jusqu'à ces
petits déplacements, j'ai fait construire des cadres avec une large
ouverture médiane, pratiquée au
niveau du siège (fig. 196). Dans
l'intervalle des garde-robes, cette
ouverture médiane est exactement comblée par un coussin,
bien régulièrement arrondi, qui
s'y engage à frottement, et ce
coussin est soutenu par une
planchette coulissant sur une
glissière placée sous le cadre
(fig. 197).

Au moment de la garde-robe
on tire la planchette, on enlève le coussin et on glisse à sa place
un bassin de forme et de dimensions semblables, et qui, par
conséquent, s'adapte à l'orifice; on tire en dessous la planchette,
comme pour le coussin, de manière à maintenir le vase en
place pendant tout le temps nécessaire.

Pour assurer plus exactement **la fixation des jambes**, on peut disposer les sangles des jambes et des genoux en double boucle, une boucle pour chaque jambe (fig. 198 et 199).

La **fixation du tronc** est assurée par deux larges sangles, ou

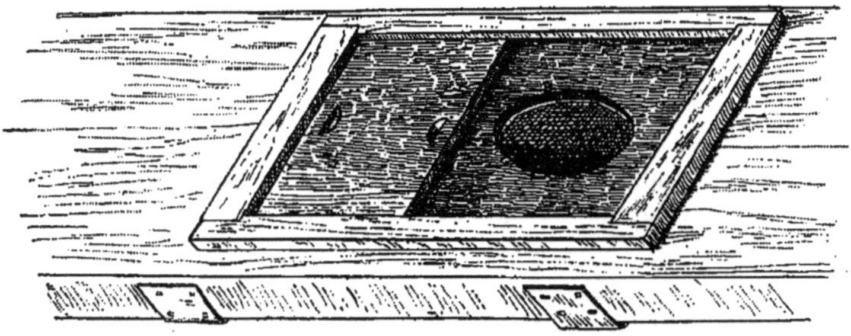

Fig. 197. — Notre cadre vu en dessous avec sa glissière.

par un gilet en coutil passé sur la chemise, gilet dont les deux épaulières et les bords inférieurs sont fixés, par des courroies, aux bords du cadre.

Avec la gouttière de Bonnet on arrive également à cette fixa-

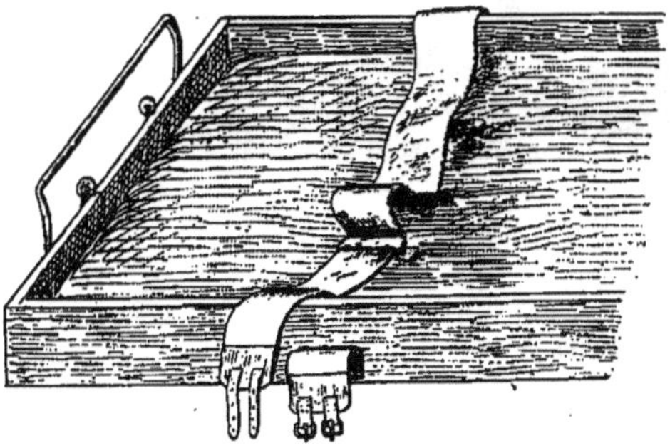

Fig. 198. — Notre cadre. — La sangle des jambes est fixée par son milieu pour embrasser le membre dans une boucle.

tion ; mais les gouttières de Bonnet sont chères et ne se trouvent pas partout. Il y a une autre objection plus sérieuse : la gouttière de Bonnet est généralement mal construite, pas assez régulière, pas assez plate ; elle se laisse déprimer et déformer, et masque les déviations qui s'y élaborent silencieusement, si bien qu' « on retire très souvent de la gouttière de Bonnet un enfant difforme ».

J'aime mieux l'emploi du cadre ordinaire tel que je l'ai modifié. Il a les avantages de la gouttière sans en avoir les inconvénients; il peut être fabriqué par le plus petit menuisier de village à très bas prix; il sera complété par un matelas régulier et dur, fait par un tapissier ou par la mère de l'enfant elle-même. Ce matelas doit être un peu plus épais au niveau du siège, pour maintenir le bassin soulevé et lutter contre l'ensellure.

On peut adapter à l'extrémité inférieure du cadre des baguettes transversales, par lesquelles, dans une échancrure remplaçant

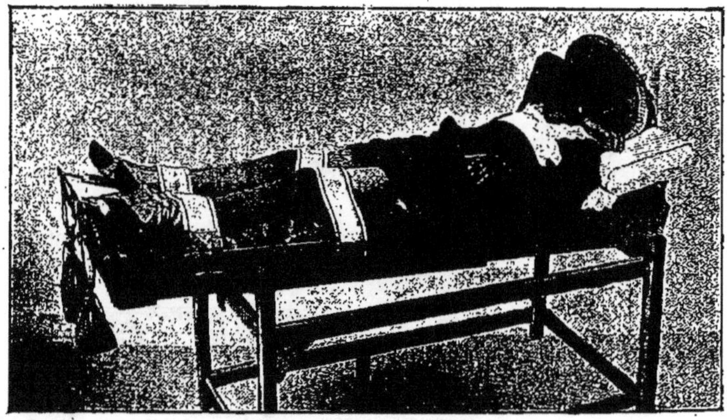

Fig. 199. — Enfant dans son cadre. On voit les deux sangles des jambes et des cuisses fixées par leur partie médiane et embrassant les membres dans une double boucle. La contre-extension est assurée par le poids du corps pourvu que l'on relève la partie inférieure du cadre par une ou deux briques placées sous les pieds du support en bois.

une poulie, passera la corde de l'extension continue (fig. 199).

Je tiens à ce que **les deux jambes** soient **maintenues**, pour deux raisons; la première c'est que la jambe saine étant libre, pourrait, par ses mouvements exagérés, imprimer quelques secousses au bassin; la seconde, c'est qu'il y a intérêt, pour l'avenir, à ce que les deux jambes soient mises au même régime de repos absolu pendant la durée de la maladie, surtout lorsqu'on recherche, comme c'est ici le cas, une **guérison intégrale**.

En effet, la guérison ne pourrait pas être intégrale si l'on maintenait étroitement l'une des jambes, — la malade, — tandis que l'autre, — la saine, — pourrait se mouvoir sans entraves dans le lit. Après un an ou deux de ce régime, la jambe bridée serait amaigrie, tandis que la jambe libre serait hypertrophiée, trop souvent.

Lorsque le malade se lèvera, il ne fera pas des pas symétriques s'il a une jambe faible et l'autre très solide. Si les deux jambes sont également faibles, au contraire, il leur demandera le même effort; elles reprendront symétriquement et simultanément leur force et leur habileté. Les jambes étant plus égales, la marche en sera plus régulière et la guérison plus parfaite.

Pour ne rien omettre, ajoutons que les enfants couchés sont vêtus généralement de longues blouses de flanelle, ouvertes en arrière dans toute la hauteur.

Aux repas, on permet à l'enfant de soulever légèrement la tête, tandis que ses épaules sont calées par un petit coussin.

Pour les distraire on les promène une ou deux fois par jour dans des voiturettes, *sur un terrain plat*, pour éviter les secousses.

Toutes les six semaines environ, vous enlèverez l'enfant de son cadre ou de sa gouttière, pour le poser sur une table ordinaire, ce qui vous permettra de vérifier la position et l'état de la jointure. La mère en profitera pour faire la toilette complète du petit malade. Cet examen mensuel contribue à empêcher la hanche de s'enraidir.

## 2° De l'extension continue.

Vous savez déjà certainement faire l'extension continue pour

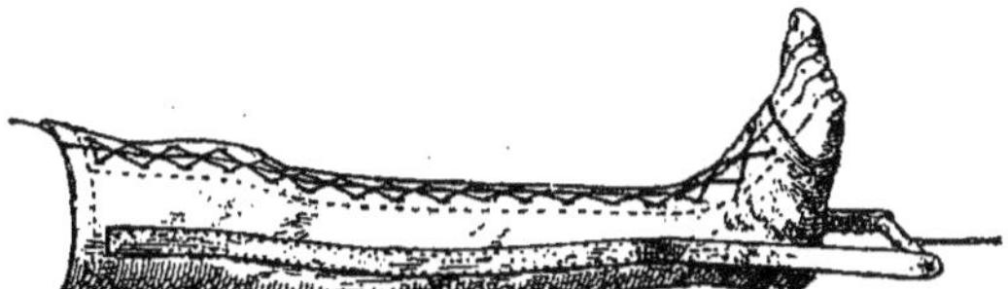

Fig. 200. — Guêtre en coutil ou en cuir pour l'extension continue.

les fractures de cuisse; il ne s'agit que de l'appliquer au traitement de la coxalgie.

Il y a dix manières de fixer au membre malade les liens qui

·doivent soutenir le poids de l'extension. Si vous avez un procédé
que vous connaissez bien, tenez-vous-y.

Si vous êtes habitué aux bandes de diachylon, c'est très
bien; faites-les remonter jusqu'au 1/3 supérieur de la cuisse,
pour agir sur celle-ci et non pas seulement sur la jambe.

Si vous n'avez pas de système préféré, voici celui que je conseille, parce qu'il peut être employé partout, et que les parents

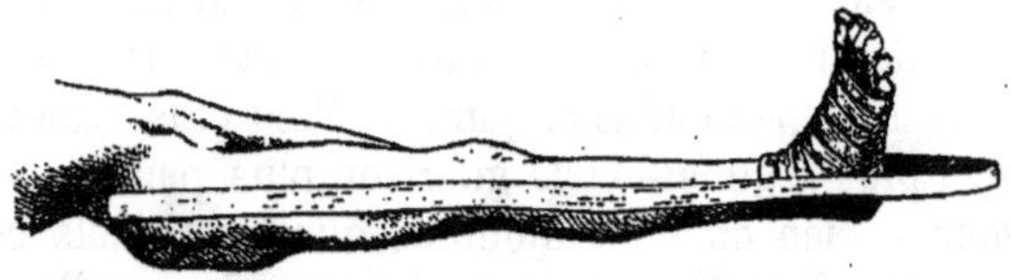

Fig. 201. — Appareil extemporané d'extension continue. Le pied est bandé
jusqu'au-dessus des malléoles. Une bande est placée en étrier sous la plante :
les deux chefs de cette bande remontent jusqu'à la racine de la cuisse.

sont d'ordinaire capables de le bien surveiller en votre absence,
condition nécessaire pour que l'extension soit vraiment continue.

### Extension.

a. *Extension*. — Faites faire en coutil, ou mieux en cuir
doux, un long bas qui remonte jusqu'au tiers supérieur de la
cuisse, lacé par devant, avec des œillets et des « pattes », comme
les chaussures (fig. 200). Il n'y aura pas de couture au talon;
on peut même y pratiquer une fenêtre pour éviter toute bles-

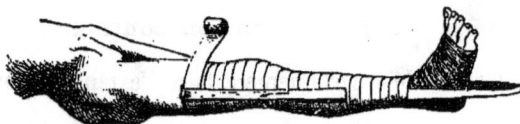

Fig. 202. — Les deux chefs de la bande en U sont recouverts jusqu'au-dessus
du genou. Ils sont ensuite rabattus de chaque côté du membre et l'on continue le
bandage en descendant jusqu'aux malléoles.

sure à cet endroit. Du milieu de la partie jambière du bas part,
de chaque côté, une lanière de cuir, qu'on maintient écartée des
malléoles, pour éviter toute pression, au moyen d'une baguette
de bois transversalement posée, sensiblement plus longue que
la plante du pied n'est large et à chaque extrémité de laquelle
se trouve un crochet passant dans le trou que porte l'extrémité
de chaque lanière.

A la partie moyenne de la baguette est un autre crochet où se

Fig. 203. — Extension continue. — La malade est couchée et maintenue sur notre gouttière à extension. La contre-extension est assurée par la surélévation (du côté des pieds) du châssis sur lequel repose la gouttière.

fixe la corde qui soutient le poids; cette corde passe sur une

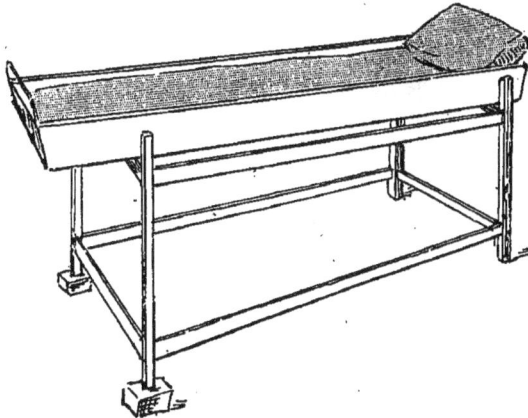

Fig. 204. — On assure très simplement la contre-extension en plaçant des briques sous les pieds d'avant du lit ou du châssis qui supporte le cadre.

poulie, ou, à défaut de poulie, sur la tringle transversale du pied du lit, ou du cadre, ou bien encore dans un trou creusé dans le rebord terminant le cadre ou le lit en bois. Rien n'est plus facile à adapter. A l'extrémité de la corde on met un poids en plomb ou en sable, de la valeur de 2, 3, 4 kilogrammes, suivant l'âge de l'enfant et le résultat qu'on veut obtenir. S'il s'agit d'une déviation à corriger, on augmente la valeur du poids jusqu'à 6, 8, 10 kilogrammes.

Le bas sera lacé plus ou moins étroitement, en tout cas assez solidement pour qu'il ne soit pas entraîné par le poids.

C'est là une affaire de tâtonnement de la part des mères, qui guetteront le degré de tolérance de l'enfant.

### Contre-extension.

b. *Contre-extension.* — Le moyen le plus simple c'est d'élever les pieds du lit, et de fixer le sujet. c'est-à-dire de retenir par quelques bandes Velpeau le tronc de l'enfant sur son cadre ou sur son lit (voir fig. 203, 204). On peut aussi faire une contre-extension directe en mettant un écheveau de laine très douce à la racine du membre et en adaptant les deux extrémités de cet écheveau à des anneaux situés à la partie supérieure du cadre ou du petit lit, de manière à tirer en haut le côté correspondant du bassin de l'enfant. Si la jambe est en abduction, l'écheveau se place sur l'aine du côté malade. Si la jambe est en adduction, l'écheveau se mettra dans l'aine du côté sain.

Le maintien du tronc par un gilet de coutil, dont les extrémités sont fixées au cadre, assure également la contre-extension.

Après un peu, très peu de temps, le soin de l'extension, telle que je viens de la décrire, pourra être confié à la mère du petit malade ou à une garde attentive ; c'est pour cela que j'indique ce système de préférence à tel ou tel autre, car le médecin ne peut guère exercer lui-même une surveillance de chaque instant.

En suivant vos instructions dans ce sens et après quelques tâtonnements, les mères intelligentes sauront obtenir beaucoup par l'extension continue ; mais ce moyen thérapeutique demande de très grands soins et une certaine adresse. Si vous n'êtes pas secondé, mieux vaut y renoncer.

Dans les hôpitaux où il y a beaucoup de malades, ce n'est pas non plus un système pratique.

Enfin il ne. faut pas demander à l'extension continue plus qu'elle ne peut donner. Il y a des cas de coxalgies douloureuses ou de déviations rebelles, où elle ne suffit pas à faire disparaître soit la douleur, soit la déviation.

Cette douleur ne sera calmée qu'avec un bon plâtre, et cette déviation ne sera effacée que par une correction faite sous chloroforme, et ne sera intégralement maintenue que par un appareil plâtré bien fait.

3° **La manière de faire un plâtre de coxalgie.**

Il y a trois modèles d'appareils plâtrés pour le traitement

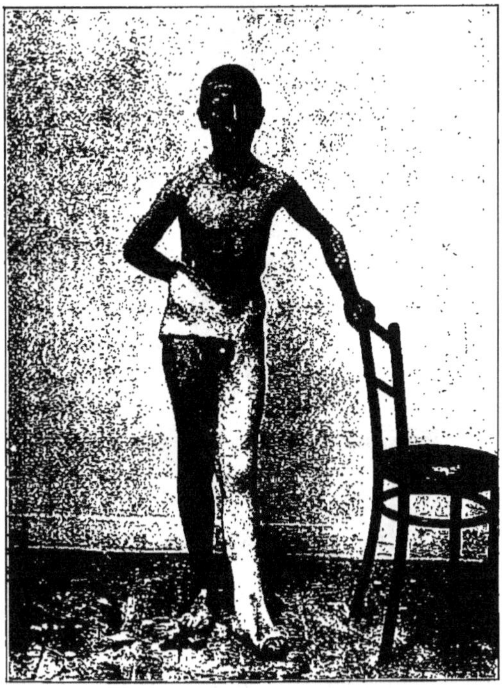

Fig. 205. — Le grand plâtre de la coxalgie.

de la coxalgie. Ils ne diffèrent que par leur partie inférieure. Le *grand plâtre* [1] va des fausses-côtes aux orteils (fig. 205).

1. Voir thèse du Dr Cayre de Berck, 1902.

Le *plâtre moyen* s'arrête à mi-jambe (fig. 206).

Le *petit plâtre* s'arrête à l'interligne du genou et laisse les mouvements du genou libres (fig. 207).

**Les indications du grand, du moyen et du petit plâtre.**

Le 1er est indispensable dans les coxalgies douloureuses ou ayant une tendance à se dévier; plus simplement, disons qu'on

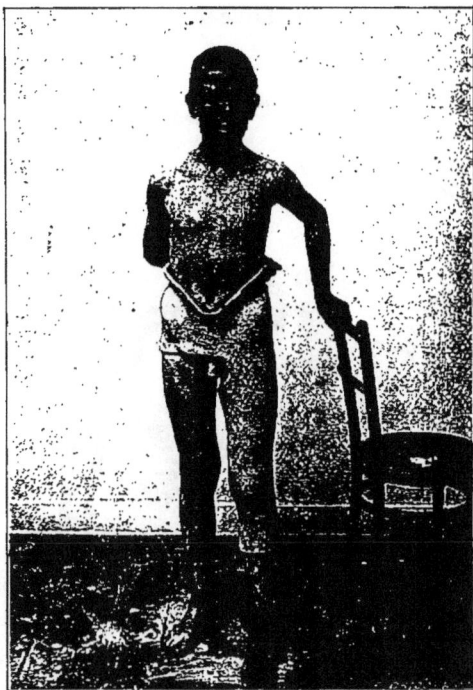

Fig. 206. — Le plâtre moyen.

l'applique à toutes les coxalgies (sans distinction) pendant la période d'évolution active de la maladie.

Le 2e s'applique aux coxalgiques guéris, lorsqu'on les met sur pieds.

Le 3e suffit 6 mois après la mise sur pieds. Il est porté pendant 1 an 1/2 en moyenne, jusqu'à ce que l'on renonce à tout appareil.

Pour les enfants de la ville, le plâtre moyen et le petit plâtre ne sont guère employés. A leur place, on applique, au moment de la mise sur pieds, un grand appareil en celluloïd rigide à la hanche, mais articulé au genou et au pied.

Nous avons indiqué longuement pour le mal de Pott la technique générale de l'appareil plâtré et nous y renvoyons pour toutes les généralités (p. 51). Nous ne dirons ici que ce qui se rapporte spécialement au plâtre de la coxalgie.

Il y a **deux conditions** à remplir pour faire un bon appareil de coxalgie.

La *première*, c'est de ne *pas interposer*, entre le plâtre et les parties à maintenir, une couche d'*ouate* telle que les os, dès que l'ouate se sera tassée, puissent jouer dans l'intérieur de l'appareil.

La *deuxième* condition, c'est de *bien modeler* le bord supérieur du bassin, de coiffer les crêtes iliaques en faisant une dépression d'un gros doigt, au plâtre, au-dessus des crêtes. Sans quoi, celles-ci peuvent remonter ou redescendre librement et la déviation se reproduira dans le plâtre et malgré le plâtre.

Voici les règles très simples et très sûres qu'il faut suivre pour faire du premier coup un bon plâtre de coxalgie.

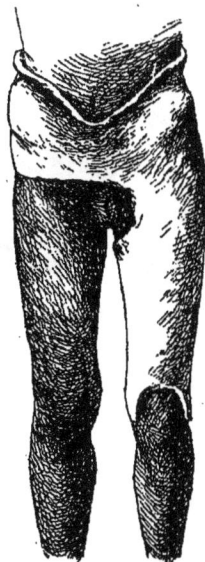

Fig. 207. — Le petit appareil plâtré de marche (lorsque la coxalgie est guérie).

a. *Comme revêtement du sujet*, au lieu d'ouate, mettez à l'enfant, en guise de **caleçon**, un maillot ou jersey ordinaire ou même 2 jerseys l'un sur l'autre ; la manche recouvrira la jambe, et le bord inférieur du maillot deviendra ici le bord supérieur (fig. 208).

Pour le grand appareil, qui va des fausses côtes jusqu'aux orteils, comme la manche s'arrête à mi-jambe et ne recouvre pas le pied, vous chausserez celui-ci de l'autre manche du jersey coupée d'avance. Le bord supérieur de cette sorte de chaussette empiétera sur l'extrémité inférieure de l'autre manche jusque vers le genou.

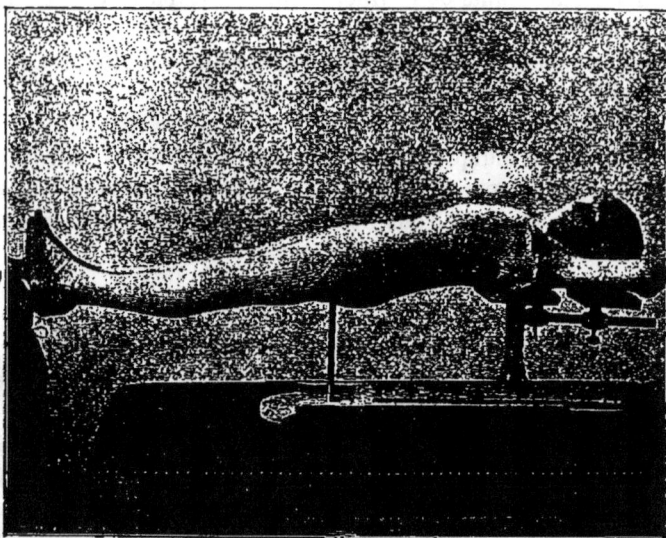

Fig. 208. — L'enfant revêtu de son maillot simple ou double, mis à la manière d'un caleçon

Fig. 209. — Pelvi-support improvisé.

L'enfant, ainsi revêtu du jersey ou plutôt du double jersey, est placé sur un **pelvi-support**, que vous pouvez improviser partout avec deux caisses, deux petits bancs ou deux piles de livres, de manière à soutenir les épaules et la tête d'un côté, et le bassin de l'autre (fig. 209).

Les pieds sont maintenus dans la position voulue par un aide qui tire ou repousse la jambe saine, si elle est trop courte ou

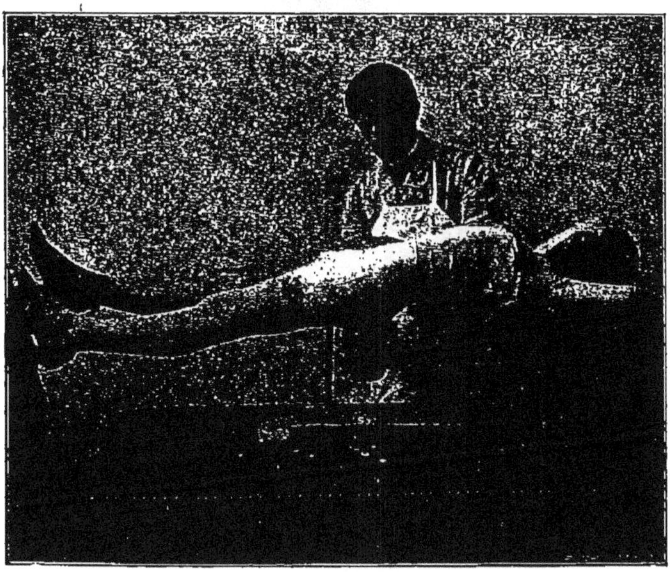

Fig. 210. — On roule la première bande.

trop longue; un deuxième aide pèse sur le genou malade et sur le bassin pour les maintenir dans l'extension ou l'hyperextension.

b. *Construction du plâtre.*

Vous préparez instantanément vos **bandes plâtrées** de la manière dite p. 57 pour le mal de Pott, et vous les appliquez immédiatement en tenant compte des recommandations déjà données (voir p. 59).

Il faut *étaler* les bandes, les appliquer *exactement*, mais *sans pression*. Si on les étale, elles ne feront pas de cordes, et ne blesseront pas. Si on les applique exactement, l'appareil ne sera pas trop lâche. Si on les applique sans pression, l'appareil ne sera pas trop serré (fig. 210).

On fait des circulaires sur le tronc, sans qu'il soit nécessaire de faire des renversés. A l'aine on fait un spica, comme avec une bande de toile. A la cuisse, à la jambe et au pied, on fait

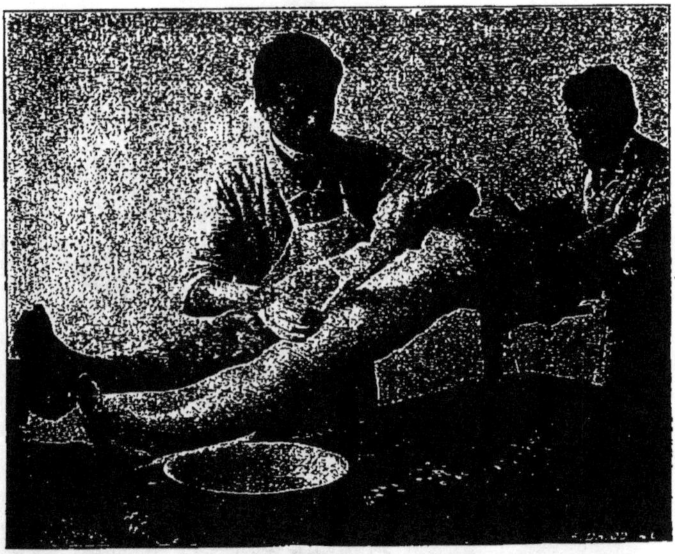

Fig. 211. — Dernière bande.

de nouveau des circulaires qui s'appliquent exactement, sans renversés (fig. 211).

Il faut de 4 à 5 bandes, de 5 mètres de long et de 10 à 12 centimètres de large, pour le plâtre d'un enfant de dix ans.

Souvenez-vous que l'appareil se brise surtout à la région inguinale. Consolidez donc ce point en repliant la bande plusieurs fois sur elle-même, ou en imbriquant les uns sur les autres plusieurs spicas (fig. 212), ou plus simplement avec une attelle plâtrée passée en cravate autour de la hanche (fig. 213).

## Les attelles plâtrées de renforcement.

L'appareil peut se faire exclusivement avec des bandes, mais je vous conseille de le faire plutôt avec des bandes et des attelles, comme le plâtre du mal de Pott. L'appareil est ainsi plus solide, plus régulier et plus facile à faire.

Nous avons dit, p. 51 et 57, la manière de préparer les attelles et la bouillie.

Pour un plâtre de coxalgie nous mettrons 4 attelles.

*a.* L'attelle en cravate déjà indiquée, faite avec 3 épaisseurs de

Fig. 212. — Pour consolider la partie fragile de l'appareil au niveau de l'aine malade, on replie la bande sur elle-même plusieurs fois. Ce qui remplace les attelles de renforcement.

tarlatane, une largeur de 12 centimètres, et une longueur suffisante pour qu'on puisse cravater le pourtour de la hanche; fig. 213).

*b.* Une attelle pelvienne circulaire pour consolider la partie pelvienne et abdominale de l'appareil (3 épaisseurs de tarlatane :

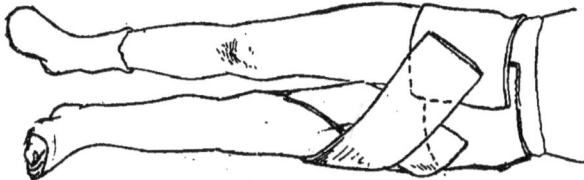

Fig. 213. — L'attelle en cravate de l'aine.

longueur égale à la circonférence du bassin, hauteur égale à la distance des fausses côtes à la ligne des trochanters; fig. 214).

*c* et *d.* Les 2 autres attelles sont destinées à consolider en avant et en arrière la partie jambière de l'appareil. On leur donne une longueur égale à la distance de l'épine iliaque aux orteils et une largeur égale à la demi-circonférence maxima de la cuisse. On peut remplacer ces 2 attelles par une attelle unique, en gouttière (fig. 215).

La place respective des attelles et des bandes est la même que pour le corset plâtré (voir p. 62), c'est-à-dire qu'on fait un premier revêtement avec la bande plâtrée, puis on place les

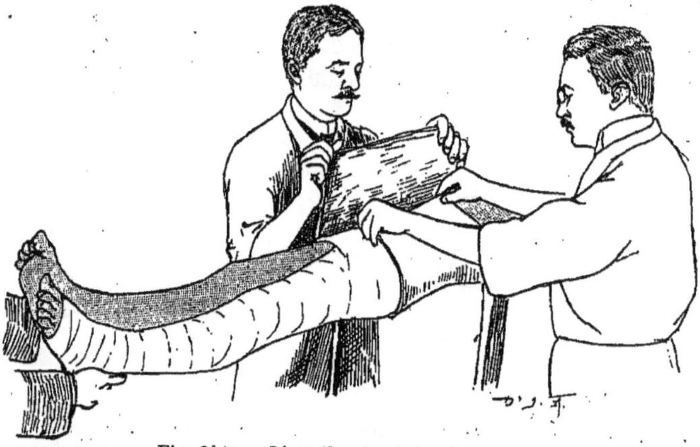

Fig. 214. — L'attelle circulaire du ventre.

4 attelles, et enfin on fait, par-dessus celles-ci, un deuxième revêtement avec des bandes.

**Entre les diverses assises** du plâtre, pour les solidariser, on

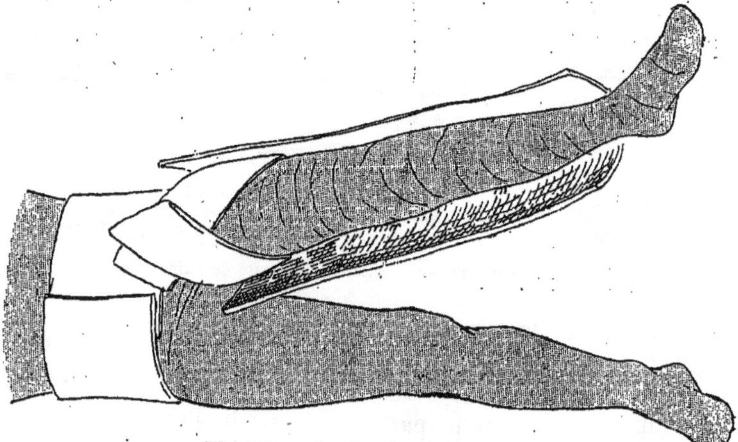

Fig. 215. — Attelles de renforcement :
1º En ceinture. — 2º En cravate à la racine de la cuisse. — 3º En gouttière sous le membre; celle-ci remplace les deux attelles antérieure et postérieure.

met, avec la main, une **couche de 1 à 2 millim. de bouillie** (véritable mortier).

c. *Comment modeler les parties à maintenir (crêtes iliaques, genou).* — On s'occupe de ce modelage dès que l'enfant est descendu du pelvi-support et remis sur la table, quelques minutes avant la prise du plâtre (fig. 216 à 223).

On coiffe les crêtes iliaques en faisant au-dessus (non pas *sur* les crêtes mêmes, mais au *dessus*) et en avant d'elles, une

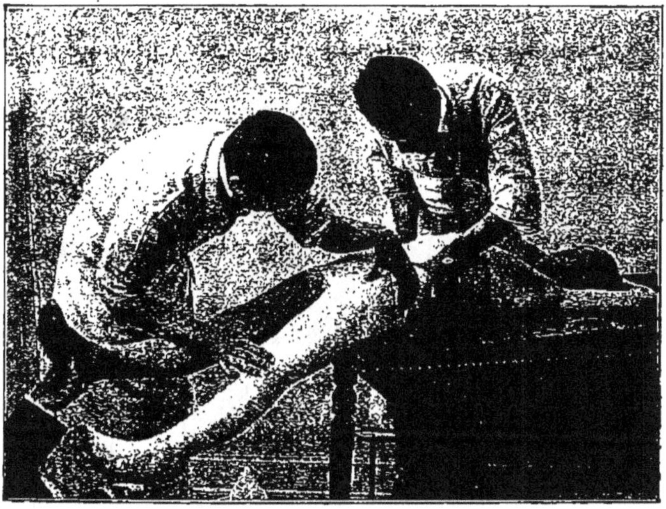

Fig. 216. — L'appareil terminé, on remet l'enfant sur la table. — On vérifie et rectifie au besoin la position. — On coiffe les crêtes iliaques. — On emboîte la rotule entre deux dépressions latérales.

dépression au plâtre avec les mains légèrement fléchies, le pouce en avant, et les autres doigts au-dessus. — On déprime aussi le plâtre au-dessous de la crête iliaque, de manière à placer celle-ci entre deux dépressions : la supérieure plus profonde, dans l'espace ilio-costal, et l'inférieure moins marquée sur la fosse iliaque externe.

Avec les mains, l'on abaisse ou l'on remonte un des côtés du bassin, suivant les indications.

On applique également le plâtre sur les condyles fémoraux et de chaque côté de la rotule, en renfermant par conséquent la rotule entre deux dépressions.

Il n'y a pas d'autre secret pour faire des appareils de coxalgie parfaits, et tout cela, vous le voyez, « n'est pas sorcier » !

Avec ce plâtre, une jambe qui était en bonne attitude ne pourra pas se dévier (fig. 224).

Et quant aux attitudes vicieuses, si, après leur correction, vous maintenez ainsi, vous ne verrez pas cette correction se perdre dans le plâtre, je ne dis pas de plusieurs centimètres, comme on le voit avec les appareils de certains chirurgiens soi-disant spécialistes, mais pas même de quelques millimètres.

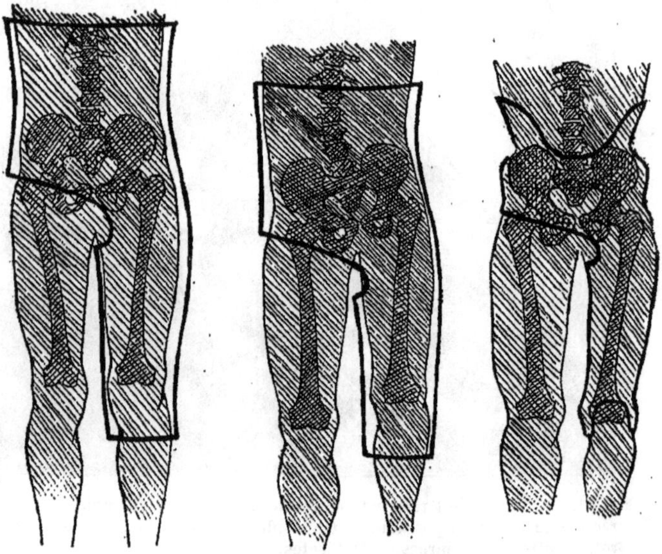

Fig. 217.        Fig. 218.        Fig. 219.

Fig. 217. — Mauvais appareil ; — appareil plâtré sans dépression, tel qu'on les fait presque partout malheureusement.

Fig. 218. — Les os iliaques peuvent librement s'incliner et se déplacer dans cet appareil. Appareil mal fait.

Fig. 219. — Appareil bien fait, bien modelé sur les crêtes iliaques et de chaque côté de la rotule. Les os iliaques ne peuvent pas se déplacer ni en haut ni en bas. L'appareil ne peut pas tourner au genou.

*Émondage de l'appareil.* — Un quart d'heure ou une demi-heure après que le plâtre est « pris », on émonde et régularise les bords en coupant jusqu'au jersey exclusivement. On découpe le plâtre sur le ventre en forme de cœur de carte à jouer pour dégager l'ombilic, puis on dégage les parties génitales et les orteils. Après quoi l'enfant peut être reporté dans son lit, mais il est sage de ne pas trop le remuer jusqu'au lendemain ; dans ces vingt-quatre heures, le plâtre, encore plus sec, aura beaucoup gagné en résistance.

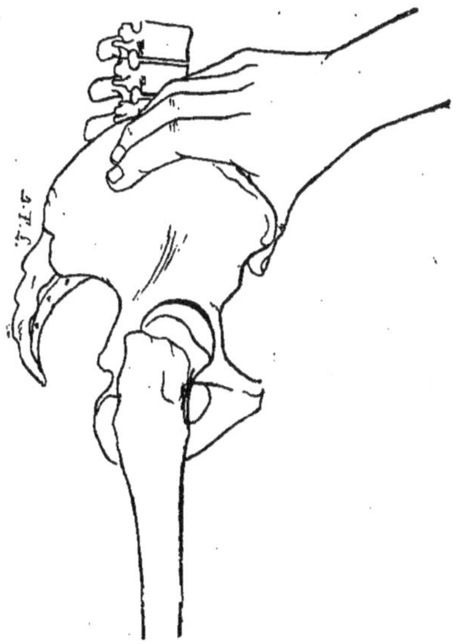

Fig. 220. — Manière de coiffer les crêtes iliaques ; — la place des mains pour modeler l'appareil sur les crêtes iliaques.

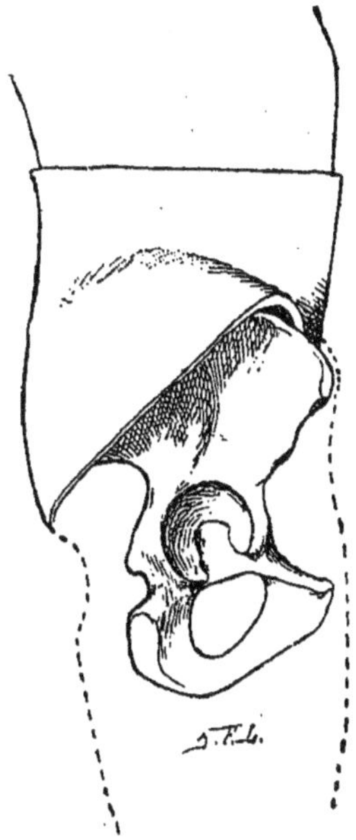

Fig. 221. — Coupe d'un appareil bien modelé au-dessus des os iliaques.

*Fenêtres du plâtre.* — Ce n'est que le lendemain qu'on

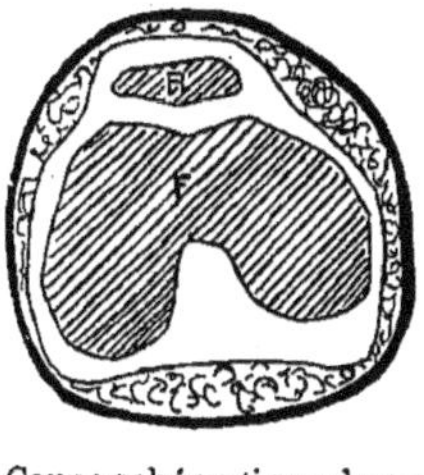

Fig. 222. — Coupe schématique du genou dans un **appareil mal fait** : l'appareil étant circulaire, le genou peut tourner en tout sens.

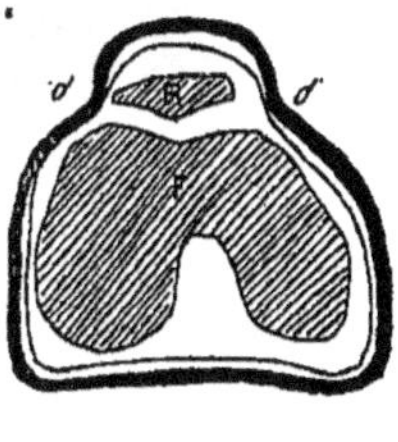

Fig. 223. — **Appareil bien fait.** Les dépressions faites en *d* de chaque côté de la rotule empêchent le genou de tourner.

pourra pratiquer les fenêtres nécessaires pour traiter un abcès ou faire une injection dans la jointure (fig. 225).

CALOT. — Orthopédie indispensable.                    13

Si l'enfant se plaint en quelque point, talon, malléoles, épines iliaques, on peut les découvrir en enlevant un petit fragment de plâtre comme à l'emporte-pièce. On fait ces fenêtres, grandes ou petites, avec simplement un bon couteau; on va millimètre par millimètre jusqu'à ce qu'on sente la pointe quitter. le plâtre et

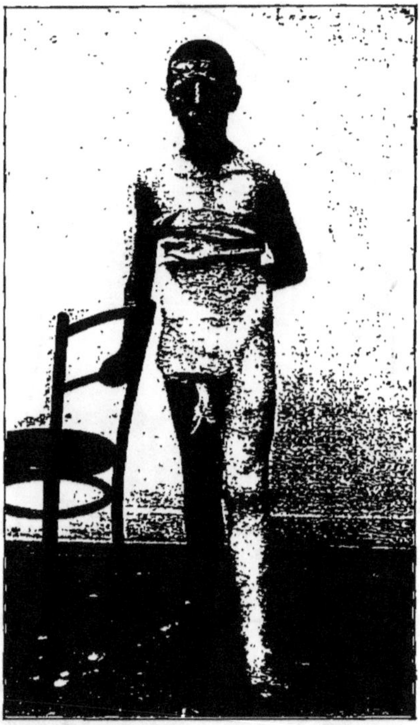

Fig. 224. — Le grand appareil brut (on l'a vu émondé dans la fig. 205).

atteindre le jersey; moyennant quelque prudence, l'on n'a pas à craindre d'atteindre la peau. C'est à ce moment qu'on apprécie les avantages du double jersey.

## 4° Technique du redressement de la hanche.

*Avant d'exposer cette technique nous devons rappeler les différences existant entre les déviations récentes (abduction) et les déviations anciennes (adduction).*

L'abduction du début de la coxalgie, étant due à des contractures musculaires, se corrige aisément, presque toujours.

C'est fort heureux. Car, au début, **surtout dans les cas douloureux**, il s'agit de **tuberculose floride**; et notre devoir est de
faire la correction par les manœuvres les plus **douces** et les plus

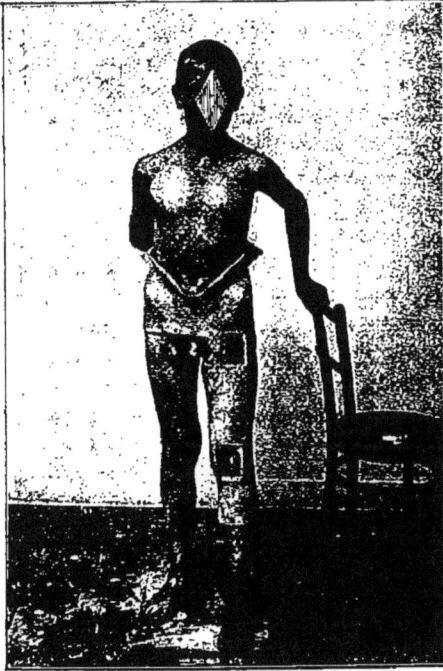

Fig. 225. — Le plâtre moyen avec des fenêtres à la hanche et au genou.

**brèves**. On s'abstiendra surtout des manœuvres de mobilisation
en tous sens, préconisées par Bonnet (de Lyon), qui sont
malheureusement celles que décrivent tous les livres classiques.

Ces manœuvres violentes et longues sont dangereuses parce
qu'elles peuvent amener un broiement des fongosités virulentes
et provoquer des inoculations au loin.

On portera *directement* et *aussi doucement que possible* la
jambe malade en dedans et en bas.

Si la correction demande, pour être complète, des manœuvres

vigoureuses, on s'en tiendra pour l'instant à une correction partielle, qui sera complétée deux mois plus tard.

**L'attitude vicieuse en adduction**, survenant dans des coxalgies plus anciennes, réclame des tractions plus vigoureuses. Mais

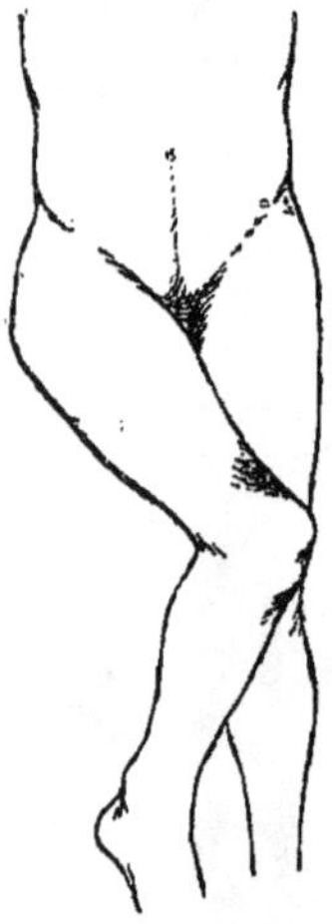

Fig. 226. — Ankylose vicieuse, flexion, adduction et rotation interne.

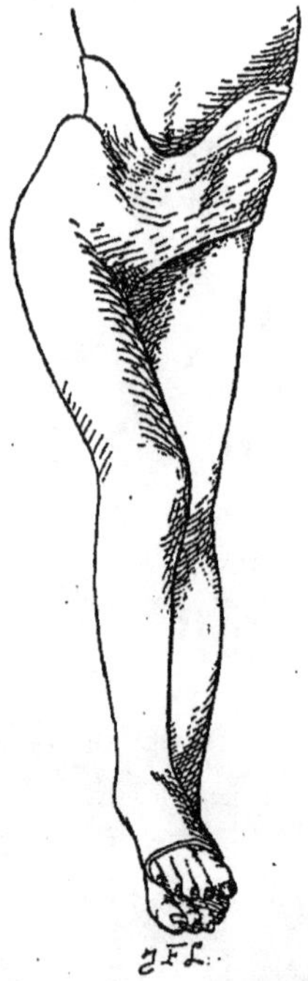

Fig. 226 bis. — Correction sans chloroforme. Premier appareil (1re étape).

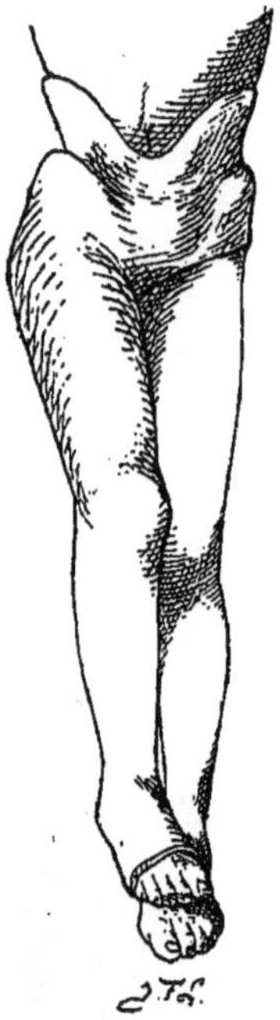

Fig. 227. — Deuxième appareil (2e étape).

ces manœuvres sont alors permises, puisque la tuberculose est très atténuée et parfois même éteinte dans ces vieilles coxalgies.

Le redressement peut être fait avec ou sans chloroforme.

1er MOYEN : **Correction sans chloroforme.**

(*par étapes; un nouveau plâtre tous les mois*, fig. 226 à 229).

On peut arriver à la correction en faisant tous les mois un nouvel appareil plâtré, chaque nouvel appareil mettant le membre dans une position de plus en plus correcte. On gagne quelques

degrés chaque fois, sans douleur, par une petite traction et une
petite pesée, qu'on fait immédiatement après l'application de la
dernière bande plâtrée et qu'on soutient jusqu'à ce que le plâtre
soit sec.

On obtient ainsi, dans l'espace de deux à quatre mois, des
corrections surprenantes, souvent complètes.

Cependant, pour les déviations accentuées, on est généralement

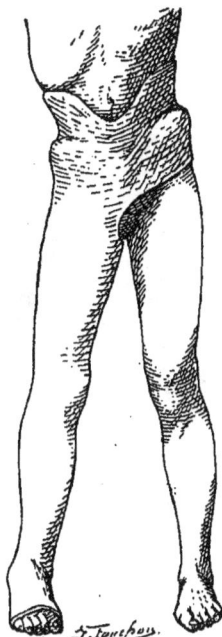

Fig. 228. — Troisième appareil          Fig. 229. — Sixième appareil (6ᵉ étape).
        (3ᵉ étape).                          La correction est parfaite.

obligé de faire une dernière séance de correction sous chloroforme, si l'on veut effacer « le petit rien » de déviation qui persiste.

### 2ᵉ Moyen : Correction sous chloroforme
(voir anesthésie, p. 715).

Cette correction avec anesthésie est bien simple ; et, *à moins
qu'il ne s'agisse de coxalgie non douloureuse et d'attitude
vicieuse récente et légère, je conseille d'y recourir.*

Avec l'aide du chloroforme on arrive en une minute ou deux, sans violence aucune, à la correction des déviations récentes.

Instantanément on applique un bon appareil plâtré; le tout dure de six à dix minutes, et en voilà pour trois mois de repos et de bien-être parfait pour l'enfant.

C'est, on le voit, le moyen le plus facile et le plus rapide.

Nous allons décrire successivement : 1° le redressement d'une

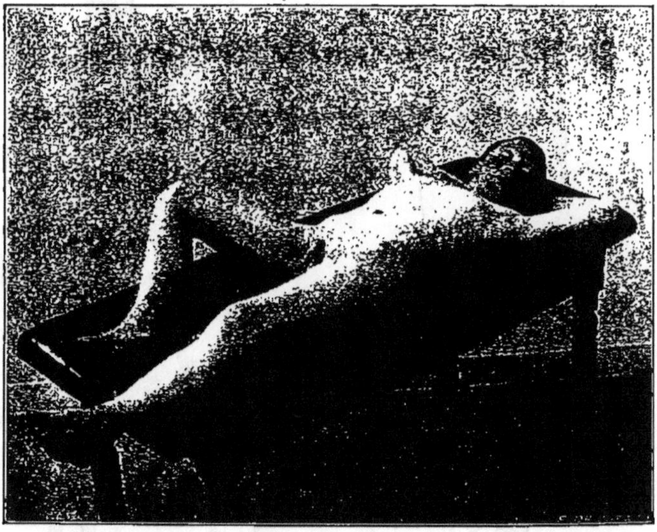

Fig. 230. — Coxalgie droite avec abduction extrême.

déviation récente (en abduction); 2° le redressement d'une déviation plus ancienne (en adduction); 3° le redressement des vieilles ankyloses de la hanche; 4° le traitement des luxations.

1er Cas (fig. 230). — **Coxalgie avec abduction et allongement** (*coxalgie datant de quelques semaines ou de quelques mois, plus ou moins douloureuse*).

Le malade est transporté sur une table ordinaire bien solide, et puis endormi. Si la coxalgie est très douloureuse, le malade sera préalablement endormi dans son lit, ensuite porté sur la table.

1er TEMPS (fig. 231). — *Mise en place du bassin et du tronc.*
— Mettez le tronc et le bassin bien à plat et bien en place sur
la table. C'est chose facile : il suffit de prendre la jambe
malade par le pied et le genou et de la porter *dans le sens de
la déviation,* c'est-à-dire davantage en abduction, et en flexion,
jusqu'à ce qu'on ait ainsi supprimé totalement l'ensellure lom-

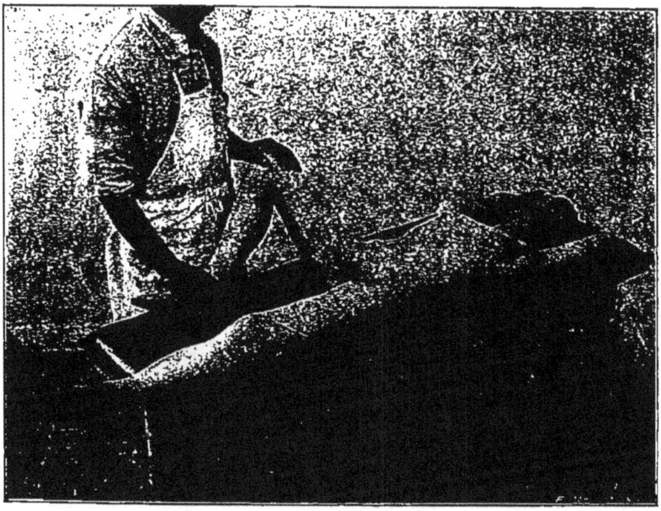

Fig. 231. — *Correction. 1er temps* : — Mise en place du bassin et du tronc.

baire et ramené l'épine iliaque du côté malade au même niveau
que l'épine du côté sain, c'est-à-dire qu'on les ait mises toutes
deux sur la même ligne perpendiculaire à l'axe du corps.

Vous avez ainsi sous les yeux, *en son entier,* nettement apparente, l'attitude vicieuse que vous devez corriger.

Fixez bien le tronc et le bassin dans la position normale que
vous venez de leur donner.

Vous ferez évoluer autour du bassin la cuisse malade, pour
la ramener à une attitude parfaite.

2e TEMPS (fig. 232). — *Fixation du bassin et du tronc dans
la position normale.* — Un seul aide suffit généralement à
assurer cette fixation; c'est l'aide qui tenait la jambe saine,
tandis que vous même remettiez le bassin en place en agissant
sur la jambe malade. Cet aide replie la jambe saine sur le ventre,

et, par l'intermédiaire de cette jambe fléchie, pèse sur le
tronc et sur le bassin de façon à les maintenir étroitement sur
la table, veillant à ce que les deux épines iliaques soient toujours au même niveau et à ce que l'ensellure reste bien effacée.

Un aide supplémentaire rendra cette fixation encore plus par
faite; celui-ci, placé du côté malade, à genoux, saisissant d'une
main l'ischion malade, de l'autre l'aile iliaque, repousse en

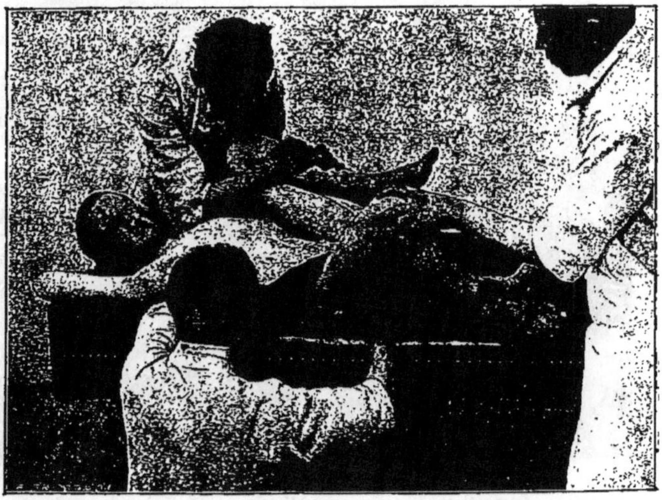

Fig. 232. — Correction. 2e *temps* : — Manière de fixer le bassin et le tronc
dans cette position normale.

avant l'ischion et ramène la crête iliaque en arrière sur le plan
de la table, de manière à empêcher la crête iliaque du côté
malade de basculer en avant, ce qu'elle aura tendance à faire
lorsque vous porterez le fémur malade en bonne position.

3e TEMPS (fig. 233). — *Correction proprement dite.* — Le
bassin mis en place et bien fixé, vous n'avez plus qu'à porter
le fémur en position normale.

D'une main vous saisissez le genou, et de l'autre le pied.
Avec la première main vous tirez légèrement sur le fémur,
comme pour le détacher de l'os iliaque, puis avec une simple
pesée de 1 à 2 kilos, vous le poussez directement dans la position correcte, c'est-à-dire en dedans et en bas. On est assez en
dedans, lorsque le genou atteint la ligne médiane prolongée du

corps, et on est assez en bas lorsque le jarret du côté malade touche la table.

Laissez cependant persister, en prévision de la tendance que la jambe aura plus tard à se mettre en adduction, laissez persister 10 à 15° d'abduction. — Par contre, l'on doit aller un peu plus loin pour la déflexion et faire une légère **hypercorrec-**

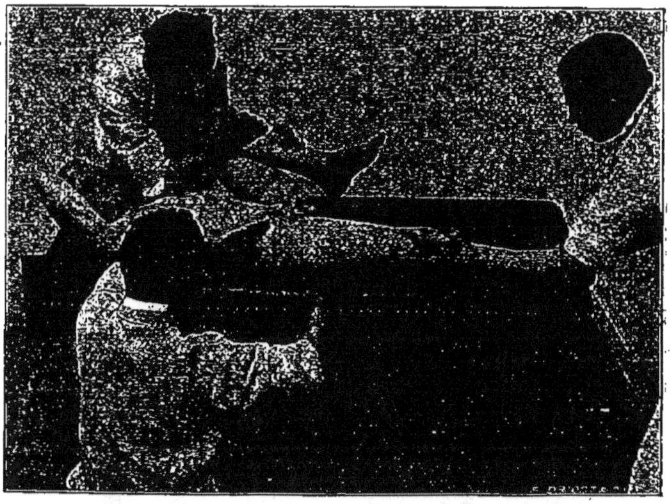

Fig. 233. — *3ᵉ temps* : — Correction proprement dite. La jambe déviée vient d'être portée en dedans et en bas par la pression de la main gauche du médecin pendant que la main droite tire légèrement sur le pied pour faciliter la correction.

**tion.** Pour cela on porte le bassin sur l'extrémité inférieure de la table et l'on abaisse le **genou** malade à 5 ou 10 centimètres **au-dessous du plan prolongé de la table**, en pressant sur le genou de haut en bas.

Cette manœuvre a demandé quelques secondes. Vous vérifiez la correction (fig. 234) en prenant les deux pieds (la jambe saine fléchie a été ramenée à l'extension normale), et en comparant la position des deux malléoles et des deux talons, tandis que l'aide, une main sur le genou du côté malade, le maintient dans la position d'hyperextension.

Il n'y a plus qu'à conserver la correction ainsi obtenue à l'aide d'un appareil plâtré.

4° Temps. — *Construction du plâtre.* (Voir plus haut, p. 185).

5° Temps. — *Vérification de la correction un peu avant la prise du plâtre.* — L'appareil terminé, on enlève l'enfant du pelvi-support, on le pose doucement sur la table, les jambes débordant la table pour faciliter l'hyperextension. La correction est vérifiée de nouveau, complétée au besoin, et maintenue très exactement jusqu'à ce que le plâtre soit sec.

L'aide qui modèle les crêtes iliaques doit veiller à ce que

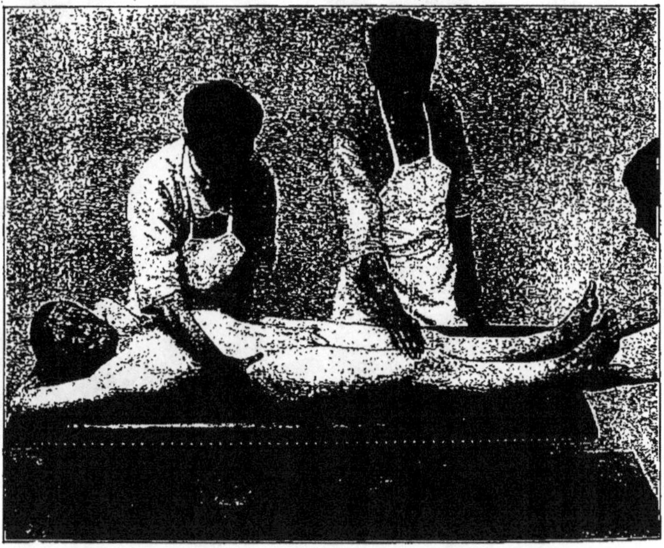

Fig. 234. — Correction (*suite*). La jambe saine étant remise en extension,
le chirurgien tenant les pieds vérifie la correction.

les épines iliaques soient au même niveau et à ce que *toute trace d'ensellure lombaire soit effacée*; pour cela, il presse vigoureusement d'avant en arrière (ou, plus exactement, de haut en bas dans cette position couchée du tronc).

Si c'est nécessaire, un aide supplémentaire agit sur l'ischion et sur l'aile iliaque, comme nous l'avons dit plus haut, pour arriver à *cet effacement de l'ensellure*, qu'on ne fait jamais assez complètement. L'on y peut aider indirectement, en faisant l'hyperextension de la cuisse; pour cela un aide presse sur le genou malade de haut en bas.

Vous vous chargez vous-même, soit du bassin, soit des pieds

.et contrôlez à chaque instant la perfection de la correction.

On tire ou on repousse l'un ou l'autre pied, en faisant, au besoin, appel au concours de l'aide qui a les mains au-dessus des crêtes iliaques et qui peut, en poussant l'une ou l'autre de ces crêtes, abaisser ou remonter l'un des côtés du bassin[1].

### Durée de l'intervention.

La correction proprement dite a duré 1 ou 2 minutes; la construction de l'appareil, 5 à 10 minutes; la prise du plâtre a

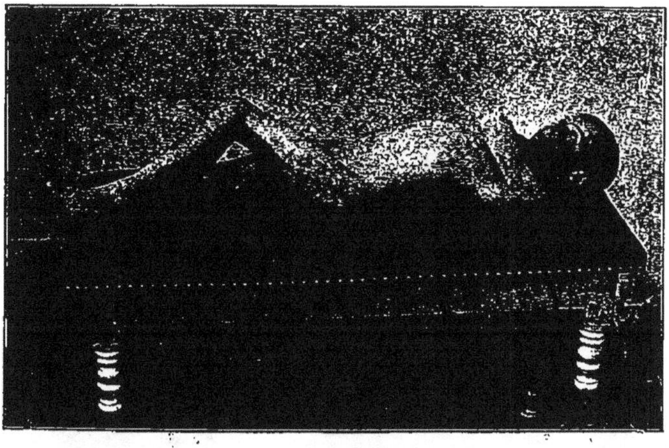

Fig. 235. — Coxalgie avec adduction déjà vieille d'un an et demi.

demandé ensuite 6 à 8 minutes. La durée de l'intervention entière est donc de 15 minutes environ.

J'ai supposé un cas où le chloroforme faisait tomber, à lui seul, presque toutes les résistances. Si cette déviation en abduction est plus ancienne, s'il s'est déjà produit des rétractions fibreuses, une pesée de 1 à 2 kilos ne suffirait plus évidemment pour la correction.

Si la résistance de la déviation est supérieure à cette force, si

1. Si l'aide qui embrasse l'ischion le pousse en haut tandis que le chirurgien qui tient le pied tire sur la jambe, on arrive par là à fixer la hanche dans l'appareil plâtré, avec un certain écartement des surfaces articulaires.

celle-ci ne vous donne pas une correction absolument parfaite, elle vous donnera toujours une correction très appréciable, grâce au chloroforme. N'allez pas plus loin, si vous voulez rester très prudent. Vous compléterez cette correction partielle 6 ou 8 semaines plus tard. Ce sera encore facile alors, et surtout ce

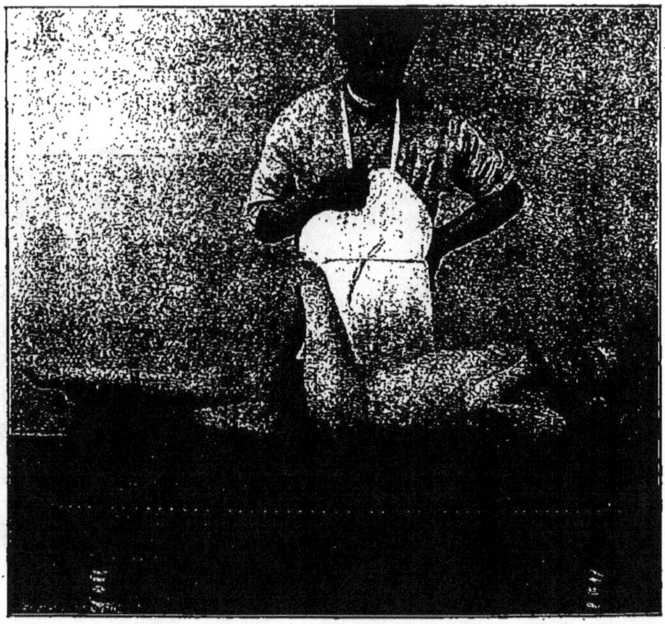

Fig. 236. — Correction. *1er temps* : — Mise en place du bassin et du tronc (les épines iliaques sont marquées par deux points).

ne sera plus dangereux ; car la tuberculose aura perdu beaucoup de sa virulence par le seul fait de l'immobilisation parfaite de la hanche dans un appareil plâtré, pendant ces deux mois.

2e CAS (fig. 235). — **Coxalgie avec adduction et raccourcissement** [1] (*c'est la déviation ordinaire des coxalgies quelque peu anciennes*, un an ou plus).

La correction de l'adduction (du raccourcissement) nécessite

1. Voir thèse du Dr L. Saint-Béat, 1906.

généralement plus de force que celle de l'abduction ; mais cette correction sera bénigne si l'on procède de la manière suivante :

1ᵉʳ Temps (fig. 236). — *Mise en place du bassin et du tronc.* — Le tronc et le bassin sont mis à plat sur la table, et à leur place normale. Cela se fait comme pour l'attitude vicieuse

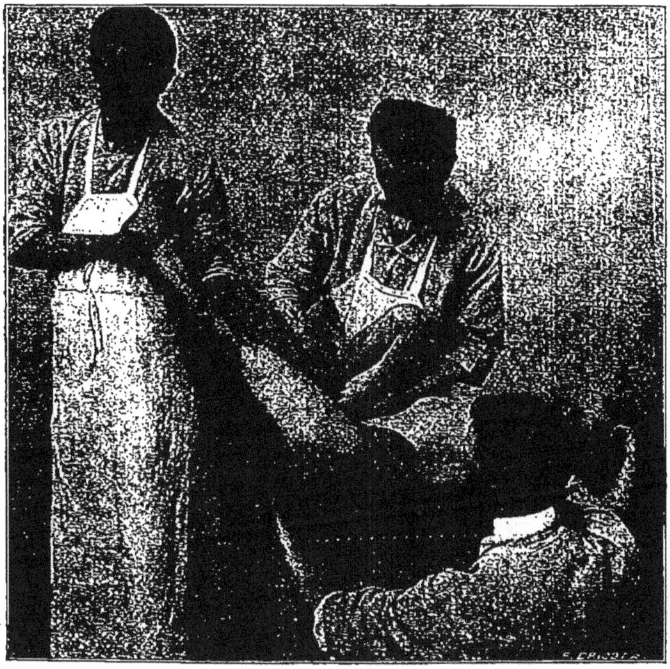

Fig. 237. — *2ᵉ temps* : — Fixation du bassin et du tronc par deux aides. Le médecin saisit seul la jambe pour la porter en position correcte. Généralement on se met à deux pour tirer sur la jambe.

précédente, avec cette différence qu'au lieu de porter la jambe malade dans la flexion et l'abduction, on est obligé de la porter dans la flexion et l'adduction, pour réussir à effacer l'ensellure lombaire et à ramener les deux épines iliaques au même niveau, sur la même perpendiculaire à l'axe médian du corps.

2ᵉ Temps (fig. 237). — *Fixation du bassin dans cette position* par un ou mieux deux aides. (Comme plus haut, page 199.)

3ᵉ Temps (fig. 238). — *Correction proprement dite.* — Vous

embrassez la cuisse du malade au-dessus du genou, avec vos
deux mains, tandis qu'un aide saisit, de la main gauche, le bas
de la jambe à la région des malléoles et, de la main droite,
embrasse le milieu du pied ; et tous deux, par un effort associé
et bien combiné, vous tirez la jambe comme pour la détacher
de l'os iliaque, vous tirez dans le sens de la déviation, c'est-à-
dire en haut et en dedans. Puis, lorsque vous sentez que cette

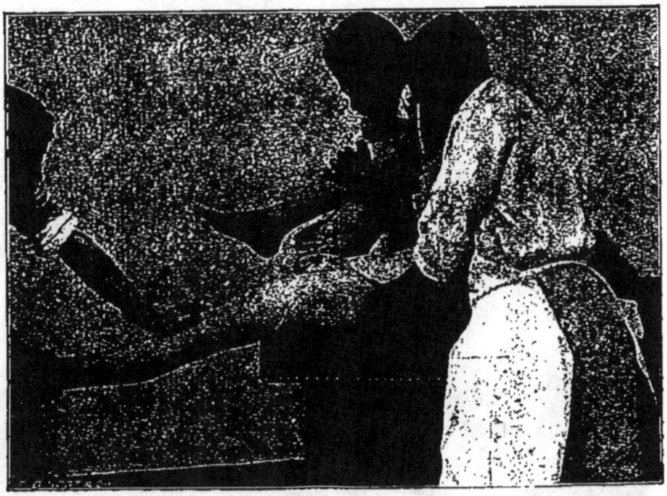

Fig. 238. — 3ᵉ temps : — La correction proprement dite est terminée.

jambe « tient » moins au bassin, vous la reportez directement (en
tirant toujours), dans la position normale, c'est-à-dire en dehors
et en bas, pour effacer l'adduction et la flexion.

L'adduction est corrigée lorsque la partie interne du genou
arrive sur l'axe médian du corps prolongé. La flexion est corrigée lorsque le jarret touche le plan de la table.

Mais c'est ici surtout que **corriger ne suffit pas** ; il faut faire
de **l'hypercorrection**. Nous aurons de l'hypercorrection de la
flexion, lorsque le genou sera abaissé à 10 centimètres au-
dessous du plan prolongé de la table, les jambes tenues en
dehors de celle-ci. Nous aurons de l'hypercorrection de l'adduction, lorsque le genou se trouvera à 40 ou 50° en dehors de
l'axe médian du corps prolongé. Il nous faut obtenir 40 à 50° au
début, pour garder finalement 15°.

Une abduction de 15 à 20°, si elle persiste, et si la jointure s'ankylose dans cette attitude, compensera le léger raccourcissement réel qui existe presque toujours dans les cas où le raccourcissement apparent est très grand.

Une jambe ankylosée en abduction est en effet fonctionnellement, c'est-à-dire pratiquement, un peu plus longue qu'elle

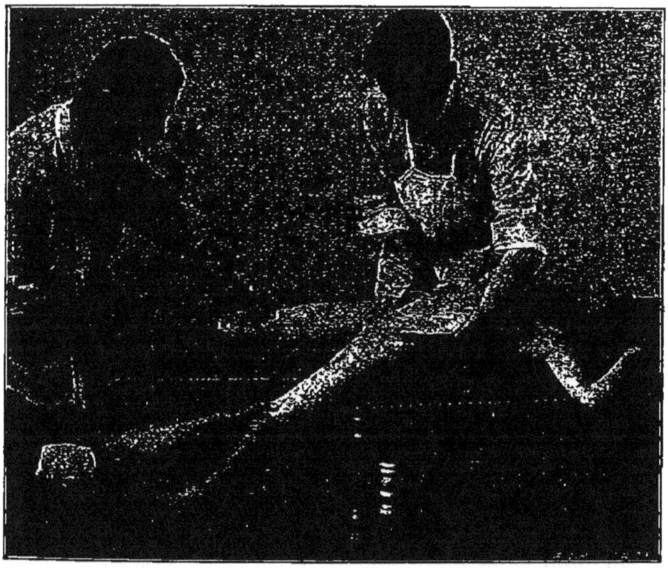

Fig. 239. — La jambe saine droite est remise dans l'extension (pour la fabrication de l'appareil plâtré) et repoussée en haut. La jambe malade gauche est tirée fortement et portée davantage en abduction. Cette traction est faite par un ou deux aides.

n'aurait le droit de l'être, si je puis ainsi parler, avec l'étoffe osseuse qu'elle possède. Inversement une jambe ankylosée en adduction sera fonctionnellement et pratiquement plus courte que sa longueur réelle (son étoffe) ne le comporte.

Vous porterez donc la jambe dans une **abduction de plus de 45°**. Elle restera fixée pendant quelques mois dans un appareil plâtré. Dès qu'il s'est produit quelques adhérences dans cette position, on laisse revenir la jambe un peu en-dedans, à chaque appareil nouveau. Il est dès lors assez facile de garder définitivement les 15° dont on a besoin pour faire la compensation du raccourcissement réel [1].

4° Temps. — *Vérification de la position, plâtre* (fig. 239) *et modelage.* (Comme plus haut.)

### 3° Cas. — Les ankyloses de la hanche
*(dans des coxalgies guéries ou paraissant guéries.)*

Après l'étude du 2° cas vient naturellement celle de la correction des déviations très anciennes, de la correction des ankyloses vicieuses *qui ne sont qu'un degré de plus* de la déviation en adduction dont nous venons de parler.

En réalité il s'agit **presque toujours**, comme nous l'avons dit (voir p. 170), d'**ankyloses incomplètes, non osseuses** : si l'on ne perçoit pas de mobilité du fémur, cela ne veut pas dire que cette soudure est osseuse et complète. Il vous faut avoir recherché les mouvements sous le chloroforme avant d'affirmer qu'il n'y en a pas.

Si l'ankylose est incomplète, elle est justiciable d'un redressement simple; si elle est osseuse, d'une ostéotomie.

### A. — Correction par le redressement simple.

On peut faire ce redressement [2] de deux manières :

**Ou bien sans chloroforme,** en plusieurs séances, à raison d'une tous les vingt jours, par des corrections partielles et des plâtres successifs. Après trois à cinq plâtres et 2 ou 3 mois, la correction est obtenue (voir fig. 226 à 229).

**Ou bien avec chloroforme,** en une ou deux séances.

Ce 2° procédé est plus facile, plus sûr et moins pénible pour le malade, malgré les apparences contraires.

Vous connaissez déjà la direction à donner aux manœuvres de redressement, mais on comprend que l'on doive employer, ici, des manœuvres beaucoup plus vigoureuses que dans les

---

1. L'abduction définitive persistante ne doit pas dépasser 15 à 20°, car au-dessus de ce chiffre elle amènerait pendant la marche un abaissement du bassin, préjudiciable à la régularité et à l'élégance de la marche.

2. Voir, **sur le redressement des ankyloses de la hanche,** la thèse très documentée du Dr Quettier, de Berck, 1894.

déviations de même sens survenues au cours de la coxalgie, et datant seulement de quelques mois.

Vous redresserez de la manière dite plus haut pour le 2e cas, puisque la cuisse est presque toujours en adduction. Allez progressivement, lentement, patiemment. Corrigez **surtout en tirant** très fortement sur la jambe, sans négliger cependant la pression sur le genou, ou plutôt sur le milieu du fémur.

Vous ne briserez rien, si vous corrigez degré par degré, méthodiquement, **sans à-coups**.

Mettez-vous à trois ou quatre, c'est ici nécessaire. Tandis que 2 aides tirent sur la jambe et le pied, vous serez aussi à 2 pour peser sur la cuisse et la pousser en bas et en dehors; **pesez à 4 mains**, synergiquement et méthodiquement, sans discontinuer pendant 10, 12, 15 minutes. Vous arriverez ainsi au résultat cherché, — sans danger — si vous avez soin de peser plutôt sur le tiers moyen de la cuisse que sur le genou exclusivement, car cette pression exclusive sur le genou, avec un pareil bras de levier, vous exposerait à des fractures. Ou, mieux encore, — pour éviter plus sûrement ce risque, — vous aurez pris la précaution de placer quatre attelles en bois le long de la jambe, du trochanter aux malléoles, attelles maintenues solidement avec des sangles, — et c'est sur le milieu de la cuisse, ainsi consolidée, que vous pèserez.

Il vous faudra souvent de 10 à 15 minutes, ou même plus, de tractions et de pesées continues avant d'obtenir le résultat cherché [1], c'est-à-dire avant d'avoir le genou malade à 15° au-dessous du plan de la table et à 40 ou 50° en dehors de l'axe médian du corps.

Par les manœuvres de redressement décrites, on agit à la fois sur toutes les résistances, lesquelles sont de deux ordres :

1° *Les résistances extra-articulaires* provenant de la rétraction de tous les tissus mous, mais surtout des tendons adducteurs et fléchisseurs.

2° *Les résistances articulaires* venant de la rétraction de la

---

1. Et même, en certains cas, vous n'y arriverez pas — du 1er coup. Vous n'aurez qu'une demi-correction, — que vous compléterez dans une 2e séance de redressement, faite 3 ou 4 semaines plus tard.

capsule ou des adhérences fibreuses ou ostéo-fibreuses unissant les deux extrémités osseuses.

Au lieu d'agir en **même temps** sur ces **diverses résistances**, il est souvent préférable de **les isoler** et de les **attaquer l'une après l'autre**. Si donc, en commençant le redressement, vous voyez très tendues et très dures les cordes des tendons, qui vous

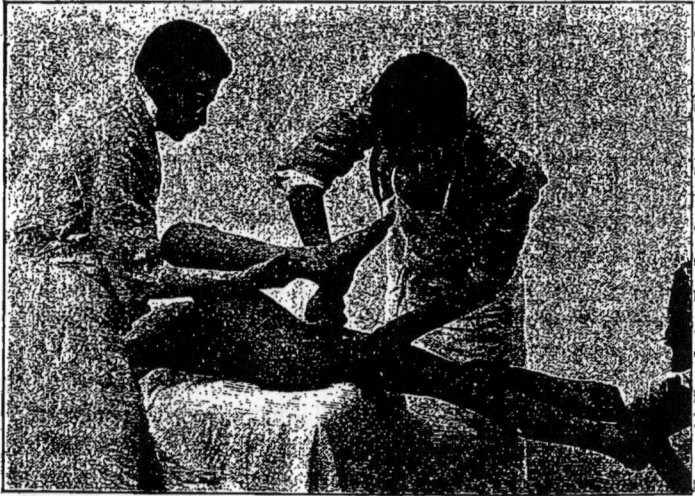

Fig. 240. — Rupture des adducteurs. Un aide fixe le bassin, l'autre porte la jambe malade en hyperextension et abduction. L'opérateur presse de toute sa force avec les pouces sur le point d'insertion supérieur des adducteurs.

arrêtent, vous allez vous en occuper spécialement et exclusivement dans un premier temps, vous en aurez ainsi plus facilement raison. Cet obstacle vaincu, le redressement deviendra aisé, car les tendons rétractés représentent souvent moitié, ou même plus, de la résistance totale.

Il y a deux manières d'agir sur les tendons : l'une sanglante et l'autre *non sanglante.*

Si vous n'êtes pas chirurgien, *tenez-vous en* toujours *à celle-ci* et vous arriverez très bien, par la seule pression des pouces appliqués sur la corde saillante des tendons rétractés, à les assouplir, les pétrir, les allonger et même les rompre.

### *a.* Assouplissement, pétrissage, distension des tendons.

Vous ferez les manœuvres indiquées, p. 481, à propos de la luxation congénitale de la hanche, mais vous ferez ces manœuvres sur la cuisse étendue et non pas sur la cuisse fléchie.

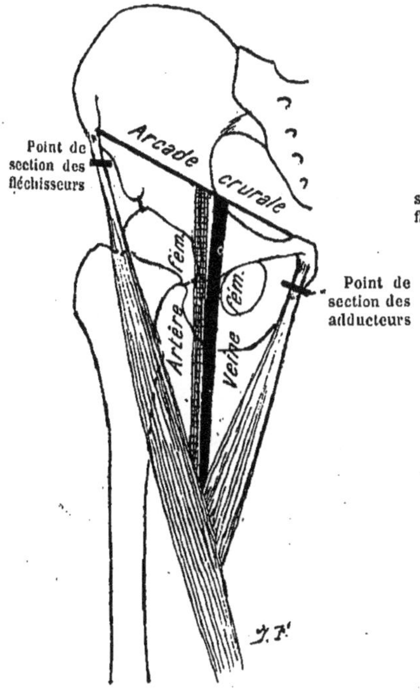

Fig. 241. 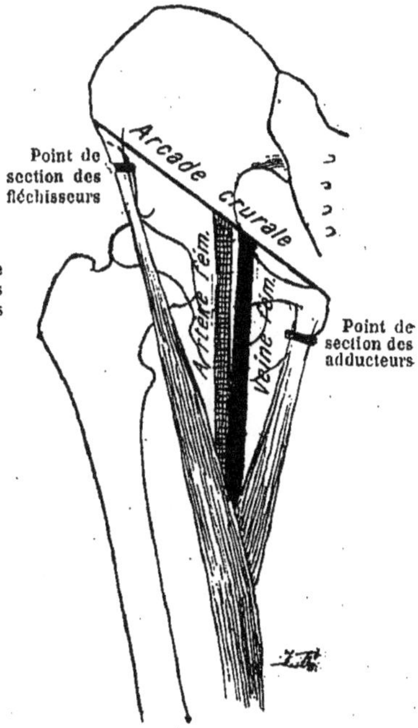                                          Fig. 242.

Fig. 241. — Rapport des tendons et des vaisseaux dans la position d'abduction.
Fig. 242. — Dans l'adduction, les vaisseaux sont plus rapprochés des adducteurs que dans l'abduction (par conséquent, porter la cuisse en dehors autant qu'il est possible par des manœuvres modérées, avant de faire la ténotomie des adducteurs).

### *b.* Rupture des tendons adducteurs (fig. 240) :

Deux pouces pressent fortement en travers sur la corde tendineuse que 1 ou 2 aides, tirant la jambe en dehors, tendent au maximum. Après une pesée de 1 ou 2 minutes, on sent sous les pouces un premier tendon céder, puis un deuxième, puis les autres, pendant que la jambe se porte en dehors.

La **rupture des tendons fléchisseurs** avec les pouces est très difficile et amène un assez grand traumatisme ; mais vous arriverez à les distendre suffisamment par un long et patient brassage.

*c.* **La ténotomie.**

Si vous êtes chirurgien, vous préférerez la ténotomie à cette rupture des tendons par la pression des pouces. La section est plus expéditive et ne demande aucun déploiement de force.

On fait la ténotomie **sous-cutanée** (fig. 241 et 242) par une incision de quelques millimètres, ce qui met plus sûrement à l'abri de **toute infection** et est encore **plus simple**, quoiqu'on ait dit, que de faire la section des tendons à ciel ouvert. — Si quelques fibres échappent au ténotome, on les brisera facilement en faisant une traction, après que le ténotome aura été enlevé.

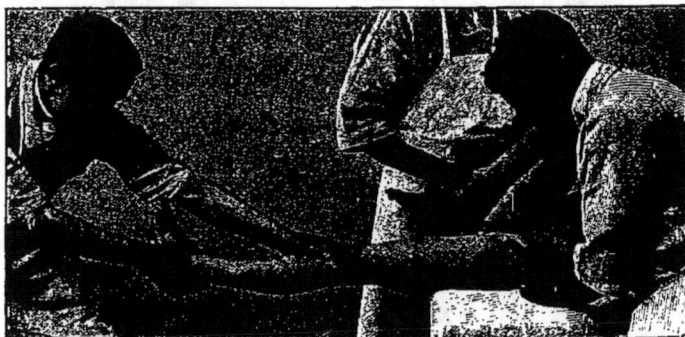

Fig. 243. — Ténotomie des fléchisseurs. — *Place des aides.* La cuisse du malade est portée en hyperextension, la main de l'aide pèse sur le genou du haut en bas. Le bassin est maintenu par un deuxième aide.

Cette traction supplémentaire est d'ailleurs nécessaire aussi, bien qu'à un degré moindre, dans la ténotomie à ciel ouvert, la rétraction qui porte sur tous les tissus de la région ne pouvant être vaincue que par cette traction supplémentaire.

Le manuel opératoire est le suivant :

**Instruments.** — 1° Un ténotome pointu ; 2° un ténotome mousse. A la rigueur, un simple bistouri étroit suffit.

*a.* **Section des tendons fléchisseurs** près de l'épine iliaque (couturier, fascia lata, parfois même le droit antérieur).

La section se fait à 1 centimètre 1/2 au-dessous de l'épine iliaque antérieure et supérieure, en piquant en dedans de la corde tendineuse et en coupant de dedans en dehors.

PLACE DES AIDES (fig. 243). — Un 1ᵉʳ aide tient la jambe saine fortement fléchie sur le ventre, pour immobiliser le bassin. Un 2ᵉ aide tire sur le genou malade et le porte en bas, en extension.

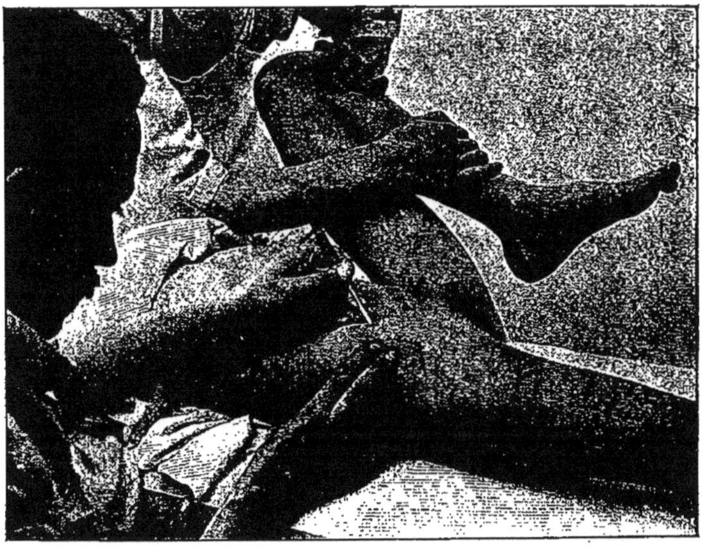

Fig. 244. — Ténotomie des fléchisseurs. — Le ténotome est enfoncé en dedans du couturier, 1 cm. 1/2 au-dessous de l'épine iliaque. L'opérateur pousse les tendons vers le tranchant de l'instrument avec les doigts de la main restée libre.

1ᵉʳ TEMPS. *Incision cutanée* (fig. 244). — On incise avec le ténotome pointu, sur une longueur de 4 à 5 millimètres, le long du bord interne des tendons saillants, à 1 centimètre 1/2 au-dessous de l'épine iliaque, et l'on introduit la pointe jusqu'à une profondeur d'environ 2 centimètres 1/2.

2ᵉ TEMPS. — On retourne ce même ténotome, le bord tranchant en dehors; ou bien on introduit le ténotome mousse parallèlement à l'incision, à cette même profondeur, puis on le tourne en dehors.

3ᵉ TEMPS. — On sectionne par un mouvement de scie, tandis que l'index gauche ramène les tendons de dehors en dedans sur la tranche du ténotome. On évite de perforer la peau en dehors, avec la pointe du ténotome.

4ᵉ Temps. — Une secousse s'est produite et une dépression cutanée a succédé à la section des tendons. Le ténotome est retiré; vous tamponnez à travers la peau, en **pressant vigoureusement,** pour assurer l'hémostase.

Par votre pression et par quelques tractions de l'aide sur le

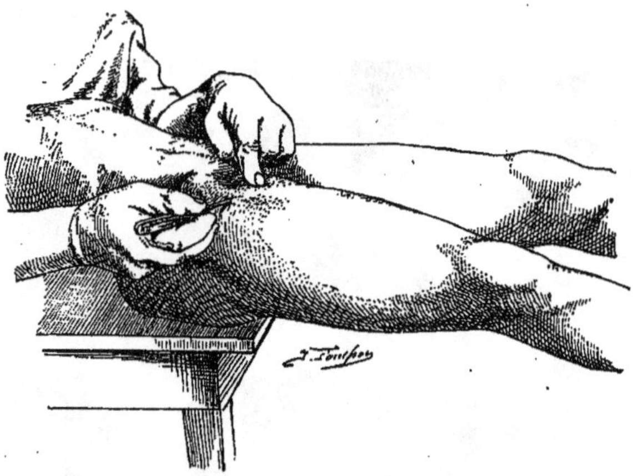

Fig. 245. —Autre procédé de ténotomie des fléchisseurs. Le ténotome est enfoncé en dehors des tendons : la main gauche de l'opérateur isole les vaisseaux tout en présentant les tendons fléchisseurs au tranchant de l'instrument.

genou, s'achèvent la division des tendons et la correction de la flexion.

*b.* **La ténotomie des adducteurs** (fig. 246, 247, 248).

Le manuel opératoire est calqué sur le précédent avec les petites modifications que l'on devine; le **ténotome pénètre en dehors des tendons** et non pas en dedans, les aides tirent la jambe en dehors et non pas en bas. On fait la section à 1 centimètre au-dessous des insertions supérieures, le long du bord externe de la corde rendue saillante par une traction en dehors. On se place en dehors du membre malade.

On met l'index gauche sur la corde saillante, puis on laisse glisser (comme une muscade) cette corde, en dedans, — sans enlever l'index qui touche alors le bord externe du tendon. Sur l'ongle de l'index on pose le dos du ténotome qu'on pousse ensuite dans les tissus jusqu'à la profondeur voulue, et on incise les tendons de dehors en dedans, en évitant de trouer la peau en dedans avec la pointe.

On fait ensuite une hémostase soignée, puis encore de l'abduction pour arriver à l'hyper-correction (abduction de 35 à 40° au moins).

La correction, dans les deux cas, est maintenue par un appareil plâtré très solide et très bien modelé. La compression faite pour l'hé-

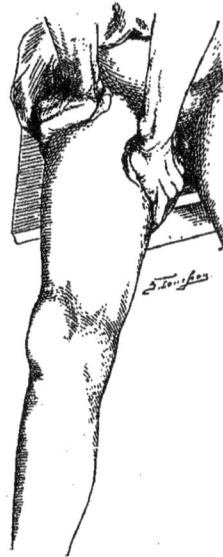

Fig. 246. — Ténotomie des adducteurs. — La main gauche de l'opérateur isole les vaisseaux pendant que le ténotome s'enfonce en dehors des adducteurs.

Fig. 247. — Hémostase après la ténotomie : on exprime le sang en pressant fortement les deux lèvres de la peau ; après quoi, on fait la compression.

Fig. 248. — Hémostase. Un aide comprime fortement de ses deux mains, munies de tampons, les deux petites plaies produites par la double ténotomie.

mostase doit être prolongée avec le plus grand soin jusqu'à la

« prise » du plâtre. Cette compression est nécessaire pour éviter des hématomes sous-cutanés qui pourraient s'infecter par la suite.

### B. — La correction des ankyloses par l'ostéotomie.

J'ai dit, p. 170, que vous n'aurez à faire presque jamais la section de l'os parce que presque jamais la coxalgie vraie ne laisse d'ankyloses osseuses. Je ne fais pas personnellement plus d'une à deux ostéotomies par an, bien que j'aie, en tout temps, plusieurs centaines de coxalgies en traitement.

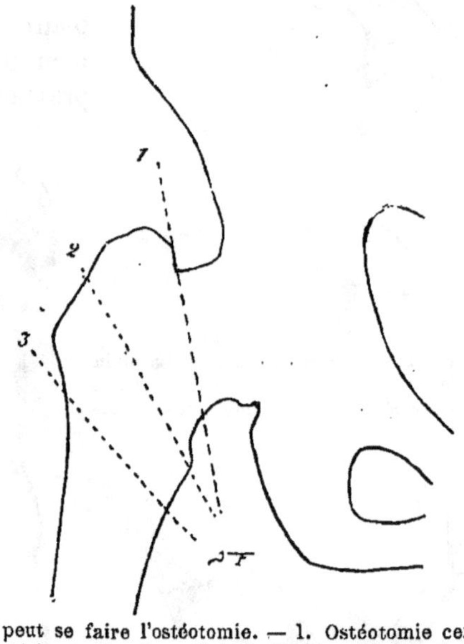

Fig. 249. — Où peut se faire l'ostéotomie. — 1. Ostéotomie cervicale ou plutôt cervico-trochantérienne (la plus utile). 2. Trochantérienne (encore recommandable). 3. Sous-trochantérienne (faite ordinairement, mais *à tort*).

L'ostéotomie sera **sous-cutanée** pour la même raison que la ténotomie, parce que les interventions sous-cutanées sont plus bénignes et mettent plus sûrement à l'abri de l'infection que si elles sont faites à ciel ouvert.

L'ostéotome sépare les deux tiers ou les trois quarts de l'épaisseur de l'os, et on finit la section par une ostéoclasie, ce qui rend l'intervention plus sûrement bénigne.

Où doit se faire la section de l'os ?

Au point de vue orthopédique, elle devrait se faire au niveau de l'angle de coudure (fig. 249).

Mais, à cause du siège de l'ancien foyer morbide qui peut, à la rigueur, n'être pas entièrement éteint, il vaut mieux que la rupture soit faite un peu en dehors de ce point.

Ainsi donc elle ne se fera pas contre l'os iliaque,

Fig. 250.                              Fig. 251.

Fig. 250. — Ostéotomie cervico-trochantérienne. Mauvaise direction transversale de l'ostéotome qui pénétrerait dans le bassin.

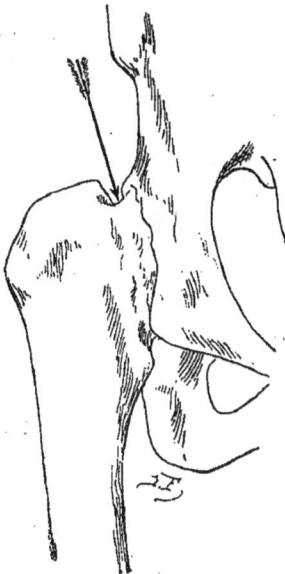

Fig. 251. — Bonne direction; — doit être presque verticale en certains cas.

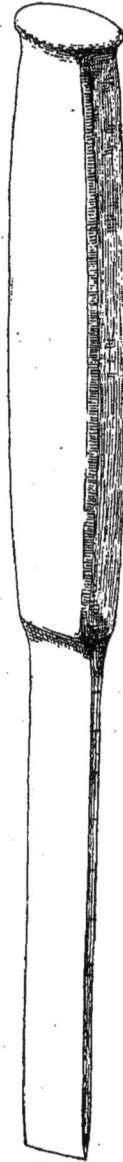

vous seriez trop près de l'ancien foyer, mais **à la partie la plus externe du col**. En tout cas ne descendez pas **plus bas que le milieu du grand trochanter** (fig. 249, 2) parce que vous seriez alors trop loin de l'angle de coudure et votre bénéfice serait trop amoindri au point de vue de l'allongement du membre; c'est pour cela que nous condamnons

Fig. 252. — Ostéotome ordinaire.

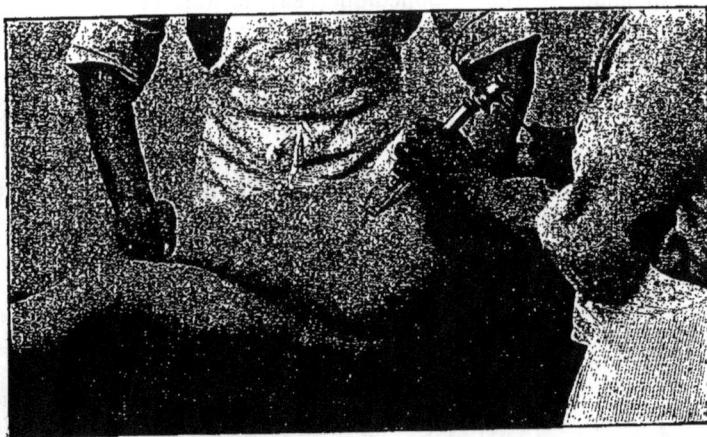

Fig. 253. — Ostéotomie. — Position du malade. Le malade est couché sur le côté sain; le membre malade est solidement maintenu par un aide.

Fig. 254. — Ostéotomie. — L'ostéotome est introduit parallèlement à l'incision cutanée jusqu'à l'os, à l'union du trochanter et du col

Fig. 255. — Ostéotomie. — La direction de l'ostéotome est alors modifiée; elle doit répondre à la bissectrice du fémur et de l'axe bicotyloïdien.

l'ostéotomie sous-trochantérienne conseillée dans certains livres; elle est un peu plus facile, c'est vrai, mais notablement moins avantageuse.

Pour tout concilier, vous pouvez aborder l'os à **1 cent.** ou **1 cent. 1/2 au-dessous du bord supérieur** du grand trochanter (fig. 249, 1 ou 2).

La section ne sera pas transversale, — on risquerait de pénétrer dans l'os iliaque; elle sera parfois presque verticale (fig. 251). — Elle aura sensiblement la direction de la bissectrice [1] de l'angle du fémur et de l'axe bicotyloïdien (fig. 252 à 257).

Hémostase par une pression prolongée; et fixation en hypercorrection (fig. 258).

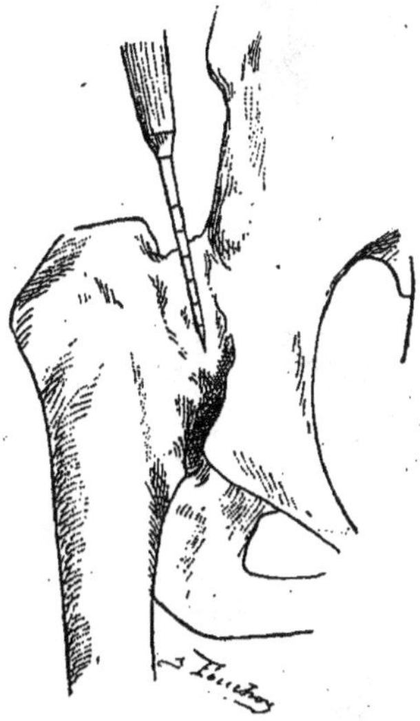

Le traitement consécutif est le même que celui du redressement simple. On laisse le grand plâtre six mois, puis on fait lever l'enfant avec un petit appareil, — qu'on ne supprimera que 1 an 1/2 plus tard, lorsque l'attitude se maintiendra bonne d'elle-même.

Fig. 256. — Porter l'instrument au ras du trochanter, plus en dehors que ne l'indique cette figure. L'ostéotome est enfoncé par quelques coups de marteau, de façon à sectionner les 2/3 ou les 3/4 de l'os.

### L'ostéoclasie.

Bien qu'elle soit en réalité un peu plus traumatisante et moins précise que l'ostéotomie, l'ostéoclasie manuelle peut rendre des services : pour les enfants dont les parents ne veulent à aucun prix entendre parler d'ostéotomie, ni de sang, ni de trou à la peau. Je l'ai faite dans ces conditions, sans incident, avec un excellent résultat final. Cependant je ne vous conseille d'y recourir que dans les seuls cas où les rayons X vous auront montré un

1. Cette indication suffit pour la pratique, car on n'a jamais affaire qu'à des adductions de moins de 45° (dans l'ankylose osseuse). Mais l'indication ne serait plus vraie pour une adduction extrême supposée, de 80° par exemple (il faudrait en ce cas faire l'ostéotomie **sous-trochantérienne**).

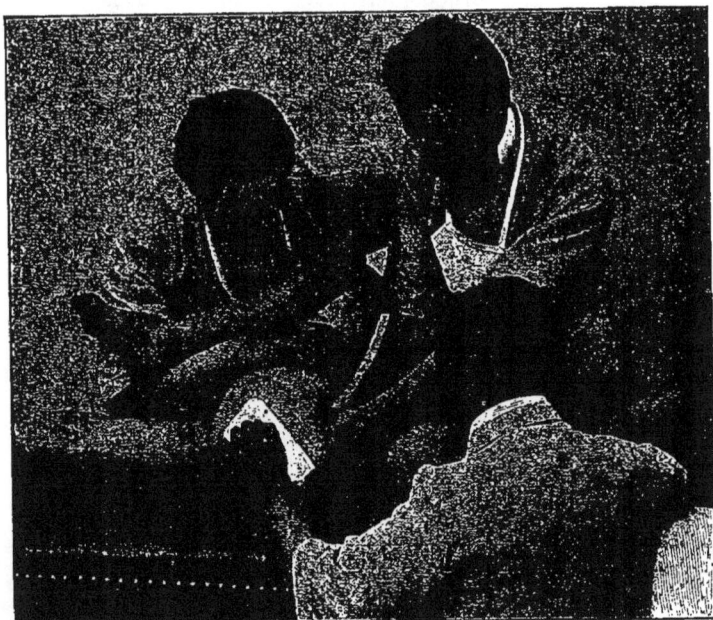

Fig. 257. — Ostéotomie (suite). — La section de l'os étant faite aux 2/3 ou aux 3/4, on enlève l'ostéotome et on finit par une ostéoclasie. Pour ceci, la cuisse est portée très fortement en flexion et adduction comme si l'on voulait exagérer la déviation existante (c'est le 1er temps de cette ostéoclasie finale).

Fig. 258. — Ensuite (2e temps) la cuisse est portée dans la position de correction, c'est-à-dire en hyperextension et abduction forcées.

col assez grêle et atrophié — ou bien, à défaut de celte donnée, lorsque vous aurez trouvé, sous chloroforme, quelques mouvements obscurs, mais insuffisants pour faire un redressement ordinaire.

Dans ces 2 cas, vous avez toutes les chances de briser l'os sur le col ou très près de l'angle de coudure.

Pour y réussir, on consolidera la diaphyse fémorale à l'aide

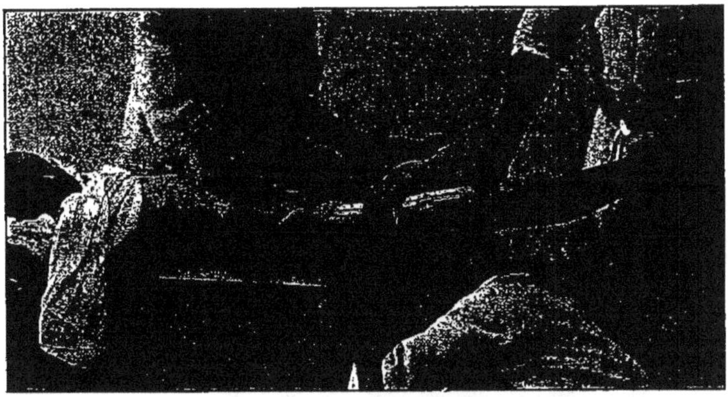

Fig. 259. — Ostéoclasie d'emblée. — Un aide maintient lo bassin (ou mieux 2 et même 3 aides solides fixent le bassin). L'opérateur saisit le membre (préalablement consolidé au moyen d'attelles serrées avec des sangles); un autre aide saisit la cuisse le plus près possible de la racine et tous deux, opérateur et dernier aide, poussent la cuisse en bas et en dehors jusqu'à ce que l'os se brise.

de 4 attelles en bois, maintenues par des sangles fortement serrées, véritable appareil de Scultet (voir fig. 259).

1er TEMPS [1]. — On place les attelles en bois.

2e TEMPS. — 2 ou 3 aides maintenant le bassin, on pratique une pesée sur le milieu de la cuisse, jusqu'à ce que l'os cède.

4e CAS. — Le traitement des luxations du fémur.

J'ai, dit page 172, que si la tête fémorale est conservée, *ce qui est très rare*, on fait la réduction comme dans une luxation congénitale de la hanche (voir page 480).

Mais si la tête est détruite (*ce qui est le cas ordinaire*), on ne peut qu'appuyer le trochanter dans le fond du cotyle. — Il faut se guider ici, à chaque pas, sur les indications de la radiogra-

1. Après s'être assuré que l'ankylose était bien complète.

phie. — Ce traitement est difficile et est réservé à peu près

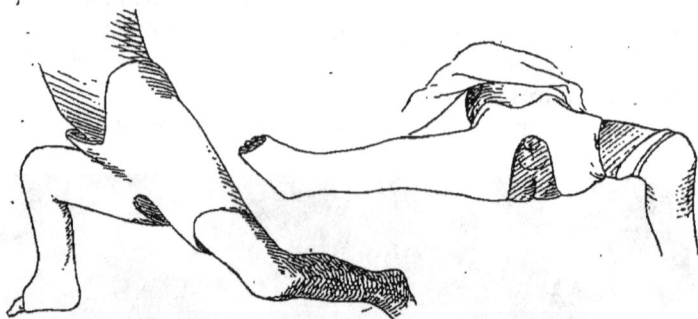

Fig. 260. — Luxation droite. — 1re position après la réduction (voir p. 223). POUR MIEUX ASSURER l'immobilisation, la cuisse saine a été plâtrée.

Fig. 261. — 2e étape. La jambe gauche (saine) est encore dans un collier de plâtre.

Fig. 262. — 3e étape (plâtre moyen).

Fig. 263. — 4e étape. L'enfant marche.

exclusivement aux spécialistes. Le voici figuré (fig. 260 à 271)

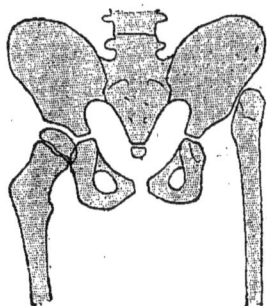

Fig. 264. — Luxation de la hanche droite. Radiogramme du 2 sept. 1901.

Fig. 265. — 23 septembre 1901. — On essaie de réduire par une abduction de près de 90°, mais sans succès.

Fig. 266. — 23 septembre 1901. — Pour faire pénétrer le fémur dans la cavité, il faut mettre la cuisse **en flexion à angle aigu sur le ventre**, et abduction d'environ 60°.

Fig. 267. — 28 octobre 1901. — Un mois après, on essaie de diminuer la flexion et l'abduction. La radiographie laisse voir que le fémur a une tendance a s'échapper de sa cavité.

Fig. 268. — 28 octobre 1901. — Devant cette constatation, l'on remet aussitôt dans l'ancienne position d'abduction et flexion : la radiographie montre que, de nouveau, la réduction est acquise.

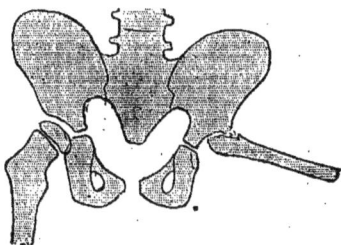

Fig. 269. — 23 décembre 1901. — Nouvelle tentative pour ramener le fémur en abduction de 90°. Cette fois la réduction se maintient; on voit qu'il s'est produit un petit pont osseux entre le rebord de la cavité et le fémur.

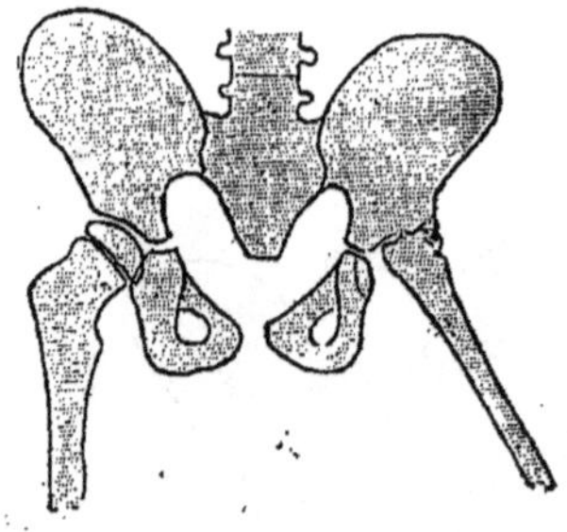

Fig. 270. — 6 mai 1902. — Le fémur a été ramené peu à peu en plusieurs étapes. La réduction s'est toujours maintenue.

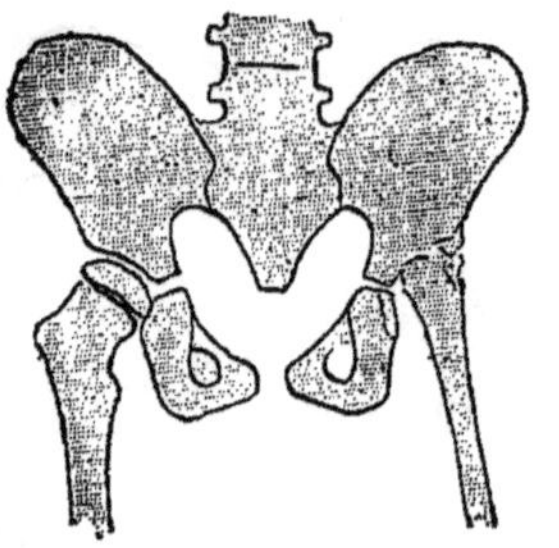

Fig. 271. — 22 juin 1902. — Abduction de 20° environ. La réduction s'est maintenue. Le petit pont osseux a de la tendance à s'accroître. L'enfant peut marcher facilement.

### 5° Le traitement des abcès de la coxalgie.

*Le traitement par les ponctions et les injections* est le seul rationnel.

Nous en avons exposé la technique (p. 91) à propos des abcès du mal de Pott.

Voici quelques indications se rapportant particulièrement au traitement des abcès de la coxalgie.

*Quelques précautions à prendre suivant le siège de l'abcès.* — Lorsque l'abcès est loin des vaisseaux, rien à noter de particulier ; mais lorsque l'abcès siège, soit en avant dâns la région des vaisseaux fémoraux, soit au-dessus de l'arcade crurale, dans le bassin, il y a quelques particularités à connaître.

*a.* AU-DESSOUS DE L'ARCADE CRURALE (fig. 272).

Palpez d'abord l'artère fémorale qu'on sent battre ; en dedans de l'artère se trouve la veine, pour laquelle vous compterez un centimètre et demi.

Vous examinerez où vous devez aborder la collection, si c'est en dehors de l'artère ou en dedans de la veine. Cela dépend de la facilité avec laquelle la pression des doigts fait saillir cette collection purulente plus fortement et plus nettement, en dehors ou en dedans (fig. 273 et suivantes).

Lorsque vous vous êtes décidé pour le point interne ou l'externe, votre aide essaie de passer son doigt sous les vaisseaux, du côté opposé à celui où vous allez ponctionner, et il pousse la collection vers vous ; elle devient par cette manœuvre plus facilement accessible. On évite ainsi de blesser les vaisseaux (fig. 273 à 276).

Admettons pourtant que vous les blessiez : aussitôt un très fort jet de sang vient par l'aiguille ; vous la retirez immédiatement et vous mettez le doigt sur l'orifice, en comprimant, un instant ; puis, tranquillement, comme dans le pansement de la saignée du bras (c'est la même chose au fond), vous appliquez

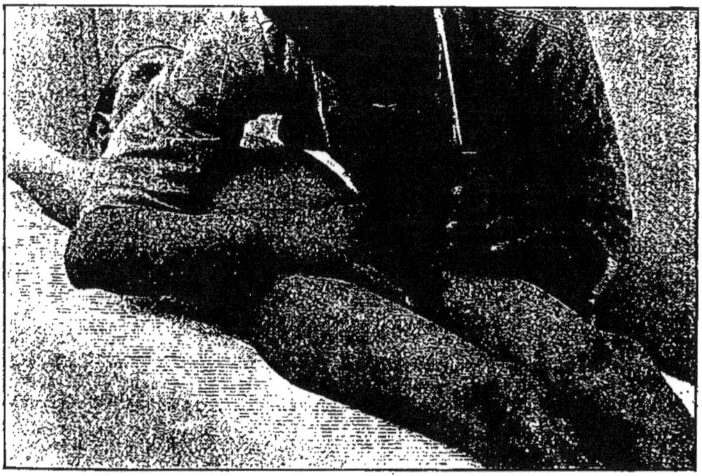

Fig. 272. — Ponction en dehors des vaisseaux. L'opérateur isole les vaisseaux d'une main, pendant la ponction.

sur le point qui saigne un tampon d'ouate avec quelques tours de bandes Velpeau. Ce pansement légèrement compressif sera laissé en place pendant cinq ou six jours ; après quoi vous recommencerez vos ponctions, en vous portant un peu plus loin des vaisseaux, soit en dedans, soit en dehors.

*b*. Au-dessus de l'arcade crurale.

Un aide fait saillir encore davantage la collection purulente, par une compression exercée de haut en bas sur la fosse iliaque interne. Vous raserez avec votre aiguille l'arcade crurale, pour être bien sûr d'éviter le péritoine, en vous tenant en dehors des vaisseaux ou en dedans suivant le cas (voir aussi fig. 118 et 119).

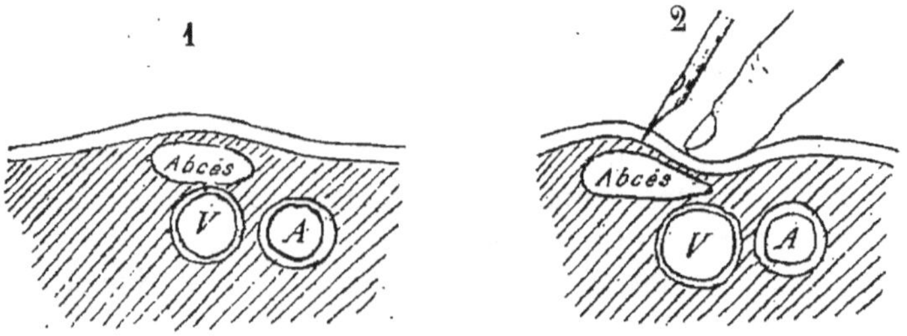

Fig. 273. — 1. Petit abcès en avant de la veine fémorale. — 2. Fig. 274. — L'abcès est repoussé en dedans par la pression du doigt. L'aiguille, dirigée de dehors en dedans, contre la face dorsale du doigt, ne risque pas d'atteindre la veine.

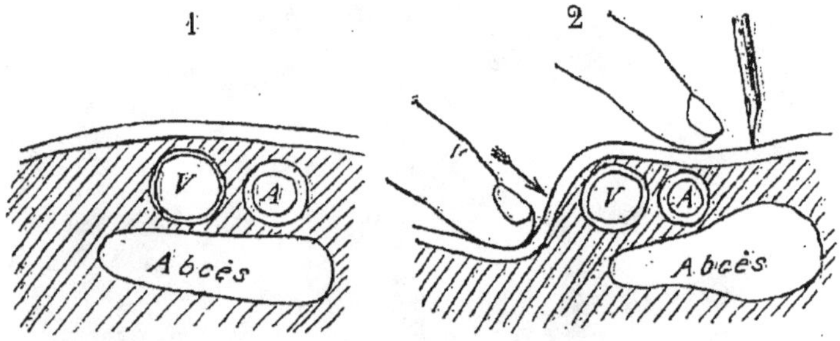

Fig. 275. — 1. Abcès placé en arrière des vaisseaux. — 2. Fig. 276. — Un doigt déprime fortement la peau en dedans de la veine dans le sens de la flèche. L'abcès fait saillie en dehors de l'artère : un second doigt protège cette dernière pendant la ponction.

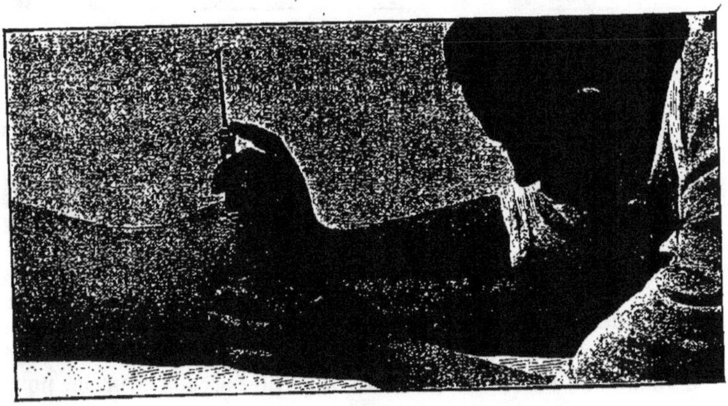

Fig. 277. — Cas d'un abcès à la partie inférieure de la fesse. — Il est facile d'éviter le nerf sciatique.

*c.* En arrière de la cuisse (fig. 277).

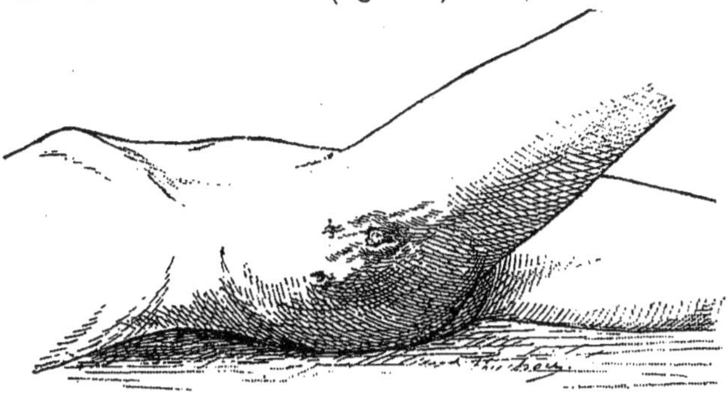

Fig. 278. — Fistules multiples (voir les figures suivantes).

Vous éviterez le nerf sciatique, en vous rappelant qu'il passe sensiblement à égale distance du trochanter et de l'ischion.

### 6° Le traitement d'une fistule de coxalgie.

Ce traitement doit s'inspirer de celui déjà indiqué (page 112)

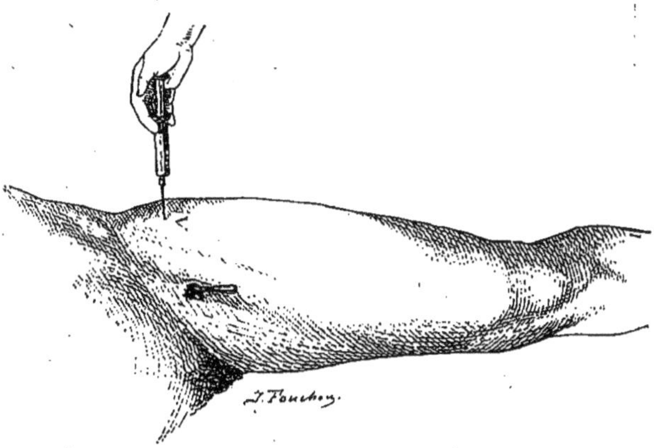

Fig. 279. — Injection dans les trajets fistuleux par voie rétrograde. Le liquide modificateur, injecté en A dans la cavité articulaire, ressort par le ou les orifices fistuleux qu'on bouche avec un large tampon. On a suivi ici la voie externe pour pénétrer dans l'articulation au lieu de la voie antérieure indiquée page 160, — mais on peut prendre aussi cette voie antérieure.

pour les fistules du mal de Pott (voir fig. 278 à fig. 281). — Mais ici, à la hanche, on peut faire davantage.

*Le drainage, l'arthrotomie et la résection de la hanche.*

Nous avons dit (p. 148) leurs indications respectives.

Le *drainage* se fait, comme partout ailleurs, au moyen d'inci-

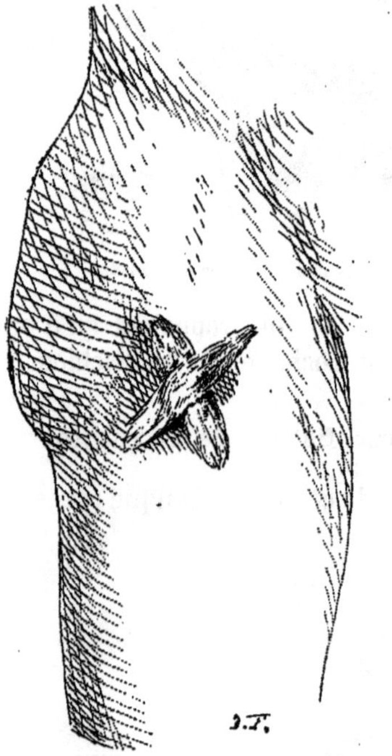

Fig. 280. — Le pansement après l'injection. 1° Deux tampons en croix sont
placés sur la fistule pour maintenir
l'occlusion.

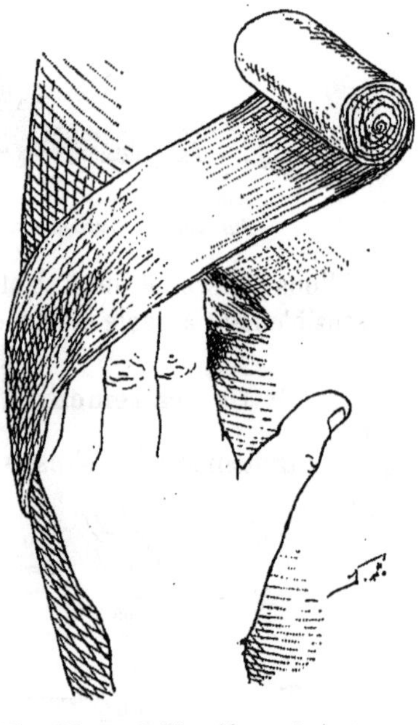

Fig. 281. — 2° Un aide maintient ces
tampons pendant l'enroulement de la
bande. Ce qui assurera l'oblitération
de la fistule d'une injection à l'autre.

sions pratiquées dans tous les points où l'on soupçonne que le
pus est retenu.

L'*arthrotomie* ou simple ouverture de l'articulation se fait
comme les quatre premiers temps de la résection de la hanche
et se termine par un large drainage.

Nous allons exposer la technique de la résection.

*La résection de la hanche*[1] (fig. 280 à 289).

1er TEMPS. *Incision de la peau* sur la ligne allant de l'épine iliaque antérieure et supérieure à l'angle antéro-supérieur du trochanter, en dépassant de deux centimètres, dans chaque sens, ces deux points extrêmes.

2e TEMPS. *Reconnaître l'interstice* du fascia lata et du moyen fessier, et l'écarter. Si cet interstice n'est pas reconnaissable, ce qui est le cas dans les vieilles suppurations de la hanche, couper, dans la direction de l'incision cutanée, les tissus lardacés, jusqu'à la capsule.

3e TEMPS. *Dénudation de la capsule* ou de ce qui en reste.

4o TEMPS. *Ouverture de la capsule par une incision en croix.* — La tête fémorale apparaît.

5e TEMPS. *On enlève la tête sans luxer le fémur* — Si la tête est complètement nécrosée ou en bouillie, ce qui est fréquent dans ces coxalgies, on l'enlève en entier avec la curette et on dénude le cotyle. — Si la tête fémorale n'est pas nécrosée ni en bouillie, on n'enlève (avec le ciseau à froid poussé avec les mains ou le marteau) que la moitié supérieure de la tête et du col, pour assurer l'écoulement du pus ; la moitié restante nous sera extrêmement

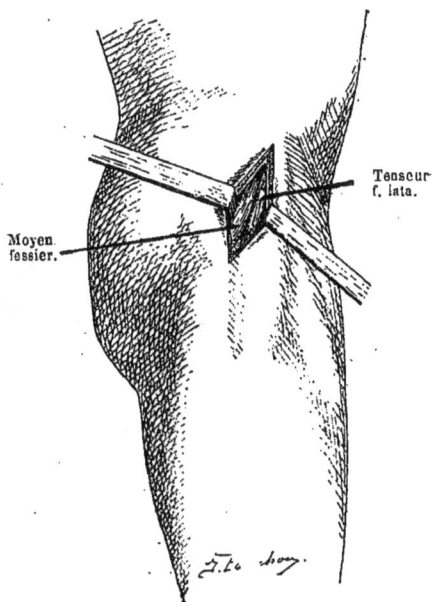

Fig. 282. — Tracé de l'incision, soit pour le drainage de la jointure, soit pour la résection. On voit, dans le fond de la plaie, l'interstice qui sépare le moyen fessier du tenseur du fascia lata.

1. Dont les indications sont si **exceptionnelles,** vous ne l'avez pas oublié. (V. p. 149.)

utile au point de vue orthopédique pour empêcher les luxations
ultérieures.

6ᵉ Temps. — *On fait la toilette avec une curette*, puis avec
des gazes montées, qu'on promène à frottement dans la cavité

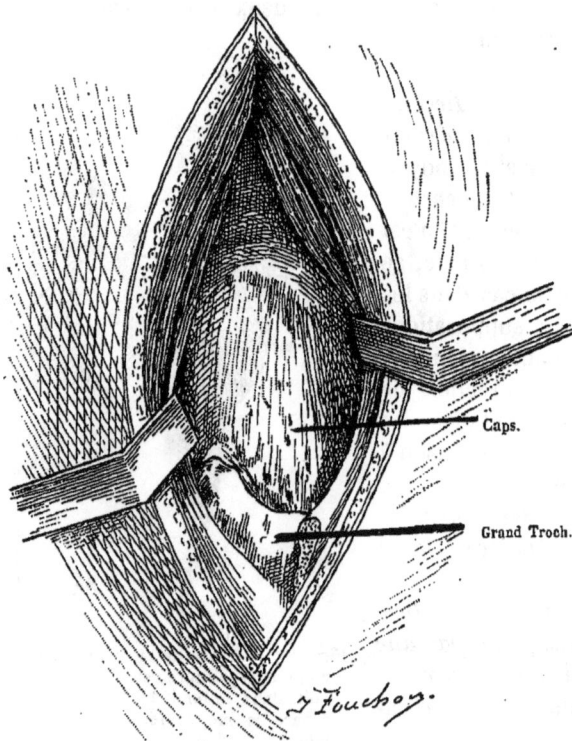

Fig. 283. — On pénètre dans cet interstice et l'on voit la capsule articulaire.

cotyloïde et les parties voisines pour enlever tous les débris. *Et
l'on fait l'hémostase.*

Je dois accorder une mention spéciale à **l'hémostase** à faire
soit pendant, soit après l'opération. Vous devez vous en occuper
à chaque pas.

Il faut aller vite, — c'est entendu. Mais il est une chose qui
importe encore davantage que d'aller vite (le *tuto* avant le *cito*) :
c'est de **veiller à ce que le sujet ne perde pas de sang** ou
n'en perde que le moins possible.

Pour cela, à chaque temps de l'opération, on pince au fur et à mesure les petits vaisseaux qui peuvent avoir été ouverts. Quant au saignement en nappe des parties molles ou des os, on met des **tampons** et **l'on presse** dessus **fortement** une, deux,

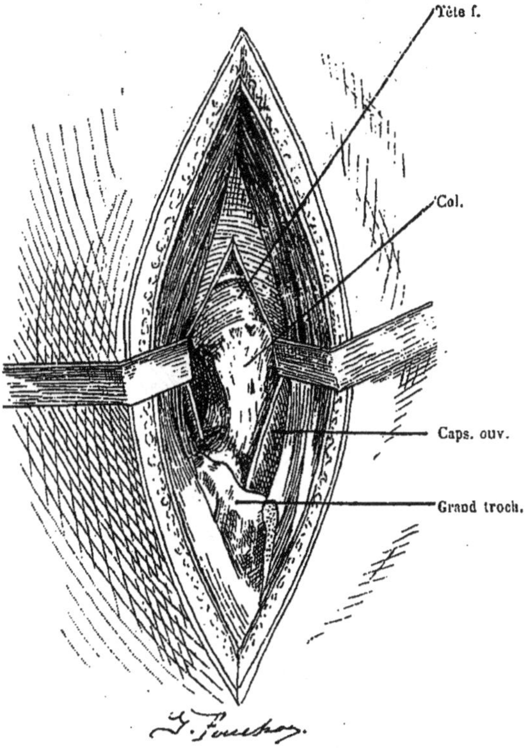

Fig. 284. — Arthrotomie. La capsule articulaire est ouverte dans toute sa longueur et laisse voir la tête et le col fémoraux.

trois, quatre, cinq minutes, jusqu'à ce que cela ne saigne plus. Puis on avance de nouveau, on comprime encore et ainsi de suite.

Si vous êtes attentif à bien faire l'hémostase, le choc opératoire sera presque nul, même avec une opération d'une durée d'une demi-heure ou de trois quarts d'heure; au contraire, le choc serait grave même avec une opération courte, si vous n'aviez pas bien fait l'hémostase.

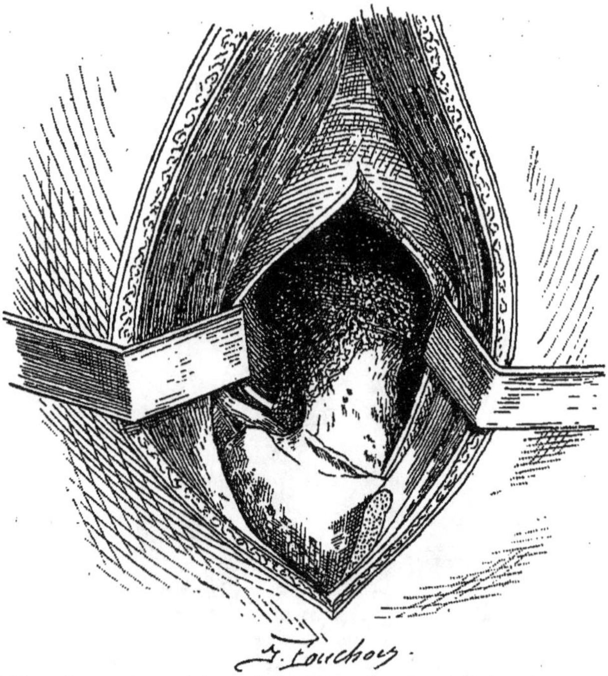

Fig. 285. — La partie supérieure de la tête et du col a été abrasée ; ce qui suffit parfois pour assurer le drainage de la cavité.

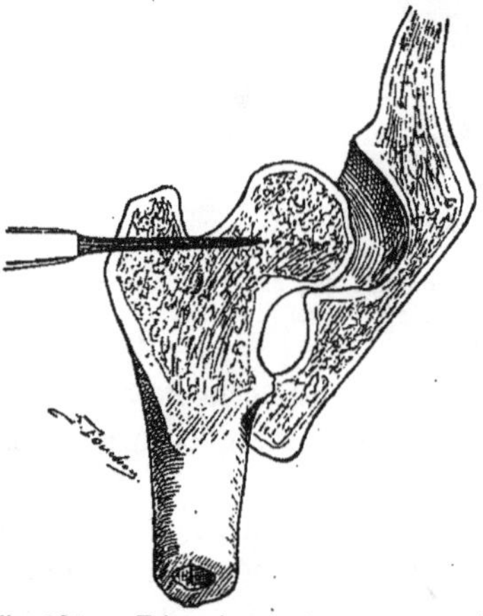

Fig. 286. — Résection de la moitié supérieure du trochanter, du col et de la tête au moyen d'un ciseau à froid poussé à la main

A la fin de l'opération, on fait l'hémostase définitive par un tamponnement du fond du cotyle et une **pression** énergique, que l'on continue.**10 à 12 minutes** avant de procéder au pansement.

On place un ou deux gros drains dans la jointure, et, s'il y a lieu, dans le trou du plafond cotyloïdien agrandi au besoin, et l'on dispose, autour du drain, des tampons d'ouate pour vingt-quatre heures. On suture les deux extrémités de la plaie.

7ᵉ Temps. — *L'appareil.* — On fait, par-dessus le pansement, *un grand plâtre* dans une position d'extension et de légère abduction.

Le lendemain, on pratique une fenêtre carrée au niveau de la région opératoire en suivant comme indication la ligne d'inci-

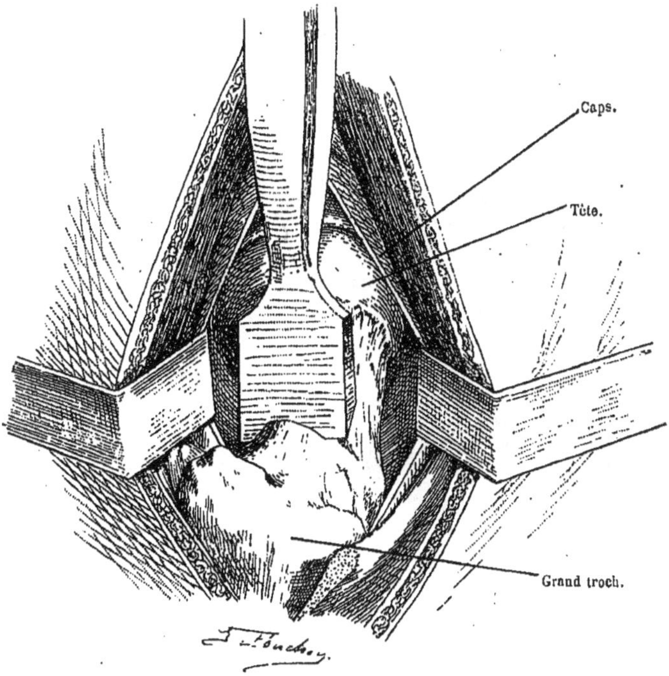

Fig. 287. — Ablation complète de la tête et du col. — Un ciseau à froid, poussé à la main, sectionne le col près de sa base, et presque perpendiculairement à son axe.

sion, et l'on enlève les tampons en les humectant préalablement d'eau oxygénée. Dès lors on continue les pansements à travers la fenêtre du plâtre.

La technique de la résection différerait un peu si l'on était intervenu pour une de ces coxalgies qui s'éternisent, à forme de de carie sèche (voir 6ᵉ cas), parce qu'alors on recherche la guérison complète et immédiate du malade, c'est-à-dire la réunion par première intention.

En ce cas l'on se conduit comme dans la résection du genou pour tumeur blanche non ouverte. On se garde avec plus de soin que jamais de toute faute d'asepsie. On abrase tous les points

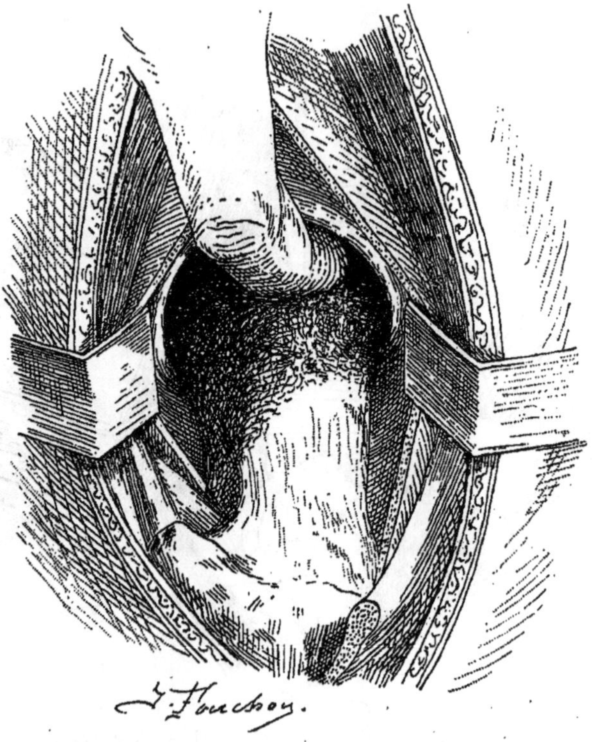

Fig. 288. — Exploration de la cavité cotyloïde après abrasion de la tête.

suspects des deux extrémités osseuses et des tissus mous environnants.

Pour les os, cependant, on cherche à concilier avec le souci d'enlever tous les points malades celui de conserver un crochet de tête, ou au moins de col, suffisant pour obtenir un appui solide de la jambe au niveau même du cotyle.

On touche à la solution phéniquée forte, au 1/10 par exemple, et l'on tamponne, dix minutes, très énergiquement, les surfaces

osseuses, pour bien assurer l'hémostase, avant de fermer
la plaie.

Vous ne la fermez pas en entier, vous mettez deux petits drains

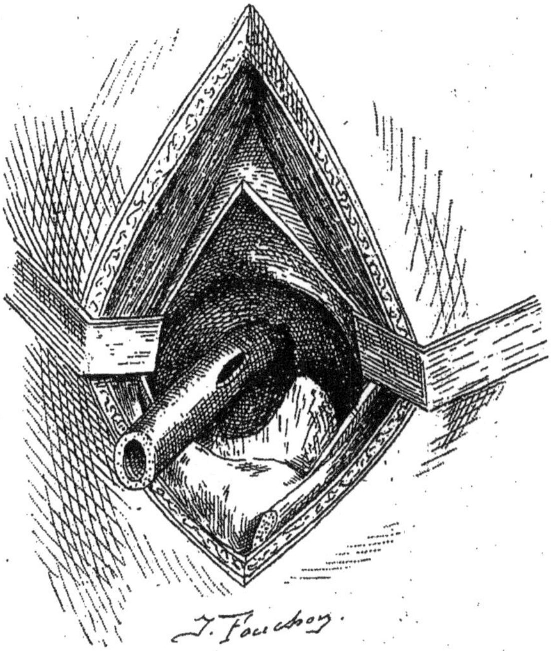

Fig. 289. — Drainage après abrasion de la tête fémorale et d'une partie du col.
Le drain pénètre dans la perforation du plafond cotyloïdien.

à ses deux extrémités pour empêcher les hématomes, qui s'infectent si facilement. — On enlève ces drains du 6ᵉ au 8ᵉ jour.

## LA CONVALESCENCE DE LA COXALGIE

A quel moment met-on l'enfant sur pieds?

En règle générale, lorsque le foyer tuberculeux est guéri.

On peut le considérer comme guéri 6 à 10 mois après la disparition des manifestations cliniques ; fongosités, empâtement
et douleur soit spontanée, soit à la pression.

On met alors[1] l'enfant sur pieds ; au début, avec l'appui de
deux béquilles ou mieux encore de deux mains étrangères, puis
de deux bâtons (fig. 290), puis d'un seul bâton, ou plutôt d'une
canne tenue du côté opposé à la hanche malade.

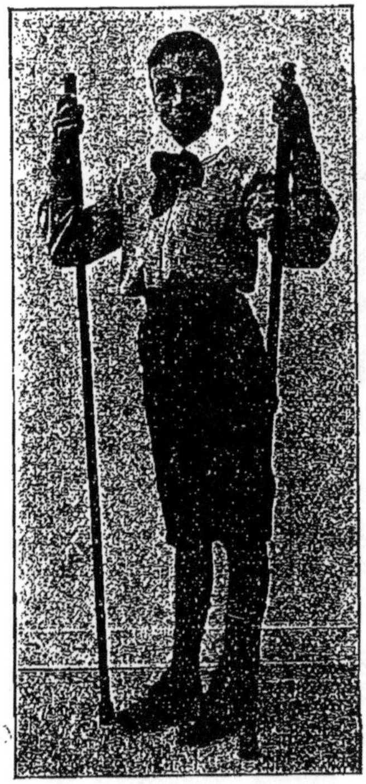

Fig. 290. — Les bâtons. qui remplacent
avantageusement les béquilles pour
le coxalgique convalescent.

Il fera ses exercices de marche
de 10 heures du matin à 6 heures
du soir.

Il marchera 5 minutes toutes
les deux heures[2] pendant les
2 premiers mois ; puis 5 minutes toutes les heures pendant
2 autres mois ; puis 10 minutes
par heure les 4 mois suivants,
après quoi il sera rendu au régime normal.

### Appareils
### de convalescence.

1er Cas. — Si la hanche a
conservé la totalité ou la plus
grande partie des mouvements,
on lui fait construire, pour faire
ses premiers pas, un appareil
amovible en celluloïd, — soit
le petit appareil s'arrêtant au
genou (fig. 291, 292), — soit,
mieux, un grand appareil prenant le pied, mais articulé au
genou et au pied (fig. 293, 294).

Il ne s'en servira que de
10 heures à 6 heures. Sa hanche sera libre dans la journée le
reste du temps, et toute la nuit.

Six à dix mois plus tard, l'on commence à masser doucement

1. Dès ce moment, on lui permet de s'asseoir 1 à 2 heures par jour,
dans son lit ; — 4 à 6 mois plus tard il pourra s'asseoir sur une chaise
ordinaire pour prendre ses repas (sans appareil).

2. Dans l'intervalle de ces exercices, l'enfant se repose sur son cadre
ou sur une chaise longue.

les jambes, à les électriser, à les baigner, et l'on apprend au
malade à marcher correctement, méthodiquement, en « médi-
tant » chaque pas. Après un an, tout appareil est supprimé.

2ᵉ Cas. — Si le malade a la **hanche raide** avec une tendance à se dévier, on lui laisse constamment un appareil.

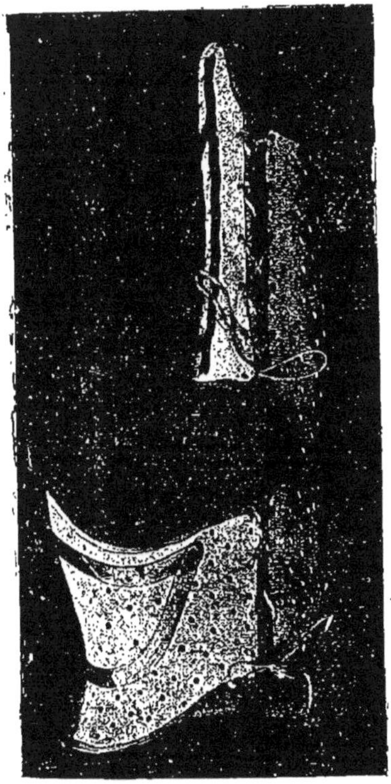

Fig. 291. — Le petit appareil en
celluloïd avec armatures d'acier,
et garni. Face antérieure.

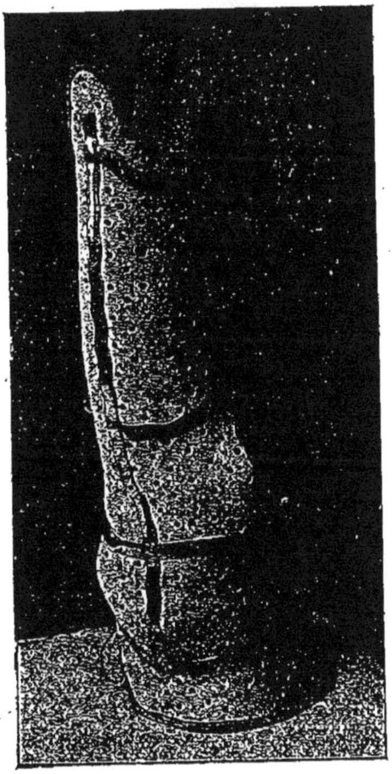

Fig. 292. — Le même. Face postérieure.

Ce sera un **petit** plâtre inamovible, ou bien un grand celluloïd
allant de l'ombilic au pied, articulé au genou et au pied.

*Jusqu'à quel moment doit-on conserver un appareil?*

Vous laisserez l'appareil **jusqu'à ce que la hanche n'ait plus
de tendance à se dévier**, ce qui n'est acquis bien souvent que
2 ans ou même plus après la mise sur pieds.

Lorsque vous jugez que le temps est venu de lâcher l'appa-

reil, vous le lâchez progressivement, d'abord la nuit, puis une
partie de la journée, et vous vérifiez très exactement, tous les
huit jours, que rien ne bouge, c'est-à-dire qu'il ne se refait pas
d'adduction du genou, ni d'ensellure lombaire. Si vous apercevez

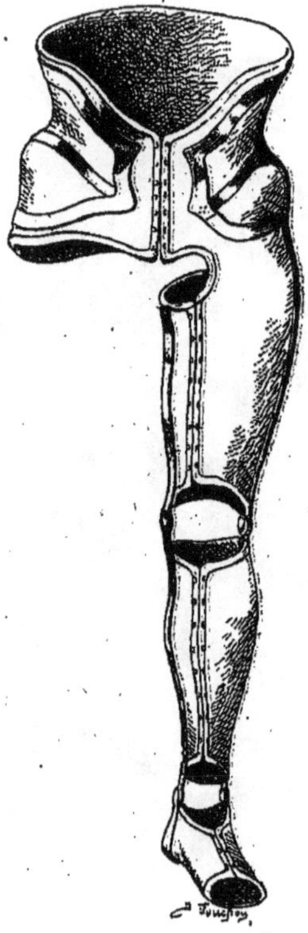

Fig. 293. — Le grand appareil en cellu-   Fig. 294. — Le même. Face postérieure.
loïd articulé au genou et au cou-de-pied.

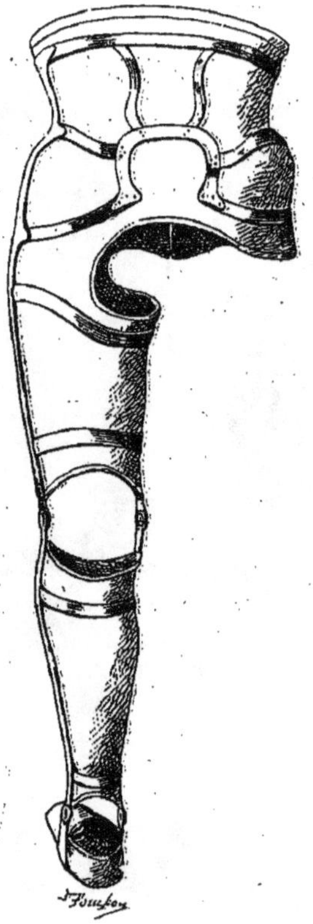

la moindre déviation, reprenez l'appareil ou tout au moins imposez
pour la nuit, à l'aide de bandes Velpeau, des attitudes inverses de
celles que la jambe a tendance à prendre. On combattra l'adduction, la flexion, la rotation de la manière dite page 517 (voir
fig. 629 à 634). Et même, dans le cas où rien n'a bougé, faites
pendant la nuit un peu d'extension, comme mesure préventive,
pour conserver le membre dans l'attitude et la longueur voulues.

C'est vous dire que les enfants coxalgiques ont besoin, bien après la guérison de la tuberculose, d'être surveillés par le médecin, pendant une et même plusieurs années, sans quoi ils se dévient trop souvent, — silencieusement et progressivement. Vous aviez mis sur pieds un malade droit, ne boitant pas ou presque pas; mais les parents ne vous l'ayant plus présenté, il est survenu, au bout d'un, ou deux, ou trois ans, une déviation de la hanche et un raccourcissement marqués causant une boiterie très disgracieuse.

N'abandonnez pas ces enfants parce qu'ils vous ont abandonné trop tôt. Remettez-les en traitement et redressez la déviation comme nous l'avons indiqué pour les ankyloses vicieuses des coxalgiques guéris (voir p. 165 et 208).

Cette fâcheuse éventualité ne se produira pas si vous savez obliger les parents à vous montrer l'enfant, après l'enlèvement de l'appareil, au moins tous les 3 ou 4 mois, pendant plusieurs années.

### Chaussures orthopédiques.

Il restera souvent[1], malgré tout[2], un raccourcissement. Si celui-ci mesure moins de 2 centimètres, il est négligeable; l'enfant marchera bien, sans même avoir besoin de chaussures surélevées (pourvu que l'attitude soit bonne et la hanche bien soudée). Mais si le raccourcissement atteint ou dépasse 3 centimètres, mettez une talonnette, non pas de hauteur égale à la totalité du raccourcissement, mais seulement de moitié. Cette chaussure sera souple, pour conserver au pied la facilité des mouvements. Voici figurée la manière de la construire (fig. 295 à 298).

### Rechutes et récidives[3].

En disant les précautions à prendre et les soins à donner au moment de la mise sur pieds et pendant la convalescence, nous

---

1. En particulier dans les coxalgies avec abcès, la tuberculose ayant, dans ces cas plus sérieux, fortement usé et quelquefois même détruit la tête fémorale et le plafond cotyloïdien.

2. A moins que vous n'ayez fait des injections articulaires précoces.

3. Ce que nous disons ici des récidives de la coxalgie s'applique aux récidives des autres tuberculoses ostéo-articulaires.

avons par cela même implicitement indiqué le meilleur moyen
d'éviter les récidives, c'est-à-dire le retour de la tuberculose.

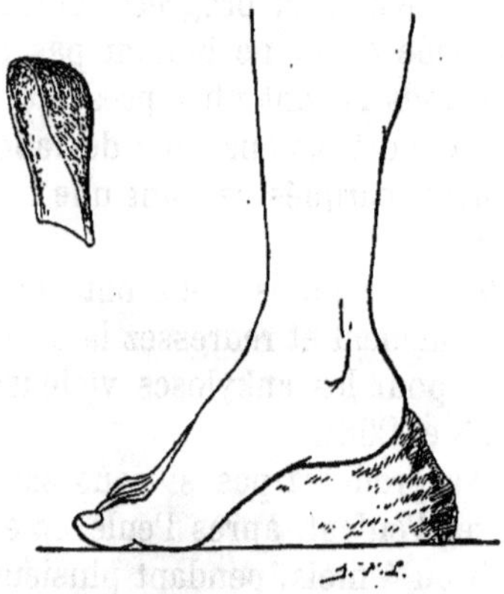

Fig. 295. — Pour prendre la mesure de
la talonnette. Le malade est debout,
les épines iliaques au même niveau :
on met du plâtre sous la plante du
pied qui ne touche pas le sol.

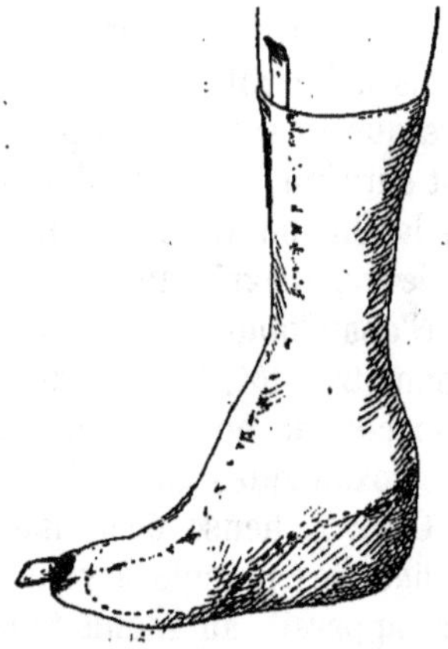

Fig. 296. — Le pied muni de la talonnette
est recouvert d'un bas, le moulage se
fait par-dessus le tout; on voit la bande
de zinc sur laquelle se fera l'incision
du moulage négatif pour l'enlever.

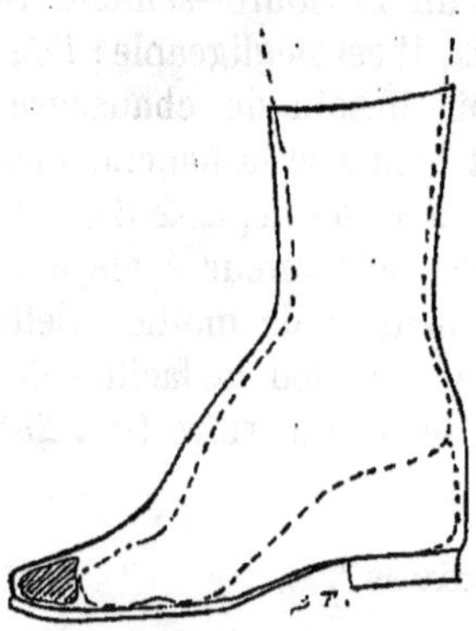

Fig. 297. — Chaussure du côté malade.
Pied muni de la talonnette.

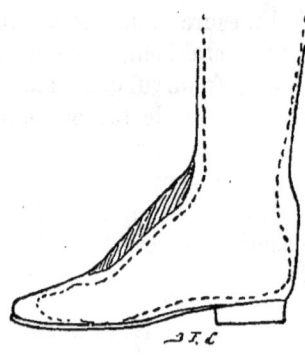

Fig. 298. — Côté sain.

Nous devons y ajouter des précautions d'ordre général,
entendant par là qu'il ne faut pas se hâter de ramener cet
enfant à Paris, ou dans une grande ville, ou dans le mauvais
milieu où il était tombé malade.

Il faut le conserver à la mer ou à la campagne. Il faut s'occuper de son alimentation et de son hygiène.

Le garder de toute contagion possible.

Combien n'est-il pas de coxalgiques guéris qui, ramenés prématurément dans Paris, sont retombés !

N'oubliez pas que ce coxalgique guéri est un ancien tuberculeux, qui doit, à ce titre, suivre une hygiène sévère, pendant encore plusieurs années.

Grâce à cette surveillance, on évitera la récidive, ou tout au moins on la rendra aussi rare qu'il est humainement possible; car il faut bien dire qu'une **maladie débilitante**, apparue malencontreusement peu après la guérison : — grippe, angine, oreillons, etc., ou un violent **traumatisme** sur la hanche, peuvent amener une récidive, quoi qu'on ait fait jusqu'alors.

Les parents doivent fuir tous les foyers de contagion et garder soigneusement l'enfant de toute chute et de tout choc.

**Que faire en présence d'un coxalgique guéri** depuis un ou deux ans et **qui souffre de nouveau** dans la région articulaire?

S'assurer tout d'abord qu'il s'agit bien d'une récidive vraie et non pas de quelques douleurs passagères dues à une **simple entorse**, — les coxalgiques ayant certes le droit (autant et même plus que personne) d'avoir une entorse de la hanche à la suite d'une chute ou d'une fatigue exagérée, — sans qu'il s'agisse fatalement d'un retour de la tuberculose.

Dans le doute, on met toujours l'enfant au repos pour une à deux semaines. Si toute douleur disparaît le jour même, on remettra l'enfant sur pieds après ces deux semaines et on le rendra de nouveau à la vie ordinaire, mais petit à petit et en le surveillant de très près, bien entendu.

Par contre, si les douleurs reparaissent dès qu'il est mis sur pieds, ou bien si, d'emblée, il avait été pris de douleurs aiguës, de contractures musculaires dans toute la région ou de douleurs nocturnes, ou bien encore s'il existe des fongosités appréciables à la palpation, on conclura à une **récidive vraie** et l'on soumettra l'enfant au même traitement que lors de la première atteinte.

Disons que l'apparition sans aucune douleur d'un **abcès péri-**

articulaire, deux, trois, quatre ans. après que l'enfant a été rendu
à la vie normale, n'est **pas toujours** le **signé** d'une **récidive** de
l'ostéoarthrite. Il s'agit le plus souvent d'un vieux noyau bacillaire erratique, d'une fongosité des parties molles ayant perdu
depuis longtemps toute communication avec la hanche, qui
aurait pu se résorber et rester éternellement ignorée et qui, au
lieu de cela, s'est ramollie et a donné l'abcès dont nous parlons.
En un mot, c'est un abcès idiopathique des tissus mous, bien
plus souvent qu'un abcès par congestion venant de l'articulation.
On le ponctionnera, on l'injectera et on pourra rendre presque
immédiatement (après un à deux mois) cet enfant à la vie
ordinaire.

## APPENDICE DU CHAPITRE II

Un type de coxalgie bénigne et un type de coxalgie grave après traitement.

### 1° Type de coxalgie bénigne.

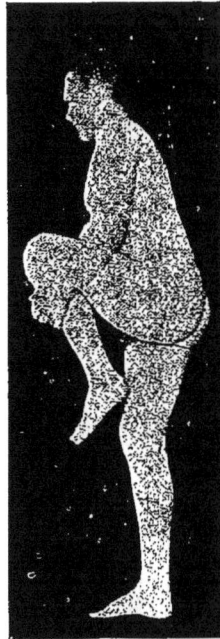

Fig. 299. — Coxalgie gauche. Pierre R., qui m'avait été envoyé à Berck par mon maître, M. Jalaguier.

Fig. 300. — Le même. On voit qu'il a recouvré la totalité des mouvements. Il peut fléchir à angle aigu la cuisse guérie.

*Ces deux photographies ont été prises trois ans après la guérison.*

## 2° Type de coxalgie grave.

Ankylose fibreuse depuis quatre ans, deux abcès dans la cuisse et la fosse. La guérison a demandé deux ans et demi. La correction a été obtenue sans opération sanglante par des appareils plâtrés successifs. La guérison se maintient depuis 7 ans. L'enfant marche actuellement sans boiterie.

### Vu de face.

Avant.                                Après.

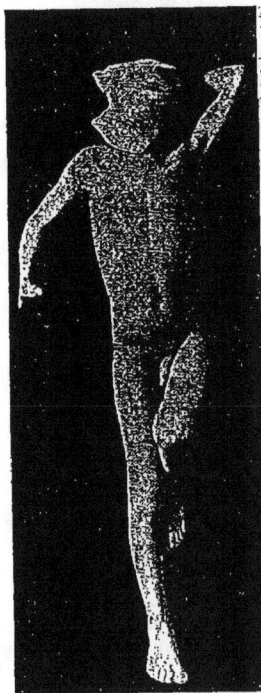 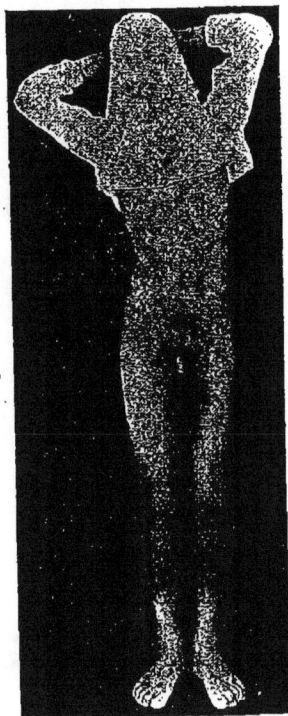

Fig. 301.                               Fig. 302.

Le même; vu de profil.

Avant.                    Après.

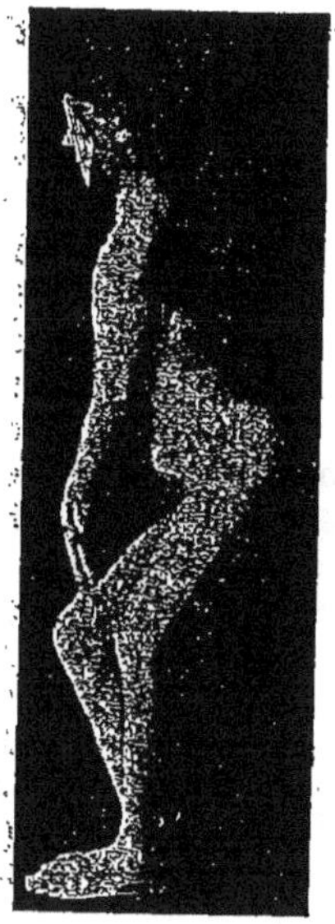

Fig. 303. 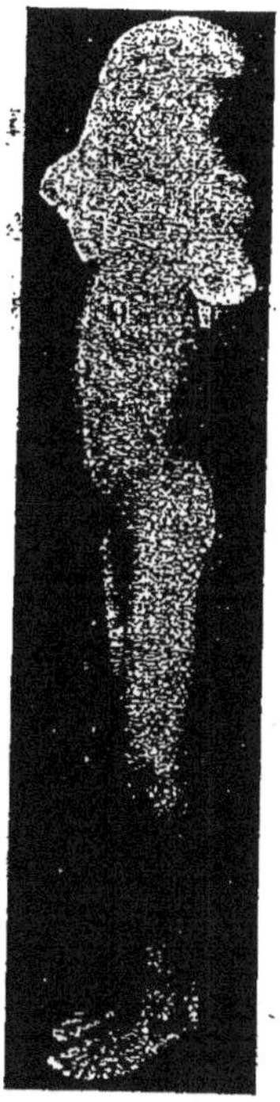                    Fig. 304.

# CHAPITRE III

## TUMEURS BLANCHES

*I. —* **Diagnostic** *de l'arthrite tuberculeuse au début.*

Nous ne parlons pas de la période d'état où le diagnostic s'impose, mais du début de la maladie.

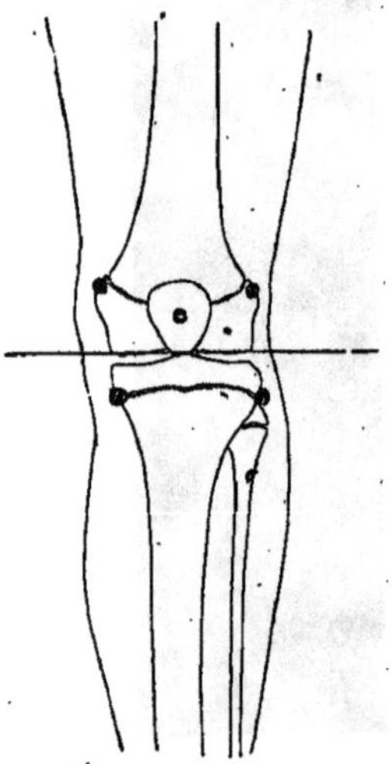

Fig. 305. — *T. B. du genou.* — *Recherche de la douleur.* — Les points douloureux (à la pression de l'index) peuvent se trouver soit au niveau des cartilages épiphysaires, soit sur l'interligne même.

Vous êtes consulté pour un sujet qui ressent dans un membre une fatigue ou une douleur (douleur parfois seulement nocturne), ou bien encore une simple gêne fonctionnelle, qui peuvent n'être qu'intermittentes. Ne négligez jamais d'examiner sur ce sujet, complètement nu, les régions articulaires du membre suspect, en les comparant constamment avec les mêmes régions du côté opposé. — Cherchez :

1° S'il existe une **douleur à la pression** des extrémités articulaires, dans le segment sur lequel le malade ou les parents attirent l'attention (fig. 305);

2° S'il existe déjà un commencement de déviation et, à défaut de déviation apparente, une **limitation**, même infime, **des mouvements** de cette articulation.

Vous pouvez dire **avec ces deux signes**, qu' « il y a quelque chose » dans l'articulation (fig. 306, 307, 308, 309).

Comment savoir que ce « quelque chose » est de la tuberculose ?

1° Par *les commémoratifs*. Si cette douleur et cette impotence sont survenues sans cause appréciable, sans traumatisme net, ni rhumatisme, ni blennorrhagie, ni antécédents de scarlatine ou de syphilis héréditaire, vous devez penser à une arthrite tubercu-

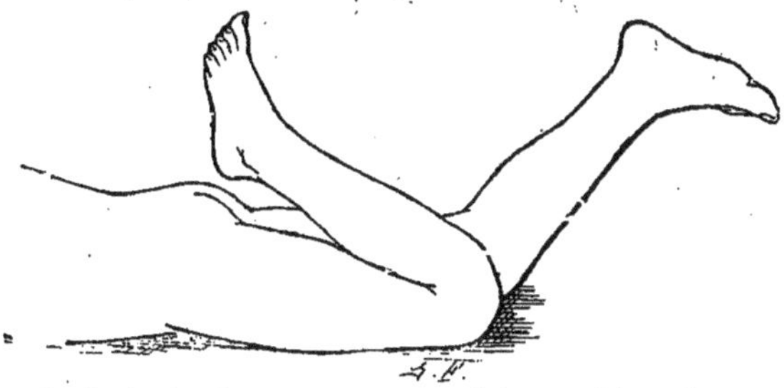

Fig. 306. — *La limitation des mouvements.* — Sujet couché sur le ventre. — Du côté droit (malade) la flexion du genou est très limitée; du côté gauche (sain) la flexion est complète.

leuse, surtout s'il s'agit d'un enfant délicat, ou relevant d'une

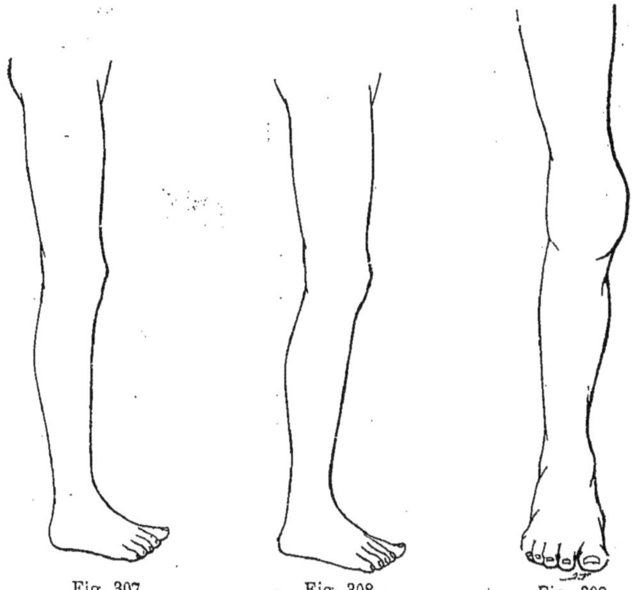

Fig. 307.      Fig. 308.      Fig. 309.

Fig. 307. — *Limitation des mouvements.* — Un genou normal. — L'extension complète est possible.

Fig. 308. — Un genou malade. — L'extension complète est impossible, il reste un léger degré de flexion.

Fig. 309. — Vu de face. — Genou globuleux. — On note en même temps un léger degré de genu valgum.

maladie débilitante, fièvre éruptive, rougeole, coqueluche, etc.

2° *Par les signes directs.* Si le malade n'a pas de fièvre (ou à

peine quelques dixièmes); si, par la palpation des parties accessibles de la synoviale, vous trouvez des épaississements,
(fig. 310, 311), des reliefs irréguliers de la séreuse, à consistance
pâteuse ou pseudo-fluctuante, s'il existe une atrophie des muscles
contrastant avec l'épaississement du pli de la peau. (V. fig. 142,
p. 128).

3° Par *l'ophtalmoréaction positive*, dont la valeur m'a paru réelle
sans être pathognomonique.

Dans les cas où vous conservez quelques doutes, **osez** et sachez

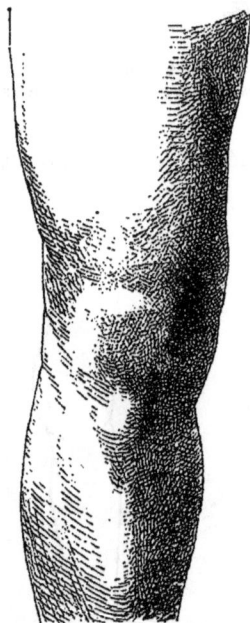

Fig. 310. — Genou normal. — Les saillies
osseuses, et les reliefs des muscles (à
l'état normal).

Fig. 311. — Genou malade. — Les saillies osseuses et musculaires ont disparu
par suite du gonflement du genou.

**réserver votre diagnostic,** demandez à revoir le malade et, en
attendant, mettez-le en observation.

Si vous pensez à une entorse possible, massez-le; — si à un
rhumatisme, donnez du salicylate de soude; — si à une hydarthrose simple, ponctionnez et comprimez; — si à une syphilis
héréditaire, faites le traitement spécifique.

Mais lorsque, malgré ces divers traitements, les signes persistent encore au bout de plusieurs semaines, à savoir la douleur à
la pression des extrémités osseuses, la limitation des mouvements, la gêne fonctionnelle, l'épaississement de la synoviale, —

alors concluez à l'existence d'une arthrite tuberculeuse et commencez le traitement propre à cette affection.

## II. — Pronostic de la tumeur blanche suivant les cas et suivant le traitement.

1° **Guérira-t-elle ?** — Oui : si le sujet vit à la mer ou à la campagne, et si vous n'ouvrez pas et ne laissez pas s'ouvrir le foyer tuberculeux de la jointure.

2° **Comment guérira-t-elle ?** — Il est toujours possible de conserver ou de rendre au malade un membre en bonne position, — solide et utile.

Pour les mouvements, c'est une autre affaire : cela dépend de la jointure, de la gravité du mal, de l'âge du sujet et non plus seulement du traitement appliqué. Nous verrons, en étudiant les tum. bl. en particulier (voir p. 269), ce que vous pouvez promettre au point de vue de la mobilité pour chaque variété de tum. bl.

3° **Quand guérira-t-elle ?** — Cela dépend beaucoup du traitement adopté. En 1 an, avec les injections intra-articulaires; en 3, 4, 5, 6 ans et plus, avec le traitement conservateur, sans injections; en 3 à 4 mois, avec une résection qui serait très bien réussie. Voilà pour la tum. bl. fermée (avec ou sans épanchement). Mais, s'il s'agit d'une tum. bl. fistuleuse, il est impossible de préciser la durée de la maladie (peut-être cependant est-il permis de dire 1 an 1/2, en moyenne, — avec le traitement conservateur indiqué ici, et dans un milieu comme celui de Berck. (Voir les observations de tum. bl. fistuleuses guéries, dans notre *Traité des tumeurs blanches*, Masson, 1906.)

*TRAITEMENT 1re PARTIE. GÉNÉRALITÉS S'APPLIQUANT A TOUTES LES TUMEURS BLANCHES*

Nous devons distinguer le traitement orthopédique et le traitement du foyer tuberculeux.

## A. — Traitement orthopédique.

1° Tumeur blanche bénigne et récente.
(Peu ou pas fongueuse, sans douleur et **sans déviation**.)

A *l'hôpital* et pour les enfants de la classe ouvrière, vous mettrez immédiatement un plâtre (plâtre circulaire allant jusqu'aux deux articulations voisines).

Pour *les enfants de la ville*, vous pouvez également mettre un plâtre ; cependant, il est mieux en **ces cas** et **dans ce milieu** où vous **cherchez toujours la guérison avec mobilité de la jointure**, de ne pas appliquer de plâtre, mais à la condition de tenir la jointure malade au repos.

Interdiction de marcher et repos dans la position assise, avec les jambes allongées, s'il s'agit du membre inférieur.

Le bras en écharpe, avec liberté de marcher, s'il s'agit du membre supérieur.

La jointure est, dans les deux cas, protégée par un pansement légèrement compressif (ouate et bandes Velpeau).

2° TUMEUR BLANCHE NETTEMENT FONGUEUSE OU DOULOUREUSE.

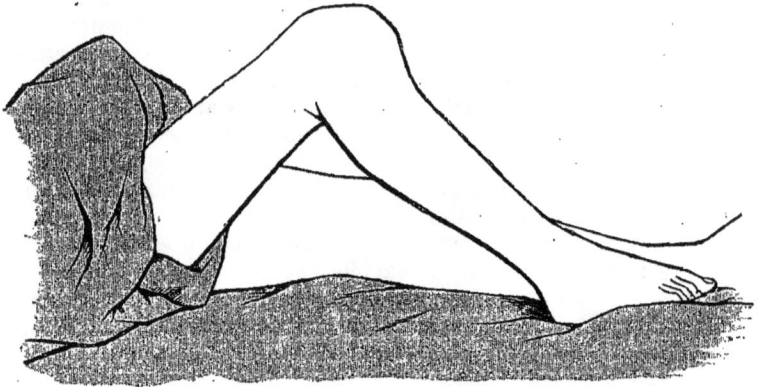

Fig. 312. — Tumeur blanche du genou droit avec déviation marquée.

Ici, en ville comme à l'hôpital, vous appliquez immédiatement un plâtre, qui *prendra même les deux articulations voisines* pour mieux assurer l'immobilisation de la jointure malade.

3° TUMEUR BLANCHE AVEC DÉVIATION (fig. 312).

L'indication est de corriger la déviation, puis de maintenir la correction avec un grand plâtre.

Inspirez-vous de ce que nous avons déjà dit (voir coxalgie p. 195) pour le redressement des déviations tuberculeuses.

Nous devons distinguer, comme dans la coxalgie, **deux variétés d'attitudes vicieuses :**

1° **Celles du début**, ou de la période floride de la maladie, alors que la tuberculose est la plus virulente, qui **demandent les plus grands ménagements.**

2° Les attitudes vicieuses, *presque toujours indolores*, **de la fin** ou de la période « régressive », alors que la tuberculose est presque éteinte ou même complètement éteinte. Ici des manœuvres beaucoup **plus vigoureuses** sont permises.

*a.* 1er MOYEN. — *Sans chloroforme. Redressement par étapes.*

Un nouveau plâtre tous les 15 jours.

On gagne quelques degrés chaque fois, sans douleur, parce que tout se réduit à une petite traction ou une petite pesée, qu'on peut

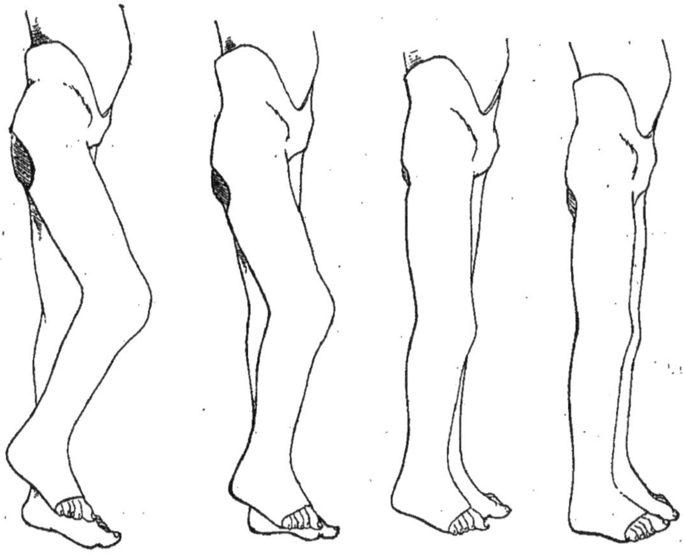

Fig. 313.     Fig. 314.     Fig. 315.     Fig. 316.

Fig. 313 à 316. — Correction par étapes successives d'une déviation du genou.

même ne faire qu'après l'application de la dernière bande plâtrée.

Vous faites appel à l'énergie des malades raisonnables, qui vous diront franchement jusqu'où vous pouvez aller dans votre traction sans éveiller de véritables douleurs.

On obtient ainsi, dans l'espace de deux ou trois mois, des corrections surprenantes et même complètes, sans rien changer à l'existence du malade.

Les figures 313 à 316 représentent cette correction par étapes, faite avec une série d'appareils plâtrés, sans chloroforme.

*b.* 2° MOYEN. — *Correction avec l'aide du chloroforme.*

Un appareil tous les 15 jours de la manière que nous venons de dire, c'est encore trop dans certaines circonstances, à l'hôpital, par exemple, pour un médecin très occupé. Il est plus simple, pour peu qu'on soit familier avec l'anesthésie, de donner quelques gouttes de chloroforme et d'en finir en une séance ou deux tout au plus.

En effet, à l'aide du chloroforme, on arrive presque instantanément, sans danger, sans violence, à la correction voulue, qu'on fixe aussitôt en appliquant un appareil plâtré. Le tout a duré de 5 à 10 minutes, et en voilà pour trois mois de repos et de bien-être parfait assurés au malade.

Il suffit d'une séance pour les attitudes vicieuses récentes.

Les déviations plus anciennes en demandent généralement deux, quelquefois trois.

Une règle invariable, et qu'il importe de ne pas oublier, c'est d'éviter toute manœuvre inutile ou violente.

Ajoutons que la correction s'obtient toujours ou presque toujours par de simples manœuvres orthopédiques, par un redressement non sanglant, sans avoir à recourir à une ostéotomie ni même à une ténotomie.

### B. — Le traitement du foyer tuberculeux.

Que ferons-nous pour guérir le foyer tuberculeux ?

Un traitement consistant dans le repos de la jointure et son immobilisation par un appareil plâtré.

Est-ce tout ?

C'est tout, lorsqu'il s'agit d'un foyer de mal de Pott.

Mais si, dans le mal de Pott sans abcès perceptible, le siège trop éloigné des lésions nous empêche de faire davantage, il ne s'ensuit pas que notre attitude sera la même pour des articulations aussi faciles à atteindre que le genou, le pied, l'épaule, le coude, le poignet [1].

---

1. A ce point de vue, la coxalgie tient le milieu, en quelque sorte, entre le mal de Pott et les T. bl. de ces diverses jointures. La hanche est moins accessible que celles-ci ; cependant vous avez vu qu'on peut l'atteindre aussi avec la technique donnée par nous page 151.

Ici nous pouvons choisir entre les trois[1] traitements suivants :
1° Le seul *repos* dans le *plâtre* ;
2° L'extirpation du foyer articulaire, c'est-à-dire la *résection* ;

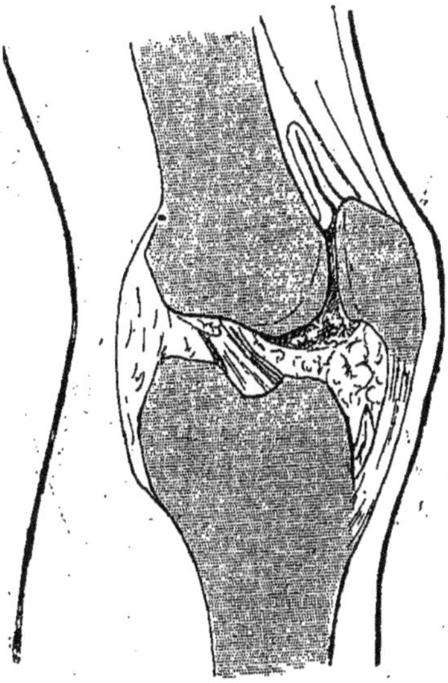

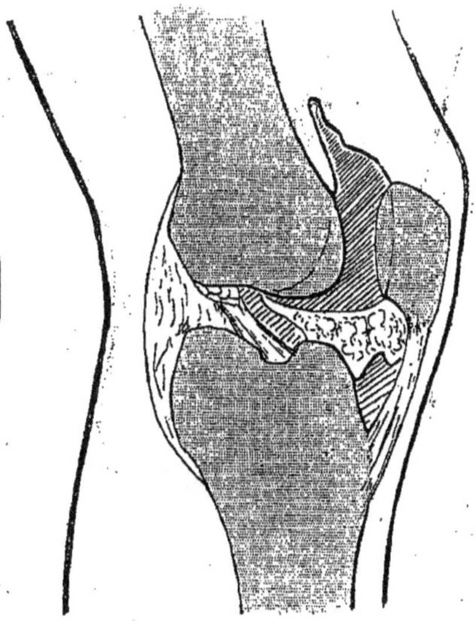

Fig. 317.          (Voir la légende de la fig. 321).          Fig. 318.

3° Les *injections* modificatrices intra-articulaires.

De ces trois traitements, quel est le meilleur ?

Pour répondre à cette question, reportons-nous à la lésion tuberculeuse type, qui est l'abcès froid.

Aussi bien, la **tumeur blanche** n'est-elle, en réalité, que **l'abcès froid des articulations** (fig. 317 à 321).

La chose est évidente s'il s'agit de tumeur blanche avec épanchement. Mais cela est aussi vrai dans la tumeur blanche non encore ramollie ; s'il nous manque ici le contenu liquide

---

1. **La méthode de Bier dans les tumeurs blanches??** Je ne connais pas assez cette méthode pour pouvoir porter sur elle un jugement définitif. Mais ce que je puis dire, c'est que, dans les quelques cas bien connus de moi où elle a été appliquée à des **arthrites tuberculeuses**, elle a causé une **aggravation** non douteuse. L'amputation a même été nécessaire chez 3 des malades soignés ainsi, — malades qui auraient sûrement guéri par le traitement que nous conseillons ici.

de l'abcès froid, par contre, nous en avons la cavité virtuelle, et surtout l'élément caractéristique, le seul essentiel de l'abcès froid, à savoir la paroi proliférante et fongueuse.

Il s'ensuit que ce qui aura été reconnu bon pour l'abcès froid le sera sans aucun doute pour les tumeurs blanches accessibles.

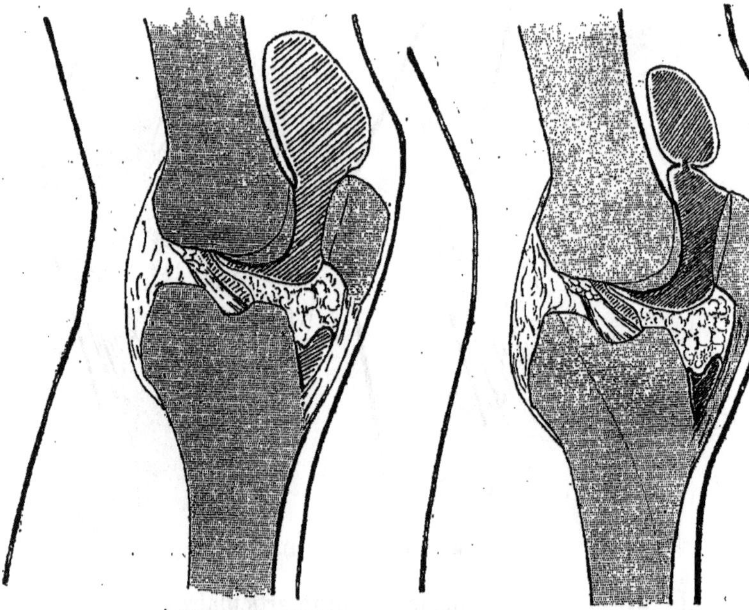

Fig. 319.     (Voir la légende de la fig. 321).     Fig. 320.

Or, s'il est une chose prouvée pour les abcès froids, c'est la révolution bienfaisante qui s'est opérée dans leur traitement depuis qu'on les *ponctionne* et les *injecte*, c'est la **supériorité indiscutable des ponctions et injections sur le traitement conservateur pur** (de repos et de compression), qui est *trop incertain et trop long*, et **sur l'opération sanglante**, qui *guérit rarement, aggrave souvent* (en laissant une fistule), *mutile* [1] *toujours* (fig. 322).

1. Et si cela est vrai lorsqu'on opère un abcès froid, que dire des mutilations laissées par les résections chez l'enfant! Elles entraînent inévitablement une lésion du cartilage de conjugaison, d'où un raccourcissement qui augmentera encore par la suite. C'est pour cela que les résections typiques doivent être condamnées, sans appel, chez l'enfant.

Eh bien, il en est exactement de même dans les tumeurs blanches, où le traitement par les ponctions et les injections est infiniment supérieur aux deux autres; il est efficace, bénin, facile à appliquer partout et relativement rapide; il guérit en

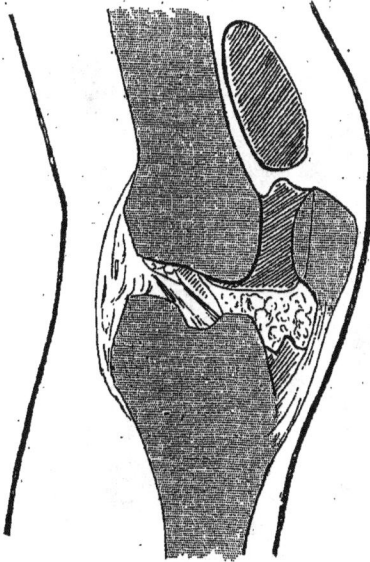

Fig. 321.

Légende des fig. 317 à 321. — *Analogie de la tumeur blanche suppurée avec un abcès froid*: ces fig. permettent de se rendre compte qu'une partie de la synoviale (le cul-de-sac sous-tricipital) peut se séparer du reste de la cavité articulaire (adhérences pathologiques) et former un abcès. Cet abcès est guéri, comme tous les abcès froids, par les ponctions et les injections. La poche articulaire devra guérir logiquement par la même méthode (puisqu'elle est de nature identique à la partie qui s'est séparée d'elle).

quelques mois, 8 à 12, en laissant des résultats orthopédiques supérieurs à ceux des deux autres méthodes [1].

Je ne dis pas qu'il n'existe pas quelques cas de tumeurs

1. Les injections, en avançant la date de la guérison, permettent d'abréger beaucoup la période de l'immobilisation sévère dans le plâtre : et les mouvements n'ont pas ainsi le temps de se perdre, ou de se perdre sans retour, — tandis que les médecins qui ne font pas d'injections sont obligés de laisser le plâtre pendant de très longues années, d'où, pour leurs malades, la terminaison habituelle par ankylose, même à la suite des arthrites bénignes.

blanches sèches ou fongueuses justiciables soit du traitement conservateur (arthrite récente et bénigne, pas fongueuse, enfant nullement pressé, pouvant attendre des années), soit de la résection (tumeur blanche du genou, complètement et facilement accessible, chez un adulte ouvrier, pressé). **Mais, à part**

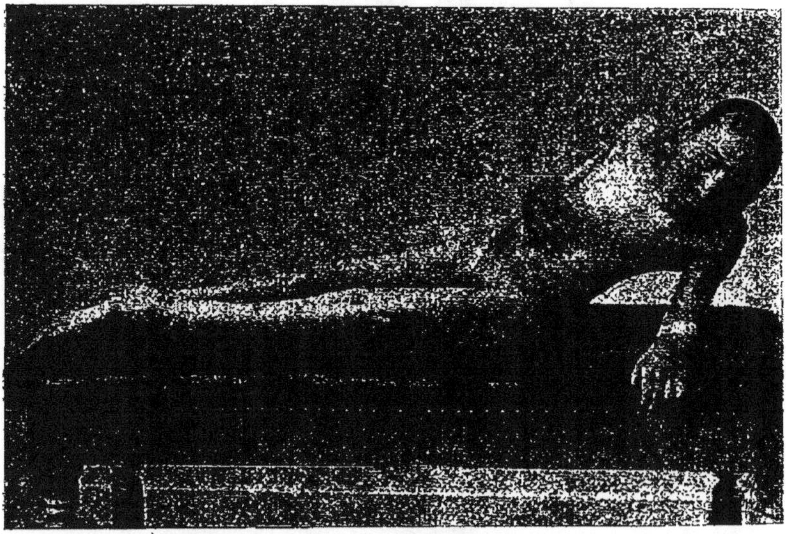

Fig. 322. — Un exemple des résultats déplorables laissés par la résection du genou chez un enfant : il existe 11 centimètres (!) de raccourcissement réel au bout de cinq ans et une pseudarthrose flottante.

**ces indications spéciales, exceptionnelles, sur lesquelles nous reviendrons, le traitement par les injections doit être le traitement habituel des arthrites tuberculeuses.**

Le mode de guérison des T. bl. *avec épanchement*, par cette méthode des injections, est facile à comprendre; mais *comment les injections peuvent-elles guérir* une T. bl. *sèche ou fongueuse?*

Voici comment. En faisant ces injections dans la grande cavité articulaire et non pas autour, nous atteignons les fongosités sur la face interne de la synoviale et sur les surfaces osseuses, c'est-à-dire là où elles sont.

Le liquide, mis en contact avec ces fongosités, les modifie de deux manières, soit en les sclérosant, soit en les fondant. Transformation fibreuse ou fonte, la guérison sera ainsi provoquée, hâtée, assurée ; s'il y a fonte, c'est-à-dire épanchement intra-articulaire artificiellement créé, on associe les ponctions aux injections, comme dans le cas où l'épanchement existait d'emblée.

Eh bien, nous avons des liquides qui nous donnent la sclérose : celui qui nous a donné les meilleurs résultats, c'est l'huile créosotée iodoformée (la formule est indiquée p. 96) ; et d'autres qui nous donnent la fonte des fongosités : le meilleur, c'est l'émulsion de naphtol camphré dans la glycérine (1/5 de naphtol camphré pour 4/5 de glycérine ; voir p. 96, la dose à injecter).

J'appelle *injections à type sec* les injections qui donnent la **sclérose** ; et *injections à type liquide* celles qui amènent **la fonte**.

D'une manière générale, il vaut mieux fondre que scléroser. On guérit mieux et plus sûrement en fondant tous les produits tuberculeux, pour les expulser ensuite par des ponctions, qu'en les transformant *in situ* par sclérose. La bactériologie nous permettait de le prévoir, et la clinique l'a bien démontré

On fera donc, — en règle générale, — des injections de **naphtol camphré** glycériné plutôt que des injections d'huile créosotée iodoformée. C'est même une nécessité pour les **formes tant soit peu graves** de tuberculose articulaire.

Quant aux **formes bénignes**, les **injections d'huile créosotée iodoformée peuvent suffire**, et, comme elles amènent, cela se devine, moins de réaction inflammatoire que les autres, il est permis, **chez tous les enfants de la ville** à parents pusillanimes, de **faire des injections à type sec**. On guérira ainsi plus des 3/4 des cas. Et vous en serez quitte, pour les autres, ceux qui, au bout de 5 à 6 mois, ne seront pas guéris, en faisant une 2e série d'injections, à type liquide cette fois.

En résumé, que les tumeurs blanches soient sèches ou suppurées, le traitement par les injections, s'il est bien fait, guérira plus de 19 sur 20 de ces malades dans l'espace de 8 à 12 mois, avec, le plus souvent, la conservation des fonctions articulaires.

Mais cette conservation de la mobilité s'obtient surtout chez les malades de la ville que l'on peut suivre, et qui nous sont arrivés avant la période des destructions osseuses.

*TECHNIQUE DU TRAITEMENT DES TUMEURS BLANCHES*
*PAR LES INJECTIONS INTRA-ARTICULAIRES*

### *a.* Tumeur blanche avec épanchement.

Voici le schéma du traitement que vous ferez ici.

Vous mettez un plâtre, avec fenêtre pour les injections. Puis traitement identique à celui de l'abcès froid ordinaire (voir, page 94, traitement des abcès du mal de Pott). Les mêmes liquides, aux mêmes doses, sont injectés dans la cavité articulaire. (Vous trouverez dans la 2e partie de ce chapitre les points de pénétration pour chaque articulation.) On fait ainsi 10 à 12 ponctions, suivies d'autant d'injections, à raison d'une tous les 6 à 7 jours, ce qui dure environ huit semaines.

Après quoi, vous faites sur la région une compression énergique avec des carrés d'ouate introduits par la fenêtre du plâtre et maintenus par une bande molle, compression assez pareille à celle d'une gibbosité (voir p. 71). Et vous laissez le membre au repos dans l'appareil plâtré pendant encore trois à quatre mois.

L'examen fait après ces trois ou quatre mois vous montre que l'articulation est indolore [1].

A partir de ce moment la jointure est laissée libre d'appareil; mais elle reste encore au repos pendant quelques mois (repos sur un cadre pour le membre inférieur; écharpe pour le membre supérieur). Et c'est pendant ces quelques mois de repos que l'on voit généralement les mouvements revenir *spontanément*, par le seul effet de la liberté laissée à la jointure et sans autre traitement direct; tout au plus y aide-t-on par quelques bains (2 ou 3 par semaine). — Ce n'est que cinq, six ou sept mois après avoir trouvé les extrémités articulaires indolores à la pression, que l'on doit considérer l'enfant comme guéri.

Cela fait, pour le traitement entier, de 8 à 12 mois, en moyenne.

1. Si, par extraordinaire, trois ou quatre mois après ces injections, il persistait de la douleur ou des fongosités, il vous faudrait faire une 2e et, au besoin, une 3e série d'injections, en laissant trois ou quatre mois d'intervalle entre les séries. La nécessité d'une 2e série d'injections s'est présentée à nous 3 fois sur 100, et celle d'une troisième série, 1 fois sur 100 seulement.

### HYDARTHROSE TUBERCULEUSE.

Si, au lieu de pus dans la jointure, on n'a qu'un épanchement séro-fibrineux (n'oubliez pas que la moitié des hydarthroses de l'enfance, en particulier celles qui durent au delà de quelques semaines, sont de nature tuberculeuse), on fera le même traitement que pour les épanchements franchement purulents, avec cette différence que cinq ou six ponctions et injections, suivies de deux ponctions sans injections, suffisent généralement, dans ce cas d'hydarthrose, à assurer la guérison.

### b. Tumeur blanche sèche.

On met également un plâtre fenêtré pour 5 à 6 mois. Nous savons qu'on peut ici rechercher soit la sclérose, soit la fonte des fongosités.

Non seulement les liquides, mais aussi le nombre des séances et leurs intervalles diffèrent dans les deux cas.

1° Pour obtenir la sclérose, on injecte 2 à 12 grammes, suivant l'âge du sujet et la capacité de la jointure, d'huile créosotée iodoformée, et l'on ne fait qu'une injection par semaine (sans ponction, puisqu'il n'y a rien à évacuer). On cesse lorsqu'on en a fait huit ou neuf.

2° Pour obtenir la fonte des fongosités, on injecte le mélange de naphtol et de glycérine [1] (voir page 96) et on fait *une injec-*

---

1. Seul le naphtol camphré peut nous donner sûrement cette fonte. — Le gaïacol, ou thymol, ou salol camphrés ont une valeur incomparablement moindre (je les ai expérimentés aussi, depuis bien longtemps).

Mais le naphtol camphré demande à être employé avec de grandes précautions, c'est-à-dire à une certaine dose et sous une certaine forme.

*La dose* est de 6 à 30 gouttes à chaque injection, suivant qu'il s'agit d'un enfant ou d'un adulte.

*La forme* sous laquelle il doit être employé : jamais seul mais toujours mélangé intimement avec de la glycérine dans la proportion de 1 gr. de naphtol camphré pour 5 gr. de glycérine. Reportez-vous à la note de la p. 96 et à la fig. 108).

Sous cette forme et à cette dose, le naphtol camphré est non seulement inoffensif, mais encore tout aussi efficace que le naphtol camphré pur, — c'est-à-dire qu'il donne au quatrième ou au cinquième jour l'épanchement articulaire cherché.

(Voir thèse du D$^r$ H. Saint-Béat, 1905).

*tion tous les jours*, jusqu'à ce que survienne l'épanchement articulaire.

Celui-ci se produit vers le quatrième jour (quelquefois au troisième, et quelquefois seulement au cinquième ou au sixième).

Dès que le liquide s'est formé, on commence par une ponction et on finit par une injection, suivant la technique déjà étudiée précédemment pour les tumeurs blanches avec épanchement existant d'emblée.

A partir de ce moment, on espace les séances ; on n'en fait plus qu'une tous les cinq ou six jours, ce qui repose le malade que les injections quotidiennes du début avaient fatigué.

### La réaction causée par les injections.

Les injections amènent toujours une certaine fatigue et une certaine réaction ; cela est vrai, même avec l'iodoforme. Vous devez en prévenir les parents. Mais cette réaction est plus notable avec les injections de naphtol, surtout au début, où l'on est obligé de les répéter chaque jour pour produire l'épanchement articulaire.

Il ne s'agit pas de la réaction immédiate provoquée par la piqûre, car la sensibilité est nulle ou insignifiante avec nos liquides (tandis qu'avec les injections de chlorure de zinc, la douleur est atroce pendant plusieurs heures, comme on sait).

Non, il s'agit de la **réaction** générale, d'ailleurs **voulue**, du lendemain et des jours suivants, réaction qui se traduit par les phénomènes généraux et locaux d'une inflammation banale subaiguë, d'un abcès ni froid ni chaud, d'un abcès « tiède » si j'ose dire. On observe un certain malaise, de l'inappétence, un sommeil moins bon, en même temps qu'un peu de gonflement et de sensibilité de la région articulaire.

La température atteint 38°, 38°5 et même parfois 39° avec les doses que nous avons indiquées.

Si donc, après la première injection ou la deuxième, la température monte, cela est un bon signe, en ce sens que cela annonce la formation très prochaine de l'épanchement articulaire.

Il ne faut pas cependant que la douleur et les autres symptômes dépassent une certaine limite et que la température reste, par exemple, à 39° au delà de quelques jours.

Il est **facile**, d'ailleurs, de **modérer cette réaction** trop vive; il suffit de suspendre les injections pendant un ou plusieurs jours, ou bien de ne plus injecter que des doses moitié moindres de liquide.

Voici la juste formule : provoquer assez de réaction pour obtenir l'épanchement articulaire, et pas trop pour ne pas causer de fatigue excessive au malade. On se maintient au degré voulu, autour de 38°, en augmentant ou diminuant la dose du liquide injecté, et en rapprochant ou éloignant les injections.

Cette période de malaise prend fin dès que l'épanchement est amorcé, car, dès ce moment, la partie étant gagnée, on peut espacer les séances.

Le traitement qui suit les injections est le même que ci-dessus.

#### c. **Les injections dans les tumeurs blanches fistuleuses.**

La règle est ici la même que pour les fistules du mal de Pott. (Voir page 37 et 112.)

**Ce n'est que dans les fistules non infectées qu'on fait des injections** modificatrices (de naphtol camphré glycériné, ou d'huile créosotée iodoformée). On en fait 1 par jour pendant 10 jours; puis, compression et repos pendant 3 ou 4 semaines.

Si cette série ne suffit pas à guérir, on recommence de la manière dite page 113.

## C. — CHOIX DU TRAITEMENT SUIVANT LA VARIÉTÉ CLINIQUE DE TUMEURS BLANCHES

1er Cas : *T. bl. sèches ou fongueuses (sans épanchement).*

Nous avons dit que les injections intra-articulaires étaient notre traitement habituel des tumeurs blanches; ce traitement nous le faisons toujours et d'emblée dans les hôpitaux. Mais, en ville, nous ne le faisons ni toujours, ni d'emblée, pour des raisons qu'on devine aisément. Il est des parents timorés, qui en ont peur, instinctivement, sans savoir pourquoi, du reste. Il faut bien compter avec leur opposition. Et comme, par ailleurs, il est indiscutable qu'une arthrite tuberculeuse a de grandes chances de guérir sans injections, dans un bon milieu, en y mettant cinq à six fois plus de temps, il est vrai, vous pouvez, après avoir bien prévenu les parents de ceci, vous en tenir au traitement conservateur pur, sans injections intra-articulaires.

On laisse l'enfant au repos, comme dans le premier cas de la coxalgie, sur un cadre, sans plâtre, avec un simple pansement ouaté.

Il vit à la mer ou tout au moins à la campagne pendant 2 à 3 ans. Nous avons dit que ses parents n'étaient pas pressés.

Et tant que l'articulation n'a pas d'appareil, il n'y a pas à craindre d'ankylose, ni d'atrophie trop grande du membre.

Après quelques mois de ce régime, si l'articulation est devenue à peu près indolore à la pression, s'il n'y a plus de fongosités, si l'attitude est toujours correcte, on est en droit d'escompter la guérison et l'on continue le même traitement.

Mais si la tumeur blanche est stationnaire et, à plus forte raison, si elle a progressé, s'il est survenu des fongosités, des douleurs, ou une déviation, la preuve est faite que la guérison ne s'obtiendra pas sans injections, ou tout au moins qu'elle ne se fera pas avant de très longues années. Le devoir du médecin alors est d'insister de nouveau, auprès des parents, pour qu'ils laissent faire des injections modificatrices. Dites-leur que les injections vont 1° assurer et hâter la guérison ; 2° laisser une meilleure guérison que ne le ferait le traitement conservateur pur en pareil cas.

Cela dit, voici résumée en quelques mots la conduite à suivre dans les tumeurs blanches sèches ou fongueuses.

Il faut distinguer les trois variétés cliniques suivantes.

*a.* **Tumeurs blanches bénignes et récentes.**
Presque pas fongueuses, ni déviation, ni douleurs spontanées (fig. 323, 324).

*Lorsqu'il s'agit d'un malade de la ville.* — Si les parents ne veulent pas d'injections, mettre la jointure au repos avec ou sans plâtre, et attendre.

Mais **si l'on a une entière liberté d'action**, faire d'emblée des **injections d'huile créosotée iodoformée** après avoir mis un plâtre pour le temps des injections et pour les quelques semaines qui suivent.

Si l'on voit après trois ou quatre mois d'attente que cela n'a

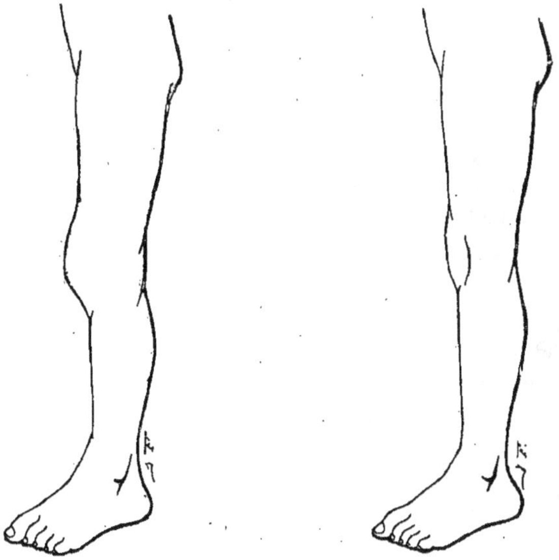

Fig. 323. — Genou malade. — Gonfle-   Fig. 324. — Genou sain. — Vu par sa
ment de l'articulation. — La rotule         face externe.
paraît projetée en avant.

pas suffi, s'il persiste des fongosités ou des douleurs à la pression, faire des injections de naphtol camphré.

*Lorsqu'il s'agit d'un malade de l'hôpital*, injecter d'**emblée** du **naphtol camphré** glycériné (après application d'un plâtre).

*b*. **T. bl. fongueuses et graves**, avec ou sans déviation ; et
*c*. **T. bl. anciennes et douloureuses**, *déjà vieilles de plusieurs années* et *prises parfois pour un rhumatisme chronique.*

Pour ces deux variétés (*b* et *c*) : dès l'arrivée du malade, appareil plâtré, après correction de l'attitude vicieuse, s'il y en a une ; puis, dès le lendemain ou le surlendemain, **injections de naphtol camphré**.

Dans ces vieilles tumeurs blanches, probablement cloisonnées, il faut faire des injections parallèles et simultanées en tous les points où l'on suppose exister un foyer tuberculeux, et faire, au besoin, une deuxième et une troisième série, à trois ou quatre mois d'intervalle l'une de l'autre.

Il faut dire cependant que, s'il s'agit d'un ouvrier adulte, presque toujours pressé, et si vous êtes chirurgien et très sûr de votre asepsie, vous pouvez proposer d'emblée[1] la résection, parce qu'elle fera gagner du temps au malade.

Si vous n'êtes pas chirurgien, vous pouvez, même en ce cas, vous en tenir au traitement par les injections à type liquide, répétées au besoin. Elles finiront par réussir 9 fois sur 10, et la guérison orthopédique ainsi obtenue sera au moins égale à celle que donnerait la résection, — au prix d'un peu plus de patience et de temps, il est vrai (un an ou un an et demi, au lieu de trois à cinq mois), mais sans aucun risque pour le malade, tandis qu'on ne peut pas en dire autant de la résection qui laisse assez souvent des fistules, auquel cas la situation a été aggravée très notablement par l'opération.

2° Cas : *Tumeurs blanches avec épanchement purulent ou séro-fibrineux* [*hydarthrose tuberculeuse*] (fig. 325).

Ici, toujours et partout, en ville comme à l'hôpital, chez l'adulte comme chez l'enfant, il n'y a qu'un **seul traitement** rationnel : le plâtre, les **ponctions** et les **injections**, soit avec de l'huile créosotée iodoformée, soit avec du naphtol camphré dans la glycérine (voir p. 259).

S'il y a des abcès péri-articulaires, ne communiquant pas avec la grande cavité, on fait parallèlement des injections dans ces abcès et dans la grande cavité synoviale.

3° Cas : *Les tumeurs blanches avec fistules.*

Relisez ce que nous avons dit (page 148) des fistules de la coxalgie.

1. Ou mieux après une série d'injections (5 ou 6, faites dans l'espace d'un mois), ce qui atténuera beaucoup la virulence de la tuberculose et vous assurera la réunion par première intention.

Le traitement diffère suivant qu'il s'agit d'une fistule infectée ou non (voir, pour cette distinction, p. 38).

Dans les **fistules non infectées** vous ferez des injections,

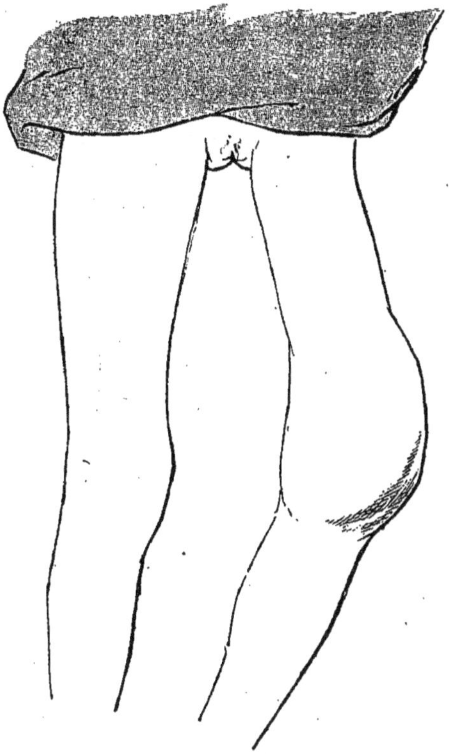

Fig. 325. — Tumeur blanche avec épanchement. — Genou très volumineux; pas de reliefs osseux apparents : fluctuation très accusée dans toutes les parties de la synoviale.

et la guérison s'obtiendra généralement en quelques mois.

Dans les **fistules infectées, pas d'injections** modificatrices d'iodoforme ou de naphtol camphré. Tout au plus essaiera-t-on quelques lavages au permanganate de potasse ou à l'eau phéniquée très faible.

Il faut s'en tenir à une thérapeutique discrète, faire simplement de l'asepsie et un bon traitement général, et s'armer d'une longue patience, car la guérison demande 1, 2 ou 3 ans. Mais elle finit par arriver, tout au moins dans un milieu idéal comme celui de Berck.

Voilà pour le cas où il n'y a pas, ou bien où il n'y a plus de fièvre.

Mais cela ne suffit pas s'il y a de la fièvre. Vous allez drainer pour en avoir raison.

Si la fièvre persiste malgré le drainage, malgré l'arthrotomie (c'est-à-dire l'ouverture large de la cavité articulaire et l'enlèvement des séquestres qui peuvent s'y trouver) et malgré la résection, ou bien encore si les viscères, foie et rein, donnent les premiers signes de dégénérescence, par suite de l'infection venue du foyer périphérique, ou si le malade se cachectise et que le poumon commence à se tuberculiser, il faut se résigner à sacrifier le membre. C'est là une ressource ultime que nous n'avions pas dans la coxalgie. Mais il ne faut y recourir qu'à la dernière extrémité, c'est-à-dire lorsque vous êtes *moralement sûr que la vie du malade, en danger immédiat, ne pourra pas être sauvée sans l'amputation du membre* [1].

Cependant l'amputation est à proposer quelquefois, en dehors des indications précédentes, chez l'ouvrier que les nécessités de la vie retiennent de force dans le milieu malsain d'une grande ville. Sa fistule, plus ou moins infectée, sans mettre présentement sa vie en danger, n'a pas cependant assez de chances de guérir et crée beaucoup trop de risques d'amener à la longue une généralisation tuberculeuse chez ce malade. Il vaut mieux l'amputer.

Et, s'il s'agit du membre inférieur, l'on n'essaiera même pas au préalable d'une résection très large, qui ne le guérirait qu'en lui laissant une jambe tellement raccourcie, qu'elle serait moins utile qu'un bon pilon [2].

1. Et, d'autre part, être moralement sûr que l'amputation le sauvera, c'est-à-dire ne pas intervenir trop tard (voir p. 149).
2. A Berck je ne fais pas, en moyenne, une amputation par an, sur plusieurs vingtaines de tumeurs blanches fistuleuses d'enfants ou d'adultes que j'ai à soigner en tout temps; mais tous les malades ne peuvent pas venir vivre à Berck, ni attendre 2 ans leur guérison. C'est vous dire que vous pourrez vous trouver plus souvent, relativement, que les médecins de Berck, dans cette pénible nécessité de faire une amputation.

4e Cas : *Tumeurs blanches guéries, ou paraissant guéries*
**avec ankylose.**

Votre conduite en présence d'une ankylose différera suivant
que celle-ci s'accompagne ou non d'une déviation.

**Vous n'y toucherez pas s'il n'y a pas de déviation,** ou
plutôt vous n'opposerez à l'ankylose que de très petits moyens :
massages très doux; bains de Barèges, de Bourbonne, d'Aix,
de Dax, de Salies, d'Argelès-Gazost [1].

Par contre, s'il y a **une déviation** et que les fonctions du
membre en soient sérieusement troublées, vous devrez **la corriger.**

Pas d'opération sanglante pour cela, pas même de ténotomie ;
mais la **correction par de simples manœuvres orthopédiques**
avec ou sans chloroforme : par étapes, une tous les quinze jours,
chaque correction partielle étant suivie de l'application d'un
plâtre : 3 ou 4 séances suffisent. Cette méthode vous réussira,
parce que l'ankylose n'est à peu près jamais complète, c'est-à-
dire osseuse.

Jamais, ou presque jamais, vous n'aurez besoin de faire ni
d'ostéotomie, ni de résection orthopédique modelante [2].

Pour mon compte je n'en fais pas une en moyenne par an,
malgré que j'aie bien à redresser annuellement une centaine
d'ankyloses suite de tumeurs blanches.

Dès que vous serez arrivé à transformer cette ankylose avec
déviation en une **ankylose en bonne attitude,** vous n'y toucherez plus, **vous ne ferez rien pour la mobiliser** [3].

---

1. Voir « Argelès-Gazost médical » par notre ancien assistant le
Dr Bergugnat.

2. Aussi bien, cette ostéotomie, si elle vous paraissait jamais indispensable, est d'une exécution simple et facile. Voir, page 373, comment
se fait, au genou, l'ostéotomie sus-condylienne de Mac Ewen.

3. Sans doute, il en va un peu différemment pour un spécialiste très
familier avec cette thérapeutique et exerçant dans un institut orthopédique qui est muni de toutes les installations désirables pour cela
(balnéothérapie, électrothérapie, mécanothérapie, etc.).

Là, on peut avoir recours, non seulement aux massages, mais en
certains cas bien déterminés à la mobilisation discrète et prudente,
active ou passive, des jointures enraidies.

Les mouvements passifs sont parfois produits par des machines

Vous auriez trop peu de chances de recouvrer les mouvements et vous risqueriez beaucoup trop, en les recherchant, de perdre la bonne attitude du membre.

La guérison de la tumeur blanche est acquise en bonne position. Le sujet aura donc un membre très utile.

Tenez-vous pour satisfait de ce résultat « très honorable » et n'allez pas le « gâter » au point de vue fonctionnel, ou peut-être même réveiller la maladie, en recherchant la souplesse articulaire perdue.

Si je tiens à vous avertir, au cours de ce livre, de tout ce que vous pouvez et devez faire, je tiens également à vous signaler ce que vous ne pouvez pas, ce que vous ne devez pas oser.

mathématiquement réglées, comme notre arthromoteur personnel, parfois par les mains du médecin. Parfois même, en certains cas infiniment rares, on pratique la mobilisation forcée des ankyloses sous chloroforme pour amener le mouvement, après quoi l'on immobilise le membre dans un plâtre pendant 8 à 15 jours; et l'on développe ensuite, par des massages et des manœuvres passives, la mobilité ainsi amorcée de la jointure.

Mais ces traitements sont trop spéciaux, leurs résultats demandant trop de temps et de soins, ils ont bien trop peu de chances de réussir entre les mains de la majorité des médecins pour que je n'hésite pas à vous les déconseiller formellement.

## 2ᵉ PARTIE DU TRAITEMENT DES TUMEURS BLANCHES

*Les particularités du traitement suivant le siège de la tumeur blanche.*

Ce que nous venons de dire dans la 1ʳᵉ partie de ce chapitre s'applique à toutes les tumeurs blanches.

Il nous faut maintenant les passer en revue successivement, afin d'indiquer les quelques particularités que présente chacune d'elles.

### TUMEUR BLANCHE DU GENOU [1]

La tumeur blanche du genou est la plus fréquente de toutes. C'est la tumeur blanche type, celle que nous avions surtout en vue dans notre étude clinique et thérapeutique générale des T. bl. Aussi n'aurons-nous que peu de chose à ajouter ici.

1° *Au point de vue* **diagnostic** (fig. 326 à 332).

*a.* Je n'ai pas besoin de vous apprendre à trouver, par la recherche du choc rotulien, l'existence d'un *épanchement* (voir fig. 328 et 329).

*b.* C'est surtout ici que nous aurons à distinguer l'*hydarthrose simple* de l'*hydarthrose tuberculeuse*.

Si l'*hydarthrose* dure plus de 6 à 8 semaines malgré la ponction et la compression, elle est (presque toujours) *symptomatique* d'une arthrite tuberculeuse.

En présence d'une hydarthrose double, indolore, sans limita-

1. Voir thèses du Dʳ Dulac, 1898 ; du Dʳ Ch. Benoît, 1906 ; du Dʳ Cresson, de Saint-Pétersbourg, 1905.

tion des mouvements, on doit penser à la *syphilis* et, s'il y a
des antécédents, et même dans le doute, faire le traitement
spécifique. (Voir chapitre xvii, p. 673, Syphilis et Tuberculose.)

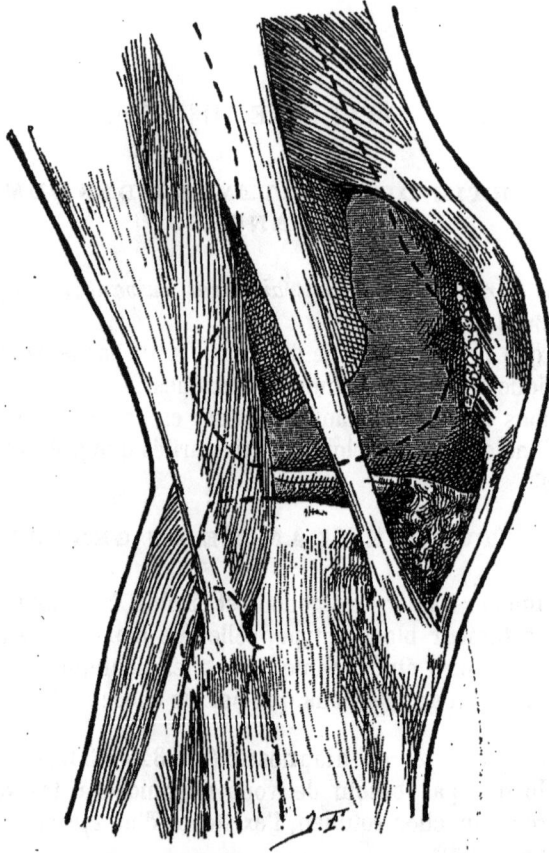

Fig. 326. — Pour la recherche des fongosités. — Schéma de l'anatomie de la
synoviale du genou, qu'on voit teintée en gris en arrière de la rotule.

*c.* Chez les adolescents et les adultes, une arthrite du genou survenue sans cause apparente peut être due à une *blennorrhagie*
et l'on doit toujours examiner le malade à ce point de vue.

2° *Pour ce qui est du* **pronostic.**
Rappelez-vous de ce que nous avons dit à ce sujet page 249.

On peut rendre à ces malades une jambe droite, solide, utile, mais non pas toujours les mouvements.

Il faut même noter que cette mobilité est beaucoup plus difficile à obtenir au genou qu'ailleurs.

Avec le meilleur traitement, vous n'y arriverez guère dans plus de moitié des cas (au genou).

Au reste cette mobilité n'est pas toujours souhaitable pour le malade, comme vous allez voir.

**Le résultat fonctionnel à poursuivre au genou.**

I. *Enfants ou adultes de la classe aisée.*

Vous ne **chercherez** la guérison *avec* **conservation des mouvements** que lorsque la tumeur blanche est bénigne et récente, et que l'attitude et la souplesse sont normales ou presque normales.

Vous réussirez alors à conserver la mobilité, dans les 3/4 des cas chez les enfants, et dans moitié des cas chez les adultes.

Voici comment : vous ne laisserez le plâtre que pen-

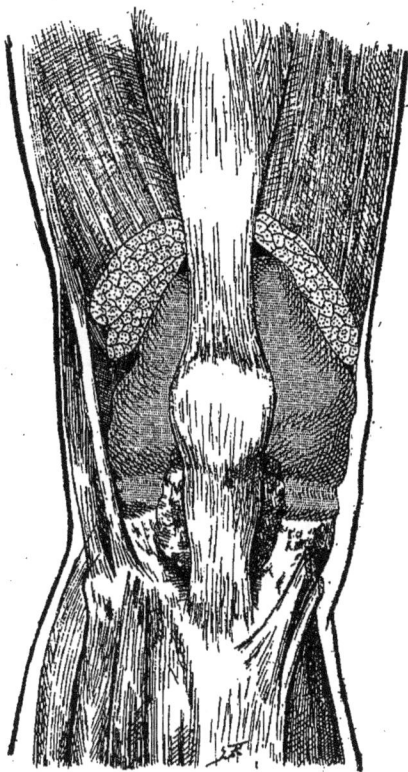

Fig. 327. — La même vue de face (toujours teintée en gris) s'étalant de chaque côté de la rotule.

dant 4 à 5 mois, à savoir les 2 mois que durent les injections et 2 à 3 mois après celles-ci ; ensuite on laisse le genou libre, avec une simple bande de crêpe Velpeau, mais encore au repos dans la position horizontale pendant 5 à 6 mois ; ce qui fait 10 à 12 mois pour la durée totale du traitement.

Après quoi, on met les enfants sur pieds, on les fait marcher avec un grand appareil en celluloïd prenant le bassin et le pied, mais articulé à la hanche et au cou-de-pied. Cet appareil est enlevé dans les intervalles des exercices de marche et toute la nuit. On le supprime entièrement après une année d'usage.

Vous **chercherez** *au contraire la guérison par* **ankylose**

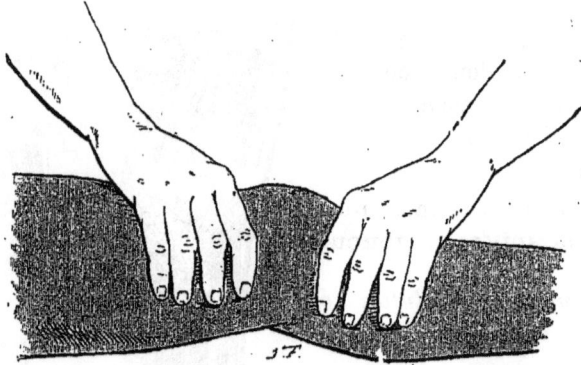

Fig. 328. — *Recherche de la fluctuation.* — Faire refluer e liquide de la périphérie au centre en pressant sur le sac synovial, au-dessus et au-dessous de la rotule avec les deux mains en fer à cheval (1er temps).

dans tous les cas de T. bl. un peu ancienne (datant d'un an ou plus) et de forme grave, avec attitude vicieuse marquée

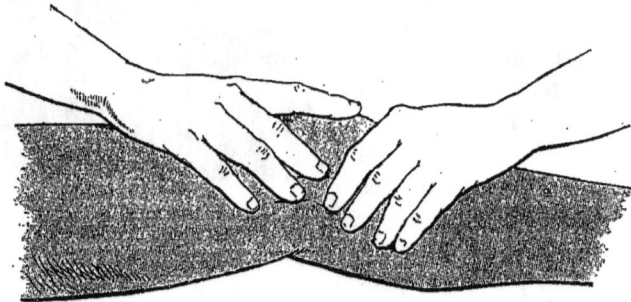

Fig. 329. — 2e temps : Tout en continuant la pression, on rapproche les mains et, avec l'un des index, on appuie sur la rotule comme sur une touche de piano, on obtient ainsi le choc rotulien, signe de la présence du liquide.

(flexion de plus de 20°, avec subluxation en dehors et en arrière). Cherchez-la également *dans tous les cas du premier groupe* où les mouvements ayant été conservés ou recouvrés, l'attitude

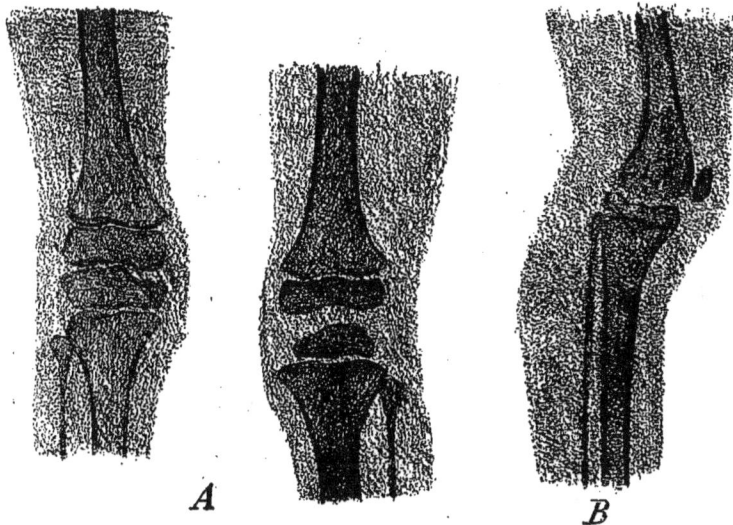

A                                                        B

Fig. 330.                                   Fig. 331.

Fig. 330. — La 1re radio (à gauche du lecteur) est celle du côté malade. — (La 2e, celle du côté sain.) — Enfant de 6 ans 1/2. — Arthrite tuberculeuse datant de 4 mois. Teinte générale plus claire, interligne plus étroit, parties épiphysaires plus développées sur le genou malade.

Fig. 331. — T. bl. du genou, vieille de 1 an 1/2 (enfant de 7 ans). — L'interligne est « flou »; coudure diaphyso-épiphysaire du tibia à concavité antérieure.

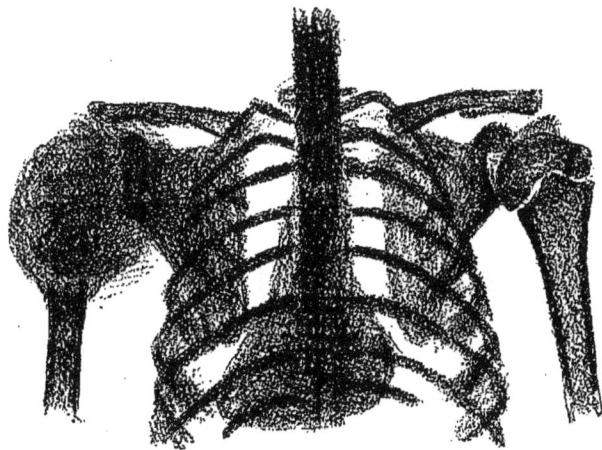

C

Fig. 332. — Ostéosarcome (qui avait été pris pour une tumeur blanche).

CALOT. ··· Orthopédie indispensable.                               18

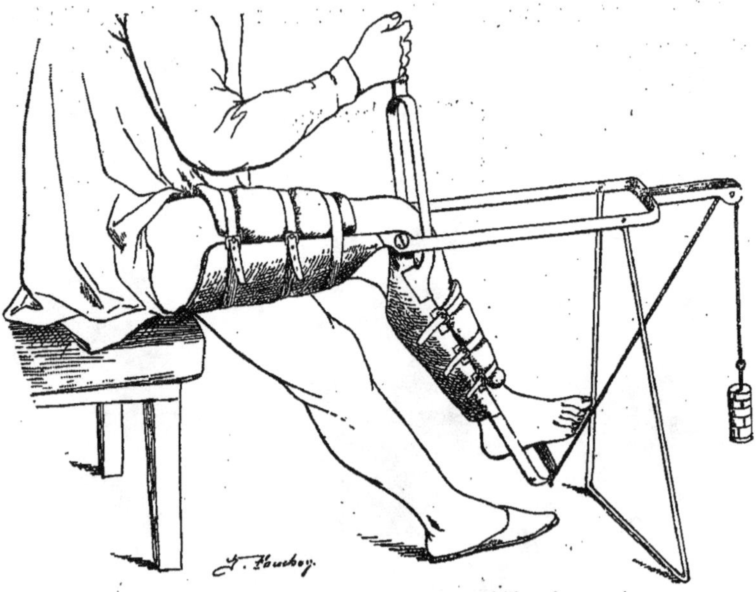

Fig. 333. — Appareil de Bonnet pour mobiliser le genou.

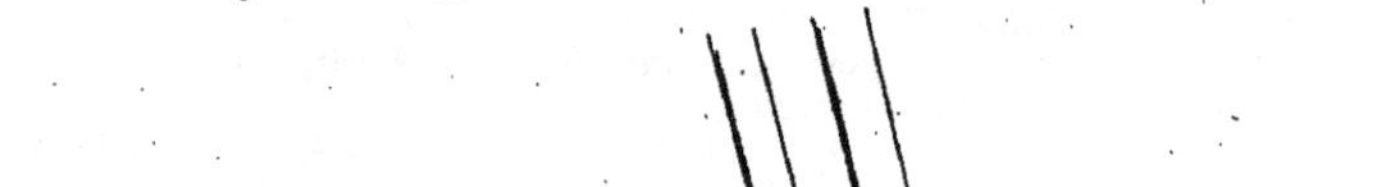

Fig. 334. — Dispositif de l'appareil précédent à l'endroit de l'articulation.

devient mauvaise dès que le sujet est laissé sans appareil, ou bien lorsqu'il boite notablement, ou qu'il est incapable de faire une longue marche.

Pour obtenir l'ankylose, on fait porter des genouillères en plâtre ou en celluloïd jusqu'à ce qu'on voie le genou « lâché » pendant quelques jours se maintenir droit de lui-même, — ce

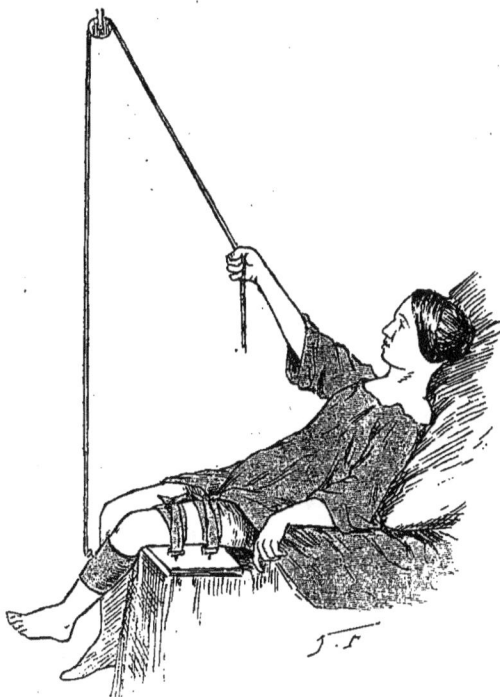

Fig. 335. — Autre dispositif plus simple pour la mobilisation du genou.

qui demande quelquefois 3 et 4 ans et même davantage. Dès que le genou, bien guéri depuis au moins un an, reste en bonne attitude, vous pouvez le laisser sans appareil.

Le genou sera raide, — mais le résultat demeure cependant très satisfaisant.

**Gardez-vous** surtout **de toute mobilisation forcée,** avec ou sans chloroforme.

Ces mobilisations forcées réservent, avons-nous dit, beaucoup trop de mécomptes aux médecins non spécialistes.

Qu'on s'en tienne aux massages, aux bains quotidiens, salés ou sulfureux, à quelques essais de flexion faits par le malade dans le bain, par la seule action des muscles de la jambe.

Tout au plus, à titre exceptionnel, et seulement un an après la guérison certaine, pouvez-vous autoriser quelques exercices très doux, très prudents, faits avec des machines graduées et mues par le malade lui-même [1] en n'avançant que d'un degré ou d'un demi-degré tous les jours (fig. 333 à 335). Encore faudra-t-il être toujours prêt à interrompre ces exercices au premier signe d'inflammation, et dans ce cas à renoncer pour toujours à une nouvelle recherche de la mobilité articulaire.

Il arive d'ailleurs **assez souvent** (plus de 1/3 des cas) que les **mouvements reviennent spontanément**, sans aucun traitement spécial, un an ou deux ans après la guérison de l'arthrite tuberculeuse. — Tout le monde en a vu des exemples, surtout chez les sujets très jeunes.

II. *Enfants et adultes de l'hôpital ou de la classe ouvrière.* — Après les considérations qui précèdent, avons-nous besoin de spécifier que l'on ne doit pas, chez les malades de cette catégorie, chercher la guérison avec conservation des mouvements? Guérissez-les avec le genou raide. Lorsque le genou restera spontanément en bonne attitude, 1 an 1/2 à 2 ans après la guérison acquise, débarrassez-les de tout appareil.

Nous avons noté, chez nos enfants des hôpitaux, comme pour ceux de la ville, mais un peu moins souvent, que la mobilité est revenue par la suite, spontanément.

3° *Au point de vue de l'*aspect clinique *et des* indications **thérapeutiques.**

Nous n'ajouterons qu'un mot à ce qui a été dit sur **les déviations.**

Une déviation latérale (**genu valgum, ou subluxation du tibia en dehors et en arrière**) accompagne presque toujours

1. Voir mon *Traité des tumeurs blanches*, p. 220.

la flexion directe du tibia (fig. 336, 337). — Quant à la luxation complète du tibia en arrière, dans le creux poplité, vous ne la verrez sans doute jamais (fig. 338, 339) (je ne l'ai vu que 2 fois depuis dix-sept ans).

Mais il faut signaler **l'allongement** de **la jambe** malade qui

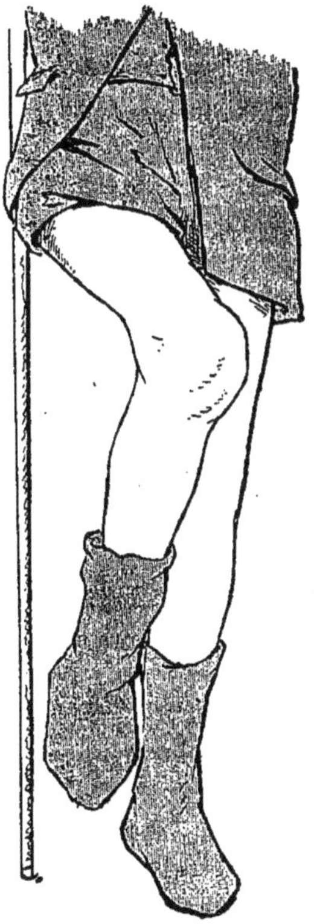

Fig. 336. — Autre type de t. bl. du genou. 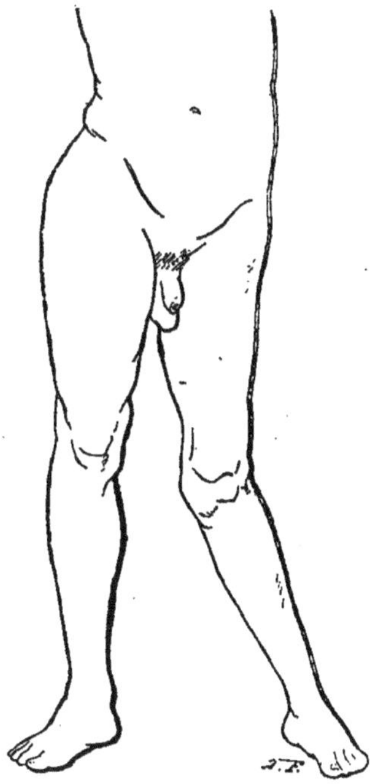     Fig. 337. — T. bl. avec genu valgum.

se produit **souvent** dans ces tumeurs blanches, ce qui est dû à la fertilité plus grande du cartilage de conjugaison du côté malade que du côté sain.

Cette fertilité n'est guère stimulée, et **l'allongement** n'existe que dans les **arthrites bénignes**; elle est souvent compromise au **contraire** dans les t. bl. graves, d'où ici raccourcissement.

L'allongement, lorsqu'il existe, n'est que temporaire; après

un an, ou deux, ou trois, le cartilage du côté sain rattrape
l'autre et l'égalité des deux jambes se rétablit.

Fig. 338. — Lucien L., de Paris. — Luxation complète du tibia dans le creux
poplité, existant depuis près de 5 ans (radiogramme).

En attendant, pour la marche, vous aurez mis une semelle
plus haute sous la jambe saine.

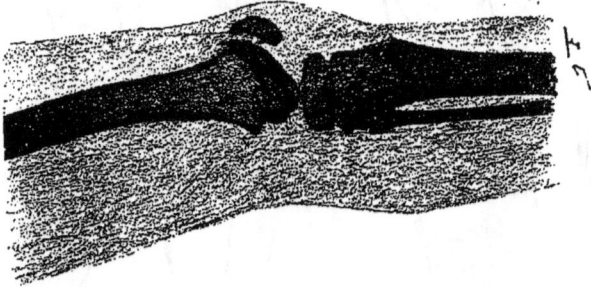

Fig. 339. — Le même, après réduction *non sanglante*. — Cette réduction a été
faite le 18 novembre 1905 (sous chloroforme). — Avec l'appareil des fig. 646
et 647, nous avons tiré sur la jambe jusqu'à 70 kilogr., pendant 15 minutes —
ce qui nous a abaissé la surface articulaire du tibia *au niveau* de la surface
du fémur. — Alors, par des pressions de haut en bas sur le fémur et de bas
en haut sur le tibia, nous avons remis au contact ces deux surfaces. — Puis
grand plâtre (de l'ombilic aux orteils). Dans le plâtre, nous avons fait, le lendemain, deux fenêtres : l'une en avant, au niveau des condyles, l'autre en
arrière, au niveau des tubérosités tibiales et par là une double compression
ouatée (comme dans nos appareils de mal de Pott) pour maintenir, et parfaire
encore, la réduction. — 5 mois après : la réduction persiste.

### 4° *Au point de vue du* **traitement.**

Nous ajouterons à ce qui a été dit, aux généralités, quelques
mots sur les appareils, la correction des attitudes vicieuses, la
technique des injections et des interventions sanglantes au genou.

## A. Les appareils.

Pour bien immobiliser un genou, qu'il s'agisse d'empêcher une déviation ou de maintenir une correction, il faut faire un

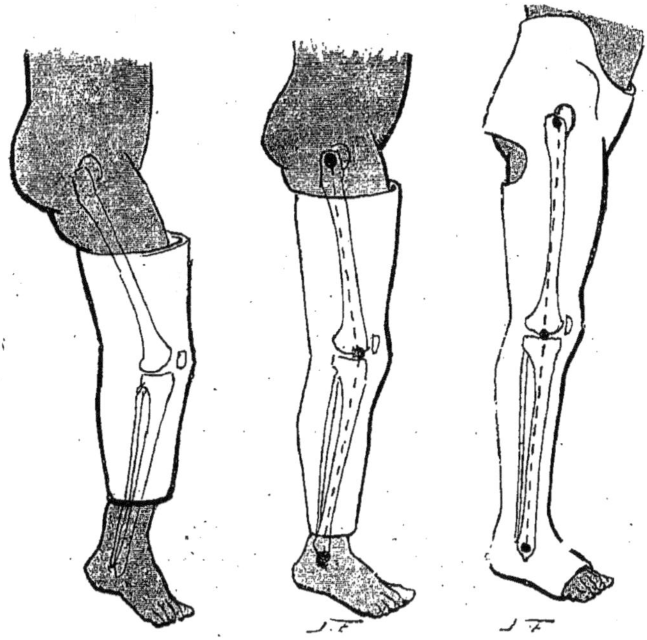

Fig. 340.            Fig. 341.                    Fig. 342

Fig. 340. — La petite genouillère trop souvent faite. Beaucoup trop courte et trop large : les tissus mous se laissent déprimer par les bords de la genouillère et la déviation se reproduit à volonté.

Fig. 341. — Genouillère plus longue; mais encore insuffisante, pour les mêmes raisons, atténuées.

Fig. 342. — Manière parfaite d'immobiliser un genou. — Notre grand plâtre qui prend non seulement le genou, mais aussi les deux jointures adjacentes.

grand plâtre qui embrasse les deux articulations adjacentes (hanche et pied).

Il suffit de jeter les yeux sur les figures ci-contre, pour voir combien « la genouillère » classique est insuffisante pour immobiliser les deux leviers articulaires, dans les cas tant soit peu rebelles. Le plâtre ira donc de l'ombilic aux orteils et sera en tout semblable au grand appareil de la coxalgie (fig. 340 à 342).

Si l'on se sert de grands appareils orthopédiques (celluloïd ou cuir), on peut les articuler à la hanche et au pied, en laissant le genou raide.

Ce n'est que lorsque la tendance à la déviation n'existe plus ou presque plus, que l'on peut se dispenser de prendre les deux articulations voisines (fig. 343). On met alors un plâtre moyen allant de l'ischion aux orteils et n'immobilisant qu'une des articulations adjacentes, ou bien même simplement la genouillère ordinaire qui laisse celles-ci libres, toutes deux.

Enfin disons que, pour immobiliser un genou, les plâtres cir-

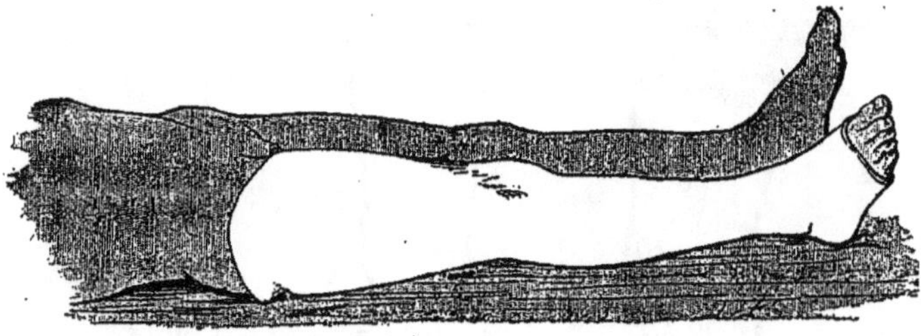

Fig. 343. — Appareil moyen allant de l'ischion aux orteils.

culaires sont bien plus précis et plus exacts que les gouttières, et doivent, par conséquent, leur être préférés.

La grande fenêtre antérieure du plâtre circulaire permet de faire, sans difficulté, l'examen du genou et les injections articulaires (fig. 344).

### B. La correction des attitudes vicieuses du genou.

a. *L'extension continue* peut rendre des services pour les enfants de la ville dont les parents ne veulent pas du plâtre (fig. 345, 346).

Lorsqu'il s'agit d'une déviation au début et que vous pouvez vous en occuper de très près, vous arriverez ainsi à la correction, — avec une extension continue installée par vous et contrôlée chaque semaine.

Mais il est bien plus simple de redresser puis de mettre un plâtre.

a. *Le redressement forcé du genou.* — Nous n'avons que peu de chose à ajouter à ce qui a été dit aux généralités.

Ayez soin de faire bien **plus une traction** sur le pied (fig. 347) qu'**une pression** directe sur le genou, — laquelle amènerait l'écrasement ou la fracture des extrémités articulaires.

La traction doit être ici pour plus des 3/4 dans la correction des attitudes vicieuses, et la pression pour moins de 1/4.

Mais cela s'applique au redressement des flexions directes.

Or il ne faut pas oublier qu'il s'y ajoute généralement des déviations latérales.

Analysez bien les divers éléments de ces déviations complexes dont les deux types les plus fréquents sont : *flexion et genu valgum, flexion et subluxation* du tibia en dehors et en arrière.

Vous agirez sur ces divers facteurs, en même temps.

C'est-à-dire qu'un aide tirant sur le pied pour corriger la flexion, vous-même agissez de toutes vos forces sur l'extrémité supérieure du tibia pour corriger la subluxation, poussant le tibia d'arrière en avant et de dehors en dedans avec une main, tandis qu'avec l'autre vous poussez le fémur en sens inverse (fig. 347).

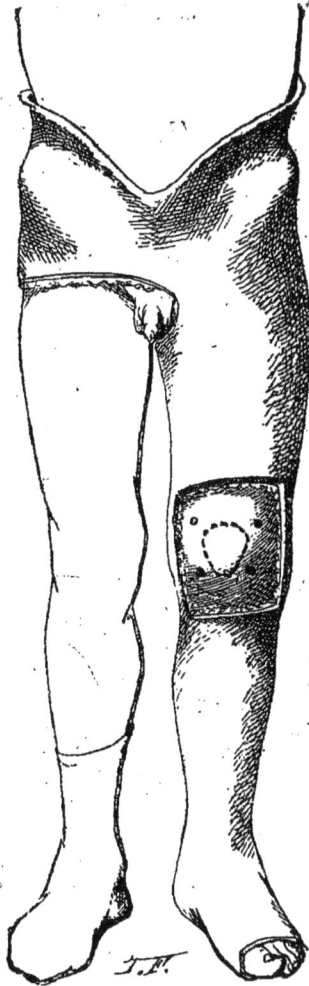

Fig. 344. — Grand appareil avec fenêtre permettant le traitement par ponctions et injections.

Recommencez ce mouvement, insistez pendant plusieurs minutes, il faut insister parce que, si la déviation est vieille, il s'est fait des déformations osseuses qui rendent le redressement difficile.

Faites la correction complète en 2 fois, c'est plus doux pour

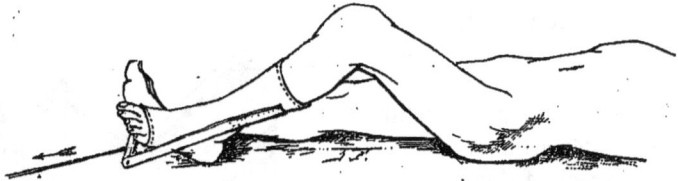

Fig. 345. — Guêtre en basane et étrier pour l'extension continue dans la tumeur blanche du genou (voir fig. 346).

vous et pour le malade. Ainsi vous n'arracherez rien, — je ne parle que de l'arrachement des extrémités osseuses, car la déchirure des vaisseaux et nerfs poplités n'est guère à craindre,

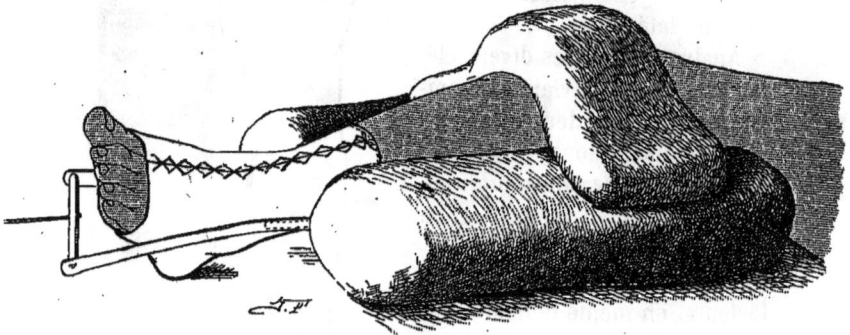

Fig. 346. — On place un sac de sable de chaque côté du genou pour le caler ; un 3e sac appuie légèrement sur la rotule et ajoute son action à celle de l'extension continue, pour corriger la flexion.

malgré ce que disent certains livres ; je ne l'ai jamais observée pour mon compte.

### Correction des ankyloses.

Ne touchez pas aux ankyloses en bonne attitude. Mais redressez les ankyloses en attitude vicieuse — par le procédé que je viens de dire ; il est tout à fait exceptionnel qu'on ne puisse pas

arriver par ce moyen avec le chloroforme à corriger les déviations les plus vieilles, même celles qui nous viennent avec l'éti-
quette **d'ankyloses du genou**.

Lorsque ces malades sont endormis, si on cherche bien, on
trouve encore quelques mouvements obscurs de la jointure; or

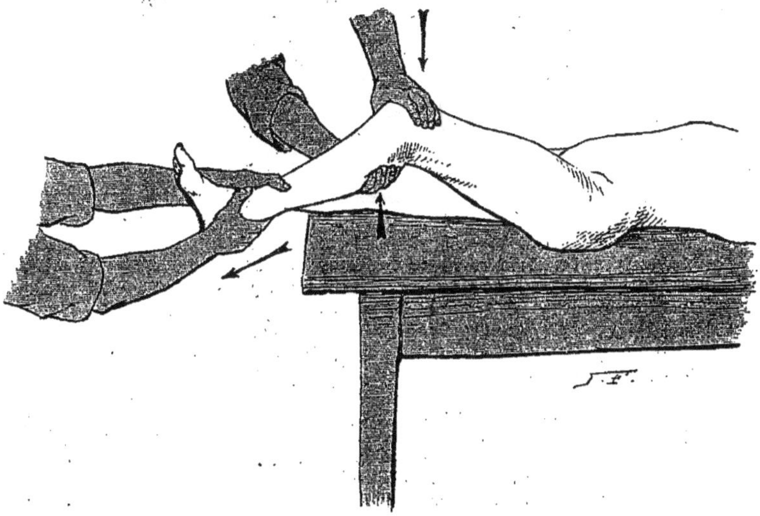

Fig. 347. — Redressement d'une attitude vicieuse. Un aide tire fortement dans
la direction de la déviation; le chirurgien appuie modérément sur le fémur et
repousse en avant l'extrémité supérieure du tibia.

cette très petite mobilité suffit pour qu'on puisse promettre de
redresser ce genou par de simples **manœuvres non sanglantes**,
ce qui simplifie singulièrement les choses.

Ces manœuvres, vous les connaissez déjà (fig. 347).

Après avoir, pendant quelques minutes, fait doucement la
traction et la pression, vous fixerez avec un bon appareil plâtré
cette correction partielle, à peine appréciable quelquefois. Vous
maintenez la traction et la pression, pendant que le plâtre sèche,
ce qui vous fera gagner encore quelques degrés, — et en voilà
pour 15 ou 20 jours.

Après quoi, 2e séance de redressement qui vous donnera une
correction beaucoup plus appréciable.

Vous en faites une 3e, au besoin, et finalement vous avez

corrigé sans une goutte de sang des déviations pour lesquelles

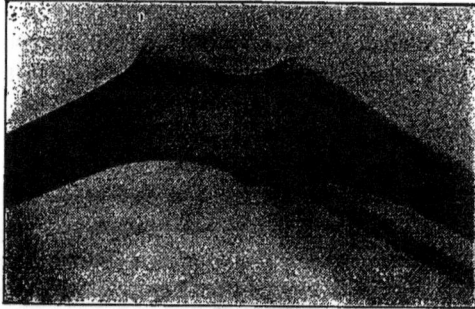

Fig. 347 *bis*. — Ankylose osseuse, vieille de 21 ans chez une femme de 30 ans.
A remarquer la fusion complète du fémur et du tibia, tellement complète
qu'il s'est fait un canal médullaire à l'intérieur du pont osseux qui les réunit.
Raccourcissement de 19 centim. Marche avec des béquilles.

La malade demande à être redressée, mais sans opération sanglante. Si l'on
ne peut pas arriver sans ostéotomie, elle préfère garder son infirmité, pourtant si pénible.

Devant cet ultimatum nous avons décidé de faire l'ostéoclasie. Pour cela,
nous avons consolidé le fémur et le tibia avec des attelles en bois, 4 sur les
cuisses, 4 sur la jambe, fixées par des sangles (voir p. 221, fig. 259); et (sous
narcose), nous avons pesé ensuite de toutes nos forces (en nous mettant à 2)
sur la jambe fléchie, tandis que le fémur était maintenu par 2 aides. Après une
à deux minutes d'efforts, la jambe a cédé, avec un craquement osseux, elle
s'est fléchie à angle droit, puis nous l'avons ramenée à l'extension complète.
Maintien avec un grand plâtre pendant 3 mois. — Suites de l'intervention
d'une bénignité absolue.

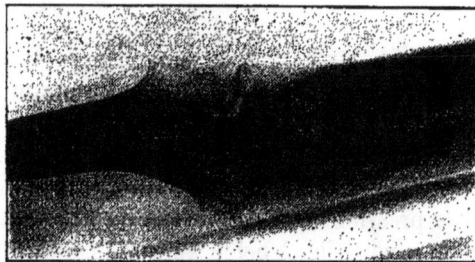

Fig. 347 *ter*. — La même 3 mois après l'ostéoclasie. On voit que nous avons brisé
l'os exactement à l'endroit voulu, au niveau de l'ancienne articulation. Le
*résultat* a été *parfait*. Au lieu de 19 centim. de raccourcissement, il reste à peine
1 cent. et 1/2 (dû à l'atrophie du membre). Nous nous sommes bien gardés de
rien faire pour rendre la mobilité à ce genou. — La boiterie a disparu.

d'autres médecins consultés avaient jugé indispensable une opération sanglante : — résection ou ostéotomie, ou, tout au moins, ténotomie.

Vous pouvez éviter ainsi la section des tendons poplités, section qui est d'ailleurs bien facile avec la technique décrite p. 435.

(Et de même, pour le cas d'ailleurs si rare d'ankylose osseuse, il serait bien facile de faire une ostéotomie supra-condylienne par le procédé indiqué p. 373.)

## C. Les injections articulaires au genou.

Les culs-de-sac de la synoviale sont si étendus, si superficiels et si accessibles que les injections sont ici particulièrement aisées, pourvu qu'il ne s'agisse pas d'une tumeurs blanches vieille de plusieurs années, où la cavité peut se trouver effacée ou cloisonnée.

Rappelons que l'interligne répond à une horizontale passant par le sommet, ou angle inférieur, de la rotule (fig. 348).

Ce **sommet de la rotule** est parfaitement appréciable au doigt. De **chaque côté** on sent aisément **une dépression**. Une aiguille poussée dans cette dépression va pénétrer dans la grande cavité.

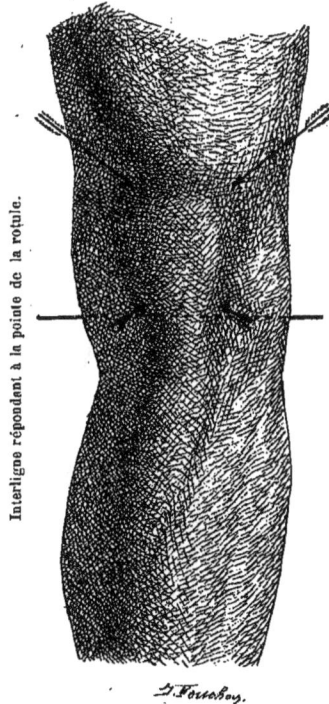

Interligne répondant à la pointe de la rotule.

Fig. 348. — Points d'accès do l'articulation du gonou.

Voilà déjà **deux premiers points d'accès** de l'articulation.

Il en est **deux autres**, à 1 centimètre 1/2 **au-dessus** de la base de la rotule et à 1 centimètre 1/2 **en dehors** (par rapport à l'axe du membre) des deux angles supérieurs.

Si l'on pique là, on pénètre dans le prolongement sous-tricipital de la cavité synoviale.

En règle générale, c'est **dans la partie externe de ce pro.**

longement sous-tricipital que je fais les injections et que je vous conseille de les faire.

On peut faire saillir le cul-de-sac en ce point externe, en exerçant une pression sur les autres points, c'est-à-dire au-dessus et en dedans de la rotule et au-dessous de celle-ci de chaque côté du ligament rotulien.

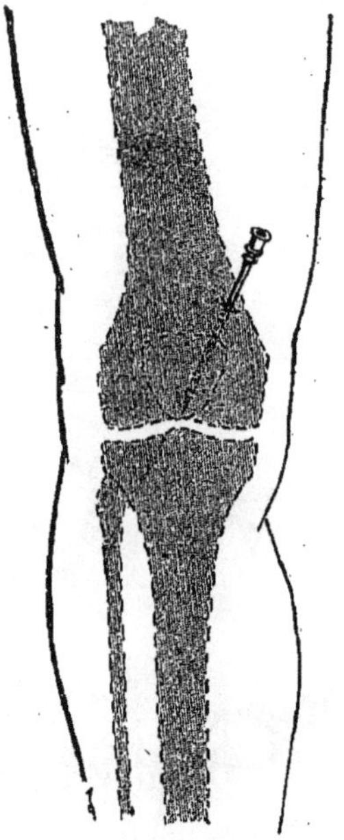

Enfoncez votre aiguille dans ce cul-de-sac supéro-externe, non pas directement d'avant en arrière, mais un peu de haut en bas et de dehors en dedans, pour que la pointe arrive dans la gorge de la poulie fémorale, entre le fémur et la face profonde de la rotule. Vous sentirez que l'aiguille est à la fois enclavée et libre entre les deux os.

Dès que vous aurez cette sensation, vous serez sûr d'être à la place voulue, en pleine cavité articulaire (fig. 349).

Si vous piquez la peau trop près de la rotule ou si l'obliquité de l'aiguille est trop forte, vous risquez de buter contre la base de la rotule et de ne pas pénétrer dans la cavité.

Piquez donc à 1 centimètre 1/2 ou même 2 centimètres au-dessus et en dehors de l'angle supéro-externe de la rotule, et donnez à l'aiguille une **inclinaison de 45° environ.**

Vous devez sentir le fémur avec l'extrémité de l'aiguille ; mais vous éviterez de planter la pointe dans le tissu osseux, car elle pourrait se briser ou bien s'obstruer, ce qui rendrait l'entrée du liquide impossible.

Fig. 349. — Obliquité à donner à l'aiguille pour être bien sûr de pénétrer dans l'articulation (*idem* lorsqu'on pénètre par le cul-de-sac supéro-externe).

Par conséquent vous pousserez l'aiguille vigoureusement et lentement à travers les tissus mous jusqu'au fémur, et, dès que vous aurez senti l'os, vous retirerez légèrement, de quelques millimètres, votre aiguille ; vous devrez alors en sentir la pointe remuer entre la rotule et le fémur. A ce moment vous pourrez pousser l'injection sans crainte, et vous verrez se gonfler, non seulement le cul-de-sac sous-tricipital, mais encore les culs-de-sac latéraux inférieurs, de chaque côté de la pointe de la rotule, et vous verrez même la rotule se soulever nettement.

*Les injections dans les tumeurs bl. anciennes du genou.*

Dans les vieilles tumeurs blanches, ai-je dit, il se peut que le cul-de-sac sous-tricipital soit effacé ou isolé de la grande cavité et que la rotule soit collée à la gorge de la poulie fémorale.

En ce cas, si vous voulez être bien sûr de pénétrer dans la cavité articulaire, ou plutôt dans ce qui en reste, piquez de chaque côté du ligament rotulien, dans l'interligne même ; piquez un peu obliquement, en allant de la partie latérale vers le centre, de manière que l'extrémité de votre aiguille arrive dans la rainure inter-condylienne, exactement derrière le ligament rotulien.

Le liquide introduit dans ces points ne pourra pas faire fausse route ; il pénétrera bien entre les deux surfaces articulaires, — lorsque celles-ci laissent entre elles des interstices.

Mais vous ferez ensuite, dans la même séance, une deuxième injection, directement dans le cul-de-sac sous-tricipital, pour être sûr d'atteindre toutes les parties malades.

Si le malade, après le traitement classique des injections poussées ainsi dans la cavité plus ou moins libre, accuse encore un ou plusieurs points particulièrement douloureux, soit en dehors, soit au-dessus de l'interligne, on peut penser qu'il persiste là de petits foyers indépendants, non atteints par les injections faites dans la grande cavité.

Vous ferez alors une série d'injections supplémentaires en ces points douloureux et précis, en poussant votre aiguille jusqu'à la surface même de l'os, au-dessous du périoste.

### D. Quelques remarques
### sur les interventions sanglantes au genou.

Pas plus que je n'exposerai la technique de l'amputation de cuisse, je ne m'attarderai pas à vous décrire ici toutes les opérations sanglantes qu'on a pu faire ou proposer contre les tumeurs blanches du genou : grattages, synovectomies, arthrectomies,

— et je le ferai d'autant moins que je considère ces interventions économiques comme de mauvaises opérations.

Ne dépassant pas les limites du mal, ces opérations n'ont presque aucun des avantages de la résection. Elles n'ont pu guérir que des tumeurs blanches tout à fait au début, où les lésions étaient presque nulles, où un traitement par les injections et même un traitement conservateur auraient suffi. C'est dire qu'elles étaient parfaitement inutiles ; mais à leur inutilité il faut ajouter presque tous les désavantages des larges opérations sanglantes : dangers de fistule, d'inoculation tuberculeuse, etc.

**La seule opération sanglante** que vous aurez à faire **quelquefois**, c'est une **résection du genou chez l'ouvrier adulte** ; il n'en est pas question chez l'enfant où elle serait désastreuse au point de vue de l'accroissement du membre.

**Ce que vous ferez surtout**, c'est le **drainage des jointures** pour les abcès articulaires qu'on aura, par une faute commise, ou par simple omission, laissé s'ouvrir, — et, par une deuxième faute, laissé s'infecter.

### a. Technique du drainage.

On aura soin d'ouvrir la cavité articulaire dans les points les plus déclives (fig. 350 et 351).

Vous savez que, fait méthodiquement comme il doit l'être, ce drainage comprend **quatre incisions « latérales »**, **parallèles à l'axe du membre**, deux de chaque côté — d'une longueur de 7 à 8 centimètres.

Les deux incisions antéro-latérales longent les côtés de la rotule, et les deux postéro-latérales, un peu plus petites, répondent aux bords latéro-postérieurs des condyles.

Ces deux dernières incisions remplacent le drainage postérieur direct à travers le creux poplité, lequel est plus difficile, et ne pourrait se faire qu'en ouvrant franchement et largement la jointure.

Par chacune des incisions antéro-latérales on conduit un gros drain jusqu'à l'incision postéro-latérale.

Vous devinez qu'on pourrait également réunir les deux incisions antéro-latérales par deux drains supplémentaires passant l'un au-dessus, et l'autre au-dessous de la rotule.

L'incision postéro-latérale interne, faite sur le bord postérieur du condyle interne, ne demande pas une très grande précision.

Fig. 350. — Drainage de la jointure du genou. — Pour les deux incisions supérieures et l'incision inféro-interne, suivez les indications de la figure ; mais l'incision postéro-latérale externe *ne doit pas. se faire*, comme cela est figuré, dans une direction *perpendiculaire* à l'axe du membre ; donnez-lui une direction *parallèle* à cet axe pour. être absolument sûr d'éviter le sciatique poplité externe.

Il n'en est pas de même en dehors, à cause de la présence du **sciatique poplité externe.**

Pour l'éviter sûrement, il faut se repérer sur le tendon du

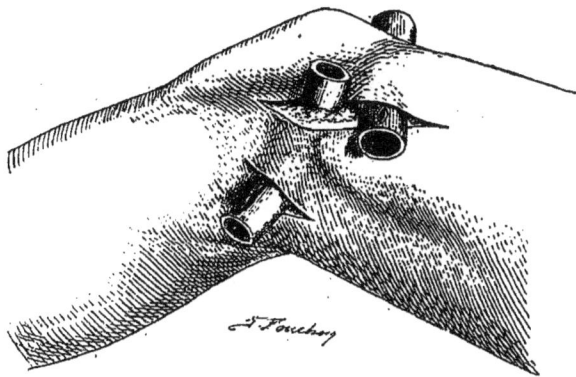

Fig. 351. — Genou vu par sa face interne. — Les diverses incisions donnent passage à des drains qui les réunissent.

biceps, qu'il est facile de reconnaître (voir page 435) : le nerf est à 1 cent. et demi en dedans du tendon. On n'a donc qu'à se tenir toujours en dehors du tendon et à arrêter l'extrémité *inférieure* de l'incision à l'interligne articulaire (interligne qui répond au sommet de la rotule dans la position d'extension de la jambe).

## b. Sur la résection du genou.

On trouvera la technique de la résection du genou longuement et très bien décrite dans le livre de Farabeuf. Voici
simplement, à ce sujet, quelques remarques personnelles qui
compléteront les notions que vous avez déjà.

Vous vous servez de la bande d'Esmarch, qui vous donne

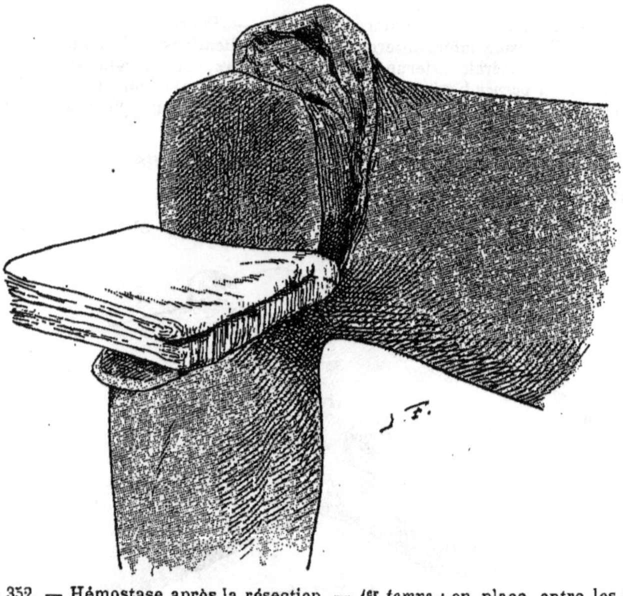

Fig. 352. — **Hémostase après la résection.** — *1er temps* : on place, entre les deux
surfaces osseuses saignantes, une compresse pliée en plusieurs doubles.

beaucoup de facilité pour voir et enlever les points malades.

Vous faites une résection, à la petite scie ou au très large
ciseau à froid, des deux extrémités articulaires, — résection ni
trop large ni trop économique, afin d'enlever la totalité des
points osseux malades et de mordre de quelques millimètres,
pas plus, dans la zone saine ; — puis vous enlevez tous les
tissus mous suspects, avec les ciseaux et la pince à disséquer,
en y mettant l'attention et le temps voulus.

La toilette des os et des parties molles bien faite, l'adaptation exacte des surfaces osseuses bien vérifiée, vous placez des compresses entre les deux surfaces osseuses, la jambe étant

Fig. 353. — *2e temps* : Le membre est ensuite placé dans la rectitude.

légèrement fléchie au besoin ; vous mettez deux autres compresses en avant des os, entre l'os et les parties molles corres-

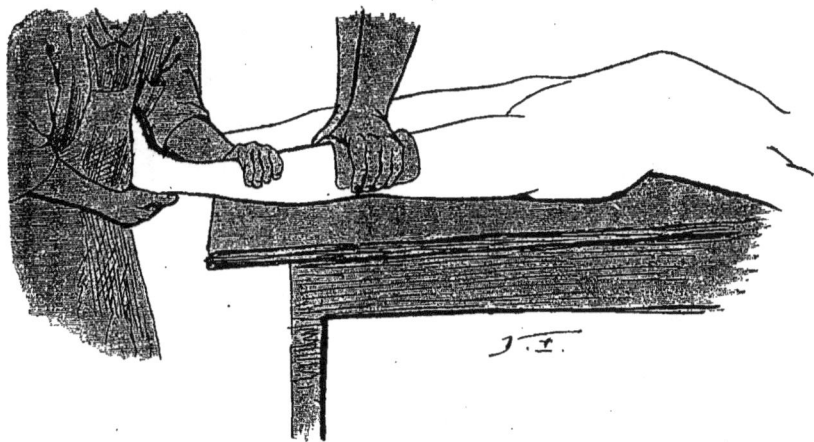

Fig. 354. — *3e emps* : 1 ou 2 autres compresses sont placées sur la plaie ; le chirurgien exerce une compression soutenue avec ses deux mains pendant que son aide maintient le pied et repousse la jambe vers le haut, en appuyant le pied contre sa poitrine.

pondantes, et vous vous préparez à faire la compression, tandis qu'on enlève la bande d'Esmarch (fig. 352 à 354).

Vous **comprimez** ainsi très exactement **pendant dix à douze minutes**. Cela suffit pour assurer l'hémostase sans avoir à faire de ligatures. — Je n'en fais presque jamais de ces tout petits vaisseaux, — et l'avantage est grand de ne pas laisser de corps étranger dans la plaie, pour obtenir sûrement la réunion par première intention.

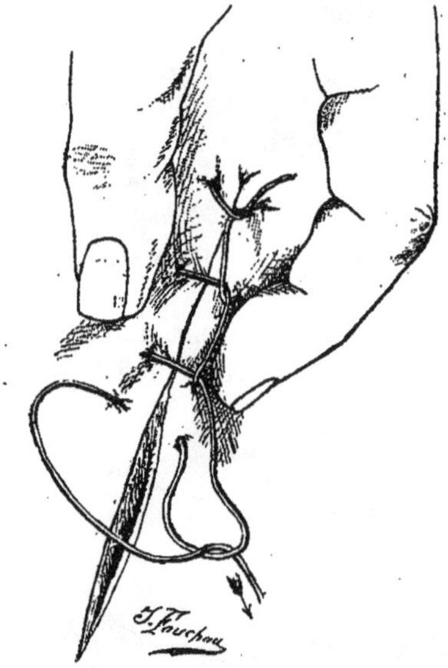

Fig. 355.

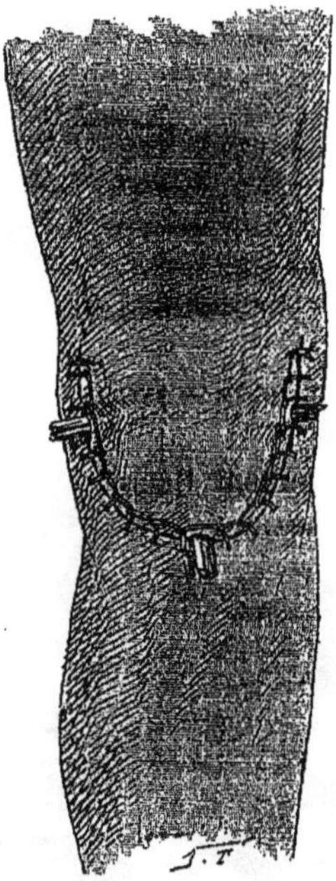

Fig. 356.

Fig. 355. — Manière de suturer la peau (surjet au catgut).
Fig. 356. — Suture terminée : En trois points différents on a introduit des mèches de fil de catgut pour assurer le drainage.

Si cela saigne encore après douze minutes, maintenez la

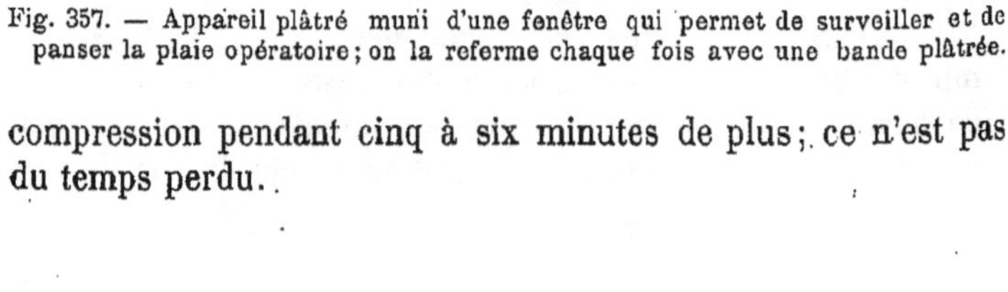

Fig. 357. — Appareil plâtré muni d'une fenêtre qui permet de surveiller et de panser la plaie opératoire ; on la referme chaque fois avec une bande plâtrée.

compression pendant cinq à six minutes de plus ; ce n'est pas du temps perdu.

Si, ce qui ne se voit guère, un vaisseau saigne encore à ce moment-là, il vous est bien permis de le serrer dans un catgut, mais vous aurez toujours gagné beaucoup à cette compression prolongée, puisque, au lieu de vingt ligatures, vous n'en aurez qu'une seule à faire.

L'hémostase assurée, vous passez à l'adaptation des os. Vous

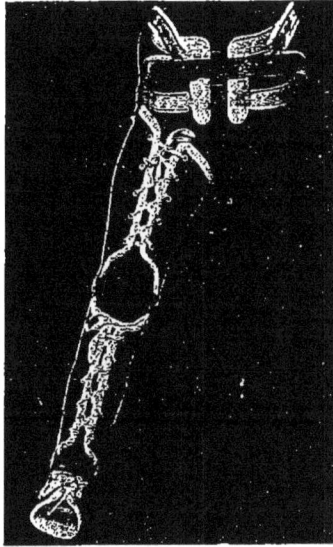

Fig. 358. — Bas ordinaire ou manche de jersey, et une latte dessous : pour le moulage du genou.

Fig. 359. — Celluloïd pour la marche. Hanche et cou-de-pied articulés et mobiles. Genou rigide ou mobile, à volonté.

n'aurez pas à suturer les os grâce au grand plâtre que l'on applique; vous suturez seulement la peau avec un surjet de catgut que voici figuré (fig. 355).

Cette suture demande une minute ; les douze minutes qu'on a perdues pour la compression, on les regagne donc ici.

On introduit trois mèches de fils de catgut ou trois petits drains, pour empêcher l'accumulation d'un épanchement séro-sanguin dans la plaie (fig. 356).

La suture de la peau et le drainage peuvent être ainsi faits avec des corps entièrement résorbables.

L'appareil est ici d'une importance capitale, et mérite tout spécialement de fixer l'attention. C'est un grand plâtre, très précis, qui va de l'ombilic au pied, et que voici figuré (fig. 357).

On commence par faire la partie de l'appareil qui va des orteils à la racine du membre, en le modelant bien autour du genou et des malléoles, puis, lorsque la prise du plâtre est faite, ou à peu près (après

Fig. 360. 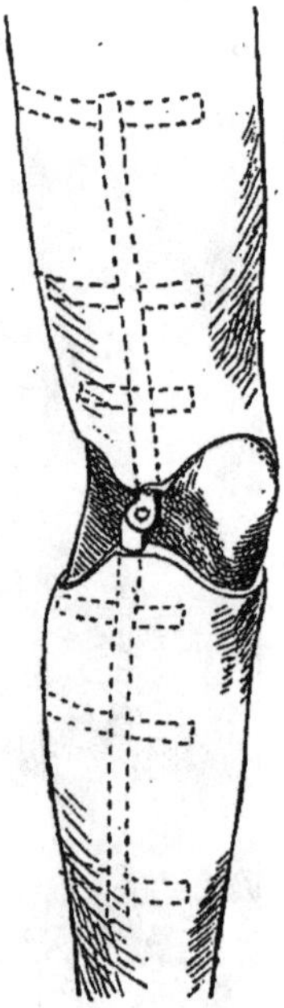                     Fig. 361.

Fig. 360. — Genouillère en celluloïd pouvant servir tout au plus à protéger le genou, mais non pas à empêcher une déviation.

Fig. 361. — Genouillère plâtrée munie de l'articulation. — Pour rendre amovible cette genouillère articulée, il suffirait de couper les deux fourreaux plâtrés sur la ligne médiane antérieure et d'en garnir les bords.

cinq à dix minutes d'attente environ), on construit la partie abdominale de l'appareil.

Le sujet est mis pour cela sur un pelvi-support. — Le raccord est facile à faire entre la pièce abdominale et la pièce jambière, avec quelques tours de bande plâtrée, roulés en spica de l'une à l'autre et avec quelques carrés de renforcement.

(Voir page 183 la manière de construire l'appareil plâtré.)

Dès que la dernière bande est roulée, on modèle l'appareil très exactement au niveau du bassin. Cette précision empêchera tout déplacement, si petit soit-il, des deux surfaces articulaires mises au contact; on obtient ainsi une réunion parfaite, en attitude correcte; je ne parle pas de l'avantage qu'ont ces appareils d'assurer l'hémostase et d'empêcher toute inflammation et toute douleur — par l'immobilité mathématique qu'ils donnent.

Si, par extraordinaire, il survenait de la fièvre, rien n'empêche de faire une ou plusieurs fenêtres temporaires, au niveau de la suture, pour surveiller la plaie et vérifier le drainage (fig. 357).

Au cinquantième jour, on enlève le plâtre; on le remplace par un autre, ou bien par un **appareil orthopédique** (fig. 358 à 361) avec lequel le sujet pourra marcher après encore une semaine de repos, au soixantième jour environ.

Mais à **la rigueur** le malade pourrait, étant pourvu du grand appareil plâtré que nous venons de dire, se tenir sur pieds dix ou quinze jours après l'opération et marcher avec des béquilles.

**Appareils de convalescence pour la tumeur blanche du genou** (voir fig. 358 à 361).

## TUMEUR BLANCHE DU COU-DE-PIED [1]

*a.* **Diagnostic** (ses particularités).

Chez les adolescents qui souffrent du cou-de-pied, il faut se garder de prendre pour une arthrite tuberculeuse une simple *tarsalgie*. — Il suffit d'y penser pour éviter l'erreur. La conformation du pied (saillie en dedans de l'astragale et du scaphoïde, déjettement du pied en dehors, en abduction, plante du pied très plate en général), l'absence de fongosités appréciables, permettent de faire ce diagnostic (voir aussi Tarsalgie, page 399).

*b.* **Pronostic.**

Il est ici particulièrement favorable; la guérison se fait presque toujours avec la conservation des mouvements.

*Résultat fonctionnel à poursuivre.*

1. Voir thèse de notre assistant, le Dr Balencie, de Paris, 1904.

Suivez les mêmes principes que pour le genou. Ils vous con-
duiront à une guérison intégrale.

Si, dans tel cas exceptionnel, le pied demeure raide, ne faites
rien pour le dessouder, du moment que l'attitude est bonne.

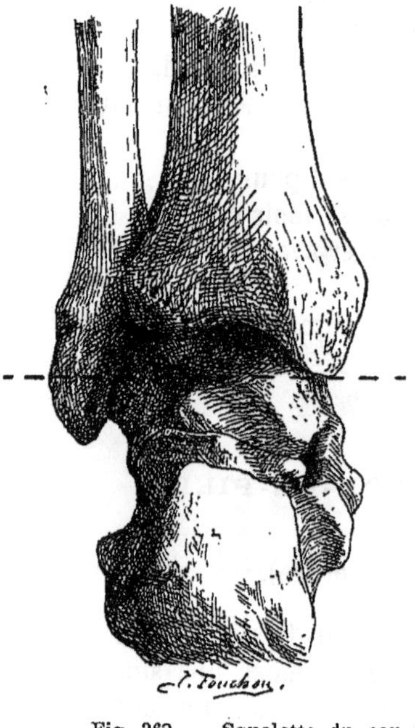

Fig. 362. — Squelette du cou-de-pied,    Fig. 363. — La même, vue antérieure
vue postérieure.                 avec points de repère chez l'adulte.

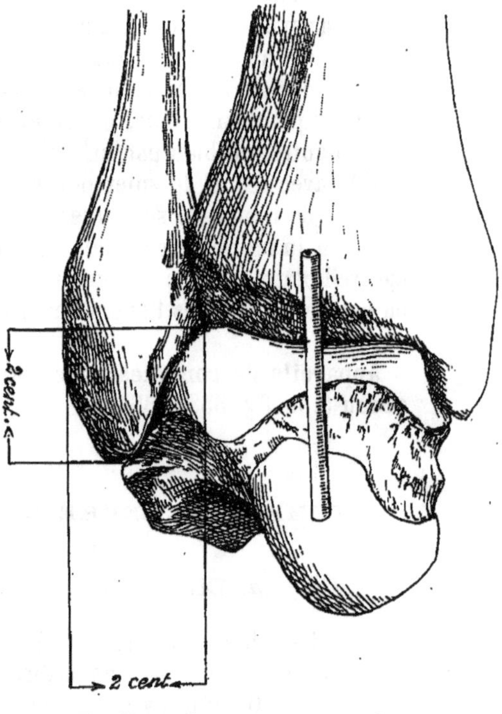

Bien plus, si le cou-de-pied a conservé des mouvements, mais
garde un certain équinisme, ce qui fait boiter le malade, n'hésitez
pas à remettre le pied à angle droit et à le maintenir avec un
plâtre aussi longtemps qu'il est nécessaire pour assurer la bonne
attitude, au risque de l'ankyloser.

Le jeu des articulations voisines, sous-astragalienne et médio-
tarsienne, suppléera dans une grande mesure à cette raideur du
cou-de-pied, qui pourra d'ailleurs n'être que temporaire.

### c. Particularités du traitement.

#### 1° *Les injections.*

Et d'abord quelques notions d'anatomie pour établir la technique de ces injections (fig. 362 à 366).

La cavité synoviale du cou-de-pied se laisse pénétrer par l'aiguille en avant dans l'un des angles latéraux de l'interligne, et aussi en arrière, à la partie externe de préférence, loin des vaisseaux tibiaux postérieurs.

En avant, on se gardera facilement de l'artère et de la veine pédieuses, placées au milieu de cette face antérieure.

Il faut employer de fines aiguilles pour arriver jusqu'à l'interligne (n° 1 ou au plus n° 2 de Collin). On fait bâiller l'angle interne si l'on porte le pied en dehors, et inversement, on fait bâiller l'angle externe si l'on porte le pied en dedans.

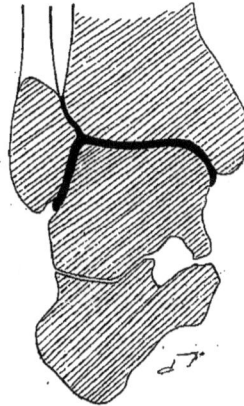

Fig. 364. — Coupe transversale du cou-de-pied.

En règle générale je fais les injections **en avant** et alternativement en dedans et en dehors (fig. 366) de l'interligne (sur les **angles latéraux**).

Mais si vous trouvez, dès votre première visite, une tuméfaction appréciable de la séreuse en un autre point, c'est là, dans le centre de cette masse fongueuse, bien accessible, que vous portez le liquide modificateur.

C'est en avant, ou bien encore assez souvent dans les parties déclives en arrière, tout contre les malléoles ou même auprès du tendon d'Achille, que se produisent ces masses fongueuses. Dès qu'elles apparaissent, à la 2°, 3°, 4° injection, le traitement devient beaucoup plus aisé. L'injection et la ponction, s'il y a de la fluctuation, se feront en ces points.

S'il existe à la fois une saillie antérieure et une saillie postérieure, c'est cette dernière que nous choisirons de préférence, parce que, en arrière, la synoviale est beaucoup plus éloignée

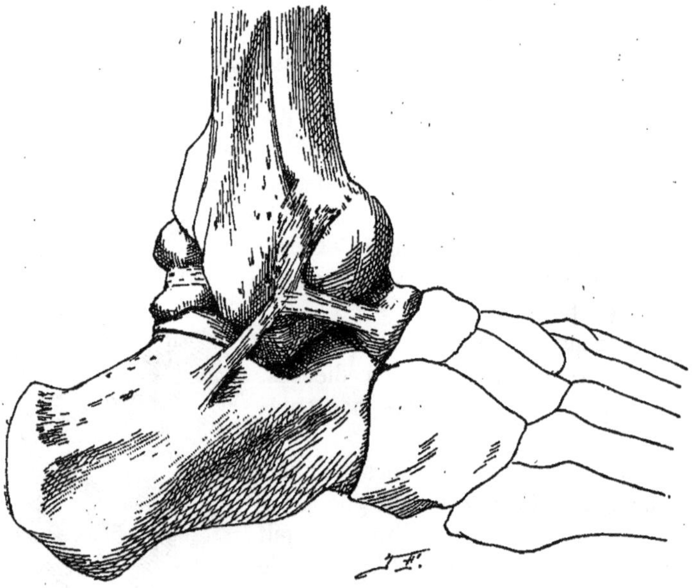

Fig. 365. — Vu par la face externe après injection dans la synoviale.

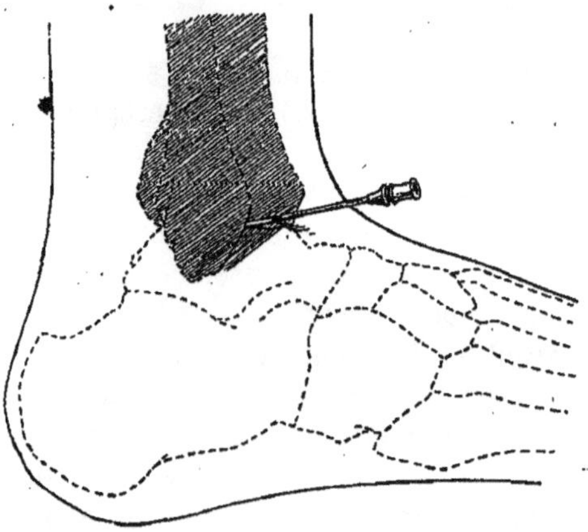

Fig. 366. — L'un des 2 points d'élection pour pénétrer dans cette jointure.

de la peau qu'en avant et que nous nous mettons ainsi plus

sûrement à l'abri d'une fistule. — On voit, en effet, quelquefois la peau éclater en avant, à la suite d'une réplétion trop grande de

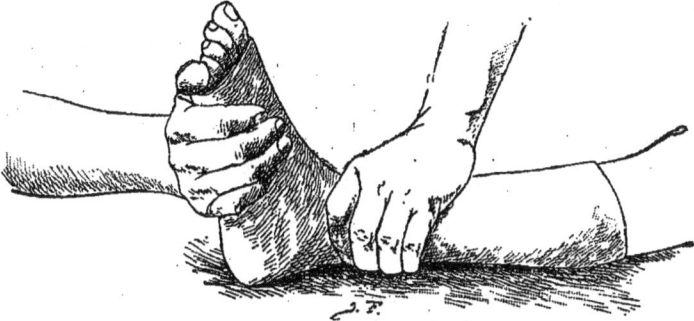

Fig. 367. — Plâtre du cou-de-pied : position des mains du chirurgien pendant la dessiccation de l'appareil.

la cavité articulaire, — dans le cours du traitement par les injections. Mais c'est une simple rupture de la peau par excès de tension, c'est-à-dire une fistule non infectée. Il suffit de cesser les injections et de faire des pansements bien aseptiques pendant une semaine ou deux, pour la voir se fermer. On reprendra alors les injections, si l'on n'en avait pas déjà le nombre voulu.

### 2° Les appareils (fig. 367, 368).

Ils vont des orteils jusqu'à l'interligne du genou, ou tout au moins jusqu'au-dessus du mollet.

Il faut avoir grand soin

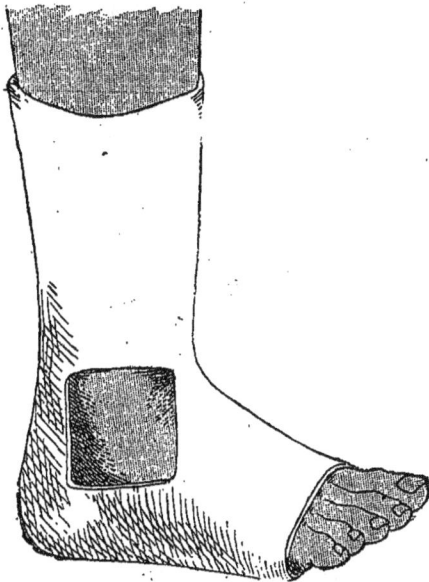

Fig. 368. — Le même, terminé, avec fenêtre au niveau de la malléole externe.

de mettre le pied bien à angle droit, et même à angle légèrement aigu sur la jambe, à titre préventif, à cause de la tendance

naturelle du pied à se mettre en extension; c'est pour une raison
analogue que dans la coxalgie nous mettons préventivement la
cuisse en hyperextension et légère abduction.

Au lieu de pratiquer une fenêtre à la partie antérieure, pour
faire les injections, nous ai-
mons mieux fendre l'appareil
en avant du haut en bas ou
mieux encore le diviser en
deux valves, antérieure et postérieure, de manière à pouvoir
l'enlever pour chaque nouvelle
injection. Cela permet une
exploration bien complète du
pourtour de la jointure (voir
fig. 182, p. 163).

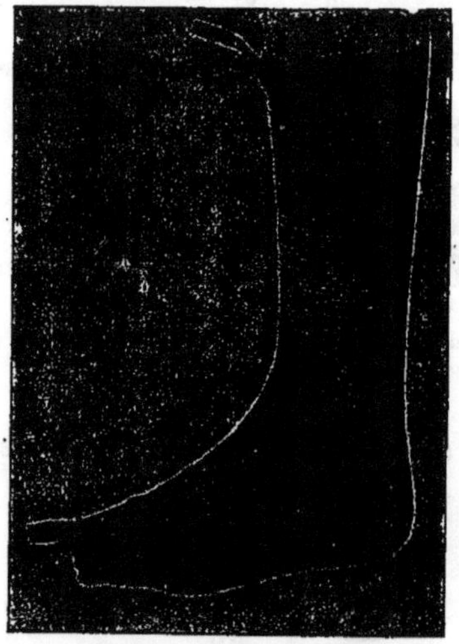

La ponction et l'injection
une fois faites, et un petit pansement appliqué, on replace la
jambe et le pied dans le même
plâtre, en ayant bien soin,
à chaque fois, de remettre
très exactement le talon à sa
place, à la partie la plus déclive
de l'appareil, de manière à
retrouver l'angle droit; sans
quoi le pied se mettrait spontanément en léger équinisme.

Fig. 369. — Chaussette ordinaire avec
ouverture faite pour la place des
orteils, une latte de zinc est placée
entre la chaussette et le membre.
— Moulage du cou-de-pied.

O enmpêche ainsi les déviations.

### 3º Déviations.

Mais si le pied vous est venu déjà dévié, vous saurez le corriger chemin faisant, au cours du traitement par les injections.
Pour cela, vous ferez, après chaque injection (ou toutes les deux
séances), un nouveau petit plâtre, ce qui demande deux minutes
(deux bandes à rouler); et, avant que le plâtre ne soit pris, vous
chercherez à gagner quelques degrés de correction par une
pression douce, mais soutenue, de votre main appliquée sous
la plante du pied, l'autre main fixant solidement la partie
jambière de l'appareil (fig. 367).

Quant aux déviations observées dans une tumeur blanche

Fig. 370. — Moulage du pied avec des attelles.

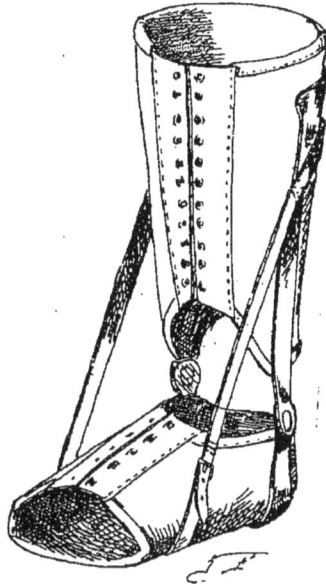

Fig. 371. — Celluloïd avec élastiques pour le redressement.

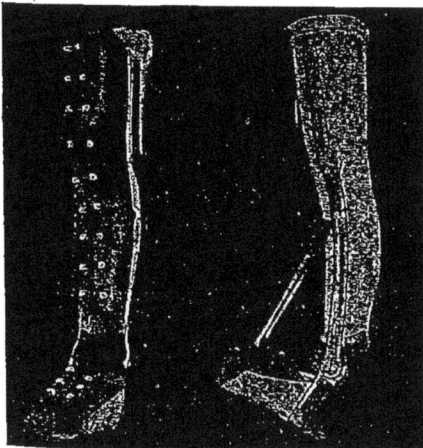

Fig. 372. — Pour le redressement progressif du pied.

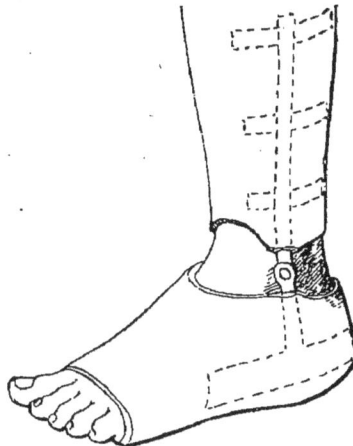

Fig. 373. — Plâtre avec articulation.

guérie, le plus simple est d'obtenir la correction avec une série d'appareils plâtrés, comme nous venons de le dire.

On pourrait se servir, à la place du plâtre, d'un appareil articulé en celluloïd ou en cuir, à la partie antérieure duquel on

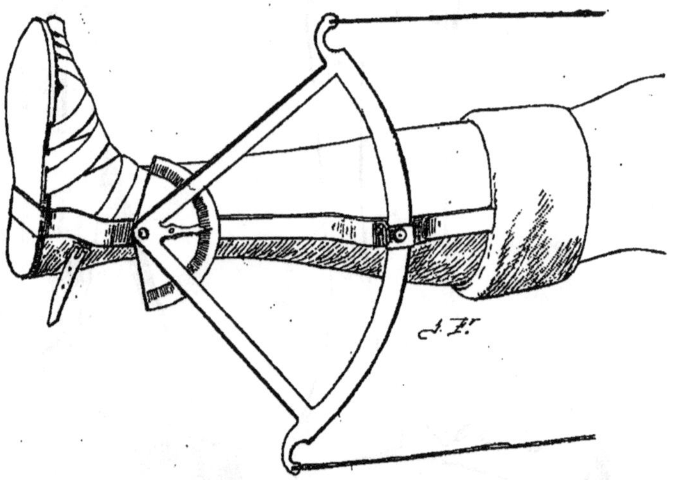

Fig. 374. — Appareil de Bonnet pour la mobilisation du cou-de-pied.
Mais, si vous n'ôtes pas spécialiste, réservez-le aux raideurs non tuberculeuses.

adapterait deux lanières élastiques en X, pour rapprocher les deux leviers articulaires (fig. 369 à 374).

On peut corriger aussi ces vieilles déviations, en particulier les déviations latérales en valgus ou varus, avec le levier chaussure qui nous sert pour le pied-bot (voir p. 407 et 575).

D'une manière générale, vous ne toucherez pas aux ankyloses en bonne attitude.


## T. BL. DE L'ARTICULATION MÉDIO-TARSIENNE ET DES PETITES ARTICULATIONS DU PIED

Ici encore gardez-vous de prendre une tumeur blanche pour une tarsalgie ou inversement. Nous avons dit comment se fait ce diagnostic (voir aussi p. 399).

On traite une arthrite médio-tarsienne comme l'arthrite du cou-de-pied (voir plus haut).

Fig. 375. — Articulation médio-tarsienne, vue par sa face externe : point d'élection à 25 millimètres en avant de la malléole externe (adultes).

Lorsqu'il s'agit des tumeurs blanches des petites articulations

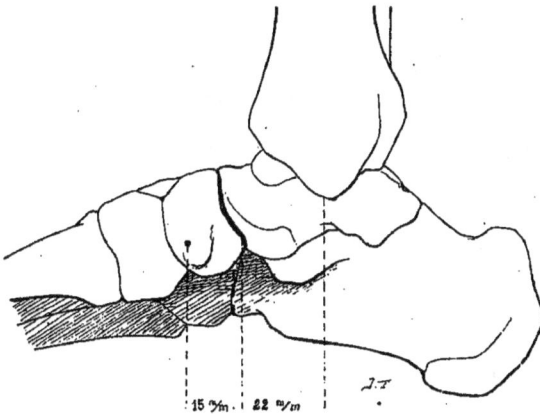

Fig. 376. — La même, vue par sa face interne : point d'élection à 15 millimètres en arrière du tubercule du scaphoïde; à 22 millimètres en avant de la pointe de la malléole interne.

du pied, il devient très difficile de pousser une injection dans des jointures aussi serrées (fig. 375, 376).

En outre, il faut savoir qu'en raison de leur situation superficielle, presque sous-cutanée, si on les attaque par la face dorsale du pied, la peau est constamment menacée, soit par les piqûres qui, à la longue, diminuent sa résistance, soit (de dedans en dehors) par les fongosités venues de la jointure et les épanchements que la fonte de celles-ci peut amener.

Il faut donc redoubler de précautions et de vigilance, pour éviter l'ouverture des tumeurs blanches de ces petites jointures.

S'il y a une amorce, par exemple une saillie fongueuse, du côté de la plante du pied, vous permettant d'attaquer par là les articulations malades, profitez-en ; l'épanchement que vous allez provoquer trouvera facilement à se développer entre les os et les masses charnues de la plante du pied, et la peau se sauvera facilement.

Si c'est au contraire vers la face dorsale du pied que pointent les fongosités, surtout si elles ont commencé déjà à ronger la face profonde des téguments, force vous est bien de les attaquer par là. — Alors, servez-vous pour vos injections d'une fine aiguille de Pravaz, en piquant en dehors des points de la peau déjà envahis, et injectez un liquide peu « irritant » et à petite dose, pour ne pas produire de tension préjudiciable à la bonne nutrition de la peau ; injectez par exemple quelques gouttes (6, 8, 10) d'huile créosotée iodoformée (plutôt que du naphtol camphré, qui pourrait amener une réaction un peu trop forte).

S'il s'est produit, dès le lendemain, un épanchement liquide avec légère tension, hâtez-vous de l'évacuer ou par une légère pression faite à travers la peau, après l'avoir piquée avec l'aiguille de la seringue de Pravaz, ou par aspiration de la manière ordinaire, mais en ayant soin de n'employer qu'une aiguille n° 3 de Collin ; le n° 4 serait dangereux pour l'intégrité de la peau, dans ce cas particulier.

Puis, refaites une injection de quelques gouttes d'huile créosotée, et conduisez attentivement le traitement jusqu'au bout, avec cette double préoccupation d'assainir la jointure et de ne pas amener de fistule.

Les uns réussissent là où les autres échouent. C'est une affaire d'attention, et, un peu aussi, d'habitude.

Il est, en tout cas, de la plus grande importance de ne pas laisser la peau s'ulcérer.

Si cette ouverture ne se produit pas au début, si déjà l'on a pu faire agir quelques injections de liquide modificateur et assainir partiellement les tissus, la bataille est en partie gagnée ; la cicatrisation pourra se faire régulièrement dans les jours qui suivent l'éclatement de la peau.

Disons par anticipation que la même méticuleuse attention s'impose lorsqu'il s'agit de tuberculose des petites articulations de la main et des doigts.

Si la peau a éclaté en un point, l'on fera pour obtenir sa réparation le traitement indiqué page 299 et page 103.

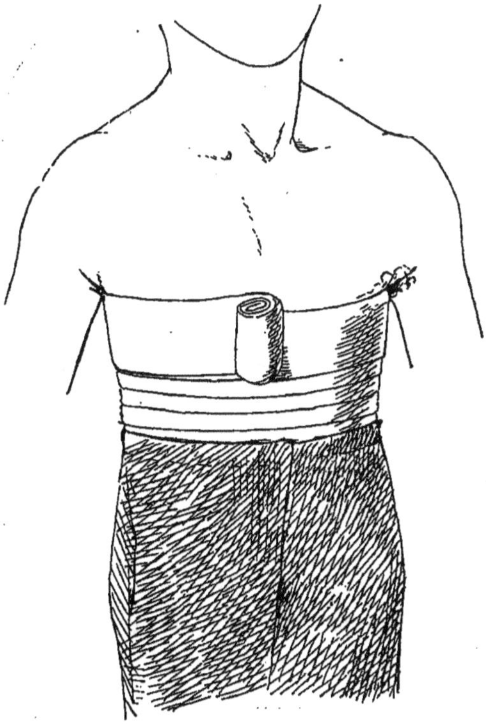

Fig. 377. — Appareil du membre supérieur. — *1er temps* : Circulaires du tronc ; les bandes plâtrées sont, bien entendu, appliquées sur un revêtement d'ouate ou mieux sur un jersey ordinaire.

# LES TUMEURS BLANCHES DU MEMBRE
## SUPÉRIEUR

Les tumeurs blanches du membre supérieur sont moins fréquentes que celles de la jambe, parce que le bras supporte

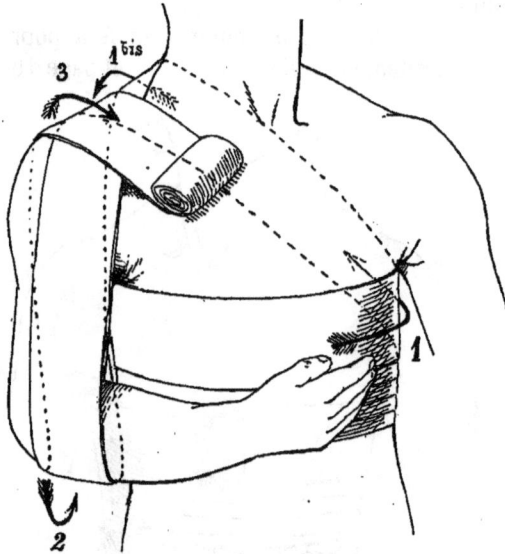

Fig. 378. — *2e temps* : Le globe de la bande est conduit, en arrière, de l'aisselle
du côté sain (1) à l'épaule malade (1 *bis*); descend sur la face antérieure du
bras, fait une boucle sous le coude fléchi (2), remonte en arrière et vient se
croiser sur l'épaule (3) : on fait plusieurs fois ce même spica en imbriquant les
diverses spires l'une sur l'autre (voir le 1er temps dans la fig. 377).

moins de fatigue; elles arrivent à un degré moins grave et se
guérissent plus aisément, pour la même raison.

Il s'ensuit encore que les déviations sont moins marquées et
les appareils moins nécessaires, au membre supérieur.

On peut assurer le repos du bras avec une simple écharpe.

Cela suffit presque toujours, avec un pansement ouaté légèrement compressif protégeant la jointure malade.

Si cependant les douleurs étaient vives, il serait bien simple
d'immobiliser davantage la région douloureuse en remplaçant

la bande molle du pansement ouaté par une ou deux bandes
plâtrées.

Avec cet appareil plâtré, qui supprime promptement la douleur, le malade a la liberté de marcher.

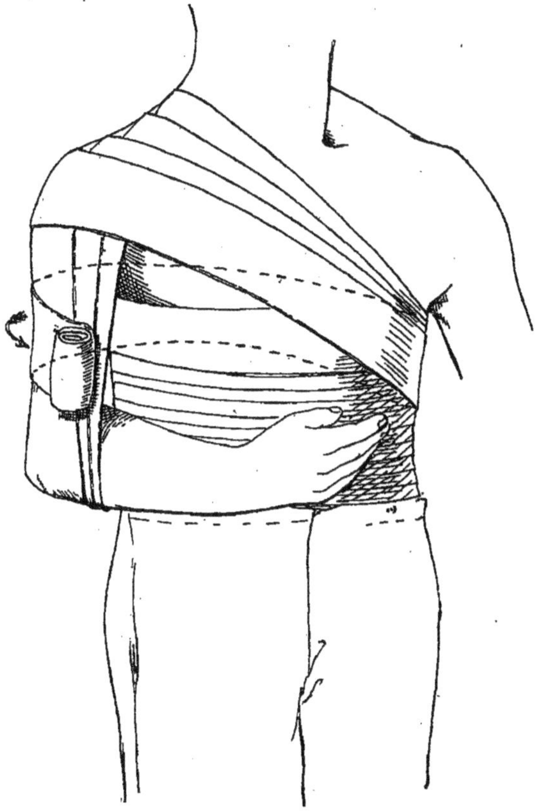

Fig. 379. — Appareil du bras (*suite*). *3e temps* : On fait les circulaires du bras.

Les figures ci-contre représentent les différents appareils
qu'on appliquera, suivant les cas, au membre supérieur.

Voici le grand appareil plâtré qui réalise l'immobilisation du
membre en entier, dans les cas de tumeur blanche douloureuse
de l'épaule (fig. 377 à 381).

Le grand appareil des tumeurs blanches du coude est identique au précédent.

La fig. 382 représente l'appareil moyen du coude.

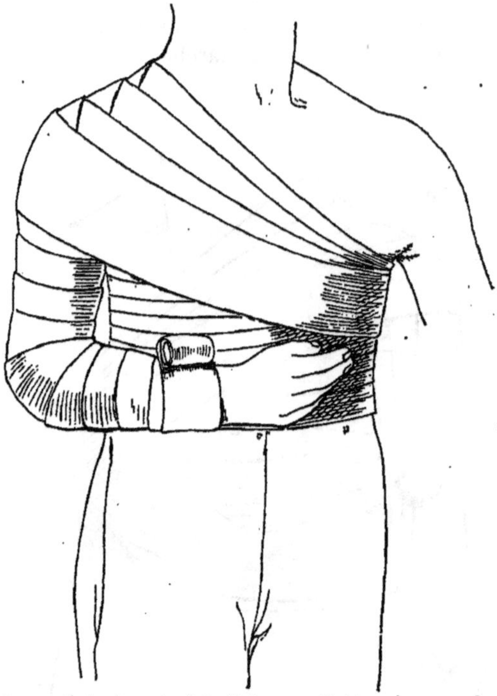

Fig. 389. — Appareil du bras (*suite*). *4e temps* : On termine par des circulaires
du bras, de l'avant-bras et du poignet.

On voit par ces figures les positions dans lesquelles on immobilise le membre supérieur :

Le bras, dans une abduction de 15 à 20°.

Le coude, dans la position de flexion à angle droit ou mieux
à 70 ou 80° (sur le bras).

Le poignet dans une position droite, sans flexion mais sans
hyperextension.

## A. — Épaule.

**Technique des injections.** — La figure 383 montre l'anatomie de l'articulation et le parcours de la synoviale.

Il est bien des points par où l'on peut aborder celle-ci.

Ne retenez que les deux suivants :

1° En dehors, dans le cul-de-sac bicipital de la grande séreuse ;

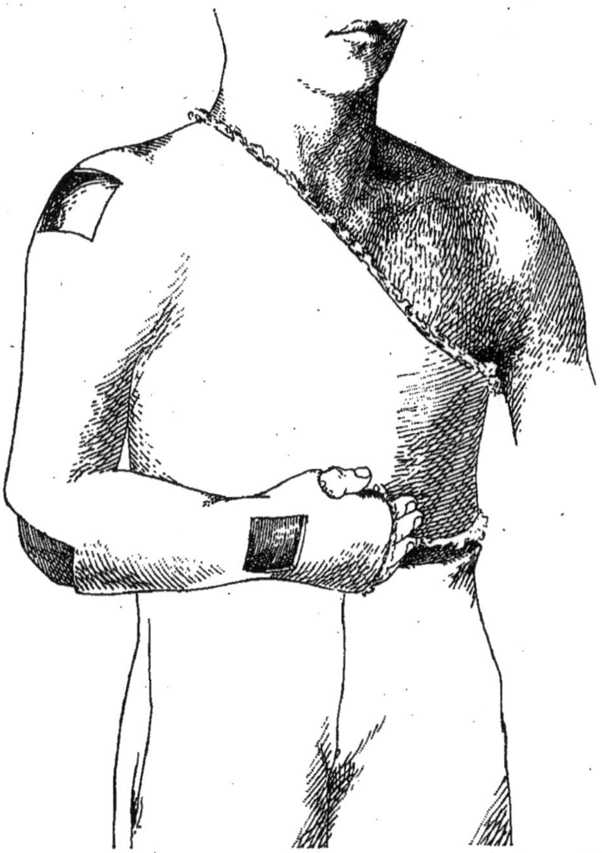

Fig. 381. — Appareil du membre supérieur terminé, muni de fenêtres au niveau des diverses articulations.

2° **En avant, entre l'apophyse coracoïde et la coulisse bicipitale.**

C'est la seconde voie, c'est-à-dire la **voie antérieure**, que je vous conseille de **suivre dans tous les cas**[1] (fig. 384).

L'apophyse coracoïde, pointue, est toujours facile à sentir

1. Car il est assez difficile de faire pénétrer le liquide dans le cul-de-sac bicipital.

même chez les sujets gras (fig. 385), à la partie antéro-interne
de la voûte osseuse de l'épaule. De la pointe osseuse de l'apophyse coracoïde portez-vous horizontalement en dehors :

A 1/2 centimètre de l'apophyse, chez l'enfant;

A 1 centimètre, chez l'adulte;

et enfoncez votre aiguille en ce point, d'avant en arrière et
un peu (15°) de haut en bas. Vous sentez la tête humérale

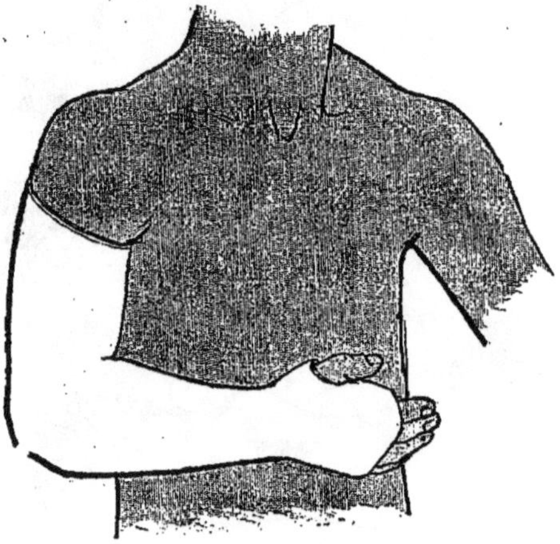

Fig. 382. — Appareil moyen du membre supérieur immobilisant le coude et le
poignet.

avec l'extrémité de l'aiguille et il sera facile, en faisant mouvoir l'humérus, de vous assurer que vous êtes bien sur la tête
de l'os.

Cela fait, vous retirez l'aiguille de 1 à 2 millimètres et vous
poussez votre injection.

Si vous faites une injection par jour, vous aurez du liquide
collecté au troisième ou quatrième jour.

Il faut savoir qu'il se ramasse surtout en arrière ou dans la
partie la plus déclive de l'articulation — plutôt qu'en avant.

C'est donc en arrière de l'épaule (ou même à la partie postérieure du creux axillaire) que, dès le troisième ou quatrième jour,
vous chercherez la fluctuation, bien que vous ayez fait vos injections en avant.

Dès que la fluctuation est appréciable en un point, vous ponctionnez là. — Mais si vous préfériez ne ponctionner qu'en avant,

vous feriez refluer la totalité du liquide vers ce point, en pressant avec le plat de la main sur la partie opposée, déclive, de la collection articulaire.

On fait les dix ponctions et injections réglementaires ; après quoi, on vide à fond la cavité articulaire, par deux ponctions supplémentaires, sans injections consécutives. Pendant ce trai-

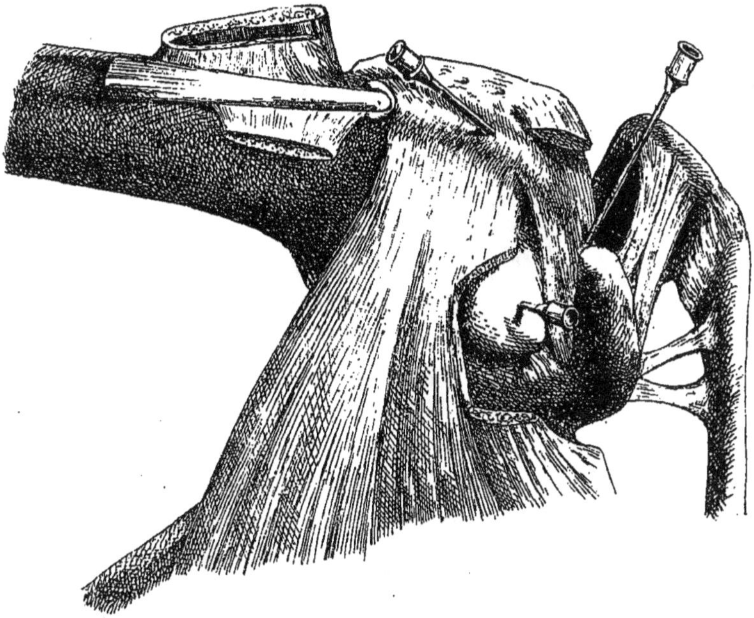

Fig. 383. — Articulation de l'épaule après injection de la synoviale. Cette figure montre les différents points que l'on peut atteindre avec l'aiguille.

tement comme après, on ne maintient l'épaule qu'avec la bande Velpeau qui recouvre le pansement et avec une écharpe qui supporte le bras.

Ce n'est que dans les cas de **douleurs vives** que l'on fera le **grand appareil plâtré** (de la manière indiquée plus haut) avec une fenêtre sur la partie antérieure de la région, pour faire les injections nécessaires. Mais on enlèvera cet appareil plâtré aussitôt que les douleurs auront disparu, par exemple 15 à 20 jours après la cessation des injections.

On ne fait donc jamais une immobilisation sévère et prolongée de la jointure.

L'avantage de cette conduite, c'est que les mouvements n'ont pas le temps de se perdre, au moins d'une manière complète, et

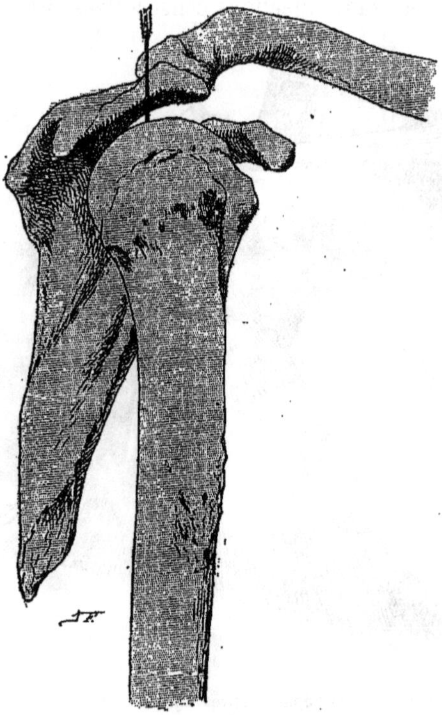

Fig. 384. — L'aiguille peut être enfoncée entre la voûte acromiale et la tête humérale.

qu'ils reviennent généralement dans les premières semaines qui suivent la fin du traitement actif.

Ils reviennent d'eux-mêmes. Le malade, dès qu'il ne souffre plus, étend instinctivement le champ des mouvements de l'épaule. Un peu plus tard, il demande au bras quelques menus services, sans cependant lui imposer un véritable travail, pendant encore plusieurs mois.

Pour aider au retour de la mobilité on donne au sujet des

bains quotidiens : bains de mer chauds ; bains salés ordinaires ;
bains de Barèges, d'Argelès-Gazost, de Bourbonne, etc.

Le *traitement des fistules* ne présente rien que vous ne
sachiez déjà après avoir lu la première partie de ce chapitre.

### Fonctionnement. Raideurs et ankyloses.

Nous avons dit que si le bras n'a pas été immobilisé sévèrement au delà de quelques mois, — et cela ne sera pas avec le

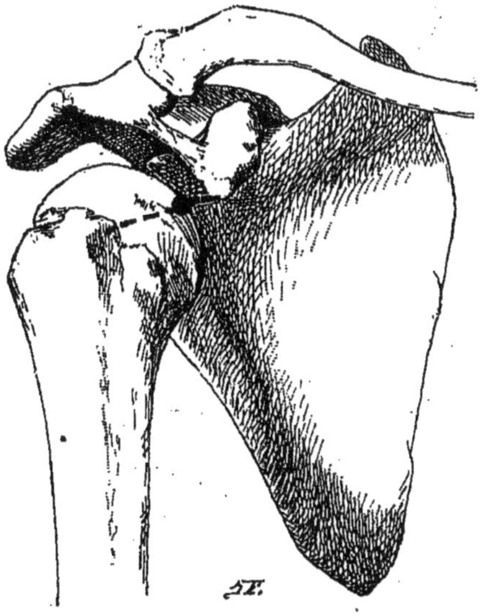

Fig. 385. — *Procédé de choix* : enfoncer l'aiguille à 1 centimètre en dehors de
l'apophyse coracoïde.

traitement par les injections articulaires, — les mouvements ne
seront pas perdus, généralement.

Si vous vous trouvez en présence d'une ankylose complète, n'y
touchez pas ; c'est plus prudent.

Votre malade a une bonne guérison, grâce à la mobilité
supplémentaire et compensatrice de l'omoplate ; et vous auriez
trop de chances d'aggraver là situation, au lieu de l'améliorer,
en entreprenant la mobilisation forcée de cette ankylose.

C'est tout au plus l'affaire des chirurgiens spécialistes, opérant
dans des instituts orthopédiques, de faire, en certains cas, cet
essai de mobilisation (fig. 386).

## B. — La tumeur blanche du coude.

Au coude comme au genou, la **technique des injections** est particulièrement facile. On pénètre, soit par l'interligne radio-huméral, que l'on sent sur le bord externe du coude en impri-

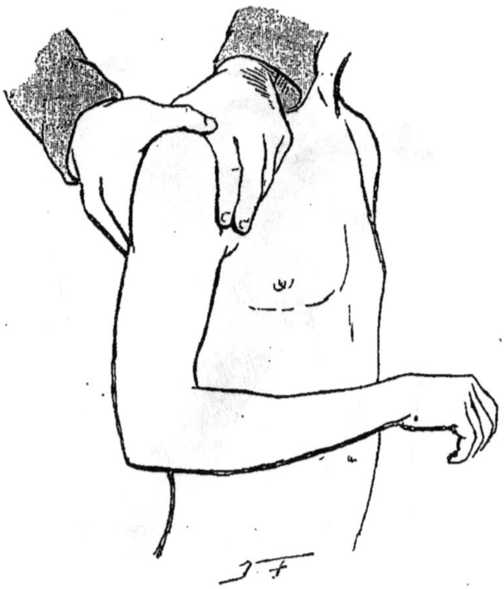

Fig. 386. — Moyen de fixer le moignon de l'épaule.

mant des mouvements de rotation à l'avant-bras, ou bien, de préférence, à quelques millimètres **au-dessus du bec de l'olé-crâne**, car la voie est ici plus large et plus accessible (fig. 387 à 389).

En fléchissant l'avant-bras à angle droit, on sent facilement le bec de l'olécrâne, et au-dessus de lui le tendon du triceps tendu dans cette position. Il suffit de piquer à 3 ou 4 millimètres au-dessus de la pointe osseuse, et en dehors du milieu du tendon pour pénétrer aisément et sûrement dans la cavité.

Après quelques injections, le cul-de-sac sus-olécrânien se distend et la technique devient encore plus facile. La synoviale

est placée assez loin de la peau pour qu'on ne coure ici aucun
risque de fistule.

**Attitudes vicieuses.** — C'est à 70 ou 80° que doit se trouver
le coude, pour le cas où, malgré tous les soins, surviendrait
une ankylose (voir fig. 382, p. 310).

S'il n'est pas dans cette attitude, il faut l'y mettre, par étapes,
en faisant suivre ces corrections partielles de l'application de

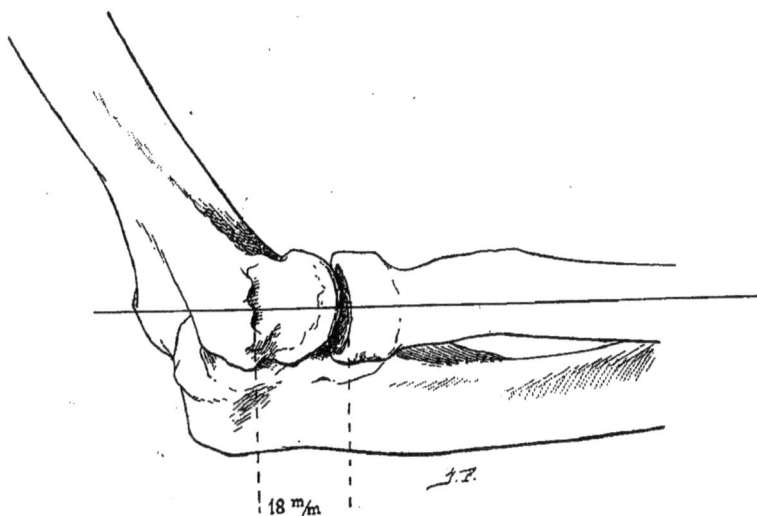

Fig. 387. — Articulation du coude vue par sa face externe : l'articulation radio-
huMérale se trouve à 18 millimètres de la pointe de l'épicondyle.

petits plâtres, et en recommençant tous les 8 ou 15 jours une
nouvelle correction.

**Raideurs ou ankyloses.** — Les mouvements reviennent
presque toujours spontanément, pourvu que l'on n'ait pas
prolongé inutilement l'immobilisation par des appareils plâtrés.
C'est même pour cela que nous maintenons généralement avec
de simples bandes molles. Laissez les mouvements revenir
d'eux-mêmes — en y aidant, après 5 à 6 mois d'attente, par des
bains et de petites mobilisations douces, faites par le malade
lui-même, voici comment :

Le bras est maintenu par deux courroies ou par une main
étrangère sur le plan horizontal d'une table, le malade étant

assis. Avec la main saine celui-ci prend son avant-bras enraidi
et lui imprime de petits mouvements en tous sens : flexion et

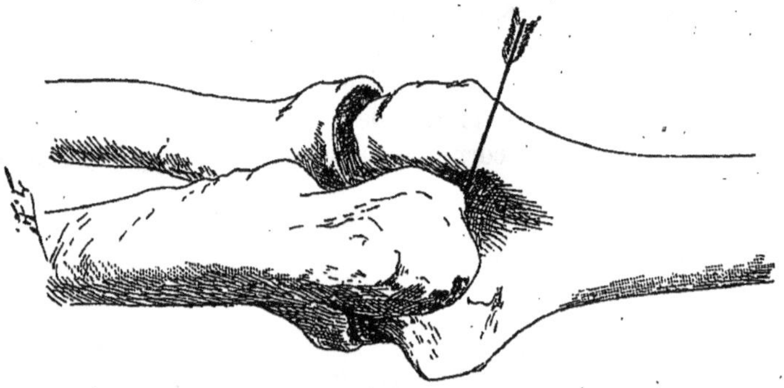

Fig. 388. — L'aiguille aborde l'articulation par l'angle supéro-externe de]l'olé-
crâne et pénètre dans la cavité olécrânienne.

extension, pronation et supination. Nous avons obtenu ainsi
quelques très belles guérisons (voir aussi fig. 390).

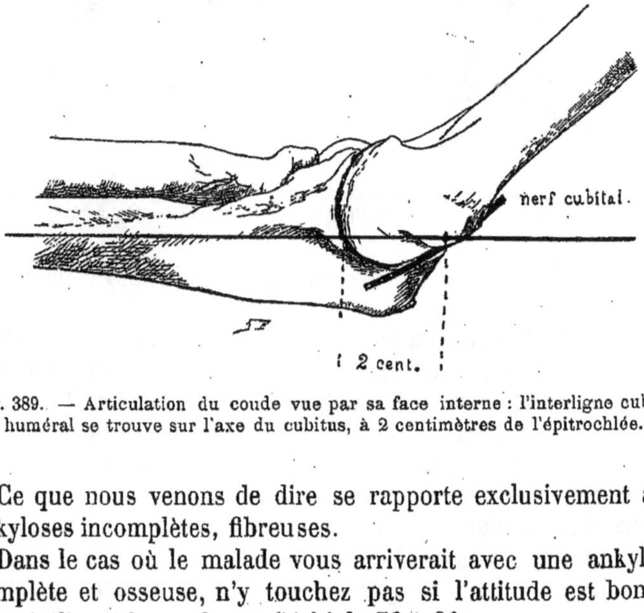

Fig. 389. — Articulation du coude vue par sa face interne : l'interligne cubito-
huméral se trouve sur l'axe du cubitus, à 2 centimètres de l'épitrochlée.

Ce que nous venons de dire se rapporte exclusivement aux
ankyloses incomplètes, fibreuses.

Dans le cas où le malade vous arriverait avec une ankylose
complète et osseuse, n'y touchez pas si l'attitude est bonne,
c'est-à-dire si le coude est fléchi de 70 à 80°.

Si l'ankylose est défectueuse (le coude dans l'extension complète), corrigez-la par une ostéotomie incomplète, amorçant le brisement manuel, ou bien, même, tenez-vous-en exclusivement à l'ostéoclasie manuelle, que vous ferez de la manière suivante :

Des lattes de bois sont placées tout autour du bras, et d'autres autour de l'avant-bras. Pendant que vous faites maintenir solidement le bras, vous saisissez l'avant-bras avec vos deux mains

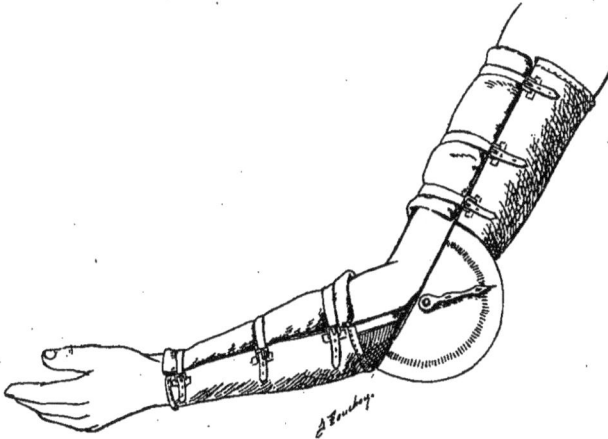

Fig. 390. — Appareil articulé à cadran pour mobilisation du coude.
Pour fléchir, on peut réunir les 2 tiers avec des liens élastiques.

et le portez dans le sens de la flexion. La séparation se fait au niveau de l'interligne.

L'avant-bras étant fléchi à angle droit, vous le fixez ainsi avec un plâtre que vous laissez de 2 à 3 semaines ; après quoi, vous l'enlevez, vous donnez des bains et faites des massages.

Généralement l'ankylose se reproduit, mais dans une très bonne attitude. Parfois vous aurez la chance de voir revenir quelques mouvements utiles.

Une résection modelante a bien pu rétablir, exceptionnellement, quelque mobilité — mais combien rarement! — et ce n'a guère été qu'au préjudice de la vigueur du bras — si bien que, tout pesé, je n'ose pas vous conseiller de recourir à cette opération — pourvu que le coude soit ankylosé à angle droit.

### C. — Tumeur blanche du poignet et des petites articulations de la main.

**1° Tumeur blanche du poignet.**

**Anatomie.** — Les deux extrémités de l'interligne sont facilement appréciables. Le milieu de l'interligne, chez l'adulte, se trouve à 6 ou 7 millimètres au-dessus d'une ligne droite réunissant les deux apophyses (fig. 391).

Avec cette indication, vous saurez conduire dans l'interligne une fine aiguille.

Assez souvent, vous apercevrez sur la face dorsale de la main des saillies fongueuses, développées dans les culs-de-sac de la synoviale. C'est par ce prolongement de la synoviale que vous ferez alors pénétrer votre liquide dans la cavité (fig. 392).

Souvenez-vous que les parties molles n'ont qu'une assez petite épaisseur sur la face dorsale du poignet, et qu'on doit, par conséquent, prendre des précautions pour ménager la peau.

Fig. 391. — Le point de repère pour les injections dans l'articulation radiocarpienne se trouve à 6 millimètres au-dessus du milieu d'une ligne rejoignant les extrémités des apophyses styloïdes du cubitus et du radius.

Nous renvoyons à ce que nous avons déjà dit à ce sujet pour le cou-de-pied où la situation est identique.

**Ankyloses du poignet.** — Encore ici le meilleur traitement de l'ankylose, c'est le traitement préventif. Si vous traitez la T. bl. par des injections, sans plâtre, le poignet ne s'ankylosera pas. Je n'ai plus vu d'ankylose de cette articulation depuis que je traite ainsi ces tumeurs blanches.

Mais un malade, traité ailleurs, peut vous arriver avec une ankylose déjà constituée. Si celle-ci est fibreuse, vous la traiterez par les petits moyens : massages, bains ; et vous laisserez

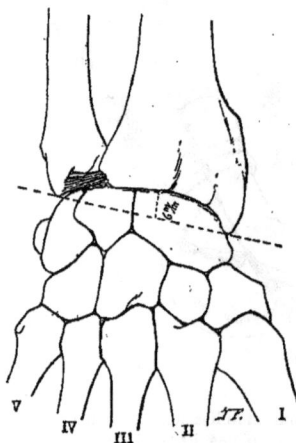

. le malade imprimer lui-même avec sa main saine quelques mouvements doux (cinq ou six séances quotidiennes de 10 minutes chacune), l'avant-bras étant immobilisé par une main étrangère ou par une courroie sur une table.

Si l'ankylose est osseuse, n'y touchez pas [1].

### 2° Tumeur blanche de la main et des doigts.

On voit, fig. 391, la situation de l'interligne dans l'articulation médio-carpienne.

Ces T. bl. doivent être attaquées par des injections à petites

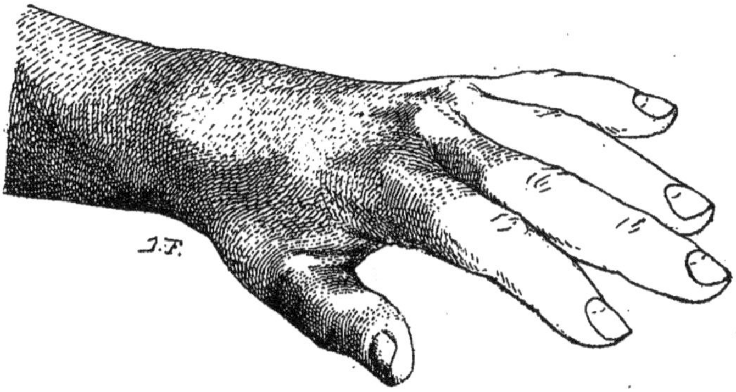

Fig. 392. — Gonflement de la région dorsale du poignet : tumeur blanche.

doses, espacées, faites chaque fois en des points différents, de manière à ménager la peau tout en atteignant les lésions.

C'est de la même manière qu'on doit traiter, en songeant toujours à l'intégrité de la peau, le **spina ventosa**, je tiens à le dire en passant, quoique celui-ci ne rentre pas, à vrai dire, dans notre étude, puisque c'est une maladie de la diaphyse des phalanges plutôt que de leur jointure, au moins à son début (voir Spina ventosa, p. 659).

1. Cependant il m'est arrivé personnellement d'y toucher dans un cas d'ankylose complète chez une jeune fille de Rotterdam, où, par une intervention non sanglante (sous chloroforme), j'avais rompu les adhérences osseuses. J'ai vu les mouvements revenir en totalité, grâce, je dois le dire, à un traitement consécutif de plusieurs mois ; traitement très doux et très méthodiquement dirigé par un masseur habile et instruit, mon regretté ami, le D$^r$ Fourrière.

Les ankyloses des doigts se traitent comme celles du poignet (voir plus haut). Ne touchez pas aux ankyloses osseuses [1].

## LA CONVALESCENCE
## DES TUMEURS BLANCHES

Qu'on relise ce que nous avons dit de la convalescence de la coxalgie, qui n'est que la T. bl. de la hanche (voir page 235).

A quels signes reconnaît-on qu'une tumeur blanche est guérie? — A ce qu'il n'y a plus de fongosités appréciables, et à ce qu'il n'y a plus de douleurs.

La disparition de la douleur à la pression, voilà le criterium de la guérison clinique.

A partir de ce moment, comptez encore de 5 à 6 mois au minimum avant de croire à la guérison anatomique.

Après ces 5 ou 6 mois, laissez la jointure retrouver d'elle-même ses fonctions normales, en la libérant de tout appareil en dehors des exercices de marche, à moins que vous ne recherchiez l'ankylose, auquel cas vous conserverez l'appareil longtemps. Or, il faut rechercher l'ankylose dans tous les cas où la conservation des mouvements cause des douleurs persistantes ou bien laisse se reproduire une déviation.

Nous répétons que, dès qu'il s'agit de choisir entre une attitude correcte et la mobilité, c'est celle-ci qu'il faut sacrifier.

En résumé, pour une T. bl. du membre inférieur :

Vous ne mettrez le malade sur pieds que si la tuberculose est guérie, c'est-à-dire s'il n'y a plus de douleurs (depuis 6 mois).

Vous ne supprimez tout appareil que lorsque l'attitude se conserve bonne d'elle-même.

**Devoirs du médecin pendant la convalescence.** — Votre rôle n'est pas fini. Il est, pendant encore plus d'une année, tout aussi important que pendant la période active de la maladie.

---

1. Encore ici, cependant, j'ai obtenu un résultat complet chez un enfant de Paris qui avait une ankylose osseuse des deux phalanges du pouce. Quatre mois après la rupture forcée de l'ankylose, le résultat était acquis, grâce également au Dr Fourrière.

Et pourtant il y a des médecins qui se désintéressent du malade dès que celui-ci n'a plus ni douleurs ni empâtement de la région articulaire.

Ils ne savent pas qu'ils ont encore un double devoir à remplir :

**1er devoir.** — Le médecin doit rendre le malade à la vie ordinaire progressivement, afin d'éviter une rechute ou, plus exactement, une récidive du mal. Pour cela, il faut qu'il surveille l'état général et l'état local de sa jointure.

**2e devoir.** — Il doit surveiller le résultat fonctionnel obtenu ; empêcher ce bon résultat de se compromettre ou de s'amoindrir, et au contraire s'efforcer de l'améliorer, toutes les fois que cela se peut.

**1er devoir : empêcher la rechute et la récidive.** — Nous ne pouvons que répéter ici ce que nous avons dit à propos de la coxalgie. L'on doit prendre pendant longtemps encore des précautions d'ordre général et d'ordre local. J'entends par **précautions d'ordre général** qu'il ne faut pas se hâter de ramener le sujet guéri dans la grande ville, ou dans le milieu souvent malsain où il était tombé malade. Il faut s'occuper de son alimentation et de son hygiène, le préserver de toute contagion possible.

**Au point de vue local** : on ne peut imposer d'emblée, à une articulation qui vient d'être malade, le même travail qu'à une jointure restée toujours saine. C'est progressivement qu'on la rendra à ses fonctions naturelles.

On devine que la station debout ou la marche, s'il s'agit des membres inférieurs, ne peuvent être que de quelques minutes, au début.

Dans certains cas, il faut venir au secours de cette jointure fragile, en l'entourant d'un appareil, plâtre ou celluloïd, qui en assurera le repos. L'appui de deux bâtons est utile pour la marche, et pendant six mois, on peut même user de béquilles, qui déchargent, du poids du corps, le genou et le pied.

Tels sont les moyens d'éviter le retour du mal, ou tout au moins de le rendre aussi rare que possible ; car une maladie débilitante, apparue malencontreusement peu après la guérison, fièvre éruptive, broncho-pneumonie, etc., — ou encore un traumatisme, chute ou choc sur la jointure, peuvent rallumer le foyer tuberculeux, quoi qu'on ait fait jusqu'alors. — Que les parents fuient donc tous les foyers de contagion, et gardent soigneusement l'enfant des causes d'entorses et de toutes les fatigues.

**2ᵉ devoir : maintenir et améliorer le résultat fonctionnel.** — Mais gardez-vous cependant de tout zèle intempestif :

Vous vous en tiendrez aux petits moyens, massages, bains, éducation de la marche.

Et même, ne recourez à ces petits moyens que six à dix mois au minimum après la guérison reconnue de la tumeur blanche.

# DEUXIÈME PARTIE DU LIVRE

## DÉVIATIONS ACQUISES, NON TUBERCULEUSES

---

## CHAPITRE IV

### LA SCOLIOSE

Parmi les affections orthopédiques, c'est, je crois bien, la scoliose qui embarrasse le plus les médecins.

En présence des théories multiples et diverses soutenues par les auteurs sur la nature de cette maladie, le médecin ne sait plus auquel entendre ; parmi les différents traitements proposés, il ne sait plus celui qu'il faut choisir, et s'il en a choisi un, il ne sait surtout pas la manière de l'appliquer, pour en tirer quelque profit. En fin de compte, il ne fait rien.

J'appelle ne rien faire, et se dérober, que de se borner à prescrire quelques vins fortifiants, et à donner l'adresse d'un fabricant qui fera un corset quelconque, et surtout servira au médecin à dégager sa responsabilité.

Combien cette **inertie du praticien**, qui voit les scolioses tout au début, au moment où elles ne sont encore rien, est **désastreuse** pour les malades!

Et combien elle est fâcheuse pour les médecins eux-mêmes, qui seront tenus en bien médiocre estime par les parents, dès que ceux-ci verront leur enfant se dévier de plus en plus, sans qu'on ait rien fait d'efficace pour empêcher cette aggravation.

Je voudrais réagir contre cette tendance et bien persuader aux praticiens qu'ils peuvent et doivent désormais avoir une autre conduite en présence de « la **scoliose essentielle de l'adolescence** ». Il faut qu'ils regardent la maladie en face, franchement, bravement, et qu'ils la combattent avec la même confiance que les autres affections orthopédiques. Ils en triompheront de même s'ils savent **dépister** la maladie **dès la première heure** et lui **appliquer, sans retard, le traitement** que nous allons décrire.

Dans cet exposé, je me suis efforcé d'être clair, pratique et utile. Ayant usé de tous les traitements, je dirai, sans aucun parti pris, celui qui me paraît le meilleur. Mais, auparavant, je dois indiquer le moyen de dépister la scoliose au début.

**Diagnostic.** — Je ne m'occupe dans ce chapitre que de la scoliose essentielle des adolescents ou **scoliose vulgaire**[1]. Il est facile de reconnaître, dès le début, l'existence d'une scoliose. — Il vous arrive un adolescent, presque toujours une jeune fille, dont les parents vous racontent qu'elle se tient mal depuis quelque temps, malgré les observations qu'on peut lui faire; ou bien la mère s'est aperçue, en la déshabillant, — et, plus souvent encore, c'est la couturière ou la corsetière qui en ont fait la remarque, — que l'enfant a une **épaule** un peu **plus forte**, ou bien une **hanche plus saillante** : ceci a été une révélation pour les parents à qui rien n'avait fait soupçonner jusqu'alors l'existence d'une déviation. Ce doit être la croissance, se hâtent d'ajouter les parents, car l'enfant pousse très vite, trop vite; cela l'a fatiguée.

Et, en effet, vous voyez une jeune fille de 12 à 14 ans, un peu efflanquée, un peu anémique, un peu molle et vite fatiguée, non encore réglée ou à menstruation irrégulière.

Dès qu'une enfant se présente à vous avec ces renseignements, vous pensez à l'existence d'une scoliose. Il faut vous en assurer aussitôt en procédant à un **examen** de la colonne vertébrale sur le **dos complètement nu**. Pendant que la mère la déshabille (ce qui est toujours assez long), vous l'interrogez sur les **antécédents héréditaires** ou **personnels** de l'enfant.

Quelquefois, la mère avoue qu'il y a une tante, une grand'-

---

1. L'on a décrit 36 formes de scoliose : l'essentielle ou « habituelle », la rachitique, la constitutionnelle, la statique, la névropathique, etc.

On peut ramener toutes ces formes aux 3 suivantes :

1° La **scoliose de l'adolescence**, celle dont nous parlons ici.

2° La **scoliose rachitique** proprement dite, — celle qui débute ou plutôt que l'on reconnaît à 3 ans, 5 ans, 8 ans. — Elle se distingue par des caractères importants, et par son pronostic plus grave; elle sera étudiée au **chapitre VI** : « Déviations rachitiques », page 387.

3° La **scoliose symptomatique** qui comprend elle-même :

a. La *scoliose statique*, c'est-à-dire symptomatique d'une inégalité des membres inférieurs (coxalgie, luxation congénitale de la hanche, paralysie infantile, etc.), auquel cas il faut traiter ces maladies, ou compenser l'inégalité des membres par une chaussure.

b. La *scoliose symptomatique* d'une autre affection quelconque (et ces affections causales sont des plus nombreuses) : empyème, affection thoracique, hémiplégie, rétraction du torticolis, etc.

mère ayant présenté une déviation de la colonne vertébrale.
Quelquefois, la mère n'avoue rien ; mais sa tournure, son dos un
peu rond, ses épaules inégales avouent pour elle.

Dans les antécédents personnels, ne manquez jamais de
demander comment l'enfant a été nourrie. Vous apprendrez
généralement que c'est au biberon, ou par une série de nour-
rices médiocres ou manifestement mauvaises. — Demandez si
elle n'a pas eu de **troubles digestifs,** car chez ces enfants les
entérites à répétition sont presque la
règle, et aussi la constipation avec un
gros ventre et des garde-robes fétides.
— Renseignez-vous sur les maladies
débilitantes antérieures, comme coqueluche, broncho-pneumonie, fièvre
éruptive, etc.

Vous souvenant que la **scoliose** est
« la **maladie scolaire** » (l'attitude
mauvaise s'amorce souvent à l'école
ou s'y révèle), informez-vous du nombre d'heures de classe de l'enfant et
de sa tenue en écrivant.

Mais la voici déshabillée, le dos
bien au jour, en face de vous, les
bras collés contre le corps. Vous lui
dites de fixer les yeux droit devant
elle, sur un point que vous indiquez.

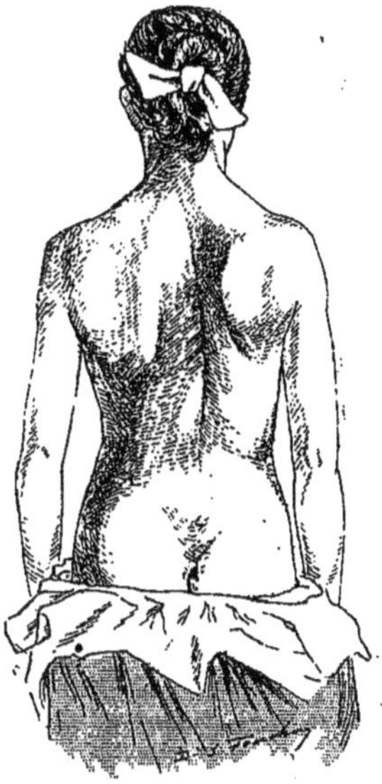

En regardant son dos, vous êtes
frappé par la **différence de hauteur**
des deux **épaules,** par l'**absence de**
**symétrie** des deux **omoplates** (l'une
est plus rapprochée que l'autre de la

Fig. 395. — Scoliose à courbure
unique convexe à droite.

ligne médiane), par la **saillie** de l'une des **hanches** et par la **dif-**
**férence des 2 triangles** que **font les bras** avec le côté correspondant du tronc et du bassin. Ces signes s'accusent, si vous laissez
la fillette longtemps debout.

Cela frappe souvent bien plus qu'une déviation de la ligne des
apophyses épineuses ; déviation qui n'est que peu ou pas apparente, en effet. Pour démasquer celle-ci, vous tracez la ligne
des apophyses épineuses avec un crayon, ou plus simplement
en pressant avec votre index sur toutes les apophyses, de haut
en bas. Cette pression un peu vigoureuse et répétée deux ou trois
fois laisse une raie rouge qui vous donne la ligne de l'**épine** et
vous reconnaissez aisément que celle-ci **n'est plus rectiligne,**
mais qu'elle **décrit une courbe** vers la droite ou vers la gauche,

parfois au niveau des lombes, plus souvent au niveau de la région dorsale (fig. 395).

**Faites pencher l'enfant** en avant, les bras pendants, vous verrez dans cette position la déviation des apophyses s'effacer, mais alors apparaîtra une légère voussure costale du côté reconnu convexe de l'épine dorsale (fig. 396).

Votre **diagnostic** de scoliose **est fait**.

Cependant examinez encore la poitrine, qui peut être déjà un peu (très peu) asymétrique; percutez et palpez le ventre et l'estomac pour bien juger de l'état de la nutrition générale; et n'oubliez jamais, non plus, de vous assurer qu'il n'y a pas de troubles oculaires, ou de végétations adénoïdes, ou d'**inégalité des jambes** (mesurez-les avec soin, voir fig. 189).

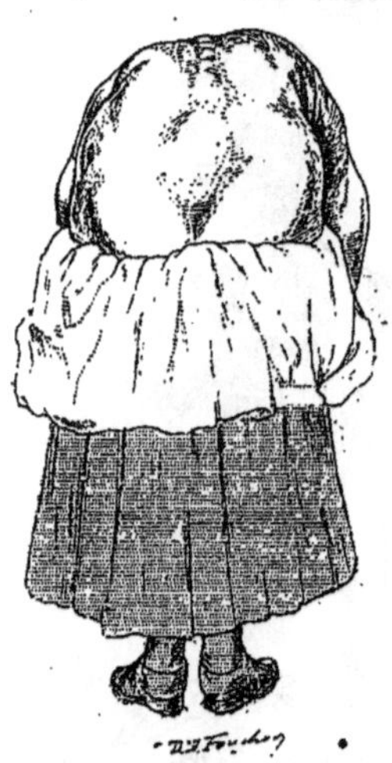

**Diagnostic différentiel de la scoliose.**

*a.* **Dos normal** : ici manquent les caractères positifs de la scoliose indiqués plus haut (ligne des épaules, saillie des hanches, triangle brachial, ligne déviée des apophyses).

*b.* **Mal de Pott** (voir p. 17). La courbure de celui-ci est **médiane** (et non pas latérale); ce n'est pas une longue courbe (comme dans la scoliose) mais une saillie aiguë, une apophyse en recul sortie du rang. De plus, **dans le m. de Pott**, il y a une **douleur** à la pression d'une ou plusieurs apophyses; il y a une **fixité**, une **raideur** marquée du dos; les deux **épaules**, les deux **hanches**, les deux **triangles latéraux** sont **symétriques**, à moins que le mal ne soit à une période avancée, auquel cas des inclinaisons latérales peuvent se surajouter à l'inflexion première; mais à cette période du mal de Pott, il n'y a plus de confusion possible.

Fig. 396. — Faire pencher la malade en avant, les bras pendants : on voit, à jour frisant, l'asymétrie formée par la voussure costale du côté convexe.

Telle est la règle presque constante. Cependant il existe, chez des enfants à état général médiocre, des scolioses avec déviation latérale très légère et même un peu de douleur à la pression au niveau d'une apophyse épineuse; celle qui est au point de rencontre des deux courbures latérales, superposées; parfois cette apophyse fait même une légère saillie (voir p. 17).

Assurez-vous de l'existence de ces deux déviations latérales plus ou moins nettes, au-dessus et au-dessous du point sensible;

constatez que les mouvements du rachis sont libres, que la saillie médiane est à peu près nulle et la douleur à peine appréciable, et cela vous permettra, en **ces cas difficiles** mais **heureusement très rares**, de faire le diagnostic. Dans les cas douteux, n'affirmez rien, demandez à revoir l'enfant; le diagnostic se précisera rapidement par l'évolution même de la maladie.

**Pronostic.** — Il faut vous défendre contre deux préjugés, opposés et contradictoires, mais également déraisonnables, funestes et invétérés. Le 1er, c'est que la scoliose se guérit toute seule. Le 2e, c'est, au contraire, que la scoliose ne guérit jamais.

Cela ne se passe pas tout seul; ou plutôt, la guérison spontanée est si exceptionnelle, qu'il serait fou d'y compter pour s'abstenir de faire un traitement. — Si, chez des enfants à nutrition générale très satisfaisante, particulièrement des garçons, l'on a pu voir une scoliose commençante s'arrêter d'elle-même 1 fois sur 100, cela ne peut infirmer en rien la nécessité d'une thérapeutique active. — Par contre, s'il se trouve à l'autre extrémité de l'échelle, et dans des conditions inverses, des enfants pâles, essoufflés, rachitiques, tardifs, à tares héréditaires graves, chez qui la scoliose est d'essence maligne et a une tendance presque invincible à

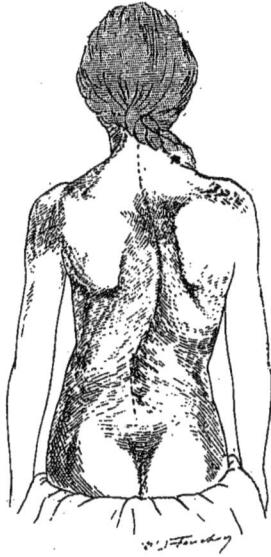

Fig. 397. — Scoliose à double courbure dorsale droite et lombaire gauche.

s'aggraver, quoi qu'on fasse, le cas est tout aussi rare, tout aussi exceptionnel, dans la scoliose essentielle tout au moins, et nous ne devons pas en tenir compte. Ce n'est pas sur des exceptions rarissimes qu'on doit établir une ligne de conduite.

L'on peut dire, et c'est ce que vous devez retenir, que **l'avenir** de votre scoliotique **dépendra** de la **période** à laquelle vous aurez **entrepris son traitement**, et de **la manière** dont vous l'aurez fait.

**3 degrés.** — On a distingué 3 périodes dans la scoliose abandonnée à elle-même :

1er *degré*. — Scoliose à courbure unique, à droite ou à gauche, dorsale ou lombaire, de date récente (fig. 395 et 396).

2º *degré*. — 2 courbures, de sens opposé : généralement une dorsale convexe droite et une lombaire convexe gauche (fig. 397).

3º *degré*. — Il existe 3 courbures; une principale et primitive, dorsale, et 2 secondaires, cervicale et lombaire, dites de compensation, en sens inverse de la première (fig. 398).

Les scolioses graves du 3º degré, arrivées à leur période ultime, donnent de véritables « bosses latérales », où le dos est déjeté, avec une saillie costale formant la côte de melon classique et une déformation inverse du thorax antérieur. Le dos est, en ces cas, presque entièrement soudé et « incorrigible ».

**La conduite à tenir.** — Vous pouvez et devez traiter les scolioses du 1er et du 2º degré. — En fait, vous n'aurez guère à soigner que des scolioses à la 1re période. On vous montrera les enfants dès ce moment, dans votre clientèle ordinaire; et si on ne vous les montre pas spontanément, c'est vous qui provoquerez cette visite, c'est vous qui aurez pour habitude de demander à voir, tous les six mois par exemple, le dos de toutes les fillettes des familles dont vous êtes le médecin attitré. Or, si vous soignez les scolioses dès ce moment, il n'y en aura plus qui arriveront au 3º degré.

Mais si un enfant négligé vous vient avec une scoliose de ce 3º degré (fig. 398), ne vous y attaquez pas, vous en seriez pour vos frais, cela ne vous vaudrait que des déboires. Seul le spécialiste peut quelque chose contre elle.

## I. — *TRAITEMENT DE LA SCOLIOSE AU 1er DEGRÉ*

Entre tous les traitements proposés, quel est le bon, et en est-il un? « That is the question ». Où est la vérité, parmi les différentes opinions professées?

Hâtons-nous de le dire, elle n'est certainement pas dans les opinions extrêmes, dans les opinions exclusives et absolues. Sur ce chapitre nous sommes éclectiques, en thérapeutique comme en pathogénie.

Ainsi l'on ne peut pas dire, avec quelques-uns, que la scoliose essentielle de l'adolescence est toujours, ni même généralement, du rachitisme vrai. Ce que l'on peut admettre c'est qu'il existe le plus souvent, dans la scoliose, des troubles de nutrition présentant quelque analogie avec ceux qui engendrent le rachitisme ordinaire. Chez ces enfants débilités par des entérites, ou par une mauvaise alimentation, ou par une mauvaise hygiène, ou par une croissance très rapide, ou par des maladies antérieures, de même que chez les rachitiques vrais, la plus petite influence, la surcharge [1], la mauvaise tenue en classe répétées tous les

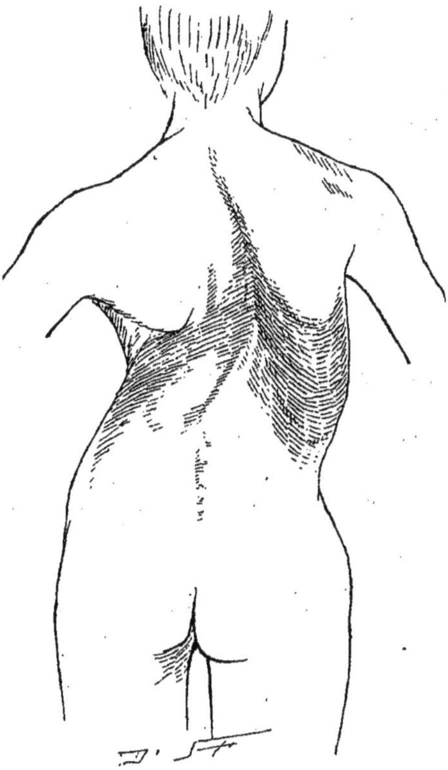

Fig. 398. — Scoliose au 3ᵉ degré (ou plutôt au moment du passage du 2ᵉ au 3ᵉ degré).

jours et plusieurs heures par jour, ont pu amener la scoliose.

Le traitement ne sera donc pas déterminé par une théorie absolue, exclusive et, jusqu'à plus ample informé, arbitraire. Le traitement général, anti-rachitique, reconstituant ne saurait suffire non plus que le traitement local, gymnastique ne suffirait. — Notre traitement doit être à la fois général et local.

1. Il y a des scolioses chez les quadrupèdes. Donc la surcharge, telle que l'entendent les Allemands, n'est pas nécessaire pour amener la scoliose, et la prédisposition existe bien nettement chez certains sujets.

## Le traitement général.

Il comprend : A. **L'Alimentation** de l'enfant et la surveillance de ses fonctions digestives ; B. Des mesures générales **d'hygiène**.

A. En matière **d'alimentation** [1], prescrivez comme pour un rachitique ordinaire en tenant, bien entendu, compte de l'âge. Permettez les seuls mets qui donnent un minimum de résidus et combattez les fermentations intestinales par les antiseptiques locaux que vous avez l'habitude de manier.

Dans le même ordre d'idées, combattez la constipation. Ordonnez du **massage du ventre** et le port d'une sangle faite de quelques tours d'une large bande Velpeau.

B. Au point de vue des principes **d'hygiène**, vous conseillerez de faire vivre le plus possible au grand air la fillette atteinte de scoliose. Le **séjour à la mer** serait évidemment parfait, mais il n'est à la portée que d'un trop petit nombre de familles.

N'oubliez pas les **médicaments** d'usage : huile de foie de morue, phosphate de chaux, sirop iodo-tannique, etc.

Mais je n'insiste pas sur ce traitement général ; c'est là un chapitre que vous connaissez tout aussi bien que moi.

### Un mot sur l'école et sur le coucher.

**L'École.** — L'enfant peut-il fréquenter l'école ? Vous savez l'influence si fâcheuse de la mauvaise tenue en classe.

Vous ne l'y autoriserez que s'il lui est permis, durant des récréations longues et bien réparties, de se livrer en toute liberté aux jeux de son âge, et si, pendant les heures d'études, le mobilier scolaire mis à sa disposition satisfait pleinement vos exigences orthopédiques.

Ainsi, pas de ces tables étroites, uniformes pour tous, trop hautes pour les petits, trop basses pour les grands.

Dans le 1er cas, l'enfant s'habitue à s'accrocher par le bras droit qui écrit, remontant l'épaule ; et, dans le second, il se penche, se couche sur son cahier, l'épaule abaissée.

L'attitude fâcheuse, répétée, plusieurs heures par jour, sans

1. La *scoliose* est une *maladie de l'estomac* tout autant que « la maladie scolaire ».

être contrebalancée par rien, finit par persister chez tous les sujets tant soit peu prédisposés.

C'est pour cela que la scoliose mérite vraiment le nom de « maladie scolaire ». C'est pour cela aussi que, si les conditions de l'école où va notre scoliotique sont trop évidemment mauvaises, il faudra l'en retirer, tout au moins pour quelques mois.

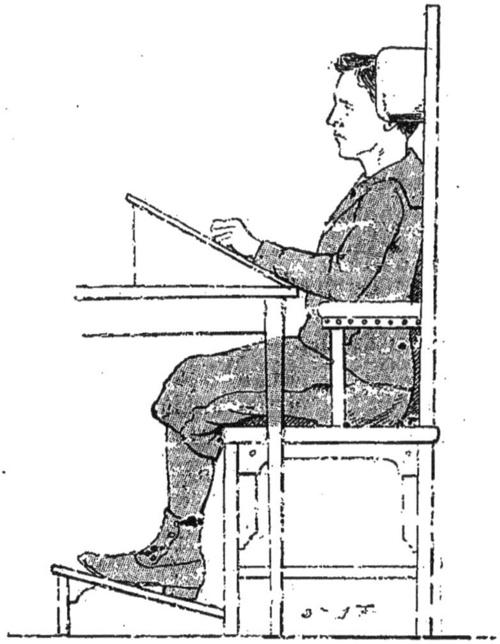

Fig. 399. — Notre siège de travail pour scoliotiques.

*Ce que doit être la* **table de travail**. — Vous prescrirez un siège à dossier très haut où la tête et le dos seront appuyés constamment sur la plus grande étendue possible, et un pupitre placé à une distance de 20 à 25 centimètres et suivant une inclinaison de 20 à 30°, telle que les yeux pourront facilement suivre les caractères que dessine le bras soutenu par un accoudoir (la tête et le dos restant appliqués au dossier).

Les pieds seront appuyés sur un tabouret à la hauteur voulue pour que les cuisses, en position horizontale, se trouvent à la hauteur du siège, et voici (fig. 399) le banc d'école que nous aurons.

(Faites-le faire d'après ce modèle par votre menuisier ordinaire).

Ajoutons qu'il faudrait peu à peu habituer l'enfant à l'écriture droite qui n'a pas les inconvénients de l'écriture penchée (voir fig. 428 *bis*, p. 355).

**Le Coucher.** — L'enfant couchera sur un lit plat, dur (planche sous le matelas), sans oreiller, ni traversin.

Ces divers principes d'hygiène, *bons pour tous les enfants*, sont d'une application *indispensable pour les enfants prédisposés*, c'est-à-dire pour les candidats à la scoliose, soit de par leur hérédité, soit de par le mauvais état de leur tube digestif.

Lorsque la scoliose existe déjà, il faut faire tout cela, bien entendu ; mais il faut, de plus, faire le traitement propre de la déviation, — qui se résume en 2 mots : gymnastique et corset.

### Le traitement local.

**Gymnastique médicale. — Exercices de redressement.**

Oh ! ne vous effrayez pas, c'est bien simple. Il n'est pas nécessaire d'avoir vu le jour à Stockholm, ni de prendre des airs inspirés pour savoir qu'un arc courbé se redresse par une traction faite sur ses deux extrémités et par une pression exercée sur la convexité.

Sans doute, dans les scolioses qu'on a laissées s'invétérer, il s'est produit des courbures secondaires et les manœuvres vraiment « correctives », qu'elles le soient peu ou beaucoup, sont devenues assez difficiles à déterminer. Mais ces scolioses regardent le spécialiste. N'entreprenez pas leur traitement. C'est au début que vous interviendrez. Or, au début, la courbure du rachis est unique et, à ce moment le problème se réduit à redresser cet arc. Non seulement vous le **redresserez** ; mais vous essaierez de **l'infléchir en sens inverse** de la déviation.

Toutes les manœuvres qui conduisent à ce résultat sont bonnes. Vous les trouverez aisément par simple raisonnement ou par inspection des modifications, que subit le dos de l'enfant au cours des divers mouvements que vous lui commanderez ou que vous lui imprimerez vous-même.

Voilà pour la *gymnastique spéciale* à chaque cas.

Vous ferez de plus une *gymnastique générale*, la même pour

tous, ayant pour but : *a*. **le développement de la cage thoracique**, par des inspirations forcées, suivies d'expirations complètes; *b*. **l'exercice des muscles du dos et des membres**, par des mouvements symétriques des bras, des jambes, que savent faire tous les enfants des écoles (une, deuss!...); des inflexions de corps en avant, en arrière, des marches au commandement, des haltères, etc.

Mais vous ne pouvez guère vous contenter de ces indications sommaires. Pour vous être vraiment utile, il nous faut préciser et codifier, pour ainsi dire, tous ces exercices :

'Voici un programme, facile à suivre, que nous avons arrêté avec notre excellent interne et ami Rœderer, à votre intention. Il présente cet avantage que vous pouvez **l'appliquer sans installation spéciale** et sans agrès, dans les milieux familiaux les plus modestes.

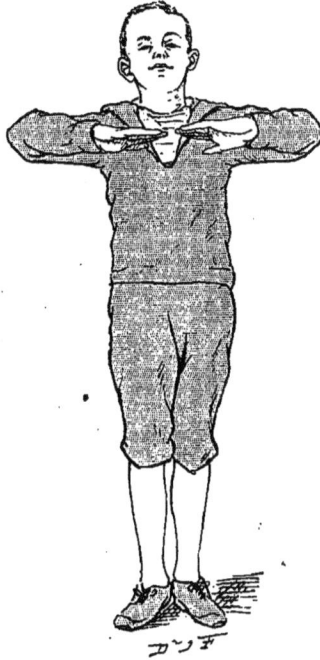

Fig. 100.

Il s'inspire des deux principes qui doivent être les deux idées directrices de tout traitement de la scoliose :

1° **Fortifier l'organisme**;

2° **Corriger la déviation.**

Il comporte deux séances par jour, à neuf heures du matin et cinq heures du soir par exemple. Chaque séance aura une durée de trois quarts d'heure à une heure.

Vous présiderez vous-même aux premières séances; puis, dès que vous aurez éduqué l'enfant et **la mère**, dès la 3e ou la 4e séance, celle-ci **vous remplacera très bien.** — Il vous suffira de revoir l'enfant une fois par semaine, ou même moins souvent.

Nous rappelons qu'il s'agit de scoliose du 1er degré. L'exemple choisi (fig. 400 et suivantes), est celui d'un garçon [1] de douze ans, de constitution faible, qui va à l'école : scoliose droite, légère, épaule droite plus haute.

La séance de gymnastique et de redressement comprend **quatre parties**. La 1re et la 4e sont de la gymnastique générale utilement applicable à tous les enfants; les exercices de la 2e et

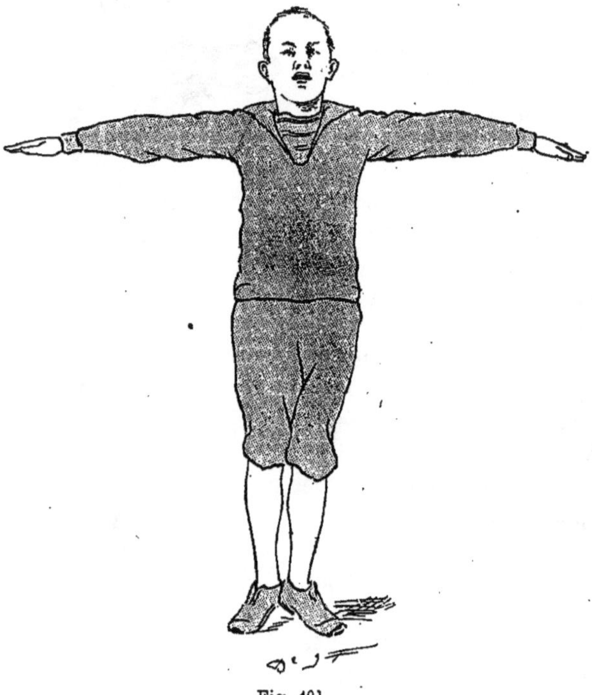

Fig. 401.

de la 3e partie sont le traitement spécial de la déviation.

**1re partie. — Gymnastique respiratoire.** — Durée : 8 à 10 minutes.

*Debout.* — 1° Faire une inspiration profonde par le nez suivie d'une expiration aussi complète que possible par la bouche;

2° Position de départ. — Coudes fléchis et horizontaux, mains allongées à la hauteur des épaules (fig. 400).

1. Pour être moins fréquente que chez les filles, la scoliose essentielle est cependant loin d'être rare chez les garçons.

Étendre les bras en croix pendant l'inspiration (fig. 401).
Revenir à la position de départ pendant l'expiration.

3° Position de départ : les bras pendant le long du corps. —
Élever les bras latéralement, d'abord en croix, puis au-dessus

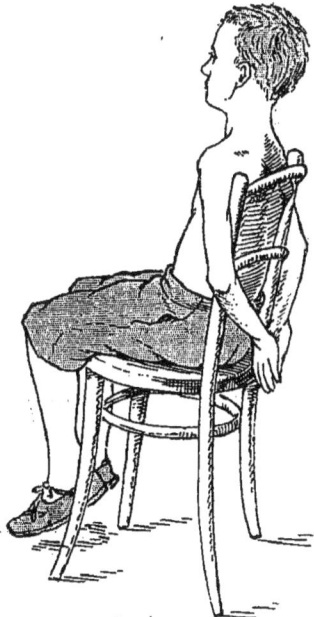

Fig. 402.　　　　Fig. 403.　　　　　Fig. 404.

de la tête (pendant l'inspiration), rester trois ou quatre secondes
(fig. 402).

Laisser retomber les bras, aussi loin en arrière que l'on peut,
pendant l'expiration (fig. 403).

Recommencer cette série (1°, 2°, 3°) pendant trois ou quatre
minutes. Ensuite, repos d'une minute.

*Assis.* 1° Même exercice que tout à l'heure debout (n° 1), les mains étant jointes à la hauteur du bassin, derrière le dossier de la chaise (fig. 404).

2° Un aide passe les mains sous les aisselles et soulève le

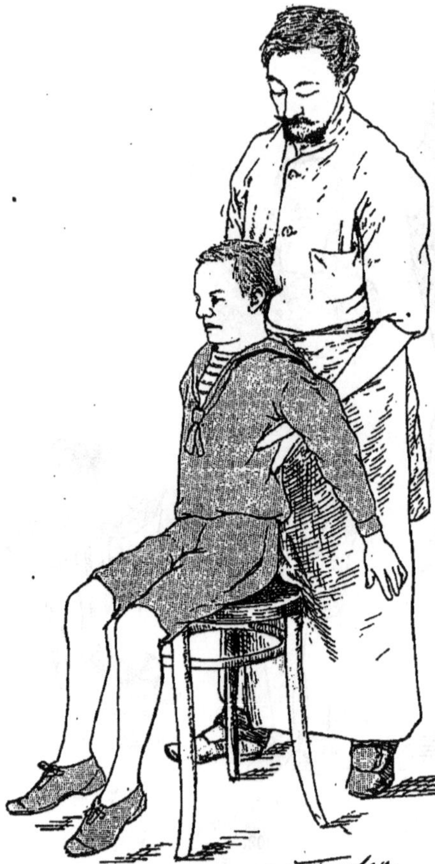

Fig. 405.

thorax de l'enfant à la fin de l'inspiration, qui se trouve ainsi « forcée » (fig. 405).

Recommencer le 1 et le 2 pendant trois à quatre minutes.

En règle générale les enfants ne savent pas, sans apprentissage spécial, dilater leur cage thoracique.

Le coefficient respiratoire, c'est-à-dire la différence du périmètre à l'inspiration et à l'expiration, est d'à peine 1 à 2 centimètres au début du traitement.

Après deux mois de ces leçons et exercices, le coefficient respiratoire atteindra les chiffres de 4, 5, 6 centimètres.

Faites-le constater aux parents ; c'est-à-dire faites-leur mesurer le périmètre du thorax au maximum d'amplitude, dans l'inspiration forcée, d'abord au début du traitement, et puis, à la fin du premier et du deuxième mois, cette comparaison les frappera et les stimulera. Il est certain qu'une plus large ventilation de ses poumons déterminant une hématose plus complète est, pour l'enfant, une condition d'amélioration de sa santé.

En effet, après quelques semaines de ces séances, tous les enfants, non seulement se **tiennent mieux**, mais se **portent mieux**. Cela est manifeste pour tous, et les parents y puisent un grand encouragement. Or ceci n'est pas indifférent, car il faut beaucoup de persévérance de la part de tous, pendant de longs mois, pour arriver au résultat définitif.

Au reste, la pratique de ces exercices respiratoires est en train de se généraliser. Ils feront bientôt, s'ils ne le font déjà, partie du programme quotidien de toutes les écoles, au même titre et avec plus d'utilité, que la leçon d'astronomie ou d'anatomie, de chimie ou de physique.

Mais en dehors de ces 8 à 10 minutes consacrées spécialement aux mouvements respiratoires, il faut que l'enfant profite de cette leçon d'une manière continue ; c'est-à-dire que, pendant tout le *reste de la séance de gymnastique*, il devra respirer largement, s'arrangeant pour qu'à chaque exercice, la fin de l'inspiration coïncide avec le maximum de l'effort, et que, *pendant toute la journée*, il devra penser à faire plusieurs respirations forcées par heure, ce qui l'amènera insensiblement à mieux respirer en temps ordinaire, même lorsqu'il n'y pensera pas.

Après ces 8 à 10 minutes consacrées aux mouvements respiratoires, *repos de 5 minutes* dans la position couchée, sur le tapis du plancher, puis on passe à la 2ᵉ partie de la séance.

**2ᵉ partie. — Exercices actifs**, faits par l'enfant seul sous votre direction.

A. Auto-redressement. — 1er *Exercice.* — L'enfant, les bras tombants, le dos appuyé à l'angle d'une porte, essaie de se grandir, sans s'élever sur la pointe des pieds, ni hausser les

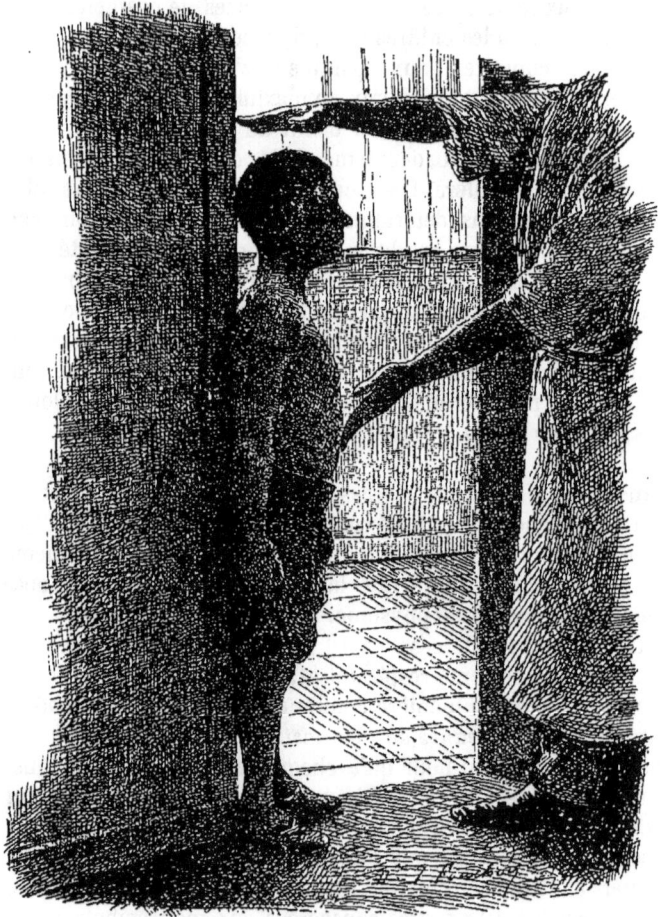

Fig. 406.

épaules, ni lever le menton (fig. 406), comme on se grandit instinctivement sous la toise pour repousser le curseur avec la tête. Il peut ainsi allonger sa taille de 1, 2, 3 centimètres, dès le début.

2° Pour obtenir encore davantage par cet exercice, il met les

mains sur les hanches (pouces en arrière), y prend un point
d'appui et s'élève sur les bras, toujours sans hausser les épaules
(fig. 407).

Après avoir répété ces deux exercices pendant 6 minutes, il
se repose 2 minutes, et passe ensuite aux exercices suivants :

B. Correction. — Cet exercice durera de
4 à 5 minutes.

1° L'enfant, les bras tombants, s'incline à

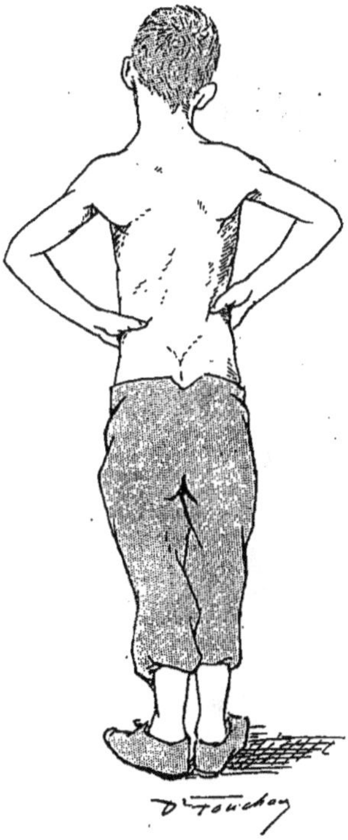

Fig. 407. 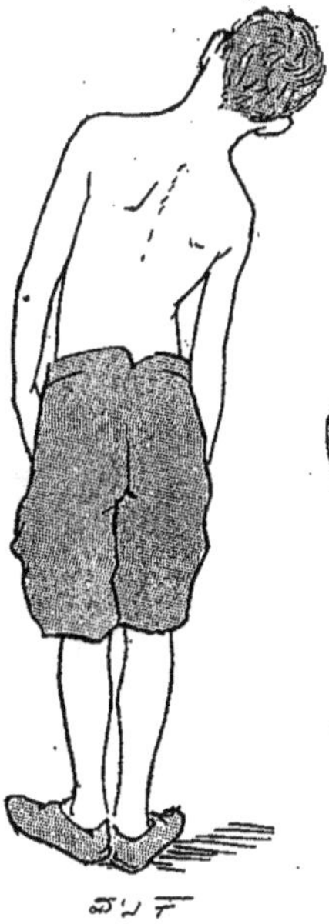         Fig. 408. 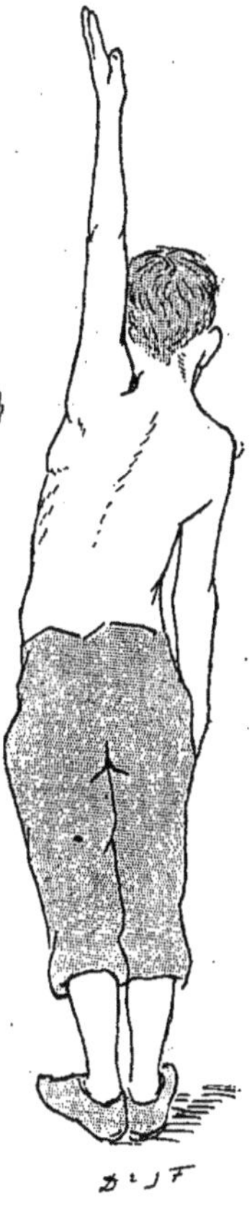         Fig. 409.

droite, du côté de la convexité, les épaules restant sur le même
plan transversal et vertical, ou frontal (fig. 408).

Par ce mouvement, la courbure droite sera mise en état
d'hypercorrection, et vous verrez même une courbure se pro-

duire à gauche. — Il y aura comme une scoliose en sens inverse.

2° L'enfant tient son bras gauche (du côté concave) verticalement dressé, il l'étire tant qu'il peut (fig. 409) tandis que, avec

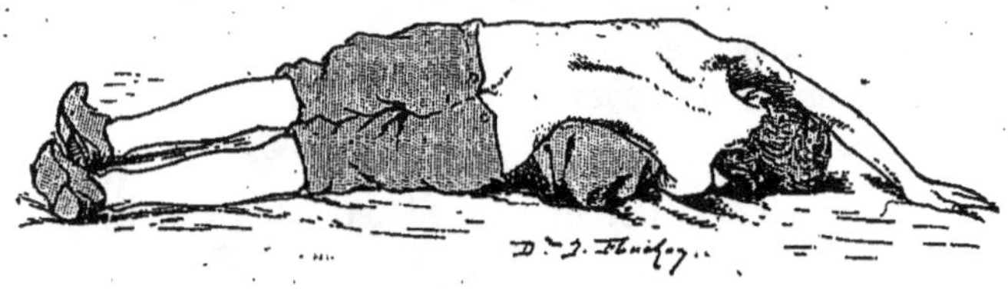

Fig. 410.

sa main droite demi-fléchie, il repousse fortement d'arrière en avant et de dehors en dedans le côté droit, convexe (voir fig. 423).

On répète le 1 et le 2 pendant quatre minutes.

Après quoi, 5 minutes de pause comme ci-dessus. Puis, nous passons à la 3° partie de la séance.

3° partie. — **Exercices passifs.** Ici c'est vous-même (et plus

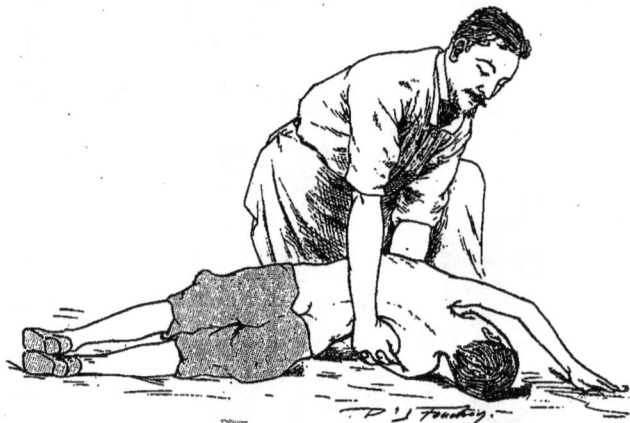

Fig. 411.

tard la mère) qui redressez la déviation. L'enfant subit passivement cette correction.

1° L'enfant est couché sur le côté droit, c'est-à-dire sur le côté convexe; un oreiller plié en deux est interposé entre le plancher et l'enfant (durée 2 minutes; fig. 410).

2° Vous joignez les mains sous la convexité et soulevez l'en-

fant de dix à quinze centimètres au-dessus de l'oreiller plié. —
A refaire de six à huit fois pendant 1 minute (fig. 411).

3° L'enfant est accroché par les mains à une barre fixée dans
une porte ; les pieds quittant le sol, vous le prenez par le bassin
que vous déplacez vers la droite (côté convexe) de 30 à 50 centimètres. — La courbure droite sera corrigée. — A refaire 5 fois,

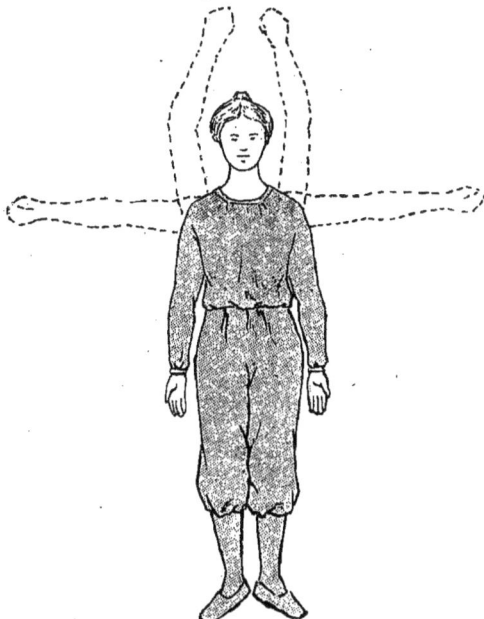

Fig. 412.                Fig. 413.

Fig. 412. — Scoliose convexe à droite (courbure unique). Enfant pendu à la barre
horizontale, on porte le bassin à droite.

en prenant, après chacune, quelques secondes de repos (fig. 412).

Ensuite 5 *minutes* de *pause* comme ci-dessus.

4ᵉ **partie.** — Vous finissez la séance par des **Exercices généraux**, symétriques, réguliers et **lents**.

*Debout.* — 1° Élévation des bras dans toutes les directions,
en deux ou quatre temps (fig. 413).

Rappelez-vous que des mouvements d'inspiration forcée
doivent coïncider avec l'élévation des bras, et des mouvements
d'expiration avec l'abaissement.

2° Mouvements d'inclinaison latérale, de flexion en avant, de rotation de la tête en deux temps.

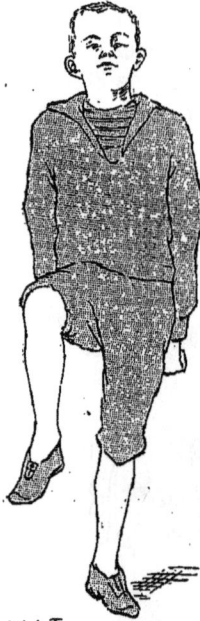

Fig. 414.

Fig. 415.

3° Flexion des cuisses (fig. 414 et 415).

Recommencer le 1, le 2 et le 3 pendant deux à trois minutes.

*Couché.* — 1° Les bras sont portés en dehors, puis au-dessus

Fig. 416.

de la tête, sans quitter le plan du plancher, puis reviennent à leur position primitive (fig. 416).

2° Les jambes sont écartées, puis rapprochées.

3° Les jambes sont fléchies sur les cuisses, les cuisses sur le bassin, le bassin sur le thorax (fig. 417).

On recommence le 1, le 2 et le 3 pendant une à deux minutes.

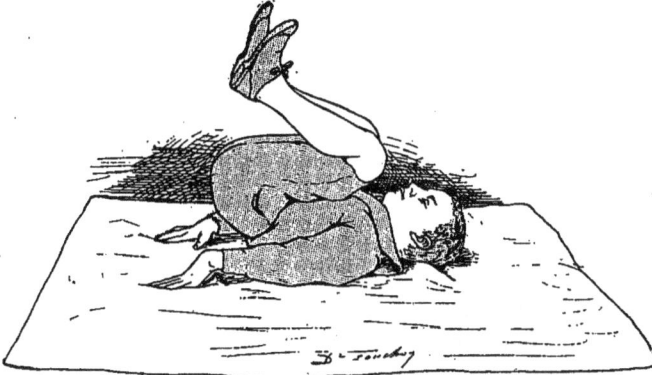

Fig. 417.

*A plat-ventre.* — Relever le tronc, faire des mouvements de natation. Une personne maintient les pieds, au début (1 minute) (fig. 418).

**Massage du dos.** — Avant de quitter l'enfant, vous lui faites

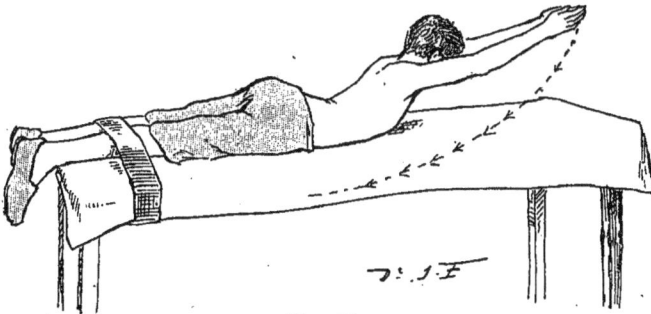

Fig. 418.

un massage du dos ; — d'abord effleurage de haut en bas ; — puis frictions fortes avec la paume de la main, de bas en haut ; — ensuite *vibrations* avec l'index et le médius réunis, des deux côtés des apophyses épineuses, une main à droite, l'autre à gauche.

La scoliose est un arc de cercle. — Du côté concave tous les tissus, muscles, tendons, ligaments, aponévroses, sont rétractés. Donc, du côté concave, fatiguez, pétrissez, distendez, allongez les muscles comme on ferait pour les adducteurs rétractés dans la coxalgie.

De l'autre côté, au contraire, il y a des muscles faibles, mal nourris ; il faut les fortifier, les ménager, améliorer leur nutrition. Réservez à ces muscles un massage léger, lent et un peu prolongé (dix minutes), faisant circuler la lymphe et le sang, activant, par un apport incessant de sang nouveau et une circulation plus intense, les échanges nutritifs et respiratoires.

L'application de l'**électricité**, sous forme de courants continus et faradiques, vous rendra de très grands services pour hâter la régénérescence des muscles et accroître leur force [1].

Voilà ce que vous savez et pouvez faire, où que vous soyez ; voilà ce que fera une mère dévouée et intelligente lorsqu'elle l'aura vu faire une fois.

Dans l'après-midi, 2e séance d'exercices de gymnastique et de redressement, en tout semblable à celle du matin.

Dans l'intervalle, trois ou quatre fois par jour, un quart d'heure de marche ou de promenade. Pas de jeux violents, pas de bicyclette, pas d'escrime ni d'équitation.

---

1. L'électrisation des muscles du dos, dans la scoliose, se fait en une séance composée de **deux parties** : la 1re, consacrée à la **galvanisation** des muscles du côté **convexe** dont il importe d'augmenter la vitalité : deux grandes électrodes placées l'une au niveau de la nuque, l'autre au niveau des lombes ; le pôle positif est à la nuque. Le courant est établi et progressivement augmenté jusqu'à 15 milliampères : durée 10 minutes.

La 2e partie est consacrée à la **faradisation rythmée** (Bergonié) des différents muscles du dos. Il est avantageux d'électriser les muscles des 2 côtés. Cette faradisation se fait à l'aide de courants induits obtenus dans une bobine à gros fil. Les interruptions nécessaires pour provoquer des contractions successives des muscles sont déterminées directement par l'opérateur au doigt ou mieux par un métronome interrupteur intercalé dans le circuit (on règle son appareil de façon à obtenir des contractions moyennes avec intervalle d'une seconde de repos). Cette 2e partie de la séance doit durer environ 1/4 d'heure (Dr Bergugnat, d'Argelès-Gazost). — Ces séances d'électrisation doivent être renouvelées 3 fois par semaine, pendant 2 mois, après lesquels on les interrompt pour 6 à 8 semaines. Voir, pour l'installation des appareils, page 414.

Entre temps, pour les repas par exemple et pour apprendre ses leçons, l'enfant pourra s'asseoir sur le siège incliné que voici (fig. 419).

Quant à l'école, je le répète, pour la continuer, il faut le banc spécial (fig. 399), — 2 heures de **classe** le matin, coupées d'un quart d'heure de récréation, et 2 heures de **classe** le soir sont **permises**.

Enfin, il est bon d'assurer à l'enfant 1 heure à 1 heure 1/2 de repos, tantôt dans le décubitus dorsal, *bien à plat*, tantôt dans

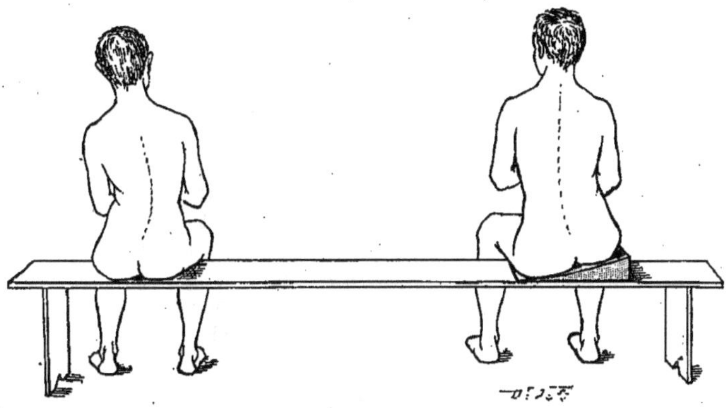

Fig. 419. — Banc spécial : à gauche (du lecteur), l'enfant scoliotique est mal assis ; à droite, le siège est oblique, surélevé du côté convexe ; l'enfant, pour maintenir son équilibre, se redresse de lui-même, instinctivement.

le décubitus sur le côté, avec un oreiller plié interposé entre le plancher et la convexité.

Nous avons déjà parlé du coucher nocturne sur un lit plat.

### Le corset dans la scoliose.

Est-il nécessaire de faire porter un corset orthopédique?

Je vous préviens que toutes les familles, ou presque toutes, vous « chicaneront » sur l'utilité d'un corset à cette 1re période de la scoliose, où il y a « trois fois rien » disent les parents.

Il est vrai que le corset ne serait pas indispensable à ce moment, pour un enfant qui resterait presque constamment couché.

Mais ceci, nous ne pouvons pas raisonnablement l'exiger au début; ce serait enlever trop brutalement l'enfant à la vie ordinaire de tous les enfants de son âge. — Les familles ne l'accepte-

raient pas, et nous ne l'accepterions pas nous-mêmes s'il s'agissait de nos propres enfants. Nous laisserons donc à l'enfant la
permission de continuer ses études et même la liberté d'aller et
de venir entre les séances d'exercices et de massages. Mais, pour
que cette liberté de marcher et de rester debout plusieurs heures
par jour n'ait pas d'inconvénient, il est bon de soutenir la colonne
vertébrale avec un corset. Je ne vous dis pas que le mal ne
pourra jamais guérir sans corset, dans une scoliose tout au début;
cependant, même en ces cas bénins, il aura encore **beaucoup plus
de chances de guérir vite et bien avec le corset que sans corset.**

Pour juger de l'opportunité du corset de maintien, pensez au
pied bot. Si, après l'avoir redressé par des manipulations 2 ou
3 fois par jour, on le faisait marcher sans tuteur, que deviendrait-
il? Non seulement il ne se corrigerait pas, mais il s'aggraverait
en règle générale, et l'on est obligé de maintenir le pied dans
l'intervalle des exercices. Eh bien, la situation est sensiblement
la même ici.

Songez donc que les manœuvres et exercices de redressement
de la scoliose ne se font, dans beaucoup de familles, qu'une fois
tous les 2 ou 3 jours. Si, d'une séance à l'autre, le rachis n'est
pas bien maintenu, la scoliose va facilement s'aggraver.

Mais il ne suffit pas de mettre un corset, il faut que ce corset
remplisse son rôle. **En pratique, presque tous les corsets sont
insuffisants**; ils ne maintiennent et n'empêchent rien ou à peu
près rien; et le dos, au lieu d'être soulagé, se trouve avoir à
porter un poids nouveau; c'est une surcharge, qui, s'ajoutant au
poids déjà trop lourd de la tête et des épaules, ne fait qu'accentuer la déviation, au lieu de l'atténuer.

Regardez les corsets en usage : qu'il s'agisse d'une scoliose
haute ou d'une scoliose basse, le corset s'arrête invariablement à
l'aisselle, laissant souvent la déviation manifestement en dehors
du bord supérieur du corset. D'autre part, le corset ne descend
pas assez bas, il se termine au niveau des crêtes iliaques.

Si bien que si l'on pouvait voir à travers les corsets habituellement employés (vous pouvez essayer; faites-y pratiquer une
fenêtre dorsale, pour vous assurer de ce que j'avance), on verrait
la déviation telle quelle, sous le corset, parfois même accentuée
de par le poids de l'appareil.

Comment résoudre cette difficulté?

Le meilleur moyen de maintenir le rachis serait, vous le
devinez, un corset plâtré inamovible, analogue à celui du mal
de Pott, voir p. 44 et p. 76 : — plâtre moyen ou grand plâtre suivant le siège de la scoliose.

Il serait construit dans une position de correction du rachis scoliotique et fenêtré dans le dos afin de pouvoir exercer une pression directe et précise sur la convexité.

Et c'est bien cet appareil que nous vous conseillons de faire pour les enfants des hôpitaux, là où l'installation ne permet pas les séances de gymnastique et de redressement.

Mais il y a mieux pour les enfants de la ville que vous (ou les parents) pouvez façonner, exercer et redresser 1 ou 2 fois par jour.

Chez eux, pour tout concilier, à savoir le maintien du dos et la possibilité de faire des exercices quotidiens, il faut appliquer un **corset amovible** en cuir ou celluloïd (le corset moyen à col officier). **Préférez le celluloïd** qui est à la fois plus léger et plus solide (fig. 420 et 420 *bis*).

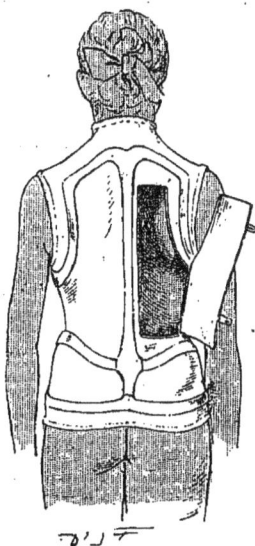

Fig. 420. — Corset à une fenêtre, pour comprimer le côté convexe.

Vous prenez un moulage dans une très légère extension du rachis (les pieds touchant le sol franchement, par toute la plante) et sur ce moule vous construirez ou ferez construire par l'orthopédiste un celluloïd.

Nous avons dit page 85 la manière de faire un moulage du tronc et un appareil en celluloïd, ainsi que la technique de la compression dorsale.

### Faut-il porter le corset tout le temps?

En théorie, il serait excellent de le conserver constamment, en dehors bien entendu des séances de redressement.

En fait, il vaut mieux, pour ménager

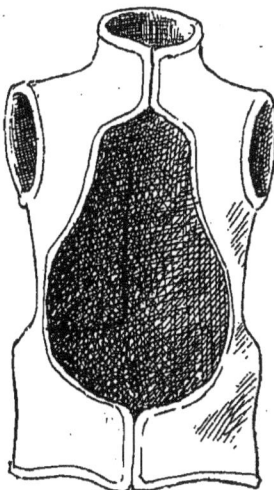

Fig. 420 *bis*. — Le même vue de face.

les muscles, que les parents l'enlèvent la nuit et même, si c'est pratique, pendant les heures de repos (dans la position couchée) pris dans la journée.

## II. — *SCOLIOSE DU DEUXIÈME DEGRÉ*

Si l'on vous amène une scoliose plus avancée, avec déjà deux courbures (par exemple, une convexité dorsale droite et une convexité lombaire gauche, c'est-à-dire une *scoliose du 2ᵉ degré*; v. fig. 397), vous pouvez et vous devez encore la soigner. Avec un traitement plus long et plus sévère, non seulement vous arrêterez la déviation actuelle, mais encore vous l'effacerez presque complètement.

Cependant, n'affirmez rien, en pareil cas, car un résultat parfait n'est plus certain ici, chez ce malade venu un peu trop tard.

### Traitement général.

Vous prescrivez le même régime alimentaire, la même hygiène, les mêmes exercices de respiration et de gymnastique générale que pour un 1ᵉʳ degré; mais la manière de vivre de l'enfant ne sera plus exactement celle indiquée plus haut.

Plusieurs choses qui étaient permises dans la scoliose au début doivent être proscrites dans celle-ci.

Pour faire un traitement suivi, il est nécessaire de retirer les enfants de l'école pour au moins un an. On supprime le piano et toujours, cela va de soi, demeurent interdites l'équitation et la bicyclette, ainsi que les jeux violents et les longues courses.

Cette fillette, retirée de l'école, pourra cependant continuer ses études soit assise sur le banc spécial, soit, mieux encore, couchée sur le ventre ou sur le dos.

Procurez lui en tout cas un repos de 4 à 5 heures par jour dans la position couchée.

On ne peut pas, généralement, la condamner au repos continu, comme le voudraient quelques-uns. Ce serait un bouleversement trop grand dans le mode de vie de l'enfant et des familles elles-mêmes. La santé générale de la fillette pourrait en souffrir, à moins qu'elle ne vive au bord de la mer, ce qui n'est pas possible pour la totalité, ni même la majorité de ces enfants.

Vous allez donc permettre quelques petites promenades : 3 à 4 par jour de 1/4 d'heure à 20 minutes chacune. Ces sorties et marches modérées auront pour résultat de conserver la santé générale et la vigueur du système musculaire.

### Traitement local.

#### A. Le corset.

Le corset n'est plus discutable ici, il est toujours nécessaire. Ce sera un corset en celluloïd, avec deux fenêtres au niveau des sommets des deux courbures, pour réaliser deux compressions en sens inverse (fig. 421).

Le jour, il n'est enlevé que pour les exercices de redressement et les heures de repos sur le dos. Il restera en place la nuit, tout au moins une nuit sur deux, pour faire la part de la correction sans trop fatiguer les muscles.

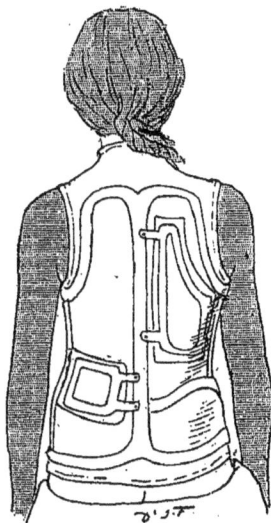

Fig. 421. — Corset à 2 fenêtres, l'une sur la convexité dorsale, l'autre sur la convexité lombaire permettant de faire la compression comme avec le corset de la fig. 420, p. 347.

Venons maintenant aux exercices à faire dans la scoliose du 2ᵉ degré.

#### B. Exercices de redressement.

1° Actifs, ou d'auto-redressement.

*a.* Commencer par l'exercice d'auto-redressement conseillé pour le 1ᵉʳ degré (voir fig. 406).

*b.* Le même, les mains aux hanches (voir fig. 407).

*c.* De plus, conseiller l'attitude de la figure 423.

L'enfant, debout sur un tabouret, se tient sur la jambe gauche, la jambe droite pend au dehors. La courbure lombaire est redressée (fig. 422).

Il relève le bras gauche, côté de la concavité dorsale. La courbure dorsale est corrigée (fig. 423).

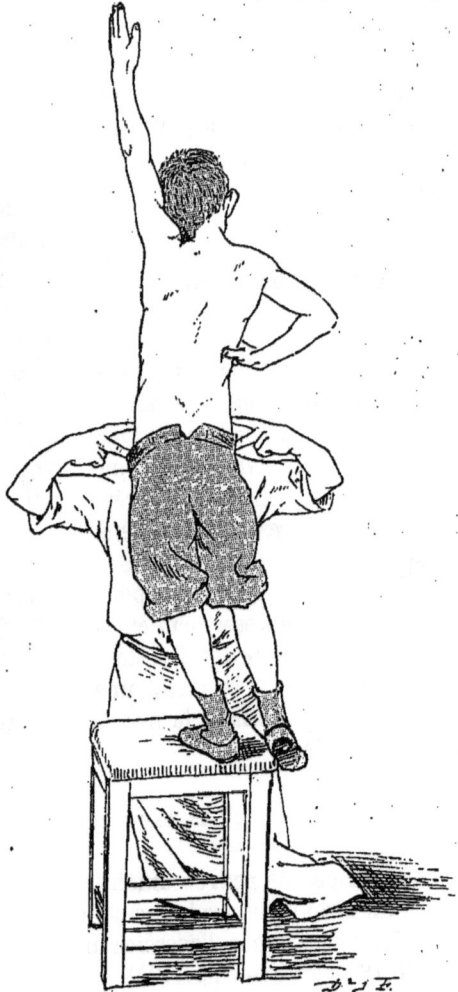

Fig. 422.        Fig. 423.

Il pousse avec la main droite sur la convexité droite. La courbure dorsale est hypercorrigée.

B. Exercices de correction active. — 1° Même exercice de

Fig. 424.

flexion latérale que celui de la
fig. 408, le pied gauche reposant
sur le tabouret.

2° Dans la même position
des jambes, l'enfant tire en haut
son bras gauche comme dans la
figure 409.

C. EXERCICES PASSIFS. —
1° L'enfant est couché sur le
côté droit. — La convexité dorsale est soulevée et corrigée par
un oreiller plié, tout comme dans
la figure 410.

2° On soulève l'enfant au
niveau de la convexité dorsale,
comme précédemment (fig. 411).
Mais, de plus, vous tirez sur la
jambe droite, côté de la concavité lombaire, et cela redresse
cette concavité.

3° L'enfant couché sur le
côté gauche, et le bras gauche
(côté de la concavité dorsale)
tendu le plus possible, vous tirez
sur la jambe droite, côté de
la concavité lombaire, et cette

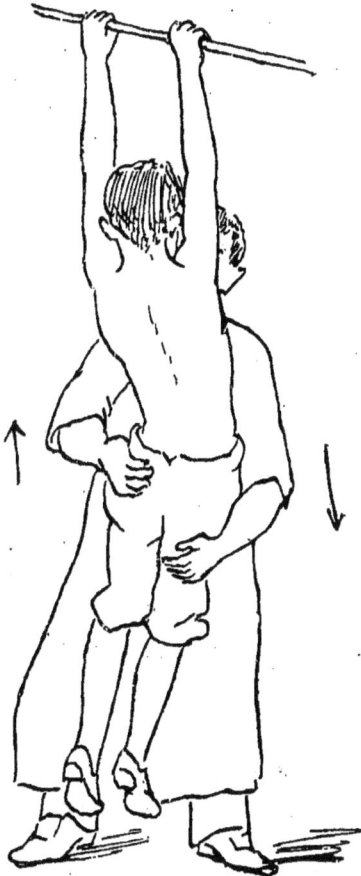

Fig. 425.

manœuvre (fig. 424) redresse les 2 courbures du rachis.

4° L'enfant est pendu par les mains à une barre fixée entre deux portants, mais la barre est inclinée de telle façon que la main droite (côté de la convexité dorsale) soit la plus basse (fig. 425).

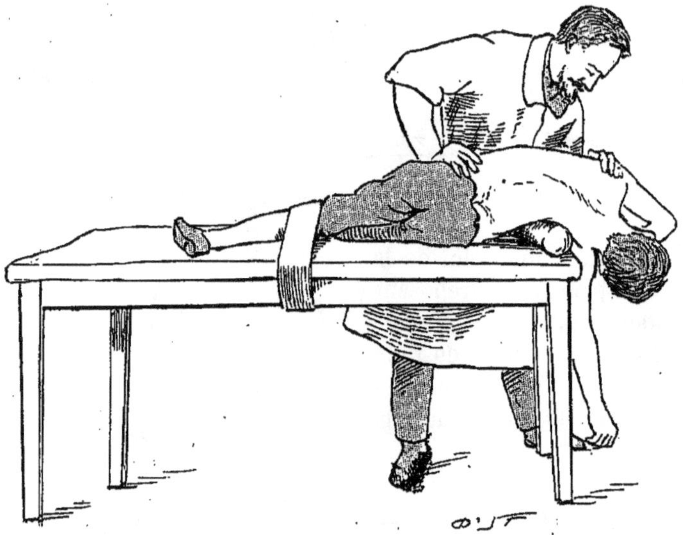

Fig. 426. — Redressement d'une scoliose : l'enfant est couché sur le côté, un oreiller placé sous la convexité; le chirurgien appuie sur le bassin et sur l'épaule pour redresser la colonne vertébrale.

Puis les jambes sont portées à gauche, et le bassin un peu abaissé à droite.

4° L'enfant se mettra souvent dans la journée en position couchée, à gauche, et fera des flexions de la jambe droite.

**Le redressement forcé et le traitement par le plâtre.**

Ne peut-on pas faire davantage pour ces scolioses du second degré? Par exemple chercher un redressement passif plus accentué et maintenir le résultat dans un plâtre inamovible?

Oui, sans doute, mais pour un temps très limité et seulement après avoir bien mobilisé les articulations vertébrales et fortifié les muscles du dos par le traitement que nous venons d'indiquer, celui-ci continué pendant 6 mois, par exemple.

Alors, oui, vous pouvez faire une séance de redressement passif plus accentué, de 5 à 10 minutes, le malade couché sur le côté

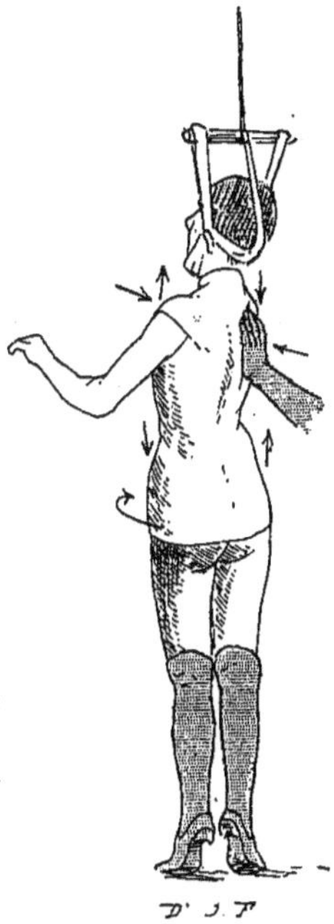

Fig. 427. 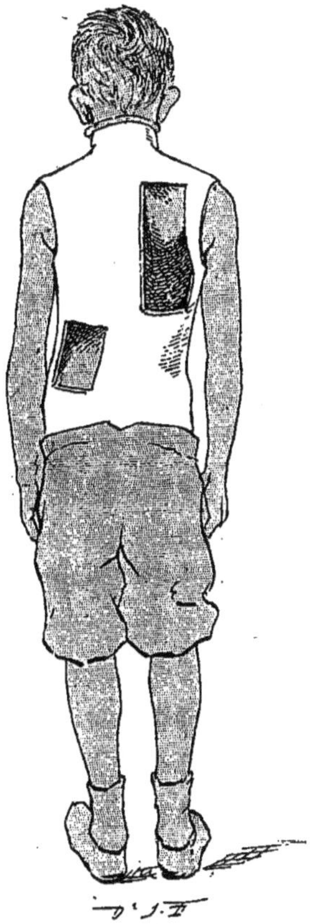                              Fig. 428.

Fig. 427. — Scoliose convexe à droite. Dessiccation du plâtre. On repousse en avant l'épaule droite. On repousse en arrière l'épaule gauche. On repousse en arrière et en haut la hanche droite. On repousse en avant et en bas la hanche gauche.

Fig. 428. — L'appareil terminé et muni de 2 fenêtres au niveau des deux convexités (dorsale droite et lombaire gauche).

— par des manœuvres analogues à celles qu'on ferait pour redresser une déviation quelconque, un pied bot, par exemple, et en allant jusqu'à l'hypercorrection (fig. 426).

Aussitôt que celle-ci est acquise, on applique dans la position debout un plâtre moyen très précis (fig. 427 et 428, avec fenêtres dorsales latérales (voir, pour la construction de ce corset, p. 44). Ce plâtre sera conservé, pendant quelques mois, 3 ou 4 environ, après lesquels on l'enlève pour reprendre le traitement ordinaire avec la gymnastique et un nouveau corset amovible en celluloïd fait sur un nouveau moulage. Cette méthode ménage beaucoup plus les muscles du dos que celle qui consiste à faire la totalité du traitement avec un plâtre.

Et cependant, ceci, vous serez obligés de le faire chez les enfants de l'hôpital et les enfants de la classe ouvrière, pour qui le traitement quotidien par la gymnastique n'est pas possible.

Sans doute, ce traitement complet de la scoliose par le plâtre vous donnera généralement les meilleurs résultats immédiats; mais les muscles ayant été affaiblis par la pression de ce plâtre et le manque d'exercices et de massages, le résultat se perd assez souvent, en partie, à la suite de l'enlèvement de l'appareil plâtré.

Si bien que, pour les enfants de la ville, il faut chercher à tout concilier, redressement de la tige ostéo-articulaire et conservation des muscles. C'est ce que vous ferez par le système mixte, gymnastique et corset en celluloïd, que nous venons d'exposer.

### III. — SCOLIOSE DU TROISIÈME DEGRÉ

Nous l'avons définie au début de ce chapitre (voir p. 328). Il ne peut plus être question de classes ni d'études suivies pour ces enfants : ce sont des malades dont le traitement doit être continu et sévère *comme celui d'un mal de Pott.*

On les fera vivre à la mer, si possible.

Après avoir mobilisé par un traitement gymnastique de plusieurs mois les articulations vertébrales plus ou moins ankylosées, on les soumettra tous les trois mois à des séances de redressement forcé de 15 à 20 minutes, avec chloroforme, suivies de l'application de notre grand plâtre avec fenêtres dorsales pour la compression des parties saillantes [1]. Repos de 1 à 2 ans dans la position couchée.

Notre ambition se borne, ici, à fixer le dos dans une attitude meilleure, sans nous occuper immédiatement des muscles.

1. Voir Calot, *De la correction des scolioses graves* (Masson, éditeur).

Ce traitement est très difficile et très ingrat, *à cause de la torsion si accusée des vertèbres* en pareil cas, torsion contre

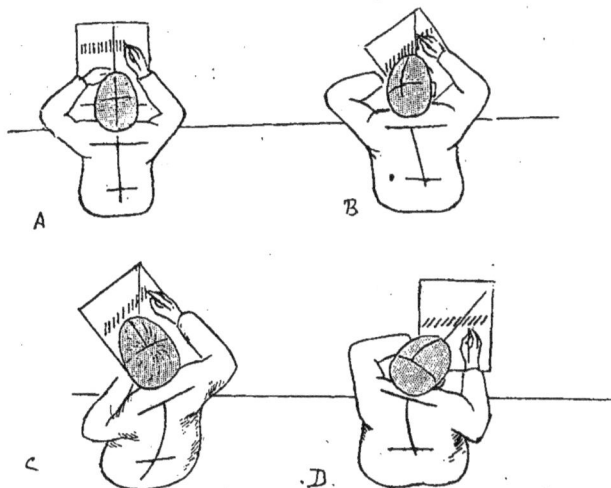

Fig. 428 *bis*. — A. L'écriture droite (caractères droits) laisse le rachis droit.
B. C. D. Toutes les autres écritures entraînent des attitudes vicieuses du rachis
(inclinaison latérale et torsion).

(*Imité de Ritzmann et de W. Schulthess, de Zurich.*)

laquelle nous sommes bien mal armés, malgré tous les « appareils de détorsion » inventés jusqu'ici.

Mais, je l'ai dit, ce traitement est exclusivement du ressort des spécialistes, et je n'insiste pas.

### Résumé du traitement d'une scoliose.

L'ordonnance à faire pour cette jeune fille scoliotique, venue vers vous *dès le début de la maladie*, sera rédigée ainsi :

On s'est assuré qu'il n'y a ni végétations adénoïdes, ni troubles de la vue, ni déformations des membres inférieurs. Sinon, l'on s'en occupe.

1° **Traitement général.**

*a.* Alimentation saine et simple, surveillance des fonctions digestives, massages du ventre.

*b.* Hygiène générale : vie au grand air de la campagne et de la mer, bains salés, bonnes conditions de climat, d'habitation, dans la mesure du possible, bien entendu.

2° **Traitement local.**

*a.* Assurer la bonne tenue en classe.

*b.* Gymnastique générale et spéciale : 3/4 d'heure matin et soir (redressement actif, redressement passif). Apprendre à la mère comment se font ces exercices.

*c.* Massage et électrisation des muscles du dos.

*d.* Corset avec fenêtre et compression, si ce n'est dans les scolioses presque imperceptibles du début.

Il suffit, après avoir « emmanché » les choses, de voir l'enfant 1 ou 2 fois par mois, pour contrôler le traitement, et de prendre un moulage 1 fois l'an pour faire remplacer le corset.

Si vous soignez ainsi les scolioses commençantes, dans votre clientèle, je ne dis pas qu'il n'y aura plus jamais de scolioses graves [1], mais j'affirme qu'il y en aura cent fois moins en France, comme en Suède où l'on n'en voit presque pas.

**La durée du traitement.** — Vous ferez le traitement que nous venons de dire, aussi longtemps que la scoliose durera, c'est-à-dire pendant **1 à 2 ans, en règle générale, pour les scolioses du 1er degré,** celles dont vous aurez à vous occuper.

Après quoi votre rôle actif sera en grande partie terminé : et vous pourrez ou cesser le traitement, ou le réduire de moitié en laissant les parents et les enfants le continuer eux-mêmes dans la mesure que vous jugerez opportune. Ils le feront sans difficulté. Mais il n'en faudra pas moins surveiller ces jeunes filles pendant plusieurs années et même jusqu'à la fin de la croissance, cessant et reprenant le traitement actif suivant les besoins et les indications de chaque cas particulier.

---

1. Parce qu'il peut exister, nous l'avons dit, quelques très rares scolioses malignes qui, de même que certaines tuberculoses externes malignes, peuvent s'aggraver *malgré tout.* Mais c'est l'infime exception; dans l'un comme dans l'autre cas, mettons que cela n'arrivera pas plus de 1 fois sur 100. — Je parle toujours de la scoliose essentielle de l'adolescence, et non pas des scolioses nettement et franchement rachitiques, existant depuis la première enfance et dont le pronostic est beaucoup plus sérieux (voir p. 387).

# CHAPITRE V

## LE DOS ROND. — LA LORDOSE

A côté des déviations latérales, il nous faut accorder une mention aux déviations *médianes* (non tuberculeuses) qui forment :

Ou bien *le dos rond*, la *cyphose*, c'est-à-
dire une déviation à convexité postérieure
(fig. 429) ;

Ou bien, au contraire, une *ensellure*, une
*lordose*, c'est-à-dire une déviation à concavité postérieure (fig. 430).

Bien souvent le dos rond et l'ensellure
coexistent. Le malade présente une *cyphose
dorsale* au niveau des omoplates et une *lordose lombaire* qui exagère simplement la courbure physiologique des reins.

Les *cyphoses* (dos ronds) et les *lordoses*
peuvent exister sans autre déviation ; mais
elles viennent aussi s'ajouter à une déviation
latérale scoliotique.

On peut même dire que, le plus souvent,
la scoliose s'accompagne d'une déviation
légère ou accusée dans le sens antéro-postérieur (cyphose ou lordose), ou bien d'un dos
plat.

Pensez-donc toujours à examiner soigneusement le rachis, à rechercher la scoliose,
si on vous consulte pour un dos rond, tout

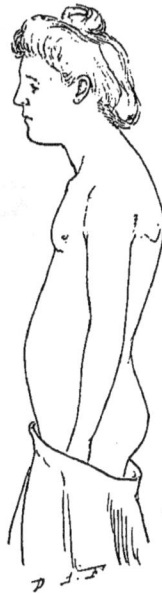

Fig. 429. — Dos rond.

comme une ensellure lombaire entrevue vous invite naturellement à regarder la démarche et l'état de la hanche, à suspecter
une luxation congénitale ou une coxalgie.

Le même traitement et les mêmes exercices conviennent aux

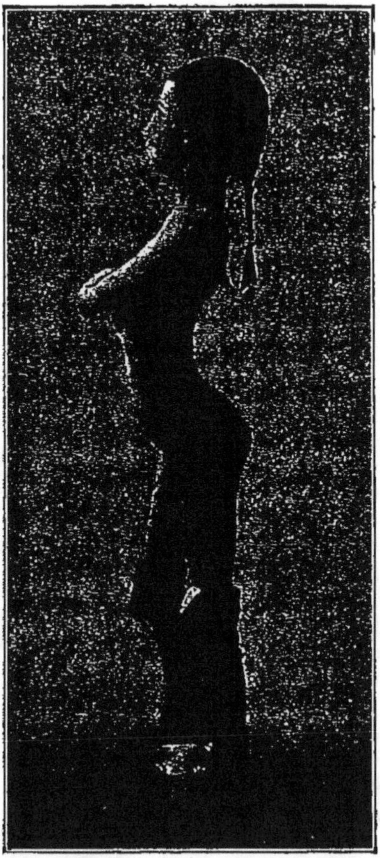

Fig. 430.

cyphoses et lordoses, qu'elles soient isolées ou associées à une scoliose.

## Cyphose ou dos rond.

A. *Exercices respiratoires.*

*Position de départ.* — Les bras de l'enfant sont étendus et rapprochés en avant, les mains étant en contact.

L'enfant fait alors une inspiration profonde, en même temps qu'il met les bras en croix. Résistance est faite par l'assistant

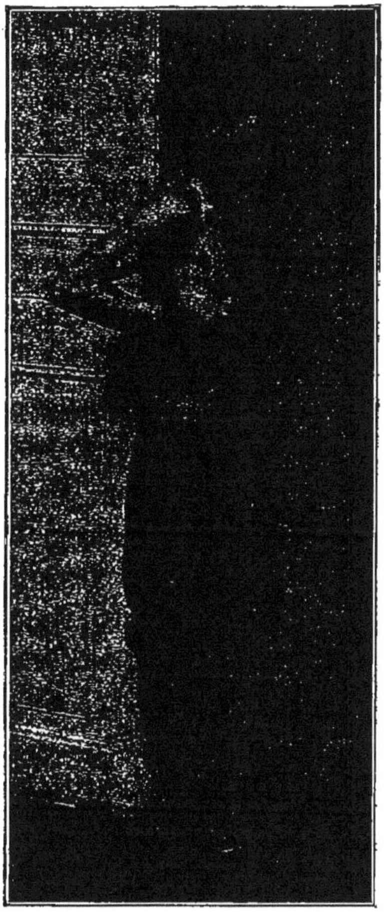

Fig. 431.

à ce mouvement d'écartement des bras, — résistance douce, égale et soutenue.

Cet exercice développe les muscles qui rapprochent les omoplates de la colonne vertébrale.

B. *Exercices actifs.* — 1° L'enfant étend la tête en arrière, en même temps qu'il courbe les reins.

2° Debout contre l'angle d'une porte, il porte les coudes fléchis le plus en arrière qu'il peut (fig. 431).

C. *Exercices passifs.* — 1° L'enfant est appuyé sur une

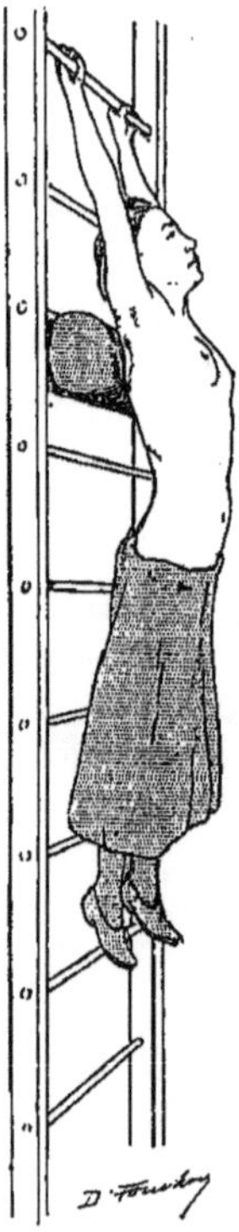

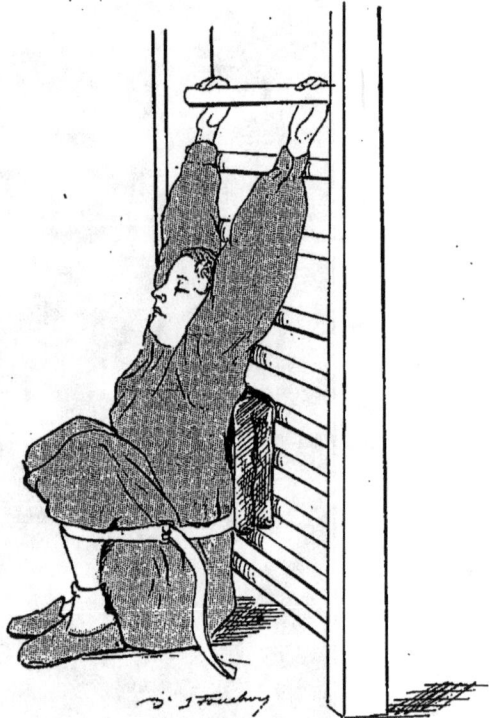

Fig. 432.                         Fig. 433.

Fig. 432. — Dos rond. L'enfant pendu à l'échelle droite avec coussin sous le dos.
Fig. 433. — L'enfant est assis au pied d'une échelle droite, les bras sont élevés, les cuisses en flexion forcée, les genoux en flexion sur la cuisse et maintenus par une courroie.

échelle, pendu par les bras. — Un coussin est placé sous son dos, au niveau de la déviation (fig. 432).

En classe, l'enfant, toutes les fois qu'il est possible, tient les mains croisées derrière le dossier de sa chaise (fig. 404).

Quelquefois, le port d'une brassière qui ramène les épaules

en arrière peut être recommandé, à condition qu'elle ne gène pas les mouvements respiratoires.

Les autres parties du traitement de la cyphose essentielle, alimentation, hygiène, heures d'études, marches et promenades, coucher, etc., sont les mêmes que dans la scoliose au premier degré (voir p. 328).

Le *corset*. — De préférence à la brassière dont il est question plus haut, l'enfant portera, exception faite de la nuit et bien entendu aussi du temps des séances de gymnastique, un corset en celluloïd avec **fenêtre dorsale médiane**, pour permettre une **compression ouatée** qui aidera à la correction de la cyphose.

Nous avons même complètement guéri, par ces seuls corsets en plâtre ou en celluloïd, sans autre traitement, un grand nombre de dos ronds et de lordoses (avec, il est vrai, l'adjuvant précieux du séjour à la mer). Mais le mieux est encore d'associer les deux facteurs thérapeutiques : gymnastique et corset.

## Lordose.

*Exercices actifs* (voir fig. 433).

*Exercices passifs.*

Correction de l'ensellure par la position couchée sur le ventre avec un poids sur la fesse et sur le dos.

A noter aussi les bons effets de l'extension du rachis par la suspension ou plutôt la tension simple (voir fig. 39, p. 46), répéter cette tension du rachis 3 fois par jour, 5 minutes chaque fois.

Le corset est le même que pour la cyphose : en pressant par une fenêtre sur la région dorsale, on efface d'autant le creux de la lordose lombaire.

# CHAPITRE VI

Nous ne nous occuperons du rachitisme qu'au seul point de vue orthopédique.

Le rachitisme dévie surtout les membres inférieurs et le dos.

## I. — DÉVIATIONS DES MEMBRES INFÉRIEURS

Ce sont, par ordre de fréquence :

a. *Les déviations du genou* et en particulier le genu valgum; beaucoup plus rarement le genu varum;

b. *Les courbures du tibia*;

c. *Les courbures du fémur et la* coxa vara.

### a. GENU VALGUM.

Un petit enfant de 2 à 4 ans vous arrive avec un genou, ou plus souvent les deux **genoux, cagneux**. Qu'allez vous faire?

Vous ferez un traitement général et un traitement local.

**Le traitement général** du rachitisme que vous connaissez bien et qui est :

*Médicamenteux* : huile de foie de morue, phosphore, etc., avec un usage discret des antiseptiques intestinaux;

*Alimentaire* : lait et œufs formant la base de l'alimentation;

*Hygiénique et climatérique* : séjour dans une maison et dans un climat secs et ensoleillés et, si possible, au bord de la mer, qui fait merveille en pareil cas, et guérit ces enfants avec un minimum de traitement local.

### Le traitement local.

C'est d'abord l'interdiction de la marche, si vous pouvez l'obtenir des parents; le repos dans la position assise, les deux jambes horizontales (pour quelques mois, de 6 à 10 mois environ).

A la mer, le repos suffit à amener le redressement de presque toutes les déviations rachitiques peu avancées.

A Berck, par exemple, il nous arrive, dans plus des 3/4 des cas, de nous en tenir à cela. Après un séjour de 6 à 10 mois, les genoux se sont redressés et affermis spontanément. On peut alors faire lever les enfants qui sont guéris et restent guéris sans avoir jamais porté d'appareil.

Mais les choses ne se passent pas aussi simplement pour les enfants qui habitent un milieu moins favorable, par exemple une grande ville, ni même pour les enfants qui séjournent au bord de la mer lorsque le genu valgum est trop accentué, comme dans le cas, figuré ici, de ces trois frères atteints en même temps de rachitisme grave (fig. 440 et 441).

Ainsi donc, dans un mauvais milieu et pour les formes sérieuses, vous auriez tort d'escompter la guérison par le seul repos; intervenez activement sans perdre de temps.

D'autre part, si les parents ne veulent pas du repos, le port d'un appareil, après correction, est nécessaire, même pour les cas légers.

Il est **deux manières** d'arriver à **la correction**, ou plutôt deux manières à retenir, car les livres classiques en indiquent plusieurs douzaines.

La **première**, la manière ordinaire et la plus simple, c'est de redresser en agissant sur l'articulation : **procédé non sanglant**.

La **deuxième**, c'est d'agir sur la partie inférieure du fémur par une **ostéotomie** de Mac Ewen.

Les deux manières sont bonnes, comment arrêter votre choix?

C'est d'abord une affaire de tempérament de la part du médecin.

Si, instinctivement, vous aimez mieux ne pas prendre le bistouri, ou bien encore si la famille recule à l'idée d'une ostéotomie, sachez que vous pouvez toujours arriver à la guérison par des manœuvres orthopédiques, en vous résignant, dans les cas les plus ardus, à faire deux ou trois séances et autant d'appareils et à consacrer 3 ou 4 mois au traitement, ce qui ne constitue, après tout, que de très petits inconvénients.

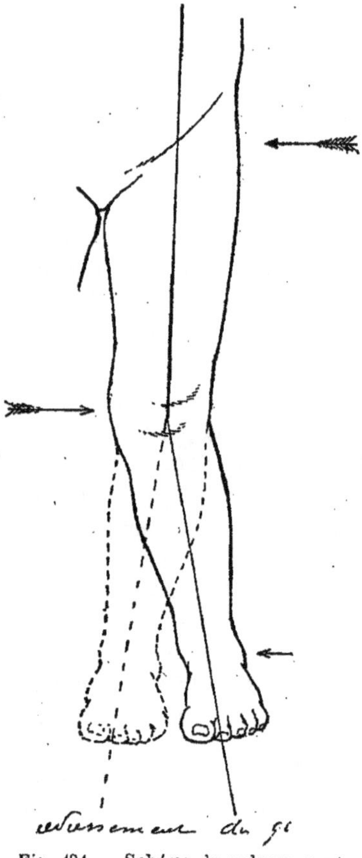

Par contre, si vous êtes chirurgien de profession et que, par conséquent, l'ostéotomie vous soit une opération familière, vous ferez volontiers celle-ci, qui est bien facile et qui vous donnera le résultat désiré, avec un seul appareil et 2 mois de traitement.

En principe, malgré les bons résultats de l'ostéotomie, je vous conseille de **préférer toujours le redressement non sanglant**, parce que c'est le traitement le **plus simple** et le **plus pratique** pour vous.

Faut-il ajouter que, par ailleurs, ce traitement purement orthopédique nous paraît plus rationnel que le traitement sanglant, ici comme pour les autres déviations, pied bot, luxation congénitale, etc.

Restons fidèles à ce principe. Pour ce qui me concerne, je faisais très volontiers autrefois l'ostéotomie sus-condy-

Fig. 434. — Schéma du redressement du genu valgum.

lienne classique ou même l'ostéoclasie manuelle, je m'en tiens, aujourd'hui, au simple redressement articulaire. Je le fais de la manière suivante :

#### 1ʳᵉ MANIÈRE. — REDRESSEMENT NON SANGLANT
#### (fig. 434 à 443).

#### a. Le cas d'un genu valgum peu accentué.

Que la jointure soit ou non relâchée, vous arriverez, par des manœuvres douces, progressives, d'une durée de 3, 4 ou

Fig. 435. — Le pied est repoussé en dedans, et le genou attiré en dehors
(voir fig. précédente).

5 minutes, à redresser plus que suffisamment le genou. Dès que

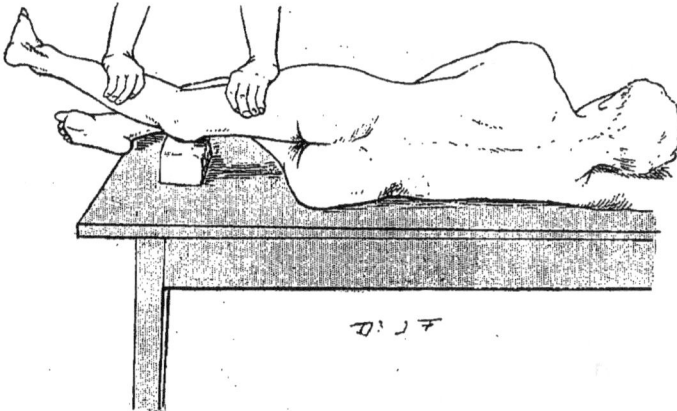

Fig. 436. — Redressement du genu valgum (le malade est couché sur le côté sain) :
la face interne du genou appuie sur un billot; on fixe le fémur et on pèse sur
le pied et sur le bas de la jambe par petits coups rythmiques.

ce résultat est obtenu, on le fixe avec un plâtre allant du trochanter aux malléoles (voir fig. 439) Avec cet appareil, l'enfant peut marcher si les parents l'exigent.

Durée moyenne du traitement, 5 à 6 mois.

Ai-je besoin de décrire en détail les manœuvres à faire pour arriver à cette correction ?

Ne sait-on pas que, puisque le fémur et le tibia font un angle

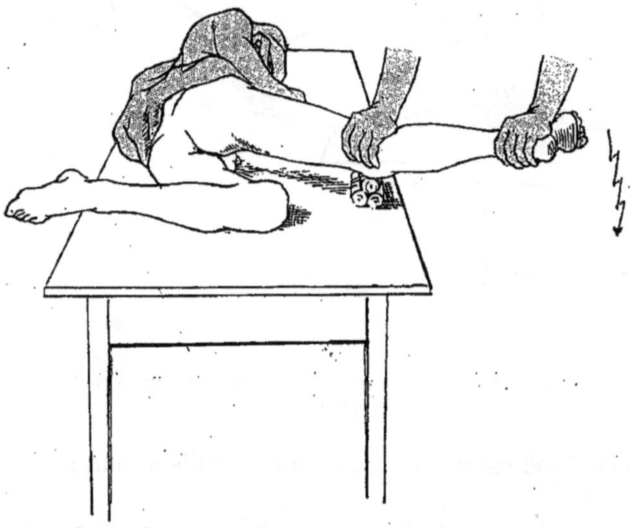

Fig. 437. — Genu valgum. Redressement. On appuie le condyle interne sur un « tampon dur » formé avec 3 bandes de tarlatane gommée nouées ensemble.

à sinus externe, nos manipulations, nos tractions, nos pressions tendront à ouvrir cet angle, en agissant sur les deux extrémités (trochanter et malléoles) pour les repousser de dehors en dedans, tandis qu'une autre main repoussera, au contraire, de dedans en dehors, le sommet de l'angle qui répond au condyle interne du genou (fig. 434 et 435) ?

Pendant ce redressement, le malade peut rester couché sur le dos, mais il vaut mieux le coucher sur le côté sain (du tronc), puis replier la jambe saine de manière que la face interne du membre malade ou plutôt du condyle interne repose sur un coin de la table recouvert d'une serviette pliée en huit. Faisant maintenir le genou et la cuisse dans cette position par un aide, vous prenez vous-même le pied et le faites basculer de haut en bas, petit à petit, jusqu'à ce que vous l'ayez abaissé jusque sur le plan de la table et même au-dessous de ce plan pour obtenir une hypercorrection de 15 à 20° (fig. 436 et 437).

Il faut avoir grand soin, au cours de ces manœuvres, de main-

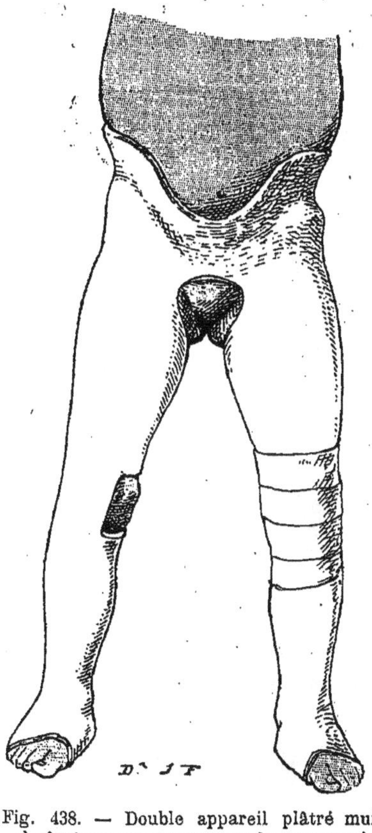

Fig. 438. — Double appareil plâtré muni de fenêtres pour permettre la compression ouatée sur les condyles internes.

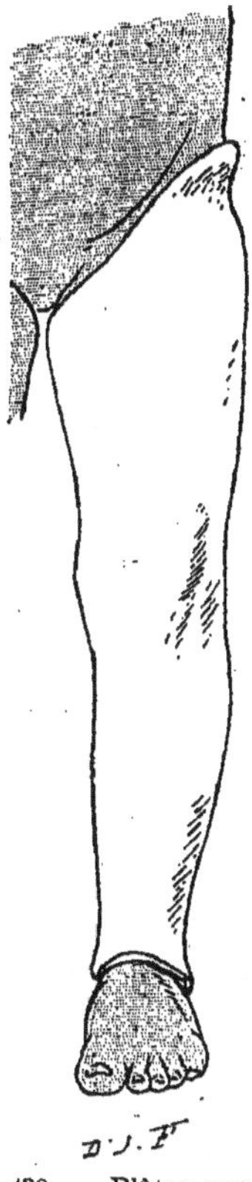

Fig. 439. — Plâtre permettant la marche, après le redressement.

tenir la jambe dans l'extension forcée sur la cuisse (fig. 434 et suivantes).

*b.* **Le cas d'un genu valgum très accentué**.

Il est ici nécessaire de prolonger les manœuvres jusqu'à 10 et 15 minutes.

Elles se feront avec ou sans chloroforme, au gré du médecin;

on peut se passer de chloroforme, parce que, si on les fait douces, progressives, méthodiques, lentes, elles ne sont pas, ou presque pas douloureuses. Lorsque l'enfant est fatigué, on s'arrête, pour reprendre 1 à 2 minutes après, ou bien encore l'on s'en tient, pour la 1$^{re}$ fois, à une correction relative.

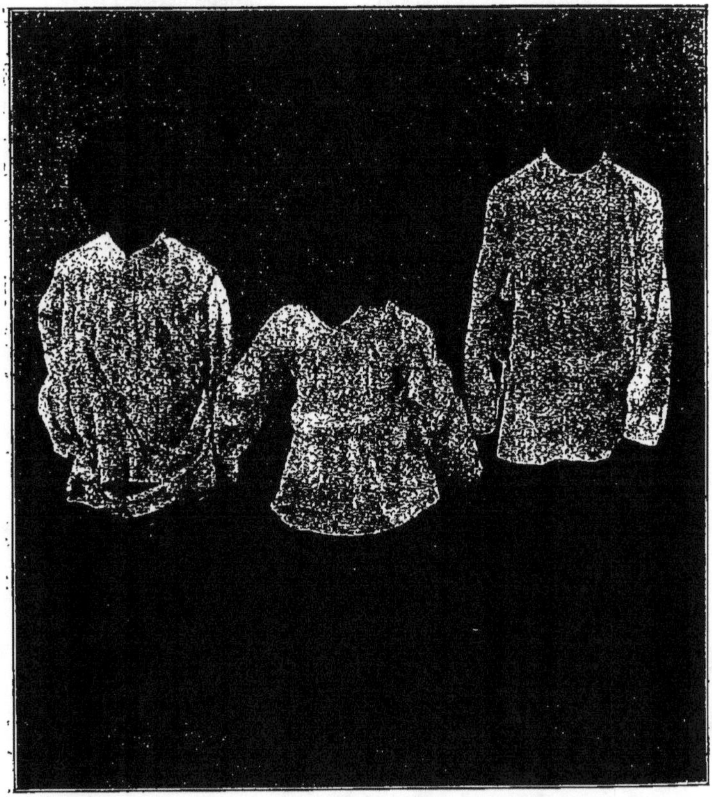

Fig. 440. — 3 frères atteints de genu valgum double et grave.

Cependant je vous conseille, d'une manière générale, de recourir à l'anesthésie, parce qu'elle facilite beaucoup la besogne et permet d'obtenir du premier coup un résultat complet.

Il va de soi qu'en cas de genu varum l'on fait des manœuvres analogues, mais de sens inverse, pour arriver à la correction (fig. 442).

La correction ou l'hypercorrection obtenue, il faut savoir la maintenir intégralement; or, pour maintenir une correction du

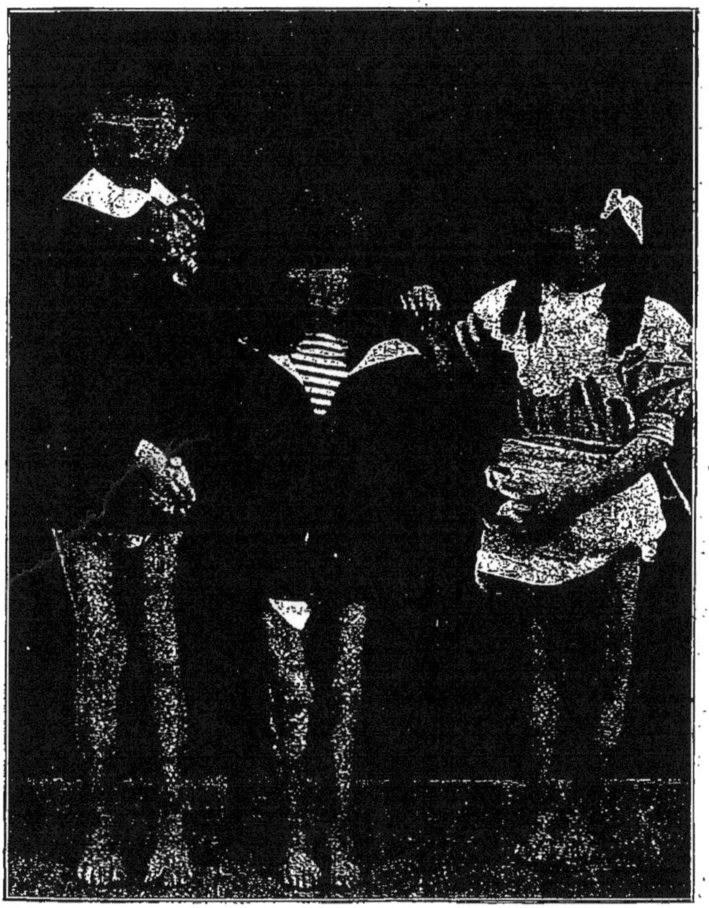

Fig. 441. — Les mêmes, 5 mois après le redressement simple, orthopédique, fait par nous en 3 séances, et suivi d'un grand plâtre.

genou, on doit prendre les 2 articulations adjacentes, c'est-à-dire le cou-de-pied et la hanche [avec le bassin] (v. fig. 342, p. 279).

Dès que la dernière bande est appliquée et **avant la prise** du plâtre, on rattrape intégralement le degré de correction préalablement obtenu par les manipulations, mais pas plus. Car, en voulant y ajouter quelque chose par des pressions forcées faites à travers le plâtre, on risquerait de provoquer une eschare sur le condyle interne en particulier.

A ce propos, si l'on a quelque raison de redouter une eschare, ou si le malade se plaint beaucoup au niveau du condyle interne, dès le soir, ou le lendemain de l'application du plâtre, il est bon d'ouvrir une fenêtre en cet endroit et de remplacer le carré de plâtre par quelques carrés d'ouate qu'on maintient par une bande, comme dans la compression de la gibbosité pottique (voir p. 71). Cette précaution permet de conserver intégralement la correction, sans courir aucun risque (fig. 438).

Lorsqu'il y a deux genu valgum, on les corrige en même temps, et un grand plâtre immobilise les deux membres inférieurs, avec une abduction des cuisses de 30 à 40° (fig. 438).

Si la correction n'a pas été faite entière du premier coup, on enlève l'appareil après 1 à 2 semaines, pour compléter cette correction.

On fait une nouvelle séance de redressement doux et progressif, en répétant les manœuvres dites plus haut, suivies de l'application d'un nouveau plâtre d'une égale durée que le premier, et ainsi de suite jusqu'à ce qu'on ait obtenu une correction non seulement suffisante, mais plus que suffisante, jusqu'à ce qu'on ait transformé le genu valgum en genu varum de 15 à 20°.

Car, ici comme partout, il faut **obtenir trop pour conserver assez.**

Dès que l'hypercorrection est obtenue (en une ou plusieurs fois), on la fixe avec un plâtre qu'on laisse 2 à 3 mois.

Après cette fixation de 2 mois 1/2, environ, dans l'hypercorrection, on peut laisser l'enfant libre de tout appareil, mais encore au repos dans la position assise durant 4 ou 5 semaines.

Pendant ce temps, la guérison s'affermit, le genou recouvre de lui-même les mouvements, et les muscles se fortifient. Pour y aider, on masse et on baigne l'enfant, et on mobilise très doucement son genou (deux petites séances de une à deux minutes tous les jours).

Après quoi, on fait lever l'enfant avec une genouillère maintenant le genou raide, genouillère amovible en plâtre ou en celluloïd, allant de l'ischion aux malléoles, — qu'on enlève en dehors des heures de marche, mais que l'on conservera pour la marche pendant deux ou trois mois.

6 mois environ après le début du traitement, la guérison est acquise et l'enfant n'a plus besoin d'appareil.

Vous devinez qu'on pourra, si la famille le demande, dès

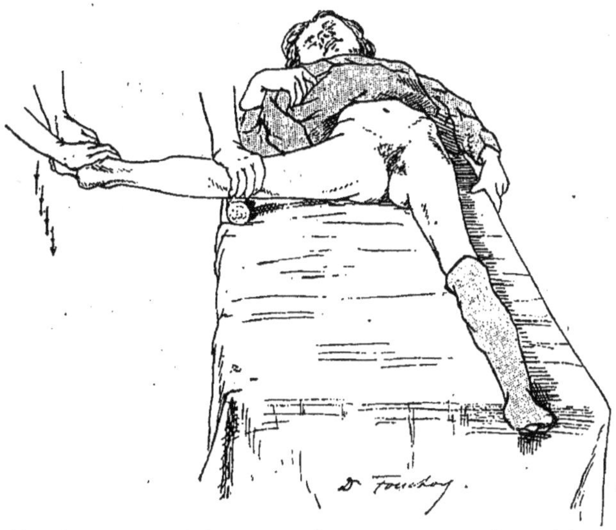

Fig. 442. — Genu **varum**. Redressement. Le genou repose par le condyle externe, sur une bande de toile dure, contre laquelle il est maintenu par un aide : le chirurgien pèse sur le pied par à-coups pour corriger la déviation.

l'enlèvement du grand plâtre, mettre immédiatement l'enfant sur pieds avec cette genouillère, mais en la supprimant la nuit pour ne pas laisser le genou s'enraidir.

Par contre, tant qu'il a le grand plâtre, l'enfant reste au repos. Cependant, il peut à la rigueur marcher à l'aide de béquilles.

Si je parle de cette question de la marche pendant le traitement actif, c'est parce qu'elle sera toujours soulevée par les parents. Vous en trouverez un bon nombre qui se refuseront à accepter un traitement créant une impossibilité de marcher, même lorsqu'il s'agit d'un degré accentué de genu valgum.

Si les parents ne veulent entendre parler ni du repos ni des béquilles, voici comment vous ferez le traitement.

### Traitement avec un plâtre permettant la marche.

Vous redresserez en plusieurs séances (sans narcose) en vous inspirant de ce que nous avons dit (p. 367). Après chaque petite nouvelle correction, au lieu du grand appareil prenant le bassin, vous appliquerez un plâtre allant de la racine de la cuisse aux malléoles, et laissant la liberté aux articulations adjacentes (voir fig. 439) ; et l'enfant marche avec cet appareil.

Et l'on peut arriver ainsi à la guérison ; mais on y mettra deux et trois fois plus de temps, chaque correction n'étant plus alors maintenue aussi intégralement.

Pour la même raison, l'on vous demandera de faire

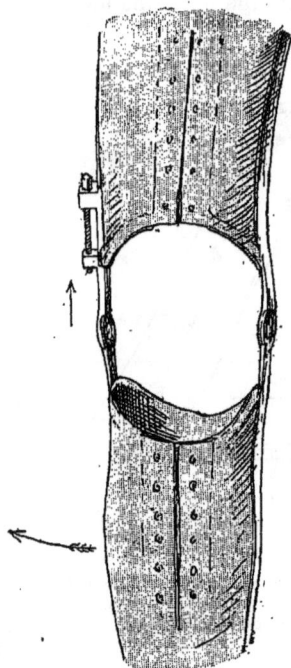

### Le traitement avec des appareils orthopédiques de marche.

Ces appareils de marche séduisent beaucoup les parents a priori. Pour mon compte, je vous les déconseille parce que ce sont des appareils assez délicats à manier utilement, trop sujets à se détraquer, et parce que, après tout et malgré les apparences, ils constituent un **traitement moins simple** qu'une séance de correction sans chloroforme faite tous les huit jours, suivie de l'application immédiate d'une genouillère plâtrée.

Fig. 443. — Appareil amovible muni d'une vis que l'on tourne un peu tous les 2 jours pour ramener ainsi la rectitude.

Cependant, si les parents s'obstinent à préférer l'appareil orthopédique, prenez un moulage du membre dévié et envoyez-le à un fabricant ; celui-ci vous renverra un appareil à crémaillère, que les parents avanceront d'un cran tous les deux jours, et qui finira assez souvent, s'il est bien construit et bien

surveillé, par amener un redressement satisfaisant (fig. 443).
Mais cette manière de procéder est certainement beaucoup plus
longue et plus infidèle que l'usage des plâtres successifs. Ce ne
doit être qu'un **traitement d'exception ou de nécessité**.

### 2e MANIÈRE. — OSTÉOTOMIE SUS-CONDYLIENNE

Je ne fais à l'ostéotomie d'autre objection que d'être une
opération sanglante qu'on peut éviter; on ne guérit, avec elle,

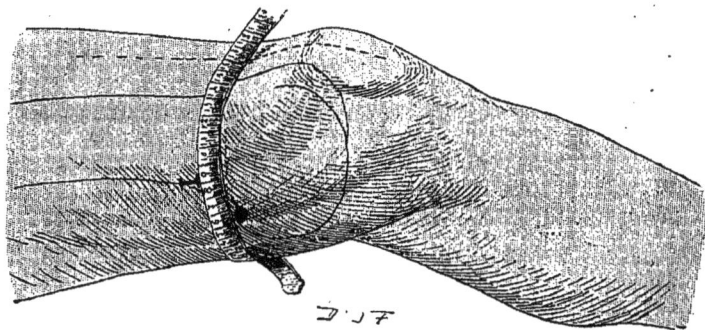

Fig. 444. — On incise la peau (au-dessus du relief du condyle interne) à **égale distance** de la ligne médiane antérieure et du bord supéro-interne du creux poplité.
(Le point noir marque le tubercule du grand adducteur).

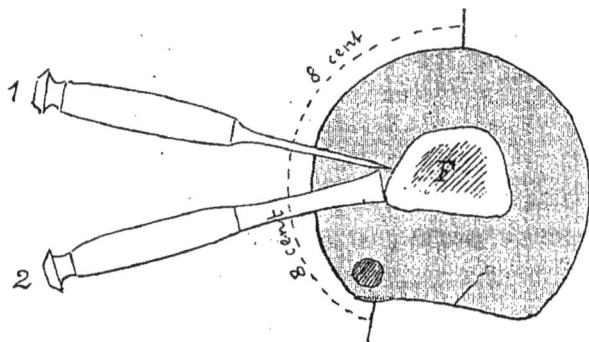

Fig. 445. — Schéma montrant la manière dont l'ostéotome aborde le fémur (F).
1. L'ostéotome est enfoncé dans les tissus mous, parallèlement à l'axe de la
plaie jusqu'à l'os. 2. Il est ensuite retourné perpendiculairement à la plaie et
le manche est porté en arrière, pour attaquer l'os d'arrière en avant et de
dedans en dehors.

guère plus vite qu'avec le redressement simple. Il est vrai qu'elle demande au praticien lui-même un peu moins de temps.

Cette opération, je la réserve, quant à moi, pour certains

Fig. 446. — Point de repère pris sur l'os pour l'incision : 2 centim. au-dessus et 1 centim. en avant du tubercule du 3ᵉ adducteur.

genu valgum très résistants de l'adulte ; et même ici l'on pourrait obtenir la correction par le redressement simple ; mais

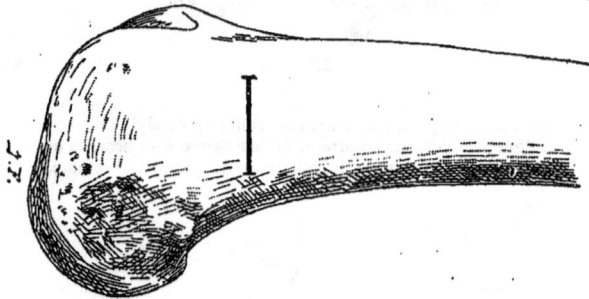

Fig. 447. — *2ᵉ temps* : puis on retourne l'ostéotome en travers. — Point où doit se faire l'ostéotomie de Mac-Ewen.

nous y reviendrons dans un chapitre spécial consacré au genu valgum des adolescents (voir p. 394).

En tout cas, c'est une opération que vous savez faire.

### Technique de l'ostéotomie sus-condylienne
(fig. 444 à 451).

**Instruments : bistouri, ciseau à froid et marteau.**

Chez les petits enfants, dont nous parlons exclusivement ici,

vous n'avez même pas toujours besoin de marteau pour couper
l'os; il suffira de pousser l'ostéotome avec les deux mains.

Fig. 448. — La section faite.

Cependant, comme l'os peut être très résistant et même éburné,
vous aurez toujours un solide marteau en réserve.

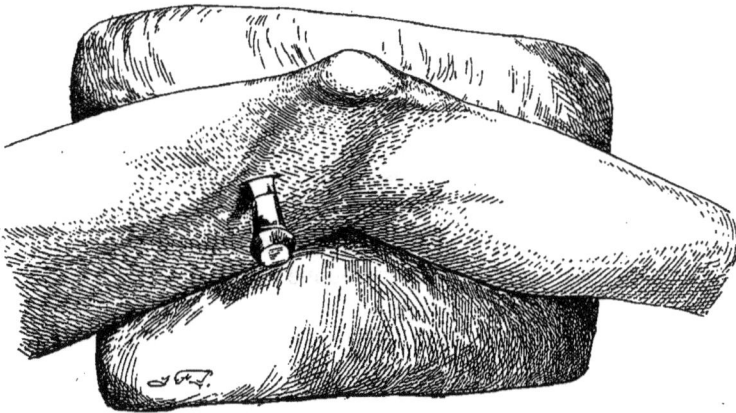

Fig. 449. — Introduction de l'ostéotome, le tranchant parallèle à l'axe du membre.

Ayez en plus un **coussin de sable** humide sur lequel le genou
reposera par son bord externe.

**Position du genou** : flexion, abduction et rotation externe
de 30° (fig. 449).

1° **Incision** : à 2 centim. au-dessus du bord supérieur du
condyle interne, et en avant du tendon du 3ᵉ adducteur, tout
contre ce tendon facile à sentir, vous commencez une incision

de 2 centim. remontant parallèlement à l'axe de la cuisse.
Le bistouri va d'un coup jusqu'à l'os et fend le périoste.

2° On introduit l'ostéotome parallèlement à l'incision, jusqu'à
l'os, puis on le retourne transversalement en le dirigeant de
dedans en dehors, et (de 10 à 15°) d'arrière en avant : de cette
façon, rien à craindre pour les vaisseaux et les nerfs poplités,
dont l'ostéotome s'éloignera de plus en plus, au fur et à mesure
de sa pénétration. Tout ce qui peut arriver, au pis, c'est de

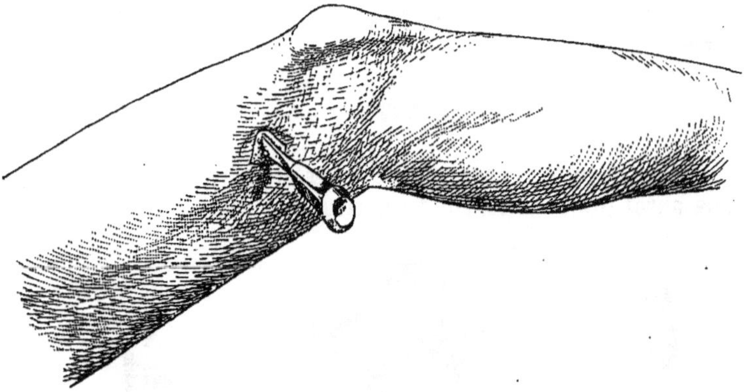

Fig. 450. — Arrivé sur l'os, l'ostéotome est retourné, le tranchant perpendiculaire
à l'axe du fémur.

crever la peau sur le bord externe du genou; mais cela n'a pas
d'inconvénient sérieux, avec une bonne asepsie.

Si la poussée de la main ne suffit pas à faire pénétrer l'ostéotome dans le tissu osseux, on le pousse avec quelques coups
secs et précis d'un marteau de serrurier ou de menuisier, qu'on
a « bien en main ». Un seul ostéotome suffira.

Il faut souvent de 15 à 20 petits coups pour arriver à briser
les 2/3 ou les 3/4 de l'épaisseur de l'os. — On sent instinctivement lorsqu'on en est là; on peut aussi avoir un ostéotome
gradué qui renseigne sur son degré de pénétration.

3° On finit par une **ostéoclasie**. Il vaut mieux ne pas sectionner l'os en entier. Lorsque l'os est coupé aux 3/4, on retire
l'ostéotome, on met un tampon sur la petite plaie, et on cherche
à faire céder l'os par un effort des mains

Il suffit de presser de dedans en dehors sur le fragment inférieur, en prenant, pour allonger le bras de levier de ce petit fragment, la jambe tout entière tenue en extension complète, ou mieux en hyperextension. On pèse ainsi vigoureusement, à deux ou trois, jusqu'à ce que l'os cède.

4° **On corrige la déviation**, on fait même une hypercorrection de 15 à 20°. — On change le genu valgum en un genu varum léger.

5° On met un grand plâtre (voir fig. 342).

On l'enlève au 50ᵉ jour. Puis, même conduite que plus haut après le redressement simple : marche pendant 2 mois avec une genouillère amovible, massage et légère mobilisation du genou.

**Les récidives.** — Vous n'en aurez pas, ni après le redressement ni après l'ostéotomie à moins que : 1° vous ne vous soyez contenté d'une correction insuffisante ou que : 2° vous n'ayez lâché l'enfant sans

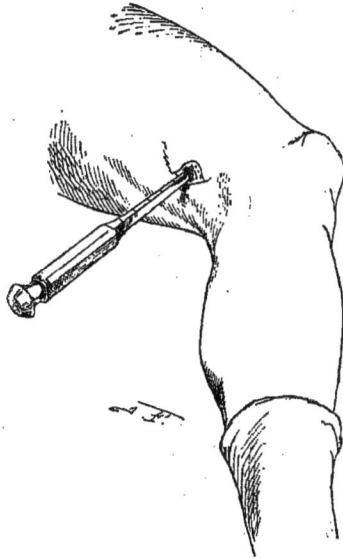

Fig. 451. — L'ostéotome doit attaquer le fémur de dedans en dehors et] un peu d'arrière en avant; on pousse l'ostéotome avec les mains (ou, si les mains ne suffisent pas, à coups de maillet) jusqu'à ce que l'os soit sectionné aux trois [quarts. On retire alors l'instrument et on fait céder les fibres restantes de l'os par une pesée exercée de dedans en dehors sur la jambe mise en hyperextension.

appareil avant la guérison complète du vice rachitique. Il va de soi que, tant que le rachitisme est en évolution, vous ne devez pas permettre à l'enfant de marcher et surtout de marcher sans un très bon tuteur.

#### b. LES DÉVIATIONS RACHITIQUES DU TIBIA

Les déviations des jambes portent généralement sur le 1/3 inférieur et affectent deux formes principales : une courbure à convexité externe, et une courbure à convexité antérieure.

Un bon **traitement général**, un séjour au bord de **la mer** et le **repos** suffisent à faire disparaître les déviations peu accentuées des tibias.

Combien d'enfants viennent à la mer, dont les jambes tordues paraissent justiciables d'une ostéotomie, et qui, sans qu'on ait rien fait, s'en retournent six mois plus tard avec des jambes droites ou sensiblement droites ! C'est le cas de presque tous.

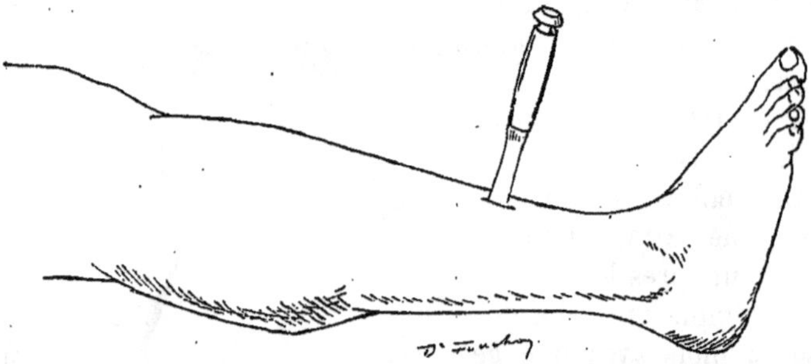

Fig. 452. — Incision verticale tout contre le bord externe du tibia, l'ostéotome est placé parallèlement à la plaie (1er temps).

Si vous ne pouvez pas envoyer les enfants à la mer ou si le séjour à la mer n'a pas suffi dans tel cas exceptionnel, vous interviendrez activement, mais il est bien entendu que vous ne le ferez que si cela en vaut la peine, lorsque la déviation est suffisante (un angle de plus de 30 à 40° par exemple), pour rendre la marche défectueuse et entraîner un raccourcissement notable de la taille, — ou lorsqu'une ligne tirée du milieu de la rotule à l'épine antérieure du tibia et prolongée par en bas, laisse le pied complètement en dehors ou en dedans d'elle.

Il faut alors faire **la correction. Comment** la ferez-vous?

1° Vous essaierez **avec les mains de redresser** la jambe, en la courbant, comme une baguette de fer doux ou de bois vert.

Cela est possible pendant un certain temps, de un an et demi à trois ans à peu près; quelquefois même jusqu'à quatre et cinq ans. Cependant, il n'y a rien d'absolu à cet égard, cela varie beaucoup avec les enfants, l'évolution du rachitisme se prolongeant chez certains enfants. Vous **essaierez** donc **dans tous les cas.**

Vous procédez d'abord avec douceur; mais si, en déployant une force de quelques kilogrammes, vous n'arrivez pas à faire plier l'os, insistez; — déployez une force de 30 à 40 kilogrammes (ceci est variable, mais j'aime mieux vous donner une

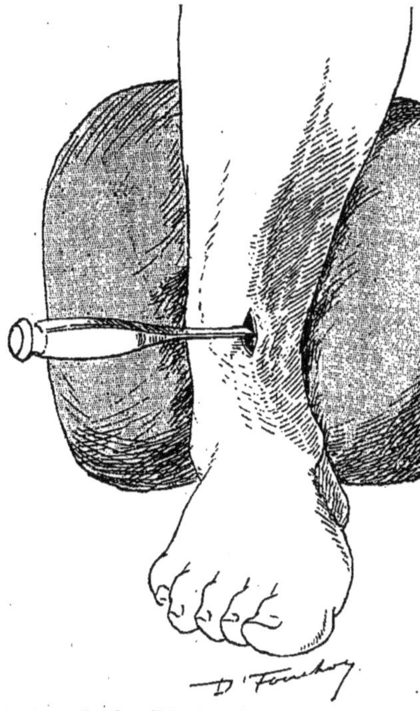

Fig. 453. — Ostéotomie du tibia (suite) : le tranchant de l'ostéotome est tourné perpendiculairement à la plaie et aborde le tibia de dehors en dedans.

idée de l'effort à déployer), et alors il arrive que **l'os se plie**, ou que vous le **brisez**, ce qui est encore une solution favorable (fig. 454), ou bien que l'os résiste.

S'il résiste, faites l'ostéotomie, non pas ce même jour, mais un peu plus tard, lorsque la contusion des tissus sera guérie.

Cette ostéotomie sera **linéaire**, et non pas curviligne ou cunéiforme, parce que la première est beaucoup **plus simple** pour vous et sensiblement **aussi efficace** que les deux autres (fig. 452 et 453).

Pour être bien sûr d'éviter tous les vaisseaux et nerfs impor-

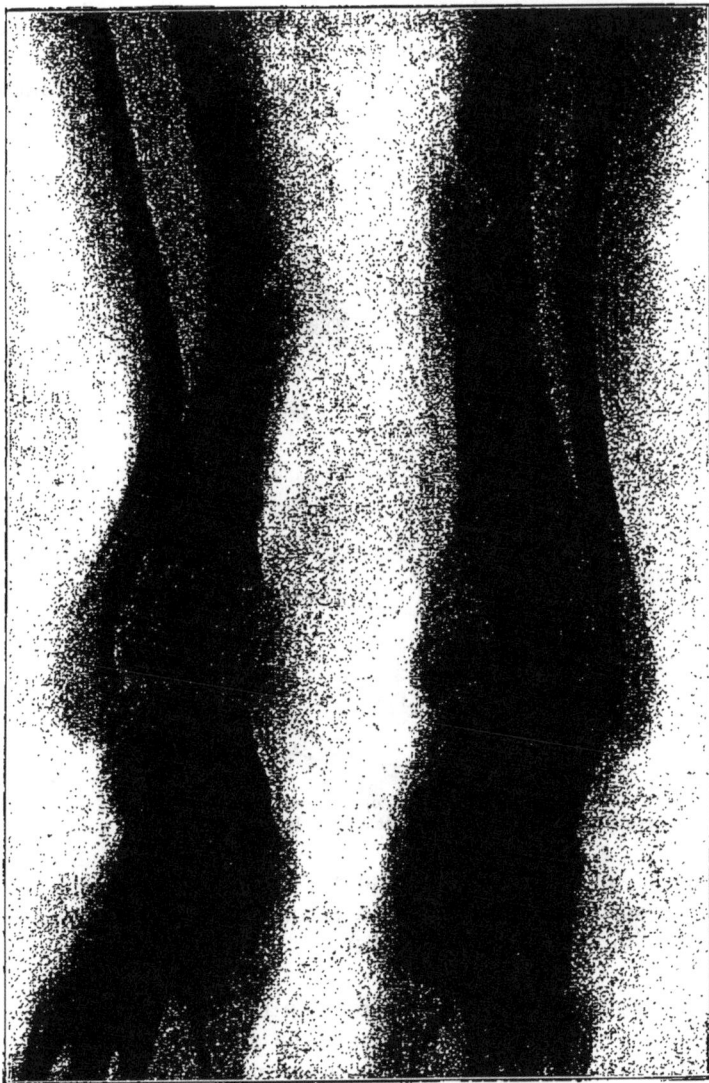

Fig. 454. — Radiographie après *ostéoclasie* faite avec les mains pour déviation
rachitique des jambes (chez un enfant de 6 ans).

tants, vous irez **de dehors en dedans**, de la face externe du tibia à la face interne, contrairement à ce qu'on dit dans les

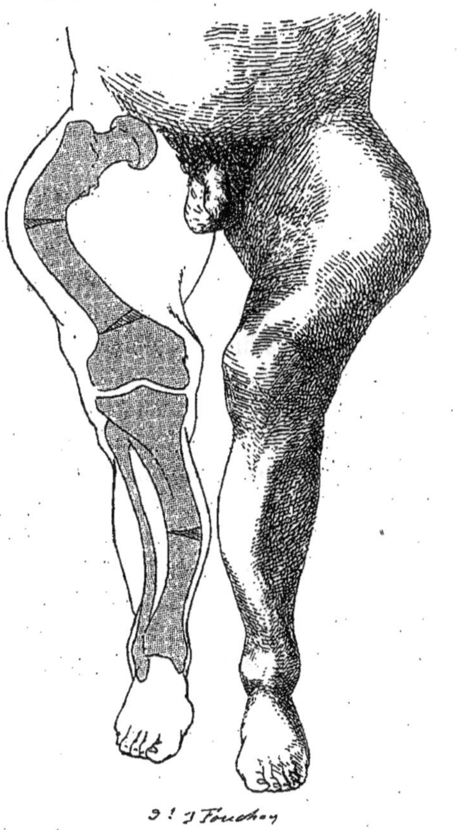

Fig. 455. — Cas grave de déviations rachitiques multiples des membres inférieurs traité par des ostéotomies multiples. Ici, on a coupé de dehors en dedans le fémur (en haut).

livres. Vous maintiendrez ensuite avec un appareil plâtré ordinaire (voir p. 280, fig. 343).

### c. DÉVIATIONS DES PIEDS
#### DE NATURE RACHITIQUE (PIEDS PLATS RACHITIQUES, ETC.).

Traitement général comme ci-dessus, et, pour traitement

local, celui du pied bot ordinaire (voir p. 570) ou du pied plat des adolescents (voir p. 399).

Le redressement se fait en 1, 2 ou 3 fois, c'est-à-dire qu'on procède à un véritable façonnage des pieds, qu'on maintient avec un plâtre inamovible pendant 2, 3 et 4 mois, et ensuite avec de petits appareils en celluloïd que l'on introduit dans des chaussures ordinaires, un peu « avantageuses ».

### d. DÉVIATIONS DU FÉMUR

D'une manière générale, je ne conseille ici que le traitement général et le repos. Il ne vous arrivera probablement jamais de vous trouver en présence d'une déviation des fémurs tellement accentuée qu'une ostéotomie linéaire doive procurer un bénéfice certain au malade.

Si cela était, vous feriez une incision longitudinale de 3 à 4 cent. sur la face antéro-interne de la cuisse, mais *à 2 travers de doigt en dehors de l'artère*, toujours facile à repérer, puis vous iriez par une boutonnière, entre deux faisceaux du muscle, jusqu'à l'os. Vous y introduiriez votre ostéotome sur le bord interne de l'os; vous le retourneriez ensuite transversalement pour le pousser de dedans en dehors (ou de haut en bas, vers la face externe de la cuisse devenue inférieure, cette face externe reposant sur un coussin de sable mouillé, très dur; fig. 455).

### e. COXA VARA

**La coxa vara.** — Voyez sur la fig. 456 la direction normale du col par rapport à la diaphyse. Le col forme avec celle-ci un angle obtus de 130°, c'est à-dire à peu près un angle droit et demi.

Il y a de la coxa vara lorsque le col s'affaisse jusqu'à devenir perpendiculaire à la diaphyse (fig. 457) et, à plus forte raison, lorsqu'il fait avec elle un angle aigu (fig. 458).

[Par contre, si le col se relève faisant un angle très supérieur à 130° (fig. 459), on a de la **coxa valga**, bien rare.]

Je parle ici de la coxa vara parce qu'elle est presque toujours d'origine rachitique, au même titre que le genu valgum [1].

1. La coxa vara peut être une déformation congénitale, comme la luxation de la hanche, par exemple, et coïncide même assez souvent avec

Comme celui-ci, la coxa vara s'observe soit chez les tout petits de deux à trois ans, soit chez les adolescents de douze à dix-huit ans. Les deux déformations se produisent sous des influences analogues.

Nous ne parlons ici que de la coxa vara des petits enfants.

C'est parce que ces enfants marchent mal, **parce qu'ils boitent que l'on est venu** vous consulter. Et il faut savoir que

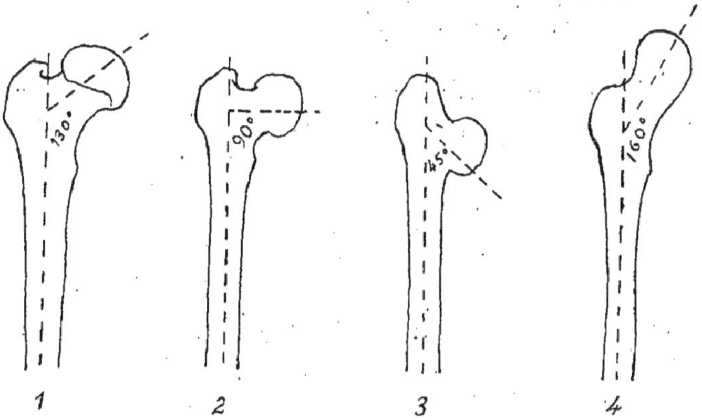

| 1 | 2 | 3 | 4 |
|---|---|---|---|
| Fig. 456. | Fig. 457. | Fig. 458. | Fig. 459. |

Fig. 456. — Fémur *normal*. L'axe du col fait avec l'axe de la diaphyse un angle ouvert (en bas) de un angle droit et 1/2 environ.

Fig. 457. — *Coxa vara* (degré moyen). L'angle du col et de la diaphyse est un angle droit.

Fig. 458. — *Coxa vara* de forme très grave. L'angle du col et de la diaphyse est de 45° seulement.

Fig. 459. — *Coxa valga*. L'angle du col et de la diaphyse est de 160°, au lieu de 130°, angle normal.

cette boiterie peut rappeler à s'y méprendre celle de la luxation congénitale de la hanche.

## Diagnostic de la coxa vara et de la luxation congénitale.

L'enfant se **dandine** et **canarde** dans les deux cas. Et si l'on s'en tenait aux caractères de la marche chez les enfants habillés

celle-ci. Mais elle est généralement due à un vice de nutrition de l'os : rachitisme, ostéomalacie, etc.

Il peut se produire une coxa vara secondaire dans la coxalgie (voir fig. 157 et 158), ou bien encore à la suite des fractures du col vicieusement consolidées.

(sans autre examen), on **s'y tromperait le plus souvent**.

Et ce n'est pas seulement les caractères de la démarche, il y **a d'autres signes communs** aux deux maladies :

Raccourcissement de la jambe dans la coxa vara unilatérale tout comme dans la luxation.

*Dans les deux cas,* la marche a été tardive; le trochanter est au-dessus de la ligne de Nélaton; il y a une ensellure lombaire et un gros ventre; — il y a une limitation du mouvement d'abduction de la cuisse, par suite de la rétraction des adducteurs.

Comment distinguer les deux affections? On peut déjà dire *a priori* que, la luxation étant 100 fois plus fréquente que la coxa vara, il y a 99 chances sur 100 pour qu'il s'agisse de celle-là plutôt que de celle-ci.

De plus, dans le cas de coxa vara, il y a des antécédents et d'autres manifestations de rachitisme, mais cela ne suffit pas pour établir le diagnostic.

Or il est indispensable de bien établir ce diagnostic à cause de la différence absolue de traitement. La luxation ne peut guérir que par la réduction. La coxa vara guérira avec le traitement du rachitisme ou même parfois spontanément. C'est ainsi que certaines boiteries de naissance, prises à tort pour des luxations et qui étaient des coxa vara, ont pu guérir sans traitement.

Fort heureusement nous avons, pour faire ce diagnostic, **deux moyens assurés**.

1° Les rayons X;

2° Sans rayons X, la recherche, par la **palpation**, de la tête fémorale à sa place normale.

Si vous ne trouvez pas la tête sous l'artère fémorale, c'est une luxation. Si vous l'y trouvez, c'est une coxa vara.

En résumé, vous ne pouvez affirmer jamais l'une ou l'autre de ces deux maladies qu'après avoir fait une palpation attentive de la hanche [1].

Rappelons que les deux maladies **peuvent coexister**, que la coxa vara est même assez fréquente dans la luxation congénitale.

---

1. Dans la coxa vara, le trochanter ne remonte ni ne descend à chaque pas comme dans la luxation (voir p. 467).

**Diagnostic de la coxa vara** (unilatérale) **avec la coxalgie.**
*Signes communs.* — Boiterie, limitation du mouvement d'abduction, légère rotation externe du genou.

*Signes différentiels.* — Dans la coxa vara, jambe raccourcie (et non pas allongée comme dans la coxalgie au début). — Dans la coxa vara, trochanter au-dessus de la ligne de Nélaton. Pas de douleur à la pression de la tête fémorale comme dans la coxalgie. Pas de douleurs nocturnes. **Il y a d'autres signes de rachitisme,** etc. — L'enfant se dandine dans la coxa vara, tandis qu'il traîne la jambe dans la coxalgie. De plus, la coxalgie est rare de 1 à 2 ans tandis que la coxa vara se voit surtout à cet âge ; enfin, la coxa vara *unilatérale* est exceptionnelle.

### Le traitement de la coxa vara.

On n'est guère appelé à traiter la coxa vara que lorsqu'elle amène de la boiterie. Le traitement est celui du rachitisme, traitement général, séjour à la mer, phosphates, régime lacté, etc., et traitement local, repos et extension continue.

Ce traitement suffit presque toujours à guérir la coxa vara des tout petits enfants et à amener, après un an ou deux, la disparition du dandinement et de la démarche en canard [1].

## II. — LES DÉVIATIONS RACHITIQUES DU TRONC

A. Les déviations **thoraciques** antérieures (sans scoliose ni cyphose).

B. Les déviations **dorsales : Cyphose et scoliose.**

### A. LES DÉFORMATIONS THORACIQUES.

Elles prennent généralement l'une des deux formes suivantes.

1° *La poitrine en carène* (fig. 460). 2° *Le thorax en entonnoir* (voir fig. 462).

1° Pour la 1re, je conseille un corset inamovible en plâtre, ou mieux un corset amovible, en celluloïd, avec *fenêtre anté-*

---

1. Chez les adolescents, il est quelques très rares cas graves où ces moyens ne suffisent pas et où l'on est obligé de recourir à des opérations sanglantes complexes (voir p. 597).

*rieure*, ouverte au niveau de la saillie thoracique (fig. 461).

Fig. 460. — Thorax en carène
ou en bréchet.

Fig. 461. — Corset de celluloïd
avec fenêtre antérieure pour la
compression dans les cas de
pectus carinatum.

On exercera sur celle-ci une compression avec des carrés

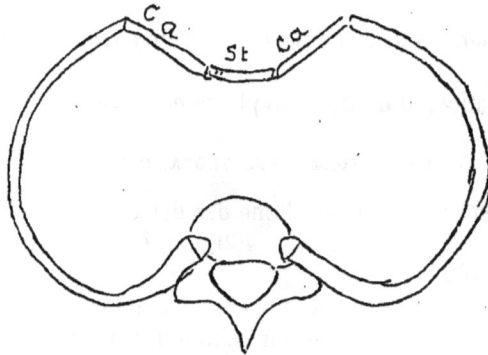

Fig. 462. — Poitrine en entonnoir; St, sternum; Ca, Cartilage costal.

d'ouate, comme s'il s'agissait d'une gibbosité de mal de Pott (voir p. 71). Et l'on arrive ainsi à des résultats excellents, assez rapidement, dans l'espace de 8 à 12 mois en moyenne.

2° Il n'est pas aussi aisé de corriger la *déformation en entonnoir* du thorax (fig. 462 et 463).

Nous avons employé ici, avec quelques résultats, l'usage prolongé des corsets en celluloïd, avec fenêtre, toujours ouverte, au niveau de la dépression.

On enlèvera le corset plusieurs fois le jour, pour faire des exercices respiratoires (p. 334).

Pendant que l'enfant fait des mouvements d'amplification thoracique d'inspiration forcée, on comprime les deux faces latérales du thorax avec les mains à plat. On peut encore ordonner à ces enfants de souffler violemment du cor de chasse ; en un mot, l'on recherche tous les exercices qui effacent un peu ou beaucoup la dépression thoracique.

L'enfant sera couché bien à plat. Parfois, sur l'enfant couché, on peut voir que la déformation s'atténue légèrement, en plaçant un oreiller sous le

Fig. 463. — Thorax en entonnoir.

dos. Si cela est pour le cas particulier de votre malade, usez de ce petit moyen pendant le long repos de la nuit.

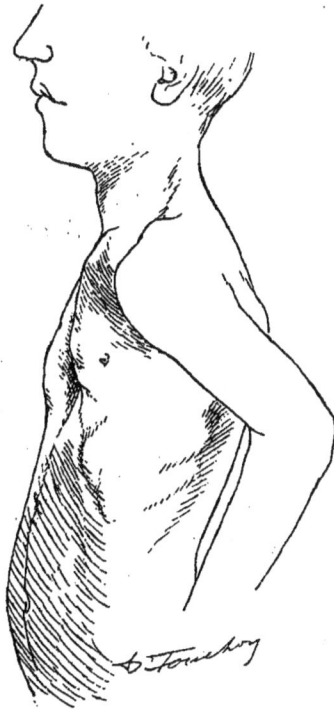

B. Les déviations vertébrales. — Cyphose et scoliose.

Le rachitisme amène quelquefois une cyphose, rarement une lordose, assez souvent (dans 15 cas pour 100 de rachitisme) une scoliose.

La déviation vertébrale peut même être, en certains cas, la seule manifestation osseuse (visible) du rachitisme.

## 1° Cyphose et scoliose des petits enfants de 1 à 6 ans.

### DIAGNOSTIC.

*a.* **Cyphose** (fig. 464). — La cyphose rachitique se distingue d'un **mal de Pott** (voir p. 11 à p. 16) :

1° *Par la forme de la gibbosité* vertébrale qui n'est pas angulaire, comme dans le mal de Pott (voir p. 14), mais arrondie.

2° *Par l'absence de raideur* vertébrale. Le sujet étant couché sur le ventre, si l'on soulève les jambes en arrière (voir fig. 12 et 13, p. 15) la déviation s'efface ici, tandis qu'elle persiste dans le mal de Pott.

3° *Par l'absence de la douleur* à la pression et *l'absence des contractures* des groupes musculaires du voisinage, tandis que cette douleur et cette contracture existent dans le mal de Pott.

4° *Par les antécédents*, et la coexistence assez fréquente de **lésions rachitiques** sur d'autres points du squelette.

*b.* **Scoliose.**

Le **diagnostic de la nature** de la scoliose est facile à faire chez les enfants de 1 à 6 ans, car à cet âge elle est toujours rachitique (fig. 465 et 466).

### TRAITEMENT.

Si ces difformités sont peu marquées, mettez les enfants au repos et faites-les vivre au bord de la mer pendant huit mois ou un an.

Si les enfants ne peuvent pas aller au bord de la mer, ou si ce séjour ne suffit pas à redresser des déviations trop marquées, faites davantage : redressez le rachis et maintenez ensuite avec un plâtre.

On redresse le rachis comme on redresserait un pied bot, en une ou plusieurs séances, avec ou sans chloroforme, par des manipulations, des malaxations dans le sens ou les divers sens voulus. Vous commencerez par une mobilisation de ce rachis,

déjà plus ou moins fixé dans sa position défectueuse. Une fois
cette mobilisation acquise, vous mettez (avec la pression de
2 ou de 4 mains) la colonne vertébrale dans une position cor-

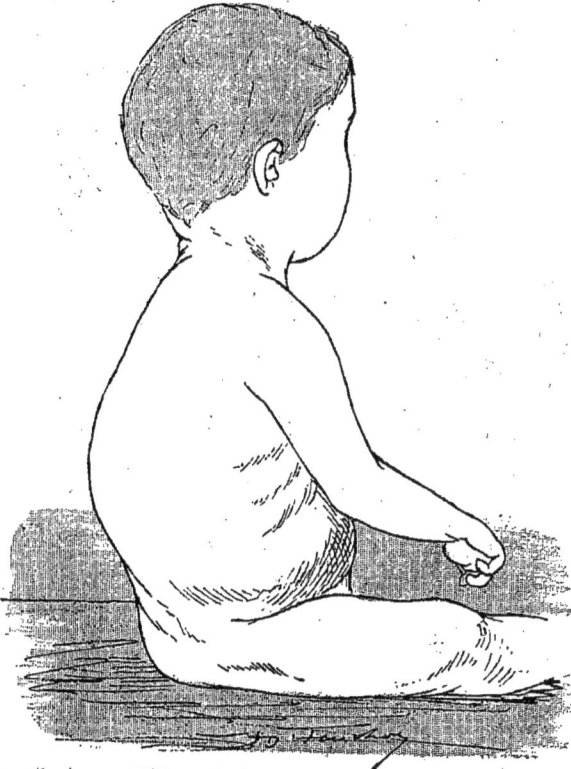

Fig. 464. — Cyphose rachitique : la déformation n'est pas angulaire comme dans
le mal de Pott, mais est arrondie.

rigée, ou partiellement corrigée si vous procédez par étapes. Et
vous maintenez le rachis dans cette position avec un corset
plâtré, soit le grand corset (voir p. 76), ce qui serait le mieux,
soit l'appareil moyen à col officier, lorsque le grand appareil
répugne aux parents.

Vous faites cet appareil dans une extension très modérée du
rachis : l'extension maxima qu'on peut faire sans que les talons
abandonnent le sol (voir p. 55). Que votre appareil soit exact et
précis ; avant la prise du plâtre, retrouvez avec vos mains, par

des pressions faites à travers ce plâtre encore malléable, la correction que vous avez obtenue, et maintenez exactement jusqu'à ce que le plâtre soit pris.

Le lendemain, lorsque l'appareil est bien solide, vous aurez soin d'ouvrir une fenêtre dans tous les points où a porté la pression de vos mains.

Cela est nécessaire; si nous ne faisons pas ces fenêtres, nous

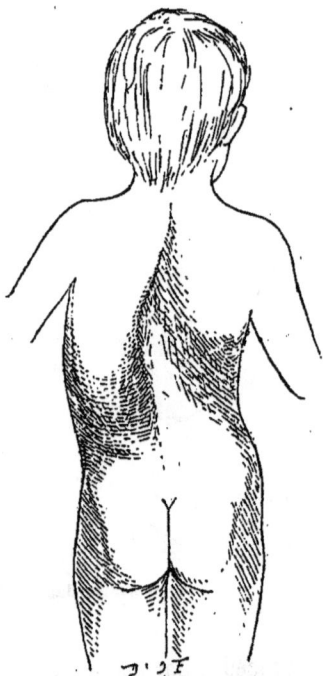

Fig. 465. — Lo plus souvent la scoliose rachitique a (comme ici) sa convexité à gauche.

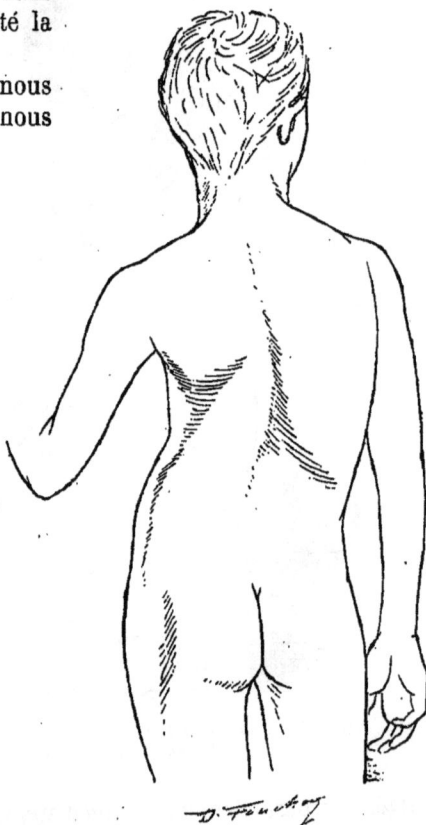

Fig. 466. — La scoliose rachitique du côté droit est plus rare que celle du côté gauche.

aurons des eschares en ces points, et, de plus, nous perdrons quelque chose de la correction. Si nous les faisons, non seulement nous n'aurons pas d'eschare et ne perdrons rien de la correction, mais nous pourrons augmenter celle-ci avec des carrés d'ouate mis en nombre de plus en plus grand dans les semaines qui suivent.

Mais vous avez déjà appris à corriger ainsi les gibbosités du mal de Pott (voir p. 71).

L'enfant gardera le repos dans la position couchée. Mais si les parents vous forcent la main vous pouvez à la rigueur l'autoriser à marcher un peu, par exemple une demi-heure à une heure par jour.

Vous laisserez l'appareil en place pendant huit semaines ; puis vous l'enlèverez pour faire une nouvelle séance de correction, suivie d'un nouveau plâtre, et ainsi de suite, jusqu'à ce que la correction soit satisfaisante, ce qui peut demander huit à douze mois, et même davantage.

Dès que cela est acquis, on peut, à la place du plâtre, appliquer un corset en celluloïd ou en cuir, avec des fenêtres et des volets pour la compression, et l'enfant pourra marcher avec cet appareil.

Le celluloïd a cet avantage qu'on peut l'enlever tous les jours, et même plusieurs fois par jour, pour faire des exercices de redressement et des massages (voir Scoliose, p. 332).

A l'hôpital et pour les enfants peu surveillés de la ville, je conseille de conserver un plâtre inamovible pendant cette période de convalescence.

Avec un très bon traitement général et un traitement local ainsi fait, on arrive à des résultats surprenants dans les déviations dorsales d'origine rachitique.

Je pourrais citer, entre autres, un enfant de 4 ans, Pierre B., de Chaumont, que m'avait adressé mon maître, Jalaguier ; il avait une scoliose si complexe et si grave qu'après examen, je n'osais guère espérer arriver à un résultat quelconque. Pendant un an, la déviation s'est peu améliorée, l'état général de l'enfant restait mauvais, et l'empêchait de supporter les plâtres, d'une façon continue ; — mais, la 2e année, le séjour à la mer a heureusement modifié la nutrition générale, et les appareils ont été tolérés, si bien qu'en 2 ans et 1/2 de traitement à Berck, cette déviation horrible a été complètement effacée.

J'ai vu des résultats presque aussi saisissants dans la généralité des cas.

On peut cependant avoir affaire à une scoliose d'essence particulièrement maligne, mais ceci est l'infime exception, — et je

puis vous promettre que si vous faites avec précision le traitement, vous arriverez à de très belles guérisons, dans la scoliose
rachitique des petits enfants.

2° *Scoliose rachitique des sujets* plus âgés [de huit à vingt
ans] (voir la note de la page 324).

Ce que je viens de dire du pronostic généralement favorable
de la scoliose rachitique, pour qui veut s'en occuper activement
dès la première heure, s'applique **exclusivement aux tout
petits enfants** ; car si ces scolioses rachitiques n'ont pas été
soignées dès leur apparition, si on les a laissées se développer
jusqu'à 10, 12, 15 ans, leur correction est devenue bien difficile
et même presque impossible ; ce sont ces **scolioses rachitiques**
qui formeront plus tard le **contingent des scolioses graves**, des
bosses latérales ; mais il nous faut dire comment, chez un enfant
de dix à quinze ans vous arrivant pour une scoliose, vous reconnaîtrez s'il s'agit de **scoliose rachitique** ou de **scoliose essentielle** de l'adolescence, celle étudiée p. 323 ; elles se **différen-
cient** par un assez grand nombre de caractères.

1° Par la **date d'apparition**. La scoliose rachitique a débuté
dans les 8 premières années de la vie, c'est-à-dire avant l'âge
où l'on va en classe, tandis que la scoliose essentielle, maladie
scolaire, est surtout fréquente de onze à seize ans.

2° Par la **forme clinique** et **anatomique**. La scoliose rachitique a une **courbure unique** ou plutôt paraissant unique, les
courbures secondaires cervicale et lombaire étant situées très
haut et très bas ; le **sommet** de la grande courbure de la scoliose
rachitique répond sensiblement **au milieu du rachis** ; tandis que,
dans la scoliose essentielle, la courbure, lorsqu'elle est unique,
est à plus petit rayon et son sommet répond soit au dos, soit aux
lombes et, plus tard, lorsqu'il existe 2 courbures, l'une est franchement dorsale, l'autre franchement lombaire, et elles ont souvent une importance sensiblement égale.

3° Nous l'avons déjà dit, par leur **pronostic très différent**.
La scoliose rachitique est de par son essence et son ancienneté
beaucoup plus maligne et plus grave que la scoliose « essentielle ».

Les grandes déformations, les gibbosités latérales en côtes de
melon, les torsions et affaissements du tronc, ce qui fait en un

mot les **scolioses malignes**, appartiennent **presque exclusivement au rachitisme vrai**. Ici, les os sont éburnés, les articulations déjà plus ou moins ankylosées, ce qui ajoute encore à la difficulté du traitement.

Ce traitement est comme celui de la scoliose du 3. degré (voir p. 354) ; il s'agit ici, en effet, de scoliose du 3ᵉ degré. D'abord un traitement gymnastique pour mobiliser le rachis, puis des séances trimestrielles de redressement forcé suivies de l'application d'un grand appareil plâtré.

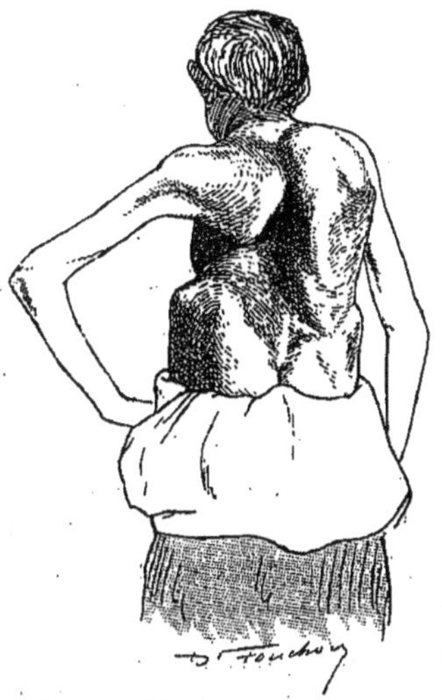

On garde ces appareils sévères jusqu'à la fixation du rachis dans une attitude acceptable. Ces traitements demandent de deux à trois ans avec le séjour au bord de la mer. Il est donc comparable à celui d'un mal de Pott.

Mais encore une fois gardez-vous d'entreprendre le traitement de ces scolioses malignes contre lesquelles nous sommes encore si mal armés et dont on[1] a pu dire avec tant de justesse : « Depuis que la luxation congénitale a cessé d'être l'opprobre de la chirurgie, ce titre revient de droit aux vieilles scolioses rachitiques. »

Qu'en présence de ces mauvais cas (voir fig. 467), qui ne leur vaudraient que des déboires, les praticiens sachent se souvenir à propos qu'il existe quelque part des spécialistes à qui on peut les « passer »....

Fig. 467. — Scoliose rachitique invétérée (3ᵃ degré).

1. Le Dʳ Bergugnat.

# CHAPITRE VII

## GENU VALGUM (OU VARUM) DES ADOLESCENTS
## COXA VARA DES ADOLESCENTS

C'est à dessein que nous étudions ces difformités immédiate-ment après le rachitisme, auquel elles se rattachent par plus d'un lien, si tant est qu'elles ne se confondent pas avec lui.

Il y aurait beaucoup à dire sur ce point; mais nous voulons nous garder ici de toute discussion pathogénique et nous retien-drons simplement, de cette parenté, qu'en présence du genu valgum et de la coxa vara des adolescents, nous aurons à faire, comme pour les déviations rachitiques, en dehors du traitement local de la difformité, un **traitement général** : a. *alimentaire* (lait, œufs, etc.); b. *climatérique* (séjour au bord de la mer, si possible); c. *médicamenteux* (huile de foie de morue, iode, phos-phates et phosphore sous toutes les formes).

Ce traitement général, vous le connaissez; mais le **traitement local** est lui-même bien connu de vous, après ce que nous avons dit du genu valgum et de la coxa vara des petits enfants.

### 1° Genu valgum (ou varum).

La déformation existe d'un côté ou des deux. Reportez-vous à la page 362, où nous avons indiqué la conduite à suivre. — Comme chez les petits enfants, la correction s'obtient soit par le redressement simple du genou, soit par l'**ostéotomie** sus-con-dylienne.

**De ces 2 traitements, lequel choisirez-vous?**

Si vous êtes quelque peu chirurgien, faites l'ostéotomie, opération bénigne et simple et *plus expéditive*, dont le manuel opératoire a été indiqué à la page 373.

Mais si vous, ou les parents, tenez à éviter « ce trou à la peau » et l'effusion d'une goutte de sang, vous le pouvez; on peut arriver au **redressement** par de simples manœuvres orthopédiques, à cet âge, comme chez les petits enfants; il suffit d'y mettre un peu plus de temps.

Et de même que chez les petits enfants, si les parents exigent de vous un traitement n'entraînant pas l'impossibilité de marcher, vous pourrez l'accorder, parce que la guérison s'obtiendra malgré la marche, à la condition d'y mettre le temps supplémentaire voulu. En ce cas, pour permettre la marche, vous arrêtez votre plâtre en haut, au bord supérieur du grand trochanter, et en bas, au niveau des malléoles (voir fig. 439).

En cas de **genu varum**, on fait un traitement analogue en sens inverse.

### 2° COXA VARA DES ADOLESCENTS.

Nous avons parlé, page 382, de la coxa vara des petits enfants.

D'après les auteurs allemands cette difformité serait surtout observée chez les jeunes gens se livrant aux travaux des champs, d'où le nom de Baüerbein par opposition à celui de Backerbein (jambe de boulanger) donné par eux au genu valgum des adolescents: cependant je dois dire que, pour mon compte, je n'ai eu l'occasion de l'observer que chez de jeunes citadins, allant encore en classe. J'ajoute que cette difformité est très rare en France, si j'en crois mon observation. Je n'en ai pas vu dix cas en 16 ans, tandis que les Allemands disent la rencontrer assez souvent.

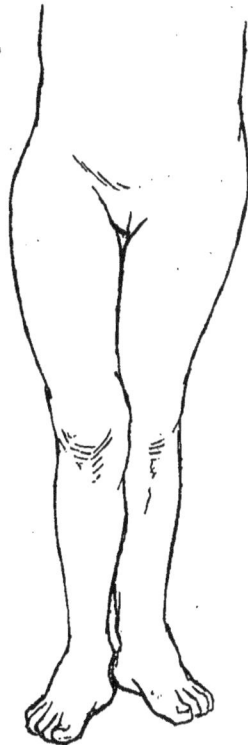

Fig. 468. — Attitude dans la coxa vara, adduction et rotation externe.

L'attitude des membres inférieurs, dans la coxa vara, est

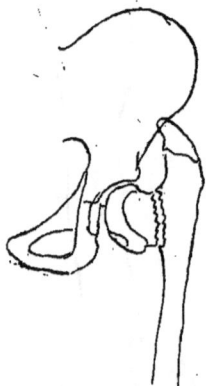

Fig. 469. — Un cas très grave de coxa vara (d'après la radiographie d'un de
nos malades de 14 ans).

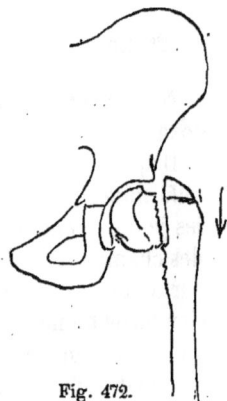

Fig. 470.          Fig. 471.          Fig. 472.

Fig. 470. — 1er temps de l'opération : séparation du côté de la diaphyse.
Fig. 471. — 2e temps : avivement de la face interne du grand trochanter.
Fig. 472. — 3e temps : traction de la diaphyse et mise au contact du col et de
la face avivée du grand trochanter, puis appareil plâtré.

caractérisée par une tendance à l'adduction des cuisses et à la
rotation en dehors (fig. 468).

Le **1er signe** peut être l'apparition d'une douleur à l'occasion d'un traumatisme insignifiant, ou un sentiment de lassitude dans les jambes; mais plus habituellement le 1er signe est ici, comme chez les petits enfants, une **défectuosité de la marche**, défectuosité qui progresse insensiblement pour aboutir à une vraie boiterie. Dans les cas avancés, on voit ces malades vaciller, *se dandiner et canarder*, si bien que l'on pense soit à une coxalgie, au début, soit à une luxation congénitale de la hanche méconnue jusqu'alors, soit même à une luxation acquise, dans le cas où le sujet rapporte l'origine de la boiterie à une chute ou à un traumatisme.

Le **diagnostic** se fera d'avec ces 2 maladies, comme chez les petits enfants, soit par les seuls signes cliniques (v. p. 382), soit par les rayons X.

Le traitement.

A. *Traitement général* anti-rachitique.

Fig. 473. — Opération faite dans un de nos cas. Le résultat fonctionnel a été très bon.

B. *Traitement local* :

*a.* Pour les cas légers, le repos et l'extension en abduction pendant 5 à 6 mois.

*b.* Pour les cas un peu plus prononcés, on y ajoute le brassage ou même la ténotomie des adducteurs de la cuisse à peu près toujours rétractés. Et l'on arrive ainsi en quelques mois à effacer presque entièrement la défectuosité de la marche.

*c.* Mais, dans les cas très accentués (voir fig. 469), il n'y a guère à espérer une guérison fonctionnelle complète, — et les traitements sont un peu incertains.

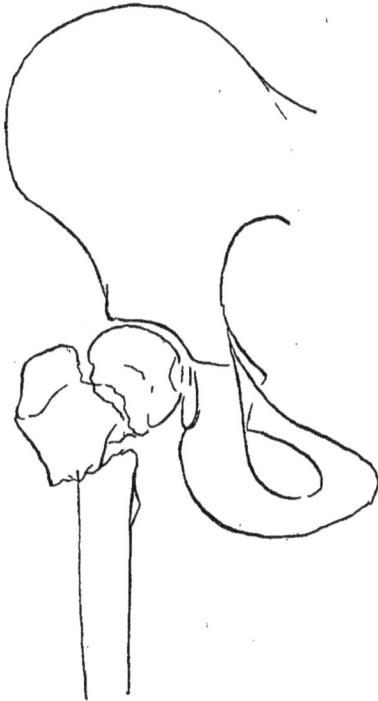

On a proposé l'ostéotomie sous-trochantérienne, et des résections diverses, et même la résection de la hanche!

Voici ce que nous avons fait dans un cas très grave : 1º la section de l'os au ras du col (fig. 470), 2º l'avivement de la face interne du grand trochanter (fig. 471) et 3º la traction du fémur jusqu'à adaptation de cette face avivée et de la face externe du col (fig. 472). Suture de la peau au catgut (avec drainage), et immobilisation pendant 3 mois dans un grand plâtre allant de l'ombilic aux orteils.

On enlève le drain au 6ᵉ jour par une petite fenêtre pratiquée dans l'appareil.

Faut-il dire que le plâtre doit être ici particulièrement précis sans quoi les 2 fragments glisseront l'un sur l'autre et la jambe remontera.

La dernière bande roulée (tandis que les aides continuent la traction), avant la prise du plâtre, on y creusera avec les doigts une rigole profonde, au-dessus du trochanter, pour bien caler celui-ci. Dans le même but le fémur sera mis dans l'abduction maxima compatible avec la coaptation des fragments.

On pourrait aussi fixer ces fragments avec une cheville d'ivoire ou bien avec une vis métallique.

# CHAPITRE VIII

## TARSALGIE DES ADOLESCENTS OU PIED PLAT DOULOUREUX

### A. Diagnostic.

Avant d'exposer le traitement, nous devons dire un mot du diagnostic; c'est nécessaire, puisque, sur 7 tarsalgies que nous avons vues depuis 6 mois, 3 nous sont venues avec des erreurs de **diagnostic**, commises par des médecins, pourtant instruits.

La première a été prise pour 'du **rhumatisme**, la deuxième pour une **arthrite tuberculeuse**, la troisième pour une **luxation du pied** en dehors, ce qui est difficile à concevoir au premier abord, mais qui s'explique dans une certaine mesure par la contracture invraisemblable en ce cas (comme nous n'en avions jamais vu) des péroniers et de l'extenseur commun des orteils qui avaient tiré le pied en dehors, en valgus, au point de simuler presque un véritable déboîtement.

Dans les deux autres cas, c'est l'impotence, c'est l'endolorissement du pied qui avaient fait penser au rhumatisme et à une tumeur blanche.

Trois erreurs sur sept cas, c'est beaucoup ! Et cependant le diagnostic exact importe ici au plus haut point, car s'il s'agit d'une **arthrite tuberculeuse** (c'est la **confusion faite ordinairement**), il faut mettre le sujet au repos, pour au moins un an; s'il s'agit de tarsalgie, le malade, au contraire, peut et doit marcher aussitôt le pied redressé, presque séance tenante, et la guérison sera acquise dans deux mois.

Vous devinez les désagréments auxquels on s'expose en méconnaissant la véritable nature du mal.

A quels signes peut-on reconnaître la tarsalgie ?

1° *A l'âge* des malades, — qui sont[1] des adolescents. Ainsi donc, en présence d'un pied douloureux chez un sujet de dix à

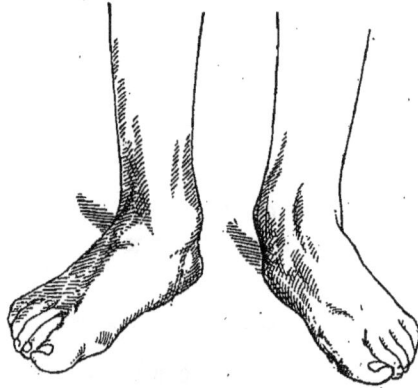

Fig. 474. — Pieds plats valgus : on voit sur cette figure l'abduction en masse du pied et l'aplatissement de la voûte plantaire. Saillie du scaphoïde sur le bord interne.

vingt ans, *il faut toujours penser à une tarsalgie possible* et vérifier la valeur de ces présomptions.

2° *Aux caractères de la douleur,* — qui est survenue, d'ordi-

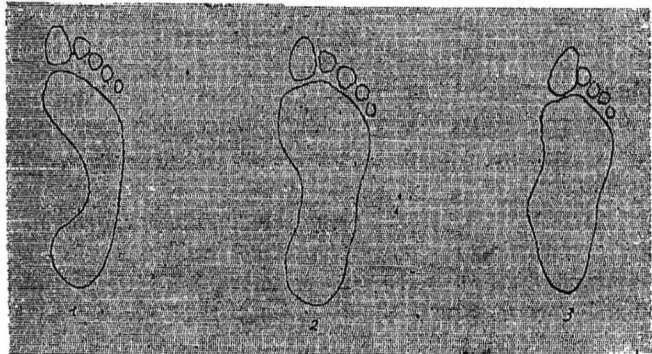

Fig. 475. — 1, Empreinte de pied normal ;
2 et 3, Pieds plats valgus à deux stades différents.

naire, après une marche un peu longue et qui a disparu complètement par le repos de la nuit ; depuis elle reparaît à de certains

1. Presque toujours.

jours lorsque le malade se fatigue, et ne se montre pas dans le cas contraire. Cette douleur était au début une sensation de crampe dans le mollet et le pied; plus tard, cela peut devenir une douleur angoissante d'écartèlement du pied allant jusqu'à l'impossibilité de faire un pas.

3° *A la forme du pied*. Il faut regarder (fig. 474) le pied nu, sur le sujet debout.

*a*. **Le pied est plat**, il n'a pas de voûte; il pose sur le sol par la totalité de la plante (fig. 475); le bord interne est convexe en dedans, le sommet de la convexité, c'est-à-dire la partie la plus saillante, est formé par la tête de l'astragale et le scaphoïde qui arrivent parfois à toucher le sol.

Le bord externe est au contraire presque concave.

*b*. Le pied est en masse déjeté en dehors, en valgus : cela se remarque surtout sur le pied vu par derrière; l'axe de la jambe tombe bien en dedans du milieu du talon (fig. 476).

*c*. Sous l'influence de la position debout, le pied se violace, présente des varicosités et parfois se couvre de sueurs.

4° *A la palpation du pied*, qui est négative au début, on ne trouve ni fongosités, ni douleurs à la pression des os. A une période avancée, le

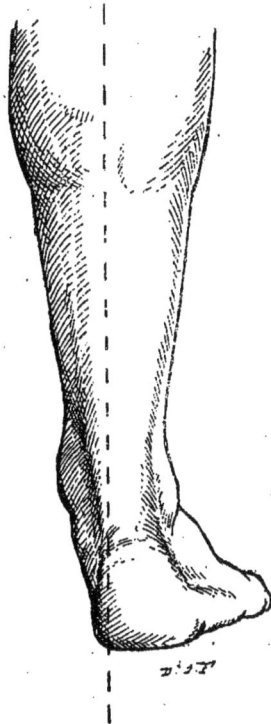

Fig. 476.— Pied plat vu du dos: l'axe de la jambe tombe en dedans du talon.

pied peut être gonflé, c'est vrai, mais c'est un œdème uniforme, il n'y a pas de collerette ni de points fongueux sur le trajet des synoviales articulaires comme dans l'arthrite tuberculeuse; il peut y avoir aussi, à ce moment, une douleur à la pression des os, mais c'est presque toujours une douleur localisée à la partie interne de l'articulation astragalo-scaphoïdienne (fig. 477). Et le diagnostic sera facile même en ce cas, grâce aux antécédents, à la forme du pied et à l'absence de fongosités.

CALOT. — Orthopédie indispensable.                    26

5° *A ce que les deux pieds sont très souvent pris* (v. fig. 474), quoique à des degrés inégaux. Le malade ne parle que d'un des pieds, celui qui le fait souffrir le plus. C'est à vous de penser toujours à examiner l'autre; obligez le malade à se souvenir s'il n'a pas souffert aussi un peu de celui-ci.

6° A ce qu'on retrouve souvent la *même conformation* du pied chez *d'autres personnes de la famille*, sans qu'il existe de douleurs dans tous les cas.

Il nous faut remarquer cependant qu'un enfant avec un pied

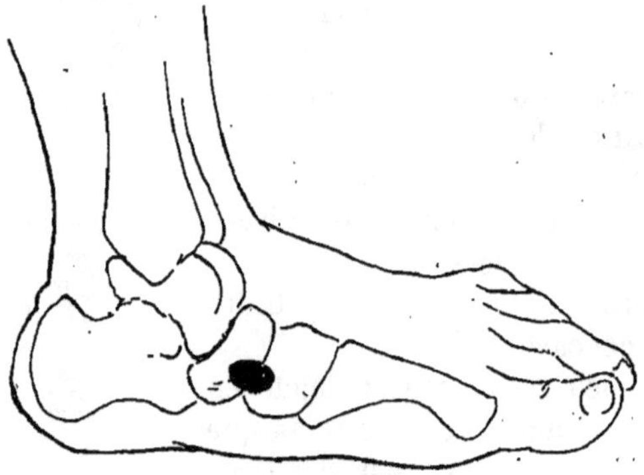

Fig. 477. — Le point douloureux siège, presque toujours, sur la partie interne de la médio-tarsienne. Ici, il est un peu en avant.

plat a le droit tout comme un autre de « faire » une arthrite tuberculeuse; mais on retrouvera alors les signes des deux maladies superposés.

Au total et pour les cas ordinaires, les éléments du diagnostic se trouvent renfermés dans la dénomination synonyme de la tarsalgie, à savoir *pied plat valgus douloureux des adolescents*; tout y est :

a. pied **plat**,

b. et **valgus**,

c. avec des **douleurs**,

d. chez des sujets de **10 à 20 ans**.

## B. Traitement.

Le diagnostic fait, quel sera le traitement? Cela dépend de la variété ou plutôt de la forme clinique de la tarsalgie.

On peut distinguer **deux formes**, l'une **légère** et l'autre **grave**, qui correspondent d'ordinaire à deux périodes différentes de mal.

*Dans la première*, il s'agit d'un commencement d'affaissement du pied sous la pesée du corps ; la douleur n'existe qu'à la marche et même seulement dans les marches un peu longues.

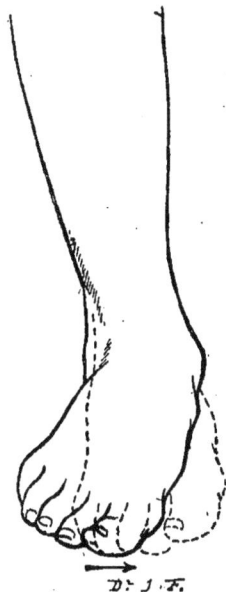

Fig. 478. — Correction de l'abduction. Le pied est porté en masse en dedans, dans le sens de la flèche ; on voit en pointillé le tracé du pied redevenu normal.

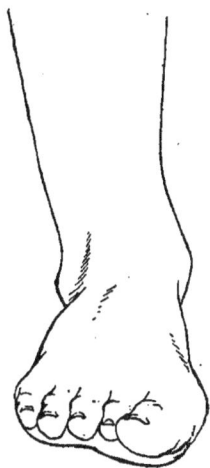

Fig. 479. — Pied plat vu de face : abaissement du bord interne.

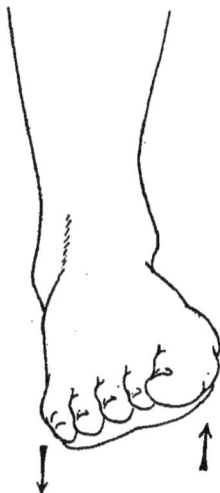

Fig. 480. — Le bord interne est relevé, le bord externe abaissé dans le sens des flèches.

*Dans la deuxième*, il y a une arthrite inflammatoire secondaire, une contracture des muscles péroniers et extenseur commun, le pied est douloureux au repos et à la pression ; il est fixé en valgus, et résiste « comme du bois » si l'on essaie de le porter en varus, et cet essai est très douloureux.

L'impotence est complète ou presque complète.

Quelle que soit la forme de la tarsalgie, le principe rationnel de tout traitement est de *changer la statique du pied*, de *le ramener à la forme normale* et de *l'y maintenir*.

Traitement de la première forme (forme légère).

*a*. On masse le pied une ou deux fois par jour, on le porte en

Fig. 481. — Les pouces sont placés au niveau du tubercule du scaphoïde ; les autres doigts de la main droite embrassent la face externe du calcanéum ; laisser ceux de la main gauche à la partie antérieure du bord externe du pied. Les pouces servant de point d'appui, on fait basculer les deux mains pour cintrer le bord interne du pied.

correction ou plutôt hypercorrection, en une séance de

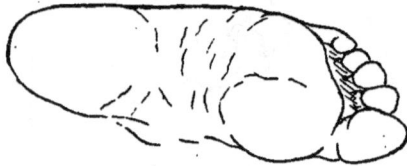

Fig. 482. — Pied plat vu sur sa face plantaire.

10 minutes, avec des manipulations inverses de celles qu'on fait

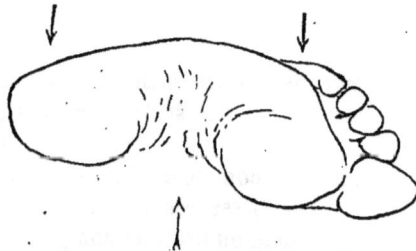

Fig. 483. — Schéma de la manœuvre de la fig. 481.

pour le pied bot congénital ordinaire en varus (fig. 478, 479,

480, 481, 482, 483, 484, 485). Vous apprenez aux parents à faire ces manipulations.

*b.* On fait porter au malade une chaussure à bord interne plus relevé de 2 centimètres, avec une légère voussure au niveau de la voûte pour refaire celle-ci (fig. 486).

Cela suffit dans les cas très légers et le malade peut continuer tranquillement sa vie ordinaire.

Si cela ne suffit pas, on adapte à sa chaussure notre semelle à levier, de la manière ici figurée (fig. 487, 488,

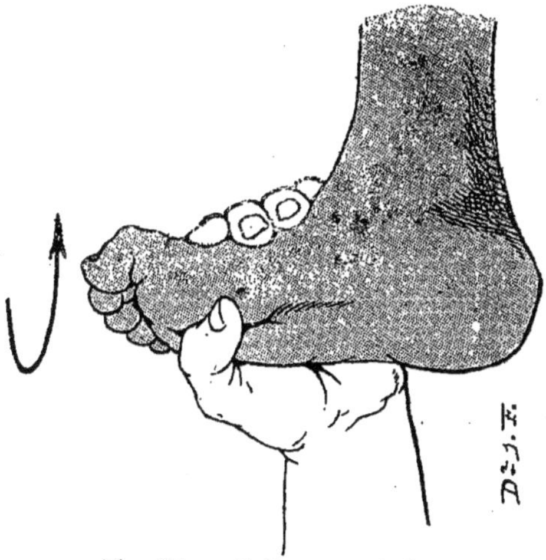

Fig. 484. — Relèvement du bord interne du pied.

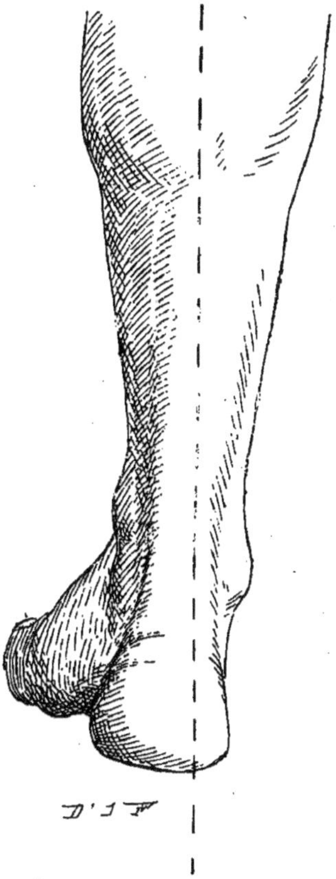

Fig. 485. — Pied corrigé : comparer avec fig. 476. Axe sur le bord externe du talon.

489, 490). Grâce à cette chaussure, le malade redevient tout de suite capable de marcher comme un sujet normal; il faut même qu'il marche, car en marchant il façonne son pied plus vite qu'en restant au repos.

Après six mois à un an, on peut revenir aux chaussures ordinaires en leur donnant simplement un rebord interne de 1 centimètre plus haut que l'externe.

### Traitement de la deuxième forme ou forme grave
### de la tarsalgie.

Le pied est impotent et douloureux, fixé en valgus.

Si l'on veut le façonner, le malade pousse des cris, et cependant *il faut* le façonner. — Voici comment l'on y arrive.

A. **Avec chloroforme.** — Il y a un moyen bien aisé et bien

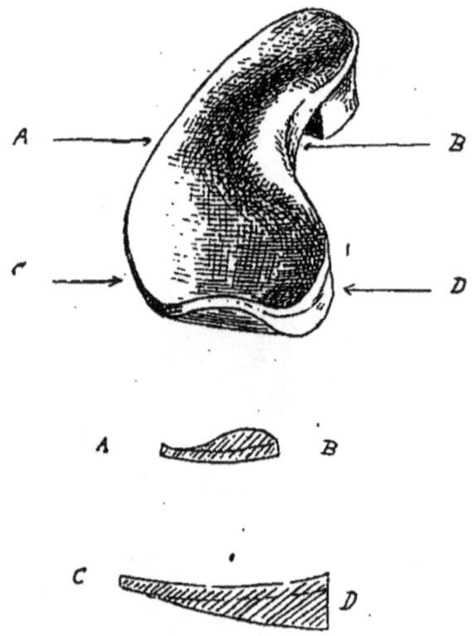

Fig. 486. — Semelle de la chaussure pour pieds plats valgus. Elle est fortement cintrée sur son bord interne : la semelle et le talon beaucoup plus épais en dedans qu'en dehors ; au niveau de la cambrure du pied elle porte un bourrelet mousse, destiné à surélever le bord interne du pied (voir aussi fig. 500 *bis*).

expéditif d'y réussir : c'est d'endormir le malade pendant cinq à dix minutes pour mettre le pied en varus, en adduction, de manière que le bord interne soit concave et relevé, et puis de le fixer, aussitôt, dans un plâtre (fig. 491, 492) avec lequel le sujet va pouvoir marcher dès le lendemain.

B. **Sans chloroforme.** — Même au cas où les parents ne veulent ni du chloroforme, ni du plâtre, vous pouvez arriver encore à la guérison ;

1° *Vous allez pouvoir redresser le pied* en vous conduisant comme en présence d'une entorse très douloureuse ; vous allez

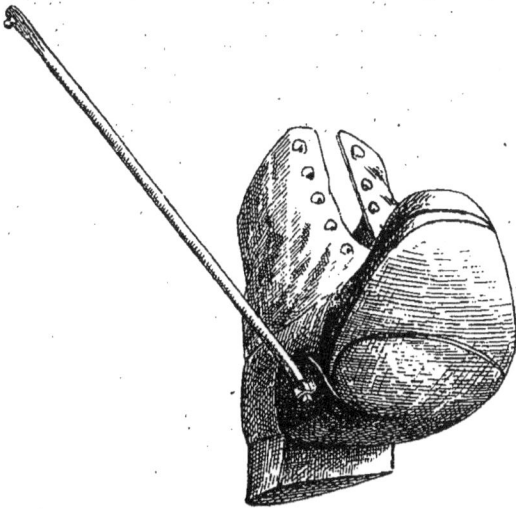

Fig. 487. — Notre semelle à levier adaptée à un soulier (vue par la plante).

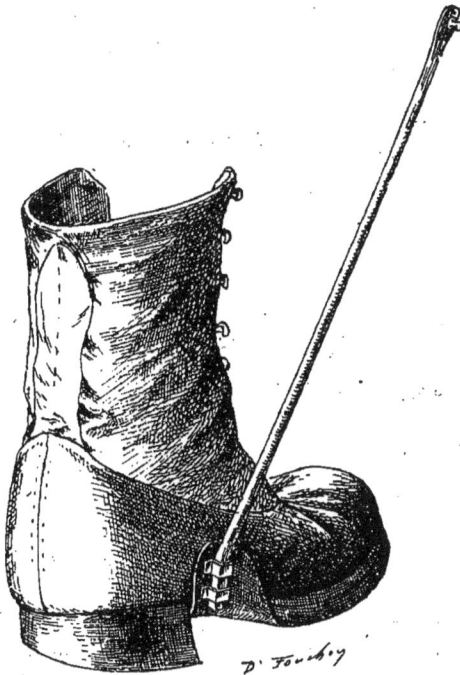

Fig. 488. — Notre semelle à levier vue par la face interne.

masser ce pied, d'abord très doucement, l'effleurant à peine,
pendant plusieurs minutes, pour émousser et endormir sa sensibilité et faire céder ses spasmes; puis vous allez un peu moins
doucement, puis plus vigoureusement et, après quinze minutes,
vous pourrez, sans douleur (ou avec des douleurs infimes, très
supportables pour le malade), le malaxer, le façonner et le mettre

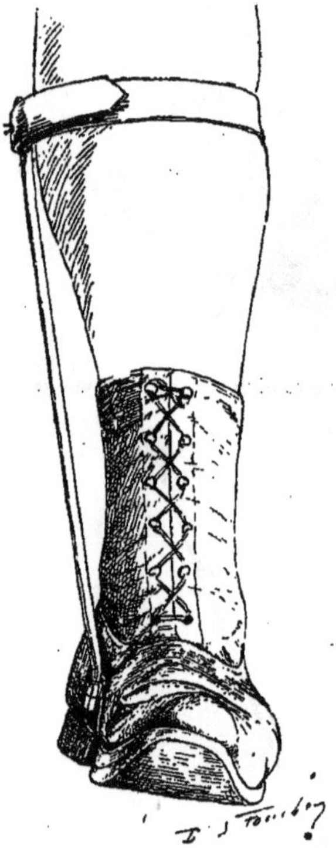

Fig. 489. — Notre appareil appliqué.

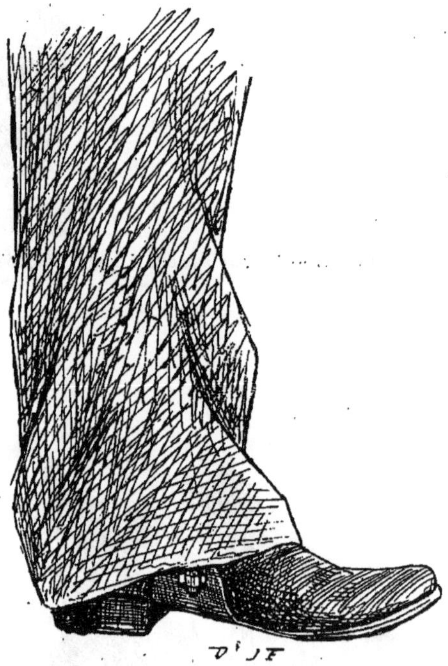

Fig. 490. — Le pantalon masque
la présence du levier.

en varus du premier coup, ou tout au moins en position presque
correcte, remettant au lendemain ou au surlendemain, à la 3ᵉ
ou à la 4ᵉ séance, d'obtenir l'hypercorrection en varus.

Vous pouvez faire deux séances de massage par jour.

2° *Pour maintenir le pied.* — Vous allez, à la fin de chaque
séance, le fixer avec notre semelle à levier que voici figurée
(fig. 493 à fig. 500) et, dès le 2ᵉ ou 3ᵉ jour, le malade va pouvoir

*marcher* avec cette semelle à levier, mise dans une chaussure
« avantageuse », marcher comme il le ferait avec un appareil

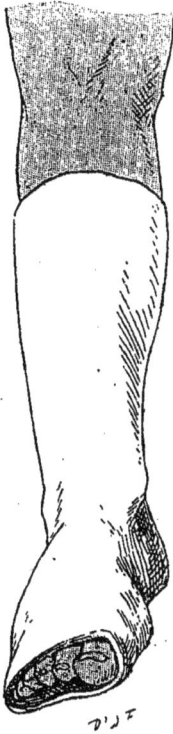

Fig. 491. — Après les manœuvres de correction, on met un
appareil plâtré maintenant le
pied en hypercorrection; cet
appareil ne doit laisser libre
que le bout des orteils.

Fig. 492. — Plâtre vu de dos : on renforce
avec un coin de plâtre le bord interne
de la semelle, pour que la face plantaire
soit perpendiculaire à l'axe de la jambe
et posé bien à plat sur le sol (pour faciliter la marche).

plâtré. Le plâtre a cet avantage qu'on n'a plus besoin d'y toucher
de six semaines. — Par contre, la semelle à levier agrée souvent

davantage aux familles ; elle peut être changée à volonté ; on

Fig. 493. — Construction de notre semelle à levier : on place le pied sur une
feuille de papier et on trace son contour avec un crayon.

refait une nouvelle séance de massages tous les 2 ou 3 jours ;

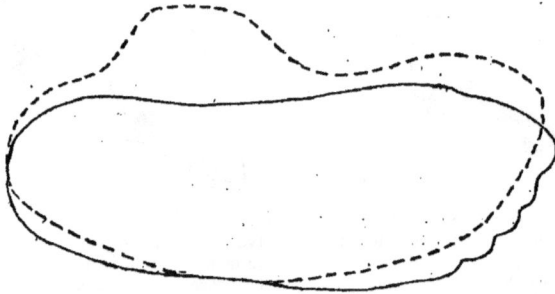

Fig. 494. — En traits pleins le tracé du pied. En pointillé le tracé suivant lequel
sera découpée la semelle de fer du levier-chaussure.

dans l'intervalle des séances, le malade garde cette semelle
(c'est-à-dire jour et nuit) pour arriver à façonner son pied.

Après les six semaines, on supprime le plâtre où le levier-chaussure et on les remplace par un soulier ordinaire à bord interne relevé et à voûte légère ; à ce soulier est adapté un levier de la manière figurée ici. Avec un pantalon « à pattes d'éléphant », ou simplement un peu large, et mieux encore avec des guêtres, on cache très bien la partie inférieure du levier.

Le malade conserve cette chaussure, dans les cas graves, un

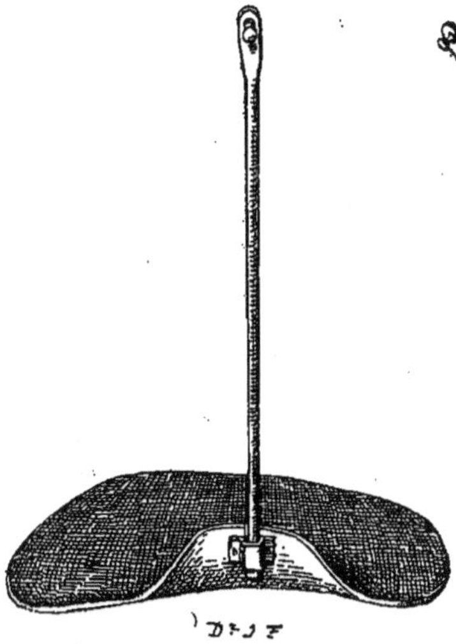

Fig. 495. — Vue par sa face interne. 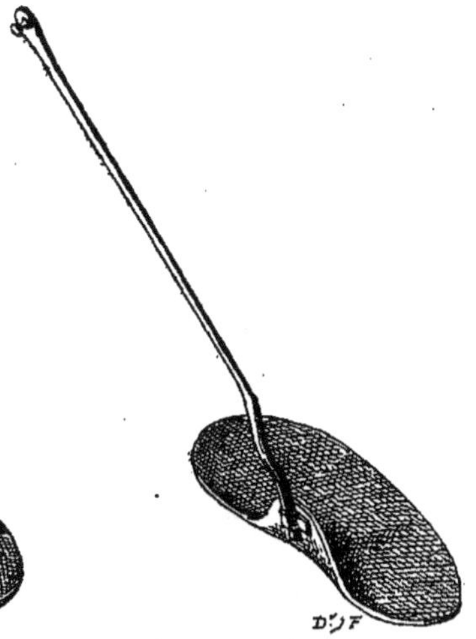     Fig. 496. — Par sa face postérieure, de 3/4.

à deux ans pour façonner son pied (mais avec ce tuteur si commode il va et vient comme un sujet normal).

Pendant les années qui suivent, le malade portera au besoin un soulier un peu relevé en dedans.

Et c'est tout. Voyez comme le traitement est simple et précis.

On vous avait apporté, en certains cas, un individu complètement impotent, depuis plusieurs mois. Presque instantanément, séance tenante, ou du moins le lendemain, vous l'avez débarrassé de toutes ses douleurs et le voilà redevenu capable de marcher autant qu'il le veut.

Et ce petit miracle, vous l'obtenez à tous coups, car tous les cas sont justiciables de ce traitement.

## Valeur des opérations sanglantes?

Mais alors, les opérations sanglantes, pour les cas graves, les opérations d'Ogston, de Vogt, de Trendelenburg... c'est-à-dire les résections cunéiformes osseuses, les ablations de l'astragale, etc.??... — Je n'en fais plus.

Autrefois, je traitais les tarsalgies invétérées, la scie ou le

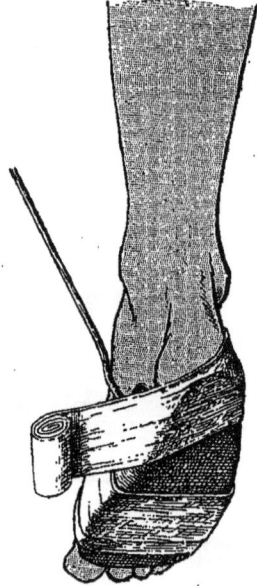

Fig. 497. — Application. On fixe d'abord l'avant-pied par quelques tours de bande Velpeau. Le talon dépasse en dehors l'extrémité de la semelle.

Fig. 498. — Un jet de bande force le talon à se porter en dedans, sur la semelle. le bord interne du pied se trouve ainsi cintré.

ciseau à froid à la main, comme tous les chirurgiens. Aujourd'hui, je traite ces mêmes cas graves par le façonnage vigoureux du pied, avec ou sans chloroforme, suivi de l'application d'un plâtre ou d'une semelle à levier, et je les guéris, non pas seulement aussi bien, mais certainement beaucoup mieux que par mes opérations sanglantes d'autrefois. Je n'ai pas vu, depuis 6 à 7 ans, une seule tarsalgie qui ait résisté à ce traitement.

Ce **traitement**, outre son admirable **efficacité**, présente cet

Fig. 499. — Le pied est intimement fixé sur la semelle.

Fig. 500. — Le levier ramené contre le mollet relève le bord interne du pied et remet celui-ci en adduction.

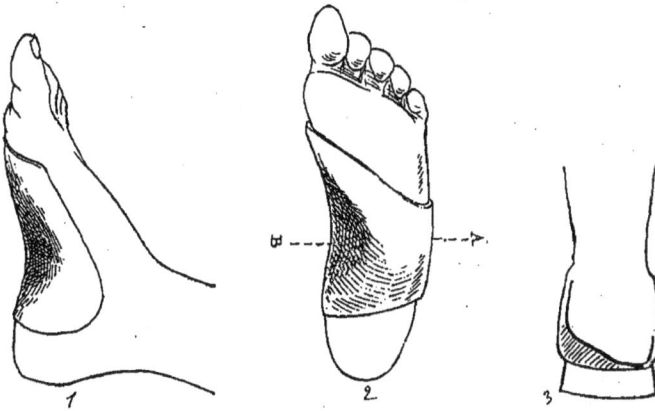

Fig. 500 bis. — Simple semelle d'acier (dans la chaussure) qui suffit pour le pied plat bénin *au début* : 1, face interne; 2, face plantaire; 3, coupe de la chaussure munie de la semelle (suivant AB de la fig. 2).

avantage précieux qu'il est **très** simple et peut être fait partout, par chacun de vous.

# CHAPITRE IX

## PARALYSIE INFANTILE

Avant d'aborder le traitement de la paralysie infantile nous voulons dire ce qu'il faut savoir d'électricité 1º pour faire le **diagnostic** de l'état des muscles malades, 2º pour **combattre** l'**atrophie musculaire**, — d'autant que ces notions ne nous ont paru exposées nulle part avec la précision et la clarté voulues [1].

On utilise dans ce but les courants galvaniques ou continus et les courants faradiques ou induits.

**Appareils employés**. — Les courants galvaniques sont fournis par une batterie de piles de 30 éléments (fig. 501 *bis*) que livrent les constructeurs avec ses accessoires nécessaires, tels que : collecteur ou rhéostat pour graduer le courant, milliampèremètre pour le mesurer, interrupteur et renverseur pour l'établir, l'interrompre, modifier le sens du courant; plaques d'étain et tampons garnis de feutre ou de peau de chamois servant à l'appliquer sur le malade, et des fils souples pour établir les connexions.

Les courants faradiques sont fournis par une bobine d'induction (fig. 502), munie d'un trembleur réglable et alimentée par une pile. Le flux d'induction peut être augmenté ou diminué à volonté : la bobine induite doit être à gros fil.

**Mode d'emploi**. — Les plaques sont imbibées d'eau chaude. L'une, très grande, de 100 à 150 cq., appelée électrode indifférente parce qu'elle ne sert qu'à fermer le circuit électrique, est appliquée vers le milieu du dos du malade s'il s'agit d'une paralysie des membres inférieurs, sur la nuque s'il s'agit des membres

---

1. Ces quelques pages ont été rédigées par notre ancien assistant le Dʳ Bergugnat, d'Argelès-Gazost, qui est un électricien particulièrement compétent.

supérieurs. Elle reste fixe pendant toute la durée de la séance ; l'autre, plus petite, de forme olivaire ou sphérique, appelée électrode active, est posée sur les muscles à électriser et déplacée suivant les besoins. On établit les connexions avec les bornes de la bobine d'induction ou avec les pôles de la batterie en ayant soin d'établir le courant *progressivement*, et quand il s'agit de courant continu en déterminant *exactement le sens du courant*,

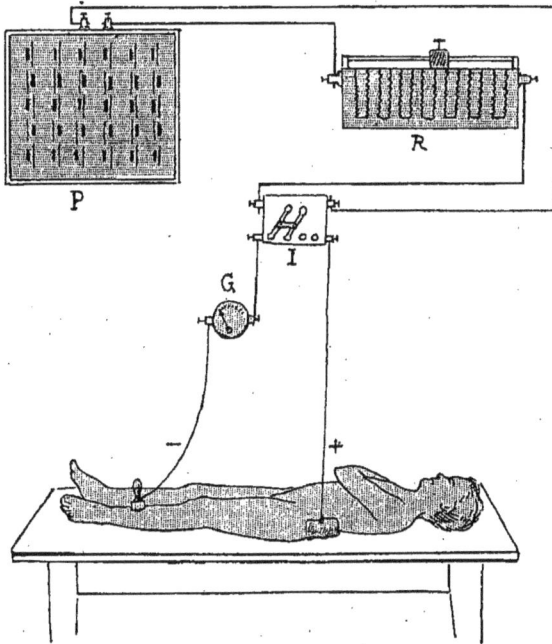

Fig. 501. — Schéma d'un appareil à courant continu et connexions nécessaires pour application au malade. Le rhéostat permet de graduer le courant.
P, batterie de 30 éléments ; R, rhéostat ; I, interrupteur inverseur ; G. Galvanomètre.

l'électrode active étant selon le cas positive ou négative et n'ayant pas les mêmes effets. La seconde électrode est quelquefois représentée, pour l'électrisation d'un membre, par un baquet d'eau où plonge la main ou le pied (fig. 503).

**Exploration de la contractilité musculaire.** — Pour ceci la mesure des courants employés doit être précise et il faut bien localiser l'électrode active sur les points moteurs des muscles.

**A l'état normal**, le courant faradique produit des secousses musculaires pendant le passage du courant, plus ou moins fortes selon son intensité : une série de contractions isolées et répétées si les interruptions sont assez lentes, une contraction soutenue si les vibrations du trembleur sont rapides.

Le courant galvanique, qui a des effets profonds sur la nutrition des muscles et favorise leur développement, provoque des

Fig. 501 *bis*. — Modèle de boîte portative avec collecteur.
G, galvanomètre ; C, collecteur ; P, Piles.

fourmillements, des brûlures sur la peau aux points de contact, des électrodes ; *mais si le courant a été établi progressivement sans à-coups et diminué de même, il n'y a pas de contraction musculaire pendant le passage du courant. Au contraire, si on interrompt brusquement le courant et si on le rétablit aussi brusquement, le muscle reçoit à la rupture et à l'arrivée du courant un choc* galvanique auquel il répond par une *contraction vive, brusque, immédiate.* Cette contraction est variable selon l'intensité du courant, la direction, c'est-à-dire le signe du pôle excitateur, et selon la nature du choc galvanique reçu (ouverture ou fermeture du circuit). Il *existe un rapport normal dans l'ordre d'apparition des contractions quand le courant est successivement porté de 1, 2, 3 jusqu'à 20 mil-*

*liampères* et dans leur force pour une même intensité de courant. A 1 ou 2 milliampères, la contraction de fermeture apparaît si

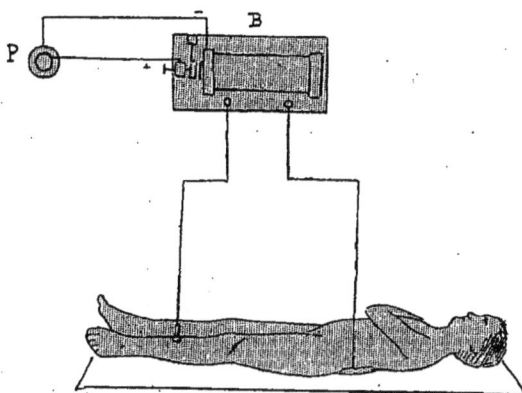

Fig. 502. — Schéma d un appareil pour courant faradique et connexions.
P, Pile; B, Bobine de Ruhmkorff.

l'électrode active est négative; à 3 milliampères, c'est la contrac-

Fig. 502 *bis*. — Appareil à induction portatif. — Lorsqu'on tire la tige suivant la flèche le courant augmente. — B, bobine de Ruhmkorff; T, trembleur; V, vis du trembleur; T I, Tube intermédiaire.

tion de fermeture avec l'électrode positive; à 3 ou 4 milliampères, on peut constater la contraction de rupture avec l'électrode posi-

CALOT. — Orthopédie indispensable.                    27

tive; avec l'électrode négative la contraction de rupture ne se montre que si le courant atteint 15 milliampères. Avec un courant de 15 à 20 milliampères, on obtient avec les deux pôles, indifféremment à l'arrivée et à l'interruption du courant, une contraction, mais, à l'arrivée, la contraction due au pôle négatif est prédominante, à la rupture c'est la contraction due au pôle positif qui est la plus forte. D'autre part, les contractions produites par l'arrivée brusque du courant sont toujours plus fortes que celles survenant à la rupture.

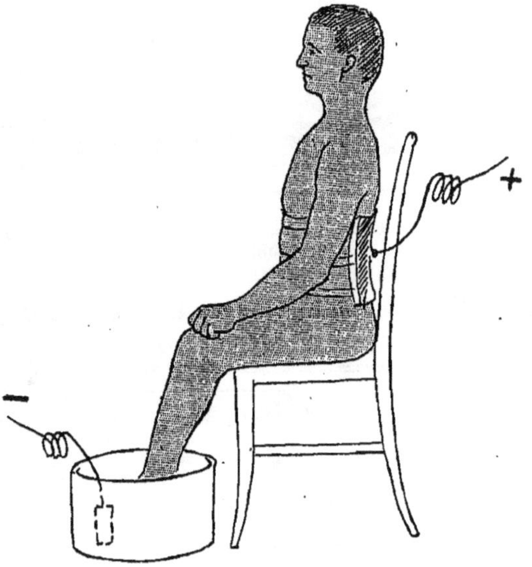

Fig. 503. — Position du malade pour l'application du courant continu dans le cas de paralysie infantile, jambe gauche. La plaque du dos, fixée à l'aide d'une bande, est positive, le baquet d'eau représente l'électrode négative.

**A l'état pathologique** : lorsqu'un muscle est frappé dans la paralysie infantile, il ne réagit plus normalement aux excitations électriques. D'abord, il devient de moins en moins excitable au courant faradique. Lorsque le cas est grave, il ne se contracte plus avec ce courant quelle qu'en soit l'intensité.

L'excitabilité galvanique peut alors être augmentée ou bien diminuée, les rapports entre les contractions obtenues restant les mêmes qu'à l'état normal.

Mais si ce rapport se modifie, le muscle se trouvant inexcitable par le courant faradique, alors apparaît ce qu'on appelle, depuis Erb, la réaction de dégénérescence, La contraction due à l'excitation positive sera plus forte, à la fermeture du circuit, que la contraction due à l'excitation négative. C'est l'inverse de ce qui se passe à l'état normal : la même inversion peut se produire à la rupture du courant. C'est ce trouble apporté à la formule normale des réponses musculaires au courant galvanique qui caractérise la réaction de dégénérescence.

D'autre part, la contraction produite n'offre plus son caractère d'instantanéité : elle est lente, paresseuse, retardée.

Dans d'autres cas plus graves, le muscle reste inerte devant l'application des courants faradiques et galvaniques.

### Valeur de l'électricité pour établir le pronostic.

De ces réactions musculaires on peut tirer des conclusions intéressantes pour le pronostic de la maladie.

I. Les muscles présentent-ils seulement une **diminution** de leur **contractilité** galvanique et faradique, on peut espérer un **retour assez rapide** (8 à 10 mois) de la motilité.

II. Sont-ils devenus **inexcitables** au **faradique**, mais en se **contractant** encore au **galvanique** sans réaction de dégénérescence, le cas est encore **curable**, mais il faut 1 an ou 1 an 1/2.

III. Si les muscles présentent la **réaction de dégénérescence**, on peut encore espérer une **amélioration** si le **traitement** est appliqué avec **constance**.

IV. Enfin, lorsque les muscles ont **perdu toute excitabilité** électrique, **malgré** un **traitement** méthodique fait depuis **un an**, leur **fonction** est irrémédiablement **perdue**.

### Traitement électrique des muscles paralysés.

Le traitement électrique de la paralysie infantile peut se résumer ainsi :

1° Intervention **précoce** : 2 ou 3 jours après la chute de la fièvre.

2° Emploi de courants **galvaniques** de 10 à 15 milliampères appliqués deux ou trois fois par semaine à l'aide de deux très larges électrodes, une plaque *positive* placée sur le dos et l'autre représentée par une cuvette remplie d'eau tiède où plonge l'extrémité du membre malade. Durée du passage du courant : 10 minutes. Avoir soin de n'arriver à cette intensité de courant que lentement en partant de 0 à chaque séance.

3° Provoquer à la fin de la séance quelques contractions par de brusques interruptions et des renversements de courant.

4° Après ce traitement, qui s'adresse à tout le membre, électriser à l'aide de l'électrode-tampon, **muscle par muscle**, ceux qui se trouvent le plus en retard. Employer pour cela la même forme de courant que précédemment.

5° *Pas de courant faradique* : on **peut** s'en servir **pour explorer** de temps en temps les réactions musculaires, c'est-à-dire pour le diagnostic, *mais il ne doit pas être appliqué en traitement.*

6° Il faut beaucoup de **persévérance** au médecin et au malade, car le traitement doit durer longtemps ; lorsque le traitement dure plus d'un an, il est utile de le couper tous les 3 mois d'un mois de repos.

7° Avant de considérer un muscle comme **perdu** définitivement et l'**abandonner**, il faut **attendre** que, malgré le traitement employé, il ne présente plus, pendant au moins **1 an**, de réaction électrique (voir IV, page précédente).

### LE TRAITEMENT DE LA PARALYSIE INFANTILE

Je ne m'occupe ici de la paralysie infantile qu'au seul point de vue orthopédique. — Elle amène des déviations et des impotences plus ou moins graves. — Que faire ?

Il n'y a pas de règle générale s'adaptant à tous les malades. La conduite à suivre dépend de chaque cas et les cas diffèrent beaucoup les uns des autres.

Nous allons passer en revue les diverses modalités cliniques qu'on peut rencontrer et indiquer le traitement de chacune d'elles.

Ce traitement peut être **orthopédique** ou **sanglant**.

#### I. — Traitement purement orthopédique
(celui que tous les médecins peuvent faire).

#### A. La paralysie infantile est localisée au pied.

Vous savez que c'est surtout le pied qui est pris. On peut distinguer trois cas :

*1er cas* : *tous* les muscles de la jambe sont touchés, — mais *peu et uniformément* touchés. — *Il n'y a pas de déviation.*

2e *cas* : *tous* les muscles sont touchés et *perdus complètement.* — On a *un pied ballant*;

3e *cas* : *un seul muscle* — ou 2 ou 3 muscles seulement — sont touchés et l'on a *un pied bot paralytique* (produit par l'action prédominante des muscles antagonistes sains).

1er CAS. — L'enfant traîne un peu le pied et flageole légère-

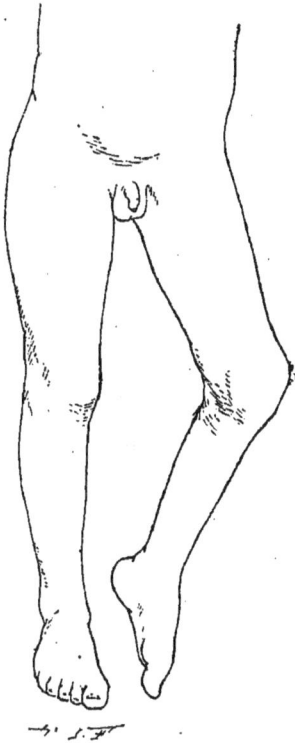

Fig. 504. — Paralysie infantile de la jambe droite. Tous les muscles ont été touchés et peu touchés. Il n'y a pas de déviation.

Fig. 505. — Tous les muscles de la jambe ont été frappés et sont complètement perdus; pied ballant. La cuisse est normale.

ment de ce côté en marchant; et, lorsqu'on l'examine, on trouve **un peu de faiblesse, mais pas de déviation** (fig. 504).

En comparant la jambe à celle du côté opposé, on trouve que son développement est un peu amoindri; tous ses muscles sont un peu plus mollasses, un peu moins forts; mais cet amoindrissement est *très peu marqué* et, de plus et surtout, il porte *sur tous les muscles*, ce qui assure l'équilibre du pied et la conservation de sa bonne attitude.

Le traitement est très simple.

Il ne peut pas être question ici d'appareils, ou d'opérations.

La seule chose à faire c'est de fortifier toute la musculature du pied par des massages, des électrisations, des bains de mer chauds, ou de sable marin chaud, ou encore des bains de Bourbonne, d'Aix, d'Argelès-Gazost, de Salies, etc.

S'il y avait en même temps un raccourcissement, on le corrigerait par une talonnette dans la chaussure (voir p. 239).

2° CAS (fig. 505). — **Tous** *les muscles du pied sont atteints très gravement*, entièrement **perdus** ou presque; la peau est cyanosée, le **pied** est **ballant** et froid. Il s'est mis en **équinisme** sous la seule influence de la **pesanteur**.

Ici pas d'hésitation.

Vous redressez ce pied, en sectionnant le tendon d'Achille si c'est nécessaire pour obtenir la correction. Dès que le pied est droit, vous en prenez le moulage, sur lequel on fera une chaussure rigide à contreforts solides fixant le pied dans cette position.

Le moulage enlevé, vous mettez un plâtre que vous laissez pendant quatre à six semaines — le temps de faire la chaussure. — Celle-ci devra être bien matelassée pour éviter les escharres dans ce pied mal nourri. La chaussure est portée le jour, et même la nuit, au début, jusqu'à ce qu'il se soit fait quelques adhérences fixant le pied à angle droit.

### 3° CAS. — Le pied bot paralytique.

Il existe une déviation du pied qui s'est faite petit à petit; elle n'était rien au début, mais elle a fini par constituer un véritable **pied bot**.

Cela peut être un valgus équin, ou un pied bot équin, ou un pied creux talus, ou un varus équin.

**Diagnostic.** — On le distingue du *pied bot congénital* : 1° par la forme; 2° par les commémoratifs; 3° par l'examen du membre; 4° par la facilité relative que vous aurez à le redresser.

a. *La forme.* — Tandis que le pied bot congénital est presque toujours varus équin, le pied bot paralytique est très souvent valgus équin ou équin, ou talus valgus, pied creux, etc.

b. *Les commémoratifs.* — Dans le pied bot paralytique le pied était correct à la naissance et généralement même l'enfant a bien marché à la date normale, de 12 à 14 mois. A 1 an et demi ou 2 ans, est survenue une **fièvre** [1], avec ou sans **convulsions**; les jambes ont été à peu près complètement paralysées pendant plusieurs semaines, puis cette paralysie a disparu de partout, excepté du pied, qui a pris peu à peu la forme défectueuse que vous voyez.

Lorsque vous avez des antécédents aussi nets, le diagnostic s'impose. Lorsqu'ils n'ont pas cette netteté, le diagnostic est naturellement moins sûr. Il sera sage alors de rechercher d'autres signes.

c. *Examen du sujet.* — S'il s'agit d'un pied bot paralytique, vous retrouverez des signes de paralysie infantile dans le pied ou la jambe, à savoir : pied moins chaud ou même froid, peau moins rosée ou même violette de ce côté, ce qui témoigne d'une nutrition défectueuse; musculature de la jambe plus mollasse, et défaut de contraction de certains muscles; en un mot, vous êtes en présence de la paralysie ou de la parésie d'un ou plusieurs muscles, d'une atrophie manifeste soit de la jambe, soit même de la totalité du membre inférieur.

Je sais bien que, dans le pied bot congénital, il y a un peu d'atrophie, mais à un degré incomparablement moindre; les muscles y sont toujours beaucoup plus forts et plus résistants.

d. *Facilité de redressement.* — C'est encore là un élément de diagnostic très précieux, au point qu'on peut établir, comme une règle générale, qu'un pied bot de six, huit, dix ans qu'on peut redresser en moins de huit ou dix minutes, n'est pas un pied bot congénital. Celui-ci à cet âge demanderait, pour se corriger, trois quarts d'heure de manœuvres vigoureuses.

### Le traitement du pied bot paralytique.

**1er degré.** *Simple tendance à une attitude vicieuse.* — Il n'existe encore qu'une amorce de déviation; mais si l'on n'y fait rien, cette légère amorce aboutira un jour aux déviations très accentuées qui sont représentées dans les figures 548 à 551. — Tout se réduit pour l'instant à l'amoindrissement d'un seul muscle que la paralysie a touché légèrement.

Il semble que, si nous pouvions aider ce muscle un peu défaillant, nous rétablirions l'équilibre et assurerions l'avenir. Et justement nous le pouvons, en faisant porter à l'enfant un

1. Fièvre le plus souvent *nocturne.*

*muscle artificiel.* Que ce mot ne vous effraie pas! Il n'y a rien de plus facile à installer, comme vous pouvez le voir par le modèle ici figuré d'un muscle artificiel que j'ai fait faire par la mère d'un de mes petits malades (fig. 507).

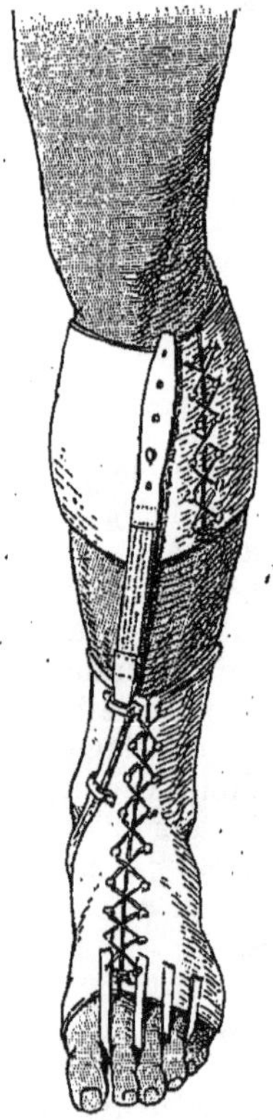

Si le pied a tendance à se porter légèrement en dehors et en extension (léger valgus équin), il s'agit presque toujours de la parésie du jambier antérieur. On peut s'en assurer soit en l'électrisant comparativement à celui du côté opposé; soit, plus simplement, en commandant à l'enfant de faire le mouvement propre du muscle, à savoir de porter le pied en dedans et de le fléchir sur la jambe, pendant qu'on palpe le muscle, en le comparant toujours avec le jambier antérieur de l'autre côté.

Il est manifestement plus faible que celui-ci. C'est donc bien lui que nous devons aider avec un « **muscle artificiel** ».

C'est sur une guêtre en coutil, qu'on fixe, qu'on insère les deux extrémités de ce jambier antérieur artificiel en lui donnant les points d'attaches et la direction du vrai muscle. Il est composé **d'un ventre élastique** (simplement 2 ou 3 doubles de bretelles élastiques accouplés par quelques points de couturière, ventre non fixé à la guêtre et pouvant ramper sur elle) et de deux **extrémités rigides** (cordons ou rubans de toile), figurant les tendons et cousues sur la guêtre au niveau des points d'insertion naturels du muscle (en bas, au niveau du côté interne du 1er cunéiforme et, en haut, au niveau de la tubérosité externe et de la tubérosité antérieure du tibia), et voilà notre muscle artificiel établi.

Fig. 506. — Un jambier antérieur artificiel.

Il y a certaines particularités à signaler dans sa construction. En bas la guêtre coiffera l'extrémité du pied comme une chaussette et en haut remontera jusqu'au-dessus du genou ou se fixera

au gilet par une jarretelle. Cette double disposition fait que rien
ne glisse, elle empêche le « retournement » des deux extrémités

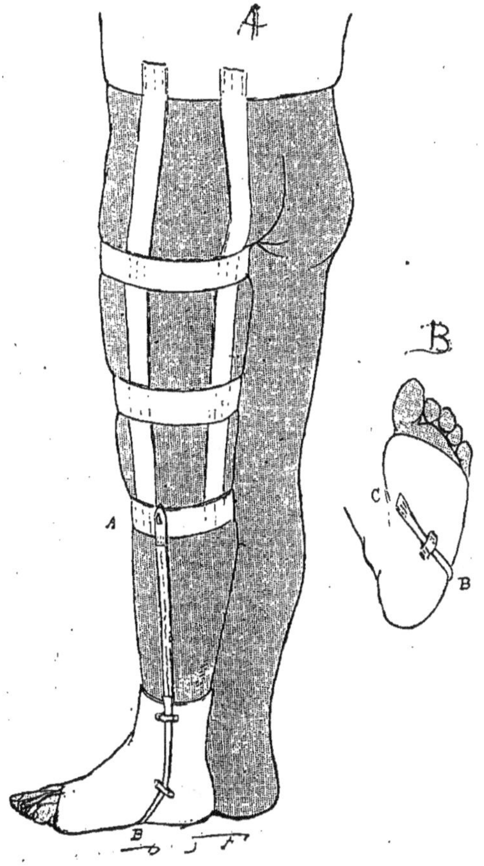

Fig. 507. — Long péronier latéral artificiel.

de la guêtre (que pourrait amener sans cela la traction de la
partie élastique).

A la rigueur, on peut se passer de la guêtre proprement
dite, en mettant simplement, au niveau du corps charnu du
muscle, un segment de bretelle élastique portant à ses 2 extrémités 2 lanières de toile remontant et descendant le long du
membre et s'appliquant au niveau des articulations par des

anneaux de la même toile, véritables ligaments annulaires et poulies de réflexion : l'attache supérieure sera la jarretelle, les attaches inférieures, deux petites lanières passées entre les orteils.

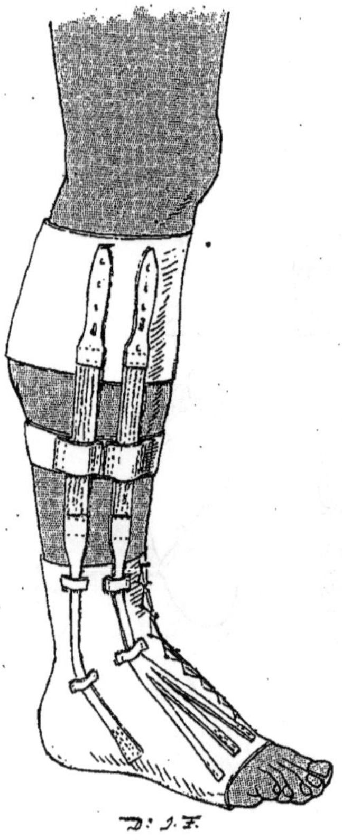

Il y a des enfants qui ne supportent pas bien ces deux lanières sur les orteils. En ce cas, bornez-vous à serrer en arrière, mais très près des orteils, l'anneau de toile, pour qu'il ne soit pas retourné par la traction du muscle artificiel, ou bien encore prenez l'extrémité inférieure pleine d'une chaussette ordinaire.

Voici (fig. 506) le muscle artificiel qui aide le jambier antérieur parésié : cas d'un pied dont la pointe va un peu en dehors et en bas (léger équin valgus).

Pour aider les péroniers (cas d'un pied allant en dedans), le « muscle » aura la disposition représentée fig. 507.

Pour aider l'extenseur commun des orteils (cas d'un pied en léger équinisme et légère adduction; voir fig. 508), le muscle artificiel se portera presque constamment : pendant la marche et même au repos et la nuit. Il n'est pas plus gênant qu'une chaussette ordinaire.

Fig. 508. — Extenseur commun des orteils et court péronier latéral artificiel.

Voici le **degré de tension** à donner à ce muscle artificiel : il faut que lorsque le pied est au repos, le muscle artificiel, suppléant par exemple le jambier antérieur, mette le pied en léger varus avec flexion sur la jambe, c'est-à-dire dans une position un peu inverse de celle que le pied tendait à prendre. — Et ainsi, lorsque le pied se meut, le jambier antérieur parésié, mais aidé de son supplément artificiel, est « à la hauteur » de son rôle.

*Si, cependant, vous ne pouvez pas compter sur l'entourage de l'enfant, ou si vous n'arrivez pas ainsi à un résultat satisfaisant,* parce que le muscle est déjà trop malade, vous traiterez ce premier degré de déviation comme le suivant, c'est-à-dire que vous ferez faire à l'enfant une chaussure rigide articulée, dont l'articulation empêchera les mouvements de latéralité du pied et limitera son extension au delà de l'angle droit (voir la fig. 514).

**2° degré du pied bot paralytique.** — *Le pied bot paralytique est bien franchement et nettement constitué.*

On doit : 1° le redresser ; 2° le maintenir redressé.

### Redressement d'un pied bot paralytique.

On fait des manœuvres identiques à celles du redressement d'un pied bot congénital (voir p. 577).

En « décomposant » et en corrigeant successivement les divers facteurs de la déviation, on arrive généralement, après 8 ou 10 minutes, à un résultat très suffisant ; mais ne vous arrêtez pas avant d'avoir obtenu une hypercorrection d'au moins 15 à 20°.

J'ai dit que vous serez étonné de la facilité avec laquelle le pied se laisse redresser. On peut même le redresser sans anesthésie, en deux ou trois séances, faites à 8 jours d'intervalle.

Cependant une ténotomie est parfois indiquée pour achever la correction. — Supposons le cas de pied bot équin : si, à la fin de la séance, la correction de l'équinisme étant encore incomplète, vous sentez le tendon d'Achille résister solidement, — au lieu de l'arracher par un effort très considérable, ce qui serait possible, à la rigueur, mais vous exposerait à arracher aussi quelques copeaux de calcanéum, — vous ferez la section ou l'allongement du tendon.

*Indications de la section et de l'allongement* (fig. 509).

On doit faire la section lorsqu'il ne s'agit que d'obtenir un allongement de 1 centimètre et quart chez l'enfant et de 2 centimètres et demi chez l'adulte, car la nature peut combler cet écartement. Mais si vous devez obtenir davantage, vous ferez l'allongement du tendon.

### a. Section sous-cutanée du tendon d'Achille.

*Instrument* : un ténotome ou un bistouri étroit.
Précautions ordinaires de minutieuse asepsie.
Faites coucher le sujet sur le ventre pour bien avoir le tendon

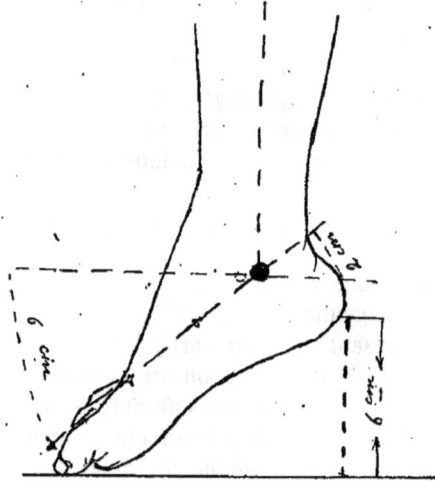

Fig. 509. — L'allongement *nécessaire* du tendon est égal au tiers de la distance séparant le talon du sol. Ici cette distance est de 6 cm. Donc le tendon devra s'allonger de 2 cm. *Comme il ne se refait guère après la ténotomie qu'un tronçon de 1 cm. chez l'enfant, il faudra dans le cas présent faire l'allongement et non pas la ténotomie simple.*

sous l'œil et sous la main. Commandez à un aide de fléchir légèrement le pied pour faire saillir un peu la corde du tendon.

Vous allez couper cette corde (fig. 510 et 511) à 2 centim. au-dessus de l'insertion au calcanéum, pénétrez de dedans en dehors pour être bien certain d'éviter le paquet vasculo-nerveux. Enfin coupez le tendon de sa face profonde à sa face superficielle.

1° Avec votre index ou votre pouce gauche, vous invaginez la peau de dedans en dehors sous la face profonde du tendon momentanément relâché.

2° Conduisant sur votre ongle votre fin bistouri, à plat, vous piquez la peau dans ce pli et vous pénétrez ainsi directement jusqu'au niveau du bord externe du tendon.

3° Vous enlevez alors votre index gauche, et la peau invaginée revient sur elle-même.

4° Après quoi vous retournez le tranchant pour attaquer la face profonde du tendon.

5° A ce moment, vous commandez à l'aide de fléchir le pied

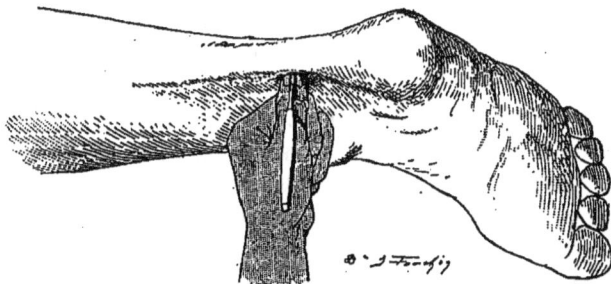

Fig. 510. — Section du tendon d'Achille. Le pouce gauche déprime la peau sous le tendon pour protéger les organes profonds et servir de guide au ténotome.

de plus en plus fortement. Le tendon vient se couper ainsi de lui-même sur le bord tranchant, — doucement, lentement, milli-

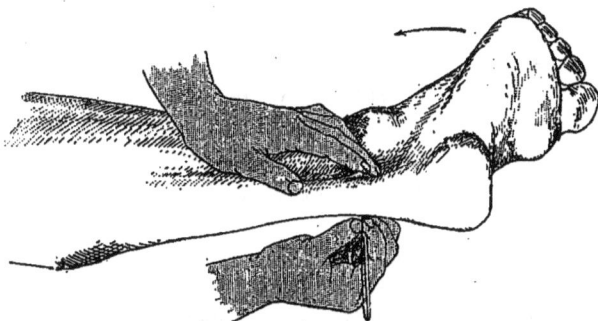

Fig. 511. — Ténotomie (suite). Le ténotome mousse, passant sous le tendon, vient faire saillie sous la peau du côté externe. La main gauche le fixe dans cette position : un aide fait de la flexion progressive du pied suivant le sens de la flèche et le tendon se coupe de lui-même sur le tranchant.

mètre par millimètre, jusqu'à ce qu'on ait atteint les fibres superficielles (sous-cutanées). Le ténotome doit être toujours maintenu pour ne pas trouer la peau. Pour plus de sûreté, vous pouvez aussi soulever la peau avec l'index et le pouce gauches pendant que se fait la section.

A un moment, avant même que vous n'ayez enlevé le bistouri, se produit (d'ordinaire) la séparation brusque, d'un seul coup, des 2 fragments du tendon, ou bien leur séparation lente en plusieurs petits coups.

Si cela ne s'est pas produit lorsque votre ténotome est arrivé sous la peau, vous le retirez néanmoins et vous pressez avec un tampon sur la petite plaie pour faire l'hémostase.

Tandis que vous pressez ainsi, vous demandez à l'aide de fléchir encore davantage le pied avec ses deux mains d'un **coup sec et vigoureux** (« le coup du malin »).

Cette manœuvre rompt les fibres qu'a épargnées le bistouri, et vous sentez que le tendon a lâché. Le redressement du pied est alors obtenu aussi complètement que vous voulez.

Vous faites un pansement aseptique légèrement compressif de la petite plaie ; et par-dessus vous appliquez un plâtre qui fixe le pied dans une hypercorrection de 15 à 20°, par conséquent fléchi sur la jambe à 70 ou 80°.

### *b*. Allongement du tendon d'Achille.

On fait cet allongement à ciel ouvert, ou par **la voie sous-cutanée**, de la manière très simple que voici (fig. 512 et 513).

1° Vous enfoncez un fin bistouri sur la ligne médiane du tendon et à 6 ou 7 centimètres environ au-dessus de son attache inférieure. Et vous sectionnez de dedans en dehors sa **moitié externe**.

2° Puis vous enlevez le bistouri et le portez beaucoup plus bas, à 1 centimètre et demi seulement au-dessus de l'attache du tendon sur la ligne médiane, pour couper cette fois sa **moitié interne** de dehors en dedans.

3° Cela fait, vous **relevez doucement** la pointe du pied et vous **sentez**, pendant le redressement, les **deux moitiés** du tendon **glisser doucement** l'une sur l'autre jusqu'à vous donner l'allongement voulu.

Si vous n'avez jamais fait cet allongement, allez pour la première fois à ciel ouvert. Dans l'opération à ciel ouvert, on réunit par une incision longitudinale médiane les deux incisions transversales. On suture ensuite les deux extrémités des languettes tendineuses par un catgut et puis la peau également au catgut.

On fixe la correction dans un plâtre (comme après la ténotomie).

Le plâtre est laissé en place de 3 à 4 mois. Mais, avec ce

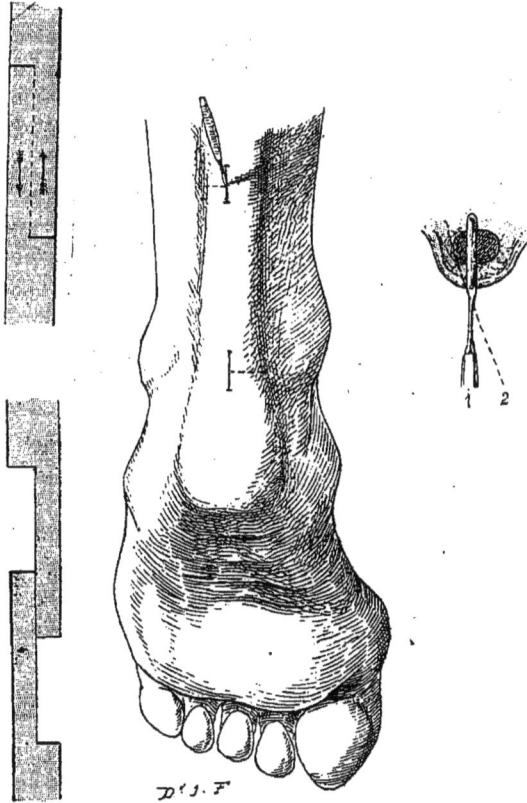

Fig. 512 et 513. — Manière de faire l'allongement du tendon d'Achille.
(Voir le texte.)

plâtre, l'enfant **pourra marcher** dès que le pied ne sera plus sensible, c'est-à-dire *6 à 8 jours après le redressement.*

Au bout de ces 4 mois, on enlève le plâtre, et on lâche le pied.

## II. La conservation du redressement.

Le pied est corrigé, et même hypercorrigé pour l'instant.
Que reste-t-il à faire? — Cela dépend de ce qui va advenir.

*a.* Il arrive, dans tels **cas favorables** de pied bot, que le **pied reste droit** [1] après sa sortie du plâtre (sans aucun tuteur).

Tant qu'existait la déviation, les muscles distendus ne pouvaient rien, car leur action se perdait à lutter (inefficacement du reste) contre cette déviation. Dès que celle-ci est corrigée ou même un peu hypercorrigée, et que, par ailleurs, les points d'attache des muscles sont rapprochés, **l'action de ces muscles peut redevenir suffisante** pour balancer les **antagonistes** qui sont **au contraire un peu affaiblis**, ayant été allongés par l'hypercorrection.

Pour y aider, vous massez les muscles, autrefois distendus, maintenant rétractés, vous les électrisez, vous faites faire des mouvements actifs.

Aidez-y encore au besoin avec un muscle artificiel, qui, insuffisant avant le redressement, ne l'est peut-être plus maintenant.

*b.* Mais, **le plus souvent**, il faut bien vous y attendre, ce traitement **ne suffira pas**; il n'empêchera pas le pied de retourner à sa mauvaise attitude, car, après comme avant l'opération, les groupes musculaires antagonistes resteront trop inégaux [2].

Après quelques jours ou quelques semaines, écoulés depuis la suppression du plâtre, si vous voyez que, malgré les mas-

---

1. Dans les cas où les muscles antagonistes sont presque également forts et où la déviation ne s'est produite que parce que le groupe musculaire postérieur était revenu plus vite à la vie que l'antérieur, après l'attaque de paralysie infantile.

2. C'est à cause de ces inconvénients causés par l'inégalité des divers groupes musculaires que Duchenne (de Boulogne) a pu dire : « Il vaudrait mieux avoir perdu tous les muscles moteurs du pied sur la jambe plutôt qu'un seul des plus importants de ces muscles. »

Mais nous verrons plus loin que, pour qui veut et sait faire des transplantations tendineuses, cela n'est plus vrai et que le résultat de l'opération sera d'autant plus beau que le pied aura perdu moins de muscles.

sages ou le muscle artificiel, la correction obtenue ne se conserve pas, si le pied reprend son ancienne direction, hâtez-vous de le rattraper. Redressez-le instantanément, ce qui est cette fois bien facile, et prenez-en le moulage dans cette bonne position, pour faire faire une **chaussure articulée** qui empêchera les mouvements de latéralité et l'extension au delà de l'angle droit (fig. 514). Le moulage enlevé, vous fixez le pied dans la rectitude par un petit plâtre, que vous laisserez le temps nécessaire pour la confection de la chaussure.

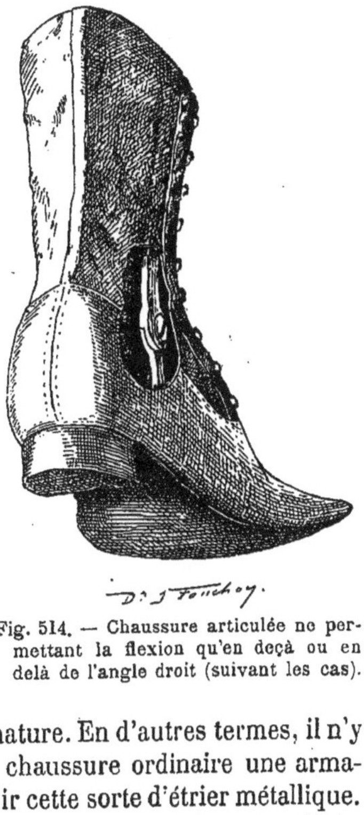

Avec cette chaussure, je n'ose pas dire que la boiterie disparaîtra entièrement, mais elle sera, du moins, très atténuée.

Notez que cette chaussure peut être facilement **confectionnée partout**, à un prix qui ne dépassera certainement pas les ressources les plus modestes, puisqu'il suffit de prendre deux tiges métalliques avec une articulation à jeu limité et de faire fabriquer une

Fig. 514. — Chaussure articulée ne permettant la flexion qu'en deçà ou en delà de l'angle droit (suivant les cas).

chaussure ordinaire sur cette armature. En d'autres termes, il n'y a qu'à placer à l'intérieur d'une chaussure ordinaire une armature appropriée ; à **enrober** de cuir cette sorte d'étrier métallique.

S'il y a raccourcissement, on mettra une talonnette (voir, p. 239, les chaussures dans la coxalgie).

Il faut bien dire que ces chaussures articulées ou rigides ne sont pas toujours bien supportées[1] et que, de par l'action toujours prédominante des muscles indemnes, il peut se produire des pressions anormales en certains points, amenant parfois des durillons ou même des écorchures.

1. Voir la note 2, au bas de la page précédente.

CALOT. — Orthopédie indispensable. 28

## B. La paralysie a porté sur le genou
## ou sur la hanche.

S'il s'agit d'un autre segment de membre que le pied, à savoir du genou ou de la hanche, on peut distinguer trois cas superposables aux précédents, et la conduite à tenir se devine, après ce que nous venons de dire pour le pied.

1ᵉʳ Cas. — S'il n'y a *presque pas de parésie* et *pas du tout de déviation*, on cherche simplement à fortifier la partie atteinte : massages, électrisation, bains, etc.

2ᵉ Cas. — *Articulation ballante.* — Si c'est le genou, vous ferez une genouillère rigide en celluloïd allant du trochanter aux malléoles ; si c'est la hanche, le petit appareil de coxalgie (voir p. 236).

Il est plus avantageux, dans les 2 cas, de faire porter un grand appareil (de l'ombilic aux orteils) ; rigide au genou et articulé à la hanche et au pied, si le genou seul est pris ; articulé au genou et rigide à la hanche, si c'est celle-ci qui est malade.

Cet appareil sera aussi léger que possible, **en celluloïd.**

3ᵉ Cas. — *a.* Si la *déviation* est *à peine dessinée* et si un seul muscle est parésié, on a *recours* au muscle artificiel, quoique son emploi soit ici moins commode qu'au pied. Il est plus difficile de l'adapter à un caleçon qu'à une guêtre.

*b.* Si la *déviation* est *accusée*, on fait la correction, ou plutôt l'hypercorrection de la manière dite pour les déviations de la coxalgie et de la tumeur blanche du genou (chap. ii et chap. iii).

Au genou, la section des tendons rétractés du jarret sera parfois (très rarement) indiquée.

### La section des tendons du creux poplité

En réalité, pour redresser une déviation du genou, qu'il s'agisse de paralysie infantile ou de tuberculose, les **seules manœuvres orthopédiques** vous **suffiront à peu près toujours.**

Personnellement, il ne nous arrive pas de faire une fois par an, en moyenne, la section des tendons du jarret.

Sachez en tout cas qu'il est facile, simple et bénin de les couper soit à ciel ouvert, soit *par voie sous-cutanée.*

Pour les muscles du bord interne du creux poplité cela est

évident, mais c'est également vrai pour le biceps, malgré ses
rapports de voisinage avec le nerf sciatique poplité externe.

On ne trouve ces rapports clairement indiqués dans aucun
livre d'anatomie. Les voici (fig. 515) d'après nos dissections personnelles.

A sa partie inférieure le biceps se compose de **2 parties** : *l'une,*
**externe,** *arrondie en un* **cordon** *tendineux* **dur** *et* **glissant** *sous le
doigt* ; l'autre, **interne,** *charnue,* **étalée** et se raccordant au cordon
précédent comme les *barbes d'une plume d'oiseau au tuyau* de cette
plume.

Le nerf ne se trouve en contact qu'avec cette partie interne

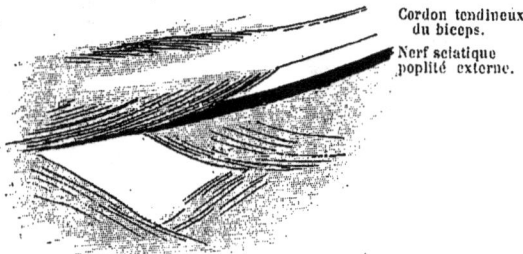

Cordon tendineux
du biceps.

Nerf sciatique
poplité externe.

Fig. 515 (Voir le texte). — Le sciatique poplité externe est en rapport intime avec
les barbes **charnues** se raccordant au cordon tendineux, mais non pas avec
celui-ci dont il est séparé de **plus de 1 centimètre 1/2.**

charnue et est toujours séparé du cordon lui-même par une distance de près de 2 centim. Si bien que, en portant la pointe du
ténotome **sur le bord interne du tendon** parallèlement à lui, dans
l'interstice du tendon et de la partie charnue, on est sûr d'éviter
le nerf.

## La technique de cette ténotomie.

1° Mettez l'index gauche à plat sur le cordon tendineux.

2° Vous pesez sur la partie interne du tendon pour le laisser
glisser doucement en dehors (fig. 516) **comme une muscade** ; du
fait de ce glissement, l'ongle de l'index répond au bord interne
du cordon **dont il garde le contact.**

3° Sur le dos de l'ongle (fig. 517) vous conduisez le ténotome,
le bord mousse en dedans, le tranchant en dehors.

4° Inclinant légèrement le manche en arrière et en dedans
(à 15° environ), vous piquez et pénétrez de 2 à 3 centimètres.

5° On coupe lentement le cordon tendineux de dedans en

dehors et de la profondeur à la superficie. Avec l'index et le pouce de la main gauche, on soulève la peau pour qu'elle ne soit pas entamée par le ténotome.

La section du tendon faite, **on ne s'occupe nullement de la portion charnue interne**, on retire le ténotome, on met un tampon sur l'orifice. On comprime et on commande à l'aide d'étendre progressivement et lentement la jambe repliée. **Par ce mouvement d'extension, les fibres charnues s'étirent puis se rompent**

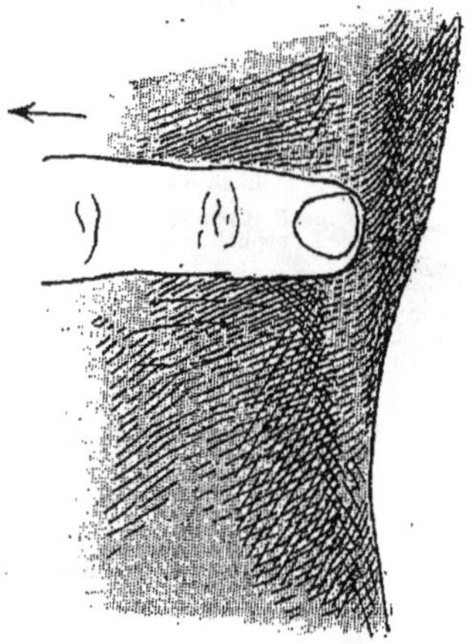

Fig. 516. — On appuie sur le tendon du biceps, puis, se reportant légèrement en dedans, on le laisse glisser en dehors, *sans perdre le contact avec lui*.

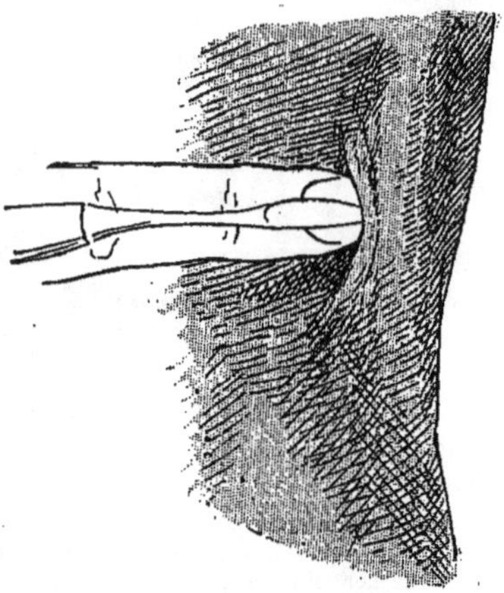

Fig. 517. — Alors on conduit le bistouri fin sur l'ongle, au ras du bord interne du cordon tendineux; on est sûr d'éviter toujours le nerf. Puis on coupe de dedans en dehors et de la profondeur à la surface.

(comme se rompent dans le torticolis [voir p. 609] les fibres épargnées par le bistouri).

C'est à **3 centimètres au-dessus de l'interligne** du genou qu'on coupe le tendon.

(On sent le tendon très nettement et très facilement à la partie externe du creux poplité, à travers les vêtements, exercez-vous à faire cette palpation sur vous-même, la **jambe à demi fléchie.** On le sent surtout facilement lorsque le biceps est rétracté, sur un genou replié).

Vous voyez comme cette technique est réglée, et sans danger pour le nerf; c'est pour cela que je vous conseille **plutôt** cette **ténotomie sous-cutanée** que la ténotomie à ciel ouvert, laquelle nécessite une longue incision; et la plaie qui bâille pendant les manœuvres assez longues de redressement peut à la rigueur s'infecter, si bien que cette ténotomie à ciel ouvert est, au total, moins simple et moins bénigne que l'autre.

**En dedans** du creux poplité la section sous-cutanée des tendons est facile.

Elle se fait également à 3 cent. au dessus de l'interligne. La technique est calquée sur la précédente. On porte le ténotome sur l'ongle au ras du bord externe du premier tendon, le demi-membraneux, et on coupe celui-ci, puis le demi-tendineux et le droit interne et enfin, si besoin est, le couturier lui-même.

On maintient la correction avec un plâtre laissé 4 à 5 mois. Parfois la correction se maintient spontanément, après l'ablation du plâtre. Si cela n'est pas, vous ferez une genouillère rigide.

### C. Le membre inférieur est pris en totalité ou même les 2 côtés sont pris en entier.

Il ne peut être question ici que d'un grand appareil en celluloïd; l'appareil prend un point d'appui solide à l'ischion, et *les malades marchent à la façon des amputés de cuisse.*

Votre rôle, à vous, consiste à redresser les jambes en une ou plusieurs séances, avec ou sans ténotomie, avec ou sans anesthésie, suivant le cas; puis, lorsque les jambes sont droites, à en prendre rapidement le moulage, et à fixer aussitôt la correction dans un plâtre pour quatre à six semaines, le temps de faire confectionner le celluloïd par l'orthopédiste.

### D. Paralysie du membre supérieur.

Votre conduite sera la même dans les paralysies infantiles du membre supérieur que dans celles du membre inférieur.

On peut faire un muscle artificiel pour suppléer l'extenseur des doigts, etc.

### II. — TRAITEMENT CHIRURGICAL DE LA PARALYSIE INFANTILE.

Dans les pages qui précèdent j'ai voulu vous donner une règle de conduite pratique, facile à suivre pour vous sans que vous ayez à recourir à aucune opération sanglante, car je n'appelle pas opération sanglante la section ou l'allongement *sous-cutanés* du tendon d'Achille.

Mais êtes-vous chirurgien et objectez-vous que c'est chose bien peu pratique pour les enfants pauvres, et même riches, que d'avoir à porter des appareils toute la vie, et me demandez-vous si la chirurgie moderne n'a pas trouvé le moyen d'éviter ces tuteurs articulés ou rigides à perpétuité, je vous répondrai : oui, nous avons aujourd'hui un moyen relativement

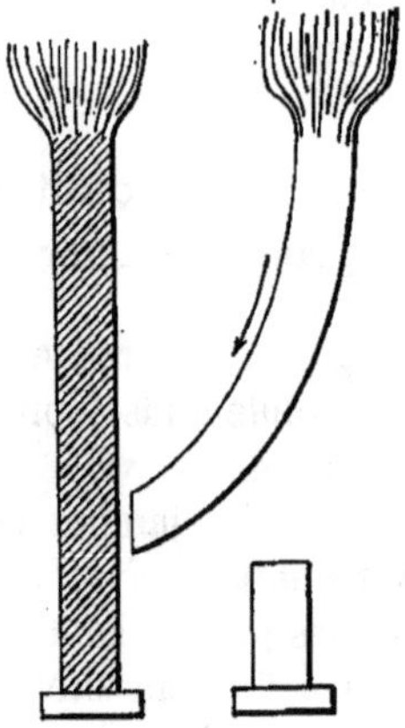

Fig. 518. — Transplantation totale. 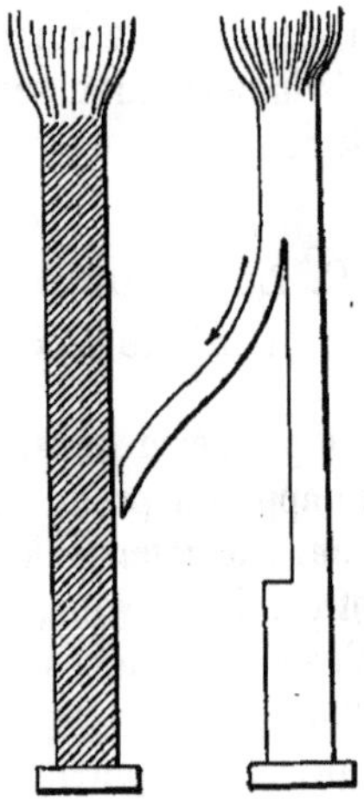     Fig. 519. — Transplantation partielle.

simple de rétablir, même dans les plus mauvais cas, la forme du membre et de le fixer dans cette position correcte, c'est-à-dire d'échapper à l'obligation de porter un appareil pour toujours.

Bien mieux, nous avons le moyen de recouvrer non plus seulement la forme, mais encore les fonctions, je n'ose pas dire normales, mais presque normales de la jointure atteinte, **dans un certain nombre de cas**, dans les cas où 1 seul muscle est perdu et même encore, mais dans une moindre mesure, lorsque 2 ou 3 muscles sont parésiés ou paralysés.

Ce traitement chirurgical, opératoire, de la paralysie infantile, le voici en quelques mots :

*a.* C'est, dans le deuxième cas étudié plus haut d'*une articulation ballante*, *d'enraidir la jointure* soit par la soudure des surfaces articulaires (*arthrodèse*), soit par la fixation des tendons des muscles paralysés et dégénérés au périoste, ou aux os, ou aux aponévroses pour transformer ainsi ces tendons en véritables ligaments (*ténodèse* ou *fasciodèse*), soit par les deux procédés réunis, **arthrodèse** et **fasciodèse**.

*b.* C'est, dans le troisième cas *d'une déviation paraly-tique* où il n'y a qu'un, deux, trois muscles paralysés, *de faire une* **greffe muscu-laire**, *une* **anastomose ten-dineuse**, *en transplantant* un muscle sain voisin en totalité (fig. 518) ou mieux en partie (fig. 519) sur le tendon du muscle paralysé, ou bien même en transplantant sur le tendon du muscle perdu un muscle sain éloigné, fût-il un antagoniste du muscle paralysé (fig. 520), auquel cas du même coup l'on fortifiera les muscles trop faibles, et l'on affaiblira les muscles trop forts. En un mot, on calcule son plan opératoire de ma-nière à *rétablir la forme du membre et l'équilibre et l'harmonie entre ses divers groupes musculaires*.

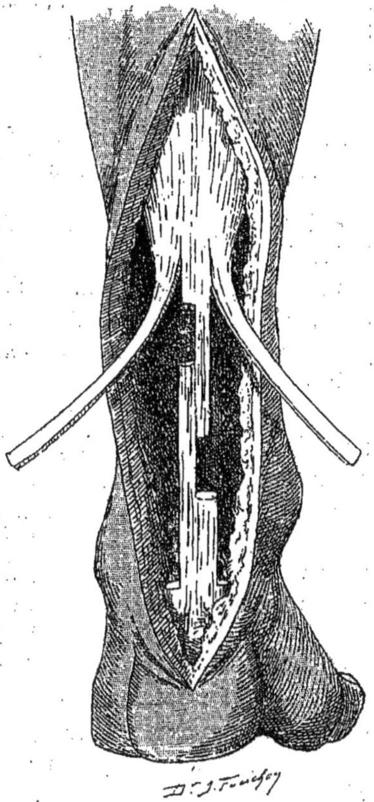

J'ai fait un bon nombre de ces opérations, mais il est un chirurgien qui en a fait

Fig. 520. — Tendon d'Achille allongé et dont on a détaché deux lanières laté-rales pour les transplanter sur les ten-dons antérieurs de chaque côté.

beaucoup plus que moi et plus que personne au monde, un chirurgien dont l'autorité en la matière est partout indiscutée. C'est mon éminent collègue et ami le **Professeur Vulpius**, d'Heidelberg.

Je lui ai demandé de bien vouloir écrire **à votre intention** ce chapitre du traitement chirurgical de la paralysie infantile.

Il y a consenti avec une bonne grâce et un empressement dont je veux le remercier.

Voici, telles quelles, sans que j'y aie changé un mot, les quelques pages substantielles, claires et pratiques dans lesquelles il vous indique la règle de conduite à suivre pour mener à bien ces opérations délicates.

### Exposé du traitement chirurgical de la paralysie infantile (rédigé par le Prof. Vulpius, d'Heidelberg).

« En examinant un membre atteint précédemment de la paralysie spinale infantile, vous pouvez constater *trois états* différents des muscles, qui vous offrent l'occasion d'opérer aux muscles, aux tendons, aux articulations : le *raccourcissement*, l'*allongement* et *la perte de la fonction*.

1° *Traitement du* raccourcissement. — La traction unilatérale d'un groupe de muscles survivants en cas de paralysie partielle de la musculature d'une articulation ou la position vicieuse continue d'une articulation totalement paralysée sont l'origine, comme vous le savez, d'un rétrécissement nutritif des muscles dont les points d'insertion sont constamment rapprochés. Alors vous voyez se développer la difformité paralytique des parties molles d'abord, plus tard des os. Comment, dans un tel cas, obtenir l'allongement du tendon? Le moyen le plus simple est la ténotomie sous-cutanée ou à ciel ouvert, dont la description technique n'est pas de mon ressort. Vous faites cette petite opération en vous confiant à la force réparatrice de la nature qui interposera un morceau de tendon entre les deux bouts rétrécis du tendon sectionné. Cela arrive sûrement dans une petite diastase, c'est-à-dire à 1 centimètre chez des enfants, 2 centimètres chez des adultes. Si elle dépasse cette mesure, je vous conseille d'employer l'allongement plastique.

Laissez-moi vous expliquer, par l'exemple de la rétraction du tendon d'Achille, comment vous devez pratiquer cette méthode plastique.

Le tendon mis à jour est partagé par une incision longitudinale et sagittale correspondante à l'allongement voulu (voir plus haut fig. 512 et 513). Vous achevez la division en ajoutant

deux incisions latérales de sens contraire aux deux bouts de la
première coupure. En corrigeant la position vicieuse, les deux
parties du tendon glissent et se placent bout à bout et se fixent
dans cette position par deux sutures de soie.

On peut varier l'opération en coupant le tendon frontalement.
Vous pouvez aussi exercer la même méthode (sous-cutanée) en
ne faisant que les deux petites incisions latérales et finissant
la séparation longitudinale par le redressement forcé. Ou plus
simplement encore, vous coupez le tendon à travers, tout en haut,
où il est encore largement en contact avec le ventre musculaire,
et vous le faites glisser tant qu'il est nécessaire sans interrompre
entièrement son rapport avec le muscle. Supposons que vous
ayez fait la ténotomie simple, par erreur, ou les lambeaux plastiques trop courts, et que vous vous trouviez vis-à-vis d'une diastase, que faire alors? Vous placez un tendon artificiel en soie en
passant quelques fils pas trop minces d'une extrémité à l'autre,
pour assurer la continuité du tendon.

Par toutes ces méthodes vous pouvez être sûrs d'obtenir un
résultat absolument satisfaisant et durable.

2° *Traitement de* **l'allongement.** — Vous trouvez l'allongement, c'est-à-dire l'hypertension d'un muscle, comme suite
d'une parésie ou d'une paralysie complète.

Vous voyez par exemple les trois muscles antérieurs de la
jambe dans cet état d'hypertension lorsqu'ils sont si gravement
affaiblis que la pesanteur du pied prévaut leur force, vous
trouvez alors le pied équin. Vous voyez peut-être de petites
contractions volontaires ou produites par le courant électrique,
mais absolument insuffisantes pour la fonction.

Plus tard disparaissent même ces petits restes d'action musculaire par l'hypertension continue.

Alors, que faire pour obtenir le raccourcissement suffisant
du muscle et du tendon nécessaire pour la fonction normale?

Vous pouvez employer la méthode *à plis* ou *à fronces.*

Vous comprendrez plus facilement, en examinant les figures
ci-contre, que par une longue explication, comment se réunissent
les bords du pli tendineux par quelques sutures ou bien encore
comment on fixe l'extrémité de ce pli sur le tendon (fig. 521,
522, 523 et 524).

Pour froncer le tendon vous passez un fil de soie de la lon-

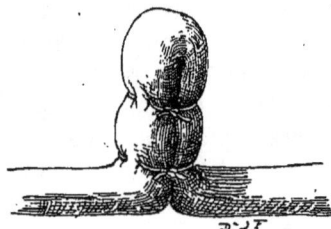

Fig. 521.

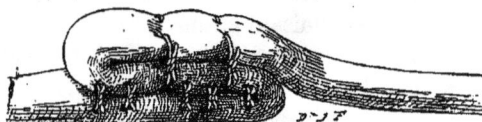

Fig. 522.                                    Fig. 523.

Fig. 524.

Fig. 521, 522, 523, 524. — Manières de raccourcir un tendon trop long.

gueur du tendon que vous tirez aux deux bouts, comme les

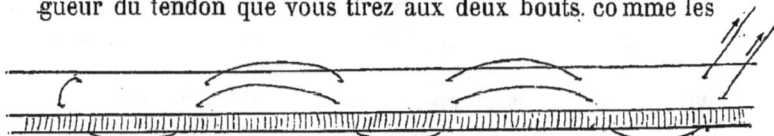

Fig. 525.

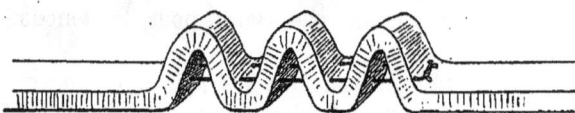

Fig. 526.

Fig. 525, 526. — Manière de faire le raccourcissement à fronces.

liens d'une bourse, et par cela se fronce le tendon à volonté
(fig. 525 et 526).

Si vous employez une de ces méthodes dans le cas du pied équin, cité plus haut, vous arrivez, en raccourcissant les trois muscles, aussitôt à la correction de la difformité et dans des cas assez favorables au retour des fonctions des muscles, jambier antérieur, extenseur du gros orteil et des doigts de pied.

Mais, dans d'autres cas, vous vous trouvez vis-à-vis des muscles cités, *totalement paralysés*.

Là, le raccourcissement décrit est inutile. Les ventres musculaires étant dégénérés ils s'allongent de nouveau sous l'influence de la pesanteur du pied et produisent une récidive de la difformité. Dans ce cas vous faites l'opération qu'on appelle *ténodèse* (fig. 527). En négligeant les muscles dégénérés, vous fixez les trois tendons dans la tension nécessaire à la correction de la position du pied au périoste avivé des deux os de la jambe et, comme je le fais souvent, à la fascie de la jambe (*fasciodèse*).

Par cela vous transformez les tendons en ligaments accessoires.

Nous allons parler tout de suite de la combinaison de cette opération tendineuse avec l'arthrodèse.

Fig. 527. — Aux joints où ils sont suturés à l'aponévrose superficielle, on voit aussi que ces trois tendons ont été préalablement raccourcis par un pli :
a, jambier antérieur ; b, extenseur propre ; c, extenseur commun.

3° *Traitement de* la perte de la fonction. — *a*. La *paralysie complète* de tous les muscles d'une articulation produit, comme vous le savez, l'**articulation ballante**, qui peut rendre inutile l'extrémité entière. Dans un tel cas vous pouvez produire l'ankylose artificielle par l'opération de l'ARTHRODÈSE.

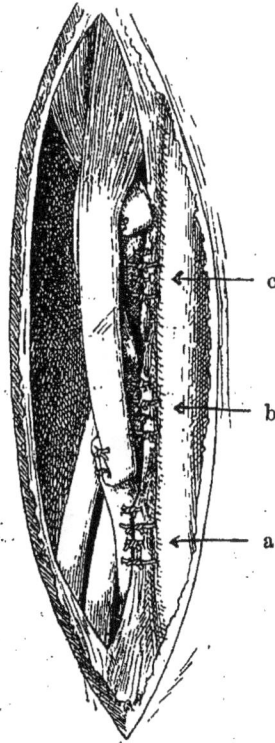

**Pour ankyloser l'articulation du pied** vous agirez de cette manière :

Fig. 528. — Incision pour l'arthrodèse du cou-de-pied.

Ouverture de l'articulation par une incision contournant la

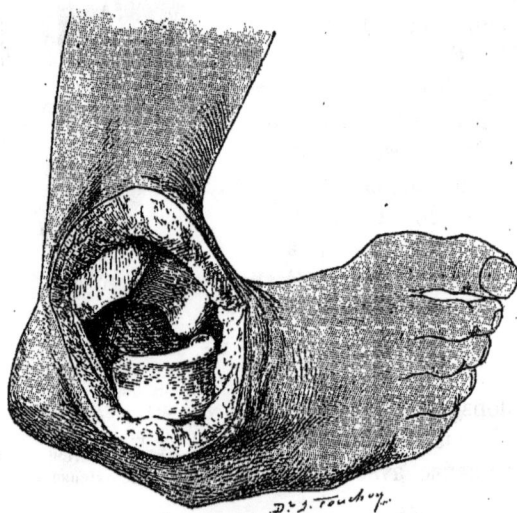

Fig. 529. — Arthrodèse du cou-de-pied. Luxation du pied en dedans et ouverture de l'articulation.

cheville extérieure (fig. 528), luxation du pied en dedans sans ou avec coupure des tendons péroniers (fig. 529), avivement énergique et irrégulier de toutes les surfaces articulaires pour

produire des sillons pénétrant le cartilage et dénudant çà et là
l'os. Ajoutez, si vous le voulez, une suture métallique entre le
tibia et le talus. Suture complète de la plaie avec crin de Flo-
rence.

Petit pansement aseptique et plâtre. Fixation exacte pendant
trois mois au moins.

Vous trouverez après l'enlèvement du plâtre l'ankylose le plus

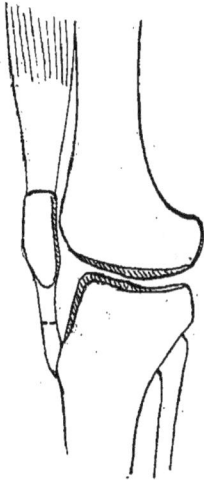

Fig. 530. — Arthrodèse du genou. On
avive les faces articulaires de la rotule, du fémur et du tibia et on coupe
le ligament rotulien pour le raccourcir.

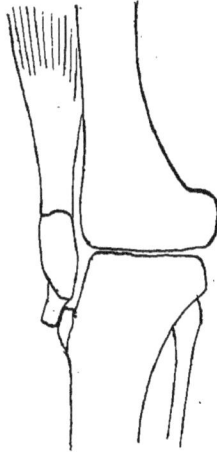

Fig. 531. — Mise au contact de surfaces
avivées. Raccourcissement du ligament rotulien.

souvent fibreuse, solide, de l'articulation, résultat que vous
pouvez compléter par la ténodèse des trois tendons antérieurs
décrite plus haut.

**Pour ankyloser le genou**, vous l'ouvrez par une incision à
lambeau antérieur, vous faites la résection très économique; en
avivant aussi la rotule (fig. 530, 531, 532, 533, 534). Vous
joignez l'os à l'os, faites la suture très exacte de l'appareil
extenseur, qui ne doit pas devenir lâche. Vous ajoutez la ténotomie des fléchisseurs pour éviter plus tard la contracture du
genou en flexion.

Après trois ou quatre mois de fixation dans un pansement
plâtré résultera dans la plupart des cas l'ankylose osseuse qu'il

faut protéger pendant quelques mois au moins dans une écale en cuir.

- **Abstenez-vous de l'arthrodèse de la hanche,** opération assez grave, dont la technique et les résultats ne sont pas encore assez clairs.

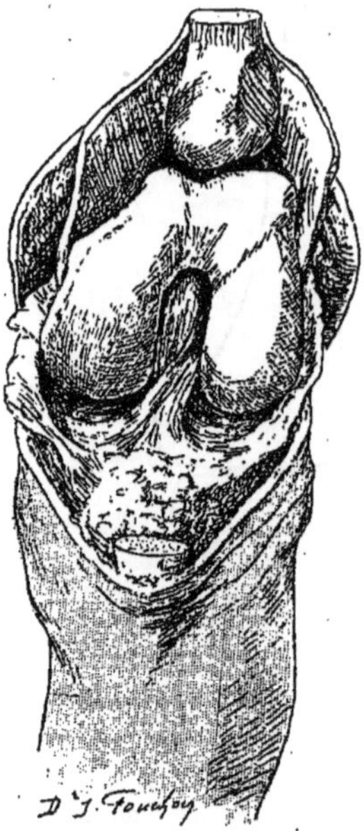

Fig. 532. — Arthrodèse du genou. Ouverture de l'articulation.

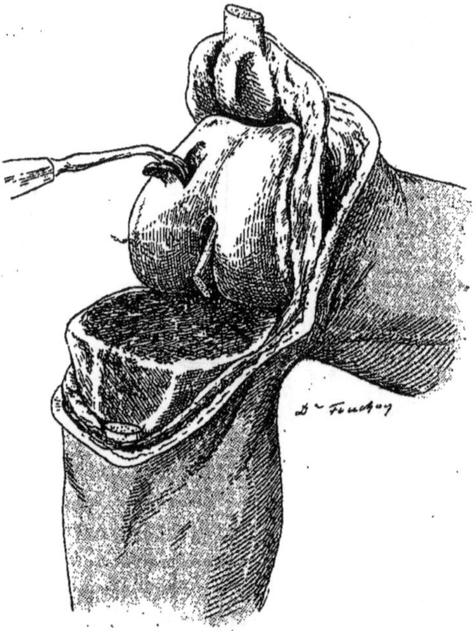

Fig. 533. — Le tibia est déjà dépouillé de son cartilage articulaire. La curette attaque le cartilage des condyles fémoraux.

Mais vous pouvez être sûr d'une **victoire remarquable** en **arthrodésant l'épaule ballante,** supposé que les muscles du bras et de l'avant-bras soient intacts.

Incision longitudinale antérieure ouvrant l'articulation, luxation de la tête de l'humérus, qu'il faut aviver dans toute sa circonférence ainsi que l'acétabulum (fig. 535, 536, 537). Fixation de l'humérus à l'omoplate par deux fils métalliques perforant l'acromion et le processus coracoïde, en donnant au bras une élévation à côté et en avant assez considérable. Fixation pendant trois ou quatre mois.

Ce temps écoulé vous constatez la soudure de l'humérus et de l'omoplate. Les muscles élévateurs de l'omoplate meuvent alors en même temps l'humérus. Le bras porté avant comme un fardeau inutile peut être remis en valeur, la main peut être conduite au visage (fig. 538).

Le traitement post-opératoire gymnastique est de grande valeur et absolument nécessaire pour compléter le succès édifiant.

*b.* Vis-à-vis *d'une paralysie partielle* des muscles d'une articulation vous aurez très souvent deux états pathologiques à combattre : la contracture[1] et la perte de la fonction.

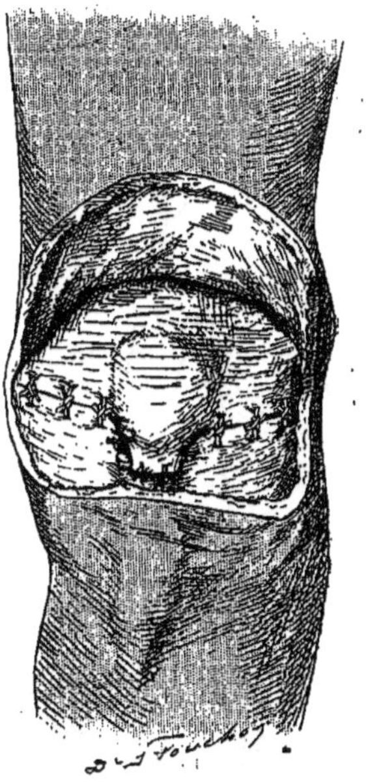

Vous commencez le traitement par le redressement modelant de la difformité. Puis vous remplacez la perte des fonctions en pratiquant la **transplantation tendineuse.**

L'idée si *rapprochée* de cette opération est de profiter des muscles voisins sains pour transmettre leur fonction à la place du muscle paralysé.

Avant de procéder à l'opération vous faites un plan exact en étudiant soigneusement la distribution des muscles sains et paralysés.

Fig. 534. — Les sutures du tendon.

Il vous faut tenir compte de ce qu'on ne peut sacrifier totalement un muscle pour la greffe que lorsque sa fonction est de peu d'importance (voir fig. 518) et que, dans l'autre cas, il faut partager le tendon sain de telle sorte qu'une partie soit employée pour la greffe tandis que le reste garde sa fonction primitive (voir fig. 519). Transplantation partielle ou division de fonctions.

Quant à la technique, observez les conseils suivants.

Asepsie minutieuse du champ opératoire, bande d'Esmarch. Incision longitudinale assez étendue pour mettre à nu les tendons sains et paralysés jusqu'à l'extrémité périphérique de leurs

1. Les Allemands appellent contracture ce que nous appelons déviation.

muscles, ce qui permet de se rendre compte de l'état de ces
derniers.

Protégez les gaines ten-
dineuses autant que pos-
sible, coupez ou partagez

Fig. 535. — Arthrodèse
de l'épaule. Incision.

Fig. 536. — Arthrodèse de l'épaule (suite).

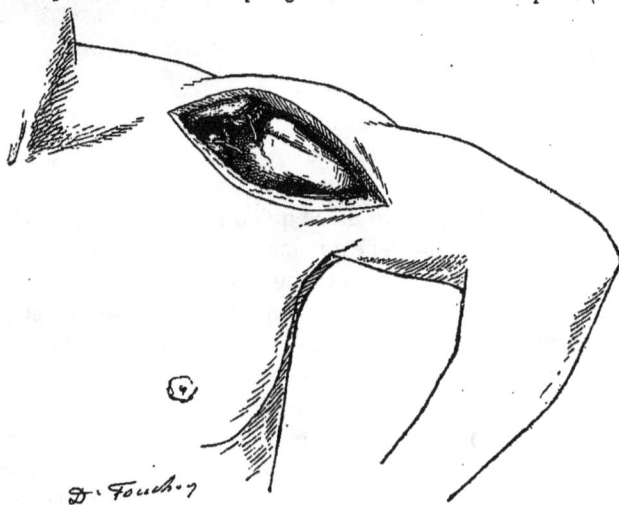

Fig. 537. — Arthrodèse de l'épaule (suite). Suture métallique des 2 os.

les tendons distributeurs de la force, conduisez les tendons sains vers les tendons paralysés, directement s'ils sont voisins, ou s'ils sont peu éloignés en tunnellisant les parties molles interposées avec un instrument émoussé.

Pour obtenir une réunion intime des deux tendons, tirez le

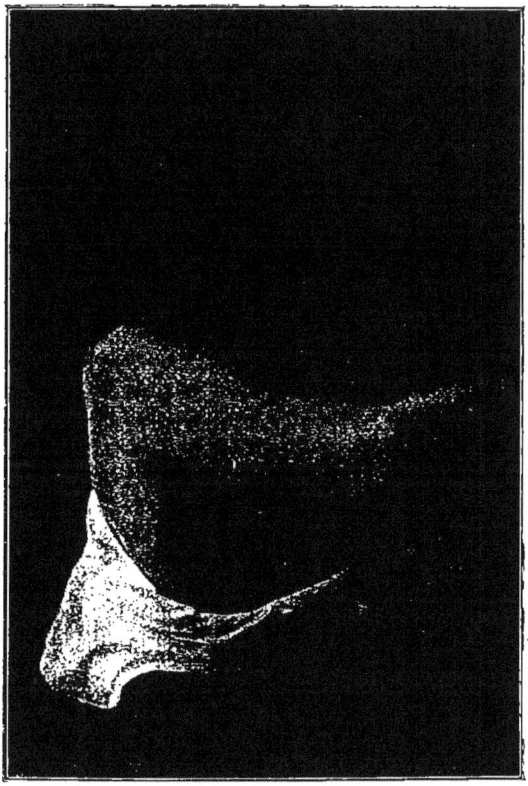

Fig. 538. — Élévation active du bras rendue possible par l'arthrodèse de l'épaule.

tendon sain par une ou deux boutonnières (fig. 539) pratiquées au tendon paralysé. Suturez les deux tendons avec quelques points de soie bouillie dans de l'eau sublimée. Observez que la suture se fasse avec une tension assez forte des deux tendons en les tirant en sens divers avec des pinces, de manière que, l'opération terminée, l'articulation se trouve fixée dans une position corrigée.

Suture complète de la peau. Pansement aseptique, puis plâtre. Immobilisation dans le lit pendant cinq à six semaines. Traitement postopératoire prolongé par le massage, le courant électrique et gymnastique pour habituer les muscles et surtout le système nerveux à la nouvelle fonction.

Voici quelques autres exemples de l'application de la méthode dans des cas de pied équin, ou talus, ou varus, ou valgus.

Mais des indications techniques aussi sommaires ne sauraient

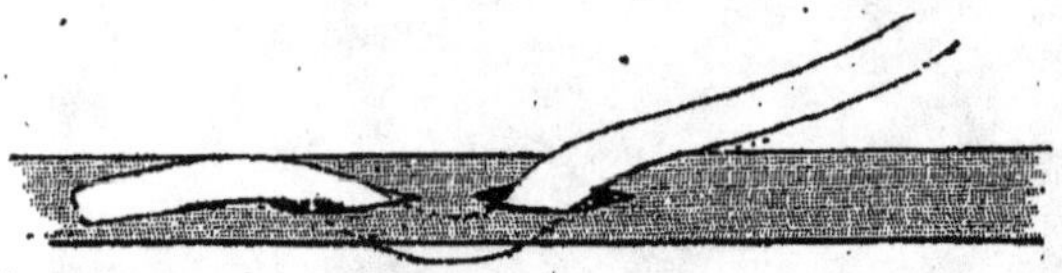

Fig. 539. — Passage du tendon par la boutonnière.

vous suffire, et, pour être réellement utile, nous devons entrer dans tous les détails d'une de ces opérations, depuis le 1er temps jusqu'au dernier.

### Une transplantation typique

Voici, par exemple, la description minutieuse d'une transplantation tendineuse à supposer que nous voulions greffer le péronier long sur le jambier postérieur.

Après avoir désinfecté très soigneusement le pied et la jambe et après avoir placé la bande d'Esmarch à la cuisse nous pratiquons une première incision.

Celle-ci commence derrière et un centimètre au-dessus de la malléole interne et se dirige de bas en haut sur une longueur de 7 à 10 centimètres suivant la taille du malade.

Après avoir coupé la peau et le tissu graisseux on arrive à la fascie profonde que nous fendons dans la même direction et à peu près la même étendue que la peau.

De cette manière nous mettons à jour les tendons du fléchisseur des orteils et du jambier postérieur. Nous isolons celui-ci sans trop blesser sa gaine jusqu'au ventre musculaire qui offre à l'œil une couleur rose pâle ou jaune.

Puis la seconde incision latérale (v. fig. 540, 541 et 542) commençant derrière et 2 ou 3 centimètres au-dessus de la malléole externe et montant au moins sur la même étendue que l'incision

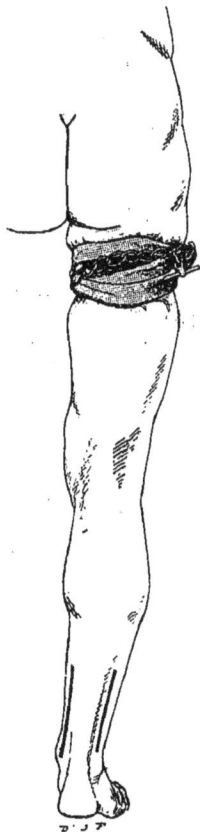

Fig. 541. — Découverte du long péronier latéral.

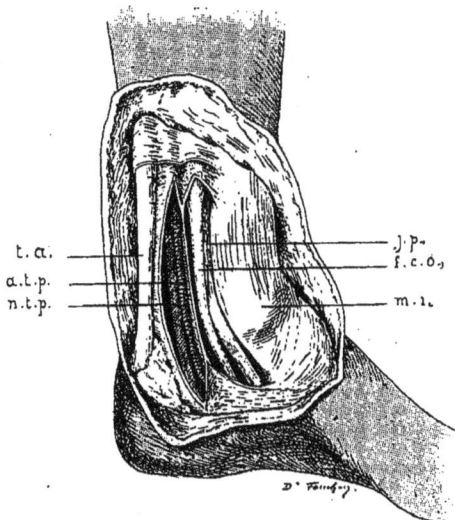

Fig. 540. — Mise en place de la bande d'Esmarch ; en bas, le tracé des deux incisions interne et externe.

Fig. 542. — Rapports des tendons de la région interne du cou-de-pied.

médiale, mais pratiquée 2 ou 3 centimètres plus haut. Nous ouvrons la gaine des péroniers et nous isolons le tendon du péronier long dont les fibres musculaires prouvent leur état normal par une couleur rouge foncé. Le tendon est alors fixé en bas par une pince afin d'empêcher le bout périphérique de s'échapper après la coupure qui se pratique maintenant à 2-3 centimètres au-dessus de la pince (fig. 543).

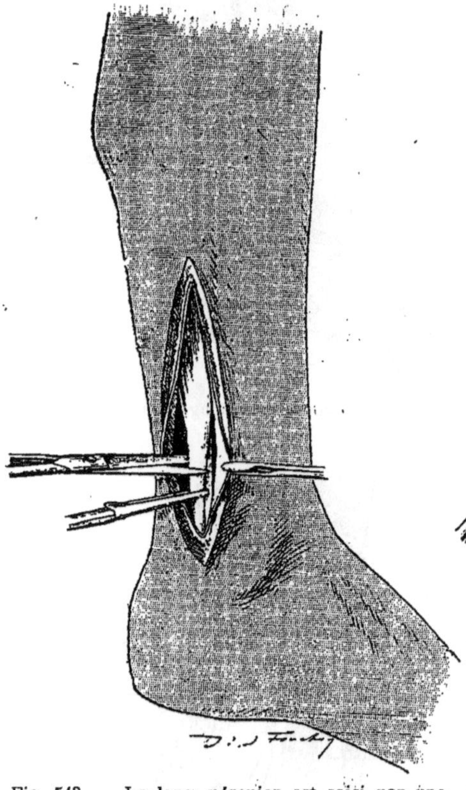

Fig. 543. — Le long péronier est saisi par une pince et sectionné à 2 ou 3 cm. au-dessus de cette dernière.

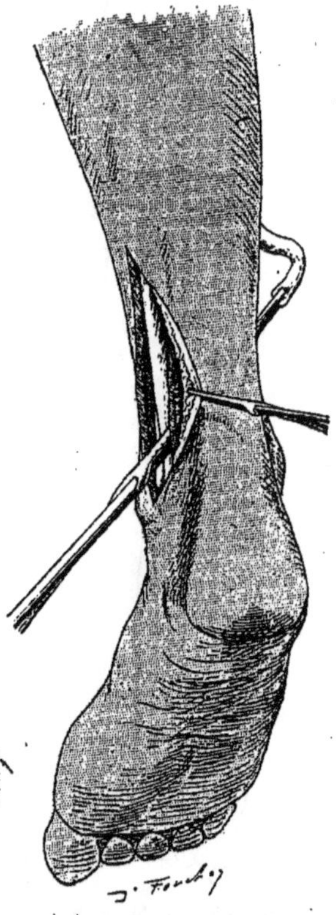

Fig. 544. — Une longue pince est introduite dans la plaie interne et va obliquement, en rasant l'os, saisir le bout du long péronier.

Nous introduisons une pince à deux branches à l'extrémité inférieure de l'incision médiale et creusons un tunnel qui se dirige très obliquement vers le bout supérieur de l'incision latérale.

Le canal produit se trouve alors derrière la fibule et entre les fléchisseurs des orteils, d'un côté, et, de l'autre, les vaisseaux, le

nerf et le tissu graisseux entourant le tendon d'Achille, du péronier long.

On dilate un peu le canal en ouvrant légèrement la pince,
celle-ci saisit le bout central du tendon coupé et le conduit par
le tunnel (fig. 544).

Le pied placé dans une
hypercorrection légère
nous tendons avec une
seconde pince le jambier
postérieur. Avec un fin
bistouri nous pratiquons
une boutonnière dans ce
tendon correspondant à
l'ouverture du tunel.

Au moyen d'une pince
mince nous faisons passer
le tendon du péronier par
la boutonnière. Nous tirons
le tendon assez fortement
dans la direction centrifu-
gale et commençons les
sutures de soie cuite dans
l'eau sublimée. La première
fixe le tendon du péronier
dans la boutonnière, les
suivantes réunissent les
tendons parallèles.

Une dernière suture sai-
sit les deux tendons au-
dessus de la bouton-
nière (fig. 546 et 547).

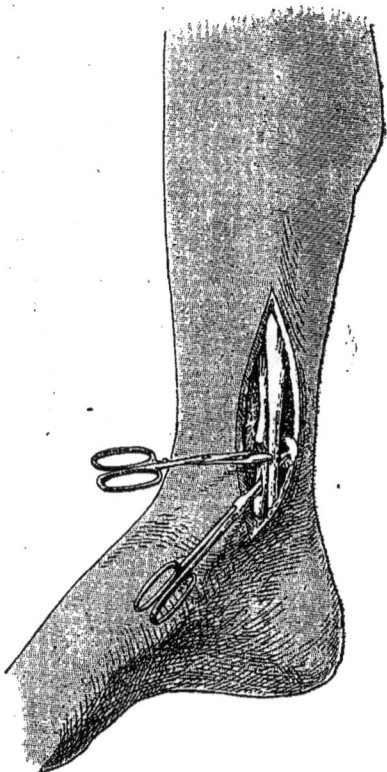

Fig. 545. — Une pince tire vers le haut le
jambier postérieur, une seconde vient faire
passer le péronier par la boutonnière.

Enfin 2-3 sutures rac-
courcissent le jambier postérieur dans sa partie centrale si
c'est nécessaire.

Nous fermons l'incision de la peau sans nous occuper de la
fascie.

Reste à fixer le bout périphérique du péronier long au péronier court, sans tension, par 2 ou 3 sutures, et à fermer également l'incision latérale.

Pansement aseptique très exact pour éviter des mouvements
du pied et bandage plâtré des orteils au-dessus du genou, qui
reste 5 ou 6 semaines.

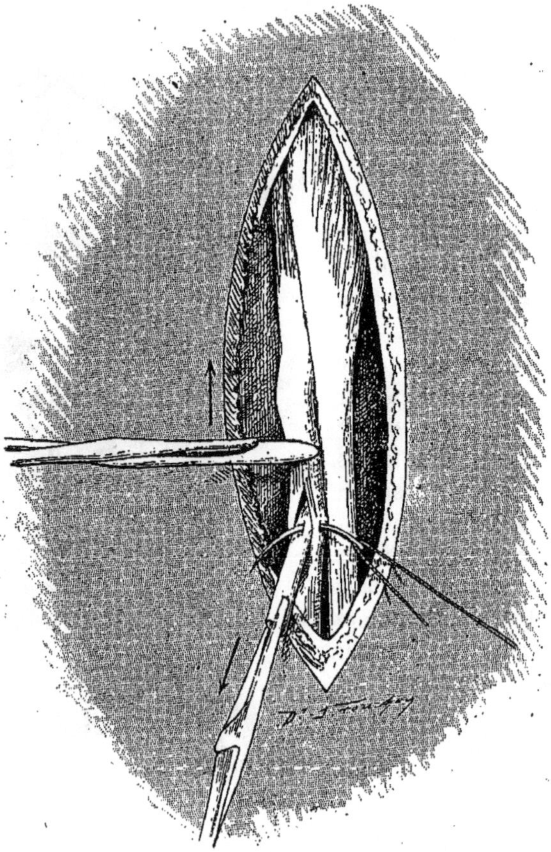

Fig. 546. — Suture des deux tendons.

1° **Pied équin** (fig. 509). — *a*. Vous trouvez le *jambier antérieur*
complètement *paralysé*, les autres muscles intacts. Après avoir
allongé le tendon d'Achille s'il est raccourci, il vous faut transplanter l'extenseur du gros orteil totalement sur le jambier. Le
bout périphérique du tendon coupé est fixé à l'extenseur des
orteils pour éviter la position en flexion du gros orteil. L'opération terminée, le pied doit avoir une position au moins rectangulaire.

(Fig. 548). *b*. Paralysie du *jambier antérieur* et de *l'extenseur des orteils*. Même opération qu'au n° 1, et encore transplantation du péronier long sur l'extenseur des orteils, le bout périphérique du péronier long est fixé au péronier court.

*c*. Paralysie des *trois muscles antérieurs*. Opération : trans-

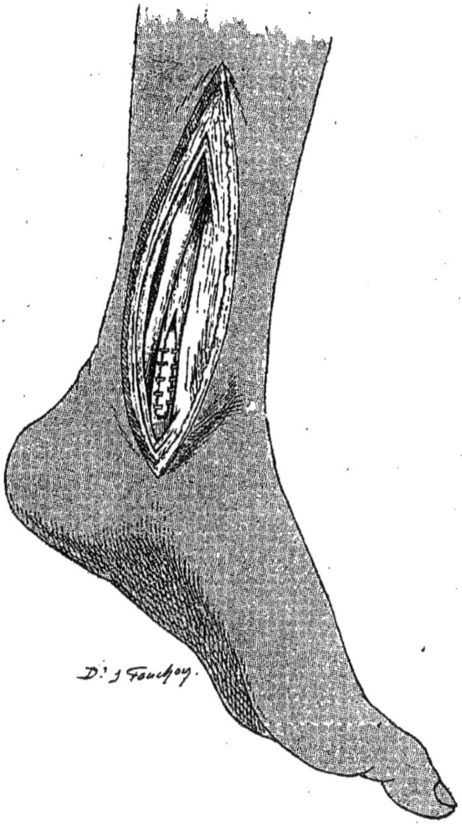

Fig. 547. — La fin de l'opération représentée sur le pied opposé. La suture au jambier postérieur.

plantation du péronier long et des fléchisseurs des orteils au jambier antérieur et aux extenseurs des orteils à travers la membrana interossea.

2° **Pied bot talus** (fig. 549). — *Paralysie du tricepsuræ*. Opération : Redressement de la difformité et allongement des tendons antérieurs si c'est nécessaire. Transplantation du péronier long, du fléchisseur des orteils et du gros orteil sur le tendon d'Achille ou directement sur le périoste du calcaneus. Fixation du bout périphérique du péronier long sur le péronier court. Par suite de l'opération le pied doit avoir une position de pied équin léger.

3° **Pied bot varus.** — *a.* Paralysie de *l'extenseur des orteils.* Opération : allongement plastique du tendon d'Achille si c'est néces-

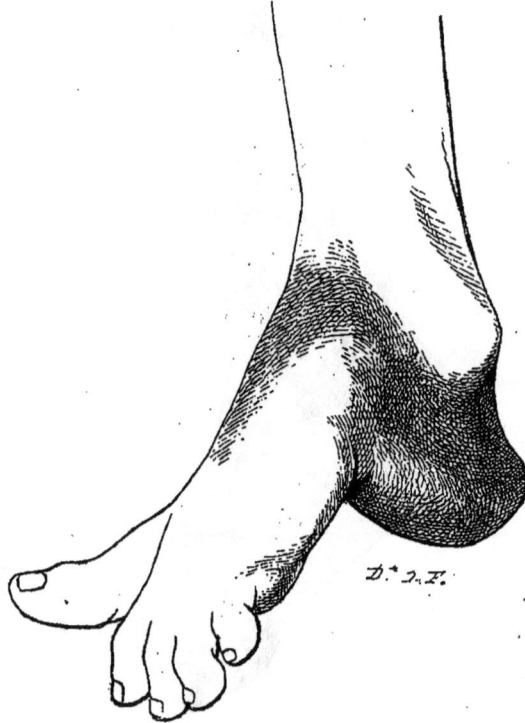

Fig. 548.

saire. Transplantation de l'extenseur du gros orteil sur l'extenseur des orteils. Si ce muscle semble insuffisant, prenez encore une partie du péronier long pour renforcer l'extenseur des orteils (fig. 550). Fixation du bout périphérique de l'extenseur du gros orteil à l'extenseur des orteils. A la fin de l'opération le pied doit se trouver dans la position rectangulaire et un peu valgus.

*b.* Paralysie de *l'extenseur des orteils* et des *péroniers.* Transplantation de l'extenseur du gros orteil et, si cela paraît nécessaire, d'une partie du jambier antérieur sur l'extenseur des

orteils. Transplantation du tendon d'Achille sur les péroniers.
Fixation du bout périphérique de l'extenseur du gros orteil sur
le jambier antérieur. Position du pied produite immédiatement
par l'opération : rectangulaire et un peu valgus. Même procédé
pour le tendon d'Achille qu'au n° précédent.

**Pied bot valgus** (fig. 551). — *a*. Paralysie
du *jambier antérieur* et *postérieur*. Opération : Transplantation de l'extenseur du gros
orteil et d'une partie de l'extenseur des

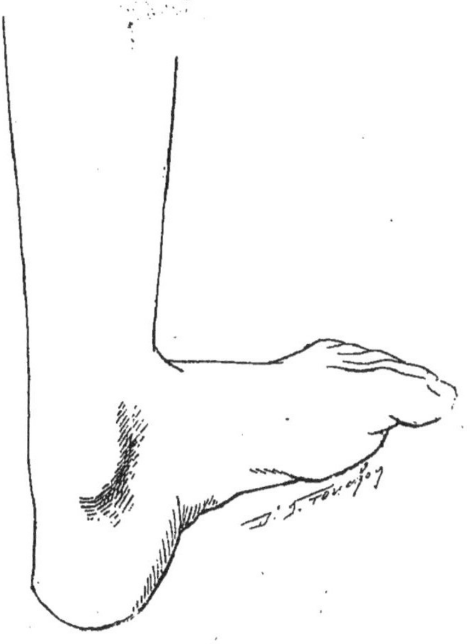

Fig. 549. — Pied talus.

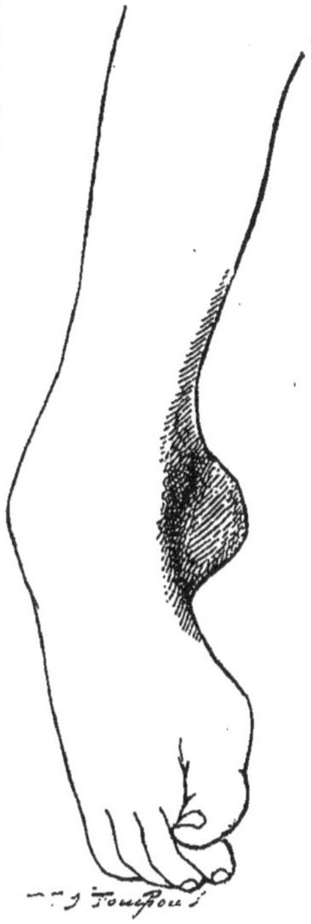

Fig. 550. — Pied bot
varus équin.

orteils sur le jambier antérieur. Transplantation du péronier long
sur le jambier postérieur en le transportant en dedans entre l'os
et le tendon d'Achille. Fixation du bout périphérique du péronier long au péronier court.

*b*. Paralysie du *jambier antérieur* et *postérieur* et du *péronier
long*. Même opération que plus haut (*a*) dans le groupe antérieur.
Remplacement du jambier postérieur par les fléchisseurs des
doigts ou par une partie du tendon d'Achille.

*c*. Paralysie des *deux jambiers* et du *tendon d'Achille*. Opération : Même transplantation que plus haut (*a*) dans le groupe
antérieur. Le fléchisseur des orteils vient sur le jambier postérieur, le fléchisseur du gros orteil et le péronier long sur le

tendon d'Achille ou directement sur le périoste du bord interne
du processus postérieur du calcaneus. Le bout périphérique de

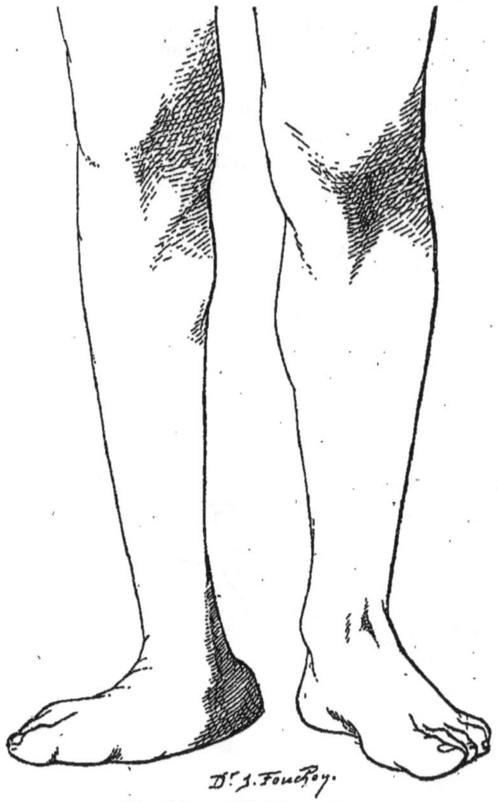

Fig. 551. — Pied bot valgus.

l'extenseur du gros orteil est fixé à l'extenseur des orteils, le
bout périphérique du péronier long au péronier court, etc.

### Les transplantations tendineuses au genou.

Quant au genou, ce que l'on demande de la transplantation
semble plus difficile à obtenir parce que le muscle à remplacer,
le quadriceps, est de grand volume et de grande importance
fonctionnelle. Pourtant l'expérience a démontré que l'on peut
répondre à ces exigences.

Il vous faut savoir que la paralysie du quadriceps seule n'est pas une indication suffisante pour l'opération, mais qu'elle n'est indiquée que dans le cas des troubles fonctionnels qui ne sont pas du tout la suite régulière de la paralysie.

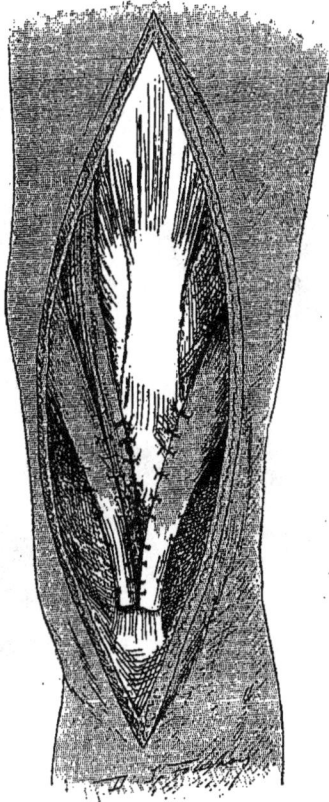

Fig. 552.                                    Fig. 553.

Si les muscles fléchisseurs du genou ont échappé à la paralysie, on peut constater que, pendant la marche, leur action exclusive provoque une flexion de l'articulation et par cela le danger de la chute, et plus tard on trouve même une contracture du genou en flexion, ce qui suffit pour rendre la marche incertaine.

C'est pourquoi on voit de tels malades marcher en appuyant la main sur la cuisse.

N'est-ce pas raisonnable, dans un tel cas, de transplanter les fléchisseurs tous ou en-partie sur le tendon du quadriceps ou directement sur la rotule (fig. 552 et fig. 553).

Outre ces muscles, c'est le sartorius (couturier) qui, par sa

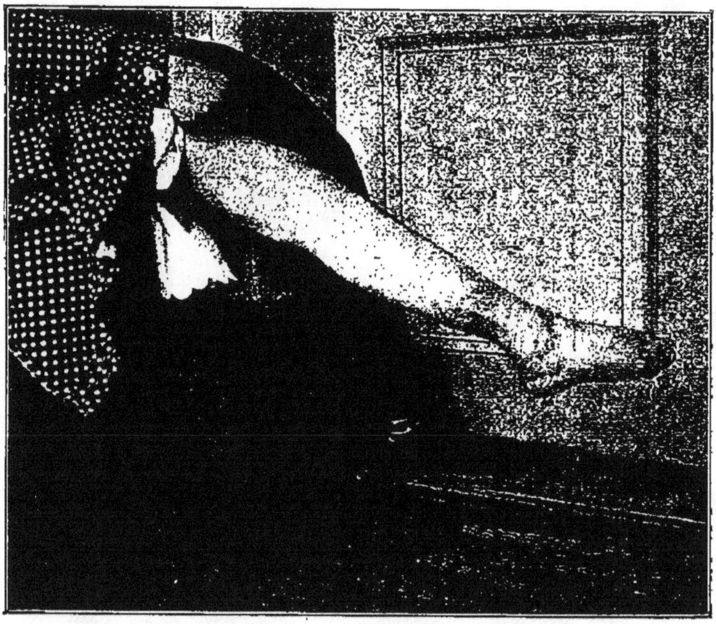

Fig. 554. — Extension de la jambe rendue possible par la transplantation au quadriceps.

situation anatomique, est spécialement approprié à se substituer au quadriceps et qui échappe étonnamment souvent à la paralysie.

Vous me dispenserez de vous donner des détails de cette opération qui, bien que sans gravité et difficulté, demande pourtant des manipulations assez étendues dans les parties molles et par cela une asepsie absolument garantie et une certaine pratique.

Permettez-moi seulement de vous dire que, par cette méthode, on peut obtenir des résultats très satisfaisants et en même temps intéressants quant à la physiologie des mouvements (fig. 554 et 555).

## Les transplantations au membre supérieur.

Les mêmes avertissements sont valables pour le praticien

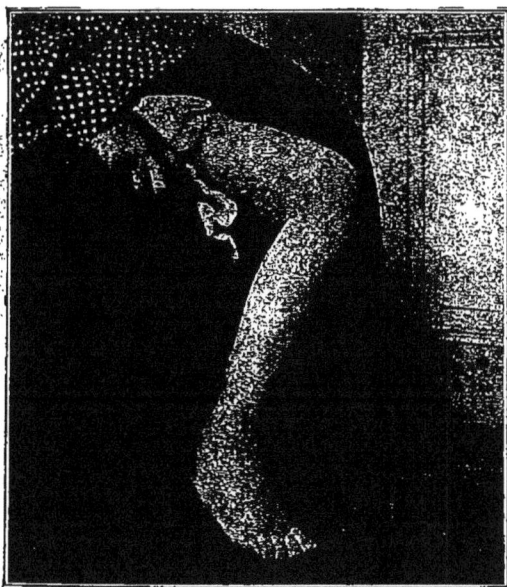

Fig. 555. — Le même cas démontrant la possibilité de flexion.

quant aux opérations semblables au bras et surtout à l'avant-bras. La musculature est plus compliquée qu'à la jambe, et demande une expérience personnelle plus étendue pour être bien traitée.

Après avoir expliqué les différentes méthodes du traitement chirurgical de la paralysie infantile, il me reste à vous dire que l'on doit très souvent combiner ces méthodes pour obtenir le meilleur résultat possible.

C'est justement cette combinaison appropriée qui permet des

succès assez remarquables dans des paralysies graves et étendues,
qui rend la marche à des individus qui en étaient privés auparavant ou forcés de marcher à quatre pattes (fig. 556 et 557).

Finissons en nous entretenant des **résultats** d'une manière
plus détaillée. Et vous me permettrez de m'appuyer sur mes
propres expériences, fruits de treize ans de travail spécial.

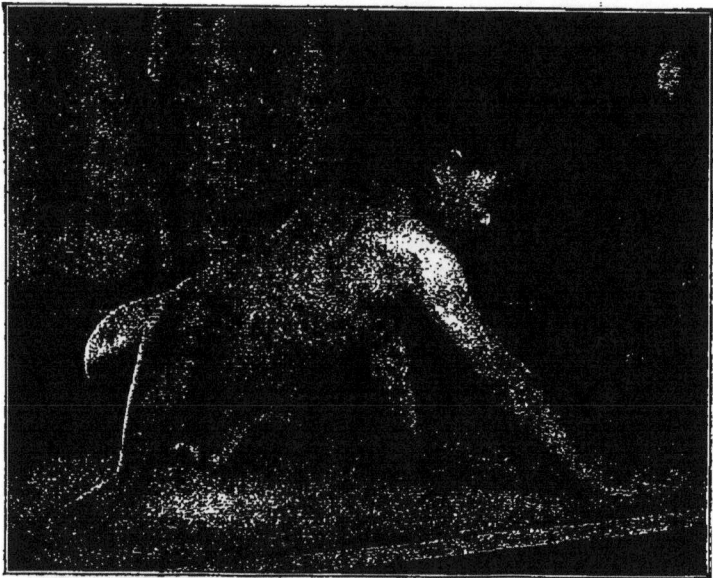

Fig. 556. — Malade marchant à quatre pattes.

Que devons-nous espérer, que pouvons-nous promettre d'un
malade, qui se confie à nos soins, à la famille, pour les suites
d'une paralysie spéciale?

Vous êtes convaincus que le degré de l'amélioration ou la perfection de la guérison varient selon l'étendue de la paralysie et
selon sa localisation.

En tout vous verrez peut-être des résultats moins complets au
bras qu'à la jambe.

Et pourtant, vous ainsi que votre clientèle, vous vous réjouirez
de chaque amélioration obtenue à l'extrémité supérieure,

parce que de tels cas étaient considérés comme incurables jusqu'à nos jours. Examinons d'abord les résultats obtenus *au bras*.

Ce n'est pas trop dire que l'effet de l'arthrodèse de l'épaule
ballante est un vrai miracle :

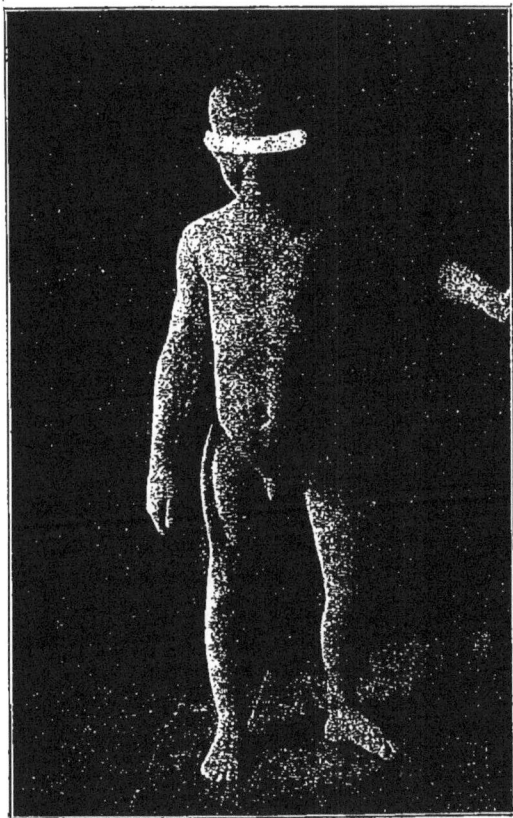

Fig. 557. — Le même malade après le traitement.

Car elle rend la fonction, croissant d'année en année, à un
bras absolument inutile jusqu'alors.

J'ai pu me convaincre qu'en transplantant une partie du
triceps au biceps brachial paralysé on peut obtenir le retour de
sa fonction indépendante de celui-là, la meilleure preuve du fait.

que vous pouvez partager un muscle en deux individus munis de fonctions propres et même antagonistes.

Quant à l'avant-bras vous avez le droit de dire qu'il n'existe plus de paralysie du nerf radial incurable. En raccourcissant les extenseurs du poignet vous donnez à la main ces positions en hyperextension nécessaire pour fermer le poing fortement. Vous ajoutez la transplantation d'un fléchisseur du poignet sur l'extenseur des doigts et vous aurez recouvré assez de force et d'adresse pour un certain nombre de travaux manuels.

Ces résultats de la fonction, bien que réjouissants, n'atteignent pas la restitution et par cela restent inférieurs aux résultats à obtenir à *la jambe*.

Vous pouvez guérir toutes les difformités paralytiques du pied non seulement d'une manière temporaire par moyen de redressement, mais radicalement en ajoutant l'arthrodèse ou la plastique tendineuse.

L'arthrodèse du pied complétée par la fascio-tenodèse change le pied ballant en un appui précieux et rend par cela à la jambe entière sa fonction locomotrice.

Et votre succès ne sera pas moins brillant en arthrodésant le genou totalement paralysé.

Sans doute les suites d'une transplantation tendineuse vous causeront plus de joie, opération qui préserve non seulement contre une récidive en affaiblissant les antagonistes, mais vous donne une guérison quasi parfaite.

Vous atteignez le but idéal dans le cas où il n'y a qu'un muscle paralysé et entouré de muscles sains, — succès qui a un caractère progressif par l'exercice des muscles et du centre nerveux, à supposer que votre plan d'opération et votre technique étaient bonnes.

Laissez-moi vous citer quelques exemples :

Dans le cas d'un *pied equinum* vous vous trouvez vis-à-vis du seul devoir de transplanter l'extenseur du gros orteil sur le jambier antérieur exclusivement paralysé : — le succès parfait vous est assuré.

Dans le second cas il vous faut ajouter la greffe du péronier long à l'extenseur des orteils : — vous verrez le mouvement des muscles extenseurs reparaître.

Dans le troisième cas vous faites surgir de la faillite complète des trois muscles antérieurs une flexion dorsale limitée, mais suffisante en amenant le péronier et le fléchisseur des orteils.

Vous voyez reparaître dans le cas du *pied bot talus* la flexion plantaire énergique surmontant la pesanteur du pied, vous voyez marcher votre malade plantigrade, des lettres de reconnaissance vous parviendront peut-être de la cime d'une montagne ou d'un bal, comme cela m'est arrivé.

La récidive répétée du pied *bot varus* ne vous amènera plus devant les yeux le décourageant « non possumus » vous faites plutôt le pied redressé se lever dans une position normale moyenne, vous lui procurez même l'abduction active.

Vous trouverez, il est vrai, plus de difficulté dans le traitement du *pied valgus* paralytique parce que la pesanteur du corps a toujours la tendance de détruire l'effet de votre opération. Mais en bien calculant les forces musculaires à transplanter vous pourrez pourtant obtenir un bon résultat, c'est-à-dire la position normale du pied et même la supination active.

Vous rétablissez la fonction du quadriceps femoris paralysé par la transplantation et vous verrez marcher votre malade sans le secours d'un appui et sans crainte des aspérités du chemin.

J'ai pu démontrer de tels malades montant librement les escaliers et même des échelles.

En résumant, je ne peux que vous dire par expérience et par conviction : « Pratiquez les opérations plastiques des tendons et vous en récolterez de la satisfaction pour vous et du bonheur pour vos malades. »

# TROISIÈME PARTIE

## AFFECTIONS ORTHOPÉDIQUES CONGÉNITALES

---

### CHAPITRE X

#### LA LUXATION CONGÉNITALE DE LA HANCHE

##### A. — Diagnostic.

Tout d'abord un mot sur le diagnostic et le pronostic.

1° SIGNES DE PRÉSOMPTION. — On vous amène un enfant — une petite fille généralement — qui boite d'un côté ou des deux, en se **dandinant**, en **se balançant** sur ses hanches, en **canardant**.

Elle marche volontiers, cependant, comme un enfant qui **ne souffre pas**.

Voilà déjà 2 signes : les caractères de la marche et l'absence de douleur, qui doivent vous faire penser à une luxation congénitale de la hanche, avant même que les parents n'aient rien dit.

Si ce balancement, si ce mouvement de roulis existe des deux côtés, la chose est à peu près certaine. Si le balancement n'existe que d'un côté, c'est une **simple présomption**.

2° SIGNES DE PROBABILITÉ. — Mais les parents vous disent : Notre enfant a **toujours marché ainsi**, dès ses tout **premiers pas**, qui, du reste, ont été **tardifs**, car elle n'a commencé à marcher qu'à seize, ou dix-huit, ou vingt mois. Elle n'a jamais souffert. Ce **dandinement** n'était rien, mais il nous semble qu'il **augmente** depuis quelque temps, et que cette **jambe** devient aussi **plus courte**.

Avec ces commémoratifs, l'existence d'une luxation congénitale de la hanche devient pour vous **probable**, plus que probable même. Cependant, vous ne pourrez l'affirmer qu'après avoir examiné l'enfant *complètement nue*, d'abord debout et pendant la marche, puis couchée sur une table ou sur le parquet.

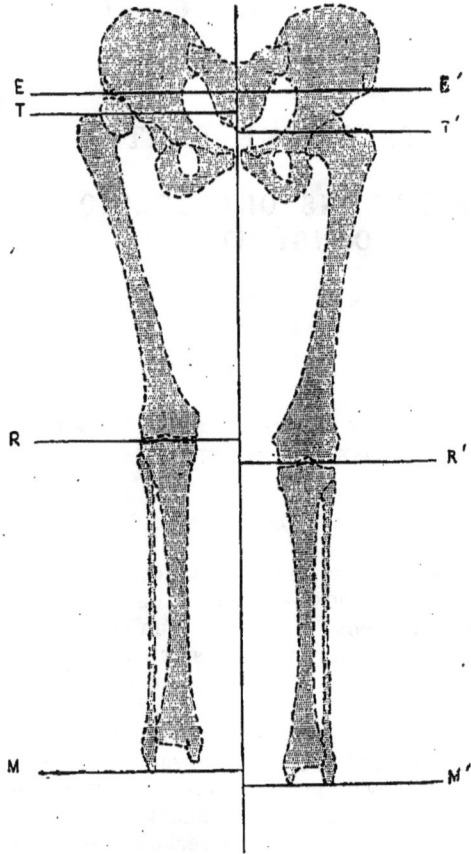

$$TR \quad = \quad T'R'$$
$$RM \quad = \quad R'M'$$
$$EM \cdot \text{plus petit que} \quad E'M'$$
$$\text{ascension} = E'M' - EM$$

Fig. 558. — Luxation congénitale de la hanche droite.

*Caractères de la marche.* — Quand l'enfant marche, vous voyez le grand **trochanter, plus saillant** du côté de la boiterie (voir fig. 558 à 563), **remonter** dans la fesse et **redescendre** à chaque pas. Il remonte à chaque foulée, comme si la plante du pied posait sur un ressort.

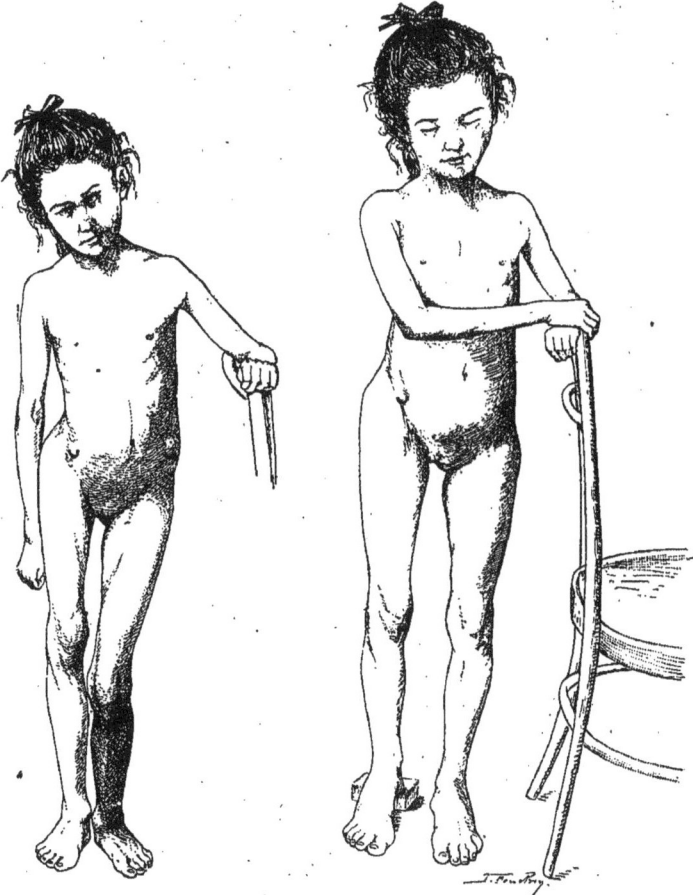

Fig. 559. — Luxation congénitale droite de 10 ans. — On voit l'atrophie du membre luxé. Le raccourcissement est énorme. La jambe saine est obligée de se replier au genou quand les deux talons reposent sur le sol.

Fig. 560. — La même. — Si la jambe saine n'est plus repliée au genou, le talon du côté luxé ne touche plus le sol (épines iliaques restant au même niveau). Le trochanter plus saillant et plus remonté du côté de la luxation. — Grande lèvre également remontée de ce côté.

*Examen dans la position couchée.* — En mettant les 2 épines iliaques au même niveau, et en rapprochant ensuite les 2 pieds, *vous voyez une jambe plus courte que l'autre,* si l'enfant ne boite

que d'un côté. Le grand trochanter est saillant de ce côté; il est
**remonté** au-dessus de **la ligne de Nélaton** (fig. 564), (que vous
déterminez en portant une ficelle de l'épine iliaque à l'ischion[1],
pendant que la cuisse est fléchie à 45°); de plus, le trochanter
est éloigné de la ligne médiane; la grande lèvre est remontée.

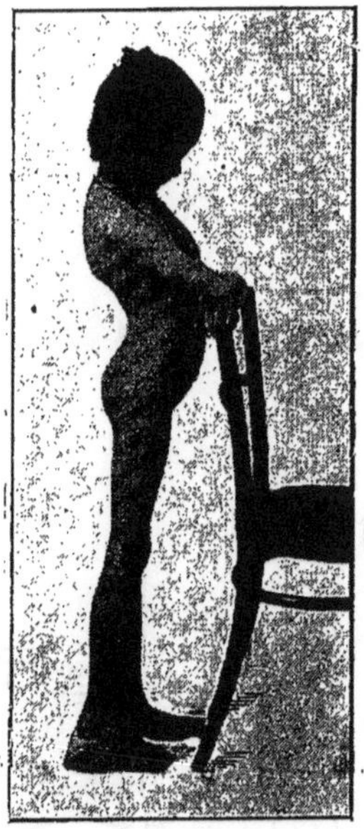

Fig. 561. — La même, vue de côté.
— Ensellure lombaire. — On
voit combien le grand trochanter est remonté au-dessus de la
ligne de Nélaton. — S'il n'y
avait pas luxation, le trochanter
affleurerait cette ligne de Nélaton. — Raccourcissement du
membre (talon au-dessus du
sol), les deux épines iliaques
étant au même niveau.

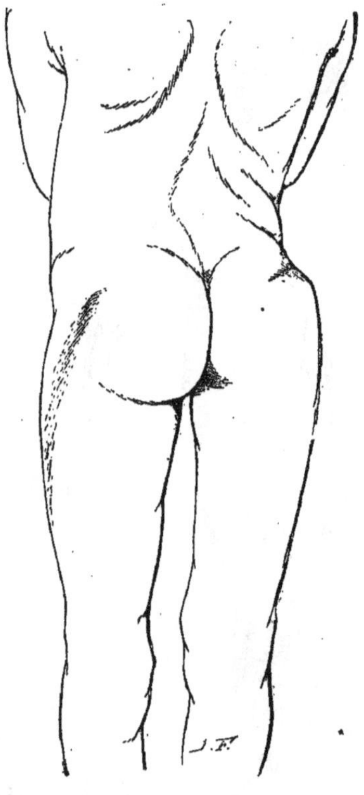

Fig. 562. — La même, vue de dos. —
Déviation latérale du dos à convexité
du côté sain. — Il en est ainsi dans la
plupart des cas (mais pas toujours).

En regardant de profil, vous trouvez de l'ensellure lombaire.
Mais cela ne vous donne pas encore le *signe de certitude*.

3° SIGNE DE CERTITUDE. — Vous l'obtenez par la palpation de
la hanche faite sur l'enfant couchée, les cuisses bien étendues.

1. Voir, pour la ligne de Nélaton, fig. 185, p. 165, et fig. 188, p. 167.

*Palpation de la hanche* (fig. 565 à 570). — Elle vous donne
2 indices qui, réunis, sont pathognomoniques :
1° Si, embrassant la partie supérieure de la cuisse avec la main

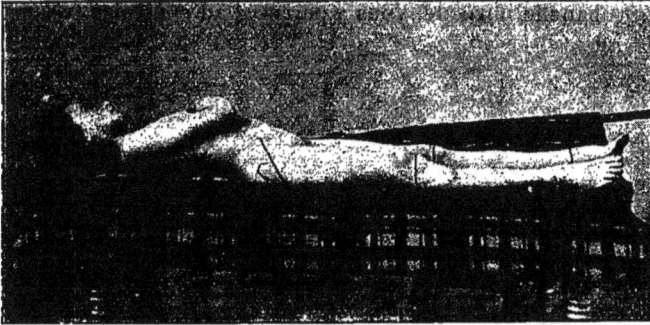

Fig. 563. — Examen de l'enfant couchée. — Raccourcissement très net du membre.
Le trochanter est remonté au-dessus de la ligne de Nélaton (d'une valeur sensiblement égale au raccourcissement).

à demi-ouverte, les 4 doigts [en arrière du trochanter, le pouce

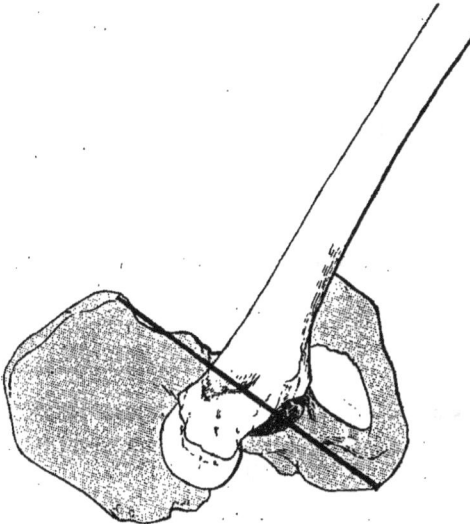

Fig. 564. — Hanche luxée. — Rapports de la ligne de Nélaton et du trochanter
sur le squelette (la cuisse fléchie à 45°).

en avant, vous cherchez, à palper la **tête fémorale** à sa **place
normale**, c'est-à-dire au pli de l'aine sous **l'artère fémorale** qui

croise cette **tête** à l'union de son 1/3 interne et de ses 2/3 externes, — vous ne sentirez **pas de résistance osseuse**; vous trouverez **un vide** au-dessous du bord antérieur de l'os iliaque.

Pour rendre cette impression plus précise, comparez avec l'autre hanche normale. Vous y percevez au contraire très nette-

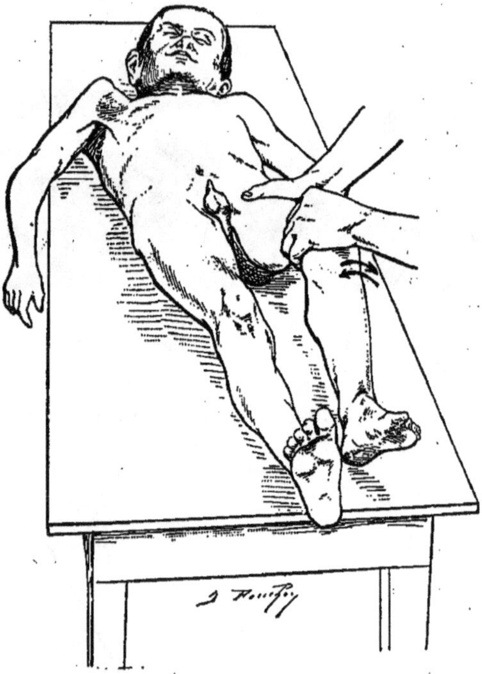

Fig. 565. — Diagnostic. — Manière de faire la palpation de la tête fémorale gauche. La position de la main droite : les 4 derniers doigts en arrière; le pouce droit en avant touche l'artère. La main gauche, saisissant le membre au genou, lui imprime divers mouvements de rotation interne et externe, flexion et hyperextension, abduction et adduction. Le pouce droit est contre le bord externe de l'artère fémorale qu'il sent par l'extrémité de la pulpe.

ment la résistance osseuse de la tête (qui est extracotyloïdienne sur 1 centimètre à 1 centim. 1/2) et même de la face antérieure du col (voir fig. 131 et 132, page 122 et 123).

2° Si vous prenez le genou du côté suspect et que vous lui imprimiez de grands mouvements en tous sens, vous voyez généralement et **vous sentez** toujours 'au-dessus et **en dehors** de la **place vide** mentionnée plus haut, un **corps arrondi, mobile,** très mobile, soulevant la peau en avant (fig. 569) dans les mouvements **d'hyperextension** du genou, de **rotation externe** et **d'abduction**, la soulevant au contraire en arrière (fig. 570), vers la fesse, dans les mouvements inverses de flexion, de rotation interne et d'adduction; palpez ce corps dur, arrondi, — ce ne peut être que la tête fémorale.

Voilà le signe de certitude de la luxation. Par ailleurs les *commémoratifs* vous permettent de dire qu'elle est congénitale.

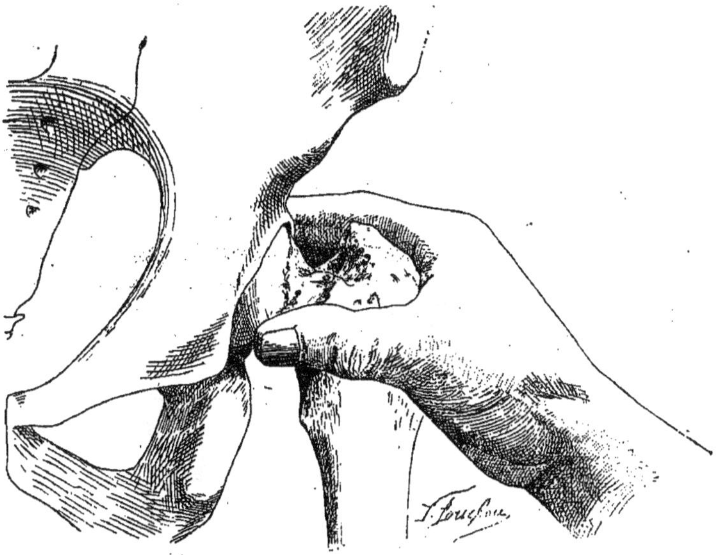

Fig. 566. — Manière de faire la palpation d'une hanche normale. — L'exploration de la tête. Le trochanter est embrassé dans le premier espace interdigital, le pouce en avant; les autres doigts en arrière ne peuvent sentir que très faiblement les mouvements imprimés à la tête fémorale.

**Diagnostic de la luxation double** (fig. 571). — La luxation double se reconnaît au balancement, existant des 2 côtés, à la saillie des 2 trochanters et à leur situation au-dessus de la ligne de Nélaton, à la brièveté des deux cuisses comparativement à la longueur des jambes, et enfin à la perception, des 2 côtés, d'un vide, là où devraient se trouver les têtes fémorales, et à la présence reconnue de ces têtes en haut et en dehors de leur place normale.

## B. Le Pronostic.

La boiterie de naissance qui était, il y a 12 ans à peine, incurable, **se guérit couramment** aujourd'hui; il n'est plus permis d'en

douter (à moins de faire preuve d'une ignorance inexcusable),
après les si nombreuses preuves cliniques, radiographiques et
anatomiques que nous en avons. Des centaines d'enfants ont été
déjà guéris, c'est-à-dire ne boitent plus du tout, et quelques
autopsies d'enfants ainsi traités, morts de maladies intercur-

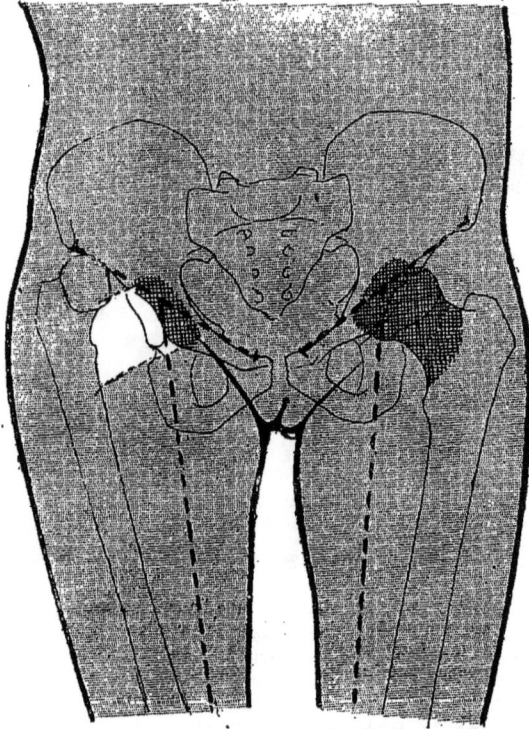

Fig. 567. — Hanche normale à gauche et luxée à droite. — A gauche, on a une
résistance osseuse sur une très grande hauteur. A droite, une sensation de vide ;
au-dessous de l'os iliaque et de la paroi antérieure du cotyle représentés en
quadrillé, on sent le vide dans la partie blanche (là où devraient être la tête
fémorale et le col).

rentes, ont montré que la tête fémorale avait été bien remise à
sa place et s'y maintenait.

Cette « question préalable » de la **curabilité** de la luxation
congénitale **n'est** donc **plus discutable.**

Et, de plus, on la guérit par un traitement qui, de complexe et
incertain qu'il était naguère, est devenu, dans ces toutes dernières années, si simple, si bénin, si bien réglé, qu'il peut être

fait désormais par tous les médecins de bonne volonté, — à la

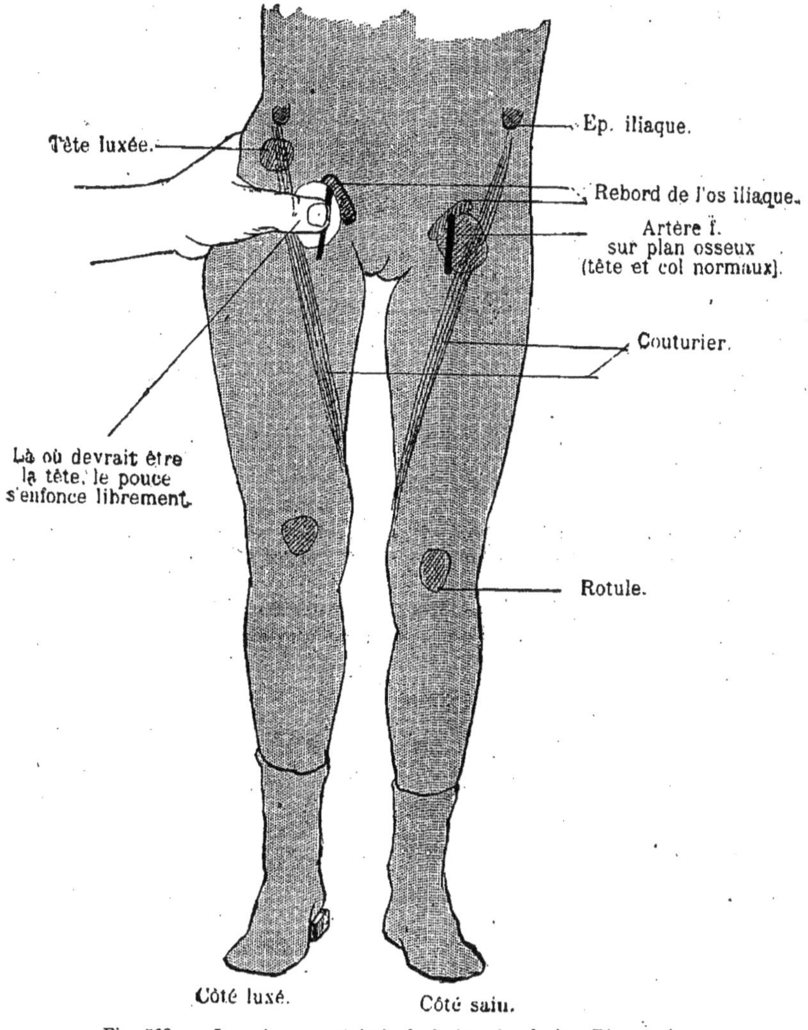

Tête luxée.

Ep. iliaque.

Rebord de l'os iliaque.

Artère I.
sur plan osseux
(tête et col normaux).

Couturier.

Là où devrait être
la tête, le pouce
s'enfonce librement.

Rotule.

Côté luxé.   Côté sain.

Fig. 568. — Luxation congénitale de la hanche droite. Diagnostic.
On voit : 1° le raccourcissement de la jambe de ce côté : ascension du talon, du genou, de la grande lèvre ; 2° le grand trochanter (en partie caché par la main) est plus saillant de ce même côté ; 3° signe de certitude donné par la palpation : tandis qu'à gauche (côté normal) on sent la résistance osseuse de la tête fémorale sous l'artère, au-dessous du rebord de l'os iliaque, à droite (côté luxé), le doigt s'enfonce librement sous l'artère, la tête n'est plus à sa place ; 4° on trouve cette tête au-dessus et en dehors de la place normale, près de l'épine, sous le couturier. On voit que la tête luxée est plus petite que l'autre.

condition toutefois qu'il s'agisse d'enfants en bas âge, de 2 à 5 ans.
Je conviens que, passé cet âge, le traitement reste pour les

Fig. 569. — Exploration de la tête. — Pour faire saillir la tête en avant, on porte
le membre en *hyperextension et rotation externe.*

médecins non spécialistes trop ardu et trop infidèle et je ne
leur conseille guère de l'entreprendre au-dessus de 6 à 8 ans :

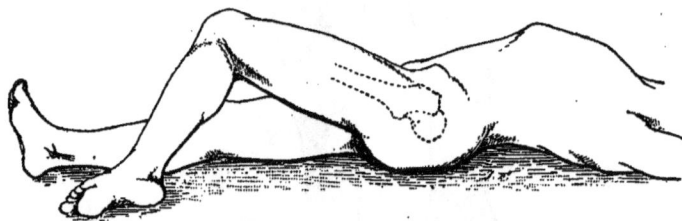

Fig. 570. — Exploration de la tête. — Par le mouvement inverse du membre
(flexion, rotation interne et adduction) on porte la tête en arrière, dans la fesse.
(Voir aussi les fig. 565, 586 et 589.)

mais, à 2, 3 et 4 ans, tous les praticiens, je le répète, arriveront,
en se guidant sur les indications données dans ce chapitre, à
réduire et à maintenir cette luxation.

Or, notez que, dans la pratique, c'est à eux, c'est au médecin
de la famille, que ces enfants sont montrés dès leurs premiers
pas, ou tout au moins à deux, trois ou quatre ans.

Votre diagnostic établi, les parents vous demandent ce qu'il faut faire; vous répondrez qu'il faut réduire ce déboîtement comme s'il s'agissait d'une luxation traumatique de l'épaule; qu'on arrive ainsi à des guérisons intégrales et, peut-on dire, constantes; mais que, comme dans la luxation traumatique, il faut se hâter, car si la **réduction** est chose possible et même **facile au début**, à 2, 3, 4 ans, elle deviendra très malaisée dans les années suivantes, et même impossible à partir de 12 à 15 ans.

De plus, à 2 ans, il n'existe encore que peu ou pas de lésions secondaires du squelette, et pour cette raison la guérison qu'on peut obtenir chez les tout petits est plus parfaite et plus intégrale.

Au contraire, *abandonnée à elle-même*, la luxation s'aggrave d'année en année jusqu'à l'âge mûr — toujours ou presque toujours.

La boiterie deviendra de plus en plus disgracieuse et la résistance à la marche de plus en plus faible. Il n'est pas rare d'observer, à une certaine période, des crises douloureuses et même une impotence presque complète.

C'est dire que l'**abstention** du médecin, en présence de cette maladie, **n'est plus permise**.

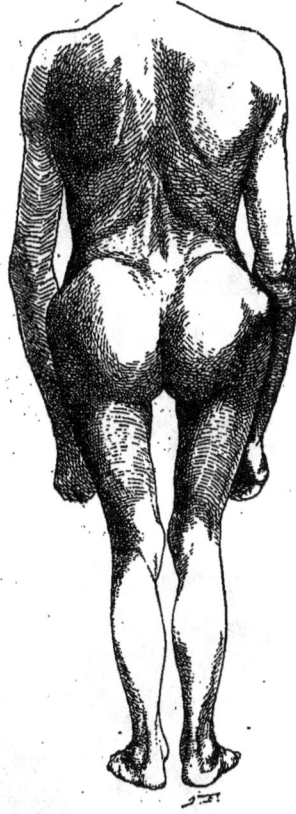

Fig. 571. — Luxation double vue de dos. — On peut remarquer l'énorme saillie trochantérienne, la brièveté apparente des cuisses et leur écartement à la partie supérieure tandis que les genoux sont en contact.

## Age de choix pour faire le traitement.

Ce que nous venons de dire montre qu'il y a un **intérêt** capital à réduire les luxations congénitales dès l'âge de un an et demi, ou **tout au moins** à **deux** ou **trois** ans. (Voir, page 555, les limites de la réductibilité).

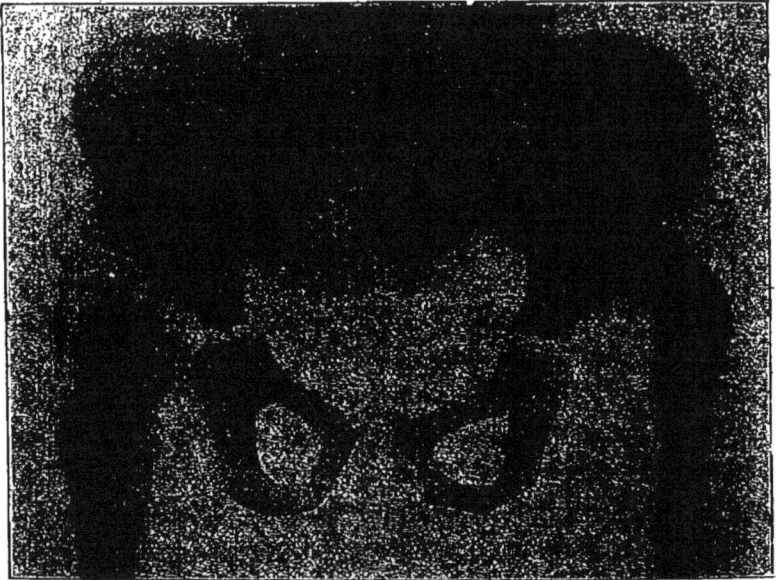

Fig. 572-573. — Montrant un cas jeune (3 ans) guéri parfaitement, parce qu'il n'y
a pas encore de déformations osseuses.

Fig. 574-575. — Cas âgé (11 ans) : Résultat moins parfait ici, car il persiste des déformations osseuses, en particulier une coxa-vara très marquée à gauche.

## *LE TRAITEMENT*[1]

Le traitement consiste **schématiquement** à remettre la tête fémorale dans le cotyle déshabité, réduction bien facile ici chez ces enfants de 2, 3, 4 ans — et à l'y maintenir artificiellement par un plâtre pendant 5 à 6 mois. Ce temps suffit pour que le cotyle se creuse, pour que la capsule fémorale articulaire se rétracte, c'est-à-dire pour que la tête se crée à cette place normale un domicile stable et définitif.

Après ces 5 à 6 mois, on remet la jambe en liberté. La réduction se maintiendra seule désormais, et la démarche redeviendra, quelques mois après l'enlèvement du plâtre, celle d'un enfant normal.

### I. — LE TRAITEMENT DANS LES CAS FACILES
### c'est-à-dire chez les enfants de deux et trois ans.

#### A. LUXATION UNILATÉRALE.

Il nous faut étudier successivement la manière de réduire le déboîtement et la manière de maintenir la réduction.

#### 1° *La réduction.*

A 2 et 3 ans vous pouvez procéder **immédiatement** à cette réduction, c'est-à-dire dès le jour même où l'enfant vous a été présenté, ou bien dès le lendemain.

Vous pourriez réduire sans anesthésie si les parents l'exigeaient absolument. Mais, dans tous les cas où vous aurez une entière liberté d'action, vous endormirez l'enfant, ce qui lui évitera toute douleur et vous facilitera beaucoup la besogne.

#### Manœuvres préparatoires de la réduction.

L'enfant endormi, **avant d'essayer de réduire**, il faut brasser, pétrir et allonger les muscles adducteurs et faire en plus quelques larges mouvements de circumduction de la cuisse, de manière à assouplir et distendre tous les tissus mous, articulaires et périarticulaires, rétractés (voir fig. 576).

---

1. Pravaz, Paci, Lorenz, trois noms qu'il faut toujours citer lorsqu'on parle de ce traitement.

Je n'ai pas besoin de décrire longuement ces mouvements de circumduction, qui se feront en tous sens (pendant quelques

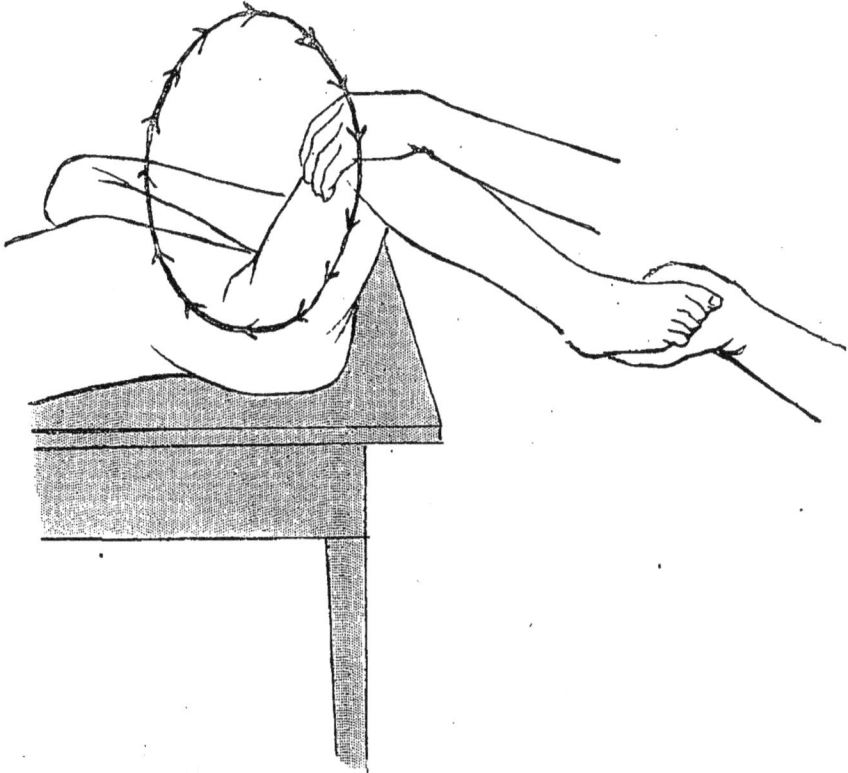

Fig. 576. — *Manœuvres préparatoires de la réduction* (1er temps).
Mouvements de circumduction pour distendre les tissus péri-articulaires rétractés.

secondes), mais je dois vous dire la manière de faire le pétrissage des adducteurs.

*Pétrissage des adducteurs.* — Le bassin étant immobilisé sur la table par un aide agissant par l'intermédiaire de la jambe saine repliée sur le ventre ou sur le côté externe (fig. 577 et 578), vous demandez à un 2e aide de tirer fortement sur la **cuisse malade étendue** et de la porter de plus en plus **en abduction** (fig. 577), ou bien de **fléchir la cuisse à 90°**, pour la porter ensuite en abduction (fig. 578) le plus loin qu'on peut, en pro-

CALOT. — Orthopédie indispensable.                    31

cédant avec méthode et lenteur; mais l'aide est vite arrêté, justement par la résistance des adducteurs, qui sont là tendus sous vos yeux.

Portez vos 2 pouces ou votre poing au ras des attaches pubiennes de ces muscles, *sur cette corde saillante*, et pressez sur elle de plus en plus fortement, tandis que l'aide porte toujours la cuisse en dehors. Après 1 ou 2 minutes de brassage, de pression et

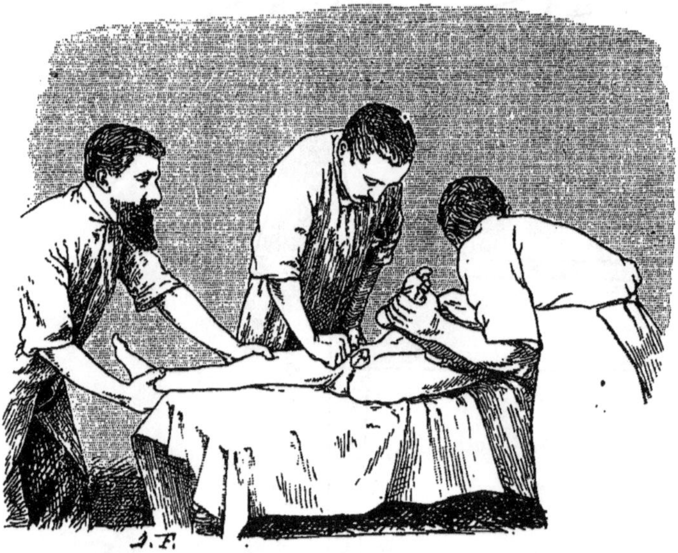

Fig. 577. — Pétrissage et distension des adducteurs dans l'extension de la cuisse. — Le bassin solidement fixé et maintenu par un aide appuyant sur le ventre la jambe saine repliée, un second aide tire sur le membre malade et le porte en abduction. Le chirurgien exerce, avec son poing fermé, des mouvements de va-et-vient sur la corde tendue, à l'insertion supérieure des adducteurs.

d'efforts, vous voyez et vous sentez que les muscles se distendent et permettent une abduction plus grande de la cuisse. Allez jusqu'à une **abduction à angle droit**, c'est-à-dire jusqu'à ce que le genou touche le plan de la table. Vous pouvez y arriver sans rompre les muscles, par leur simple distension.

Au début de l'intervention, vous vous en tiendrez à ce simple pétrissage; vous ne vous décideriez à la rupture que plus tard, au cas où vous auriez constaté au cours de l'opération que vous ne pouvez pas arriver à réduire sans la rupture complète :

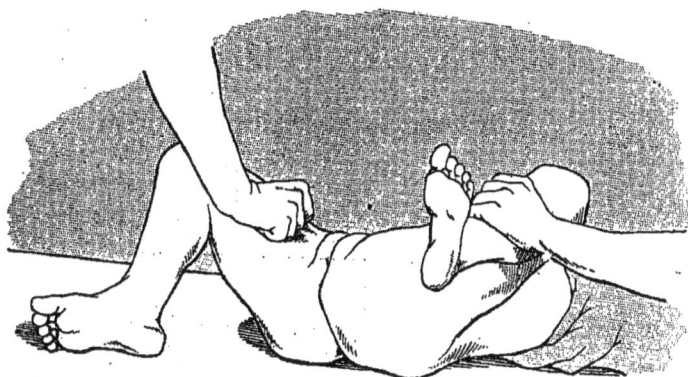

Fig. 578. — Brassage des adducteurs (du côté droit) **dans la flexion** et non plus dans l'extension de la cuisse malade. — La cuisse est portée en abduction après avoir été mise préalablement en flexion à 90° : le chirurgien agit sur les adducteurs de la même façon que dans la figure précédente.

Fig. 579. — La réduction. — 1ʳᵉ manœuvre. — Bassin solidement fixé par un aide. On saisit le genou, on porte la cuisse en flexion à 90° et on tire fortement en haut. De la main gauche, on aide à la réduction en pressant sur la tête fémorale.

mais cela n'arrivera jamais ou presque jamais pour les petits enfants, dont nous parlons, de 2, 3, 4 ans.

Vous obtiendrez alors cette rupture, en pressant encore plus fort, en vous faisant aider au besoin par 2 pouces supplémentaires placés par-dessus les vôtres (voir p. 210, fig. 240).

Après ce pétrissage et la distension des adducteurs, la réduction sera devenue facile. Ces muscles adducteurs sont des obstacles tellement directs à la réduction que j'ai vu plusieurs fois des enfants, même âgés de 8, 10 et 12 ans, chez qui le seul allongement des adducteurs dans la position de **flexion et abduction** à 90° (fig. 585) a amené la réduction, c'est-à-dire que la réduction s'est

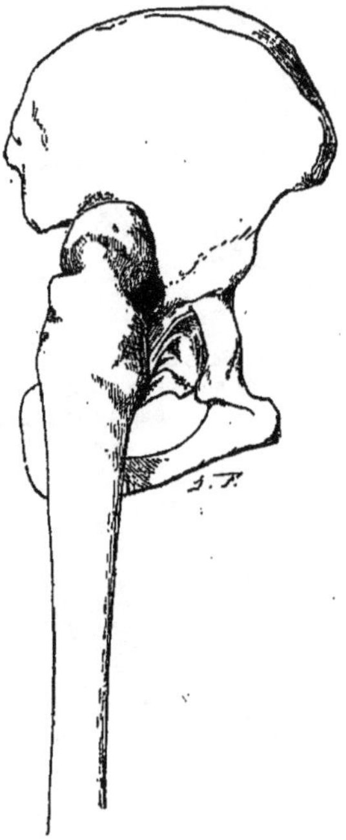

Fig. 580. — Chemin suivi par la tête autour du cotyle dans les diverses positions de la cuisse : *a.* **point de départ.**

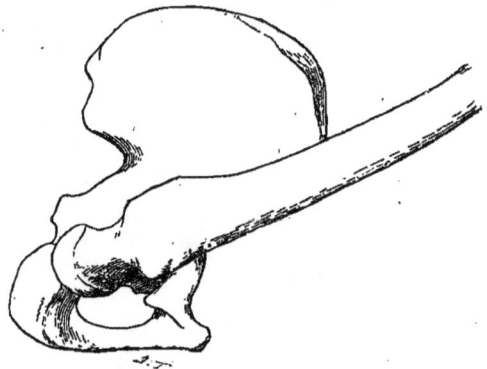

Fig. 581. — *b.* Dans la flexion de plus de 90° de la cuisse.

faite *toute seule* pendant que l'on achevait la manœuvre de distension des adducteurs.....

Cela doit nous faire retenir dès maintenant que l'abduction de la cuisse est très favorable à la réduction.

### Manœuvres de réduction.

Pour réduire ce déboîtement congénital, vous emploierez, d'une manière générale, les **manœuvres que vous feriez ins-**

**tinctivement** pour réduire une luxation **traumatique** de la hanche chez ce même enfant.

1ʳᵉ **manœuvre.** — **Flexion** du genou à **90°** et **traction directe**

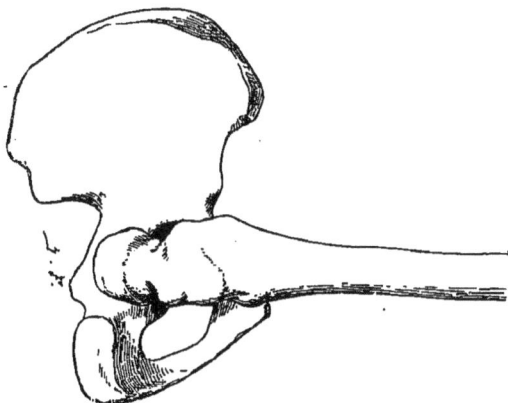

Fig. 582. — c. Dans la flexion à 90°.

sur ce genou fléchi **(sans abduction, ni adduction, ni rotation).**

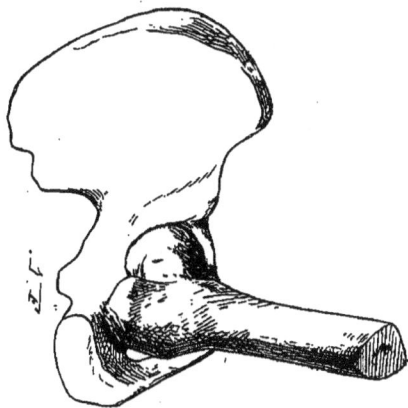

Fig. 583. — d. En tirant dans la flexion à 90° et en y ajoutant une abduction marquée et très peu de rotation externe, on fait **rentrer** la tête dans le cotyle.

a. On tire avec une main, et avec l'autre on presse sur la tête de dehors en dedans pour aider à la réduction (fig. 579).

*b.* On fait la manœuvre à deux; l'un tirant sur le genou, l'autre pressant directement sur la tête fémorale (fig. 584).

Insistez pendant 1, 2, 3 minutes jusqu'à ce que, sous la poussée de vos doigts, vous sentiez la tête disparaître tout à coup dans la profondeur avec un claquement plus ou moins net : c'est la réduction.

Cette 1ʳᵉ manœuvre réussit presque toujours chez les tout

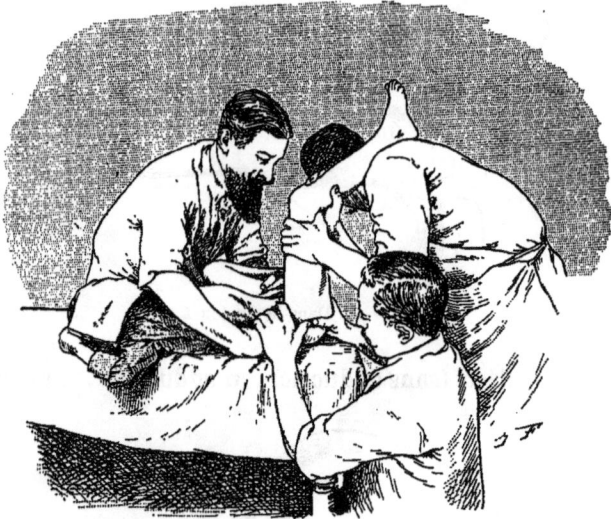

Fig. 584. — *fʳᵉ manœuvre* (voir fig. 579) faite à **deux** : un aide tire sur la cuisse malade, saisie à deux mains un peu au-dessus du genou. Le chirurgien agit avec ses deux pouces directement sur la tête fémorale pour la pousser dans le cotyle.

petits. Sinon (après 3 ou 4 minutes d'efforts infructueux) on passe à la manœuvre suivante.

**2ᵉ manœuvre.** — Réduction dans l'abduction de la cuisse à 90° (sans rotation ou avec une rotation externe insignifiante).

On commence par fléchir la cuisse à 90°; puis on la porte en abduction d'une main, tandis que l'autre main presse de bas en haut sur la tête. On augmente l'abduction de plus en plus jusqu'à l'angle droit, ou plutôt jusqu'à ce que la réduction s'opère.

On fait cette manœuvre seul, ou bien à deux, l'un faisant

.l'abduction du genou, l'autre la pression directe de bas en haut
.sur la tête fémorale (fig. 585).

Si cette manœuvre recommencée 5 ou 6 fois pendant 3, 4,
.5 minutes ne réussit pas, faites la suivante qui vous réussira
toujours.

### 3ᵉ manœuvre. — Réduction dans l'adduction de la cuisse

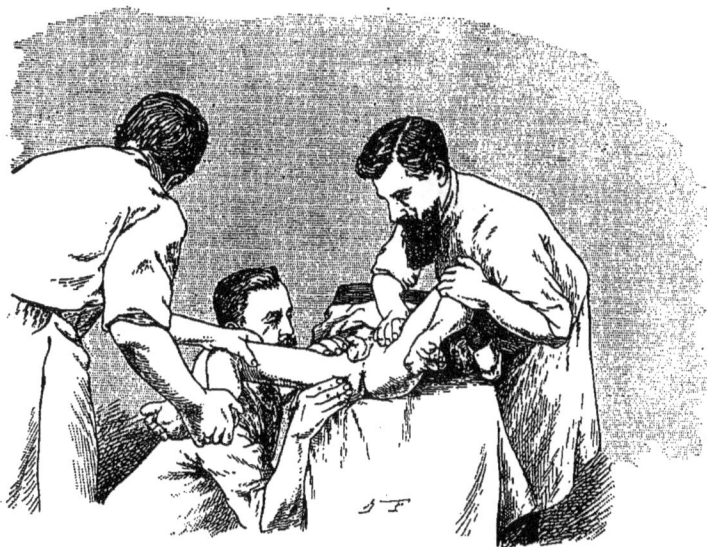

Fig. 585. — *2ᵉ manœuvre*. On fléchit la cuisse à 90°, puis on la porte en abduction forcée. — Dans ce mouvement, le fémur bascule sur les pouces du chirurgien qui presse de bas en haut la tête fémorale (la réduction se fait dans un
degré d'abduction très variable suivant les cas).

·et rotation interne de 90°. Cette manœuvre est presque l'inverse
·de la précédente (fig. 586 à 592)..

L'enfant étant couché sur le côté sain et le bassin maintenu
ainsi « de champ » par 2 mains solides, un aide prend la cuisse
malade, la fléchit à angle droit, puis la porte, non plus en
·dehors, mais en dedans, en adduction forcée, en y ajoutant une
rotation interne de 90° (notez bien que je dis rotation INTERNE)
·et tire le genou le plus qu'il peut. Vous-même alors portant vos
2 pouces sur la tête fémorale, facilement perceptible en haut
·(voir fig. 586), vous la poussez de toutes vos forces vers le cotyle.

Elle va y pénétrer, sans bruit généralement avec cette manœuvre. Lorsque vous l'avez sentie se déprimer sous vos pouces et disparaître dans la profondeur, vous priez votre aide, qui tenait la cuisse en adduction, de la porter (fig. 587) en abduction, petit à petit, en tirant toujours à lui, jusqu'à ce qu'il soit arrivé à une abduction de 90° (fig. 588), c'est-à-dire, en fin de compte, à la position indiquée dans la 2ᵉ manœuvre (v. fig. 585).

Cette translation de la cuisse de dedans en dehors, faite pen-

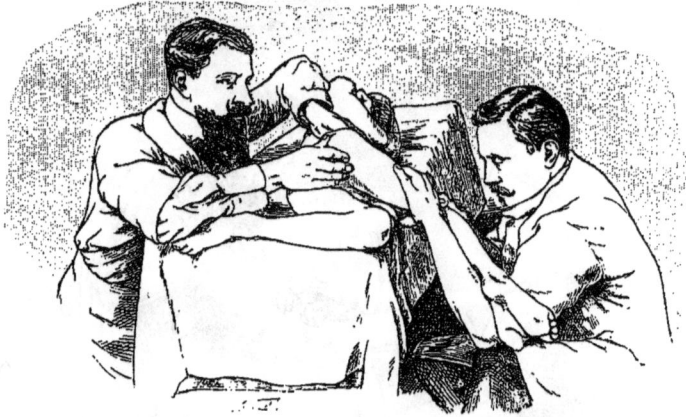

Fig. 586. — 3ᵉ manœuvre, caractérisée par l'adduction et la rotation interne ajoutées à la flexion. L'enfant couché sur le côté sain, l'aide saisit la cuisse à son tiers inférieur, la porte en flexion à 90°, puis en adduction forcée et rotation interne de 90°. Le chirurgien presse avec ses pouces sur la tête fémorale devenue beaucoup plus accessible dans cette position d'adduction forcée. — On peut se mettre à 4 pour la manœuvre, 2 pour pousser la tête fémorale et 2 pour tirer le genou.

dant que vous maintenez avec vos pouces la tête solidement plaquée contre le cotyle, achève et complète la réduction.

LES SIGNES DE LA RÉDUCTION OBTENUE (fig. 593 et 594).

La réduction **se sent**, **se voit** et **s'entend** comme lorsque vous réduisez une luxation traumatique de l'épaule.

Vous sentez la tête disparaître dans la profondeur et l'aide sent aussi une secousse; mais les assistants eux-mêmes voient ce bond de la tête et entendent un claquement.

L'on ne peut pas s'y tromper.

Voulez-vous cependant rendre la réduction encore plus évidente, *défaites-la*.

Pour cela, reportez le genou en dedans en poussant dessus, **cela se déclanche** avec un claquement et un ébranlement parfois très violents et toujours très nets.

Vous refaites ensuite la réduction comme la 1ʳᵉ fois, mais

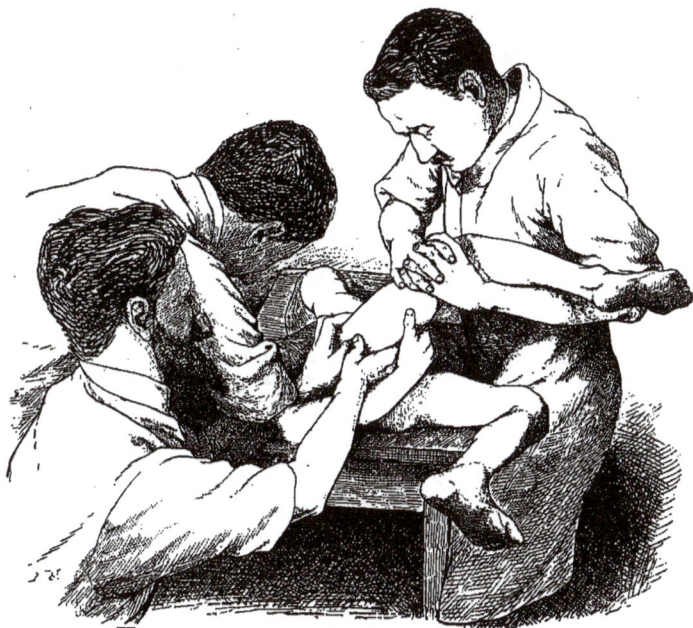

Fig. 587. — *3° manœuvre (suite).* — L'aide du genou, tout en continuant de tirer fortement à lui, se relève peu à peu pour arriver à la position d'abduction. — Le chirurgien continue à presser sur la tête fémorale. Le deuxième aide représenté ici immobilise le bassin.

elle s'obtiendra plus facilement; vous recommencez 3 ou 4 fois, ce qui a l'avantage de parfaire la réduction (voir aussi fig. 597).

Après quoi, vous allez vous préoccuper de donner à la cuisse la position voulue pour son maintien dans l'appareil plâtré.

2° *Le maintien de la réduction.* — *Position à donner.*

La réduction ainsi refaite plusieurs fois se conserve un instant

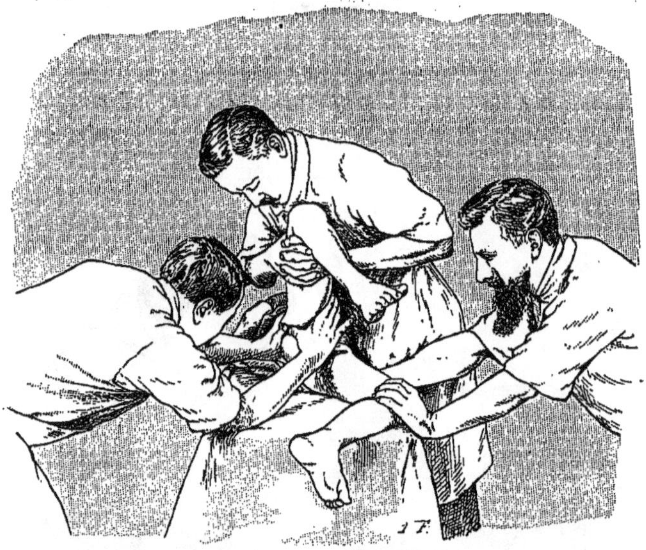

Fig. 588. — *3e manœuvre (fin)*. — On ramène peu à peu la cuisse
en abduction jusqu'à 90°.

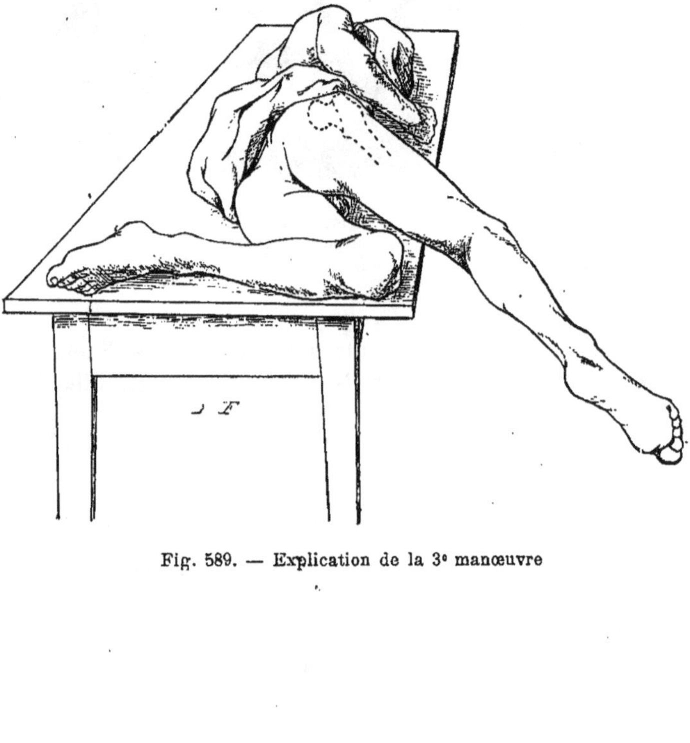

Fig. 589. — Explication de la 3e manœuvre

d'elle-même, mais elle ne se maintiendrait pas indéfiniment

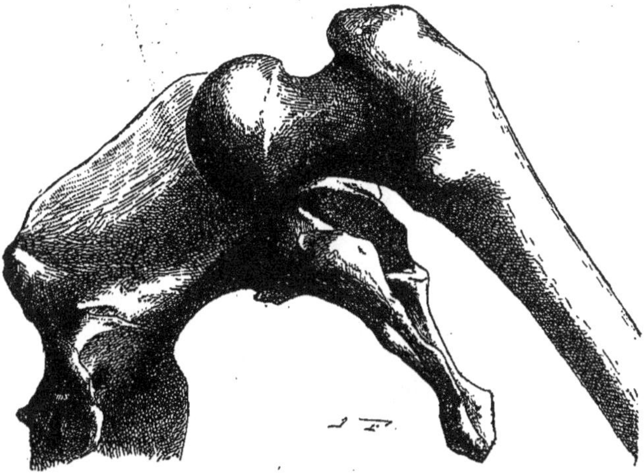

Fig. 590. — Explication de la 3e manœuvre (*suite*). — La tête bute
contre le rebord postérieur.

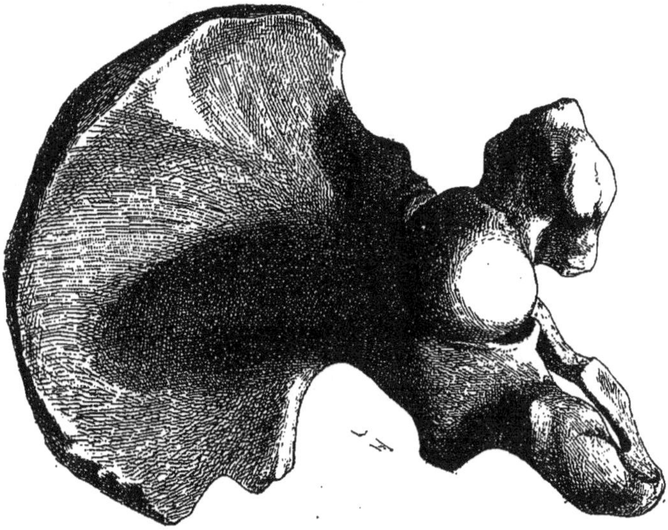

Fig. 591. — Explication de la 3e manœuvre (*suite*). — Position
de la figure 590, vue postérieure.

et l'on est obligé de la fixer avec un appareil (allant de l'ombilic

aux orteils) pendant une durée de plusieurs mois, 5 à 6. Cette
fixation se fera avec deux appareils, de 2 mois 1/2 chacun,
appliqués dans deux positions différentes de la jambe.

### 1ʳᵉ position, 1ᵉʳ plâtre.

On ne maintient pas toujours dans la position où l'on a réduit :

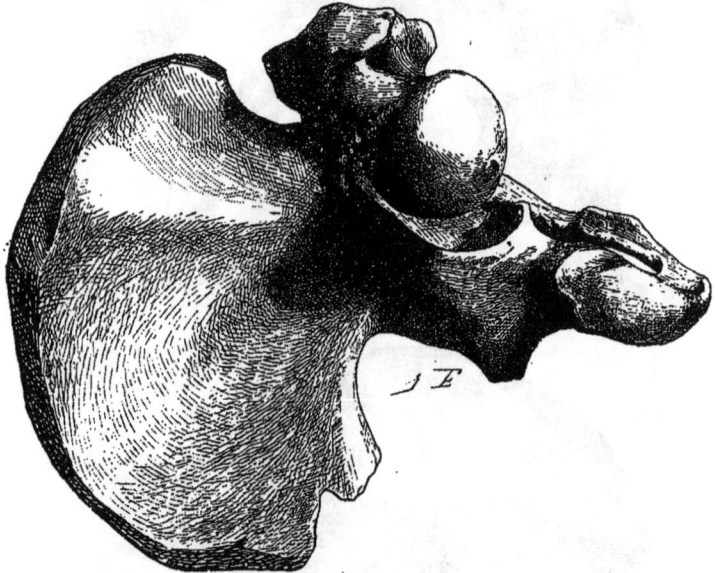

Fig. 592. — Explication de la troisième manœuvre (*suite*). — Il faut, pour que la
tête rentre, mettre le fémur en très forte rotation interne.

la position de la réduction peut varier suivant les cas, tandis
que la position de maintien reste toujours la même (voir fig. 598
à 602).

Voici la position que vous donnerez à la cuisse dans le
premier plâtre, tout de suite après la réduction. — Je la formule
ainsi : *70, 70* et *0*; — ce qui veut dire : 70° de flexion,
70° d'abduction et 0 de rotation; c'est la position à laquelle on
arrive en mettant la cuisse d'abord dans une **flexion** de
70° environ (**70 à 80°**; fig. 603), puis en la portant, de ce degré

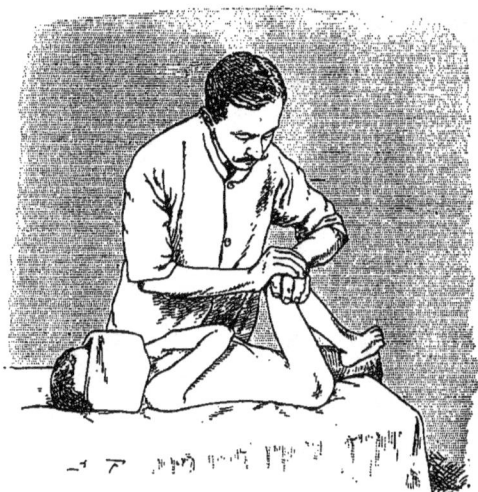

Fig. 593. — Diagnostic de la réduction. — Les manœuvres de réduction ter-
minées, le chirurgien ramène lentement la cuisse en dedans en même temps
qu'il appuie fortement sur le genou. A un moment, la tête fémorale se déclanche
brusquement en produisant un claquement plus ou moins fort. Et on la sent
de nouveau faire saillie en arrière du cotyle, comme avant la réduction.

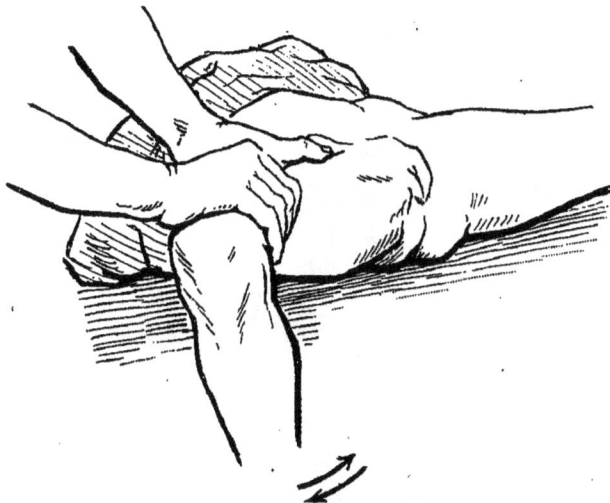

Fig. 594. — Diagnostic de la réduction par la palpation. — Le pouce gauche est
sur l'artère. Il doit sentir la tête rouler sous lui lorsque la main droite imprime
des mouvements de rotation interne et externe à la cuisse.

Fig. 595. — Luxation congénitale droite : fillette de 10 ans.

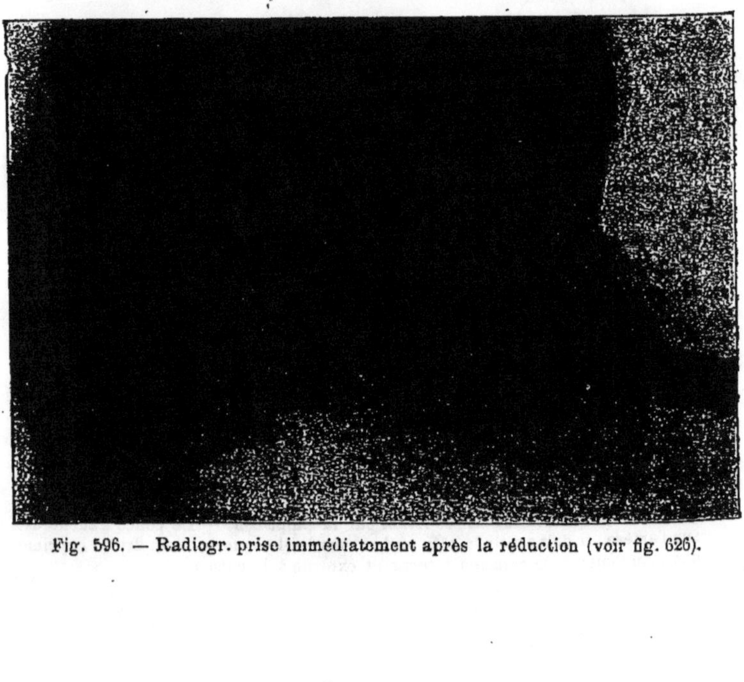

Fig. 596. — Radiogr. prise immédiatement après la réduction (voir fig. 626).

de flexion, directement en dehors jusqu'à 70° d'abduction
environ (**70 à 80°**), **sans lui imprimer de rotation en aucun
sens** [1] (fig. 604).

70, 70 et 0°, **c'est la position de choix** de la cuisse, la posi-

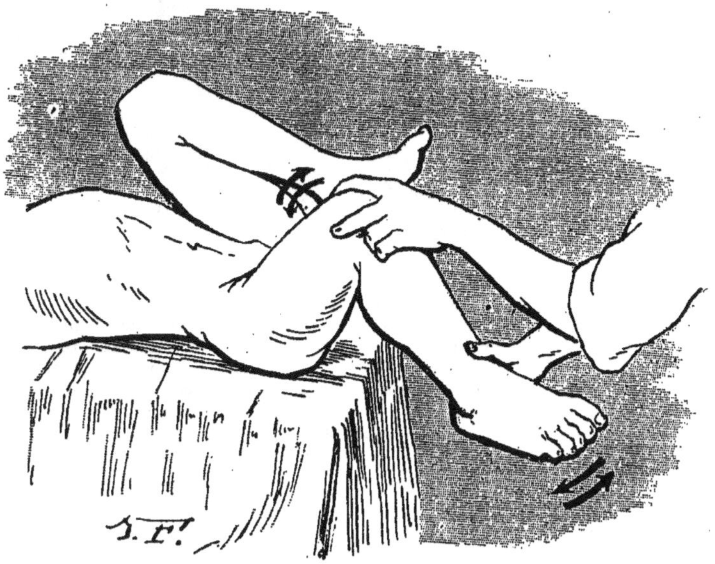

Fig. 597. — Par quelques mouvements de rotation en dehors et en dedans, on.
agrandit la loge ostéo-fibreuse de la tête, on parfait la réduction. On y aide
aussi en faisant quelques mouvements d'extension forcée de la jambe sur la.
cuisse, ce qui allonge bien les muscles venant s'insérer au creux poplité.

tion la meilleure pour le creusement du cotyle. — Quant à la
jambe proprement dite, elle est fléchie à 90° ou 100° sur la.
cuisse et par conséquent le pied se trouve ramené en dedans,
son bord interne en haut.

*Le plâtre* se construit, comme vous le savez déjà (voir la
construction de l'appareil de coxalgie, p. 183, par-dessus un.
jersey, avec des bandes et des attelles plâtrées (voir fig. 605 à 609).

1. La cuisse paraît être alors en rotation externe, mais c'est une apparence. Essayez sur vous-même de fléchir la cuisse à 90° et de la porter.
de là directement à 90° d'abduction. Votre cuisse paraîtra se trouver en
rotation externe, et cependant vous n'avez pas fait de rotation du tout ;.
la cuisse est restée dans la rotation « indifférente », à 0°.

Il faut 2 à 3 bandes de 5 mètres de long et de 10 centimètres

Fig. 598. — Position à donner dans le plâtre. — A droite de la figure, mauvaise position; à gauche, bonne position. — Cette figure montre que la position de choix indiquée par nous : 70°, 70° et 0°, est la plus favorable au creusement du cotyle. — A droite, le fémur est mis dans une abduction de 90° ou plus, c'est-à-dire que son axe est parallèle au plan de la table. Le pôle de la tête vient buter contre la partie antérieure de la capsule qu'il soulève (mauvaise position). — A gauche, le fémur est dans la position de choix; le centre de la tête répond sensiblement au centre de la cavité ou plutôt un peu en avant de ce point (bonne position).

Fig. 599. — D'après des radiographies. — Position mauvaise. — Abduction de 90°, ou « hyperextension » qui donne d'emblée, le jour même, une amorce de reluxation antérieure.

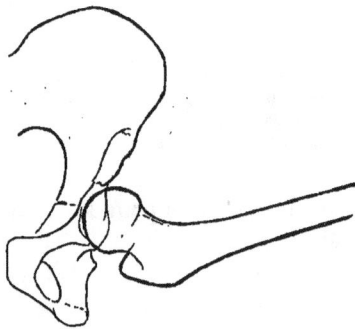

Fig. 600. — Position bonne. — Une abduction de 70 à 80° donne une très bonne réduction.

de large pour un enfant de 2 à 4 ans. On met 3 attelles de renforcement.

La dernière bande appliquée, on cravate avec les mains la hanche réduite, en pressant surtout à sa partie postérieure pour

Fig. 601. — Position mauvaise ou tout au moins médiocre d'abduction à 90° ou d'hyperextension.

bien modeler le plâtre sur le trochanter, c'est là une précaution

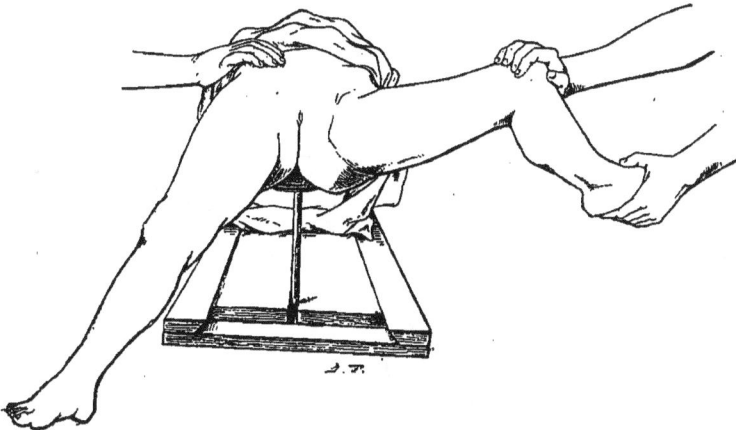

Fig. 602. — Position de choix. — Flexion 70°; abduction 70°; rotation 0°.

supplémentaire. Mais soyez sans inquiétude; avec le grand plâtre et la position que nous avons dite, la réduction se maintiendra très bien et la précaution de faire une « rigole » au plâtre, au niveau du trochanter, est à peu près superflue.

Une demi-heure après la prise du plâtre, on l'émonde (v. p. 192).

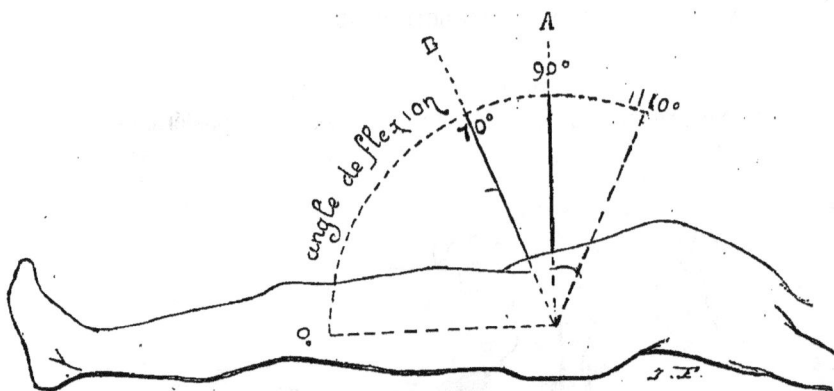

Fig. 603. — Plan de la flexion pure ou directe. — Plan vertical parallèle au plan vertical divisant le corps en deux moitiés droite et gauche. Lorsque le genou dépasse 90°, en se rapprochant du ventre, il se met en « flexion forcée », de 90° + $n°$.

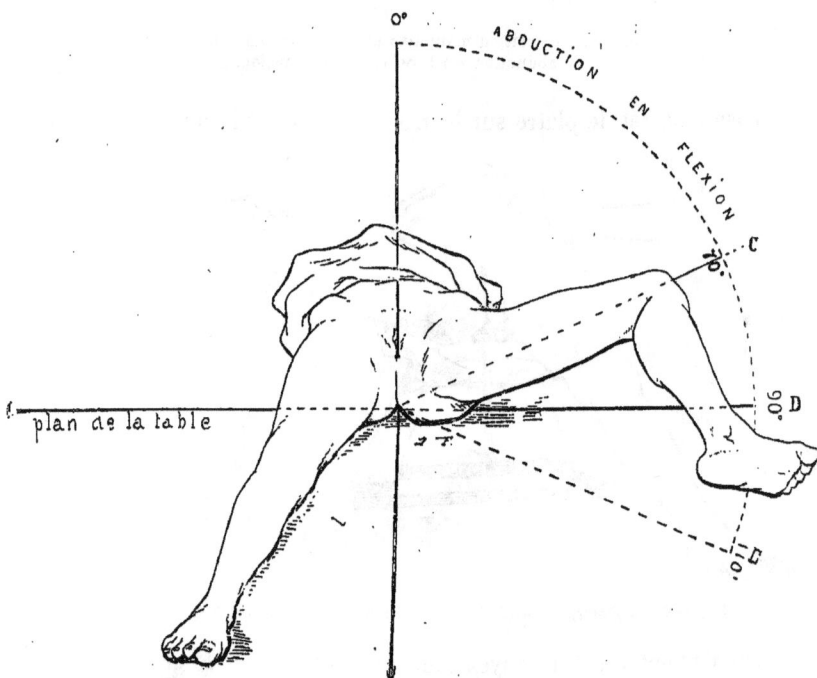

Fig. 604. — L'abduction en flexion dans le plan vertical transversal bicotyloïdien ou dans un plan parallèle à ce dernier (le sujet couché). — Il semble que le genou gauche, arrivé ainsi en D, soit en rotation externe de 90° parce que la rotule regarde la tête de l'enfant. En réalité, le fémur est dans la rotation à 0°, pour cette position de la cuisse (flexion de 90°, suivie d'une abduction de 90°).

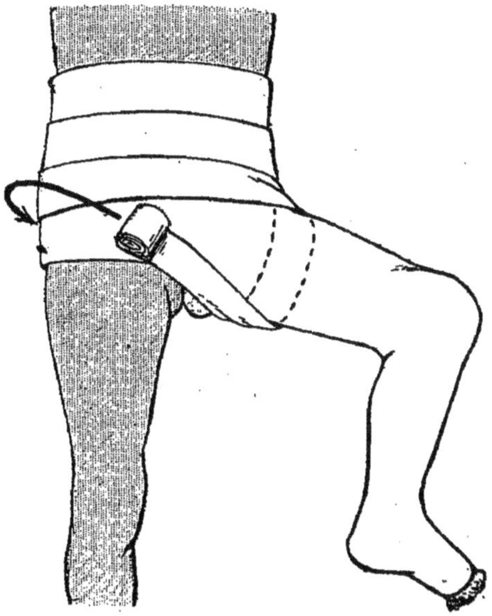

Fig. 605. — Comment on passe les bandes à la racine de la cuisse.

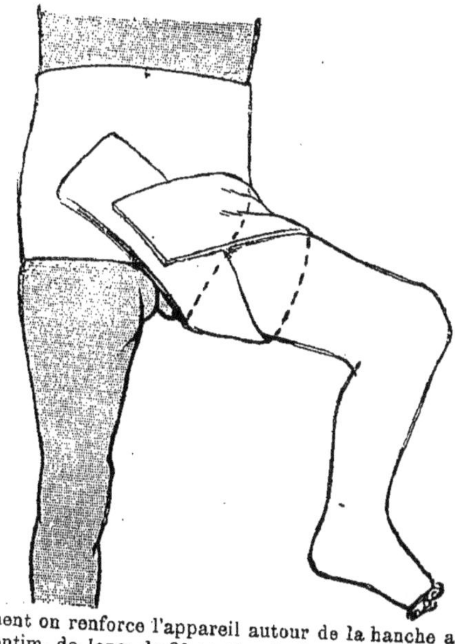

Fig. 606. — Comment on renforce l'appareil autour de la hanche avec une attelle plâtrée de 80 centim. de long, de 20 centim. de large et de 3 ou 4 épaisseurs de tarlatane.

### 3° *Suites opératoires.*

Les· suites opératoires sont très simples [1]. Pendant quelques
jours cependant et surtout quelques nuits, les enfants sont un
peu grognons et énervés. Donnez une potion calmante.

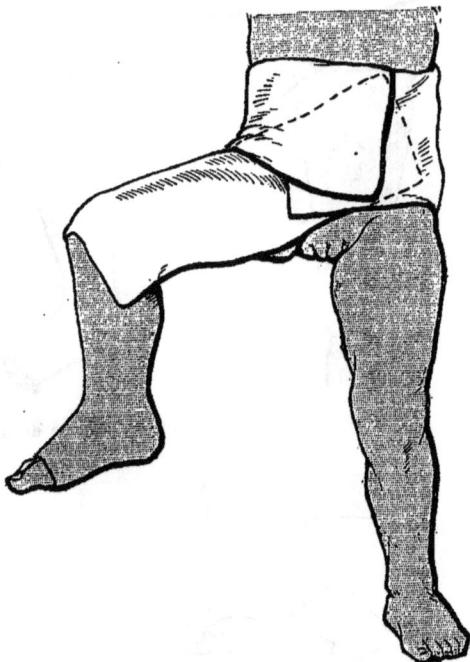

Fig. 607. — Renforcer la ceinture et le devant de la cuisse par 2 autres attelles.

Puis, ces quelques jours passés, l'enfant peut s'en aller vivre
loin de vous. Recommandez aux parents : 1° d'éviter la constipation et 2° d'empêcher la souillure du plâtre par l'urine.
Pour ceci, qu'ils mettent des toiles imperméables ou de l'ouate

---

1. *a.* Il se produit, parfois, à l'attache supérieure des adducteurs pétris
ou rompus, un hématome sous-cutané. Il se résorbera spontanément. N'y
touchez pas ; échancrez simplement le plâtre, à ce niveau, et pansement
ouaté.

*b.* Il faut surveiller les orteils pendant les premiers jours, au point de
vue de la circulation et de la sensibilité (voir p. 591 le plâtre du pied
bot). Par les temps froids, envelopper d'ouate l'extrémité libre des orteils.

*c.* Eschares : moyen de les éviter (p. 591). Manière de les reconnaître
et de les guérir (voir page 119).

hydrophile, par-dessus l'appareil; les mères attentives arrivent très bien à préserver le plâtre.

Et en voilà pour 2 mois 1/2. Je n'ai pas besoin de dire que l'enfant va garder le repos avec ce grand plâtre, ce qui, d'ailleurs,

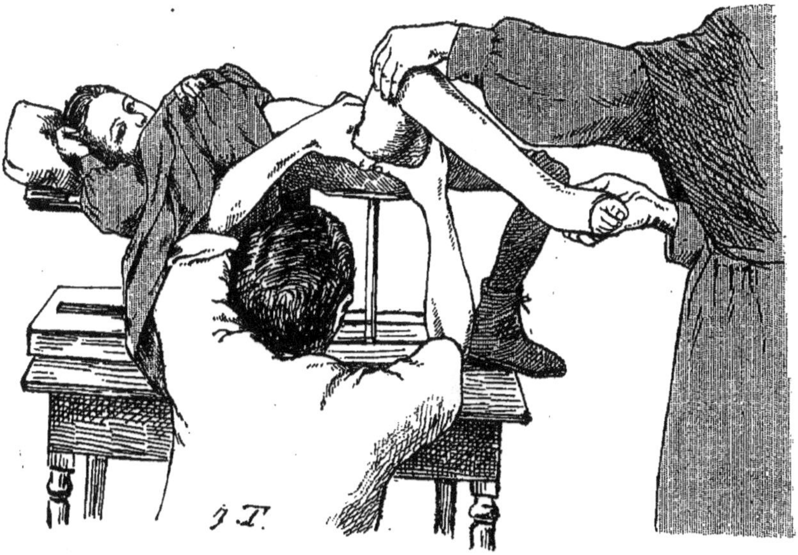

Fig. 608. — Modelage de l'appareil plâtré. — Quand l'appareil est terminé, le membre est mis dans la position vérifiée, et maintenu par un aide. Les pouces du chirurgien, qui n'ont pas quitté leur place pendant la confection du plâtre, creusent une gouttière en arrière du col pendant la dessiccation.

ne peut nuire en rien à sa santé générale, — et ce qui est bien préférable pour assurer le résultat que de lui laisser la liberté de marcher avec un petit appareil s'arrêtant au-dessus du genou (comme font certains chirurgiens).

Les 2 mois 1/2 écoulés, on enlève le plâtre et on change la position de la jambe.

### 2ᵉ plâtre, 2ᵉ position.

Ce changement de position se fait sans chloroforme. Cependant, si l'enfant est trop nerveux, endormez-le.

*Technique du changement de la 1ʳᵉ position en la 2ᵉ* (fig. 610 à 619). — Il s'agit d'amener la cuisse et la jambe dans la position indiquée fig. 619, p. 507, c'est-à-dire de mettre le membre inférieur 1° en extension sur le plan de la table, ou presque (flexion légère de 15°); 2° en abduction de 30 à 35° et 3° surtout en **rotation interne** de 55 à 60°.

Cette 2ᵉ position peut donc être formulée ainsi : 15; 30; 60 : à savoir 15° de flexion, 30° d'abduction, 60° de rotation interne.

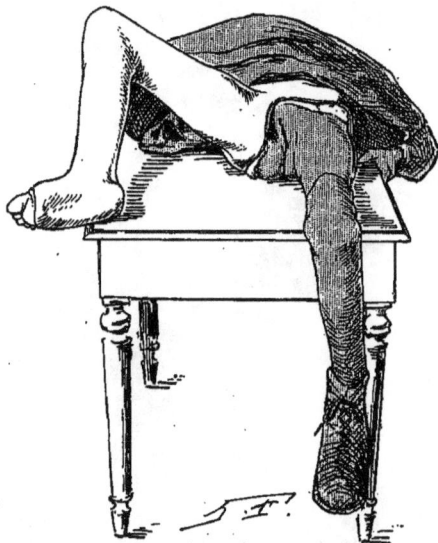

Fig. 609. — 1ᵉʳ plâtre, 1ʳᵉ position (de choix), 70°, 70°, 0°. —
L'appareil plâtré, vu par sa face inférieure

Il est plusieurs manières d'amener la jambe de la 1ʳᵉ à la 2ᵉ position.

Mais ne retenez que la suivante (voir fig. 617, p. 506).

Le bassin immobilisé, un aide tire sur le pied et le bas de la jambe, progressivement et vigoureusement, pour arriver à défaire la flexion de la jambe sur la cuisse, ce qui demande de 3 à 4 minutes. Par cette même traction, il défléchit également la cuisse et ramène le jarret sur le plan de la table ou presque, laissant à peine 15° de flexion. De plus, en tirant sur le pied, il détache aussi un peu de l'os iliaque la tête fémorale, ce qui empêchera cette tête de buter trop lourdement sur le fond du cotyle, dans la rotation qu'on va lui faire subir ensuite.

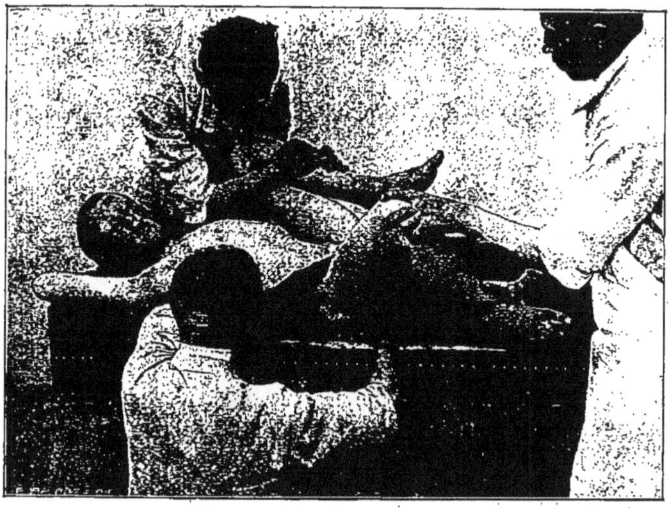

Fig. 610. — La position de départ.

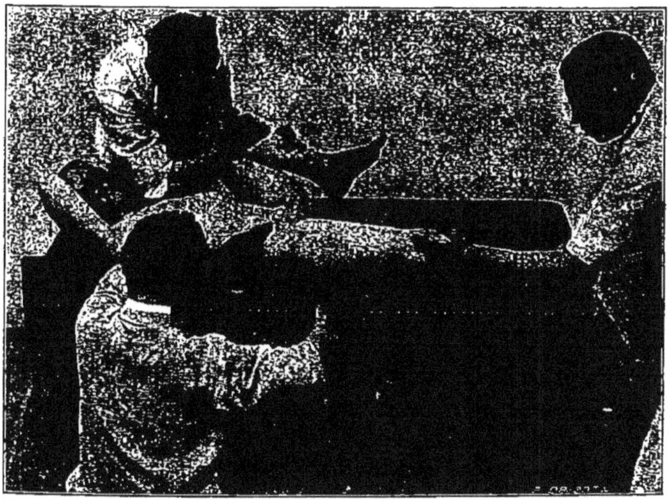

Fig. 611. — Pendant que l'aide tire fortement sur le pied et soutient le genou (en le ramenant très doucement en dedans), vous-même agissez sur le haut du fémur pour le porter en **rotation interne**, vous procédez avec **vigueur** et par secousses répétées.

Vous vous réservez ce rôle délicat de produire la rotation.

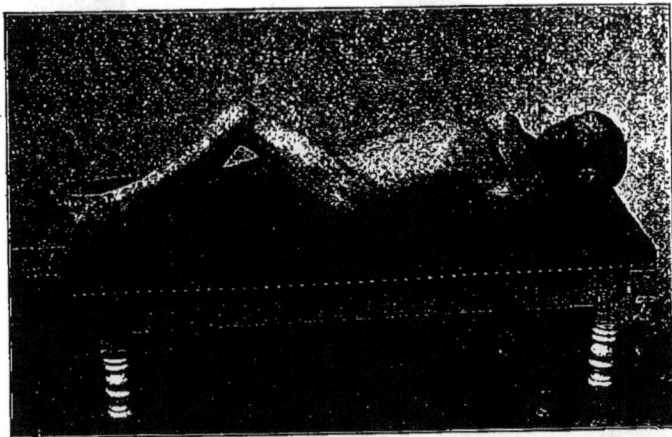

Fig. 612. — Voici déjà le membre en extension sans qu'il reste de trace de rotation externe; mais ce n'est que la 1$^{re}$ étape, car nous devons arriver à une rotation interne très accusée (voir fig. suivante).

Fig. 613. — Les manœuvres à faire pour obtenir la rotation interne du membre (dernier temps, le plus difficile et le plus important). C'est le chirurgien qui fait (seul ou avec un aide) cette rotation, ils agissent tous deux sur le haut du fémur. L'aide qui tire sur le pied ne fait guère que suivre ce mouvement de rotation, car s'il voulait tourner le genou avec quelque force, il produirait une fracture sus-condylienne.

interne. Le pied étant toujours tiré très fortement par l'aide,

vous manœuvrez sur la partie supérieure de la cuisse et
non sur le genou, car, en agissant sur le genou, vous risqueriez une fracture[1] au-dessus des condyles (voir fig. 613 et 617).

Vous tournez le fémur de dehors en dedans vigoureusement,
jusqu'à ce que vous ayez remis la
**rotule**, non seulement en regard
du plafond, mais encore de 60 à 65°
en dedans, c'est-à-dire **regardant
du côté sain.**

Sachez qu'il vous faudra de 8 à
10 minutes généralement, et quelquefois même 1/4 d'heure, pour
obtenir cette rotation interne.

Fig. 615. — Nécessité de la rotation
interne (*suite*). — Si l'on porte
la cuisse en adduction sans faire
de rotation interne, la capsule
postérieure, rétractée, applique
le trochanter contre l'os iliaque,
et la tête fémorale bascule en
dehors du cotyle, comme le
montre cette figure.

Fig. 614. — Pour expliquer la nécessité de
faire de la rotation interne. — La capsule
postérieure rétractée forme, à la suite du
premier plâtre, un véritable ligament postérieur très solide.

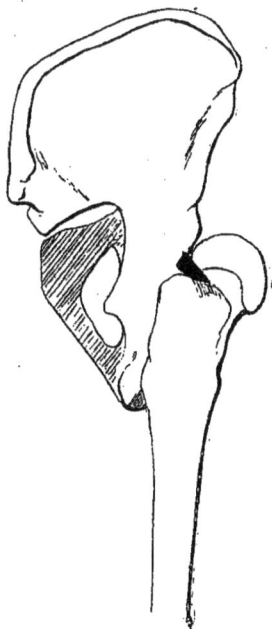

La cuisse amenée enfin à une rotation interne de 60 à 65°,
vous lui donnez 15 à 20° de flexion au-dessus du plan de la table,
30 à 35° d'abduction en dehors de l'axe médian du corps.

**15° de (flexion), 30° (d'abduction), 60° (de rotation
interne)**, telle est, je le répète, la formule de la 2ᵉ position.

1. Si jamais vous fracturiez l'os, vous arrêteriez les manœuvres, vous
plâtreriez et vous compléteriez la correction 3 mois plus tard.

On la maintient avec un grand plâtre qui prend encore le pied, et en voilà de nouveau pour 2 mois 1/2.

Après quoi, l'on enlève ce 2ᵉ et *dernier* appareil.

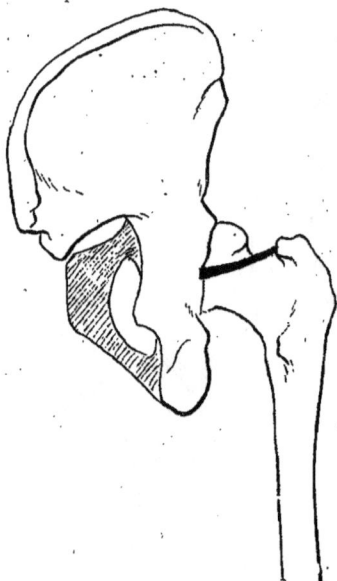

Fig. 616. — On voit ce qu'il faut faire pour assurer le résultat : c'est-à-dire obtenir, par une **rotation interne très accusée**, la distension du ligament postérieur : alors la tête fémorale restera dans le cotyle.

### Soins consécutifs à l'enlèvement du plâtre.

La jambe ainsi libérée, le malade reste couché.

Ce repos va durer 2 à 3 semaines : le temps pour l'enfant de dérouiller sa jambe et de la ramener, spontanément, à une position presque normale (fig. 620) ; vous y aiderez par des massages du membre entier.

### La mise sur pied et la marche.

Après ces 3 semaines, vous le mettrez sur pieds. Il se

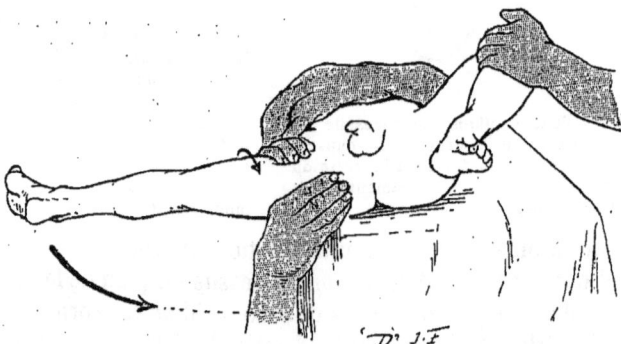

Fig. 617. — Changement de position : 1° on a allongé peu à peu la jambe sur la cuisse, et, en continuant à tirer sur le pied, on a abaissé le genou jusque sur le plan de la table ou presque ; 2° les deux mains, prenant le tiers supérieur du fémur, lui impriment un mouvement de rotation interne. Dans un 3ᵉ temps, le membre est porté peu à peu en dedans ; il conserve cependant 30° d'abduction.

Fig. 618. — L'enfant de la fig. 595 : Radiographie prise après les manœuvres de rotation interne : il reste encore à diminuer l'abduction (voir fig. 626).

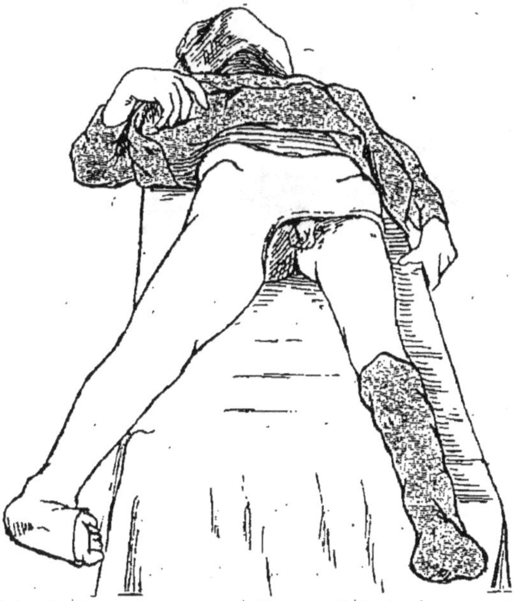

Fig. 619. — La 2e position et le 2e plâtre. — Ici la jambe est en extension; mais, généralement, on la met en flexion légère (de 15°).

tiendra avec les mains appuyées sur une table ou un dossier de chaise, ou contre les barreaux de son lit. Huit jours plus tard, il pourra faire seul le tour de son petit lit en s'appuyant aux tringles. Ensuite, avec l'appui de deux mains tenant les siennes, il fera ses premiers pas dans la chambre (fig. 621 à 625).

Ainsi soutenu par deux mains, il marchera d'abord 5 minutes toutes les heures, puis 10 minutes.

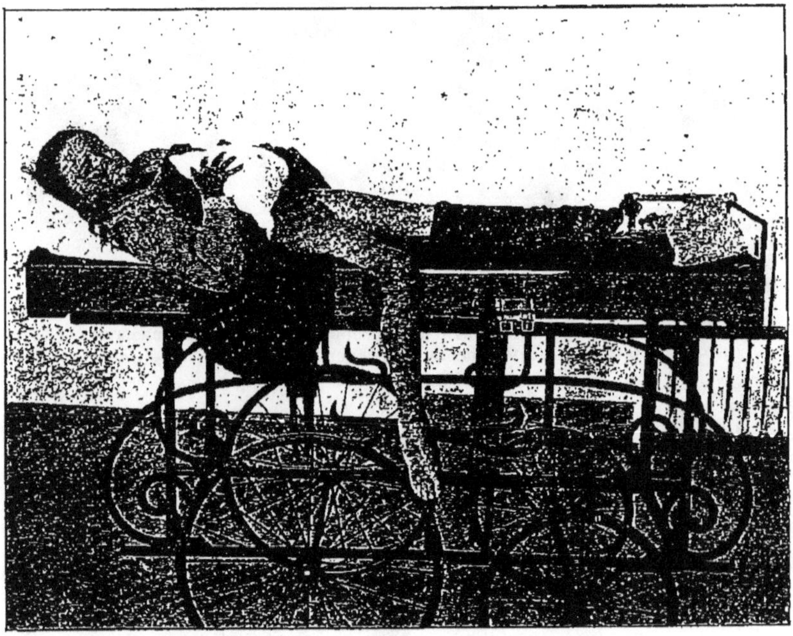

Fig. 620. — 3 jours après l'enlèvement du plâtre. L'enfant, sur le cadre, s'exerce à faire des mouvements de flexion et d'extension de la jambe (réduite).

Après 3 à 4 semaines de ce régime, on remplacera l'appui des mains par celui de 2 bâtons (voir fig. 290, p. 236) et, un mois plus tard, l'enfant marchera seul avec un bâton (tenu de la main du côté sain).

Enfin 2 à 3 mois après sa mise sur pieds, il pourra marcher sans aucun appui.

Il avait d'abord marché assez mal, puis passablement, puis bien; il finira par marcher tout à fait bien et 1 an après la réduction du déboîtement, il n'y paraîtra plus : la guérison est intégrale (fig. 626), la boiterie est supprimée.

On hâte le retour de la souplesse et de la force de la jambe par des massages et des bains. Le retour à l'état normal peut,

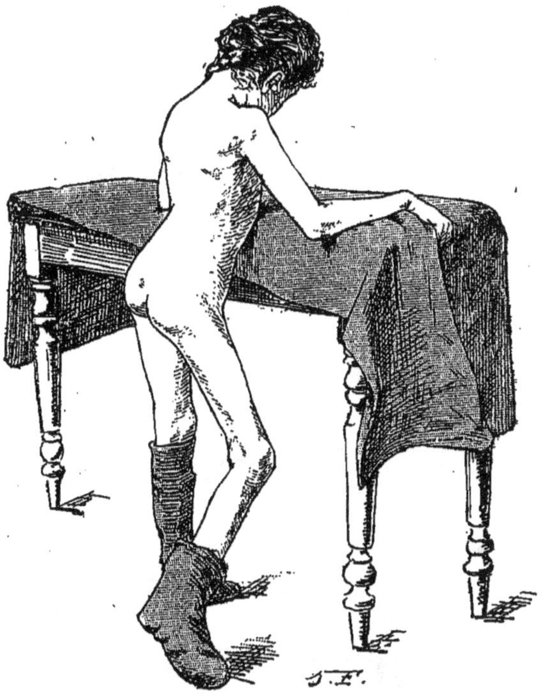

Fig. 621. — La mise sur pieds. — Luxation droîte. — L'enfant se tient les mains appuyées sur une table et fait des mouvements actifs de la jambe malade pour effacer le léger degré persistant de flexion et d'abduction et ramener le membre inférieur à la position normale.

à la rigueur, se produire sans massages, chez l'enfant dont on ne s'est plus occupé après l'enlèvement du plâtre, — mais la guérison se fait alors plus tardivement et même elle ne se fera pas toujours. Nous allons dire pourquoi dans les pages qui suivent[1]. Mais, auparavant, il nous faut mentionner le traitement des luxations doubles.

1. Voir pages 516 à 524.

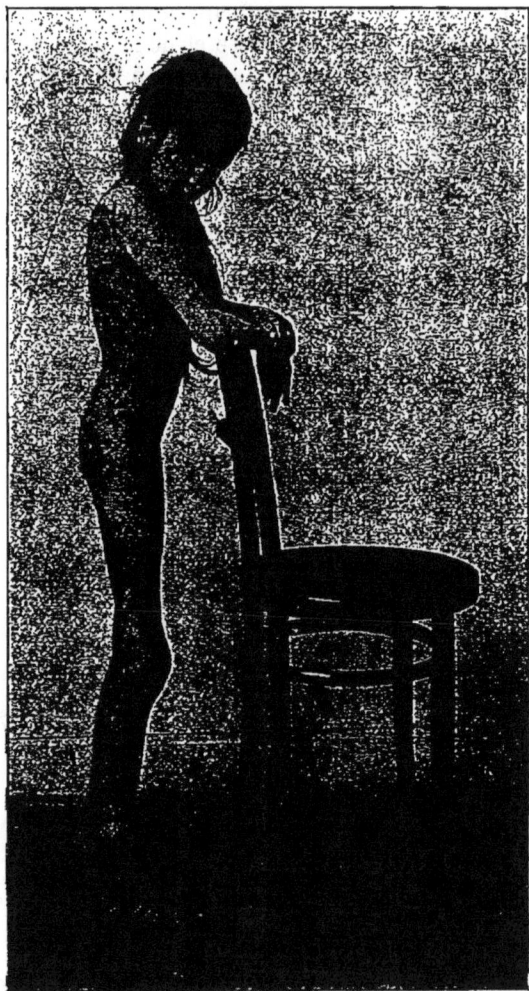

Fig. 622. — La même après un mois de ces exercices actifs ;
l'attitude du corps est presque parfaite.

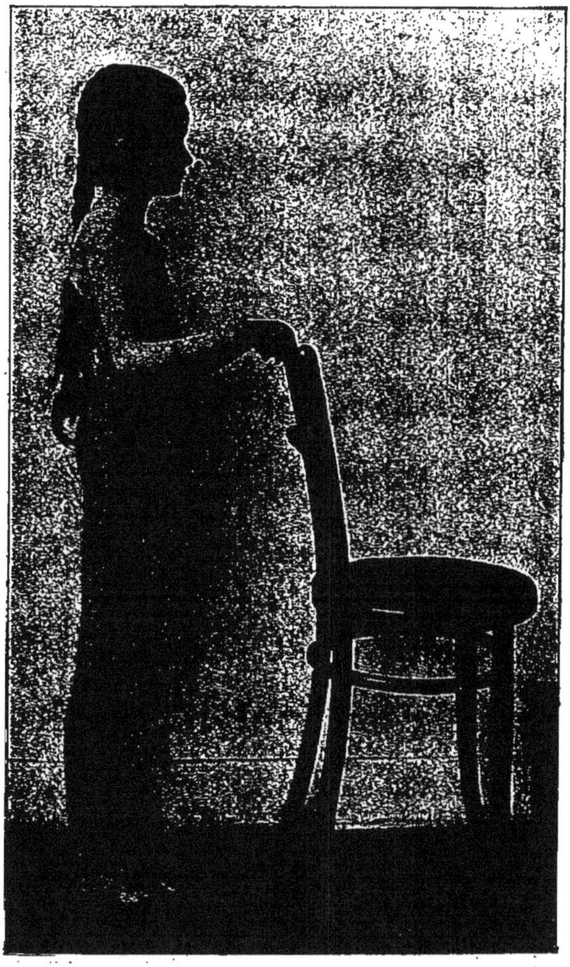

Fig. 623. — La même. — Encore un mois plus tard.

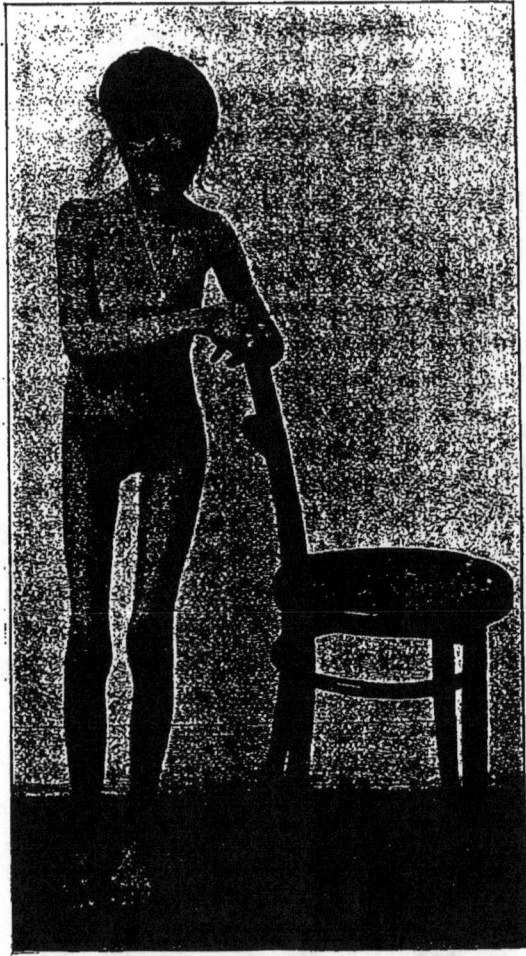

Fig. 624. — La même. — Photographie prise le même jour que la figure 622. On
peut voir que la jambe droite luxée, autrefois beaucoup plus courte (voir,
fig. 559, la photographie d'avant), est maintenant sensiblement plus longue que
la jambe saine.

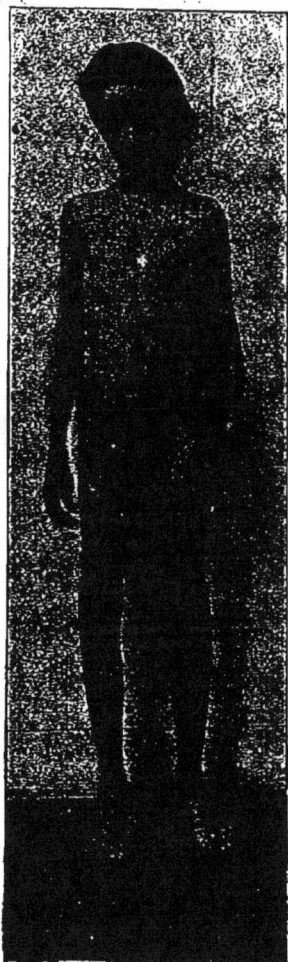

Fig. 625. — La même un mois plus tard (six mois et demi après la réduction). — Cette longueur plus grande de la jambe luxée disparaît petit à petit, les deux jambes sont déjà sensiblement égales.
(Voir fig. suivante, 626, combien la réduction anatomique, chez cette enfant, est parfaite.)

Fig. 626. — Radiographie de l'enfant des figures 595, 596, 618 et 620 à 625.
Radio prise sept mois après la réduction.

### B. LE TRAITEMENT DES LUXATIONS DOUBLES, A 2 ET 3 ANS.

Encore plus que pour les luxations unilatérales, il faut se hâter pour les luxations doubles, car celles-ci deviendront encore plus vite irréductibles pour vous.

L'âge de choix pour vous en occuper est de 20 à 24 mois.

Les manœuvres de réduction et les attitudes de maintien (fig. 627 et 628) et, d'une manière générale, les détails du traitement, sont les mêmes que pour la luxation simple.

Le traitement de la luxation double se fait des **2 côtés** en **même temps.** Cependant les **2 réductions** ne se feront pas le même jour, dans tous les cas.

Si la 1$^{re}$ réduction a causé trop de choc, on laissera le

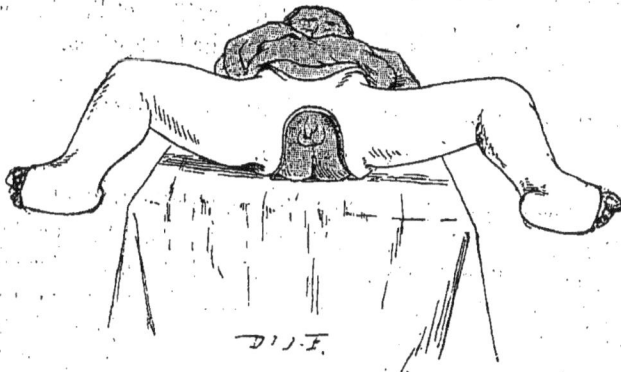

Fig. 627. — Le 1$^{er}$ appareil pour luxations doubles.

malade se reposer et l'on ne fera la 2$^e$ réduction que 8 ou 10 jours plus tard[1].

Fig. 628. — Enfant posé sur le grand cadre très large des luxations doubles; appareil déjà enlevé du côté droit (le premier traité) maintenu dans la position de choix au moyen d'un coussin de sable placé sous la cuisse en attendant (2 ou 3 jours) qu'on procède au changement de la 1$^{re}$ position en la 2$^e$.

1. En prévision de cela, je vous conseille de commencer toujours la réduction par le côté gauche (contrairement à ce qui est représenté ici, fig. 628), de manière que le côté gauche soit maintenu dans l'appareil 10 à 20 jours de plus que le côté droit.
J'ai observé, en effet, que la réduction avait besoin (assez souvent) d'être maintenue un peu plus longtemps à gauche qu'à droite.

Au contraire, si la 1re réduction a été très facile, on fera la 2e dans la même séance.

En règle générale, le changement de position et l'enlèvement définitif du plâtre se font le même jour pour les 2 côtés.

### C. Traitement « consécutif » d'une luxation simple ou double.

Nous devons revenir sur le traitement qui suit l'enlèvement du plâtre et mentionner les incidents qui peuvent se produire.

Nous avons dit qu'après la suppression du 2e et dernier appareil, la jambe, laissée entièrement libre, mais encore au repos pour 2 ou 3 semaines, allait revenir petit à petit, d'elle-même, à une position correcte : c'est-à-dire que l'on voit se défaire spontanément l'abduction, la flexion et la rotation interne.

**Normalement et régulièrement, cela demande de 1 à 3 mois.**

Ainsi donc, vous ne devez pas vous émouvoir s'il persiste pendant quelques semaines un certain degré de flexion, d'abduction et de rotation interne.

Il vaut mieux que cela soit, et, **si cela est**, vous n'avez **rien à faire de particulier**, rien à faire en dehors de ce que nous avons dit plus haut pour l'éducation de la marche.

Et ce sera le cas habituel si vous vous êtes conformé à la technique indiquée par nous.

Mais il faut savoir que cela ne se passe pas toujours ainsi et que ce retour de la jambe à la position normale se fait parfois **trop lentement**, ou **trop vite** — ou bien encore et surtout qu'il ne se fait **pas correctement**, que la cuisse prend « un mauvais pli », une mauvaise direction, ce qui pourrait à la longue compromettre la réduction de la tête fémorale. Ceci va nous créer des obligations nouvelles et quelques soins particuliers, moyennant quoi, je me hâte de le dire, la réduction sera sauvegardée sans que nous ayons à remettre un nouveau plâtre ni même à retarder la mise sur pieds et les exercices de marche.

*1re éventualité possible.* — Le **retour de la jambe** à la position normale se fait **trop lentement** : c'est le cas le plus **rare** chez les tout petits enfants dont nous parlons.

Si, 2 mois après l'enlèvement du plâtre, vous voyez persister encore un degré notable (par exemple moitié) de l'abduction, de la flexion et de la rotation interne, vous allez les défaire et hâter ce retour de la jambe à la normale.

Voici comment :

*a.* **Contre l'abduction** persistante (cette abduction se voit facilement à ce que la *jambe opérée est notablement plus longue que l'autre*) vous ferez de l'extension sur la jambe saine, tout en repoussant la jambe opérée avec un sac de sable mis en dehors et le long d'elle (comme pour une coxalgie avec abduction).

*b.* **Contre la flexion** (*qui se voit facilement à la persistance d'une ensellure lombaire notable*), vous mettrez l'enfant sur le ventre 3 ou 4 fois par jour pendant une demi-heure chaque fois,.

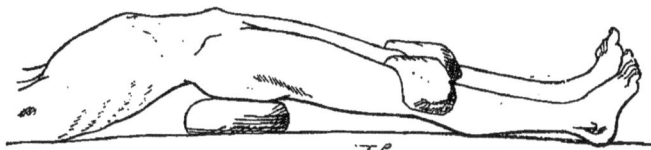

Fig. 629. — Manière de corriger la tendance à la flexion. Malade couché sur le dos ; on place un coussin sous son siège et un sac de sable sur chaque genou.

et vous placerez sur les fesses un poids de 8 à 10 kilos pendant que les genoux sont soulevés par un coussin, ou bien, inversement, le sujet étant couché sur le dos, vous soulevez les fesses et placez un poids sur les genoux (fig. 629), exercice un peu moins efficace, mais qui, par contre, peut être continué jour et nuit.

*c.* **Contre la rotation interne** (qui oriente la rotule en dedans et fait marcher l'enfant assez mal sur la pointe du pied) on lutte en entourant le membre entier, du trochanter aux orteils, de bandes Velpeau et le fixant ensuite, en rotation externe, avec des épingles rattachant ces bandes à la toile du matelas (v. fig. 632).

Ces petits moyens sont employés la nuit, et pendant le jour, — dans l'intervalle des exercices, — jusqu'à ce que le résultat soit obtenu (environ deux mois).

*2e éventualité.* — Le **retour à la normale** s'est fait ou se fait trop vite ; *ceci se voit plus fréquemment* que la 1re éventualité,.

chez les enfants très petits dont les jointures ne se fixent guère dans la position du 2ᵉ appareil.

C'est ainsi que vous verrez assez souvent cette position se perdre complètement en quelques jours et parfois en quelques heures après l'enlèvement de l'appareil. En moins de quarante-huit heures ont déjà disparu, en certain cas, la flexion, l'abduction et la rotation interne.

Si cela est, voici ce que vous ferez, voici comment vous

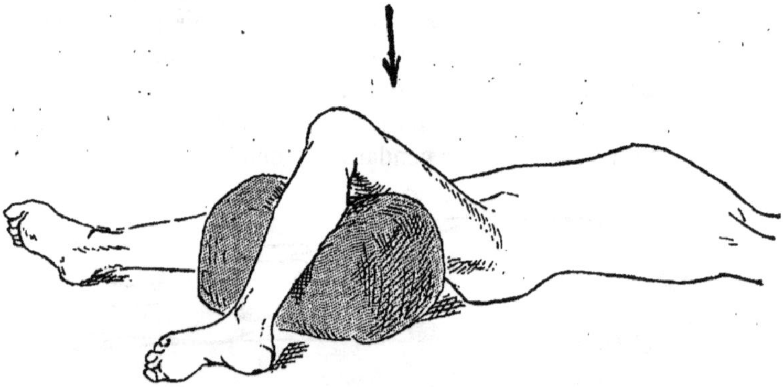

Fig. 630. — Manière de combattre la tendance à la reluxation antérieure ; remettre la jambe dans la 2ᵉ position du 2ᵉ plâtre et maintenir ainsi avec un coussin et des sangles, ou quelques tours de bande Velpeau, non représentés ici.

combattrez ce retour trop rapide à la normale, qui doit vous faire craindre que la hanche trop mobile, un peu folle, pas assez enclavée dans le cotyle, ne se porte bientôt dans la direction inverse de celle du 2ᵉ plâtre, c'est-à-dire en adduction et en rotation externe, ce qui viendrait compromettre la stabilité de la réduction.

*a.* Si **la flexion se défait trop vite et trop complètement,** par exemple en quelques jours ou quelques heures, ce *qui se reconnaît* à ce que non seulement il n'y a plus d'ensellure lombaire, mais encore à ce que **la tête pointe en avant,** *au pli de l'aine,* dans ce cas, dis-je, vous refaites la flexion de la cuisse en mettant un coussin sous le genou pour le surélever (fig. 630) et vous conservez cette position nuit et jour (en retardant de quelques semaines les premiers exercices de marche).

*b.* Si **la rotation interne s'est défaite immédiatement et sur-**tout s'il existe déjà une **tendance à la rotation externe** (*ce qui* *fait* **pointer la tête en avant** au pli de l'aine et **un peu en dehors** de sa place normale, en même temps que le *trochanter* cesse d'être sur la face externe de la hanche et *se porte en arrière* et même **quelquefois en arrière et en dedans** contre le cotyle, auquel cas la réduction ne s'est pas maintenue absolument parfaite) vous allez combattre cette tendance à la rotation externe

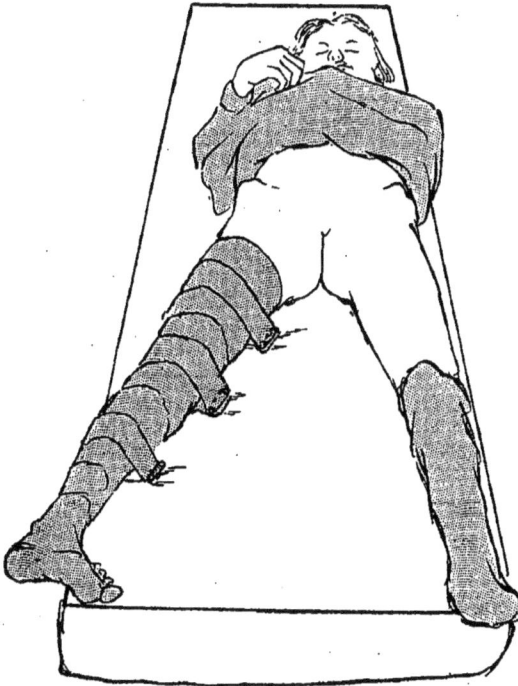

Fig. 631. — Pour combattre la tendance à la reluxation antérieure, faire de la rotation interne avec des tours de bande Velpeau que l'on épingle au matelas. En asseyant à moitié le malade avec des coussins placés sous son dos, on peut réaliser la flexion de la cuisse encore plus commodément qu'avec l'attitude de la fig. 630, pour effacer la proéminence de la tête au pli de l'aine.

par un procédé analogue à celui qui a servi à combattre la tendance à la rotation interne (voir plus haut), c'est-à-dire que vous banderez le membre inférieur tout entier avec du crêpe Velpeau et vous le fixerez en rotation interne avec des épingles rattachant la bande à la toile du matelas (fig. 631 à 634).

*c.* Pour combattre **la tendance à l'adduction**, ce qui peut à la

longue éloigner la tête fémorale du fond du cotyle (comme cela
se produit dans les coxalgies avec adduction), surtout lorsque
l'adduction est associée à la rotation externe, — *tendance à
l'adduction que vous reconnaîtrez*, comme dans la coxalgie, à

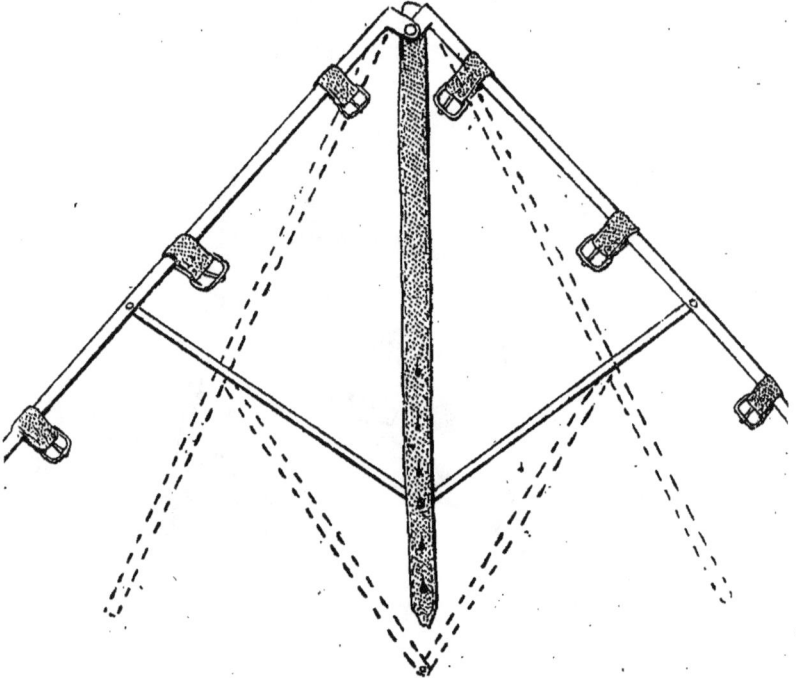

Fig. 632. — Système très efficace et pratique, applicable par les parents, pour
faire à volonté la rotation interne ou externe de la jambe pendant la nuit (après
la suppression du plâtre). Sur la jambe entourée de bandes Velpeau (fig. 633),
on épingle du haut en bas une lanière de toile. D'autre part au matelas est
fixée la tringle avec quatre boucles métalliques. La jambe est ramenée vers la
tringle avec trois bandelettes attachées à la lanière, et des boucles.
Ce dispositif est applicable aux luxations simples comme aux luxations doubles

ce que la jambe se raccourcit et *à ce que l'on ne peut* presque
pas *écarter le genou*, — pour combattre, dis-je, l'adduction,
vous fixez le membre avec des épingles le plus loin possible de
l'axe médian du corps, — ou bien encore vous faites l'exercice
de la figure 634.

L'on peut, au besoin, atteindre en même temps ce triple
objectif de porter la jambe en flexion, abduction et rotation
interne en donnant la position indiquée p. 518, fig. 630.

L'on arrive ainsi à creuser le cotyle et à rétracter la capsule antérieure. Voilà un premier moyen d'atteindre le but qui est d'améliorer et de parfaire la réduction.

Mais il y a un deuxième moyen, encore meilleur, d'atteindre

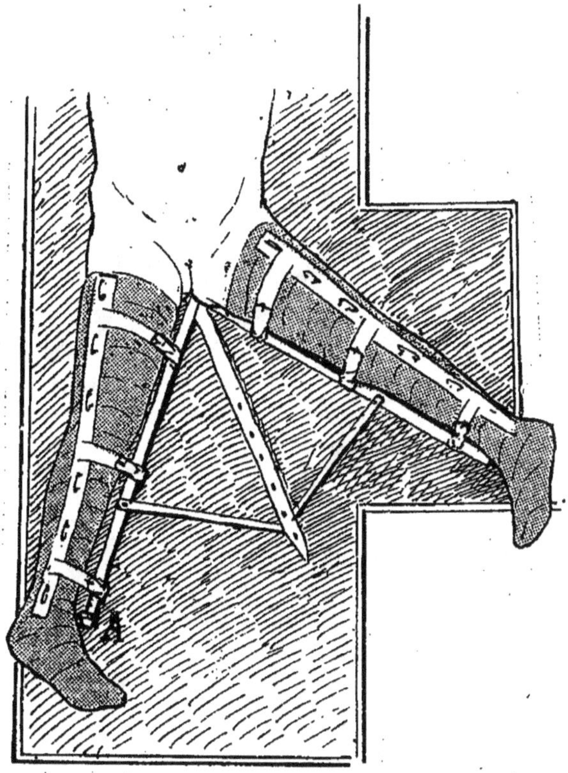

Fig. 633. — Le petit appareil de la fig. précédente appliqué sur le sujet qui repose sur le cadre.
On peut donner à chaque jambe l'attitude qu'on veut. La rotation interne et l'abduction sont, ici, très marquées à gauche, et presque nulles à droite.

ce but, c'est de porter la cuisse d'abord en flexion à 90°, puis, de là, en abduction le plus loin possible (voir f. 635), c'est-à-dire qu'au lieu de remettre la jambe dans une position analogue à celle du 2e plâtre, on la mettra dans une position voisine de celle du 1er plâtre ; l'on arrive par ce moyen à des résultats excellents [1].

1. On comprend bien comment cette position corrige la tendance à

Cette 2ᵉ manœuvre, cette 2ᵉ position est donc plus efficace que la 1ʳᵉ. Elle n'a d'autre inconvénient que de dérouter un peu les parents. Ils vous objectent aussitôt que, si vous revenez à la 1ʳᵉ position au lieu de vous en tenir à la 2ᵉ, c'est que « c'est raté »... ce qui n'est pas vrai.

Cela n'est pas vrai sans doute, et cependant, pour garder les parents de cette impression dont ils ne pourront se défendre, il

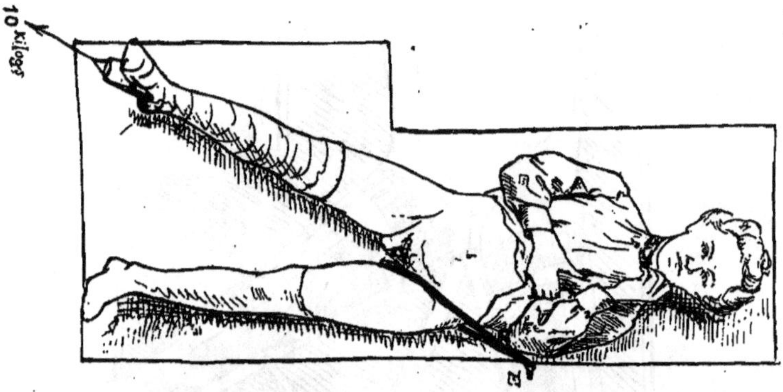

Fig. 634. — Manière de corriger la tendance à l'adduction (extension continue de 8 à 12 kilog. — Avec écheveau pour la contre-extension dans l'aine du côté sain.

faut que vous ayez bien pris soin, *avant d'enlever le 2ᵉ plâtre*, de les prévenir que vous aurez à donner à la jambe, pendant quelques semaines, tantôt la position du 1ᵉʳ plâtre, tantôt la 2ᵉ position, suivant les indications du moment.

Vous les aurez ainsi rassurés à l'avance, en ajoutant que cela

l'adduction et l'hyperextension de la cuisse. Mais on voit moins facilement comment elle corrige la tendance à la rotation externe. Eh bien ! voici comment. Sans vouloir faire état de ce qu'on y contribue en allongeant les adducteurs qui sont un peu rotateurs en dehors (Duchenne, de Boulogne), l'on y arrive surtout parce qu'on rétracte la capsule antérieure avec la flexion faite et qu'on augmente le creusement du cotyle par l'abduction faite. Or, si on plaque la tête contre le cotyle et si on l'enfonce, on l'empêchera par le fait même de se remettre en rotation externe, ce qu'elle ne peut faire qu'en sortant un peu du cotyle.

En d'autres termes, plus nous ferons la réduction parfaite (et l'on y arrive plus vite et mieux par le 2ᵉ procédé), plus nous nous mettrons à l'abri non seulement d'une reluxation postérieure, mais encore d'une reluxation antérieure (dont la tendance à la rotation externe n'est que le 1ᵉʳ degré).

se fera avec des bandes Velpeau (voir fig. 635) et non plus avec du plâtre, comme dans la figure 636 ; que cela ne retarde en rien la mise sur pieds et les exercices de marche.

En outre, vous commencerez par employer le premier procédé qui suffit souvent et vous ne recourrez au 2ᵉ que quelques jours

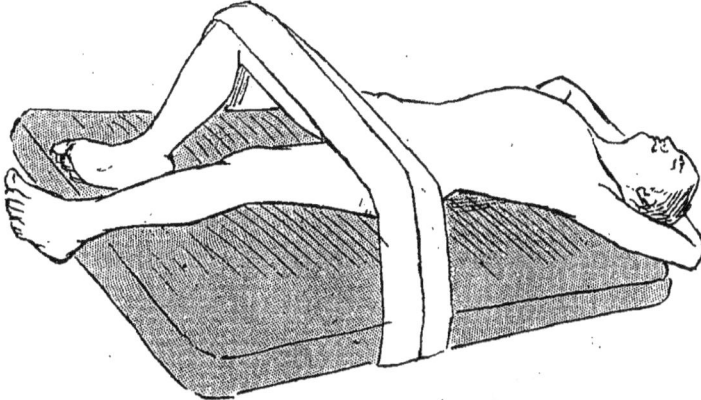

Fig. 635. — Pour combattre la tendance à la reluxation postérieure, fixer la nuit la jambe en abduction forcée (c'est-à-dire dans une position analogue à celle du premier plâtre) avec quelques tours de bande Velpeau passés autour du cadre de repos. Une nouvelle bande de crêpe élastique ajoutée chaque soir augmente le degré de l'abduction. On porte celle-ci progressivement à 80° et même à 90° (après avoir fléchi la cuisse à 90°).

plus tard, lorsque ce 1ᵉʳ procédé ne vous aura pas donné entière satisfaction, c'est-à-dire lorsque le point le plus interne de la tête reste nettement **en dehors de l'artère** (au lieu de se trouver, comme à l'état normal, sous l'artère et même un peu en dedans).

*Durée de ce traitement.* Vous conservez cette attitude (toujours sans préjudice des exercices de marche) pendant 6 à 8 semaines.

Puis vous laissez la jambe revenir d'elle-même à la normale. Suivant que, cette fois encore, elle y revient trop lentement ou trop vite, vous favorisez ou vous contrariez de nouveau son retour de la manière indiquée au début de ce chapitre.

Ajoutons, pour être complet, que, s'il survenait du **genu valgum** ou du genu varum, il vous serait facile de le combattre

avec une attelle en bois et quelques tours de bandes Velpeau ou
au besoin une genouillère plâtrée conservée pendant quelques
semaines et avec laquelle l'enfant continuerait à marcher (voir
p. 367, fig. 439).

### Exercices actifs.

En fait d'exercices actifs, il n'y a rien ou pas grand'chose à
faire, en dehors des exercices de marche, chez les tout petits qui
comprennent mal ce qu'on leur demande.

Chez les plus grands on obtient aisément qu'ils portent, au

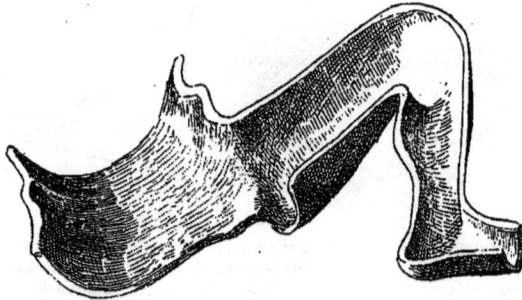

Fig. 636. — Si la tête vacille un peu et que le creusement du cotyle paraisse
insuffisant, on remet l'enfant pendant quelques jours ou même seulement la nuit
dans cette gouttière. On maintient avec une bande de mousseline.

**commandement**, la jambe en dehors, en arrière, en rotation
externe ou interne, etc. Mais, pour les petits, comptez presque
exclusivement sur les manœuvres passives dites plus haut.

C'est à dessein que nous n'avons pas parlé de la **mobilisation de la hanche : vous ne la ferez jamais. Les mouvements
doivent revenir** et reviendront **tout seuls**.

### Résultats du traitement de la luxation congénitale.

Ces résultats sont aujourd'hui *merveilleux* (voir fig. 637 et
638, 572, 573 et 626).

Il y a une dizaine d'années, ils étaient encore lamentables.
Nous obtenions 1 fois sur 10, à peine, une réduction anato-

mique vraie, et, dans tous les autres cas, on avait des récidives soit en arrière, soit surtout en avant, c'est-à-dire une transposition antérieure.

Mais aujourd'hui, c'est à coup sûr, peut-on dire, qu'on intervient chez les enfants de moins de 7 ou 8 ans et l'on arrivera bientôt, grâce à plus d'expérience[1], à avoir des séries blanches de 100 cas sans une seule récidive[2].

Nous avons déjà obtenu pour notre compte 3 de ces séries blanches, — de 100 cas de suite, sans 1 seule récidive, — de même, d'ailleurs, que bon nombre de chirurgiens peuvent aujourd'hui présenter plusieurs séries blanches de 100 cas de cures radicales de hernie ou d'ovariotomies simples : deux opérations qui donnaient, comme le traitement de la luxation, tant de mécomptes autrefois et qui réussissent aujourd'hui, également, à tous coups.

---

1. La nôtre porte déjà sur 1 160 luxations congénitales (traitées par nous) ; voir pour les résultats et la statistique notre livre de la luxation congénitale, chap. xv, p. 228.

2. Voici les **incidents et accidents** possibles pendant et après la réduction, possibles mais extrêmement rares (pour les détails, se reporter aussi au chap. xv de notre livre de la luxation).

*a. Schock* opératoire? — Rien à craindre, pourvu que votre anesthésie soit bien surveillée (voir page 715) et que vos manœuvres de réduction ne dépassent pas 15 minutes pour les enfants de moins de 5 ans et de 20 à 30 minutes pour les enfants plus grands.

*b.* Une *fracture?* — Voir les notes des pages 505 et 544.

*c.* Une *parésie* ou *paralysie?* — Sans que cela soit imputable à aucune faute de technique, on peut, à la rigueur et à titre exceptionnel, constater au réveil, après des manœuvres très laborieuses de réduction, dans les **luxations anciennes et rebelles**, une paralysie de la jambe qui est d'ordinaire incomplète et localisée au pied. Heureusement, elle a cédé toujours, je crois bien, aux courants galvaniques (voir p. 416) associés aux massages, aux bains, aux exercices actifs essayés par le malade. La guérison s'obtient en 3 à 10 mois.

D'après les observations relatées jusqu'à ce jour, cette paralysie a simplement retardé la guérison fonctionnelle du malade.

Rassurez-vous, car on n'observe jamais de parésie, même momentanée, chez les enfants de moins de 7 ans, **les seuls que vous devez traiter,** vous, médecins non spécialistes.

*d.* Une *récidive* de la luxation? — En ce cas vous referez la réduction (voir page 539, le traitement des reluxations).

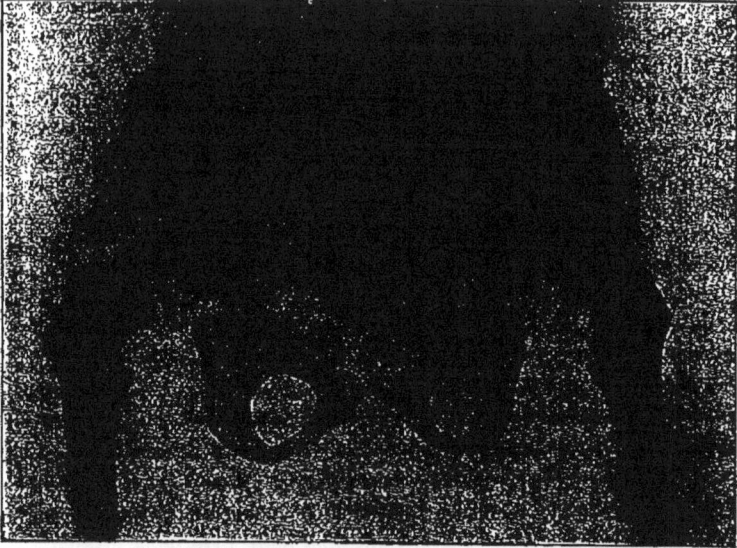

Fig. 637. — Luxation congénitale double.

Fig. 638. — La même 8 mois plus tard.

## II. — TRAITEMENT DES LUXATIONS
### DE PLUS DE 5 A 6 ANS

Nous avons vu qu'on réussit la réduction immédiate *sans aucune préparation préalable*, lorsqu'il s'agit d'une luxation de deux à trois ans. Mais cela n'est plus vrai, généralement, pour les luxations avancées de huit, neuf, dix et douze ans.

Avant d'exposer la conduite à tenir en présence de ces cas difficiles, rappelons rapidement la nature des obstacles à vaincre. Ces obstacles sont au nombre de trois.

1° L'ÉLÉVATION DE LA TÊTE FÉMORALE dans la fesse où elle est maintenue par des rétractions et des raccourcissements musculaires ou tendineux, et parfois même par des adhérences de la capsule au périoste de la fosse iliaque.

2° LE RÉTRÉCISSEMENT DE LA CAPSULE à sa partie moyenne ou à sa partie interne (voir fig. 639 et 640).

3° LA FERMETURE PARTIELLE DE LA CAVITÉ cotyloïde par la capsule (fig. 641, 642).

Des deux derniers obstacles vous aurez raison ici (comme dans les cas d'enfants plus jeunes), le jour même de l'intervention, par les manœuvres proprement dites de la réduction, en faisant agir la tête fémorale longuement et diversement, en tous les sens, sur ce détroit et sur cette fente capsulaire de façon à les dilater (fig. 643, 644). On réussit à forcer ce détroit à peu près toujours jusqu'à douze ou quinze ans.

Mais le premier obstacle indiqué plus haut demande, pour être vaincu, un **traitement préopératoire** spécial.

A la vérité, à six, sept, huit ans, ce traitement préopératoire peut être fait **extemporanément**, au début même de la séance de réduction, par des manœuvres de **traction forcée**, sous chloroforme, bien entendu. Mais, à partir d'un certain âge, huit ou neuf ans environ, il est généralement indispensable, et toujours extrêmement utile, de faire, **plus ou moins longtemps avant** le jour de l'opération, une *extension continue* de la jambe.

## L'extension continue.

La **durée** varie de plusieurs semaines à plusieurs mois, et sa **valeur**, de 5 à 20 kilos, suivant **l'âge** de l'enfant, le degré du **raccourcissement** et la **forme** de la luxation.

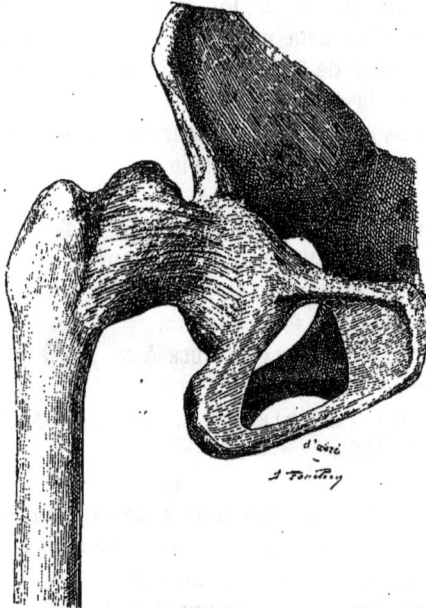

Fig. 639. — Rétrécissement de la capsule entre la tête et le cotyle.
Vue extérieure.

Cette extension continue sera moindre, par exemple, chez les enfants âgés de sept à huit ans et dans le cas d'un raccourcissement inférieur à 3 centimètres, ou dans les luxations de **forme antérieure** ou **sus-cotyloïdienne**, c'est-à-dire où la **tête** est **en avant** du **cotyle** ou **directement au-dessus de lui**.

L'extension sera beaucoup plus sérieuse dans les conditions inverses : enfant plus âgé, raccourcissement plus grand, ou luxation de **forme postéreure**, c'est-à-dire où la **tête** est **derrière le cotyle** et le trochanter un peu en avant (le fémur ayant subi dans ces formes extrêmes un mouvement de rotation interne).

Nous avons dit, page 179, la manière de faire l'extension.

Quant au criterium de sa durée, on la continue jusqu'à ce que le bord supérieur du trochanter ne soit plus qu'à 1 ou 2 cen-

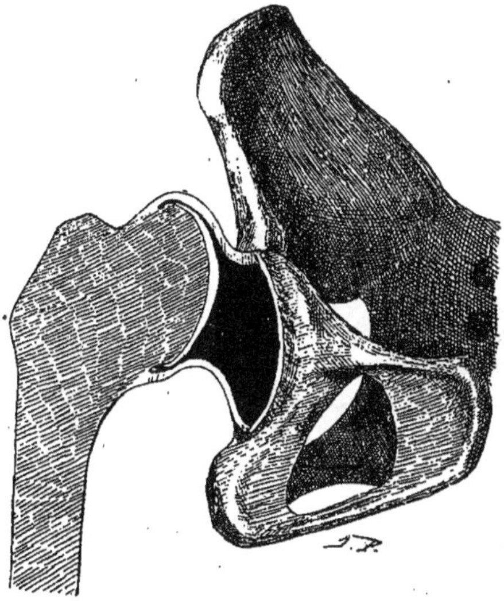

Fig. 640. — Vue intérieure du rétrécissement.

timètres environ de la ligne de Nélaton (fig. 645). [Voir mon livre sur la luxation congénitale, 1905, page 71, chez Masson.]

### L'extension forcée extemporanée.

Elle se fait, avons-nous dit, au début de la séance même de réduction.

**Sa technique.** — On se sert d'un treuil et d'une moufle.

**Contre-extension.** — Le malade est retenu par un écheveau passé dans l'aine du côté luxé et accroché au mur (fig. 646 et 647).

**Extension.** — On passe 2 écheveaux en nœud coulant autour du cou-de-pied; les boucles des écheveaux sont superposées, et les 2 nœuds sont situés, un sur chaque malléole, pour répartir également entre les 2 côtés la force de traction.

On place un **dynamomètre** entre le crochet de la moufle et les écheveaux, réunis l'un à l'autre par une corde.

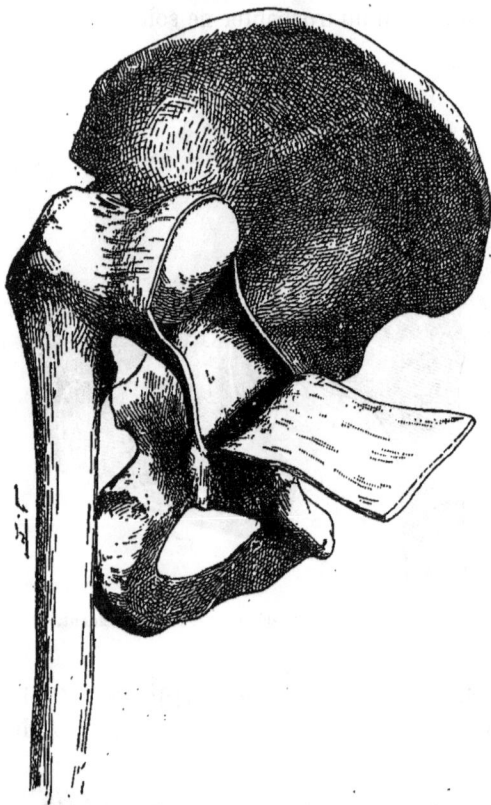

Fig. 641. — Un cas personnel de luxation de 10 ans où l'orifice d'entrée du cotyle était exceptionnellement rétréci. — La capsule antérieure, très rétractée, a transformé l'orifice en une boutonnière tellement étroite qu'il était impossible de la faire franchir à la tête fémorale. J'ai dû faire l'opération sanglante. (V. p. 555.)

On tire ensuite jusqu'à **80, 90 ou 100 kilos** [1] pendant **cinq, huit ou dix minutes.**

1. Au-dessus de 150 kilos la traction pourrait entraîner un petit risque de paralysie. Voir la note 2 c, page 525.

Après quoi, on enlève tout cet attirail, — et on se met en mesure de distendre ou de rompre les adducteurs comme il a été dit plus haut (voir p. 481), pour passer ensuite à la réduction proprement dite.

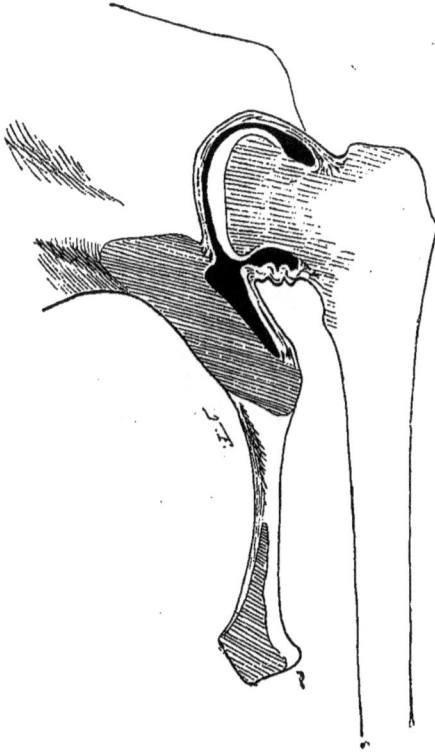

Fig. 642. — La même pendant la tentative de réduction (coupe schématique).

Résumons-nous. — Avant de réduire, on doit faire les manœuvres **préparatoires** suivantes :

a. Pour les enfants de 5 à 9 ans (à petit raccourcissement, à tête fémorale placée en avant du cotyle ou tout contre l'épine iliaque antéro-supérieure) : 1° l'extension forcée extemporanée, 60 à 80 kilos pendant 8 minutes ; 2° le pétrissage des adducteurs. — L'extension continue préalable n'est pas indispensable ici.

*b*. Pour les enfants un peu plus agés, ou à grand raccourcissement, ou à tête fémorale située en arrière sur la fesse, loin de
l'épine iliaque antéro-supérieure : 1° extension continue de trois
semaines à trois mois, et de 8 à 15 ou 20 kilos (suivant l'âge

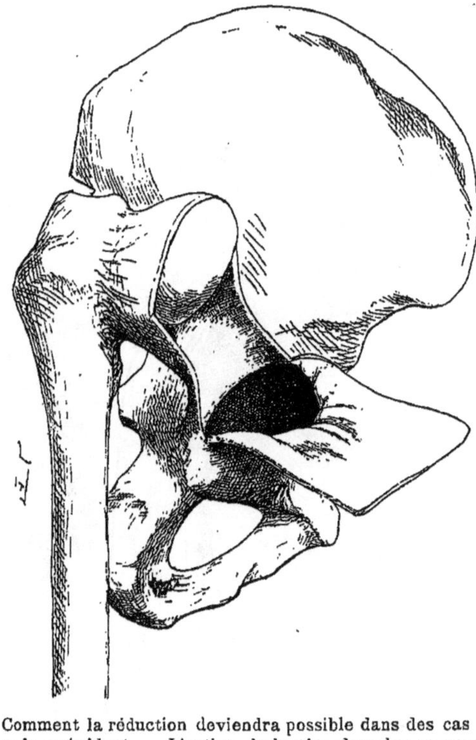

Fig. 643. — Comment la réduction deviendra possible dans des cas un peu moins
rebelles que le précédent. — L'action de la tête dans les manœuvres a transformé progressivement la fente linéaire en un orifice de largeur suffisante.

et le raccourcissement); 2° extension forcée *extemporanée* de 80
à 100 kilos, pendant dix minutes; 3° la rupture des adducteurs.

### La réduction proprement dite.

Les manœuvres de réduction ne diffèrent pas de celles que
nous avons décrites pour les cas faciles d'enfants plus jeunes
(voir p. 484); mais ici vous insisterez davantage, en mettant

plus de temps et plus de force, — vous faisant assister par 2
ou 3 aides vigoureux.

Vous vous mettrez à deux pour agir sur la cuisse et le genou,
et vous vous mettrez également à deux (vous y emploierez

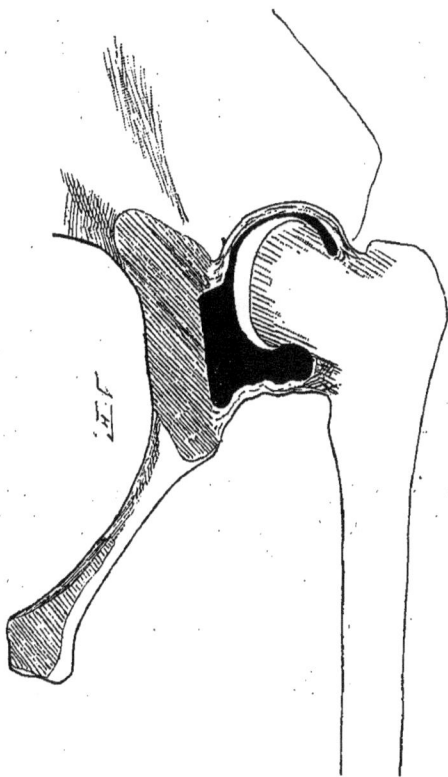

Fig. 644. — La même (coupe schématique).

4 pouces au lieu de 2) pour agir sur la tête fémorale et la pousser
vers le cotyle.

On comprend qu'il est impossible d'enfermer les manœuvres
dans des formules mathématiques immuables. On ne peut vraiment que donner quelques notions directrices, en indiquant des
manœuvres qui ont déjà fait leurs preuves dans des centaines
de cas.

Les 3 manœuvres types (v. p. 485), vous saurez les modifier et les varier au cours de l'opération, suivant les besoins, comme vous le faites instinctivement lorsque vous avez, par exemple, une luxation un peu difficile de l'épaule, à réduire.

Voici encore une variante, une 4e manœuvre, parfois utile dans certains cas de malformation. On part, non pas de la flexion du fémur à 90°, mais d'une flexion plus forte : 110, 120, 130°, et on passe de là à une abduction forcée de plus de 90° également, c'est-à-dire qu'on porte le genou au-dessous du plan

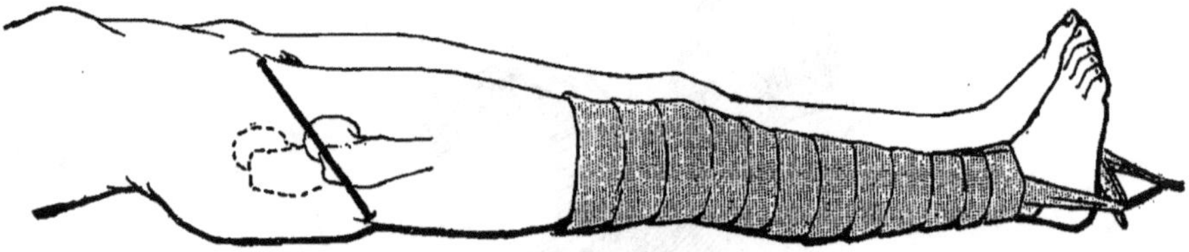

Fig. 645. — Abaissement du fémur sous l'influence de l'extension continue. — Le pointillé représente les anciens rapports de la tête et du trochanter avec la ligne de Nélaton ; les traits pleins, leurs rapports actuels, après extension.

de la table, en même temps que vers l'aisselle (fig. 648).

Si vous n'êtes pas arrivé, en essayant successivement les 4 manières, recommencez toute la série très patiemment.

J'ai vu ainsi la première manœuvre réussir lorsqu'elle revenait après les trois autres essayées en vain.

Ces tentatives peuvent être **prolongées**, sans inconvénients, pendant une **demi-heure** (en dehors de l'extension forcée). Mais je **ne conseille pas** de dépasser cette limite ; on causerait, en insistant davantage, un choc trop violent au malade.

Si vous échouez après une demi-heure d'efforts, abandonnez la partie momentanément. Le malade sera remis à l'extension continue pour encore deux mois.

Vous recommencerez alors. Si vous échouez cette deuxième fois, renoncez à la réduction par la méthode non sanglante.

Rien à ajouter à ce qui a été dit plus haut, pour les cas faciles, *sur le* **diagnostic de la réduction**, *la* **position** *dans laquelle il faut* **maintenir**, *et le* **changement de la 1re en la 2e position**.

Cependant, à propos de la position à donner dans le premier plâtre le jour même de la réduction, il nous faut noter ici qu'il est tel cas, exceptionnel à la vérité, où la réduction ne se main-

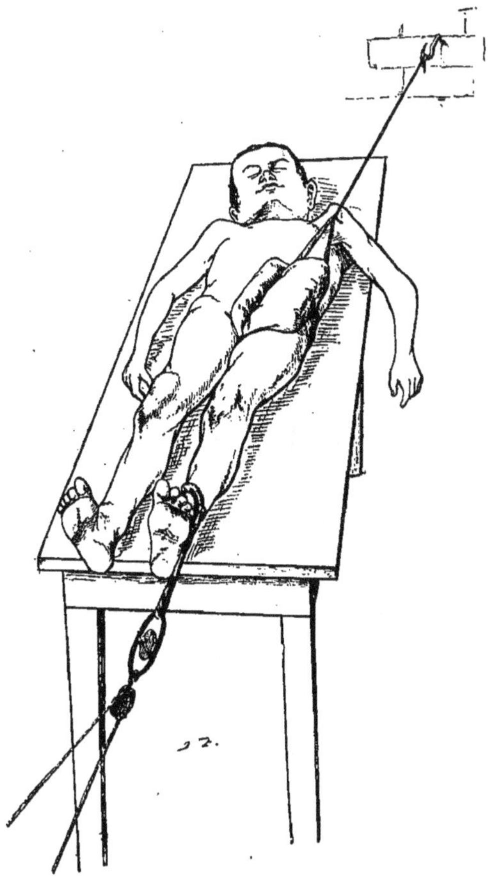

Fig. 646. — Extension forcée extemporanée. — 1° La **contre-extension** : un écheveau est placé à la racine du membre (protégée par un coussin d'ouate) et vient
se rattacher à un crochet planté dans le mur, derrière le malade. 2° L'extension avec un autre, ou **mieux 2 autres écheveaux** passés en nœud coulant autour
du cou-de-pied

tient pas si nous donnons au fémur la position classique, la
*position de choix* qui est, vous le savez, 70, 70 et 0, — 70° de
flexion, 70° d'abduction et 0° de rotation.

Cela ne « tient », la tête ne reste dans le cotyle, que si nous plaçons le fémur dans une flexion et une abduction forcées, à

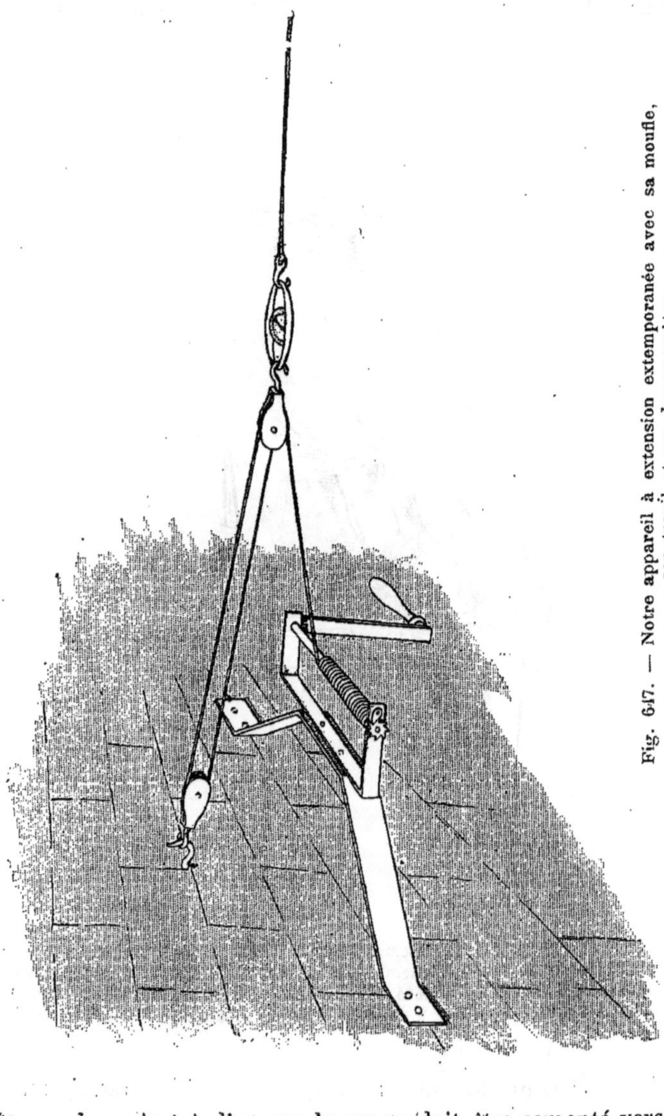

Fig. 647. — Notre appareil à extension extemporanée avec sa moufle, son treuil et son dynamomètre.

90° ou plus, c'est-à-dire que le genou doit être remonté vers le tronc et, en même temps, porté au-dessous du plan de la table, comme dans la 4ᵉ manœuvre dite plus haut (fig. 648 à 650). C'est là « *une position de nécessité* » que nous devons accepter, mais que nous n'accepterons que temporairement.

Nous fixons provisoirement la cuisse par un plâtre dans cette

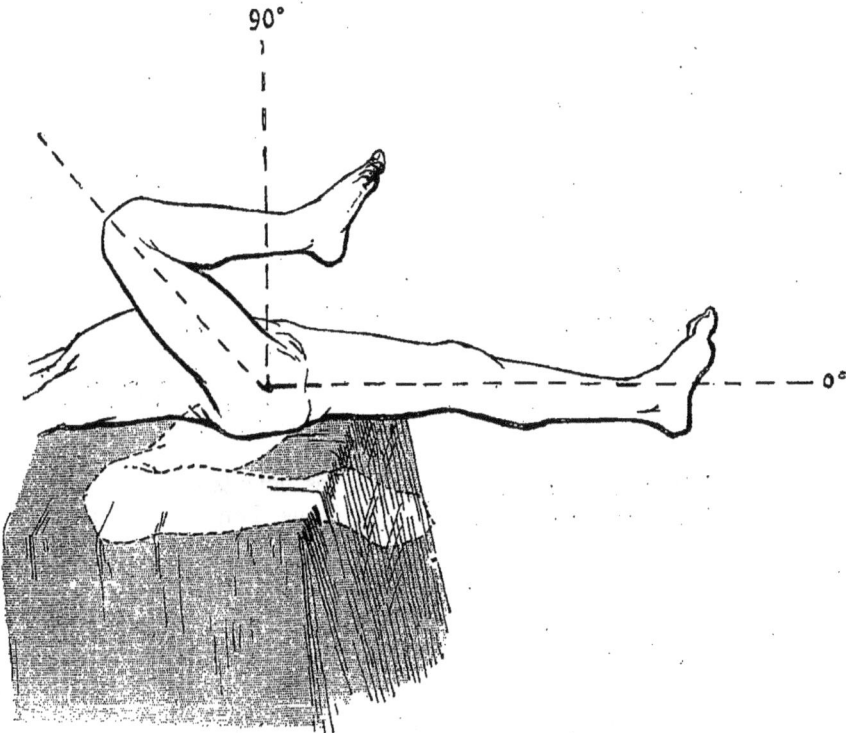

Fig. 648. — Flexion forcée de la cuisse et abduction dans un plan vertical transversal parallèle au plan v. tr. bicotyloïdien, où l'on voit le trajet suivi par la cuisse droite pour arriver à cette position de flexion et d'abduction forcées.

attitude, la seule où « *cela tient* », pour trois semaines environ.

Mais nous ne conserverons cette position que le temps nécessaire pour que la tête se fixe un peu, dans ce point très voisin de celui où elle devrait être; ce **temps ne dépassera pas 3 semaines.**

Après quoi, nous mettrons la cuisse à 70°,70 et 0°, position de choix, position idéale, dans laquelle « cela tient » cette fois;

et, dès lors, le creusement du cotyle se fera dans de très bonnes
conditions. Il n'y aura donc eu qu'un retard de trois semaines
— en ces très mauvais cas — pour arriver à la guérison parfaite.

**Traitement consécutif.** — Il ne diffère pas essentiellement

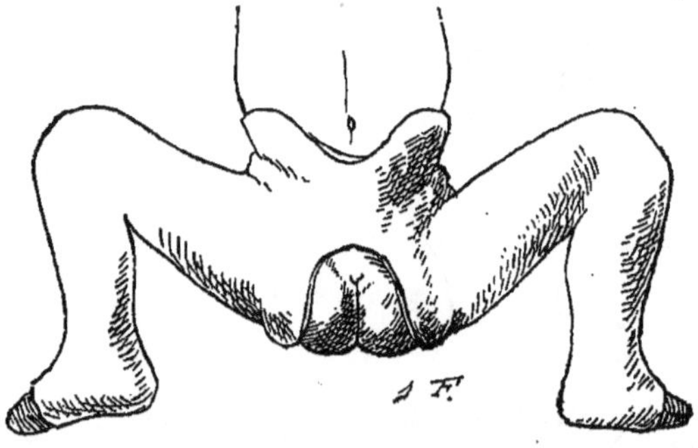

Fig. 649. — Position de nécessité (temporaire) : flexion et abduction forcées. —
Genou en flexion forcée : plus de 90°, et abduction forcée : plus de 90° — au-
dessous du plan de la table et contre le flanc (voir aussi la fig. 648).

de celui que nous avons indiqué pour les enfants très jeunes.
Mais ici, chez ces enfants de plus de 6 ans, l'on peut obtenir

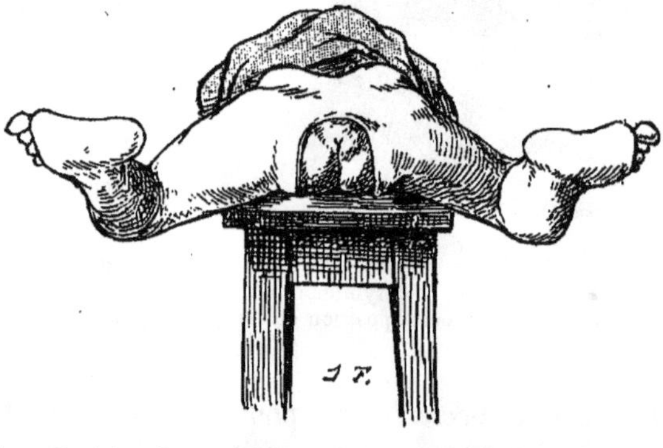

Fig. 650. — Position de nécessité. — Genou au-dessous du plan de la table,
pour montrer l'abduction forcée (appelée à tort hyperextension).

beaucoup des mouvements commandés et des *exercices actifs* :
plusieurs fois par jour on fait porter la jambe dans les diverses
directions indiquées pour chaque cas, c'est-à-dire en sens

inverse de l'attitude vicieuse que la jambe a tendance à prendre.

De 1 à 2 ans après le jour de la réduction, le résultat fonctionnel est acquis. Il n'est pas toujours parfait comme chez les tout petits. Il peut arriver, dans les luxations uni-latérales réduites après sept ans, qu'une certaine raideur de la hanche persiste, et nous devons ajouter que cela est même la règle pour les luxations bilatérales au-dessus de cet âge.

Combattez ces raideurs par les massages, les bains et les exercices actifs, mais **comptez** encore plus **sur le temps** pour en avoir raison, et sachez **résister** à **la tentation** bien naturelle **de faire** des **mobilisations** forcées de la jointure. Vous feriez ainsi plus de mal que de bien (même au point de vue du retour des mouvements).

### Luxations bilatérales de plus de 5 ans.

Le *traitement* des 2 luxations se fera **en même temps** (voir p. 514); mais on ne fera pas généralement les deux réductions le même jour. On met entre les deux un intervalle de 15 à 20 jours.

*Leur pronostic.* — Elles sont, vous le savez, plus difficiles à réduire que les luxations unilatérales. Une luxation bilatérale de 4 ans présente autant d'obstacles à la réduction qu'une luxation unilatérale de 7 ans; et une luxation bilatérale de 6 ans donne autant de mal qu'une luxation unilatérale de 9 à 10 ans, etc.

Ainsi donc, pour les luxations doubles, les limites d'âge indiquées pour le traitement de la luxation simple doivent être abaissées d'au moins 2 ou 3 ans, toutes choses égales d'ailleurs.

Ne soignez guère les luxations doubles au-dessus de 7 ans (voir p. 555).

Passé cet âge, vous auriez trop peu de chances de réduire, et vos résultats fonctionnels seraient trop souvent imparfaits en ce sens que vous verriez persister chez vos malades une raideur articulaire assez gênante pour rendre la marche défectueuse.

### III. — LES RÉCIDIVES ET LES RELUXATIONS

Nous avons indiqué la technique qui doit conduire aux réductions vraies et durables.

Nous avons dit également, à propos du traitement consécutif, les moyens d'améliorer et de rectifier la réduction lorsqu'elle ne demeurait pas parfaite après l'ablation du plâtre.

Mais il serait téméraire cependant d'espérer qu'il n'y aura plus jamais de reluxation.

1° Parce qu'il peut exister tel cas où la conformation des os sera si défectueuse ou le creusement du cotyle si lent que là reluxation se produira très facilement. Rassurez-vous pourtant; c'est là un cas tout à fait exceptionnel et même, à vrai dire, il

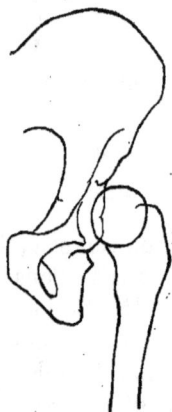

Fig. 651. — Amorce de reluxation antérieure.

Fig. 652. — Reluxation antérieure. — 1ᵉʳ degré.

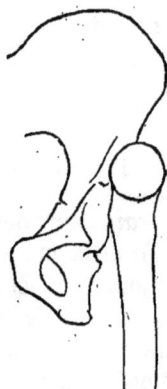

Fig. 653. — 2ᵉ degré. De plus le fémur est remonté.

n'est pas une seule luxation où l'on ne puisse, avec une bonne technique, se mettre à l'abri d'une récidive.

2° Et surtout pour cette raison, toute simple, qui persistera, c'est que... « errare humanum est » : nous ne sommes pas infaillibles et que, malgré tout, malgré que l'erreur soit théoriquement évitable, l'on commettra de temps à autre dans la pratique, une faute technique non reconnue ou non réparée assez tôt.

## A. — RELUXATION ANTÉRIEURE

C'est la plus fréquente.

On y peut distinguer **3 degrés** (voir fig. 651 à 657) :

*a*. Tête en **avant** et **en dedans** (son centre est en dedans du plan antéro-postérieur passant par le milieu du trochanter);

*b.* Tête **directement en avant**, ou sur le même plan antéropostérieur que le trochanter;

*c.* Tête **en avant et en dehors** du trochanter, — auquel cas la tête se sent sous la peau de la face externe de la région de la

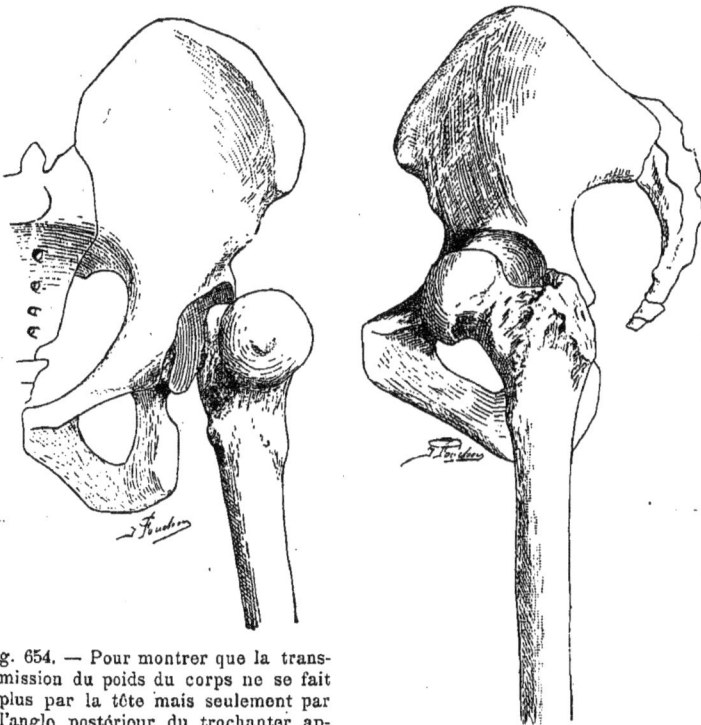

Fig. 654. — Pour montrer que la transmission du poids du corps ne se fait plus par la tête mais seulement par l'angle postérieur du trochanter appuyé sur le cotyle.

Fig. 655. — Reluxation ant^re peu avancée.

hanche, — tandis que le trochanter est placé en arrière et en dedans tout contre le cotyle.

De plus, dans le 2e degré assez souvent, et dans le 3e degré toujours, la tête est remontée (voir fig. 657).

*La conduite à suivre en présence d'une reluxation.*

2 cas. — a. *La reluxation est récente* (elle date de 2 à 3 mois).

On en aura raison par les petits moyens indiqués page 516. Dans les reluxations du 1er et du 2e degré, on n'emploie ces moyens que la nuit. Pour le 3e degré, on les emploie jour et nuit, pendant 3 ou 4 mois. — Et ce traitement, s'il est bien fait, réussira complètement.

*b. La reluxation est déjà ancienne* (6, 9, 12 mois et plus) lorsque le malade vous arrive.

Disons tout d'abord que **le 1er degré** (presque toujours) et **le 2e degré** (généralement)[1] **sont compatibles avec une marche très correcte.**

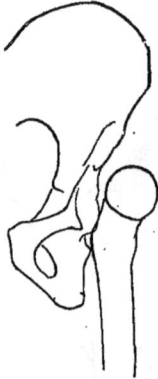

Si donc vous voyez que la **boiterie** est **insignifiante** et qu'elle **va en s'atténuant, vous vous bornerez,** pour tout traitement, à faire, la nuit, une forte rotation interne de la manière dite page 519. Le jour, l'enfant continue à marcher.

S'agit-il, au contraire, d'une reluxation[2] entraînant une **boiterie très appréciable, et qui ne s'atténue pas,** vous devez la soumettre à un **traitement nouveau** (*réduction nouvelle et nouveau plâtre*).

Fig. 656. — Reluxation antérieure. — Troisième degré : L'appui est encore bien plus mauvais ici que dans la fig. 655, étant donné le degré exagéré de rotation externe qui s'accentue de plus en plus.

Car on ne réussit plus dans ces reluxations déjà anciennes à ramener la tête en avant par le simple emploi des bandages. Vous pouvez vous en assurer facilement en faisant un essai extemporané de correction (par la mise en rotation interne du fémur); vous sentez que la tête ne veut pas démarrer, étant retenue en dehors et en haut par des rétractions ligamenteuses puissantes.

Il vous faut de toute nécessité, pour permettre ce retour de la tête à la place normale, assouplir et distendre au préalable ces ligaments (c'est surtout la capsule postérieure qui est raccourcie et rétractée), — ce qui ne s'obtient que par des manœuvres vigoureuses et prolongées.

*Réduction d'une reluxation antérieure.*

Vous devinez que la réduction ne se fera plus par les mêmes

1. Et même le 3e degré quelquefois (mais très rarement).
2. Ce sera presque toujours une reluxation du 3e degré.

manœuvres que la 1^re fois (celles décrites page 484); car, ce qui domine ici, ce n'est plus l'élévation de la tête fémorale, malgré qu'elle ne soit pas négligeable, c'est surtout sa rotation en dehors (fig. 658); le trochanter, avons-nous dit, est directement

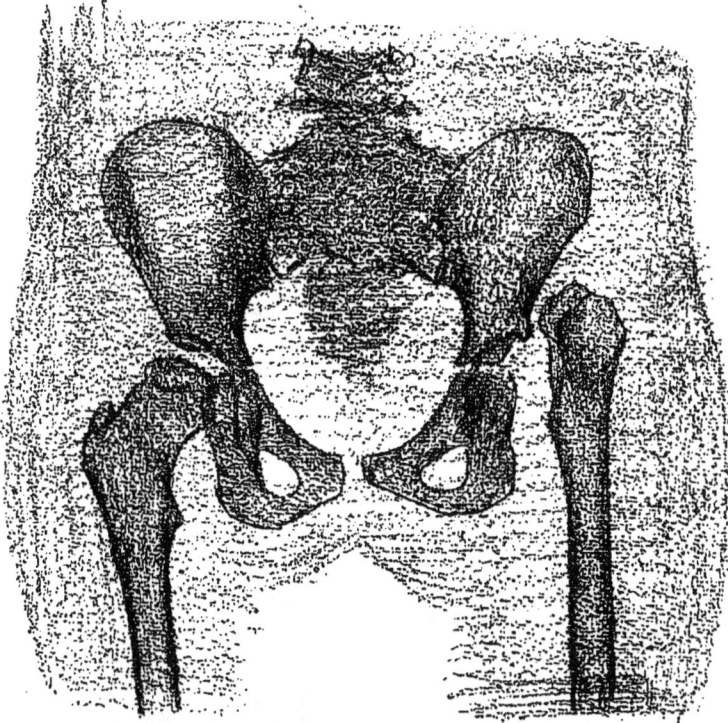

Fig. 657. — La déformation consécutive au 1^er traitement est ici très marquée; le grand trochanter est situé manifestement plus haut que la tête, donc degré accentué de coxa-vara qui rendra le traitement (de cette reluxation) difficile.

en arrière, quelquefois même en arrière et en dedans accolé à la cavité cotyloïde, et ce qui augmente encore la difficulté de la réduction c'est l'aggravation notable, sous l'influence du 1^er traitement, de l'antéversion primitive de la tête et du col.

Que nous faudra-t-il donc pour reporter la tête à sa place?

C'est, **avant tout**, faire décrire au fémur un mouvement de **rotation interne**. Ce résultat s'obtient par une longue séance de mobilisation douce et progressive de la cuisse, faite dans le sens de cette rotation interne (fig. 659), et au cours de laquelle on n'aura garde d'oublier une seule minute que la position vicieuse du fémur est maintenue par un **ligament postérieur très puissant**, créé et représenté par la rétraction scléreuse de la capsule postérieure.

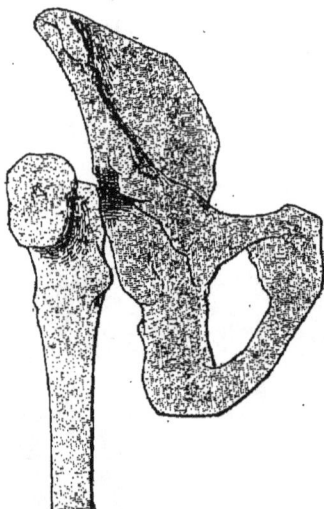

On ne tentera donc **pas** de ramener **d'un coup** le fémur en dedans, l'on ne réussirait qu'à briser l'os [1]. Voici la technique (fig. 659).

Un aide immobilise le bassin. Un 2e aide saisit la jambe malade : d'une main il soutient le pied et, de l'autre, il embrasse le genou ou mieux le

Fig. 658. — Autre type de reluxation antérieure grave. L'appui osseux est à peu près nul, c'est une hanche presque en fléau.

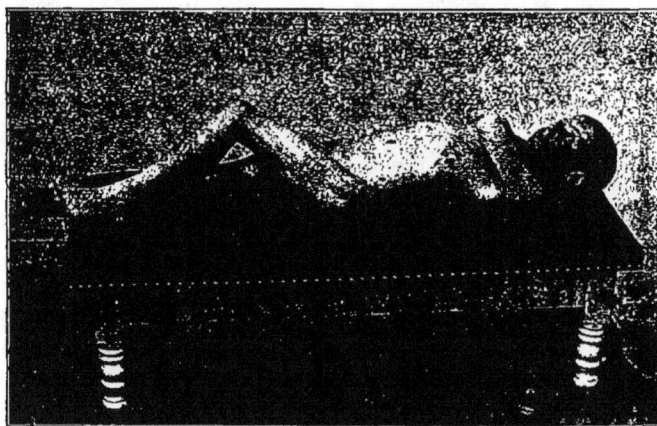

Fig. 659. — Correction d'une reluxation antérieure. — Le bassin est immobilisé par un aide ; un second aide, prenant la cuisse un peu au-dessus du genou, imprime au fémur de petits mouvements de rotation interne, tout en le mettant en légère flexion et abduction. Mais c'est le chirurgien surtout qui doit opérer la rotation interne en agissant de toutes ses forces avec les pouces mis en arrière du trochanter et les index portés sur la tête fémorale.

1. S'il survenait une fracture, vous arrêteriez aussitôt, vous plâtreriez et vous reprendriez la correction 3 à 4 mois plus tard.

milieu de la cuisse. Car, en voulant tourner le genou au cours
des manœuvres de correction, il risquerait de fracturer le fémur
au-dessus des condyles.

Vous embrasserez vous-même, avec vos deux mains (fig. 659),
le 1/3 supérieur de la cuisse et, seul, ou avec un autre aide

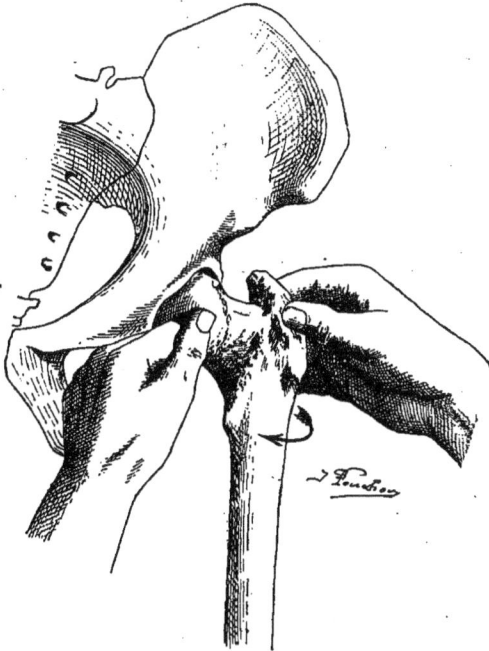

Fig. 660. — Correction de la reluxation antérieure. — Comment on agit sur l'épi-
physe supérieure ; on attire d'une part le trochanter en avant, d'autre part, on
agit sur la tête pour l'enfoncer en arrière dans la cavité. En général la tête ne
rentre pas ainsi dans l'extension de la cuisse, mais dans la flexion (v. fig. 662).

soutenant vos mains, vous commencerez de petits mouvements
de **rotation interne** d'à peine quelques degrés, allant et venant
d'une façon presque rythmée. Au début, pendant une durée de
5, 10, 15 minutes, et même plus dans les cas un peu anciens,
vous sentez une résistance invincible et vous paraissez ne rien
gagner du tout. Ne vous impatientez pas, ne vous découragez
pas, n'allez pas trop vite ni trop brusquement, vous casseriez
le fémur. Après encore 5, 10, 15 minutes vous finirez, à un
moment donné (un peu plus tôt, un peu plus tard, mais tou-

jours), par sentir et même voir que « cela vient » un peu, que cela est déjà venu de quelques degrés. Quelques degrés ! comme on est encore loin du but, puisqu'il ne s'agit de rien moins, avant d'arriver au cotyle, que de 90° à parcourir lorsque la tête était antérieure, et de bien près du double, près de 180° ! dans les cas extrêmes où la tête regardait directement en dehors.

Pourtant le plus difficile est fait. A partir du moment où vous avez amorcé la mobilisation, vous allez pouvoir gagner rapidement du terrain.

Cela veut dire que, dans une demi-heure à **trois quarts d'heure** (j'ai parfois dû aller jusqu'à une heure un quart) vous serez arrivé à la rotation interne nécessaire pour porter la tête bien au regard du cotyle, mais cependant un peu au-dessus de lui.

Vous voyez alors clairement que, pour réduire dans la cavité cette tête qui se trouve **au-dessus**, vous devez de toute nécessité la porter en bas, ce que vous ne pourriez faire que très difficilement en laissant la cuisse en extension, mais ce que vous obtiendrez aisément par la flexion.

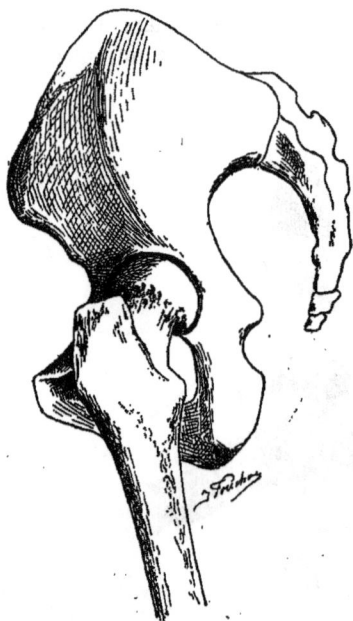

Fig. 661. — Hypercorrection obtenue d'une reluxation antérieure gauche. — Le trochanter, qui était postérieur, est reporté en avant (sur un plan antérieur à celui de la tête). Mais il est très rare que l'on puisse réduire ainsi en extension, par la seule rotation interne. Une hypercorrection trop exagérée peut à la rigueur exposer à une reluxation qui se ferait cette fois en arrière.

Ainsi donc, après avoir porté la cuisse dans la très forte rotation interne nécessaire, **vous la fléchissez** jusqu'près de 90° (v. fig. 662), jusqu'à ce que, par la combinaison de cette rotation interne et de cette flexion, vous arriviez à faire pénétrer la tête dans le cotyle.

Elle pénètre non plus par le bord postérieur de celui-ci, comme à la première réduction, mais par le bord supérieur.

Ce dernier rebord est peu marqué; par suite il n'est pas constant que le ressaut de la tête réintégrant la cavité soit bien appréciable. Il se produit pourtant, presque toujours, un tout petit claquement; et, à défaut de claquement, vos pouces percevront toujours, avec un peu d'application et d'attention, une sensation de touche de piano qui va et vient, s'enfonce et se relève sous la pesée du doigt.

En résumé, la réduction se fait dans la **rotation interne**

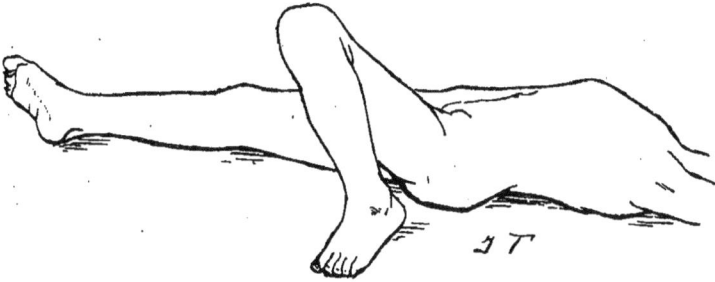

Fig. 662. — Correction de la reluxation antérieure. — Position donnée ordinairement dans le 1ᵉʳ plâtre (après correction). — Flexion, abduction, rotation interne.

**forcée, associée à une flexion très notable** de la cuisse (en y ajoutant la pesée énergique de deux pouces pressant d'avant en arrière sur la tête fémorale, fig. 660). On presse, on fléchit et on tourne en dedans jusqu'à ce que la tête ait disparu en grande partie dans la profondeur des tissus, ou même que l'on arrive à la sentir, un peu en arrière, contre le bord postérieur du cotyle.

Il ne faut pas cependant que la tête fasse un relief trop net en ce dernier point, car on pourrait dépasser le but et amener à la longue une reluxation postérieure pour avoir voulu trop bien détruire la luxation antérieure existante.

Disons, pour fixer les idées, que la tête ne doit pas déborder de plus de quelques millimètres en arrière (fig. 661).

Après avoir donné à la tête la position que nous venons de dire, on fait de **l'abduction** : une abduction aussi grande qu'on le peut, sans que la tête cesse d'être en contact avec le cotyle.

Or, pour que ce contact persiste, on ne peut ordinairement pas pousser l'abduction à plus de 30, 40 ou 50°.

En somme le fémur sera fixé, dans la généralité des cas, dans une position de **flexion** (fig. 662) de **60 à 80°** environ ; dans une **rotation interne** extraordinaire de plus de 100° (fig. 663), si la tête était primitivement « externe » ; cette rotation atteint parfois **près de 180° pour le talon**, qui regarde véritablement en avant, et enfin dans **une abduction de 45°** environ.

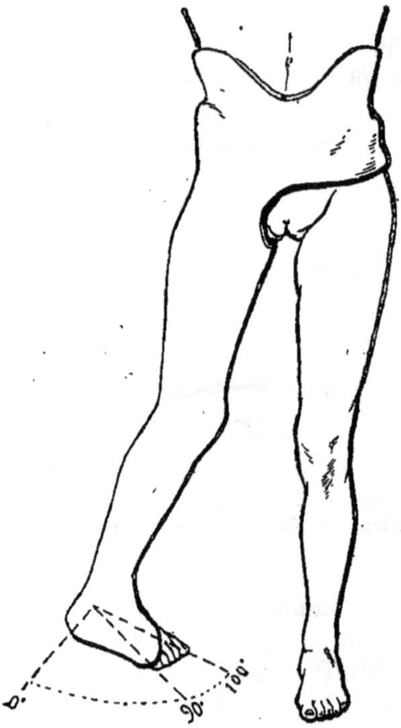

Fig. 663. — Reluxation antérieure : pour la correction, on est souvent obligé de faire une rotation interne du genou de plus de 90°.

Cette fixation dans le plâtre dure environ 2 mois, — après quoi l'on vérifie la position. On conserve la rotation interne mais on diminue la flexion, des 2/3 ou des 3/4, pourvu que la tête (malgré cette diminution) reste encore enclavée, ce qu'on saura par la palpation de la hanche, c'est-à-dire qu'on garde la flexion minima compatible avec cet enclavement, et l'on remet un 2e plâtre pour maintenir la position ainsi défléchie (plus ou moins). Le nouveau plâtre restera en place comme le 1er, 2 mois environ (fig. 664).

Au bout de ce temps (4 mois en tout), laissez marcher l'enfant sans appareil. Mais, la nuit, on le maintient encore en rotation interne à l'aide des bandes molles ordinaires (voir fig. 631 à 634).

La cuisse, après l'ablation du plâtre, revient petit à petit à une position normale ; elle y revient sans que cependant la tête abandonne le cotyle, ce qui est un fait observé maintes et maintes fois par nous, mais qui ne se comprend qu'en admettant que

l'angle du col et l'antéversion se sont modifiés sous l'influence
de la nouvelle position de la cuisse et des nouvelles influences
mécaniques et statiques subies par le fémur depuis sa deuxième
réduction.

C'est vous dire qu'il ne faut pas trop s'inquiéter *a priori* de la

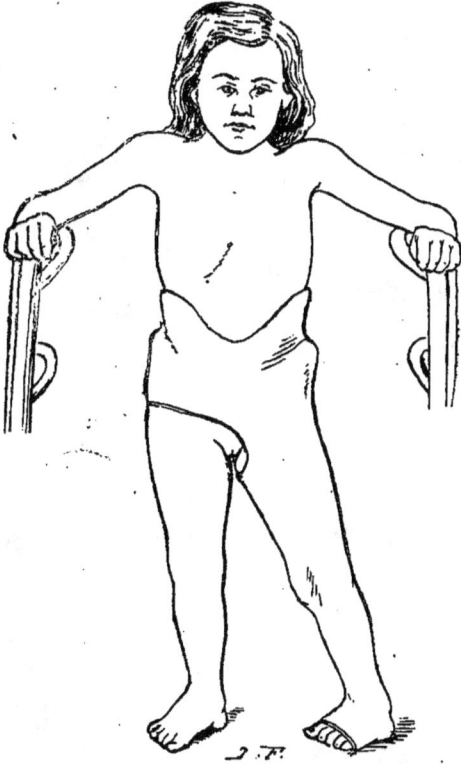

Fig. 664. — 2ᵉ position et 2ᵉ plâtre. — La flexion de la 1ʳᵉ position (fig. 662)
a disparu ici et l'on maintient la nouvelle position pendant encore 2 mois.

torsion du fémur : il se détord, il modifie sa direction, il s'oriente
dans le sens voulu, dans le sens le plus favorable pour la statique et la marche, dès qu'on a assuré une bonne réduction de la
tête dans la cavité cotyloïde, — de même que la déformation
du fémur augmentait par le seul fait de la reluxation de la tête.

On ralentit, ou bien l'on favorise par la contention nocturne

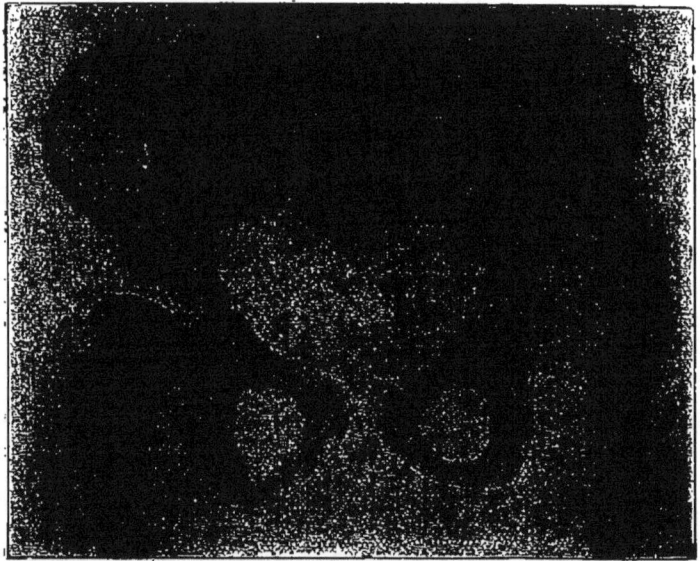

Fig. 665. — A. D..., 5 ans, uxation droite. — Avant tout traitement.

Fig. 666. — La même enfant, qui a déjà été traitée pendant 8 mois par un autre chirurgien. — *Reluxation antérieure*.

ce retour spontané de la cuisse à la position normale — suivant que la tête paraît avoir déjà fait suffisamment sa place dans le cotyle, ou non ; et généralement la jambe finit, après une dizaine de mois environ, par retrouver sa position normale sans que la tête ait abandonné le cotyle.

Quelquefois cependant la tête sort un peu du cotyle, mais pas

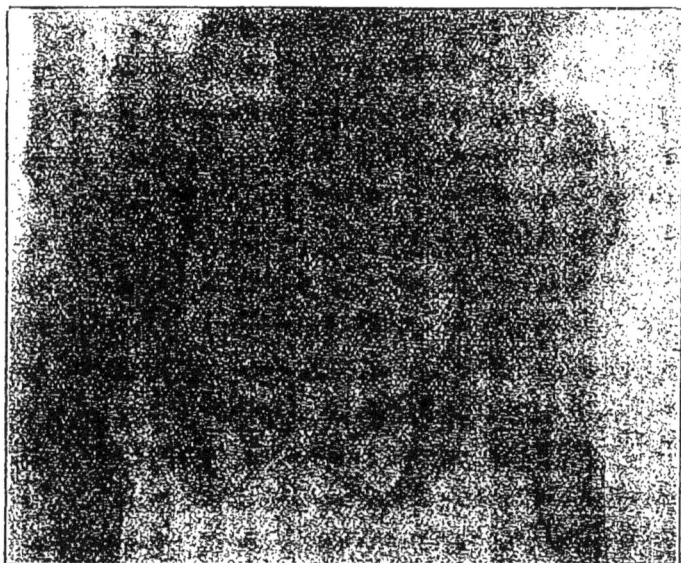

Fig. 667. — La même enfant. Reluxation corrigée par manœuvres de rotation interne de plus de 90°, avec flexion de 50° et abduction de 40°.

assez pour amener une défectuosité de la marche. Au lieu d'une reluxation antérieure du 3e degré nous n'avons plus qu'une reluxation du 1er degré, laquelle, nous l'avons vu p. 542, est presque toujours compatible avec une marche très correcte.

Il persiste parfois un peu de **genu valgum**. On s'en occupe par les moyens ordinaires indiqués page 364 pour le traitement du genu valgum.

Et, finalement, après un an et demi ou deux ans, l'on arrive, à la suite de ces corrections de reluxations, à des résultats excellents (voir fig. 665, 666, 667), à la disparition entière ou presque entière de la boiterie laissée par le premier traitement défectueux.

## B. — RELUXATION POSTÉRIEURE

*Diagnostic.*

A défaut de rayons X, on fait le diagnostic par les signes suivants : outre que la démarche est celle d'avant la réduction, on trouve aussi par l'examen de la jambe les signes cliniques de la luxation : raccourcissement de la jambe, généralement adduction et rotation externe du genou, saillie extérieure notable du grand trochanter qui de plus est remonté au-dessus de la ligne de Nélaton, — possibilité de sentir **la tête dans la fesse et sensation de vide en avant** contre l'artère.

Avec ces éléments, le diagnostic est bien facile.

Il faut **toujours traiter cette reluxation postérieure**, car elle est toujours incompatible avec une marche régulière.

*Traitement.*

Il s'agit de faire une réduction nouvelle — par des manœuvres analogues à celles de la première réduction.

A noter cependant quelques différences.

*a*. C'est que la réduction est cette fois beaucoup plus facile, et ne nécessite pas l'anesthésie, dans les cas ordinaires, quand la reluxation date de moins de 3 mois.

Le bassin étant fixé par un aide, vous-même prenez la cuisse et la fléchissez à 90°, puis vous la portez en dehors petit à petit, des 2 mains (ou bien d'une seule main, l'autre allant **charger** la **tête de bas en haut** pour la reporter dans le cotyle).

A un moment donné, vous sentez que l'abduction gagne beaucoup et que le genou s'abaisse subitement, c'est que la tête a basculé en dedans et en haut, c'est qu'elle est rentrée.

*b*. On n'a généralement pas de claquement au moment de la réduction. Comme la récidive s'est produite par l'usure et l'effacement du rebord postérieur on comprend facilement qu'on n'obtienne plus de claquement lorsque la tête passe par-dessus ce rebord très émoussé; mais seulement un petit **bruit sourd**, un petit **froissement**, parfois à peine perceptible.

Que le claquement existe ou non, on se rend toujours facile-

Fig. 668. — Luxation congénitale double.

Fig. 669. — La même, 4 mois après. — La double reluxation est réduite.

ment compte, par la **palpation** de l'aine, que la tête a passé d'arrière en avant et que la réduction est parfaite.

c. Pour refaire le rebord postérieur si émoussé, et pour bien rétracter la capsule postérieure trop lâche, on maintient cette

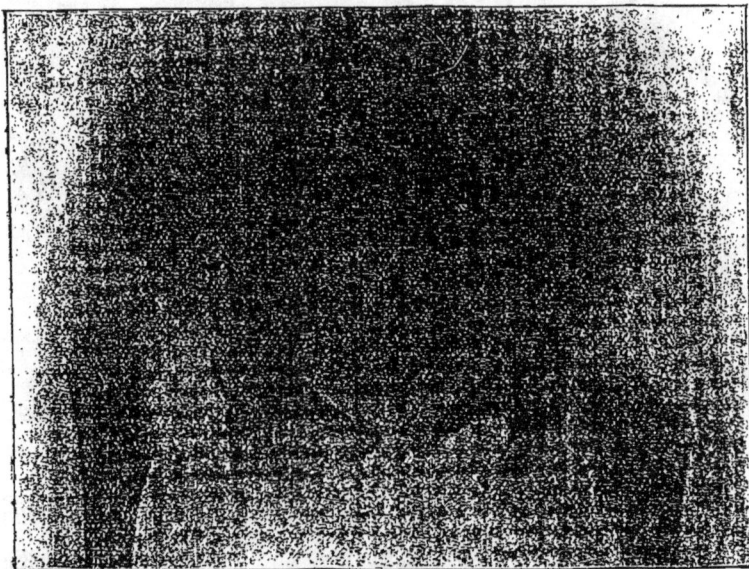

Fig. 670. — La même. — Reluxation postérieure d'un côté, 3 mois après : l'enfant plonge de nouveau à gauche, la radiographie montre que la tête fémorale gauche a quitté la cavité cotyloïde.

fois **l'abduction** non plus seulement à **70°** mais à **90°** (après flexion de la cuisse à 90°).

d. Le moyen de contention peut être le même que celui indiqué p. 520 pour combattre la tendance à la reluxation (fig. 635), à savoir quelques simples tours de bandes Velpeau, et fixation au matelas.

Vous pouvez donc vous passer du plâtre pour maintenir la correction, au cas où le retour au plâtre répugnerait aux parents, mais je ne le conseille cependant que pour les enfants de la ville bien entourés et bien surveillés; à l'hôpital, au contraire, vous vous servirez du plâtre, qui est bien encore le moyen le plus simple.

Après 2 mois et demi, passage à la 2ᵉ position pour 2 à 3 mois. La suite du traitement se fait comme il a été dit page 516. Les résultats obtenus sont parfaits (voir fig. 668 à 671).

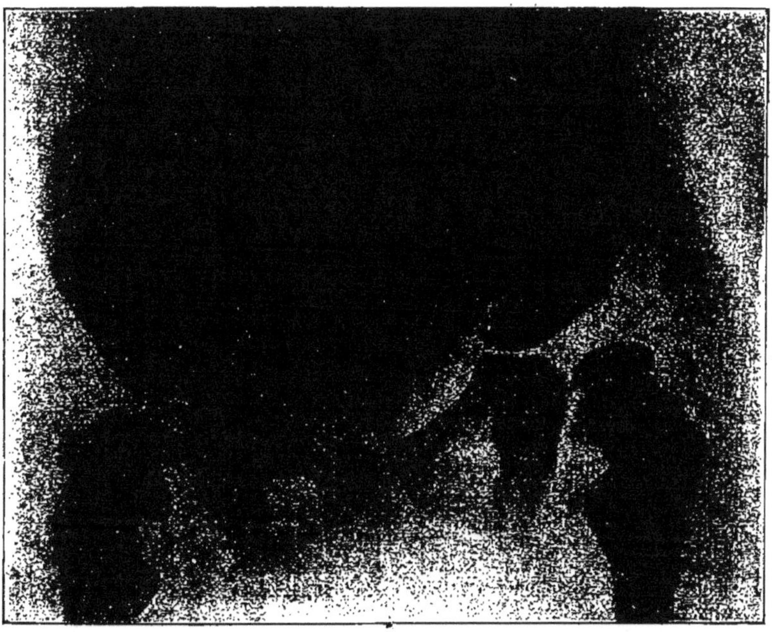

Fig. 671. — La même. — Réduction de la reluxation et maintien dans un plâtre (90° de flexion, 90° d'abduction, 0° de rotation). Trois mois après, nouveau plâtre dans la 2ᵉ position.
Radio prise un an après la correction de la reluxation. Cette fois, les 2 côtés restent bien réduits.

Le succès est ici bien plus parfait et bien plus facile à obtenir, en règle générale, qu'après une **reluxation en avant** du 3ᵉ degré. Si bien que, à tout prendre, une de ces reluxations antérieures est beaucoup plus fâcheuse qu'une franche récidive postérieure.

## LES LUXATIONS CONGÉNITALES IRRÉDUCTIBLES

**Limites de la réductibilité.** — Contre-indications à une tentative de réduction.

A quel âge la luxation n'est-elle plus réductible? Cela est très variable **suivant les cas** (degré du raccourcissement et forme antérieure ou postérieure de la luxation, fig. 672, 673, 674) et peut-être plus encore **suivant les opérateurs**. La guérison des luxations congénitales simples a pu être obtenue jusqu'à 15 et 18 ans et même au delà, par nous et par plusieurs spécialistes. Mais pour vous, qui n'êtes pas spécialistes, j'estime que vous devez considérer comme la limite supérieure extrême 8 à 9 ans pour

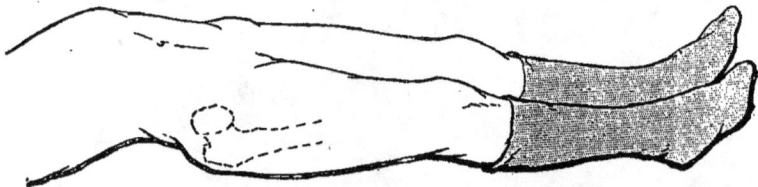

Fig. 672. — Luxation de forme antérieure.

les luxations unilatérales et 7 ans pour les luxations doubles.

*Il y a donc des limites d'âge par en haut* pour le traitement de la luxation, tandis qu'*il n'y en a pas par en bas*; et, pour

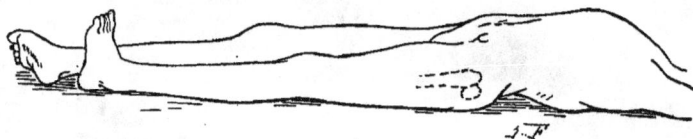

Fig. 673. — Luxation de forme postérieure avec coxa vara accentuée.

mon compte, j'ai fait la réduction chez des enfants de 12 mois et même de 10 et 8 mois (la luxation ayant pu être reconnue ici, avant que les enfants n'eussent marché), et la guérison a été parfaite.

### Conduite à suivre dans les luxations irréductibles.

Que faire en présence d'une luxation que vous n'avez pas pu réduire, — malgré deux essais sous chloroforme faits à quelques semaines d'intervalle, et venant après une extension continue de plusieurs mois.

En pareil cas, je vous conseille, en règle générale, de ne rien faire, si ce n'est un **traitement palliatif** des symptômes trop gênants produits par la luxation (voir page 563).

Mais cela ne veut pas dire qu'un spécialiste exercé ne réussira pas à réduire ces luxations rebelles.

On peut y arriver, en effet, par une **opération sanglante**.

Il y a *trois opérations* qui donnent la réduction.

1° **L'opération de Hoffa** : on creuse à la curette, à la place du cotyle rudimentaire, une cavité pouvant recevoir la tête fémorale.

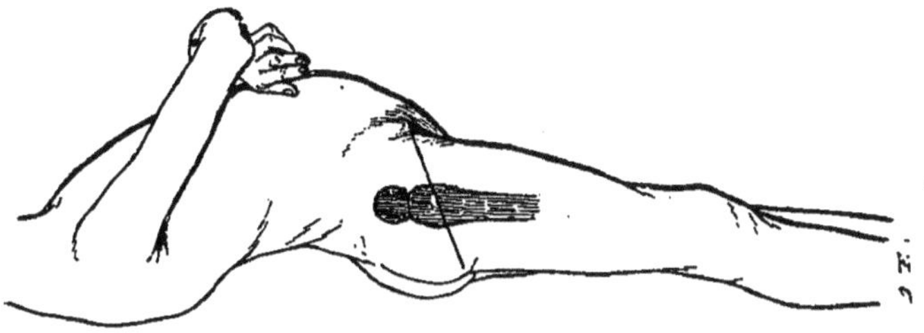

Fig. 674. — Luxation intermédiaire, directement sus-cotyloïdienne.

Mais : *a.* cette opération est *grave*, elle expose à des accidents septiques.

*b.* Elle amène des lésions du cartilage en Y, et par suite des *troubles d'accroissement* de l'os iliaque.

*c.* Elle amène des *ankyloses* par suite des dégâts faits sur les os et sur les parties molles largement éventrées.

2° **L'opération de Senger**, qui fait une large arthrotomie, mais ne creuse pas de cavité dans l'os iliaque et remet simplement la tête fémorale au contact du cotyle rudimentaire.

Mais : *a.* cette opération, quoique moins grave que celle de Hoffa, *reste grave* cependant.

*b.* Elle donne des *réductions très instables*, car le canal capsulaire éventré ne plaque plus la tête contre le cotyle.

*c.* L'éventration large de la capsule et des tissus mous laisse des rétractions scléreuses et des *ankyloses* fibreuses.

C'est pour ces diverses raisons que les deux opérations précédentes sont actuellement abandonnées.

3° **Notre opération** ou *réduction après dilatation sous-cutanée de la capsule fémorale.*

Notre opération échappe aux reproches faits aux deux précédentes.

*a. Pas de gravité*, car l'incision cutanée mesure deux à trois centimètres à peine, et l'on n'a pas besoin de mettre le doigt dans la plaie (donc pas de risque d'accidents septiques).

*b.* Conservation de la capsule antérieure, ce qui est précieux.

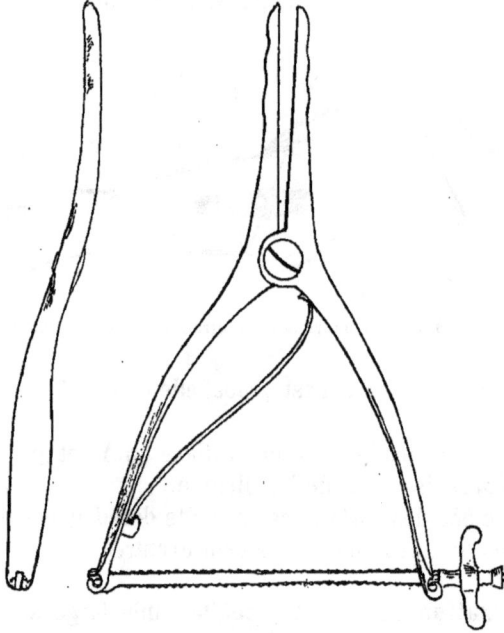

Fig. 675. — La pince dilatatrice que j'ai fait construire. Elle est extrêmement solide (a une force de 100 kilos), et donne une dilatation énorme, supérieure même à celle qui nous est nécessaire.

pour faciliter la réduction et *assurer le maintien de la réduction.*

*c. Pas plus de cicatrices scléreuses* que dans une ténotomie ou ostéotomie sous-cutanées ; donc les *résultats fonctionnels* seront sensiblement aussi *bons* que dans la méthode non sanglante.

Pour établir sa légitimité, disons d'abord que lorsque l'irréductibilité existe, malgré une extension continue faite pendant de longs mois et une extension forcée extemporanée, c'est qu'elle

est due à un **rétrécissement** infranchissable du **canal capsulaire.** Il suffira donc de faire la dilatation sous-cutanée de ce
canal. Nous nous servons pour cela d'un **dilatateur spécial**
extrêmement solide construit à cet usage (fig. 675 à 679).

**Manuel opératoire.**

1° Incision cutanée (de 2 à 3 cent.) pratiquée au niveau de la

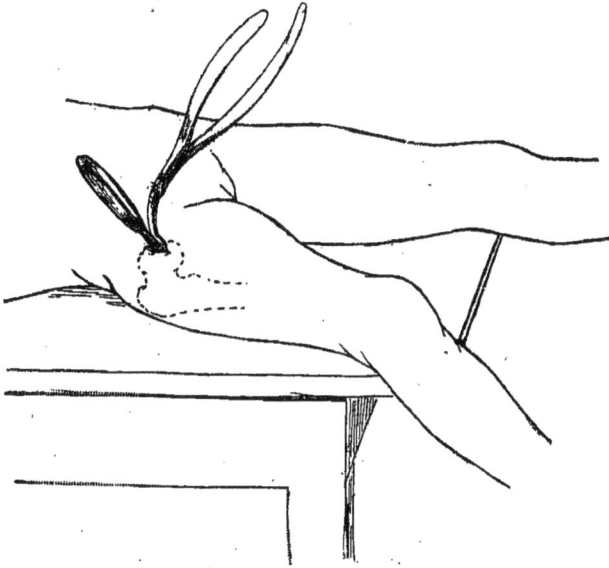

Fig. 676. — 1ᵉʳ temps. — L'incision est faite : les mors du dilatateur sont introduits dans la capsule : on les a fait glisser sur le plat du bistouri resté en place
pour servir de guide (hyperextension et rotation externe de la cuisse).

partie antérieure de la tête, *facilement palpable* (si la cuisse
est en hyperextension) à l'extrémité externe du canal capsulaire.

2° On ouvre dans celui-ci une boutonnière de 1 cent. 1/2.

3° On introduit le dilatateur de dehors en dedans jusqu'au fond
du cotyle ; on sent son extrémité mousse sous l'artère (fig. 677).

4° Alors on ouvre celui-ci pour dilater le rétrécissement capsulaire ; on l'ouvre progressivement et méthodiquement jusqu'à ce
qu'on ait obtenu une dilatation proportionnée au volume préalablement déterminé de la tête.

5° La dilatation capsulaire opérée, on retire l'instrument, on place un tampon sur la petite plaie, on fait la réduction par les manœuvres ordinaires plus haut décrites (voir p. 484).

Et l'on conduit le **traitement consécutif** tout comme dans la méthode non sanglante.

Nous renvoyons, pour les détails de cette opération, à notre grand traité de *la Luxation congénitale* (p. 255), chez Masson.

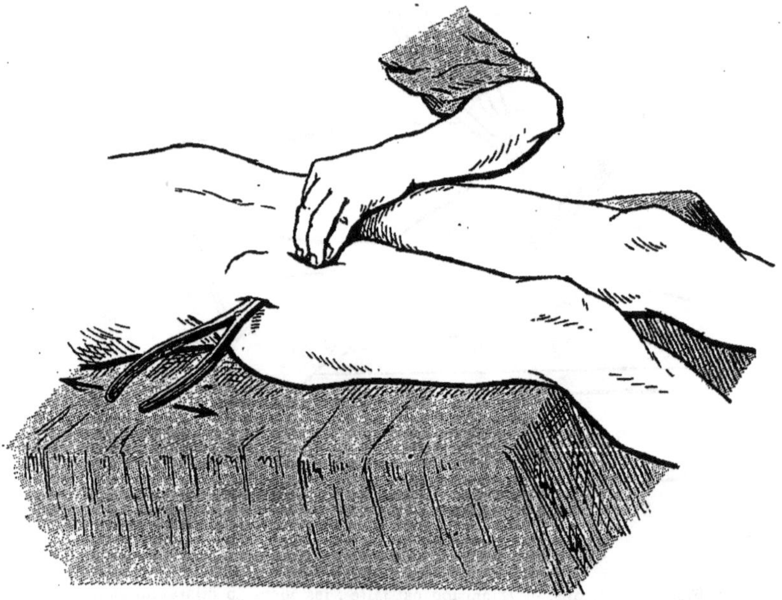

Fig. 677. — 2ᵉ temps. — Les doigts de l'aide fixent les mors du dilatateur (à travers les tissus mous) pendant la dilatation du canal capsulaire.

Nous avons fait cette opération dans 12 cas chez des sujets de onze à dix-huit ans, et dans tous ces cas, demeurés irréductibles par la méthode non sanglante, nous avons pu, à la suite de la dilatation du canal capsulaire, obtenir la réduction de la tête fémorale.

**Indications et contre-indications de notre opération.** — Elle est indiquée pour toutes les luxations unilatérales demeurées irréductibles par la méthode non sanglante, parce que, dans les luxations **unilatérales**, la **réduction** a toujours beaucoup **plus d'avantages** que d'inconvénients.

Fig. 678. - - Luxation congénitale irréductible par les manœuvres ordinaires.

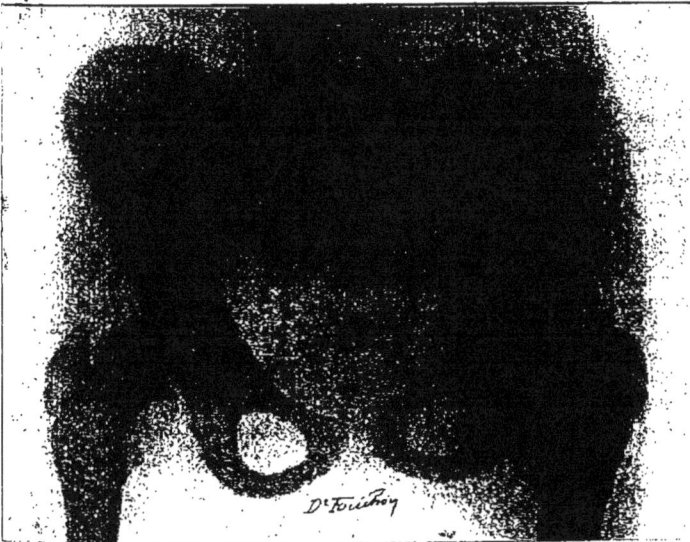

Fig. 679. — La même, réduite avec notre opération (dilatation sous-cutanée de la capsule fémorale).

L'inconvénient possible, chez ces enfants âgés, est de laisser une certaine raideur de la hanche, comme le fait la méthode non sanglante. Car, s'il ne reste pas sensiblement plus de raideur après notre opération qu'après la réduction non sanglante, il est évident qu'il n'en reste pas moins.

Mais, pour les luxations unilatérales, l'inconvénient de la raideur relative (existant d'un seul côté) n'est rien à côté des avantages si grands qu'apporte avec elle la réduction.

Par contre, dans le cas de luxations **bilatérales**, s'il persiste une grande raideur des deux côtés, l'opération n'aura pas apporté d'amélioration suffisante au point de vue de la marche pour compenser l'ennui de ce long traitement.

Or, pour des enfants de 12 à 13 ans passés, il persistera **généralement** une raideur notable, quelle que soit la méthode employée, que ce soit la méthode non sanglante ou la nôtre.

Passé 10 à 12 ans, nos articulations sont déjà un peu rouillées.

Et nous nous résumerons en disant :

Pour les luxations unilatérales, la contre-indication d'un traitement actif vient uniquement de l'impossibilité de les réduire.

Pour les luxations doubles, la contre-indication ne vient pas seulement de cette impossibilité, mais aussi de l'âge de l'enfant. Passé 12 à 13 ans, dans les luxations doubles, il n'y a pas, à moins d'indications spéciales [1], d'avantage certain à retirer d'une réduction sanglante, ou non sanglante — et l'on s'en tiendra à un traitement palliatif.

Voilà les règles pour les spécialistes eux-mêmes.

### TRAITEMENT PALLIATIF DES LUXATIONS IRRÉDUCTIBLES

Si les parents ne veulent entendre parler, à aucun prix, d'une tentative de réduction véritable, il faudra bien vous résigner à ne

---

1. C'est ainsi que, chez quelques enfants de 14 et 15 ans qui présentaient une **très grande laxité**, presque anormale, de **toutes les articulations**, nous avons fait la réduction de luxations doubles et obtenu un bénéfice très manifeste pour la marche (comme résistance et même comme régularité).

faire qu'un simple traitement palliatif, pour obtenir une amélioration fonctionnelle.

En somme, la fonction peut être troublée : 1° par la liberté trop grande et la *mobilité folle de la tête fémorale* (la tête décrivant une oscillation, un mouvement de va-et-vient très étendu à chaque pas) ; 2° par la *déviation du genou* : *a.* déviation *en dedans* ; les genoux s'entrechoquent à chaque pas s'il s'agit d'une luxation double ; *b. flexion* du genou, d'où raccourcissement, ensellure, etc., appui moins bon de la tête portée, d'autant, en arrière, dans la fesse.

Pour corriger la flexion et l'adduction on use de moyens doux et lents ou bien brusques et rapides, comme lorsqu'il s'agit d'une correction de pied bot ou de coxalgie.

**Le choix** à faire entre les différents moyens **dépend** un peu **de vous**, suivant que vous pouvez ou non vous occuper quotidiennement de l'enfant.

Il dépend aussi de **la famille**, qui tantôt vous laisse et tantôt vous refuse une initiative entière et le libre choix des moyens.

Beaucoup de familles ne veulent que des moyens doux : donc, pas d'anesthésie, pas de douleurs, pas d'à-coups, dût le résultat être beaucoup plus lointain et même plus incomplet.

Eh bien! sachez que vous pouvez arriver par des petits moyens à un résultat satisfaisant. — On peut corriger ou atténuer la déviation par un procédé analogue à celui du redressement lent et doux d'une coxalgie.

#### Il est trois manières d'améliorer la situation.

*1re manière.* — **Les appareils orthopédiques.**

a. *Pour atténuer l'oscillation verticale* et le va-et-vient de la tête, on crée un arrêt, un plafond artificiel, au trochanter.

C'est le rôle des corsets ou des ceintures avec gousset à concavité inférieure moulant la saillie trochantérienne, l'appuyant et l'arrêtant un peu pendant la marche.

Ces ceintures orthopédiques, en celluloïd ou en cuir, dont les modèles sont si nombreux (chaque fabricant a le sien), diminuent effectivement quelque peu la boiterie et la fatigue à la marche. Corsets et ceintures sont faits sur **un moulage** prenant bien la forme du bassin et de la saillie trochantérienne (v. fig. 680 à 683).

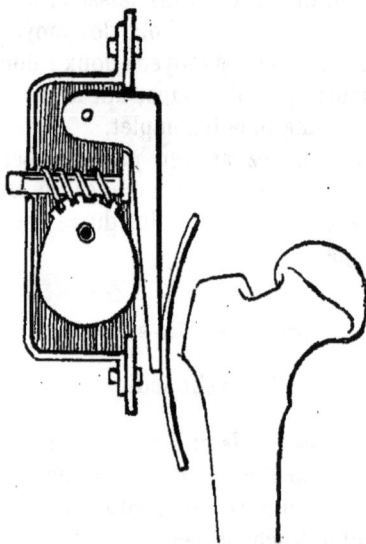

Fig. 680 et 681. — Corset modèle Bréant pour empêcher le balancement des hanches et assurer la contention des têtes par une pression sur les trochanters.

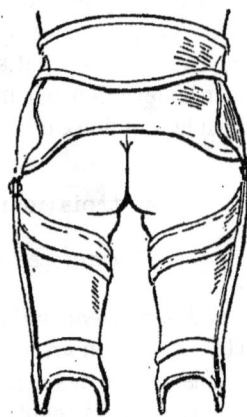

Fig. 682. — L'appareil a un dispositif à engrenage et à excentrique pressant sur le trochanter.

Fig. 683. — Appareil double avec ce dispositif.

b. *S'il s'agit d'atténuer la flexion et l'adduction*, on fait construire un grand appareil analogue à celui de la fig. 359,

p. 293, appareil articulé à la hanche, capable de donner chaque jour un peu plus d'abduction et d'extension.

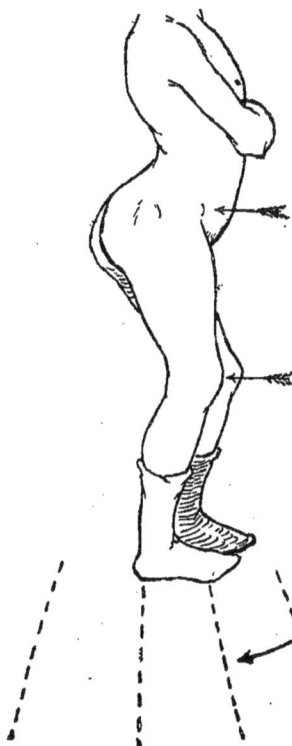

Fig. 684. — Luxation double. — Ensel-lure lombaire, flexion des hanches et flexion des genoux. Les flèches indi-quent le sens de la correction à faire.

Fig. 685. — On voit ici l'adduction du fémur. — Les flèches indiquent le sens à donner à la poussée et à la traction pour obtenir une correction relative.

Mais cette 1re manière est beaucoup moins pratique et efficace qu'il ne paraît au premier abord, ces appareils étant ou insuffi-sants ou trop sujets à se détraquer.

*Deuxième manière.*

**Sans opération** véritable **ni anesthésie. Plâtres successifs** [pour corriger la flexion et l'abduction] (voir fig. 684 à 689).

L'enfant ne cesse pas de marcher. C'est en quelque sorte une méthode mixte.

Voici en quoi elle consiste : Vous faites une correction de 15 à 20 minutes, toutes les deux ou trois semaines, en allant doucement et progressivement, en massant, pétrissant, allongeant les tendons et les muscles jusqu'à la limite tolérée par l'enfant.

Vous portez successivement le fémur en dehors, puis en

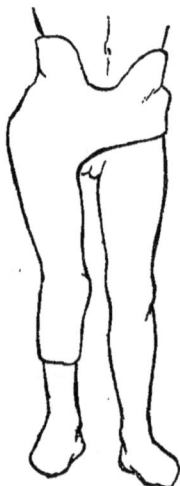

Fig. 686. — Première étape
de la correction.

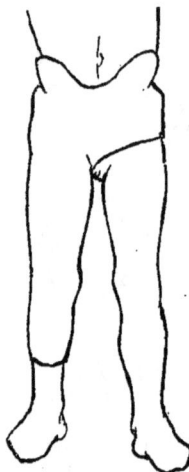

Fig. 687. — Deuxième étape.

arrière, et, après un quart d'heure à 20 minutes de manipulations, lorsque vous avez gagné 10° à 15° par exemple, vous fixez le résultat avec un appareil plâtré allant de l'ombilic au genou.

Pendant que le plâtre sèche (avant la prise définitive) cherchez encore à gagner 2, 3, 4, 10°. — Puis en voilà pour deux à trois semaines.

A la séance suivante, le plâtre enlevé, vous recommencez, à l'aide des mêmes manipulations, l'assouplissement et l'allongement des adducteurs et des fléchisseurs, d'où un nouveau gain; puis nouveau plâtre et ainsi de suite.

Voilà une manière de faire qui est généralement très bien acceptée par les parents et par les enfants et qui sera pratique pour vous. Si elle est bien appliquée, elle donne toujours une amélioration appréciable. — On conserve celle-ci par un traitement consécutif de massages, d'exercices actifs et passifs.

*Troisième manière.*

**Correction immédiate** en une séance **sous chloroforme.**
Puis appareil plâtré.

En effet, vous devinez bien que, lorsque vous aurez carte
blanche, vous pouvez arriver d'un coup, non seulement à la cor.

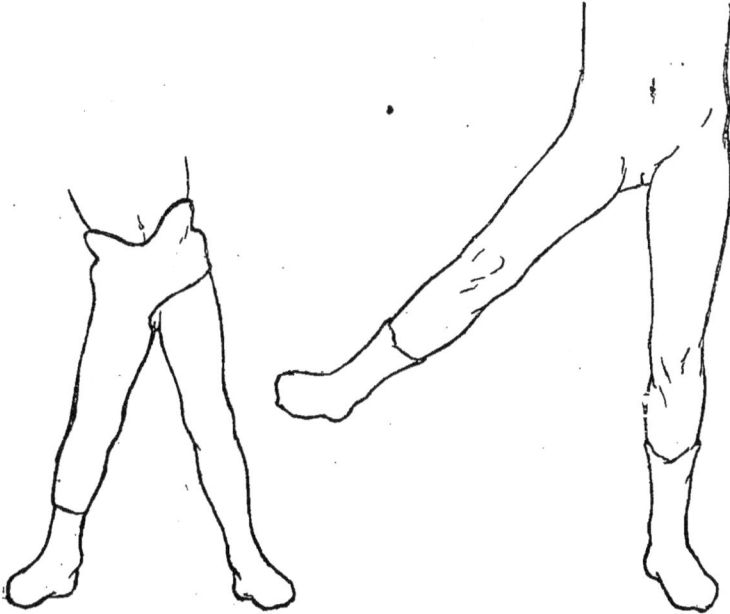

Fig. 688. — Troisième étape.

Fig. 689. — A l'enlèvement du plâtre
on a de l'abduction et de l'hyperextension. Laisser revenir peu à peu.

rection, mais à l'hypercorrection, avec le secours de l'anesthésie,
par des manœuvres vigoureuses sur les muscles raccourcis. En
somme, vous ferez alors le pétrissage des adducteurs et des fléchisseurs décrit page 481, pétrissage qui suffit généralement, sans
que vous ayez besoin de recourir à la rupture sous-cutanée ou à
la ténotomie (si ce n'est d'une manière exceptionnelle). Vous
pousserez alors l'abduction jusqu'à 50 ou 60°, l'hyperextension
jusqu'à 25 ou 30° et vous ferez une rotation inverse de celle qui
existe, tantôt interne, tantôt externe.

Cette hypercorrection est maintenue par un appareil allant de l'ombilic au-dessous du genou (plâtre moyen, fig. 688), avec lequel l'enfant pourra, à volonté, garder le repos ou marcher en mettant une chaussure surélevée sous le pied malade.

Après 2 mois, on met un 2ᵉ appareil et on diminue de moitié l'abduction et l'hyperextension ; puis on applique un 3ᵉ appareil, celui-ci amovible, en celluloïd ou en cuir, dans une position de légère correction : abduction et hyperextension de 15 à 20°.

Dès ce moment, on masse l'enfant en enlevant l'appareil 2 ou 3 fois par jour, on s'occupe de l'éducation de la marche, on fait

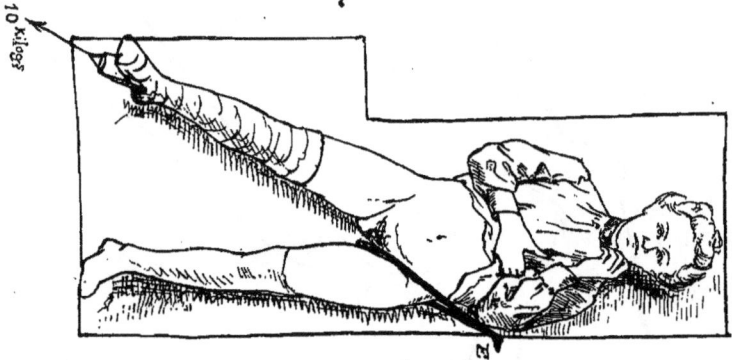

Fig. 690. — Manière de corriger la tendance à l'adduction.

faire des mouvements d'abduction et d'hyperextension pour laisser toujours dans un état d'infériorité les adducteurs et fléchisseurs autrefois rétractés, et prévenir ainsi le retour de la déviation.

En faisant porter l'appareil plus ou moins longtemps, en recourant, lorsqu'on le supprime, à l'**extension nocturne**, avec un **coussin** pour surélever le bassin (voir fig. 690 et 629), on conserve en partie l'abduction et l'hyperextension. — Traitement consécutif d'exercices actifs et passifs, d'éducation de la marche, etc.


En **résumé**, vous voyez que vous pourrez arriver au résultat par cette méthode non sanglante, soit par des moyens doux et lents, soit par des moyens brusques et rapides.

Mais vous n'aurez jamais besoin de faire l'**ostéotomie** sus- ou sous-trochantérienne de Kirmisson, qui est, malgré tout, **moins**

**simple** que le traitement que nous venons d'indiquer et **moins efficace** aussi, car l'ostéotomie laisse forcément un raccourcissement du fémur qui s'ajoute au raccourcissement déjà existant; elle ne garantit pas sûrement contre les progrès de la déviation, à moins qu'on ne se préoccupe d'agir aussi sur les tendons et les muscles de la manière dite plus haut. Or cette action directe sur les tissus suffit sans qu'on ait besoin de toucher au squelette.

Vous n'aurez jamais besoin non plus de faire l'opération dite de la pseudarthrose de Hoffa (avivement de la tête, et de l'os iliaque en regard de la tête, sans réduction). Nous la déconseillons pour des raisons analogues : traitement d'une difficulté plus grande et d'une efficacité moindre, au point de vue de l'allongement du membre et de la correction de la déviation, que le traitement que nous avons préconisé plus haut.

Ainsi donc, ayez pour règle de conduite pratique, dans le cas de luxation irréductible où les parents ne vous demandent ou plutôt ne vous permettent que d'améliorer quelque peu la fonction et d'augmenter la résistance de l'enfant à la marche, sans vouloir entendre parler d'une véritable réduction ; ayez pour règle de corriger la déviation existante en agissant simplement sur les adducteurs et les fléchisseurs et de porter la tête fémorale à la partie antérieure de la fosse iliaque, derrière l'épine iliaque, pour améliorer son appui autant que cela est possible.

C'est là un traitement dont vous pouvez accepter la responsabilité, et qui vous donnera une réelle amélioration, si vous vous occupez, en même temps que de la correction de l'attitude, de faire l'éducation de la marche et de fortifier le système musculaire par tous les moyens possibles : massages fréquents, exercices actifs, bains et électrisation, etc.

# CHAPITRE XI

## PIED BOT CONGÉNITAL

**Diagnostic.** — Un pied bot congénital est aisé à reconnaître. C'est une position défectueuse du pied qui est *permanente* et qui existe **dès la naissance.**

Il est capital de **le distinguer du pied bot paralytique** ; c'est facile même lorsqu'il s'agit d'un enfant de 5, 10 ou 15 ans :

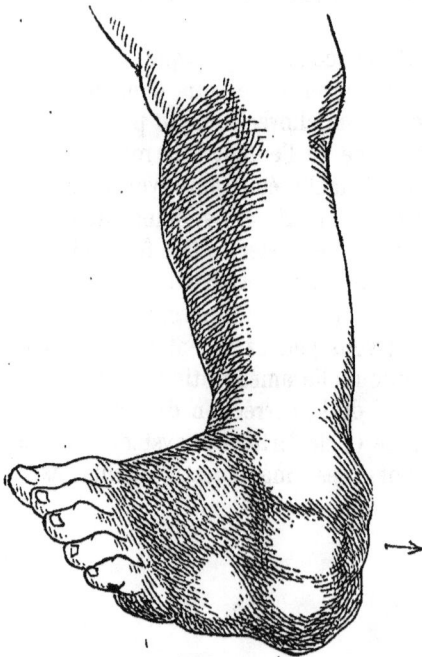

a. *Par les commémoratifs.* — Le pied paralytique apparaît à 1, 2, 3 ans, à la suite d'une atteinte de paralysie infantile (v. p. 422), tandis que celui-ci existe depuis la naissance, bien qu'on ne s'en soit aperçu, parfois, que quelques semaines plus tard.

b. *Par la forme du pied.* — Celui-ci est presque toujours varus équin, l'autre (le paralytique) prend toutes les formes (fig. 691).

Fig. 691.

c. *Par la résistance du pied bot congénital au redressement.* — Il se redresse très difficilement, même chez les petits enfants, les os étant déjà déformés; le pied paralytique se redresse au contraire avec facilité, les os restant presque indemnes pendant très longtemps.

d. *Par l'examen de la jambe entière.* — Les muscles ne sont presque pas pris dans le pied bot congénital, tandis que dans l'autre les muscles et les tissus du membre entier portent la trace de la paralysie infantile.

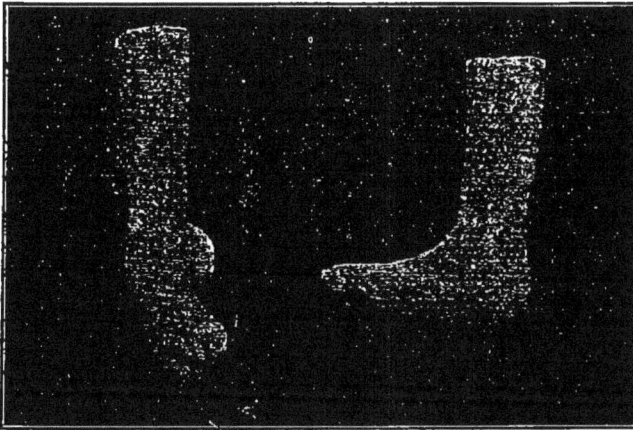

A.                                                  B.

Fig. 692

A. Pied bot varus équin de 6 ans traité      B. Le même, un an après, vu par son
par redressement forcé en une séance              bord interne.
d'une demi-heure.

**La forme ordinaire** du pied bot congénital, avons-nous dit, est le **varus équin**.

**Son degré** varie généralement suivant l'âge, et aussi suivant les sujets, car tel pied bot d'un an sera aussi avancé dans son évolution et aussi grave que tel autre pied bot de quatre ans.

**Age de choix pour le traitement.**

A quel âge doit-on s'en occuper? **Le plus tôt possible.** — Non pas cependant dès le jour de la naissance, comme le voulait Sayre, dont vous connaissez la boutade : « Je reconnais au médecin, dit-il, le droit de délivrer la mère avant de s'occuper du pied bot du nouveau-né; mais il ne quittera pas la maison sans avoir mis un appareil à celui-ci ». Non, pas cela; cependant chez les enfants de la ville, dans les familles soigneuses, on s'en ocupera dès la 3ᵉ, 4ᵉ, 5ᵉ semaine, c'est-à-dire dès que l'enfant est reconnu bien viable.

## Traitement

*Le pied bot est toujours curable.* — Je suis obligé de dire ceci pour certains médecins qui en doutent encore.

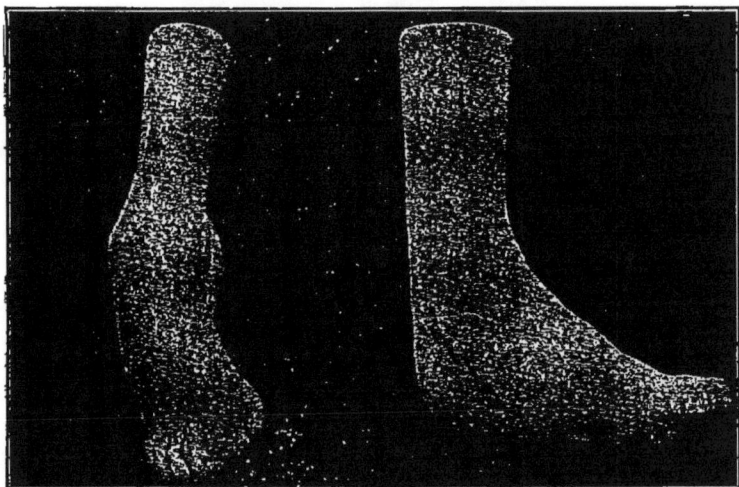

A.                                                          B.

Fig. 693

A. Pied bot varus équin congénital de    B. Le même, un an après : vu par son
23 ans traité par redressement forcé,          bord externe.
corrigé en deux séances de 3/4 d'heure
chacune.

*Si tel pied bot n'a pas été guéri malgré le traitement, c'est que le traitement n'a pas été bien fait.*

Ici, comme pour la luxation congénitale de la hanche, l'échec ne doit pas être attribué à la gravité de la maladie, mais au médecin qui n'a pas fait, ou aux parents qui n'ont pas laissé faire ce qu'il fallait pour la guérison.

Et ce n'est même pas un seul chemin qui conduit au succès. Il y en a trois, trois méthodes rivales, avec lesquelles on peut réussir :

1° **Les manipulations quotidiennes** (où l'on guérit sans

chloroforme, sans bistouri, sans « trou à la peau ») avec des
« mécaniques » ou « sabots » de maintien, conservés dans l'intervalle des séances de manipulations.

2° **L'opération sanglante**, où l'on sectionne les parties
molles rétractées et où l'on enlève du squelette tout ce qui s'oppose à la mise en rectitude du pied. On n'hésite pas même à
« désosser le pied », si cela est nécessaire pour la correction.

3° **Le redressement forcé**, méthode mixte, qui ne comporte
pas d'opération sur les os, mais seulement l'anesthésie avec,
d'ordinaire, la section du tendon d'Achille.

On fait le redressement forcé d'un pied bot comme on ferait
le redressement non sanglant d'une déviation, quelque peu
rebelle, de la hanche et du genou.

Qu'on ne croie pas que chacun de ces 3 traitements s'applique à des pieds bots d'un certain âge, à l'exclusion des autres ;
que, par exemple, les manipulations conviennent exclusivement
aux tout petits enfants, et l'opération sanglante aux enfants de
plus de dix ans.

Non ; quel que soit l'âge du sujet, le médecin a le choix de
son traitement. Les manipulations ont suffi pour des sujets
de dix et quinze ans, et même pour des adultes.

Et, d'autre part, les résections osseuses ont été faites avec
succès chez les tout petits qui n'avaient pas encore marché.
(Jalaguier.)

De même, le redressement forcé est pour beaucoup de médecins le seul traitement des pieds bots, depuis l'âge de trois mois
jusqu'à l'âge adulte inclusivement.

Qu'on m'entende bien, je veux dire par là qu'un spécialiste
exercé pourrait faire la gageure d'arriver à la guérison avec
l'une quelconque des trois méthodes ; mais pour vous, qui n'êtes
pas spécialistes, qui voulez le traitement le plus pratique, j'estime que la 1ʳᵉ et la 2ᵉ méthodes ne sont justement **ni pratiques
ni simples.**

La **1ʳᵉ**, parce qu'il n'est **pas possible à un médecin** de voir
son malade deux ou trois fois, ni même une fois, chaque jour,
pendant une période de six à douze mois, pour lui façonner et
manipuler le pied, un quart d'heure chaque fois, et le replacer

exactement et minutieusement dans son appareil de contention.

Compter sur les parents pour s'acquitter quotidiennement de ce façonnage, et pour vous montrer régulièrement leur enfant, ce qui vous permettrait de contrôler, de vérifier, de rectifier au besoin et de compléter ce qui a été fait, cela n'est sans doute pas théoriquement **impossible**, mais l'est presque toujours en fait, si ce n'est, toutefois, **chez les enfants des familles aisées.**

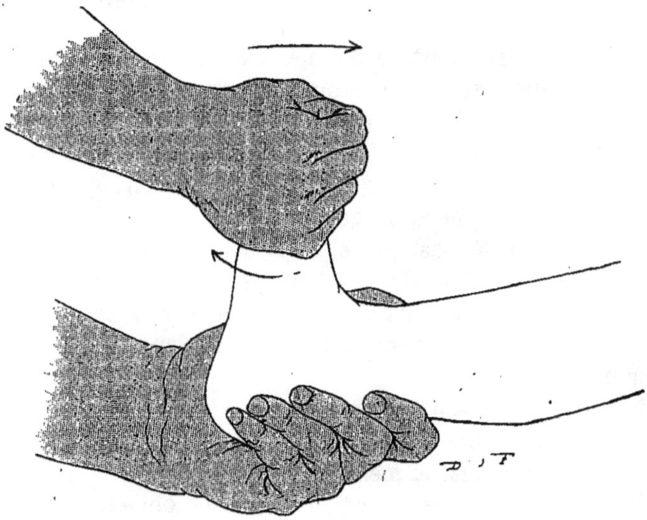

Fig. 694. — Manœuvres de correction chez les tout jeunes enfants. Le pied repose dans la main gauche creusée en gouttière, le pouce en dehors, les autres doigts accrochant la tubérosité interne du calcanéum. — La main droite saisit l'avant-pied et le porte en flexion en lui imprimant un mouvement de torsion qui abaisse le bord interne et élève le bord externe.

Ici je vous conseille de faire, **dès les premiers jours** qui suivent la naissance, des massages, des assouplissements, des manipulations de redressement d'une durée de 7 à 8 minutes, 3 fois par jour, suivies chaque fois de l'application de notre levier-chaussure (voir fig. 693 à 698) pour maintenir la correction.

Ce traitement, bien fait et continué, vous permettra de porter, **après** quelques semaines ou **quelques mois**, le pied en hyper-correction; vous mettrez alors, pour conserver celle-ci, **un petit plâtre** fait de la manière que nous dirons plus loin et qui restera en place 1 à 2 mois, après quoi vous le remplacerez par un 2ᵉ, puis par un 3ᵉ. Lorsque le pied a été ainsi **maintenu 5 à 6 mois en hypercorrection**, la guérison est et reste acquise.

Si l'hypercorrection n'était pas obtenue ainsi, vous feriez pour y arriver une séance de redressement forcé sous chloroforme, mais je ne vous conseille pas de recourir au chloroforme avant 8 à 10 mois.

**La 2ᵉ méthode n'est pas acceptable** non plus **pour la grande**

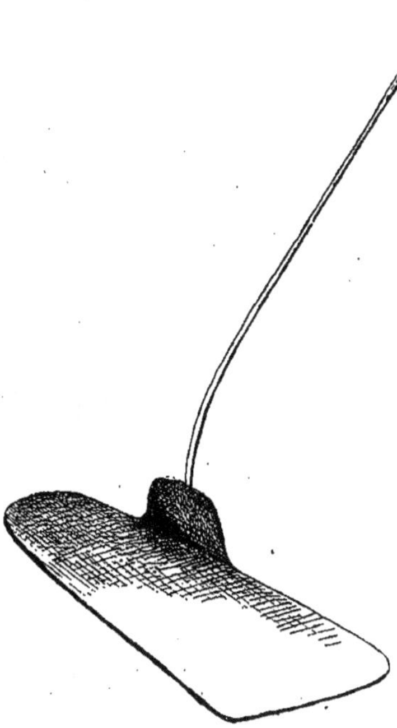

Fig. 695. — Notre levier-chaussure. La tige est en fer doux, malléable.

**généralité des médecins** qui hésiteront à recourir à une intervention sanglante, qui doit, pour être efficace, entamer largement le squelette. Et, si le médecin n'hésite pas, ce sont les parents qui refuseront l'opération « sur les os du pied ».

Pour toutes ces raisons, **je conseille** de recourir, comme je le fais moi-même, à la 3ᵉ méthode : celle du **redressement forcé** en une séance généralement, ou en deux ou trois, à un mois d'intervalle l'une de l'autre, dans les cas exceptionnellement rebelles.

Ce redressement en un temps se fait **sous chloroforme** et dure de 15 à 50 minutes suivant l'âge du sujet et la difficulté du cas. Il peut se faire sans machine, sans aucun instrument, simplement **avec la main,** sans bistouri si l'on veut, et, en tout cas, en réduisant l'emploi du bistouri à l'unique section sous-

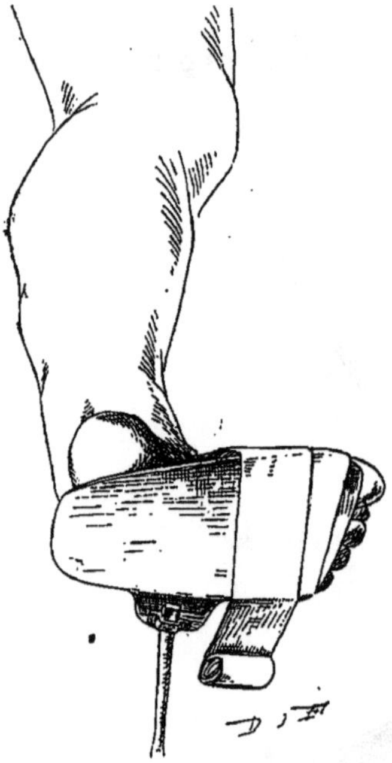

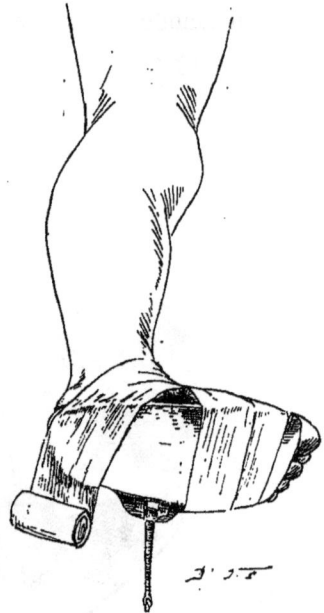

Fig. 696. — Application du levier-chaussure. — 1er temps : la semelle est placée sous la plante du pied, la tige en dehors ; quelques tours de bande fixent solidement l'avant-pied, le talon déborde en dedans.

Fig. 697. — 2e temps : Quand l'avant-pied est fixé, un jet de bande vient forcer le talon à se placer sur la semelle (correction de la courbure du bord interne).

cutanée du tendon d'Achille, si facile et si bénigne. C'est un traitement **très simple, très efficace,** et grâce à lui **tous les médecins** sans exception peuvent traiter et guérir tous les pieds bots de leur clientèle ordinaire, jusqu'à 12 et 15 ans, et même à la rigueur jusqu'à 18 et 20 ans.

Mais la réussite dépend de l'observation exacte des recommandations capitales suivantes :

1° — Être sûr d'atteindre tous les facteurs de la déviation. Il vous faut les attaquer un à un, « en **décomposant** ».

2° — Faire non seulement la correction, mais encore l'**hyper-correction**. Il faut **obtenir trop pour garder assez**. Or, d'une manière générale, on fait une correction trop courte, trop molle. Sachez bien que là se trouvent le secret et la cause des récidives observées par certains médecins : ils n'avaient pas poussé l'hypercorrection assez loin.

3° — On doit appliquer un plâtre qui maintienne exactement, et sans blesser.

### A. — Technique du redressement forcé.

Il faut procéder avec méthode, et la méthode, avons-nous dit, c'est d'atteindre tous les facteurs de la déviation, de les attaquer l'un après l'autre, de corriger en décomposant.

Il peut sembler au premier abord que, dans le varus équin, le pied doive se porter simplement en dedans et en bas, et qu'il suffise, par conséquent, pour le redresser, de reporter sa pointe en dehors et en haut.

Eh bien non, cela ne suffit pas. L'anatomie et la physiologie pathologiques du pied bot nous enseignent que la déviation est complexe, que la pointe ne peut pas se porter en dedans[1] sans que cette pointe se replie sur le

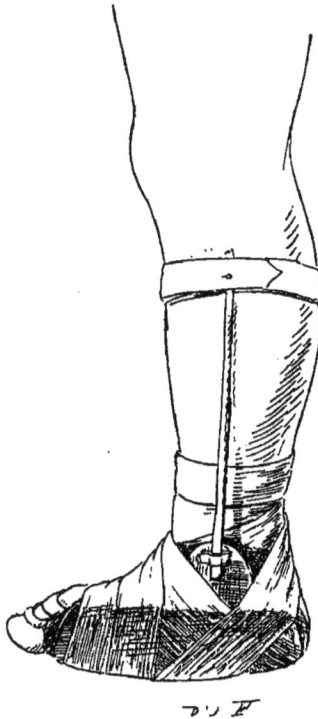

Fig. 698. — 3° temps : on finit de fixer le pied sur la semelle, puis on rapproche la tige de la jambe; par ce mouvement le pied est porté en entier en dehors, et son bord externe est surélevé.

---

1. De même, dans la scoliose, les vertèbres ne peuvent pas s'incliner sur le côté sans subir en même temps un mouvement de torsion.

bord interne du pied qui, ainsi, devient concave, et sans que, de plus, ce bord interne se relève tandis que son bord externe s'abaisse.

En fin de compte, l'on y trouve les facteurs suivants :

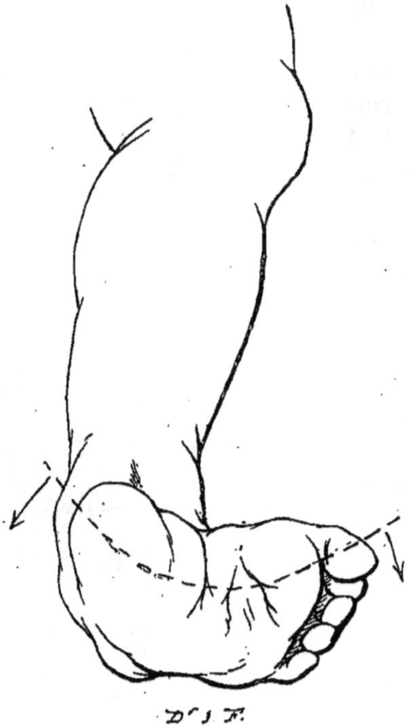

1° Un avant-pied porté en dedans **en adduction.**

2° **Le bord interne** du pied changé en une **concavité regardant en haut** et dont les extrémités sout le gros orteil et la face interne de la partie postérieure du calcanéum, tandis que le bord externe est changé en une convexité à sommet répondant sensiblement au milieu du bord externe du pied ou à la partie externe de l'articulation médio-tarsienne.

3° **Un équinisme,** c'est-à-dire le talon bien au-dessus de la pointe.

4° **Un pied creux,** la plante faisant une ligne brisée, à crochet supérieur au niveau de la médiotarsienne, sans compter l'in-

Fig. 699. — Enroulement du bord interne.

flexion des 2 moitiés externe et interne de la plante, repliées l'une sur l'autre à la manière des 2 côtés d'un angle dièdre.

5° Une **supination** du pied, le bord externe abaissé, le bord interne relevé.

Cela paraît compliqué ; cependant l'existence de ces divers facteurs de la déviation est bien facile à comprendre avec un peu de réflexion et à vérifier, en présence d'un pied bot.

Eh bien ! pour être bien sûrs de redresser entièrement, définitivement un pied bot, vous devez vous attaquer méthodiquement et successivement à ces divers facteurs.

Voici comment on procède, l'intervention se faisant, bien entendu, sous chloroforme.

1° **L'adduction.** — L'axe du pied vient, par son extrémité

Fig. 700. — M. T. Articulation médio-tarsienne.
M. T.-A. C. Axe de l'arrière-pied.
M. T.-A. P. Axe de l'avant-pied.
La flèche indique le sens du premier temps de la correction de l'équinisme : par cette manœuvre l'axe de l'avant-pied devient M. T.-A. P'.

antérieure, en dedans de l'axe de la jambe. Portons-le en dehors (fig. 702). Ce mouvement se passe un peu dans la tibio-tarsienne,

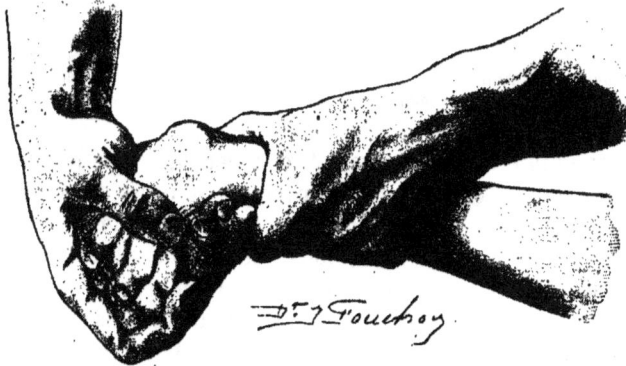

Fig. 701. — Pour les enfants, on saisit de cette manière le pied et la jambe : la main gauche maintient le pied, la main droite combine les mouvements de correction.

un peu dans l'articulation calcanéo-astragalienne, mais surtout dans la médio-tarsienne.

*a*. Repoussons le pied en masse de dedans en dehors, dans

l'articulation tibio-tarsienne, tandis que la jambe est bien solidement maintenue, avec deux mains, très près des malléoles.

*b*. Mettons l'avant-pied sur le même axe antéro-postérieur que
l'arrière-pied en agissant sur la médio-tarsienne et en maintenant solidement l'arrière-pied d'une main, tandis que vous
agissez avec l'autre sur l'avant-pied.

*c*. Repoussons de notre mieux le calcanéum en dehors de
l'astragale.

**2° L'enroulement du bord interne** DU PIED. — Faisons de la

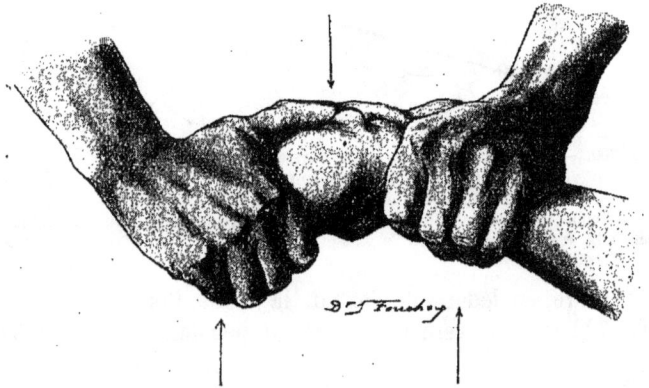

Fig. 702. — Correction de l'adduction. On prend la jambe d'une main, de l'autre
le pied ; les deux pouces viennent se placer au-dessous de la malléole externe et
forment point d'appui ; les deux mains tirent dans le sens des flèches. On corrige aussi, par la même manœuvre, l'enroulement du bord interne du pied.

concavité interne une convexité, et inversement de la convexité
externe une concavité. Ici le mouvement se passe dans la médio-
tarsienne et dans l'articulation tarso-métatarsienne.

Si l'enfant est tout petit, nous accrochons avec les derniers
doigts de nos deux mains le calcanéum, d'une part, et le 1er métatarsien et le gros orteil, d'autre part, pour redresser, pour tirer
en dehors ces deux extrémités de l'arc interne du pied ; et nos
deux pouces, réunis en dehors sur le sommet de la convexité du
bord externe, vont agir par pression pour repousser en dedans
ce sommet de l'arc.

Recommençons dix fois, vingt fois, trente fois.

Si cela résiste encore, procédez comme il suit ; vous aurez
plus de force.

Vous appuierez le bord convexe du pied sur un billot *rond* ou plutôt sur *un coin* de bois recouvert d'une couverture (fig. 703).

Le bord interne du pied présente sa concavité en haut : sur ses deux extrémités, appuyons les éminences thénars de nos deux mains de tout notre poids comme si nous voulions amener au contact de la table de chaque côté du billot nos deux mains, c'est-à-dire les deux extrémités de l'arc.

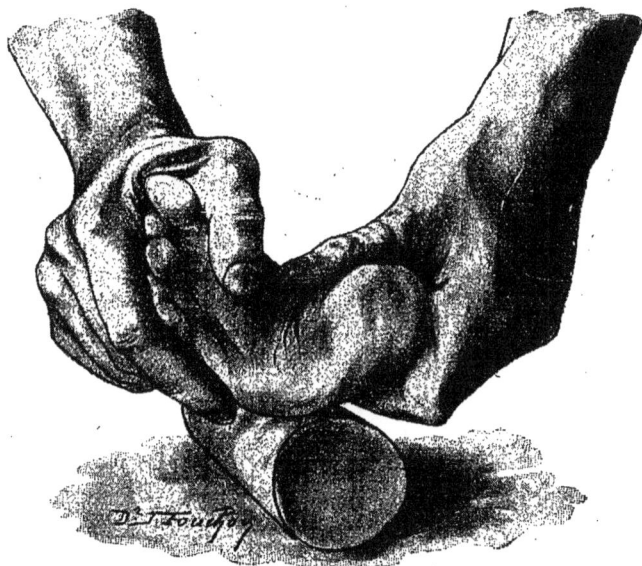

Fig. 703. — Correction de l'enroulement du bord interne. La partie moyenne du bord externe repose sur un billot : le chirurgien appuie sur le calcanéum, d'une part, et sur le bord interne de l'avant-pied, d'autre part, pour dérouler le pied.

Ne craignez pas de le briser ; faites, au contraire, *comme si vous vouliez le briser* ; vous n'y arriverez pas.

Appuyez donc de toutes vos forces et, chez les enfants âgés de huit ans et au-dessus, faites même mettre les deux mains d'un aide sur les vôtres. Pressez systématiquement, aussi vigoureusement que vous le pourrez, pendant huit, dix, douze minutes, jusqu'à ce que le pied ne fasse plus ressort, ne revienne plus à sa forme défectueuse, ne fasse plus l'arc en dedans ; ou tout au moins jusqu'à ce que, avec deux doigts, un au talon et un au gros orteil, sans effort, vous effaciez la convexité et la mainteniez dans l'hypercorrection.

Cette manœuvre non seulement déroule le bord interne du
pied, mais agit utilement sur l'adduction de l'avant-pied et un
peu sur la concavité de la plante.

3° LE **bord interne** DU PIED EST **relevé** ET SON **bord externe
abaissé.** — Relevez celui-ci et abaissez celui-là (fig. 704).

C'est difficile, et cependant capital. Vous ferez immobiliser
solidement la jambe par un aide et vous saisirez les deux bords

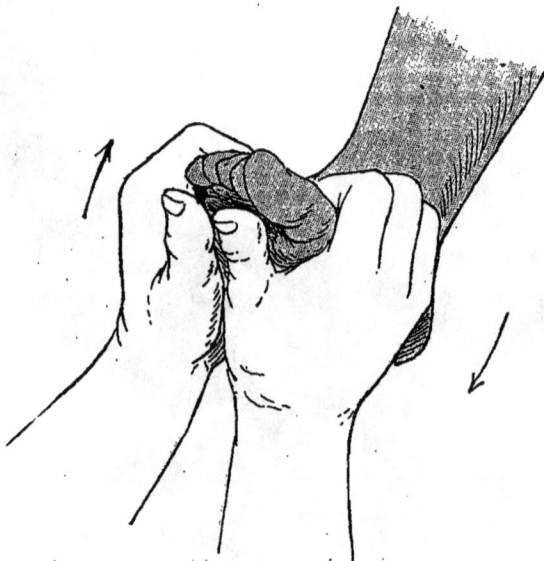

Fig. 704. — Correction de la supination. Les 4 derniers doigts de la main droite
accrochent la face supérieure du bord interne du pied et l'abaissent, le talon de
la main gauche relève en même temps le bord externe.

du pied avec vos deux mains, dont les éminences thénars et les
pouces seront sous la plante, tandis que les autres doigts embras-
seront les deux moitiés interne et externe de la face dorsale du
pied. Vous ferez basculer le pied, l'arrière-pied surtout, en
abaissant la main qui tient la moitié interne du pied et en relevant l'autre. Vous insisterez longtemps, vigoureusement, méthodiquement. Une bonne manœuvre : cherchez avec la main
interne à accrocher le scaphoïde et la partie interne du calcanéum, et tirez dessus de toutes vos forces de haut en bas comme
pour déchirer le ligament latéral interne qui les rive au tibia.

Vous sentirez bientôt ce ligament s'étirer, grincer, craquer, se rompre, — ce qui est une très bonne chose, car ce ligament est le principal obstacle ici.

4° Restent l'**équinisme** et le **pied creux** (fig. 705 et 706). — En relevant la pointe du pied, vous cherchez à faire rentrer l'astragale dans sa mortaise. Il faut écarter les deux branches de la mortaise pour y arriver; cette diastase passagère n'a aucun inconvénient.

Mais notez qu'en saisissant exclusivement l'avant-pied, vous

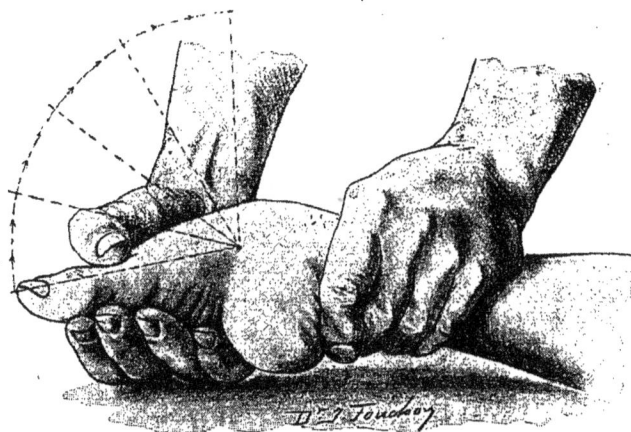

Fig. 705. — 1er temps de la correction de l'équinisme. La main gauche embrasse et immobilise le cou-de-pied, la main droite fait basculer l'avant-pied autour de la médio-tarsienne.

défléchissez surtout l'articulation médio-tarsienne, ce qui est d'ailleurs excellent, puisque vous allez **effacer ainsi le pied creux** et transformer la plante concave en une convexité, — sans avoir à inciser l'aponévrose plantaire (les manœuvres orthopédiques vigoureuses et répétées font céder celle-ci, sans le secours du bistouri).

Et même, si le mouvement est très vigoureux, il retentit un peu sur la tibio-tarsienne; **mais cela ne suffit pas** pour effacer l'équinisme, même lorsque cela paraît suffire.

Défiez-vous de cette apparence.

Je m'explique. Il vous semblera souvent, lorsque vous aurez relevé la pointe du pied sur la médio-tarsienne, que le sommet du talon s'est abaissé suffisamment.

Cela n'est pas exact. Le calcanéum n'est pas assez descendu ; c'est le panicule adipeux sous-calcanéen très épais qui vous fait illusion.

En réalité, le calcanéum est resté encore très haut, bien au-dessus du point où il devrait être.

Pour l'y amener, vous accrocherez de votre mieux cet os et l'abaisserez par un effort prolongé, tandis que la jambe est retenue solidement par un aide ; vous saisissez donc avec les

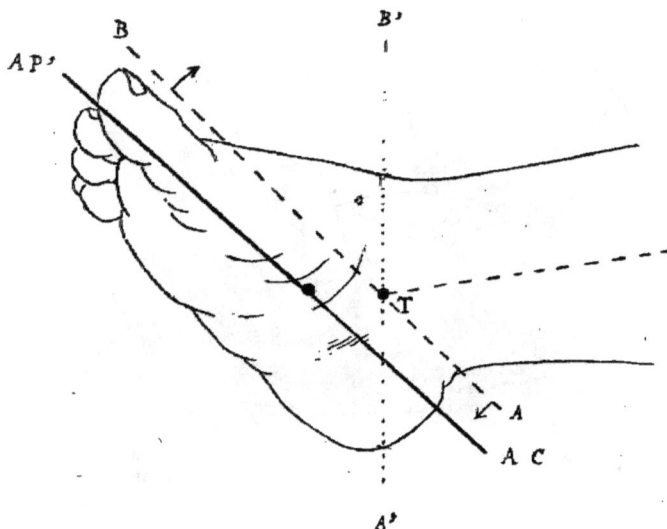

Fig. 706. — 2ᵉ temps de la correction de l'équinisme. T axe de rotation de la tibio-tarsienne après section du tendon d'Achille. l'axe du pied A B va basculer autour du point T, pour prendre la position A' B'.

doigts recourbés de l'une de vos mains la saillie postérieure du calcanénum et vous tirez en bas, tandis qu'avec l'autre main, étalée sous la plante, vous poussez d'un mouvement énergique le pied de bas en haut, et cherchez ainsi à faire rentrer l'astra-gale dans sa mortaise et à faire basculer d'avant en arrière et de bas en haut tout le massif astragalo-calcanéen.

Répétez cette manœuvre pendant trois, quatre, cinq minutes, avec une grande force, et vous arriverez presque toujours chez les tout petits au-dessous d'un an, à obtenir un abaissement suffisant, par distension du tendon d'Achille et des fibres ligamenteuses puissantes qui fixent le calcanéum aux os de la jambe. On les sent céder parfois avec un grincement, un froissement spécial, identique à celui que donne la rupture sous-cutanée des adducteurs de la cuisse (voir page 210, fig. 240).

Si le calcanéum ne s'abaisse pas, — ce qui sera le cas, chez à peu près tous les enfants au-dessus d'un an et quelquefois même au-dessous, — recourez sans hésitation au ténotome.

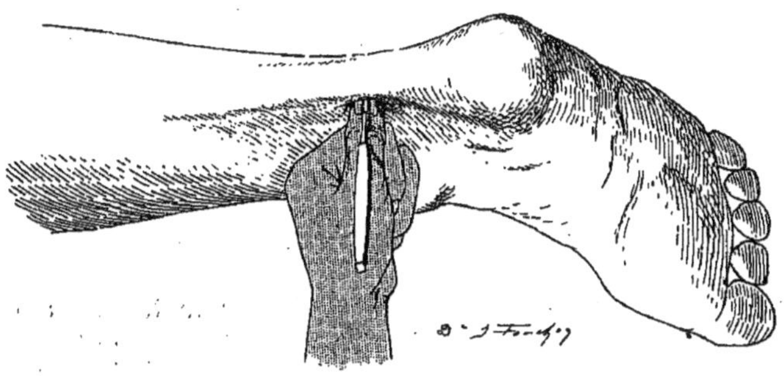

Fig. 707. — Section du tendon d'Achille : on enfonce le ténotome tout contre la face antérieure du tendon; le tranchant du ténotome est ensuite orienté en arrière; on n'a donc pas à craindre de blesser le paquet vasculo-nerveux.

Faites une section sous-cutanée, complète du tendon d'Achille à 2 centimètres au-dessus de son insertion (fig. 707 à 710) [1].

Cette **section** est beaucoup **plus facile à la fin** qu'au début de la séance.

Car, au début, avant la correction de l'enroulement du bord interne, le tendon est très près des vaisseaux et nerf tibiaux postérieurs, car il a suivi la rotation de la tubérosité calcanéenne en dedans et en haut (voir fig. 709).

Au contraire, à la fin, après le déroulement du bord interne, cette tubérosité est reportée (et le tendon d'Achille avec elle) en dehors, assez loin des vaisseaux pour qu'il n'y ait plus de risque de les atteindre.

La section faite, vous mettez un tampon sur la petite plaie

1. Voir aussi pour la technique de cette ténotomie les fig. 510 et 511, page 429.

pour l'hémostase. Cette petite plaie ne mesure que quelques millimètres. Inutile de la suturer.

Il n'est nullement nécessaire de sectionner les fibres liga-

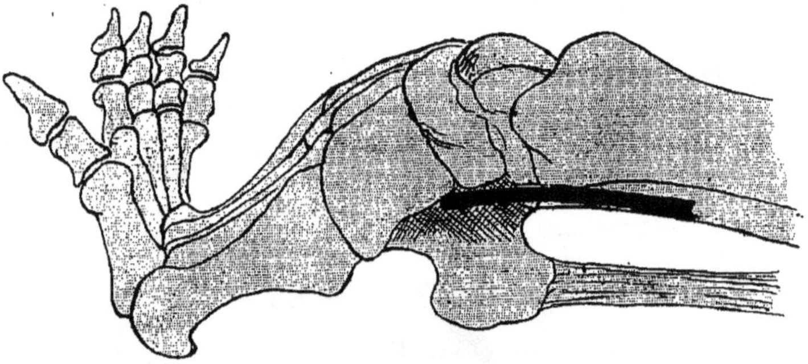

Fig. 708. — Anatomie pathologique du pied bot. — Fig. schématique montrant les rapports du tendon avec les vaisseaux.

menteuses péronéo-calcanéennes. Dès que le tendon a cédé, l'os est toujours assez descendu pour que vous puissiez très

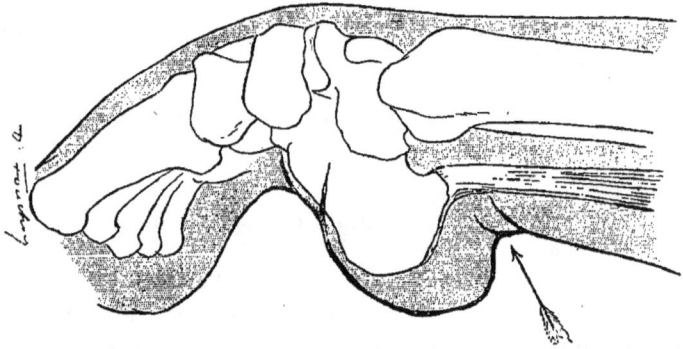

Fig. 709. — Dans le pied bot varus équin, le calcanéum est chaviré de telle sorte que sa face postérieure devient supérieure : son bord postéro-supérieur se rapproche du tibia, entraînant avec lui le tendon d'Achille : le ténotome doit aller chercher ce tendon au fond d'une dépression parfois très considérable (comparer avec la figure suivante qui représente un pied normal).
Il faudra faire travailler le ténotome de la pointe par petits coups répétés jusqu'à ce que le calcanéum se laisse abaisser.

bien assurer la prise de vos doigts, et, en tirant encore dessus de haut en bas, vous arriverez à faire céder ces fibres ligamenteuses maintenant isolées.

C'est fini. Vous faites quelques mouvements de correction d'ensemble avant de passer à la fixation.

Fig. 710. — Un pied normal.

Si vous n'aviez pas pu abaisser suffisamment à votre gré le bord interne du pied (surtout de l'arrière-pied), vous allez pou-

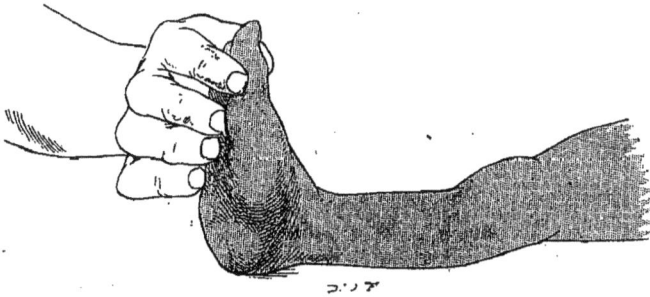

Fig. 711. — Correction dont il ne faut pas se contenter, malgré qu'elle paraisse suffisante. On doit *obtenir une hypercorrection* bien franche, comme celle de la fig. 713.

voir compléter cet abaissement, maintenant que le calcanéum est bien descendu. De même le relèvement de la moitié externe de la plante et l'abduction du pied se complètent alors aisément.

Vous aurez la précaution de vérifier que l'hypercorrection se maintient avec deux doigts, sans aucun effort. Vous ne devez pas cesser les manœuvres avant d'avoir obtenu le résultat suivant :

Fig. 712 — Après des manœuvres de correction, le pied doit se trouver fléchi à 45°, son bord externe est élevé et son bord interne déroulé de telle sorte que la plante est fortement convexe.

Un pied **en abduction** franche, l'axe passant de 45 à 50° environ, en dehors de l'axe de la jambe prolongé;

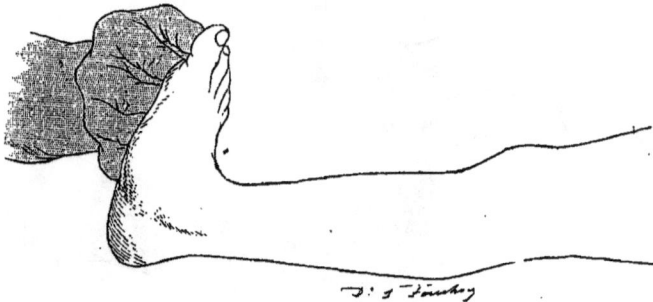

Fig. 713. — L'hypercorrection minima qu'il est nécessaire d'obtenir.

Un **bord interne** du pied franchement **convexe**;
Un **bord externe concave**;
Le bord **interne** placé **plus bas** que l'externe;
Le **talon plus bas** que la pointe.
Le pied doit pouvoir être fléchi à angle très aigu sur la jambe.
La **plante** du pied **convexe**, alors qu'elle était concave.

Au niveau de la médio-tarsienne, sous la plante, au lieu de la concavité que nous avions, nous avons une convexité. Sur le dessus, la saillie de l'astragale a disparu.

Notez ce point important ; j'y reviens à dessein, c'est qu'il ne faut **jamais commencer** le redressement forcé **par la section du tendon** d'Achille ; en dehors de la raison déjà dite, vous vous priveriez d'un point d'appui précieux pour la déflexion de l'avant-pied sur l'arrière-pied, c'est-à-dire pour transformer le pied creux en un pied à plante convexe. C'est toujours à la fin de la séance que vous procéderez à cette section. Ne faisant plus ou presque plus de manœuvres sur le pied à partir de ce moment-là, vous ne risquez pas d'infecter la petite plaie de la ténotomie.

Vous recouvrez cette plaie d'un pansement aseptique avec légère compression ouatée, et vous allez pouvoir passer à l'application de l'appareil plâtré.

La correction a demandé 15 à 20 minutes chez les tout petits de 1 an à 2 ans — mais, une demi-heure, trois quarts d'heure et même plus chez les sujets de 5 à 15 ans, — malgré que vous ayez opéré avec beaucoup d'entrain et de vigueur, et que vous ayez été bien aidé, ce qui est nécessaire. Il faut que vous ayez 2 ou 3 aides très solides qui puissent vous remplacer à un certain moment lorsque vous serez trop fatigué. Grâce à eux l'intervention sera aussi courte que possible ; et vous ne pouvez guère, en effet, prolonger la narcose au delà de 20 à 25 minutes chez les enfants de 1 à 2 ans, et au delà de trois quarts d'heure chez les plus grands.

Il faut donc que tout soit fini dans cet espace de temps. Si, par extraordinaire, la correction était à ce moment insuffisante, il vaudrait mieux s'en tenir là et compléter le redressement un mois plus tard dans une deuxième séance.

### B. — Maintien de la correction. Construction de l'appareil.

Le résultat obtenu, il faut le maintenir intégralement.

Pour cela, vous appliquerez des orteils à mi-cuisse un appareil plâtré sur très peu d'ouate, ou plutôt sur un bas ou une manche de jersey bien ajustée, sans plis. Vous ferez avec grand soin l'application des bandes plâtrées, exactement mais sans pression, et en évitant les plis et les cordes en avant, sur le cou-de-pied ; pour les éviter, vous couperez la bande de place en place, ce qui en facilite l'application régulière.

Vous vous garderez bien de tirer fortement avec la bande sur

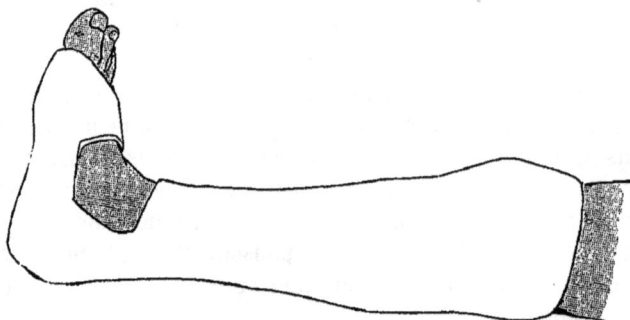

Fig. 714. — Appareil insuffisant : pas assez de flexion ; de plus, le gros orteil n'est pas suffisamment maintenu.

le pied comme pour le redresser ; et, après avoir terminé l'appareil, vous ne pousserez ni ne presserez sur le plâtre pour obtenir un supplément de correction, — car il se ferait au niveau du pli

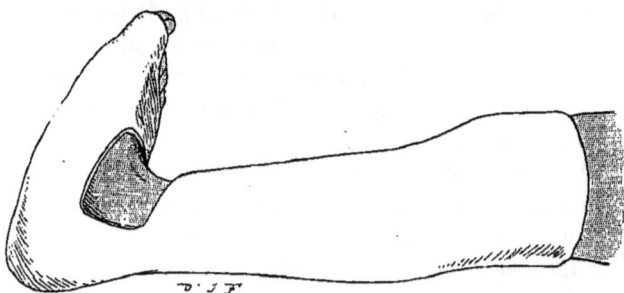

Fig. 715. — Appareil plâtré bien fait : le gros orteil est bien maintenu, la flexion est de 45°, le bord interne du pied plus bas que l'externe ; fenêtre sur la face antérieure du cou-de-pied pour éviter la compression exagérée des tissus mous.

du cou-de-pied un coin plâtré pouvant entrer dans les chairs.

Il reste bien entendu qu'on a le droit et le devoir de soutenir la plante du pied dans la mesure où c'est nécessaire pour retrouver intégralement la correction précédemment obtenue.

Mais aller au delà pourrait donner des **eschares** aux points de pression, aux points d'application des doigts, parce que le pied, faisant ressort, aurait alors tendance à revenir sur le plâtre. De plus, l'attitude du pied doit être exactement la même depuis le premier tour de bande jusqu'à la prise du plâtre.

Vous éviterez ainsi les blessures de la peau.

Si, malgré toutes les précautions, le plâtre vous paraît suspect en un point, soit parce qu'il existe peut-être une certaine pression en ce point, soit parce que vous n'avez pas su éviter quelques plis de la bande, par exemple, en avant au cou-de-pied, vous ouvrez au bistouri une petite fenêtre carrée à ce niveau ; pour la fermer ensuite par quelques carrés d'ouate maintenus avec une bande de mousseline.

Je n'ai guère besoin de dire ce qu'il faut faire dans le cas où les orteils seraient **violacés** ou **exsangues**, ou **insensibles** à la piqûre, parce que cela n'arrivera presque jamais si vous suivez les indications données plus haut.

Cependant, si cela se produisait (il faut tout prévoir), vous **ouvririez la partie antérieure de l'appareil du haut en bas**, vous en écarteriez les bords de 1 à 2 centimètres jusqu'à ce que vous voyiez la circulation se régulariser dans le pied, — puis vous relèveriez ces bords en glissant sous eux une mince lanière d'ouate, — et enfin vous combleriez la fente longitudinale antérieure avec une autre lanière d'ouate et une bande molle.

A la façon dont j'accumule les recommandations, il vous semblera que l'eschare soit beaucoup à craindre. Il n'en est rien. Je vous ai donné ce luxe de précautions pour vous en garder même chez les tout petits — non pas parce que l'eschare est précisément dangereuse, mais parce que c'est un ennui et un retard. Avec une eschare [1], il faut le plus souvent enlever le plâtre, attendre la guérison, parfois lente, avant de remettre un appareil. On ne peut construire celui-ci sans refaire, au préalable, la correction, qui a eu le temps de se perdre en partie.

### C. — Traitement consécutif.

**Soins consécutifs.** — Pour les petits enfants, il y a une autre précaution à prendre, d'importance très grande. C'est d'éviter que l'urine ne pénètre sous le plâtre et le ramollisse.

---

1. Voir p. 119 *comment on la reconnaît* et *comment on la guérit*.

Pour préserver la peau et l'appareil, vous recommanderez aux parents de recouvrir le plâtre d'une toile imperméable quelconque, serrée en fourreau au genou. On peut aussi tenir élevés les pieds de l'enfant. C'est à cause de cet inconvénient que, chez les tout petits, l'appareil peut être arrêté au genou, tandis que, chez les plus grands, on le remonte au-dessus, pour corriger un peu la rotation interne du membre entier.

Cependant si, malgré tout, chez ces tout petits, l'appareil se ramollit, ou si l'urine pénètre et amène un érythème de la peau, on en sera quitte pour enlever l'appareil momentanément. On sèche la peau, on met de la poudre d'amidon, et on refait un nouveau plâtre, aussitôt que la peau est guérie.

L'appareil est enlevé, après trois ou quatre semaines, chez les adolescents pour lesquels la correction n'a pu être obtenue complète du premier coup. On achève alors cette correction, qu'on fixe dans un nouveau plâtre.

C'est surtout dans ces cas, où la correction n'a pas été obtenue complète du premier coup, que l'on est tenté, après l'application du dernier tour de bande, de compléter cette correction en faisant des pressions énergiques à travers le plâtre. Et c'est surtout alors qu'il faut résister à la tentation.

Mais j'ai suffisamment insisté sur ce point.

Si la correction est bien acquise, et si **le plâtre** est bien toléré, **on le laissera deux mois.** S'il s'agit d'un enfant qui marche, on lui permettra de **marcher dès le troisième ou quatrième jour,** avec une chaussure ou un chausson destinés à protéger le plâtre contre l'humidité, l'effritement ou l'usure.

Je dis dès le 3e ou 4e jour, parce que alors déjà toute douleur est éteinte dans le pied, et que le plâtre est bien solide.

La pesée du corps ne peut qu'accentuer la correction, le façonnage et le modelage du pied.

Au bout des deux mois, quand vous enlevez l'appareil, vous vérifiez la correction, puis vous mettez **un deuxième plâtre** pour **encore deux ou trois mois,** à l'hôpital tout au moins, — puis **un troisième** de même durée, après quoi le pied est laissé complètement libre. Le **traitement entier** a duré **8 à 10 mois.**

En ville, on peut, avant de refaire le deuxième plâtre, prendre un moulage pour faire fabriquer une chaussure en celluloïd qui maintiendra l'hypercorrection. Cela permet, quinze jours plus tard, dès que la chaussure est fabriquée, de supprimer le plâtre inamovible et de voir le pied tous les jours pour commencer son assouplissement ainsi que le traitement des muscles par le massage, l'électricité et les mouvements volontaires.

Après chaque séance, on remet la chaussure en celluloïd avec laquelle l'enfant marche comme il marchait avec le plâtre. Il garde aussi cette chaussure la nuit pendant plus d'une demi-année, sans quoi la correction pourrait se perdre.

Avec ce traitement des muscles et cette chaussure conservée la nuit, pendant 7 à 8 mois, le pied reste bien corrigé. Il est guéri lorsque l'enfant peut volontairement reporter le pied en position d'hypercorrection et, par conséquent, le fléchir à angle aigu.

Pour vous en assurer, mettez-le debout et dites-lui de se baisser sans enlever le talon du plancher. Il faut que la flexion de la jambe et du pied en deçà de l'angle droit mesure de 30 à 40° au moins. Si l'enfant n'y arrive pas, c'est qu'il y a une amorce de récidive.

Il en est de même si l'élévation du bord externe et l'abduction du gros orteil se trouvent être insuffisantes, — ce qui n'arrive que si l'on n'a pas assez hypercorrigé ou pas assez maintenu.

Si cette faute avait été commise, cela ne serait pas irréparable ; mais il faudrait s'en occuper sans délai.

Il suffit de faire un complément de correction avec ou sans chloroforme, et de maintenir de nouveau le pied, dûment hypercorrigé cette fois, dans un plâtre.

Après 6 à 8 mois de celluloïd, vous faites faire pour l'enfant une chaussure ordinaire avec des contreforts solides, mais surtout avec un ou deux centimètres d'élévation sur le bord externe, chaussure que vous lui conserverez 1, 2, 3 ans pour la journée. Avec cette chaussure, l'enfant doit pouvoir marcher comme tout le monde. La nuit, vous maintiendrez le pied, si besoin est, avec notre levier-chaussure habituel.

Il ne restera plus rien qu'un certain amaigrissement du mollet, parfois une tendance à tourner la totalité du membre inférieur en rotation interne. Mais cette tendance n'existera presque jamais si l'on a véritablement fait une hypercorrection de tous les facteurs de la déviation.

Si elle existe, mais qu'elle soit peu prononcée, ne vous en préoccupez pas ; cela s'arrange tout seul par un effort instinctif de l'enfant qui se redresse lui-même au cours de sa croissance.

Si elle est très marquée, faites faire un grand appareil en celluloïd, articulé à la hanche, au genou et au cou-de-pied, qui maintienne le membre tout entier en rotation externe légère.

Cet appareil sera porté jour et nuit ou seulement la nuit, jusqu'à disparition de la tendance indiquée.

En somme, le **traitement consécutif** est **aisé** et la guérison reste bien acquise, **si l'hypercorrection primitive** a été poussée **assez loin.**

**Au contraire, si cette hypercorrection n'a pas été réellement obtenue,** le **traitement consécutif** par les chaussures et par les massages sera pour vous « **diabolique** », et lorsqu'il est confié aux parents, il ne donnera, en ce cas, aucun résultat, et vous n'éviterez pas les récidives.

### Traitement des pieds bots anciens.

Il me reste à dire un mot du redressement des vieux pieds bots des adolescents.

Allons-nous ici recourir aux machines qui brisent le pied et le façonnent?

Ou bien aux opérations sanglantes, où l'on n'hésite pas à enlever la moitié du squelette du pied, si cela paraît nécessaire pour obtenir la correction complète?

Eh bien, si vous êtes chirurgien, soit! allez-y; procédez à la manière de Championnière, qui extirpe tous les os qui résistent, et « désosse le pied ».

Et, de même, si vous avez l'habitude du maniement de l'ostéoclaste, servez-vous-en.

Mais ce n'est pas le cas de la plupart d'entre vous. Est-ce à dire que vous devez renoncer à traiter ces vieux pieds bots? Non ; vous pouvez arriver à un résultat (qui soutiendra la comparaison avec ceux que donnent les opérations sanglantes et les ostéoclasies) par un autre moyen qui est parfaitement à votre portée. C'est tout simplement le **redressement forcé** avec la section du tendon d'Achille; le redressement, en somme, que nous

venons d'étudier. — Vous procéderez de même, mais c'est ici
surtout qu'il sera indispensable d'avoir au moins 3 ou 4 aides
très vigoureux dont la force, s'ajoutant à la vôtre ou la suppléant
lorsque vous demanderez quelques minutes pour « souffler »,
vous permettra d'obtenir le même effet qu'une machine puissante
de modelage, mais avec bien plus de sûreté. — Ici vous pouvez
aller jusqu'à une heure de narcose et d'efforts soutenus.

Si, dans tel cas, très invétéré, vous n'arrivez pas du premier
coup, qui donc vous empêche, après 1 ou 2 mois, de faire une
2e, une 3e **séances complémentaires** de correction sous chloroforme ? — Je vous conseille même de ne pas poursuivre la
correction complète en une séance lorsque cette correction complète amènerait une distension de la peau qui pourrait compromettre sa nutrition.

Finalement, vous aurez un résultat qui ne sera pas aussi beau,
sans doute, que le modelage d'un pied bot de 2, 3 ou 4 ans,
mais qui, au point de vue de l'utilité fonctionnelle, sera très bon.

Et vous l'obtiendrez par un moyen dont vous n'avez pas peur,
qui ne comporte, **si vous faites 2 ou 3 séances, aucun des aléas**
des **opérations sanglantes et de l'emploi des machines plus**
ou moins brutales et toujours quelque peu aveugles.

Le traitement consécutif est alors le même que ci-dessus.

# CHAPITRE XII

## LE TRAITEMENT DU TORTICOLIS

Je ne veux parler ici que du **torticolis congénital** ou torticolis **vrai** (et non pas du torticolis acquis et symptomatique).

Ce torticolis vrai est dû à une rétraction du muscle sterno-cléido-mastoïdien, amenant l'inclinaison de la tête du même côté (par la rétraction du chef claviculaire), et une rotation du menton du côté opposé (par la rétraction du chef sternal; fig. 716). A la place du muscle on sent et on voit une **corde dure et saillante**.

Il peut y avoir d'autres rétractions; les autres muscles du cou peuvent être intéressés, mais c'est infiniment rare, tout au moins primitivement.

La rétraction du muscle sterno-cléido-mastoïdien existe dès la naissance ou s'est faite dès les premières semaines. Elle est **permanente**; elle est **indolore**.

Voilà des caractères qui permettront de distinguer aisément le torticolis vrai du torticolis rhumatismal, aigu et passager, ou du torticolis chronique acquis, lequel peut apparaître à tous les âges et est généralement symptomatique d'un mal de Pott cervical.

Cette dernière confusion a été faite, et cependant il suffit vraiment d'un peu d'attention pour l'éviter. Les commémoratifs, la sensibilité à la pression des apophyses épineuses dans le cas du mal de Pott, l'empâtement de la région de la nuque, la sensibilité à tous les mouvements, l'exploration digitale du fond de la gorge ou l'examen du cou pour dépister l'existence possible d'un

abcès par congestion : voilà plus d'éléments qu'il n'en faut
d'ordinaire pour faire ce diagnostic [1].

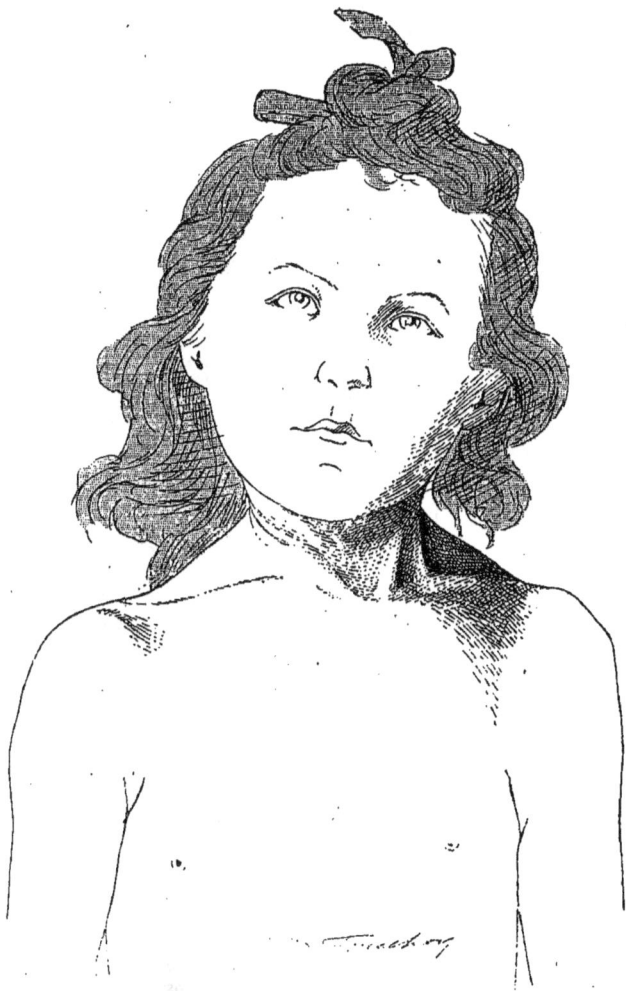

Fig. 716. — Torticolis gauche. Rotation du menton à droite,
inclinaison latérale de la tête à gauche.

1. Lorsque manque la corde dure et saillante à la place du muscle,
il ne s'agit pas de torticolis vrai et essentiel mais d'une inclinaison de
la tête due à une autre affection que vous devez rechercher par l'exploration de la région et par l'examen général du sujet.

## I. — A quel âge faut-il traiter le torticolis?

Au lieu d'attendre à sept ans, comme l'ont décrété, je ne sais vraiment pas pourquoi, certains chirurgiens, il faut *s'en occuper le plus tôt possible*, **aussitôt le diagnostic fait.**

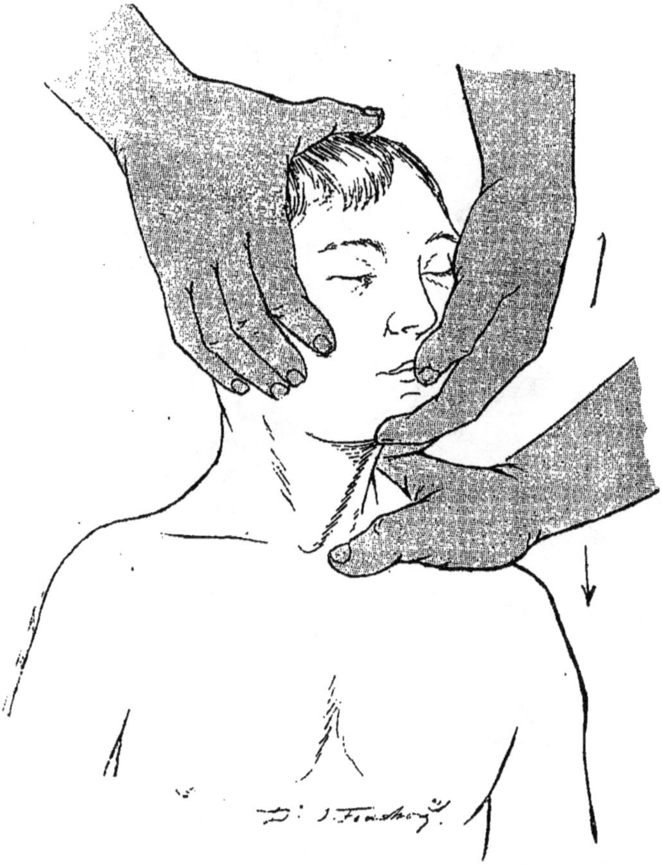

Fig. 717. — Jusqu'à 6 mois ou 1 an, redressement d'un torticolis gauche par de simples manipulations. Un aide donne à la tête une position inverse de celle de la déviation (dans le sens des flèches); le chirurgien pousse l'épaule en bas et malaxe le muscle avec son pouce.

Tout d'abord et surtout, parce qu'on prévient ainsi l'apparition des lésions secondaires, nullement négligeables, que le torticolis entraîne à la longue, en particulier l'atrophie de la moitié correspondante de la face et du crâne et une déviation latérale de la colonne vertébrale.

Ensuite, parce qu'au début et jusqu'à 3 ans, les petits moyens purement orthopédiques suffisent, sans ténotomie.

Mais souvent, il est vrai, l'on ne vous montrera les enfants que plus tard, à quatre ans, huit ans, dix ans....

## II. — Technique du traitement aux divers âges.

**A. Jusqu'à 6 mois** : *Corrigez par de simples* manipulations.

**La correction** s'obtient à cet âge facilement, en 2 à 3 séances, avec des manipulations et des massages du muscle rétracté (fig. 717). On le malaxe. on le pétrit, on le distend, sans violence, mais non pas cependant sans une certaine vigueur. Pendant ces manœuvres, on fait écarter les 2 extrémités du muscle, c'est-à-dire la tête et la clavicule (ceci en tirant sur l'épaule) par une personne quelconque. La séance dure de 4 à 5 minutes. Vous arrivez dès cette première séance à une attitude droite, que vous maintiendrez de la manière dite plus loin.

Le lendemain et le surlendemain, nouvelle séance de manipulations qui conduisent, à la 2e ou 3e fois, à une franche hypercorrection, c'est-à-dire à un torticolis de sens inverse (l'oreille saine touchant presque l'épaule correspondante, tandis que le menton est tourné, au contraire, vers le côté malade).

**Le maintien** *de la correction.*

Voici bien le modèle de bandage le plus pratique et le plus simple qui soit pour conserver cette hypercorrection. Il peut être fabriqué par toutes les mères, surveillé et modifié par elles suivant les besoins (fig. 718 à 720).

La tête est fixée par une calotte ou un bonnet ordinaire, avec une jugulaire faite avec deux rubans noués sous le cou. Au bord inférieur du bonnet on fixe avec des épingles l'extrémité supérieure de deux bandes de toile ou de mousseline molle, l'une derrière l'oreille du côté malade, l'autre au niveau de l'oreille du côté sain.

Les deux bandes passent devant l'aisselle du côté sain et sont épinglées en bas à la culotte de l'enfant ou à une ceinture faite

avec trois tours de bande Velpeau. En tirant sur la première de
ces bandes on augmente la rotation du menton vers le côté
malade ; avec la deuxième on augmente l'inclinaison de la tête

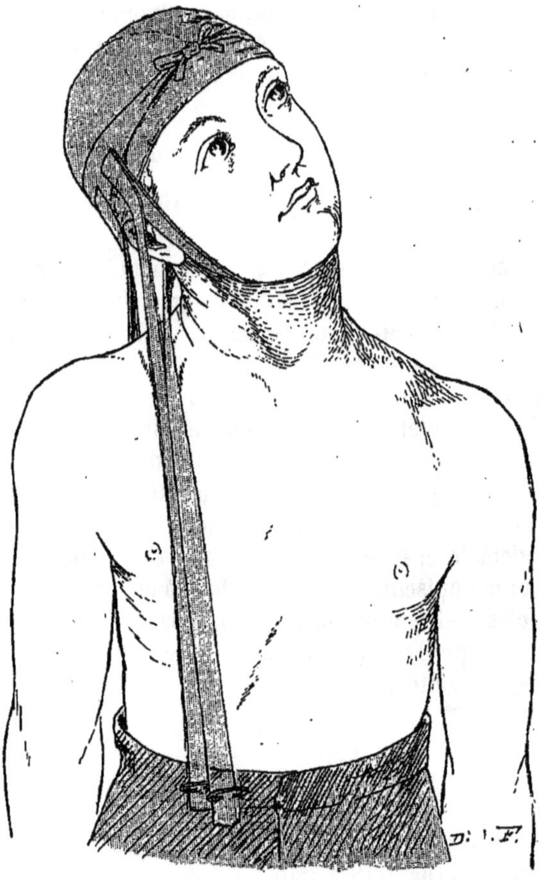

Fig. 718. — Bandage (vu de face) pour maintenir *la correction faite* d'un torticolis gauche. La bande qui vient de derrière en avant, en passant sous l'oreille,
maintient la rotation du menton vers le côté gauche (celui-ci était tourné vers la
droite avant la correction) ; les deux autres bandes qu'on voit s'insérer au bonnet,
au-dessus de l'oreille, sont destinées à produire l'inclinaison latérale de la tête
à droite. On augmente à volonté cette inclinaison latérale et la rotation du
menton. Ce bandage vaut mieux qu'un appareil plâtré.

sur l'épaule saine. Ce bandeau est facile à enlever et à remettre,
ce qui facilite la toilette de l'enfant. Je puis vous promettre

qu'en 6 ou 8 semaines la guérison sera obtenue, si ce bandage a été bien appliqué et bien surveillé.

Il va de soi que, si besoin était dans tel cas exceptionnel, on en prolongerait l'usage pendant encore quelques semaines.

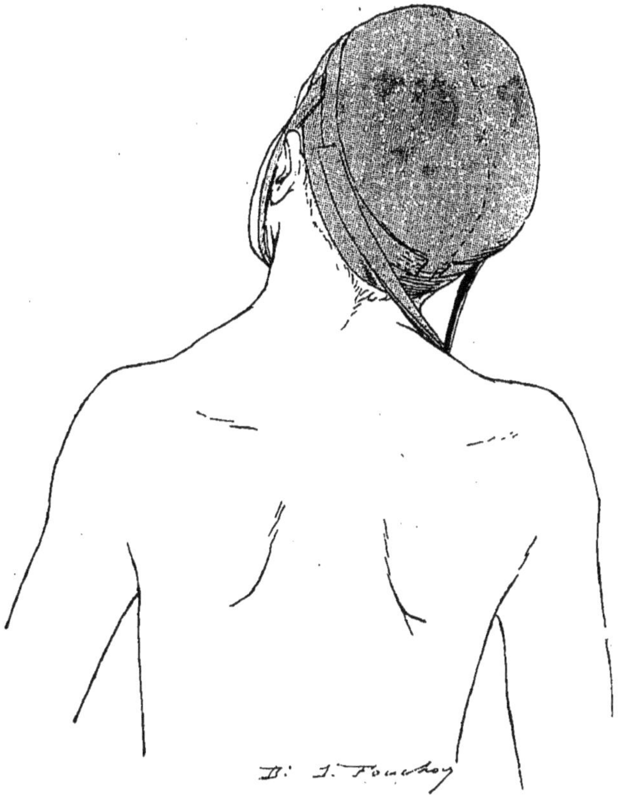

Fig. 719. — Le même bandage, vu de dos. Ici, l'inclinaison latérale de la tête est produite par une seule bande et non plus par deux, comme dans le bandage de la fig. 718.

B. **De 6 mois à 3 ans** : *Redressement sous* **chloroforme** *par* **rupture du tendon** *avec les pouces.*

A cet âge le traitement par les manipulations demanderait trop de temps et de difficulté pour avoir raison de la résistance du tendon déjà trop rétracté.

Il est plus simple, plus expéditif et plus sûr, de rompre en une séance le tendon raccourci. Pas besoin du bistouri pour cela : on arrive, à cet âge, à la rupture sous-cutanée du tendon par la scule pression des pouces à travers les téguments intacts (fig. 721).

Mais il faut vous aider du chloroforme. L'enfant endormi, vous faites saisir la tête par un aide et l'épaule par un autre. A défaut d'aides expérimentés, vous pouvez prendre des aides improvisés, dont vous dirigez les mouvements. Leur rôle est de tirer la tête et l'épaule en sens inverse l'une de l'autre pour tendre au maximum le tendon rétracté. Lorsque celui-ci se présente à vous bien saillant, vous l'attaquez avec vos deux pouces (mis l'un contre l'autre) par son bord interne, à **1 ou 2 centim.** au-dessus de son attache inférieure. Sur cette corde vous pesez et vous pressez de plus en plus vigoureusement avec une force approximative de six à huit kilos; vous pressez par à-coups rythmiques, jusqu'à ce que vous sentiez le tendon céder et se rompre, ce qui s'accompagne généralement d'une petite secousse, en même temps que la peau se déprime sous vos doigts et que les aides sentent céder les résistances qui s'opposaient à l'hypercorrection de la tête.

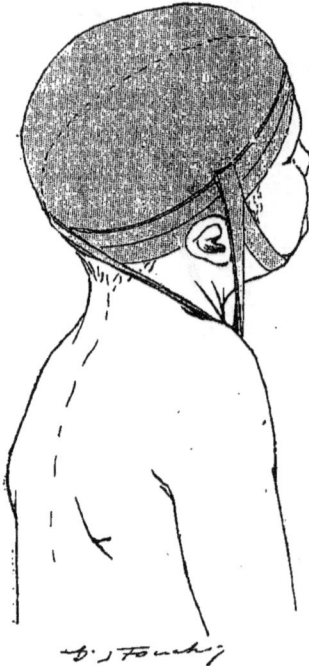

Fig. 720. — Le même, vu de profil.

Cela fait, on distend par des malaxations les tissus voisins du cou et la colonne vertébrale elle-même, car tous les éléments libreux et ligamenteux de la région se trouvent avoir subi une rétraction secondaire à la suite du raccourcissement du sterno-cléido-mastoïdien.

**Le maintien** de *l'hypercorrection.*

*Mettre un plâtre?* Oui, si vous voulez et si vous savez. Mais je vous avertis qu'un plâtre fixant l'hypercorrection au degré voulu, sans gêner ni blesser, est très difficile à bien construire chez ces enfants endormis et qu'on doit maintenir assis pendant

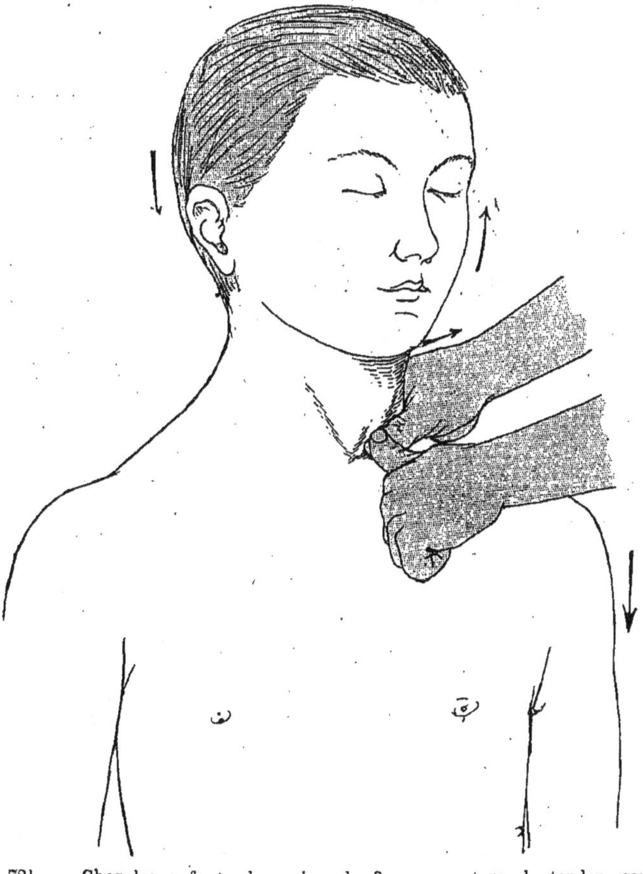

Fig. 721. — Chez les enfants de moins de 3 ans, rupture du tendon par la pression des pouces à travers les téguments intacts. Un ou deux aides redressent la tête (dans le sens indiqué par les flèches; voir fig. 717) et abaissent l'épaule du côté malade; le chirurgien fait céder les insertions du tendon par la pression des pouces.

10 minutes au minimum pour la bonne application de l'appareil. Sous ces réserves, vous pouvez appliquer une minerve plâtrée, construisez-la de la manière dite par nous page 76 pour le mal de Pott, en arrêtant le corset à la partie moyenne du thorax.

*Mais je vous conseille d'appliquer, de préférence au plâtre, un simple bandage mou* identique à celui décrit ci-dessus, *cela suffit.* Je m'en suis servi quelquefois à la place du plâtre et il m'a toujours donné une entière satisfaction.

### C. Au-dessus de 3 ans : Section *du muscle.*

A cet âge, la rupture du tendon par la pression des pouces demanderait trop de violence. Faites plutôt la section du muscle [1].

Sera-t-elle sous-cutanée ou à ciel ouvert?

Si vous avez l'habitude de cette dernière, si vous la préférez à tout prix, soit, tenez-vous-y.

Mais si vous n'avez pas de préférence, *je vous recommande la ténotomie* **sous-cutanée**, et voici pourquoi :

*a.* J'estime inutile et même mauvais, surtout chez les jeunes filles, de laisser une *cicatrice* de 5 à 6 centimètres, qui sera toujours visible et passablement disgracieuse. Or il faut donner cette étendue à l'incision, il faut une très large ouverture, pour voir clair dans la profondeur.

*b.* Pour ce qui est de la *bénignité* de l'opération, on est sûr de toujours éviter les gros vaisseaux du cou, si l'on suit pour la ténotomie sous-cutanée la technique que je dirai plus loin.

Vous voyez, dès maintenant, par la figure ci-contre dessinée d'après nos dissections personnelles (fig. 722), que ces vaisseaux sont séparés du muscle par l'épaisseur de la clavicule, l'aponévrose et les muscles sterno-thyroïdien et sterno-cléido-hyoïdien.

Est-on plus sûr de ne pas causer de lésion ou d'inflammation des vaisseaux, lorsqu' « on découvre largement la jugulaire interne dans un puits », comme le recommandent ceux qui font de la ténotomie à ciel ouvert?

Quant au *risque d'infection*, il peut être considéré comme nul avec la ténotomie sous-cutanée. On ne saurait en dire autant avec la ténotomie à ciel ouvert.

*c.* Mais un des grands arguments, peut-être le plus grand de ceux qui préfèrent cette dernière, c'est qu'elle aurait une *efficacité* plus grande que la ténotomie sous-cutanée, parce que, dans

---

1. Vous la feriez même au-dessous de 3 ans, si vous n'aviez pas pu rompre le tendon par la pression des pouces.

celle-ci, le ténotome doit épargner fatalement quelques fibres du muscle rétracté.

Voici ma réponse :

Oui, il est vrai que le ténotome, dans la section sous-cutanée,

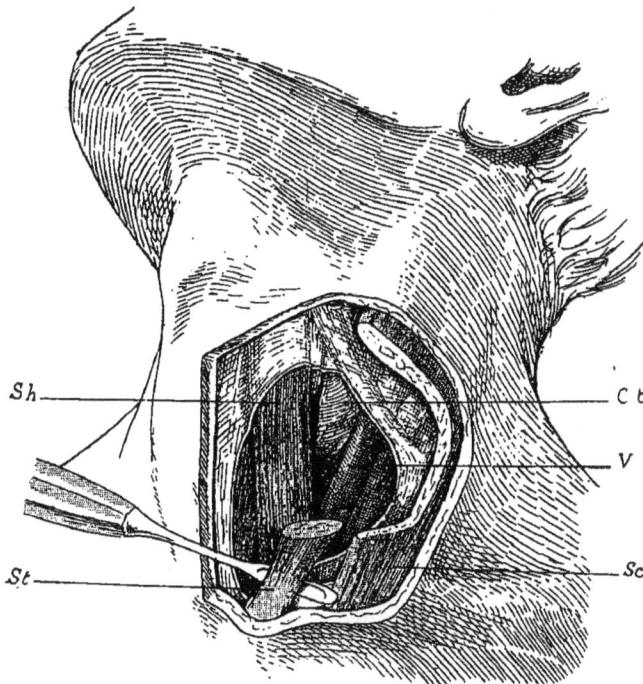

Fig. 722.

St. Chef sternal du sterno-cléido-mastoïdien ;
Sc. Chef claviculaire ;
V. (Vaisseaux). Artère carotide, et en dehors la veine jugulaire interne ,
Sh. Sterno-cléido-hyoïdien ;
Ct. Corps thyroïde.

épargne quelques fibres tendineuses ou musculaires; mais il en épargne aussi dans la ténotomie à ciel ouvert; non pas, il est vrai, des fibres du sterno-cléido-mastoïdien, mais toujours et forcément des fibres aponévrotiques et tendineuses voisines, car dans les torticolis un peu anciens, tous les tissus avoisinant le tendon du sterno-cléido-mastoïdien, c'est-à-dire les fibres apo-

névrotiques et les autres muscles, sont rétractés aussi, quoique
à un degré moindre.

Si notre intervention se borne à faire la section, même complète, du sterno-mastoïdien, nous n'aurons pas une correction
parfaite, pas plus que dans le pied bot, si nous nous en tenions
à la seule section du tendon d'Achille. Nous devons, à la suite de
cette section, brasser tous les tissus, les distendre, les allonger,
les façonner; et non seulement les tissus mous, mais encore
les ligaments vertébraux et les os; nous devons façonner la
colonne cervicale toujours un peu déviée dans le torticolis.

Tout ce qu'on peut dire, c'est que nous aurons affaire à
*quelques fibres* tendineuses ou musculaires de *moins* avec la
ténotomie à ciel ouvert qu'avec l'autre.

Mais il n'est pas plus difficile de faire céder les quelques
fibres du sterno-mastoïdien, épargnées par le ténotome, que
d'avoir raison de la rétraction de tous les autres tissus de la
région.

Par les manœuvres supplémentaires qui s'adressent à ceux-ci
nous ferons aussi céder celles-là d'une manière bien complète.
N'avons-nous pas fait céder le tendon entier chez des enfants à
peine un peu moins âgés? (*Voir plus haut.*)

C'est pour la même raison que *je vous conseille de ne couper
que le chef sternal* du muscle, ce qui rend l'opération beaucoup
plus facile, plus courte et encore plus sûrement bénigne.

Or *cela suffit presque toujours* [1], non parce que le chef claviculaire n'est pas rétracté, car il l'est souvent; mais parce que,
aussitôt la section faite du chef sternal, nous arriverons presque
toujours facilement à la rupture ou à une distension suffisante du
chef claviculaire par les simples manœuvres de redressement
que nous venons de dire.

### La technique de la ténotomie.

*a.* Vous aurez un ténotome mousse en plus du ténotome
pointu.

*b.* **On coupe le tendon de dedans en dehors,** non pas à un

---

1. Saint-Germain disait n'avoir jamais eu à couper le chef claviculaire,
et cela m'est arrivé seulement 3 fois.

doigt, mais à 1 cent. à peine au-dessus de son insertion inférieure, c'est-à-dire le plus près possible du sternum.

c. On ne coupe tout d'abord que le chef sternal, pour la raison dite. Le chef claviculaire cède ensuite à peu près toujours,

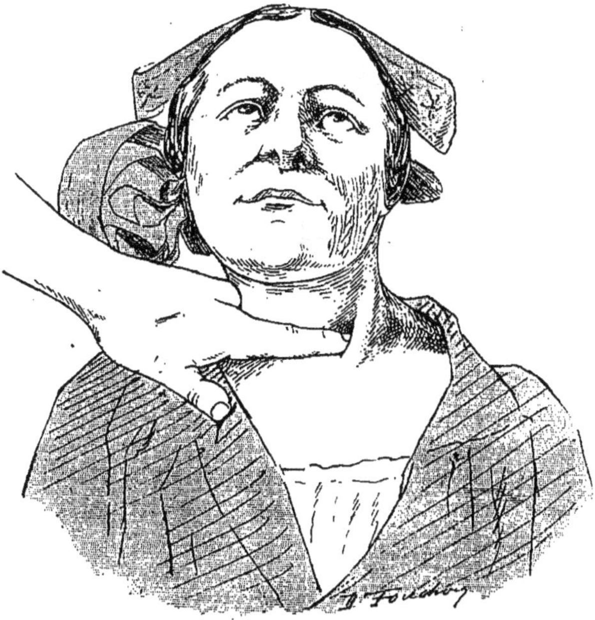

Fig. 723 — Invagination de la peau. — L'index gauche est enfoncé sous le chef
sternal, de dedans en dehors, et vient faire saillie en dehors de ce tendon, sous
les téguments.

si l'on emploie les manœuvres orthopédiques qui ont servi pour
rompre le muscle entier chez les enfants de 2 à 3 ans.

On coupe le tendon d'arrière en avant. Le couper d'avant en
arrière, comme beaucoup le conseillent, est infiniment moins
sûr pour ceux d'entre vous qui ne sont pas chirurgiens.

1er temps : Mise en position de la tête.

Le malade est endormi, pour n'avoir pas à redouter les déplacements volontaires ou involontaires de l'enfant. La tête, en
extension légère de 15 à 20°, est tenue par un aide qui la fera
mouvoir au commandement. Un autre se tient prêt à tirer en
bas l'épaule du côté malade.

*2e temps : invagination de la peau sous le tendon.*

Le muscle étant relâché par l'aide qui tient la tête, vous invaginez la peau avec l'index gauche, de dedans en dehors, sous la

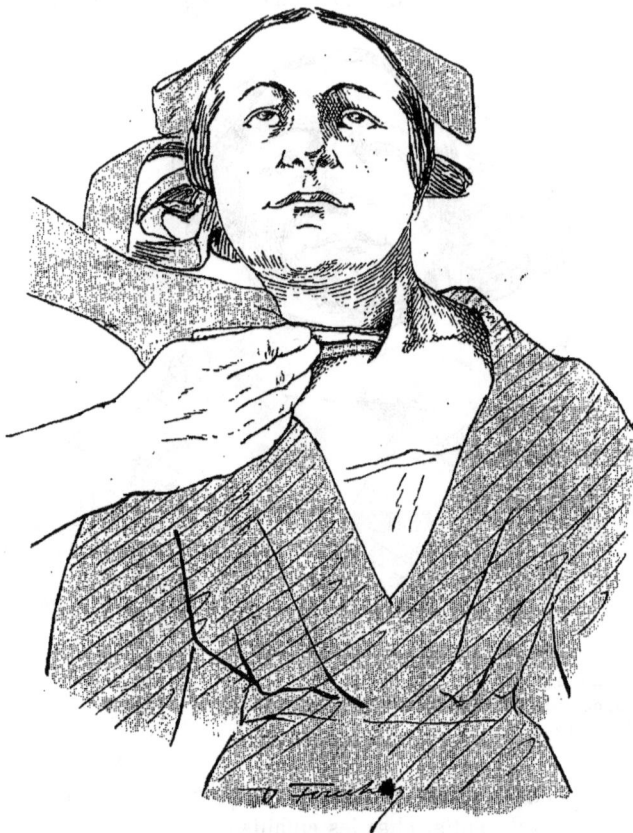

Fig. 724. — Le ténotome pointu est enfoncé en suivant la face dorsale de l'index gauche.

face profonde du tendon, jusqu'au bord externe (notez bien ceci : **jusqu'au bord externe**) du chef sternal (fig. 723).

*3e temps : Incision de la peau.*

Avec le ténotome pointu, conduit à plat sur l'ongle derrière le muscle, vous ponctionnez la peau dans ce fond, sur une étendue de 4 à 5 millimètres, puis, sans bouger l'index, vous retirez ce ténotome et le remplacez par le ténotome mousse introduit également à plat, le tranchant en haut.

Vous enlevez alors l'index, et la peau invaginée revient à sa place normale, engainant complètement le ténotome mousse.

Vous vérifiez que la pointe mousse de celui-ci répond encore au bord externe du chef sternal (fig. 724 et 725).

*4° temps : Section du tendon.*

Alors il vous suffit de retourner le tranchant en avant et de

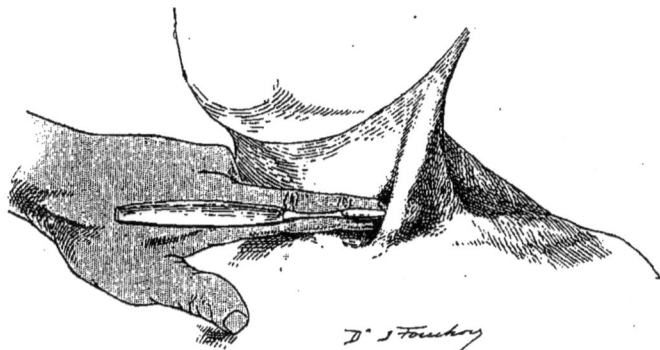

Fig. 725. — Le ténotome est guidé par l'index gauche.

commander à l'aide qui tient la tête de donner à celle-ci une position qui tende le muscle, c'est-à-dire de l'incliner vers le côté sain, et de tourner fortement le menton vers le côté malade.

Tandis que cet aide et celui qui abaisse l'épaule tirent de plus en plus, le chef sternal vient se couper de lui-même sur le tranchant de l'instrument tenu ferme.

Avant que la section ne soit faite, vous avez, avec le pouce et l'index de la main gauche devenue libre, soulevé la peau en avant, pour qu'elle ne soit pas entamée par le tranchant (fig. 726).

Tout à coup une **secousse,** une dépression de la peau, en même temps que s'obtient une hypercorrection de la tête, vous annoncent que la section est faite ; vous pouvez retirer l'instrument, et mettez un tampon sur l'orifice de la ponction.

*5° temps : Par des manipulations,* vous allez rompre ou allonger le chef claviculaire et les quelques fibres du chef sternal qui peuvent avoir échappé au bistouri.

Vous y arrivez par des manœuvres analogues à celle décrites

plus haut pour les enfants de moins de 3 ans (voir fig. 717).

6° *temps* : *Façonnage du cou.*

En même temps et *par ces mêmes manœuvres* sont distendus tous les tissus rétractés du cou, et l'on modèle et façonne la

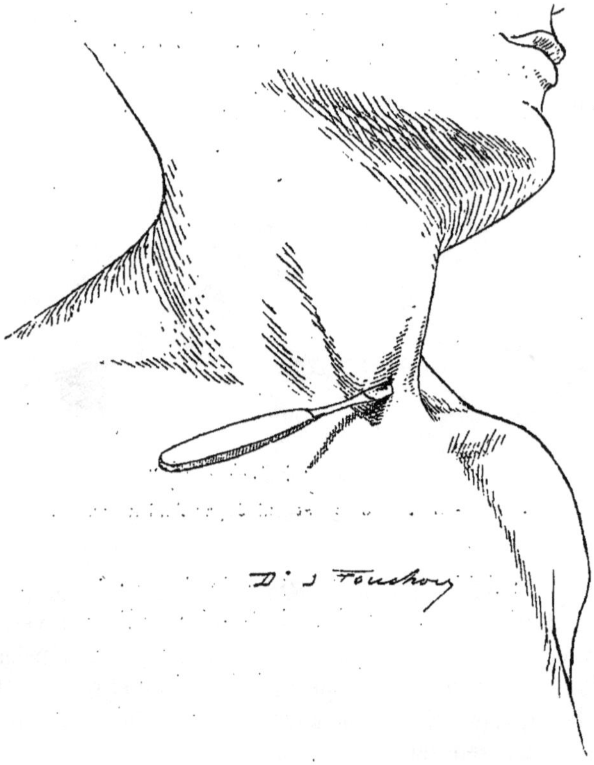

Fig. 726. — Le ténotome est retourné, le tranchant en avant : le muscle va se couper lui-même dans le mouvement de redressement de la tête opéré par un aide. (Avec le pouce et l'index gauches devenus libres, on va pincer et soulever la peau en avant, pour qu'elle ne soit pas entamée par le ténotome.)

colonne vertébrale, toujours un peu déviée, avons-nous dit. On l'incline en sens inverse.

Prolongez ces manœuvres pendant 7 à 8 minutes, mais allez sans brusquerie et sans violence ; la violence est inutile et pourrait n'être pas sans danger.

Mais revenons au chef claviculaire. S'il ne cédait pas, s'il résistait au point d'empêcher l'hypercorrection, ce qui n'arrive pas 1 fois sur 20, vous le sectionnerez après cette constatation faite ; pour le couper, on suit une technique identique à celle indiquée pour le chef sternal : invagination de la peau, etc., avec cette différence qu'on **aborde le chef claviculaire de dehors en dedans** et non pas de dedans en dehors, comme le chef sternal, et qu'on l'aborde à **2 cm. 1/2 au-dessus** de la clavicule, et non pas à 1 cm.

Je finis en vous indiquant une variante de la technique pour le cas de non-invagination de la peau. Il est toujours possible, même chez les sujets gras, avec un peu d'habitude, d'invaginer la peau sous le muscle ; répétez cette manœuvre les jours précédant l'intervention, pour vous la rendre familière. Si toutefois vous n'arrivez pas à obtenir cette invagination complète sous le muscle, alors, pour conserver, malgré cela, toute sécurité, procédez de la manière suivante :

Piquez la peau avec le ténotome pointu **sur le bord interne du chef sternal**, puis remplacez-le par le ténotome mousse qui, travaillant de son extrémité mousse, va contourner petit à petit ce bord pour passer derrière la face postérieure du muscle ; vous le tiendrez parallèlement à cette face, ou même un peu incliné d'arrière en avant et de dedans en dehors, le tranchant en haut ; vous avancez jusqu'à ce que le ténotome mousse soulève la peau sur le bord externe du chef sternal ; on tourne alors le tranchant en avant, et l'on finit comme il a été dit ci-dessus.

### Le maintien du redressement après la ténotomie.

Dès que vous avez obtenu une hypercorrection telle que l'oreille saine touche presque l'épaule correspondante, vous vous occupez des moyens de maintenir cette attitude.

Pour cela vous appliquerez soit une minerve plâtrée si vous savez la faire, mais, je le répète, le plâtre est malaisé à bien réussir ici, soit plutôt un bandage mou identique à celui déjà étudié plus haut (voir fig. 718 à 720).

On conserve cette hypercorrection pendant 15 à 20 jours, après quoi l'enfant est laissé libre.

### Traitement consécutif.

On le masse, on l'assouplit, on lui fait faire des exercices
actifs de redressement consistant à porter la tête dans tous les
sens et surtout vers l'épaule saine, et vous surveillez le retour
qui va se faire spontanément dans une dizaine de jours.

Si la tête vous paraît revenir un peu trop vite, arrêtez sa
marche en remettant simplement le bandage soit la nuit seulement, soit le jour aussi. Et veillez ainsi jusqu'à ce que le résultat
soit exactement ce que vous voulez, ni trop, ni trop peu, ni en
deçà, ni au delà du degré de correction nécessaire.

Pour obtenir cet idéal, je puis vous dire que le bandage
indiqué (fig. 718) vous sera d'un secours bien plus utile que
tous les exercices du monde, — car les exercices sont passagers,
— tandis que ce bandage peut agir nuit et jour, si besoin est.

### Conclusion.

La technique simple que je viens de vous indiquer est celle
qui réunit le mieux toutes les qualités que vous demandez :
sécurité, facilité et efficacité.

Si vous la suivez exactement, surtout si vous savez user du
bandage si simple mentionné pour le maintien, je vous promets
que vous réussirez à tous coups et que la question ne se posera
jamais pour vous de savoir s'il ne faudrait pas extirper le muscle
entier, du sternum à l'apophyse mastoïde, comme n'ont pas
craint de le faire certains chirurgiens voulant ainsi, disaient-ils,
se donner plus de chances d'éviter la récidive du torticolis!!...

# CHAPITRE XIII

## MALADIE DE LITTLE

La maladie de Little est une affection des centres nerveux, d'origine congénitale, caractérisée surtout par une contracture des membres inférieurs, d'où la difficulté ou même l'impossibilité de marcher, — et s'accompagnant presque toujours d'un amoindrissement intellectuel.

Vous les connaissez bien (voir fig. 727 et 728) ces enfants arriérés de 3, 5, 8, 10 ans qui ne marchent pas encore, qui ne savent même pas se tenir sur leurs pieds et qui, lorsqu'on essaie de les mettre debout, touchent le sol seulement par la pointe des orteils, tandis que les genoux et les hanches n'arrivent pas à se redresser. Veulent-ils remuer les jambes, celles-ci s'agitent spasmodiquement, s'entrechoquent et s'entrecroisent.

Presque toujours, on vous les amène uniquement pour cette impossibilité de marcher.

C'est cela qui frappe et ennuie les parents.

Mais vous, qui n'êtes pas aveuglé par la tendresse paternelle, vous reconnaîtrez aisément que ce n'est pas seulement la marche qui est en retard, mais aussi, et peut-être plus encore, le cerveau et l'intelligence de l'enfant. L'embarras de sa parole, sa physionomie plus ou moins hébétée ou même grimaçante, son regard louche ou plutôt oblique, ses mouvements incoordonnés ou choréiformes vous renseignent à cet égard immédiatement.

Revenons à l'examen des membres inférieurs. Ils sont raides comme des barres d'acier, et agités de petites secousses presque incessantes, épileptoïdes. Les réflexes sont exagérés. — Signe de Babinski, etc.

Par suite de la localisation ordinaire des contractures musculaires des jambes, les pieds sont déviés en équinisme pur, ou en équin varus, généralement, — parfois en valgus. Les jambes sont repliées, les cuisses sont fléchies et en rotation interne mais surtout collées intimement l'une à l'autre, si bien qu'il vous est extrêmement difficile de les écarter.

Si vous essayez de ramener les divers segments des membres

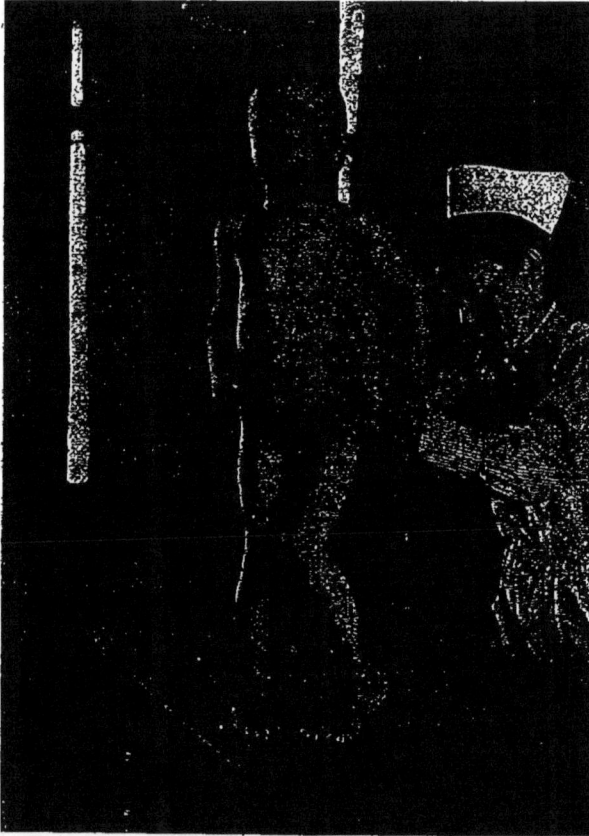

Fig. 727. — Maladie de Little (de gravité moyenne) : facies hébété, cuisses en flexion et adduction, jambes fléchies sur les cuisses, pieds en varus équin.

inférieurs à une bonne attitude, vous avez à lutter contre une résistance presque invincible (raideur « tétanique » ou « cadavérique » des jointures) provenant de la contracture spasmodique des muscles placés du côté « de la concavité des déviations ».

Ce spasme atteint surtout les muscles postérieurs de la jambe, les fléchisseurs du jarret et les adducteurs de la cuisse.

Par contre les muscles « de la convexité » des déviations

peuvent être parésiés. Et le nom de « paralysie spastique » donné quelquefois à cette maladie rappelle ces deux caractères : affaiblissement de certains muscles, et contracture de leurs antagonistes.

La maladie frappe moins souvent et moins profondément les muscles du tronc ou des membres supérieurs.

Je signale simplement les troubles de nutrition de la peau; les jambes et les pieds sont froids et violacés, parfois d'une teinte asphyxique dans certaines formes très graves. Sphincters indemnes, sensibilité intacte.

Est-il besoin de dire que cette maladie existe à tous les degrés possibles et que l'on observe, depuis l'enfant presque normal qui marche seul, mais en traînant lourdement les pieds sur le sol (comme s'ils étaient retenus par des poids de 20 kilos) et entrechoquant ses genoux, jusqu'au sujet complètement impotent, dont les jambes sont repliées sous les cuisses et les talons collés aux fesses? Et de même tous les degrés existent dans l'amoindrissement intellectuel de ces enfants, depuis le retard à peine appréciable jusqu'à l'idiotie inclusivement.

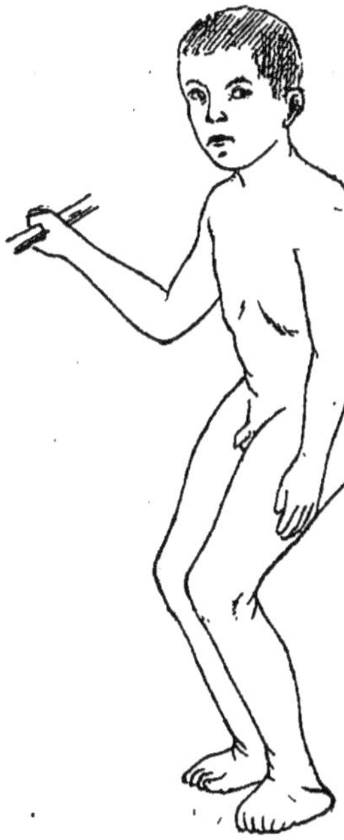

Fig. 728. — Autre forme de gravité moyenne, également.

Ajoutons que presque tous sont nés soit **prématurément**, soit au 7e ou 8e mois, soit dans un état d'**asphyxie**, à la suite d'un **accouchement difficile** ou laborieux. — Il est à remarquer que presque toujours ce sont ces derniers qui sont les plus amoindris au point de vue cérébral.

Quelques auteurs ont voulu voir dans cette maladie une tare de syphilis héréditaire, ce qui me paraît bien loin d'être constant; mais la présomption est cependant suffisante [1] pour qu'on doive soumettre ces enfants au traitement spécifique. Disons dès maintenant que celui-ci s'est montré presque toujours inefficace, même dans les cas de syphilis avérée chez les parents.

1. Dans 2 cas de maladie de Little, M. Déjerine a trouvé des lésions vasculaires de la moelle analogues à celles de la syphilis.

### La conduite à tenir.

Que ferez-vous pour ces enfants? Et y a-t-il vraiment quelque chose à faire?

Eh bien, oui, si ce n'est dans le cas d'idiotie complète.

Comment reconnaître cette contre-indication? C'est moins facile que cela ne paraît au premier abord.

Il est évident que vous ne vous en rapporterez pas aux parents qui vous affirmeront toujours que l'enfant est « remarquablement (!) intelligent », simplement « nerveux » ou « distrait ». Mais sachez vous garder aussi de l'erreur inverse, que pourrait vous faire commettre votre première impression qui sera presque toujours désastreuse : vous prendrez d'emblée ces enfants pour des idiots, tandis que, si vous voulez bien vous donner la peine de les étudier et de les observer pendant quelque temps, vous arriverez à vous convaincre que l'intelligence, au moins 3 fois sur 4, n'est pas absente, mais qu'elle retarde et sommeille seulement. Vous trouverez même des cas où elle sera sensiblement normale, et ceci peut s'observer chez des enfants ayant une impotence presque complète des jambes : c'est dire que les manifestations cérébrales et les manifestations musculaires n'ont pas une évolution forcément parallèle.

Notez que si la gravité des troubles intellectuels va constituer pour vous assez souvent (1 fois sur 4) une contre-indication à tout traitement orthopédique, par contre le degré, même accentué, des lésions musculaires ne doit jamais être la contre-indication à ce traitement.

Vous verrez à la page 625, par la légende de la fig. 731, ce que nous avons pu faire d'une malade de 15 ans avec impotence complète des membres inférieurs, mais dont l'intelligence était presque normale.

En résumé, si l'enfant n'est pas idiot, vous devez le soumettre à un traitement orthopédique, et vous arriverez à des demi-guérisons et même, dans certains cas, à des guérisons sensiblement complètes.

Vous y arriverez pourvu que vous ayez la foi, « une foi sincère et agissante », qui vous fera suivre ces enfants, sans trêve et sans impatience, pendant 1 an ou même 2 ans quelquefois.

#### TRAITEMENT

On doit avoir un double objectif et s'occuper : 1° du cerveau de ces enfants; 2° de leurs jambes.

## 1° Traitement psychologique.

*Instituez un traitement moral et psychique* contre le retard intellectuel. Cette partie du traitement sera confiée à la mère; il faut exiger des mères qu'elles s'occupent elles-mêmes de leurs enfants et ne les confient pas à des gardes mercenaires.

Elles seules voudront et pourront, par leur patience infinie qui ne connaît pas les découragements, aider au développement de ces cerveaux arriérés et leur donner, en **leur apprenant à vouloir**, la discipline et le frein régulateur dont ils ont besoin pour arriver à commander à leurs muscles.

Elles seules ne se lasseront pas de faire répéter à ces enfants, du matin au soir, les mêmes mots, les mêmes mouvements, les mêmes exercices.

Dites bien aux parents de s'en occuper sans répit et de ne pas craindre de fatiguer le cerveau de l'enfant.

Chaque gain obtenu du côté du cerveau retentit heureusement sur le fonctionnement des muscles atteints par la contracture. Plus le cerveau commandera, plus vont s'atténuer les spasmes réflexes et plus le sujet sera capable de diriger ses jambes en vue de la marche prochaine.

## 2° Traitement orthopédique.

Ce *traitement local* et *direct des déviations* vous regarde seul; il est aussi nécessaire, pour arriver à un résultat, que le traitement psychologique dont nous venons de parler.

A. **Age de choix pour ce traitement orthopédique.** — Vous le ferez aussitôt que possible, c'est-à-dire dès que l'intelligence le permettra. Il faut que l'enfant s'aide lui-même, pour que le traitement soit efficace; il faut qu'il comprenne quelque chose, qu'il sache un peu ce qu'on lui veut, lorsqu'on lui dit : fais attention, tiens-toi bien! relève-toi! etc., et sache faire un effort si petit et si peu durable qu'il soit!

Il en est qui veulent de bonne heure; d'autres, au contraire, qui ne réagissent pas intellectuellement avant 3, 4 et 5 ans. Vous devez **attendre** cet **éveil de la volonté** de l'enfant pour commencer le traitement local.

B. **Technique du traitement local.** — Il consiste à mettre les divers segments des membres inférieurs dans la position la plus favorable à la marche, avec légère hypercorrection. Ainsi cette pointe du pied qui tombe, sera ramenée à l'angle droit (ou plutôt à un angle aigu) sur la jambe ; cette jambe fléchie sera mise dans l'extension (ou plutôt en hyperextension), ainsi que cette cuisse repliée sur le ventre ; et de même encore ces cuisses collées l'une contre l'autre seront écartées et maintenues écartées.

1° **Le redressement des déviations.**

Il s'obtient, comme dans la paralysie infantile (voir p. 427), par des manœuvres orthopédiques avec ou sans chloroforme, avec ou sans ténotomie.

*a.* **Forme bénigne.** — Si c'est très peu de chose, si la déviation est à peine marquée, la correction se fait sans bistouri et sans narcose.

*b.* **Forme ordinaire** (voir fig. 727 et 728). — La déviation est parfois très accentuée (mais elle ne porte que sur les membres inférieurs, le tronc et les membres supérieurs sont indemnes). Il faudra vous aider ici du ténotome et du chloroforme.

*Au pied* on fait la section du tendon d'Achille ou mieux son allongement par la voie sous-cutanée de la manière que nous avons indiquée [1] (p. 430). Lorsqu'on n'a besoin de gagner que 1 centimètre à 1 centimètre 1/4 (voir fig. 509), la simple ténotomie suffit. Dans les autres cas, l'allongement est nécessaire, car, après la section, le segment charnu du muscle est tellement tiré en haut par la contracture que la réunion des deux tronçons ne peut pas se faire, d'où une déviation en talus très marquée, remplaçant l'équinisme primitif mais ne valant guère mieux.

*Au genou,* l'on coupera les tendons du creux poplité. Pour ces ténotomies du jarret, suivez la technique dite page 435, qui permet de sectionner par la voie sous-cutanée le biceps lui-même

---

1. Pour peu que le spasme soit accusé, la section, avec ou sans allongement du tendon, vaut mieux que son extension forcée par le redressement simple. Pour combattre les crampes, parfois si pénibles, il faut user, en dehors de la ténotomie ; *a.* des moyens psychologiques déjà signalés ; *b.* des massages et des bains ; *c.* aussi de tous les antispasmodiques connus ; bromure, valériane, etc.

Mais cela ne va pas tout seul ; il y faut le temps, ces contractures spasmodiques ne disparaissent guère avant plusieurs mois de traitement.

sans avoir rien à craindre pour le nerf sciatique poplité externe, situé à un centimètre et demi en dedans du tendon.

*A la cuisse,* pour la section des fléchisseurs ou des adducteurs, on opère de la manière dite dans le chapitre II de la coxalgie (voir p. 214).

2° **Le maintien du·redressement.**

La correction, ou plutôt l'hypercorrection de 20 à 25° des

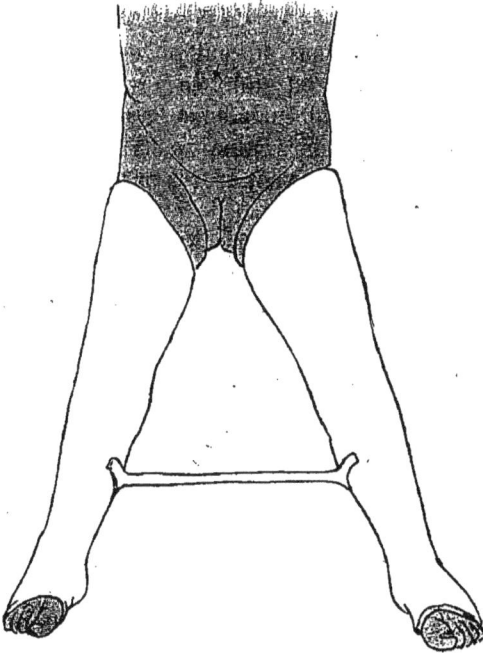

Fig. 729. — Traverse destinée à assurer l'abduction des cuisses. On peut augmenter ou diminuer l'abduction en mettant la traverse plus haut ou plus bas.

pieds, des genoux et des cuisses ayant été obtenue par un de ces procédés, quel qu'il soit (redressement forcé, ténotomie ou rupture des tendons), sera maintenue pendant deux à trois mois dans un appareil plâtré (fig. 729) [1].

1. En réalité, pour maintenir l'abduction des cuisses, le plâtre devrait prendre le bassin, mais le sujet serait ainsi trop « empoté » et vous ne pourriez pas le faire marcher avec cet appareil. C'est pour cela que votre plâtre, parti de la racine des orteils, doit s'arrêter en haut au niveau

3° **Mise sur pieds et exercices de la marche.** — Mettez
l'enfant debout et essayez de le faire marcher avec son appareil,
**quelques jours après la correction**, dès qu'il est à peu près
remis de ce petit traumatisme. **Ne tardez pas**, ne le laissez pas
au repos pendant des semaines ou des mois, comme on le fait
généralement; il se rouillerait encore davantage.

Oh! vous le devinez bien, cela n'ira pas tout seul de le faire
marcher, même après le redressement obtenu de toutes les déviations.

Au début, il ne saura pas du tout se tenir sur ses pieds; il
faudra l'aider; le soutenir ou plutôt le porter, presque entièrement. La jambe et le pied, maintenus dans le plâtre, resteront
forcément dans la position voulue; mais le sujet fléchira en
avant sur les hanches, que vous n'avez pas prises dans l'appareil, avons-nous dit.

On doit lui rappeler à chaque instant de faire effort pour
relever le tronc qui tombe en avant. Si vous ou sa mère lui
avez appris à vouloir, il s'efforce de se tenir, mais il n'y arrive
pas seul, il lui faut le secours constant ou presque constant de
une ou deux mains s'occupant de lui.

On répétera cependant ces essais du matin au soir, sans se
lasser ni se décourager jamais, avec des rappels incessants :
tiens-toi bien! redresse-toi....

Et cet effort répété ne sera pas perdu. Il développera la volonté
et fortifiera à la longue les muscles extenseurs de la cuisse sur
le bassin, si bien qu'un beau jour, après quelques semaines ou
quelques mois de ces essais jusqu'alors demeurés infructueux,
l'enfant arrivera à se tenir debout, **pendant quelques secondes,
sans la main de la mère**, seulement soutenu par deux béquilles.

Le progrès est immense! Obtenir que l'enfant se tienne seul,

---

du trochanter. Vous laisserez donc les hanches libres pour les essais
de marche en ne vous occupant de maintenir l'abduction des cuisses
que pendant la période de repos de l'enfant, c'est-à-dire toute la nuit,
et le jour dans l'intervalle des exercices. Pour ceci (voir fig. 729) vous
écarterez les 2 plâtres avec des sacs de sable ou avec une pièce métallique terminée par 2 arcs embrassant les 2 plâtres et susceptibles de
s'allonger de plus en plus comme le fait un mensurateur de cordonnier.

Pour empêcher la flexion du bassin sur les cuisses, il faut maintenir
le tronc bien à plat avec quelques circulaires de bande Velpeau passées
autour du cadre de repos.

sans le secours de personne, avec seulement des bâtons, ou des béquilles, ou des cannes, est capital. Cela témoigne, non pas seulement qu'il a de meilleurs muscles et plus de force, mais encore et surtout que son cerveau a **le sens de l'équilibre**, ce qui est la première condition du succès.

Jusqu'alors, tant qu'il avait besoin d'une personne pour se tenir debout, l'enfant n'avait pas ce sens de l'équilibre et la réussite pouvait demeurer incertaine ; maintenant elle est assurée.

En réalité, l'on pourrait distinguer, dans cet apprentissage si laborieux de la marche, quatre phases dont chacune dure plusieurs semaines ou plusieurs mois, suivant la gravité du cas.

1re *phase.* — Après le redressement des déviations, l'enfant reste sur pieds avec l'appui d'une ou de deux personnes, *sans qu'il ait encore le sens de l'équilibre.*

2e *phase.* — *Il sait se tenir sur pieds, sans appui intelligent étranger,* c'est-à-dire avec seulement l'appui de deux bâtons ou de deux béquilles ; c'est donc lui qui a le sens de l'équilibre *sur place* ; mais il ne marche pas encore tout seul.

Il ne le peut qu'avec l'appui d'une ou de deux personnes, car s'il a le sens de l'équilibre pour la station debout il ne l'a pas encore pour l'acte plus complexe qu'est la marche.

3e *phase.* — *Il fait son premier pas tout seul, sans secours intelligent,* avec le seul appui de ses bâtons ou de ses béquilles.

4e *phase.* — Après cela la bataille est gagnée. *Il arrivera à marcher* soit sans appui, soit avec une seule canne.

Il faut parfois un an ou même deux ans pour arriver à ce résultat.

Encore un mot sur les appareils de marche. On se sert pendant deux a trois mois d'un plâtre allant des orteils au trochanter, puis d'un appareil en celluloïd articulé (à jeu limité de moitié) au pied et au genou. Ce celluloïd est construit sur un moulage pris par vous. Après avoir fait le moulage vous appliquez un nouveau plâtre pour les 15 à 20 jours que va durer la confection du celluloïd.

Dès que vous êtes en possession du celluloïd, vous l'enlevez plusieurs fois par jour, soit pour donner des bains, soit pour faire des massages des muscles « de la convexité ».

Pour fortifier ces muscles affaiblis, on a de même recours à des exercices actifs exécutés pendant quelques minutes plusieurs fois par jour, soit dans la position couchée, soit debout.

Ils consistent à faire travailler le plus possible les muscles défaillants, par conséquent à faire relever le pied sur la jambe, à mettre la jambe en extension sur la cuisse et celle-ci en extension sur le bassin, et à porter les cuisses en abduction le plus possible.

Après quelques semaines, on y ajoute quelques mouvements passifs pour rendre la souplesse aux jointures qui sont enraidies, peu ou beaucoup, par la maladie et par l'immobilisation dans les appareils.

Ces appareils amovibles seront conservés aussi longtemps que la jambe manifestera une tendance à retourner à sa mauvaise attitude, c'est-à-dire 6 mois, 8 mois, 12 mois, ceci étant très variable suivant les cas.

Enfin l'on s'occupe de l'éducation méthodique et rythmée de la marche. Pendant un assez long temps encore l'enfant traînera lourdement les pieds [1] et entrechoquera les genoux en marchant; mais cela finit par disparaître plus ou moins complètement grâce aux massages, à la gymnastique, à des exercices actifs répétés.

## Les cas exceptionnellement graves où les muscles du tronc sont pris.

Le tronc est effondré sur les membres inférieurs dont les divers segments sont repliés en accordéon. Même en ces cas nous ne sommes pas désarmés. Nous pouvons arriver à faire marcher ces enfants, avec l'appui de deux cannes il est vrai, au moyen d'un appareil remontant à l'aisselle, appareil articulé, avec des muscles artificiels (voir chap. ix). Mais cet appareil est l'affaire du fabricant orthopédiste; votre rôle se borne à redresser les multiples déviations existantes, à prendre un moulage et à maintenir la correction avec un grand plâtre pendant la construction du celluloïd.

A moins que, tout bien pesé, vous ne préfériez vous débarrasser de ces mauvais cas, heureusement exceptionnels, et les « passer » aux spécialistes.

1. Ou s'avancera sur la pointe des pieds, démarche **digitigrade**.

Conclusion. — En somme, si le praticien veut et peut s'occuper presque quotidiennement de ces enfants, s'il est bien secondé par les parents, il accomplira de véritables petits miracles [1].

Encore une fois le résultat dépend de la persévérance et de la foi du médecin qui sait ou non communiquer sa conviction et sa persévérance aux parents. Les uns sauront arriver à faire marcher ces enfants tôt ou tard, les autres n'y arriveront jamais !

Il est ainsi bon nombre d'enfants de 8, 10 (fig. 730) et même 15 ans (fig. 731) qui n'avaient jamais marché et dont les déviations, l'impotence et les troubles de nutrition étaient si graves qu'ils ne paraissaient même justiciables d'aucun traitement, — et qui, après les soins quotidiens que nous leur avons donnés pendant six mois, un an ou deux ans, sont arrivés à faire plusieurs centaines de mètres d'une seule traite et sans appui, ou avec simplement l'appui d'une canne.

### Le traitement chirurgical de la maladie de Little.

Dans les cas graves il faut savoir associer aux mesures purement orthopédiques toutes les ressources d'un traitement chirurgical.

Le professeur Vulpius, d'Heidelberg, qui a sur le sujet une compétence universellement reconnue, a bien voulu écrire, tout spécialement pour vous, ce chapitre du traitement chirurgical, comme il l'avait fait pour la paralysie infantile (chap. ix).

Voici son exposé, mot pour mot.

« Les méthodes décrites p. 440 de la chirurgie moderne des tendons peuvent s'appliquer aussi aux *paralysies spastiques*, dont nous allons brièvement nous entretenir en citant surtout la paralysie infantile cérébrale et la maladie de Little.

« Vous trouvez dans de tels cas ou des spasmes dans certains muscles, surtout dans les fléchisseurs, où bien en même temps des parésies dans des muscles antagonistes, en tout un mélange de paralysie et de crampes à différents degrés.

---

1. L'amélioration, petite ou grande, se produit, dans tous les cas, sous l'influence d'un traitement bien fait.

Mais je ne parle ici que de la **vraie maladie de Little**, **congénitale**, et non pas de cette **paralysie spasmodique acquise**, qui débute de 7 à 15 ans (Déjerine), et qui, au contraire de la précédente, **s'aggrave** d'année en année, quoi qu'on fasse.

« Les difformités résultant de ces états musculaires sont quasi

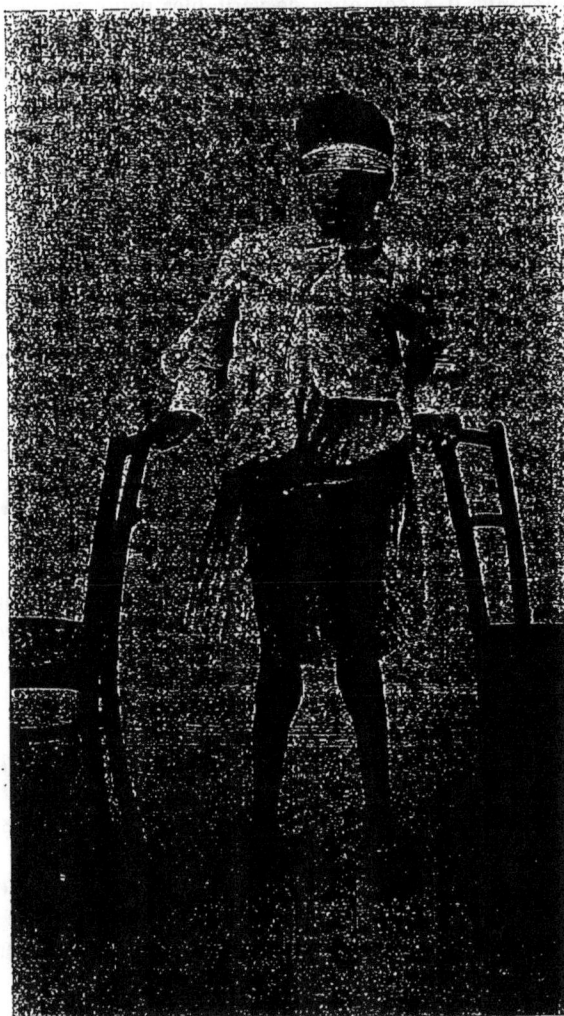

Fig. 730. — Enfant de dix ans après traitement. Il n'avait jamais marché. Actuellement, après un an de soins, il est capable de marcher avec une canne.

typiques. Le pied se trouve toujours dans la position équin très prononcée à laquelle s'ajoute souvent le varus, assez rarement le valgus.

« Au genou nous voyons une flexion plus ou moins considérable ; à la hanche la flexion, l'adduction et un certain degré de rotation en dedans.

« Les spasmes et les contractures augmentent lorsque le malade commence à marcher. C'est un état très grave et pénible surtout dans les cas bilatéraux (maladie de Little).

« Dans des cas d'hémiplégie cérébrale se trouvent naturellement les mêmes spasmes dans les bras, et par suite des contractures dont la position des doigts et du poignet en flexion, du pouce en flexion et adduction extrême, de l'avant-bras en flexion et surtout en pronation sont d'une influence fatale sur la fonction du membre supérieur.

« Des spasmes compliqués de mouvements d'athétose dans les bras se trouvent également

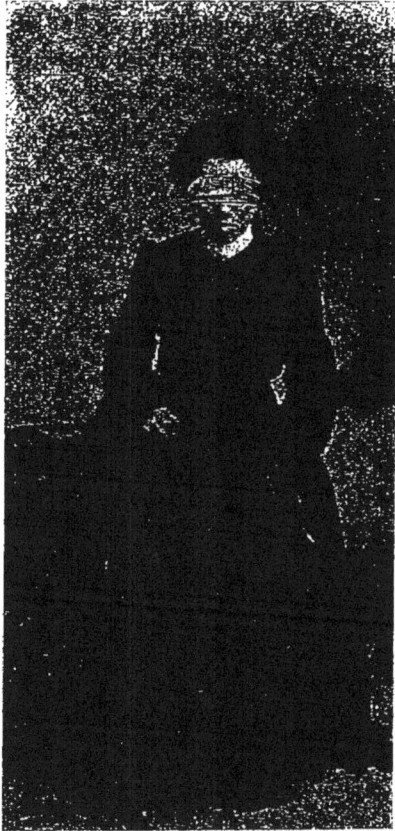

Fig. 731. — Berthe P., de Courbevoie, après traitement. Elle était venue à l'Institut orthopédique de Berck à l'âge de quinze ans (envoyée par mon distingué collègue et ami le D' Ardouin). Elle n'avait jamais marché. Ses jambes étaient repliées sous les cuisses et les talons collés aux fesses, maintenus dans cette position par une contracture paraissant invincible ; jambes violacées, presque noires, troubles trophiques. — La contracture s'étendait aux muscles du tronc, mais l'intelligence était conservée, mettons aux 3/4. J'ai promis aux parents de mettre l'enfant sur pieds et de la faire marcher, mais j'ai demandé pour cela un an et demi de crédit et exigé que la mère s'en occupât elle-même. Dès le treizième mois l'enfant (redressée en 3 séances, sous chloroforme) était sur pieds et pouvait faire deux à trois cents mètres, seule, avec le simple appui d'une canne.

dans des formes graves de la maladie de Little et ce qui rend
l'état de ces malades plus grave et triste, c'est qu'ils sont compliqués souvent d'un idiotisme à degrés variés.

« Parlons de la thérapie opératoire et disons d'abord que les

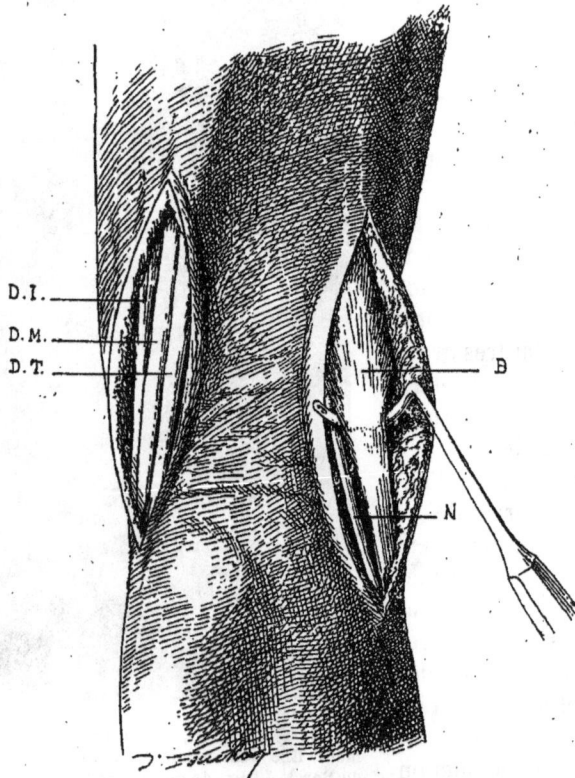

Fig. 732. — Tendectomie. 1er temps : Les tendons sont mis à nu et isolés des tissus
sous-jacents par une aiguille à anévrysmes; le tendon est coupé sur l'aiguille.
B, Biceps; N, Nerf sciat. pop. ext.; DT, Demi-tendineux; DM, Demi-membr.; DI,
Droit interne.

cas graves de paraplégie spastique combinés avec des affections
des membres supérieurs et avec l'idiotisme accentués ne
s'adaptent pas à ce traitement.

« Mais ne vous trompez pas à cette raideur des mines, à ce
strabisme, à cette difficulté de la parole qui souvent donnent
l'apparence d'un idiotisme plus grave qu'il n'est en réalité.

« D'après ce que nous venons de dire il faut lutter :

« 1° Contre la contracture des muscles spastiques ;

« 2° Contre le spasme lui-même ;

« 3° Contre la parésie de certains muscles.

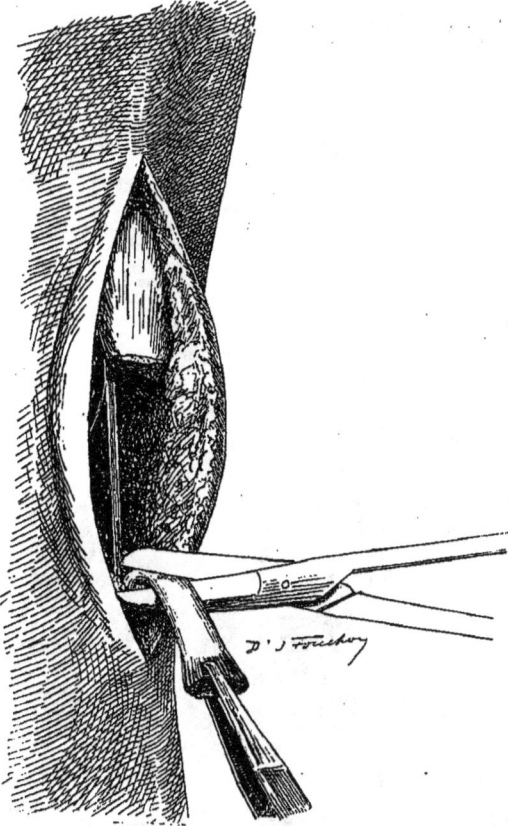

Fig. 733. — Le bout périphérique du tendon du biceps est saisi par une pince et enlevé d'un coup de ciseaux.

« 1° La *contracture* peut être écartée par la ténotomie. Quant au pied équin spastique, je ne vous conseille pas de faire la ténotomie linéaire simple, parce que la crampe musculaire retire le tendon et par cela allonge la diastase d'une manière souvent imprévue.

« Préférez l'allongement plastique dont nous avons parlé au début (voir p. 440).

« Faites la ténotomie des fléchisseurs du jarret à ciel ouvert à cause des dangers inévitables par la méthode sous-cutanée.

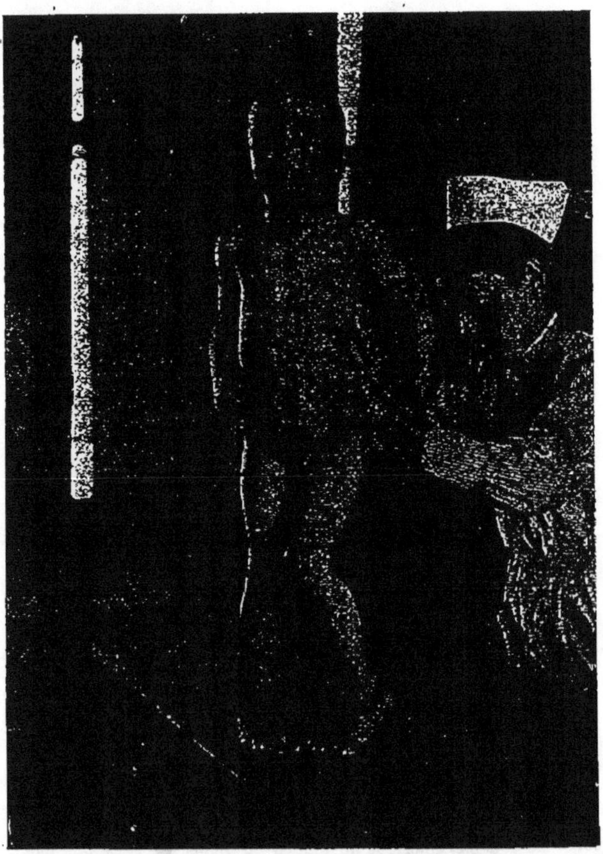

Fig. 734. — Maladie de Little (de gravité moyenne) : facies hébété, cuisses en flexion et abduction, jambes fléchies sur les cuisses, pieds en varus équin.

« Et comme les gaines des fléchisseurs ont une grande tendance à la reproduction des tendons et par cela le danger d'une récidive étant imminent, ajoutez la *tendectomie*, c'est-à-dire réséquez 1 ou 2 centimètres de la longueur du tendon (fig. 732 et 733).

« Faites de même la ténotomie des fléchisseurs contractés de
la hanche au-dessous de l'épine iliaque antérieure à ciel ouvert,

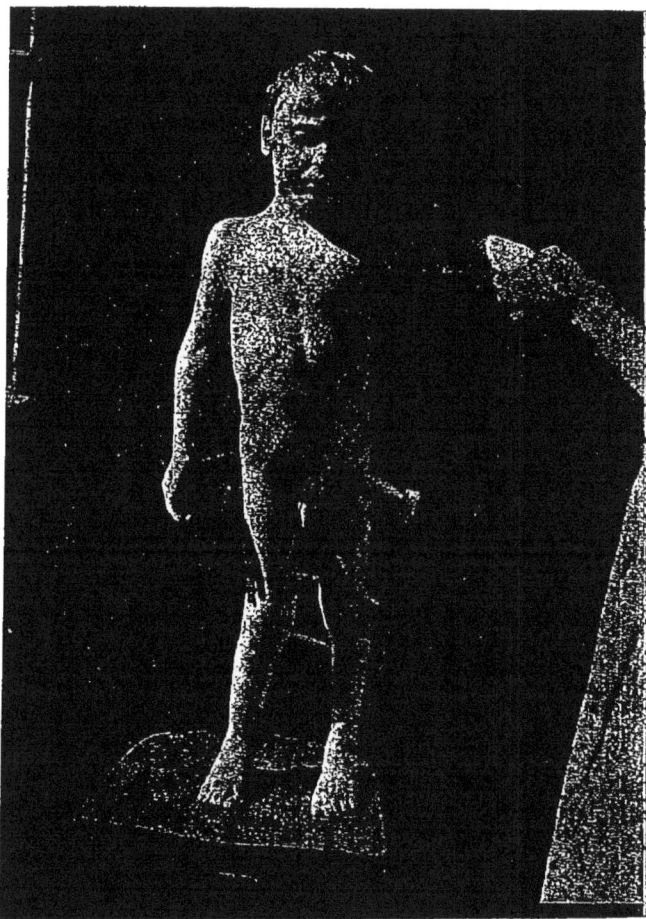

Fig. 735. — Le même après l'intervention chirurgicale.

tandis que vous pouvez corriger la contracture des adducteurs
en les ténotomisant de manière sous-cutanée.

« Après avoir opéré les trois grandes articulations de la jambe,
il vous faut les fixer dans une position bien corrigée au moyen

·d'un appareil plâtré qui devient très grand s'il s'agit d'une affec-
.tion bilatérale.

« Pour le réduire autant que possible vous pouvez laisser les
hanches libres en assurant l'abduction au moyen d'une tige fixée
·d'une jambe à l'autre (fig. 729).

« Commencez le traitement postopératoire par le massage et
la gymnastique, après cinq à six semaines de fixation.

« 2° Le *spasme* est diminué par le même moyen qui fait disparaître la contracture, c'est-à-dire : la ténotomie. Mais il ne disparaît pas toujours complètement, et revient même quelquefois
plus tard.

« Dans de tels cas rémittents on peut recourir à la transplantation tendineuse qui agit plus énergiquement contre le spasme
que la ténotomie.

« 3° La *parésie* de certains muscles se combinant assez souvent
avec l'hyperinnervation des autres, exige la transplantation tendineuse qui répond alors à plusieurs indications : affaiblissement
des muscles spastiques, renforcement des muscles parétiques,
suppression des spasmes. Employez la technique de la greffe
décrite plus haut (voir, p. 450, le traitement chirurgical de la
paralysie infantile).

« Les opérations correspondantes du membre supérieur étant
plus compliquées doivent plutôt rester le domaine du spécialiste,
qui peut pourtant obtenir des résultats satisfaisants quant à la
position des doigts, du poignet et de l'avant-bras (supination).

« En résumé, nous constatons que les opérations modernes de
tendons ont amené un très grand progrès dans le traitement des
paralysies spastiques. Mais, pourtant, ces résultats sont plus
incomplets que dans la paralysie spinale infantile et demandent
plus de patience (fig. 734 et 735). »

# QUATRIÈME PARTIE

## APPENDICE

---

### CHAPITRE XIV

#### UN MOT SUR LE TRAITEMENT DES ADÉNITES CERVICALES

Les adénites cervicales sont certainement moins graves par elles-mêmes que par les stigmates si disgracieux qu'elles laissent trop souvent après elles, stigmates auxquels on attache dans le monde une signification si fâcheuse. « Toute cicatrice du cou disqualifie irrémédiablement une femme [1]. »

L'objectif des praticiens devrait être, par conséquent, de tout faire pour éviter les cicatrices.

Au lieu de cela, combien n'est-il pas encore de chirurgiens — presque tous — pour pratiquer d'emblée l'extirpation, qui, lorsqu'elle guérit [?] (car elle est bien loin de guérir toujours, et combien ne voit-on pas de récidives à la suite de l'opération!), va laisser fatalement des tares indébiles! (Voir fig. 736 à 741.)

C'est contre cette manière de faire que je m'élève, en avouant qu'elle a été aussi la mienne au début de ma pratique.

Est-il possible de faire mieux, et d'obtenir la guérison sans traces? — Oui, certainement. Voici comment :

*a.* La **résolution spontanée** n'est pas rare, en effet. Qu'on ne se presse donc pas d'intervenir.

*b.* Si la glande, au lieu de se résorber, **se ramollit**, vous la

---

1. Berger, *Congrès de chirurgie*, 1901, p. 723.

traiterez comme l'abcès froid des membres, par des ponc-

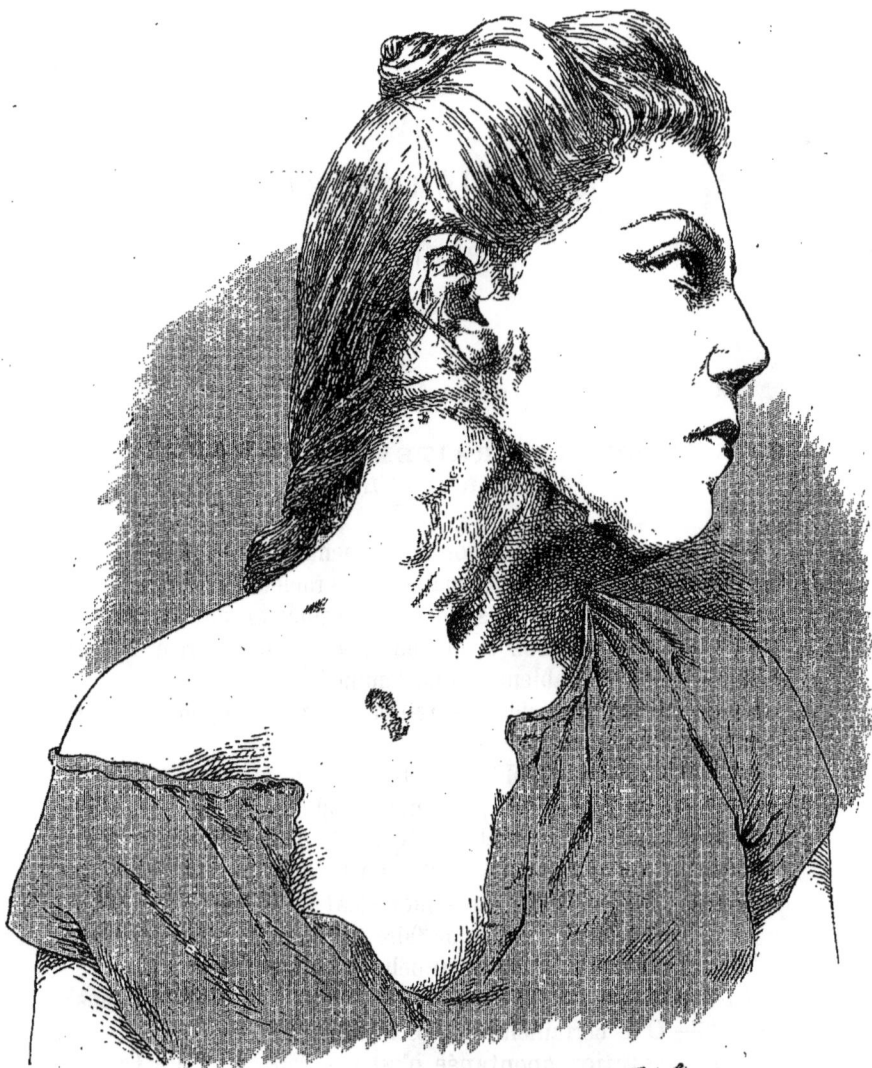

Fig. 736. — Résultat esthétique de trois interventions sanglantes.

tions et des injections, la guérison sera également parfaite.

*c.* Si la **glande indurée** reste indéfiniment stationnaire (cas plus rare), provoquez artificiellement soit sa résolution, soit son ramollissement, mais toujours par des méthodes sauvegardant l'intégrité de la peau.

N'intervenez par une opération sanglante que lorsque la peau

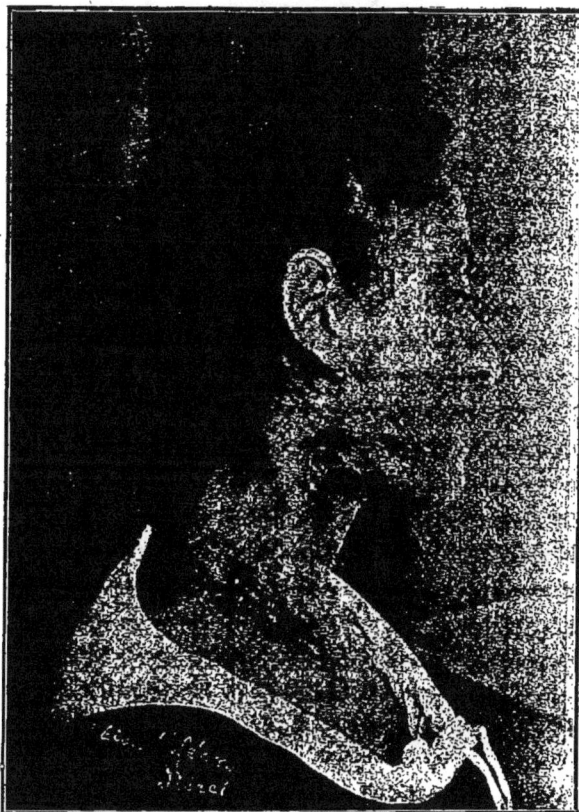

Fig. 737. — Autre cas : Résultat esthétique après 6 opérations.
Voyez la face gauche de cet enfant, à la page suivante.

est déjà très largement ulcérée et qu'il y a, même au point de vue esthétique, un avantage manifeste à agir ainsi, *ce qui n'arrivera presque jamais.*

Ceci posé, nous allons entrer dans les détails de la technique

·à suivre dans chaque cas particulier. On peut distinguer trois

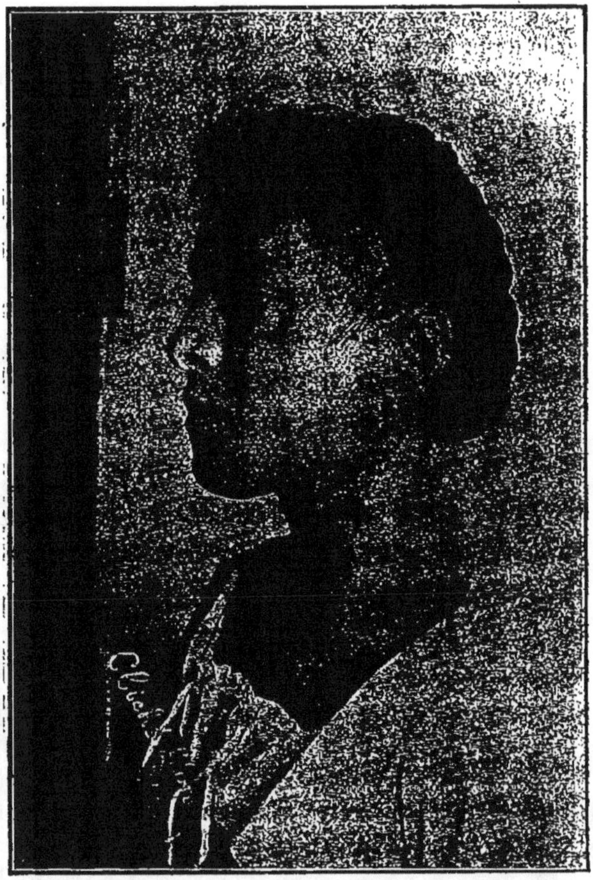

Fig. 738. — La même enfant qu'à la figure précédente.·

·cas : 1° adénite suppurée non ouverte; 2° adénite dure; 3° adénite fistuleuse.

## Technique du traitement local.

1ᵉʳ CAS. — L'ADÉNITE EST RAMOLLIE, MAIS NON OUVERTE.

·C'est bien le cas le plus facile à traiter.

Remarquez que beaucoup de chirurgiens recommandent d'opérer les adénites dures, de crainte qu'elles ne se ramollis-

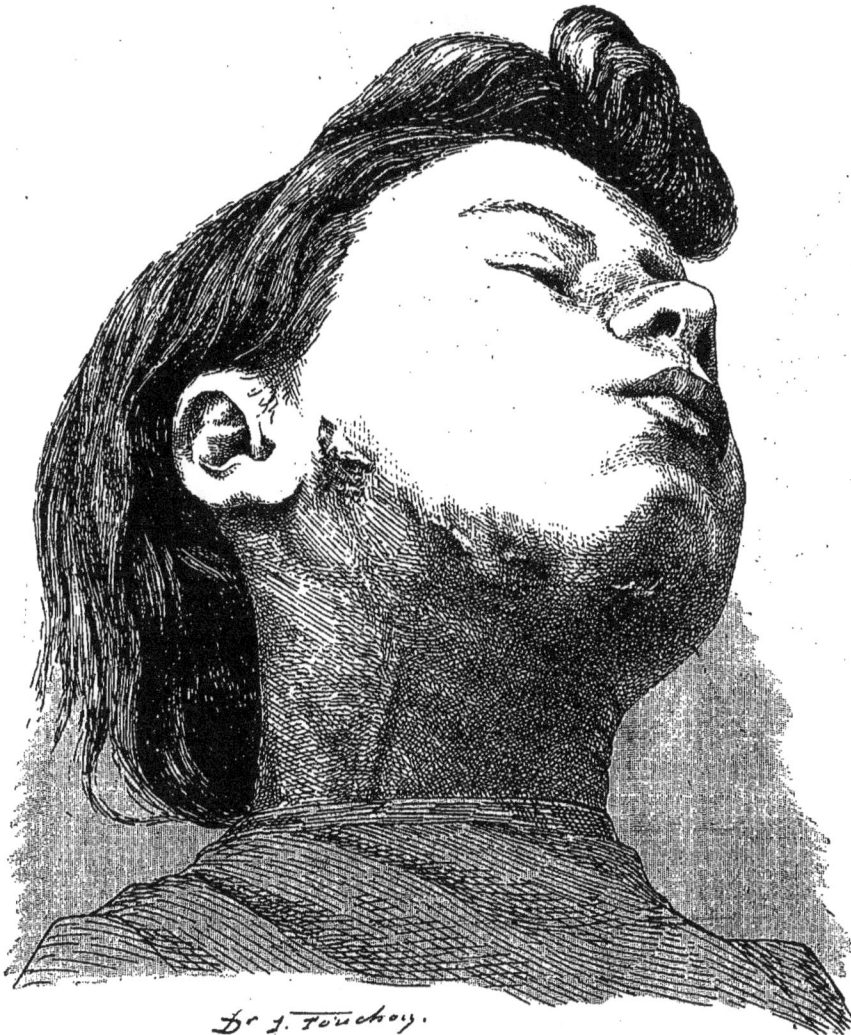

Fig. 739. — Cicatrices irrégulières résultant de l'incision de ganglions tubercu- leux ramollis.

sent; mais c'est précisément là ce qui peut arriver de plus heureux.

On se trouve alors en présence d'un abcès froid. Il n'est pas plus difficile de le guérir ici, par les ponctions et les injections

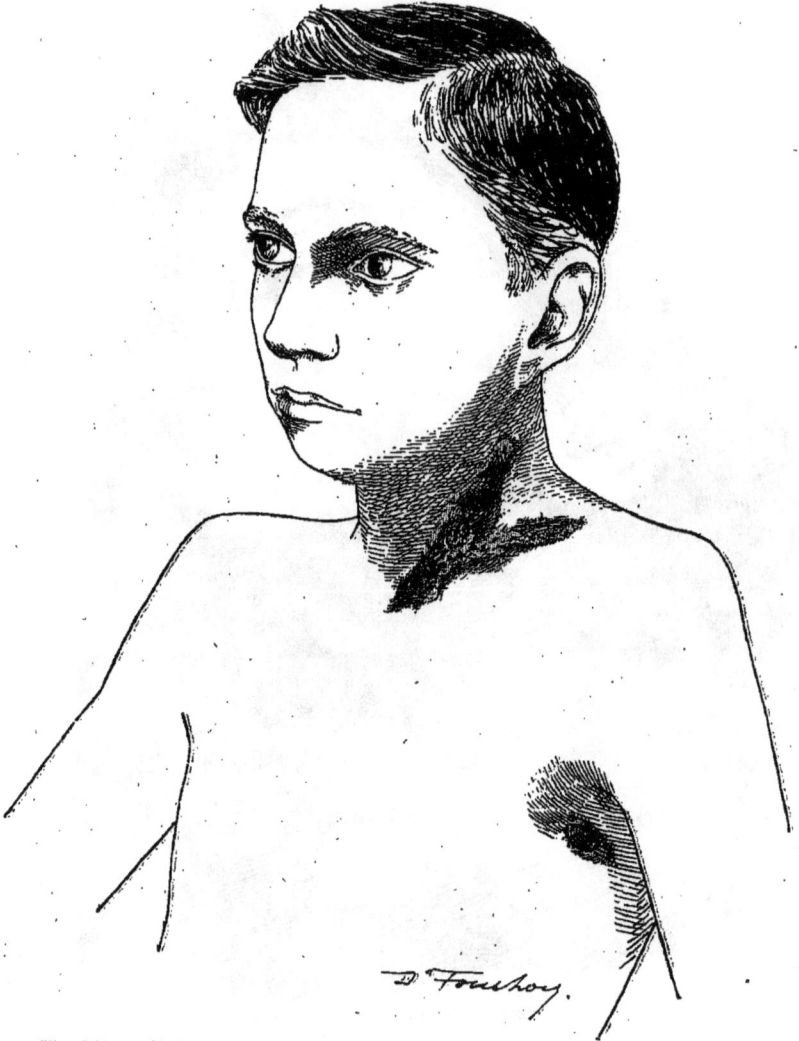

Fig. 740. — Chéloïdes résultant de l'ouverture simple et du grattage de ganglions tuberculeux.

modificatrices, que dans les autres régions du corps (fig. 742). Pourquoi donc tel chirurgien, qui traite ailleurs les collections tuberculeuses par des ponctions, croit-il devoir recourir ici au bistouri et à l'extirpation? On comprendrait bien mieux une

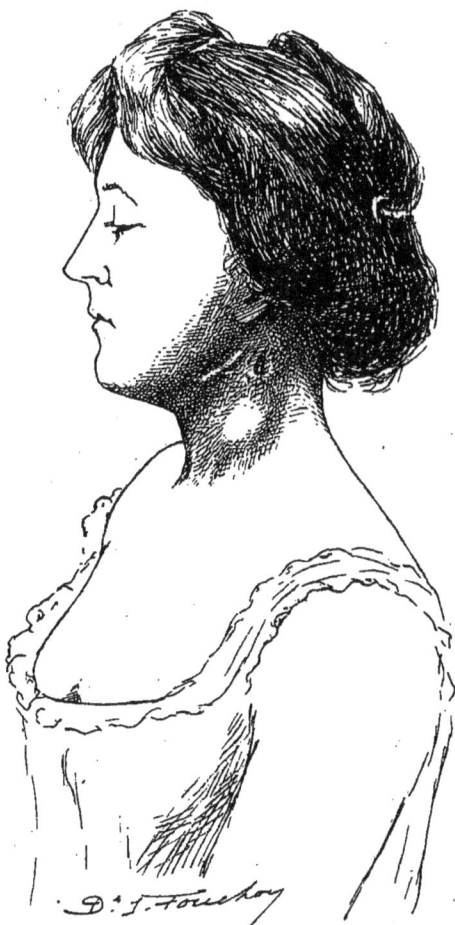

Fig. 741. — Comme quoi l'extirpation ne guérit pas : Après une première extirpation, qui a laissé une cicatrice saillante, il s'est produit une récidive en deux points, dont l'un s'est déjà ouvert spontanément.

conduite inverse, puisque la question de la cicatrice visible n'a d'importance que dans la région du cou.

Vous traiterez donc les adénites ramollies par les ponctions faites avec une aiguille numéro 3 ou numéro 4 et par les injections modificatrices. Choisissez le liquide que vous connaîtrez le mieux, huile créosotée ou naphtol camphré glycériné (v. p. 96), suivez la technique indiquée page 98 et vous arriverez toujours, c'est-à-dire (en faisant la part de l'aléa) 99 fois sur 100, à la guérison parfaite sans incident ni cicatrice.

Cela n'empêche qu'il va se trouver encore de par le monde

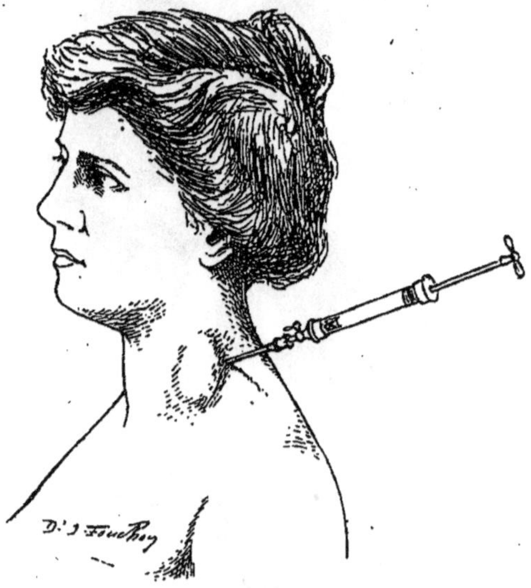

Fig. 742. — 1er cas : Adénite molle, suppurée ; on la ponctionne à la manière d'un abcès froid.

des médecins pour dire ou écrire qu' « on ne peut pas retirer de profit sérieux des injections en pareil cas » (!)...

Il ne faut pas trop s'en étonner. Moi aussi, je tenais ce langage il y a douze ou quinze ans, lorsque je ne connaissais pas encore toutes les ressources de la méthode des ponctions, lorsque je ne savais pas encore me servir de cette arme assez délicate à manier.

Si ce traitement est délicat, n'allez pas cependant vous exagérer ses difficultés : — 9 fois sur 10, vous n'en trouverez aucune et la guérison se fera très régulièrement, sans incidents ; — 1 fois sur 10 il pourra surgir tel ou tel incident comme dans le traitement de tout abcès froid (voir p. 97). Je vais les rappeler brièvement (fig. 743 et 744).

*a.* Si la peau est déjà un peu modifiée dans sa coloration ou sa résistance lorsque le malade se présente à vous, vous prendrez. des précautions pour ménager et raffermir cette peau.

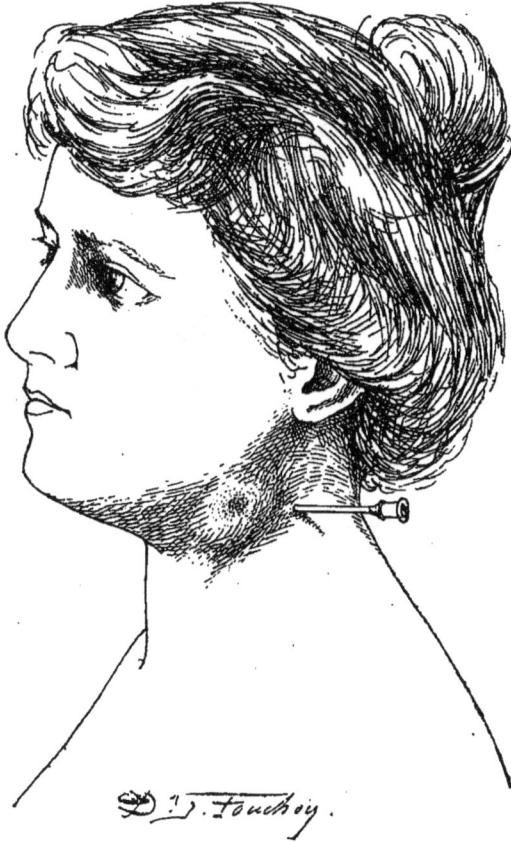

Fig. 743. — Si la peau est déjà altérée en un point, faire la ponction en un point. éloigné, dans la peau saine.

*b.* Si c'est la tension de la paroi qui constitue le danger, vous. viderez la poche par ponction une ou plusieurs fois, sans faire d'injection. Dès que la peau sera raffermie, vous commencerez. les injections.

*c.* Si le danger est constitué par l'envahissement déjà bien net. de la face profonde de la peau par les fongosités tuberculeuses,.

il faut injecter dans la poche quelques gouttes de naphtol camphré, pour détruire ces fongosités et les détacher de la paroi ou
bien pour en atténuer graduellement la virulence ; mais en

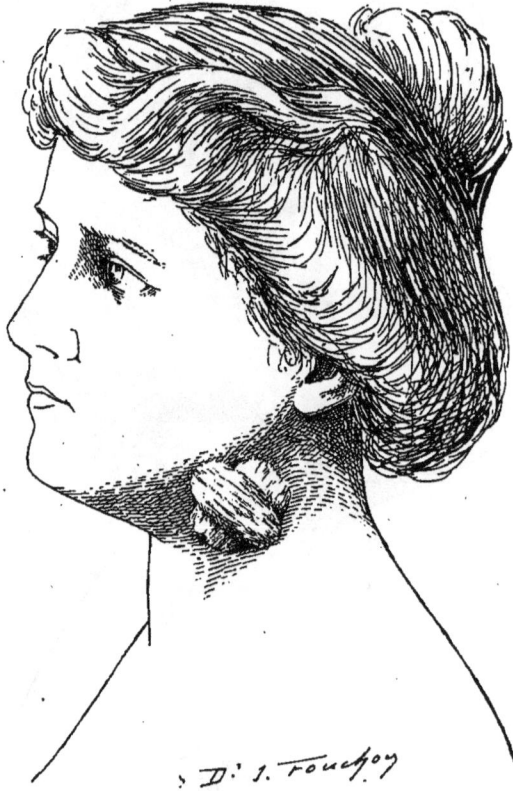

Fig. 744. — Après la ponction, on ne fait pas d'injection, mais on comprime
l'abcès au moyen de deux tampons croisés.

ayant bien soin de faire des évacuations fréquentes du liquide
produit par l'action « irritative » du naphtol, et de supprimer
ainsi toute pression sur cette peau déjà peu résistante.

Il m'est arrivé de faire, pour ces cas difficiles, deux et trois
ponctions par vingt-quatre heures, pendant plusieurs jours, et
de sauver ainsi la peau, c'est-à-dire d'arriver à guérir sans cica-

trice[1] des malades que des chirurgiens très instruits avaient déclarés relever exclusivement d'une large extirpation.

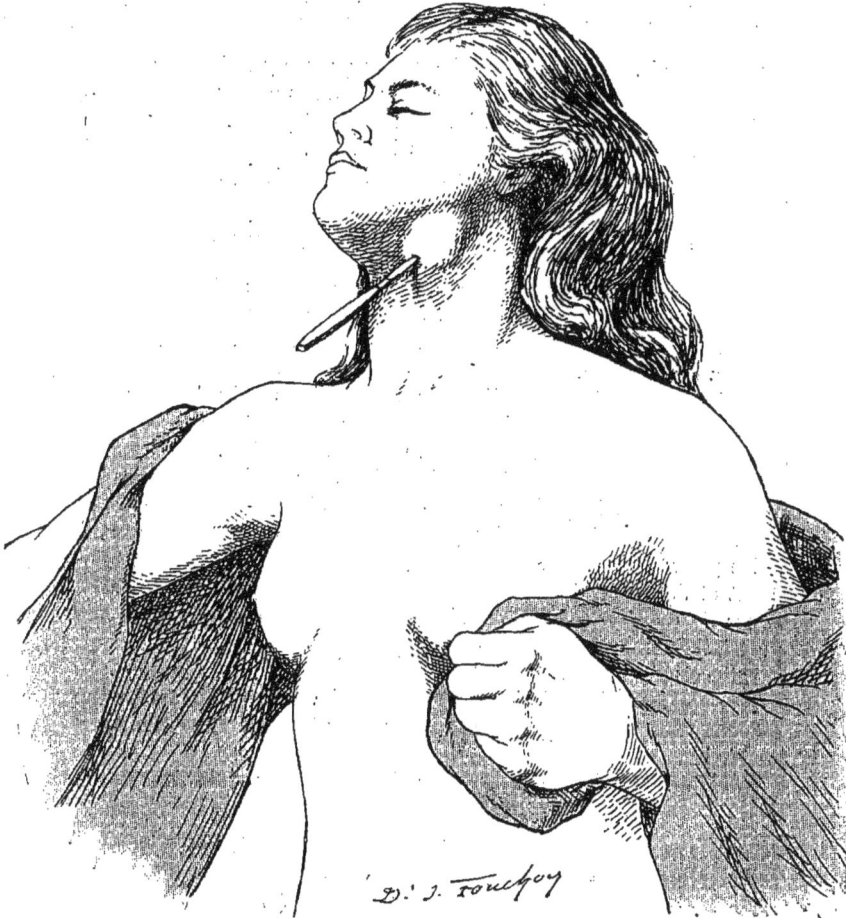

Fig. 745. — Pour les adénites chaudes, il faut se garder d'inciser largement : on fait une simple ponction au point déclive, soit avec une aiguille n° 4, soit avec un fin ténotome.

C'est surtout pour des cas de cette nature que l'on ne

1. Je parle ici des adénites bacillaires pures et non pas de ces adénites chaudes de la région cervicale qui, elles, doivent être ouvertes. Mais ici encore préoccupez-vous de ne pas laisser de traces. — Au lieu donc

s'entendra jamais sur la conduite à suivre ; aussi longtemps, du moins, que les uns sauront et les autres ne sauront pas guérir ces « cas-limites », par les seules méthodes conservatrices.

Voici deux observations très suggestives à ce point de vue.

1er *exemple*. — Il y a quelque temps un professeur de la Faculté de Paris m'envoyait un enfant dans ces conditions. Il avait dit aux parents : partez immédiatement pour Berck, où l'on guérira votre enfant peut-être sans incision.

Si vous ne pouvez pas partir immédiatement, revenez demain, je ferai une incision et un curettage.

Cet enfant est venu le jour même à Berck, et il a guéri, en six semaines, sans incision et sans cicatrice.

2e *exemple*. — J'ai vu en juin 1905 une grande et belle jeune fille de vingt et un ans, Mlle H., de Paris, pour une adénite suppurée, de la grosseur du poing, s'étendant de l'oreille droite jusqu'à l'os hyoïde.

Elle avait déjà consulté trois chirurgiens très habiles qui avaient été unanimes à lui recommander l'extirpation immédiate avec dissection de la paroi de cette vaste collection.

La mère ayant parlé à ces chirurgiens du traitement par les ponctions et les injections, l'un d'eux déclara que, dans le cas particulier, c'était folie d'y penser, qu'il était d'autant plus à l'aise pour le dire qu'il n'avait aucun parti pris contre ce traitement et l'employait même assez souvent. « *Mais*, insistait-il, *dans le cas de votre fille*, il *ne donnera rien*. » Et il ajouta : « Je suis prêt à l'affirmer par écrit. »

Il l'écrivit en effet.

Et voilà la mère qui vient me trouver le lendemain avec cette consultation signée de l'un des plus grands noms de chirurgien de Paris.

J'examine la jeune fille avec le médecin ordinaire de la

de les ouvrir largement au bistouri, servez-vous exclusivement pour cela de l'aiguille n° 4 (à ponction) ou d'un bistouri à pointe fine (fig. 745).

Le pus s'écoule par ce petit trou, qui sera rouvert au besoin le lendemain avec un stylet mousse. En quelques jours la guérison est acquise et presque toujours sans cicatrices apparentes.

C'est pour ces collections plus ou moins franchement aiguës que le séton ancien avait du bon. Mais pourquoi ne pas s'en tenir à un seul des orifices du séton au lieu d'en faire deux? Par contre, dans les adénites bacillaires vraies, celles dont je parle, méfiez-vous du séton qui ne vous donnera presque jamais la guérison, pas plus qu'une simple incision ne peut guérir presque jamais un abcès froid en aucun autre point du corps, sans compter que le séton expose un peu à l'infection du foyer tuberculeux.

famille. La collection cervicale, énorme, menaçait de crever la peau déjà soulevée en un point, sous forme de mamelon violacé et très aminci.

J'acceptai, néanmoins, d'entreprendre le traitement par ma méthode habituelle en promettant la guérison sans traces.

Deux ponctions, sans injections, furent faites ce jour-là et le lendemain. Au 5ᵉ jour je fis une première injection de naphtol camphré glycériné. Il y eut encore dix autres ponctions ou injections, à deux ou trois jours d'intervalle les unes des autres.

*A la septième semaine*, la *guérison était complète sans cicatrices.*

Ces deux observations vous aideront à retenir qu'il n'y a pas d'adénite cervicale suppurée, *quelque volumineuse* ou « *avancée* » *qu'elle soit*, qui ne doive céder [1] à notre traitement ordinaire par les ponctions et les injections et, par conséquent, guérir sans cicatrice, ce qui prouve que le grand maître qui avait affirmé le contraire avec tant d'« autorité » avait été tout au moins quelque peu imprudent.

## 2ᵉ CAS. — L'ADÉNITE VOUS ARRIVE A LA PÉRIODE D'INDURATION.

Surtout n'allez pas, à l'exemple de tant de chirurgiens, vous presser de l'extirper. Pourquoi infliger d'emblée, de gaîté de cœur, à votre malade une cicatrice disgracieuse pour la vie !

Il n'y a pas d'autre conduite rationnelle ici que l'une des *deux* suivantes : ou bien ne rien faire, *attendre* la résolution ou le ramollissement spontané ; ou bien le *provoquer.*

1ʳᵉ *méthode* : Si le malade n'est pas pressé, attendez et faites-le attendre (fig. 746).

*a.* Ou bien l'adénite **guérira spontanément**, et la résolution spontanée, observée maintes et maintes fois par chacun de nous, peut être favorisée par un traitement général reconstituant, le

---

1. Mais il faut toujours en pareille circonstance chercher dans la bouche s'il n'y a pas de dent mauvaise, auquel cas la condition de la guérison certaine et définitive de l'adénite est la suppression de cette source d'infection.

Une dent mauvaise, plombée ou non, est capable d'empêcher la guérison, ou, tout au moins, d'amener une récidive.

Combien de fois, en *présence d'un traitement par les injections, qui n'aboutissait pas dans le délai normal*, n'ai-je pas fait enlever de ces dents plombées, dont le dentiste m'affirmait qu' « elles ne pouvaient plus être une cause d'infection ».

« Enlevons-la tout de même », répliquais-je, et la dent, soi-disant innocente, enlevée, je voyais la collection purulente se tarir presque aussitôt.

séjour au bord de la mer et aussi par un traitement local. Celui-ci consiste surtout dans une toilette aseptique soignée de la bouche et de tous les territoires tributaires des ganglions cervicaux — dans le sacrifice de toutes les dents mauvaises ou fortement suspectes, dans la suppression des végétations adénoïdes,

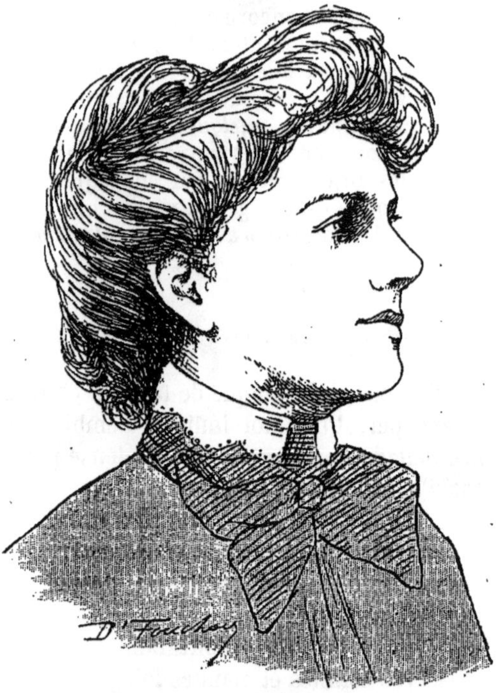

Fig. 746. — Petite adénite dure du volume d'une noisette. Expectation. Séjour à la mer. On attend la résorption spontanée.

dans le traitement des oreilles, ou du nez, ou des yeux, ou du cuir chevelu, si l'infection glandulaire vient de ces divers points.

*b.* Ou bien **l'adénite va se ramollir**, ce qui est aussi un mode de guérison sans cicatrices, puisque nous rentrons ainsi dans le 1er cas précédemment examiné. Vous recommanderez à votre malade de guetter le moment où ce ramollissement se produira, — il le reconnaîtra à la tension et à l'amincissement de la peau et à sa teinte plus foncée, — et de venir vous voir aussitôt, avant que la peau ne soit altérée. Si vous l'avez bien averti, il n'y manquera pas, car vous lui avez promis que, par les ponctions et les injections, vous saurez le guérir rapidement et sans tares, « à ce moment psychologique où vient de se produire le ramollissement spontané de sa glande ».

2º *méthode* : Vous avez assez attendu, — douze mois, quinze mois, vingt mois, — et vous avez acquis la conviction morale que l'adénite ne bougera pas [1], ou bien encore l'on vous

---

1. Mais, allez-vous me demander, n'y a-t-il donc pas un traitement balnéothérapique dans une station quelconque, ou bien encore un traitement médicamenteux interne qui ne puisse résoudre ou ramollir les glandes cervicales?

Je n'en connais pas. Et pourtant je puis vous dire que j'ai essayé de tout, aussi bien de toutes les stations en renom, que de tous les traitements internes préconisés dans les livres de médecine. Je ne dis pas que tous ces traitements soient absolument sans effet, je dis seulement qu'ils sont trop infidèles, qu'il reste beaucoup trop d'adénites rebelles ne voulant ni se ramollir ni se résorber par les bains ou les médicaments les plus réputés — et pas davantage par la radiothérapie qui a pu cependant, dans quelques cas, hâter cette résorption ou ce ramollissement des adénites cervicales.

### Traitement accessoire par la radiothérapie
*(Note de notre aide le Dʳ Fouchou).*

Que vaut la radiothérapie dans le traitement des adénites?

Elle a donné quelques résultats, mais encore rien de précis ni d'assez constant. Cependant l'on peut dire d'une manière générale que, si l'adénite tend à se résorber, la radiothérapie paraît hâter cette résorption, et que, si l'adénite tend à se ramollir, la radiothérapie paraît hâter aussi cette fonte et mûrir l'abcès.

Elle est donc pour nous un adjuvant à l'action des injections, nous associons assez souvent les deux traitements.

Il est difficile de donner des règles précises pour l'emploi de la radiothérapie dans le traitement des adénites tuberculeuses. Les appareils de mesure ne sont pas encore assez rigoureux. (Rœderer.)

En tout cas, on s'accorde généralement à ne pas dépasser les limites fixées par la règle de Beclère, qui est de faire absorber, à chaque séance, la quantité de rayons compatible avec l'intégrité de la peau.

Voici la pratique que nous avons adoptée, et qui, associée au traitement marin, nous a donné en certains cas (fig. 747 et 748) d'excellents résultats.

*Matériel.* — Transformateur Rochefort de 45 centimètres d'étincelle, avec condensateur et trembleur oscillant.

Ampoule Chabaud à osmo-régulateur.

Soupape Villard.

Courant continu : 110 volts au primaire.

presse, vous êtes mis en demeure d'intervenir d'une manière ou d'une autre.

Dans ces cas, qui sont heureusement l'exception, on ne doit,

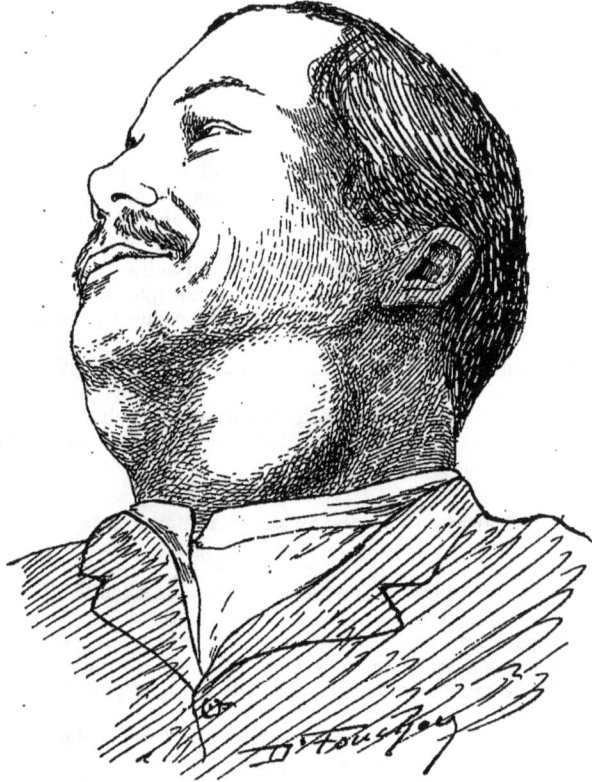

Fig. 747. — Adénite volumineuse, à aspect de lymphadénome, traitée par les rayons X et le séjour de Berck.

Spintermètre de Béclère.
Radiomètre Sabouraud.
Localisateur Drault.

*Manuel opératoire.* — L'ampoule est réglée au moyen de l'osmo-régulateur de façon à donner une étincelle équivalente de 3 centimètres environ; elle est placée à une distance de 10 centimètres des téguments.

*Localisation.* — Le localisateur dont nous disposons permet de limiter aisément la zone à irradier, mais il n'est pas indispensable. Un procédé très simple consiste à faire sur la région un moulage négatif, en plâtre,

pas plus que dans les autres, faire l'extirpation de l'adénite. Il
se peut que le malade, malgré tout ce que vous lui avez dit,

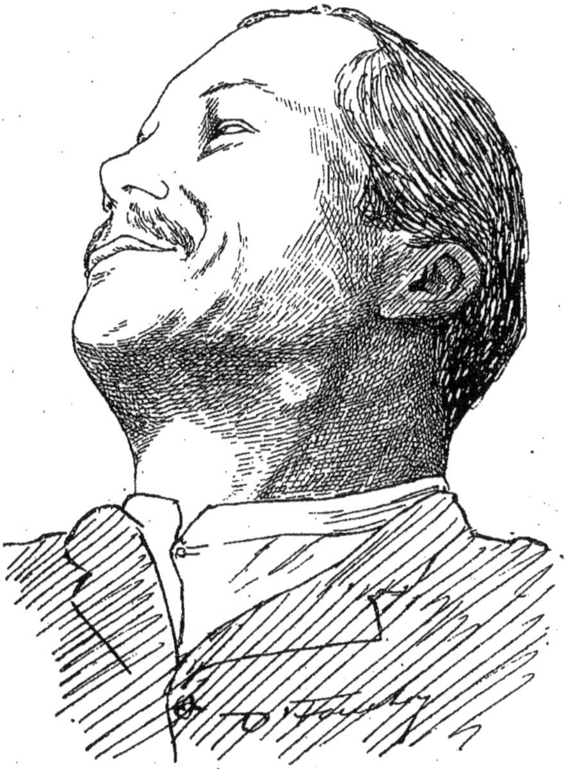

Fig. 748. — La même après six mois de traitement purement conservateur. A la
place de cinq gros paquets ganglionnaires, il ne reste plus qu'une petite glande
à peine visible (laquelle, à son tour, a disparu complètement quatre mois plus
tard, dix mois après le début du traitement).

— on protège les parties à mouler avec une couche d'ouate de 1 centimètre d'épaisseur régulièrement répartie et on plaque par-dessus des
carrés de tarlatane plâtrée (voir page 85 la manière de prendre un
moulage) dépassant largement les limites de la zone malade. Pour les
adénites cervicales, ce moulage doit recouvrir toute la moitié correspondante de la tête et descendre jusqu'à la partie moyenne du thorax, y
compris le moignon de l'épaule. Garni de feuilles de plomb sur ses deux
faces, percé d'ouvertures au niveau des ganglions atteints, ce négatif
constitue un localisateur très suffisant.

*Nombre de séances.* — Nous faisons *une première série de trois séances* réclame cette extirpation et veuille vous forcer la main. Résistez-lui[1], démontrez-lui qu'il n'y a qu'un traitement rationnel, qui est de provoquer artificiellement ou la résolution ou le ramollissement, qui sont tous deux des modes de guérison sans cicatrice.

Vous savez déjà comment vous l'obtiendrez? Nous l'avons vu au chapitre des tumeurs blanches sèches, ou dures, ou fongueuses (p. 259).

Chose singulière, le même agent (naphtol camphré) peut, suivant le cas et surtout suivant la dose et le nombre des injections, conduire tantôt à la résolution, tantôt au ramollissement.

a. *Manière d'obtenir la sclérose et la résorption de la glande.* — Si par exemple, l'on n'injecte que de 4 à 6 gouttes de naphtol camphré et seulement tous les trois ou quatre jours, jusqu'à dix injections, on favorise la sclérose au lieu d'amener le ramollissement, mais la sclérose ne se produit pas immédiatement ni pendant la période même des injections. Tout au contraire, **la glande gonfle pendant cette période.** Ce n'est que 3 à 4 semaines après la 10e et dernière injection que la glande commence à diminuer de volume, et ce n'est guère que 4 à

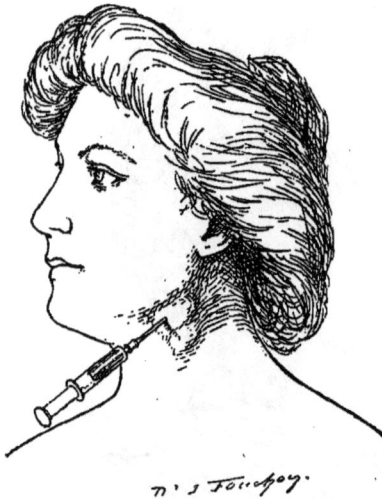

Fig. 749. — On peut ramollir une adénite dure en injectant au centre du ganglion quelques gouttes de naphtol camphré.

(*une par jour,* pendant trois jours consécutifs) de telle façon que nous obtenions, à la fin de la troisième, la teinte maximum indiquée par l'appareil Sabouraud et Noiré. Après chaque séance, la pastille indicatrice est soigneusement mise de côté et conservée dans l'obscurité jusqu'à la séance suivante. *Après la troisième séance, repos d'une semaine.*

Le traitement est continué ensuite à raison *d'une séance par semaine : chacune de ces séances,* d'une durée *de huit à douze minutes,* interrompue un *peu avant* que la pastille Sabouraud ait atteint la teinte étalon.

1. A moins qu'il ne s'agisse d'une personne pour qui la question de la cicatrice visible importe peu, par exemple d'un ouvrier adulte.

6 mois après la cessation des injections que l'on observe la disparition complète ou presque complète de la tumeur ganglionnaire [1].

b. *Manière d'obtenir le ramollissement de la glande* (fig. 749 et 750). — Mais si l'on injecte de 10 à 20 gouttes de naphtol camphré tous les jours, on aura, du quatrième au sixième jour, au centre du ganglion, une sensation de rénitence élastique ou même de fluctuation nette. C'est l'indice que le ramollissement cherché est produit.

Je rappelle qu'il vaut mieux chercher le ramollissement que la sclérose. Le ramollissement permet d'obtenir avec les ponctions des guérisons plus complètes et plus parfaites.

Fig. 750. — Le liquide trouve ou produit, au centre, une cavité qui va s'agrandir peu à peu, par ramollissement successif des diverses couches du parenchyme ganglionnaire.

A partir du moment où le ramollissement est obtenu, il est clair que le cas revient à celui d'un abcès froid ordinaire (voir p. 98). S'il reste des points encore indurés, vous les poursuivez de même avec de nouvelles injections de naphtol camphré, mais sans vous entêter à vouloir à tout prix les ramollir jusqu'à leurs plus petits vestiges; on peut abandonner ceux-ci, car ils disparaîtront à la longue complètement ou presque complètement par sclérose progressive.

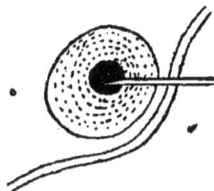

### 3ᵉ CAS. — ADÉNITE OUVERTE OU FISTULEUSE.

Le malade arrive avec une ulcération déjà produite. Eh bien, même dans ce cas, il y a généralement avantage, au point de vue esthétique, à traiter ces ulcérations par les moyens conservateurs plutôt que par l'opération sanglante (voir fig. 751, 752 et 753).

Les moyens conservateurs, ce sont les emplâtres de Vigo, les poudres, les petits attouchements au crayon de nitrate, la radiothérapie et quelques injections modificatrices discrètes (faites tous les 3 ou 4 jours avec 5 ou 6 gouttes de liquide).

La guérison finit par être obtenue ainsi, — dans un bon milieu.

---

1. On peut aussi obtenir la sclérose en injectant dans le ganglion, au lieu de naphtol camphré, de l'huile créosotée iodoformée (voir page 259).

## Le traitement des marques du cou.

Quant au traitement des cicatrices laissées par les inter-

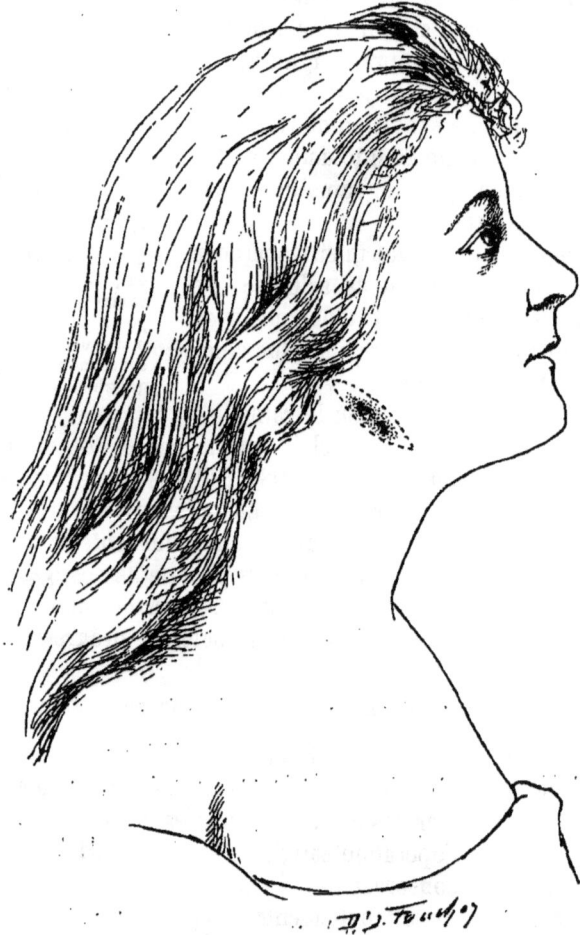

Fig. 751. — Si, malgré tout, la peau a éclaté au cours du traitement, ou si le malade vient avec l'adénite ouverte, les petits moyens conservateurs valent encore mieux que l'extirpation ; on voit en pointillé les limites des incisions qu'on serait obligé de faire pour pratiquer l'extirpation (comparez avec la fig. 753).

ventions chirurgicales, sachez qu'il est à peu près nul.

Cependant vous trouverez décrits bien des traitements. — Radiothérapie, massages locaux, injections de paraffine, extir-

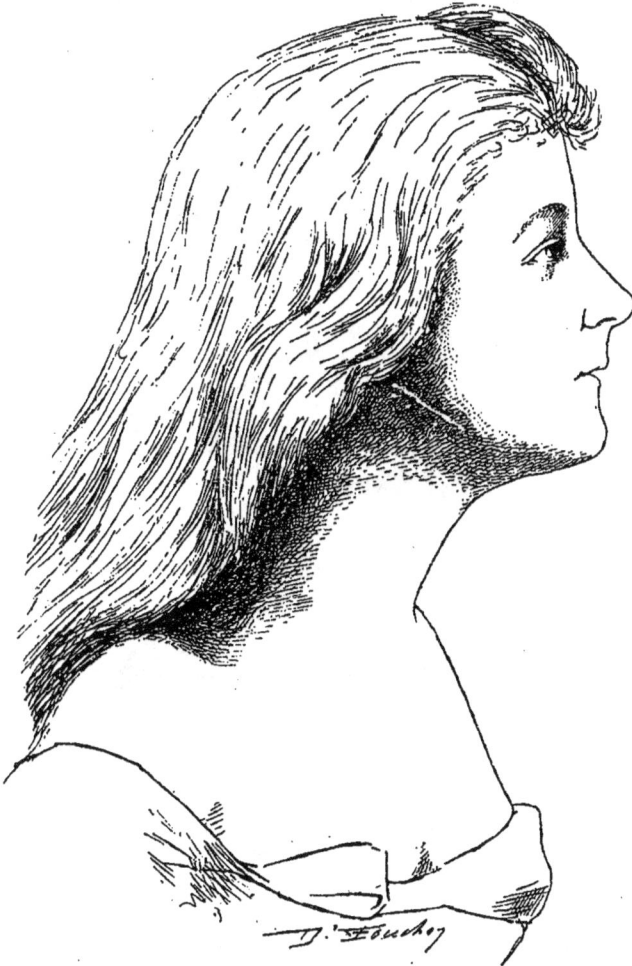

Fig. 752. — Cicatrice que donnerait une semblable intervention, tandis que si l'on n'opère pas, il ne restera que deux petits points, presque invisibles.

pation sanglante de la cicatrice pour rechercher une nouvelle cicatrice moins disgracieuse, j'ai tout essayé ; mais je n'ai obtenu, le plus souvent, que des résultats peu satisfaisants.

Vous pouvez en essayer aussi, mais je vous engage à ne pas

promettre grand'chose et à vous méfier surtout des grandes
opérations soi-disant esthétiques, car il vous arrivera fréquemment, en voulant effacer la marque, de l'aggraver, et de voir

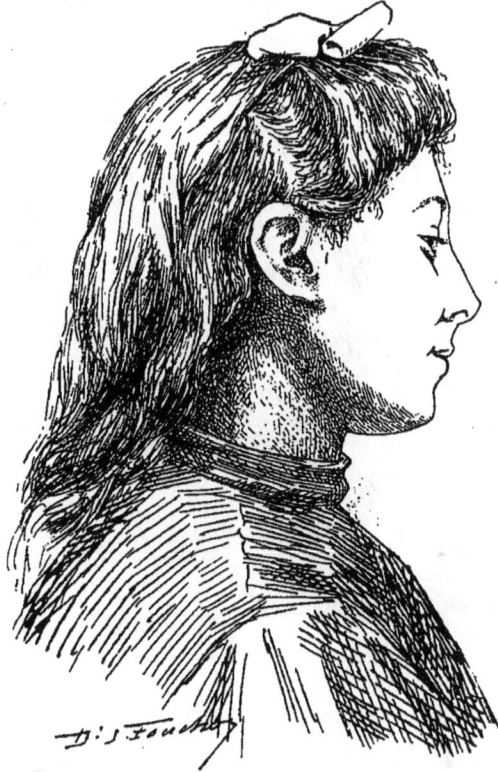

Fig. 753. — Chez cette fillette, la peau, déjà violacée, à l'arrivée, avait, malgré
toutes les précautions, cédé au cours du traitement ; la cicatrice de la plaie,
traitée par de petits moyens, est à peine visible. (Comparez à la cicatrice des
fig. 751 et 752.)

succéder à une petite cicatrice chéloïdienne extirpée, une autre
chéloïde plus étendue : c'est-à-dire que, lorsque le mal est fait,
il est trop souvent sans remède, et les femmes couturées cher-
cheront vainement toute leur vie à réparer du chirurgien...
l'irréparable outrage.

## Conclusion.

Fort heureusement une cicatrice au cou est infiniment plus facile à éviter qu'à effacer.

On peut l'éviter toujours, ou à peu près toujours, avec la

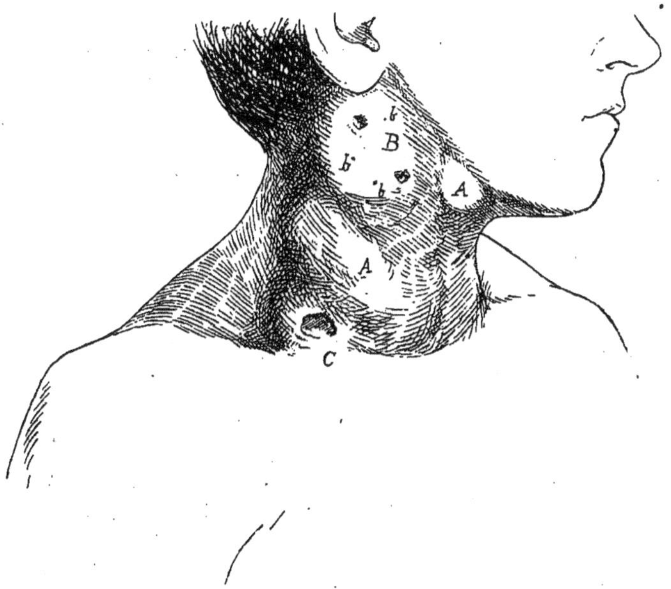

Fig. 754. Adénite cervicale fistuleuse. — Certains ganglions ont été ouverts (B et C). D'autres ganglions A sont ramollis mais non ouverts. On fera en A, injections et ponctions; en B, injection aux points *b*; en C, pansements à plat avec petites cautérisations.

thérapeutique que je viens d'exposer. Ce traitement demande sans doute une minutie, un effort, une persévérance, et surtout une dépense de temps beaucoup plus grands que l'**extirpation** sanglante, rapide et brillante; mais l'extirpation **laisse une marque indélébile, tandis que notre traitement guérit sans traces.**

Guérir sans traces les adénites, ce résultat vaut bien, il me semble, que les médecins se donnent un peu de mal pour l'obtenir.

# CHAPITRE XV

## LES AUTRES[1] TUBERCULOSES EXTERNES

*A. Abcès froid ordinaire. — B. Ostéites tuberculeuses. — C. Synovites fongueuses. — D. Spina ventosa. — E. Tuberculose du testicule et de l'épididyme. — F. Tuberculose de la peau et lupus tuberculeux.*

### A. Abcès froid ordinaire ou idiopathique.

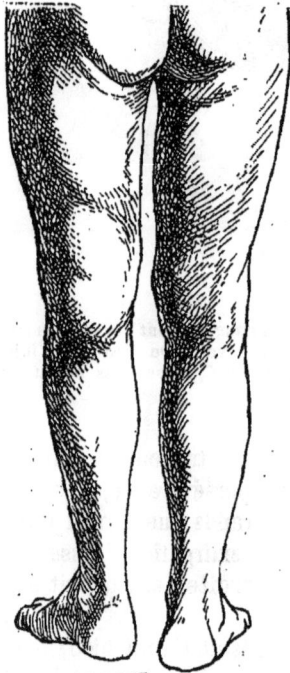

Fig. 755. — Volumineux abcès sous-cutané du creux poplité gauche.

Il n'y a qu'un traitement des abcès froids : celui des *ponctions* et des *injections*.

L'extirpation, même dans le cas d'abcès très accessible (fig. 755) et même faite largement, ne met pas à l'abri d'une récidive, qui peut toujours survenir soit immédiatement, la plaie ne se fermant pas par première intention, soit après quelques semaines ou quelques mois, par suite de la repullulation de quelques fongosités dans la profondeur.

Et je ne parle pas des inoculations bacillaires au loin, poumon ou cerveau, ni des colonisations ou généralisations tuberculeuses

1. C'est-à-dire autres que l'adénite cervicale dont nous venons de parler, et autres que les trois grandes tuberculoses (mal de Pott, coxalgie, tumeurs blanches) étudiées dans la première partie du livre.

toujours possibles après l'extirpation sanglante. (Je ne veux pas exagérer ce danger, qui est petit, je l'accorde, mais cependant réel.)

Au contraire, le traitement des ponctions et des injections guérit

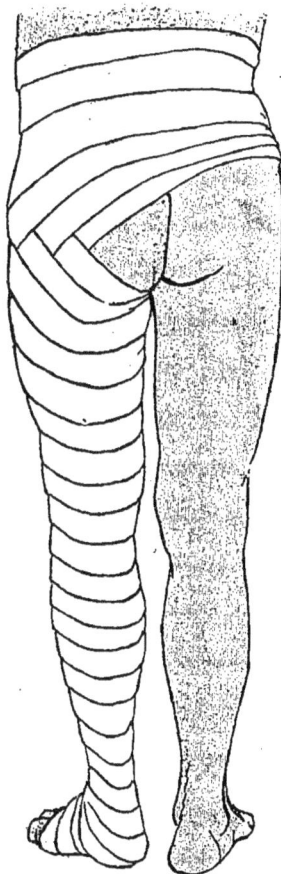

Fig. 756. — Carrés de coton hydro-phile mouillé disposés pour la com-pression de l'abcès après la série de ponctions.

Fig. 757. — Bandage compressif par-tant des orteils pour amener l'acco-lement des parois d'un abcès de la cuisse ou de l'aine.

sûrement, relativement vite (en 6 à 7 semaines), il ne présente aucun risque, il est d'application facile par tous et partout.

La *technique* est identique à celle indiquée page 94 pour le traitement des abcès par congestion, les liquides sont les mêmes, le nombre des séances et leurs intervalles les mêmes.

Après la 11ᵉ ponction (celle-ci non suivie d'injection), on comprime méthodiquement les parois de l'abcès avec des carrés d'ouate entrecroisés et des bandes Velpeau, en faisant partir la compression de l'extrémité du membre pour éviter l'œdème de la main ou du pied (fig. 756 et 757). Tous les 4 jours on ajoute 1 ou 2 nouvelles bandes Velpeau pour maintenir la compression au degré voulu.

Par cette compression énergique et méthodique continuée pendant 15 à 20 jours, on amène l'accolement des parois de l'abcès, c'est-à-dire la guérison complète.

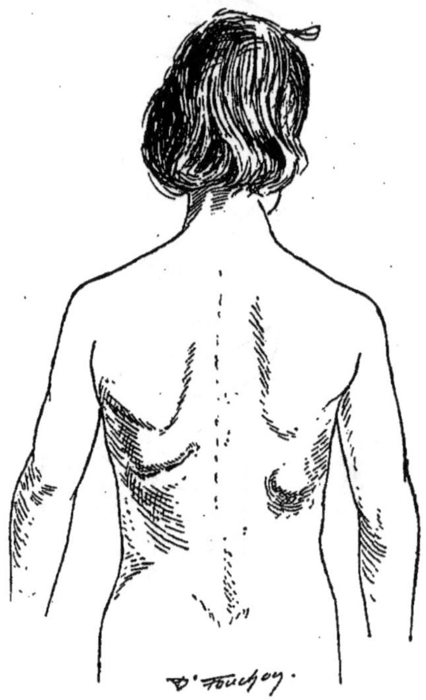

### B. Ostéites tuberculeuses.

Fig. 758. — Tuberculose costale, opérée, et fistuleuse à gauche; abcès fermé à droite.

Nous avons dit (1ʳᵉ partie du livre) le traitement des ostéo-arthrites tuberculeuses. On devine, après l'avoir lu, ce que sera le traitement de la tuberculose des os de la continuité des membres, ou des côtes (fig. 758), ou d'un autre os quelconque, bien accessible.

*a.* Dans le cas **d'abcès** déjà formé (abcès périosseux appréciable) on fait des ponctions et des injections comme à l'ordinaire.

*b.* Dans le cas d'ostéite fongueuse, **sans abcès**, on cherche la sclérose ou la fonte des fongosités accessibles sur l'os ou sur les tissus périosseux.

On sait par quels moyens s'obtiennent cette sclérose et cette fonte (voir page 259).

Dans tous les cas, on fera des injections assez discrètes et espacées pour ne pas compromettre l'intégrité de la peau.

### C. Synovites tendineuses,
### kystes synoviaux et hygromas tuberculeux.

*a.* Dans la *forme liquide* (exemple, les kystes synoviaux des

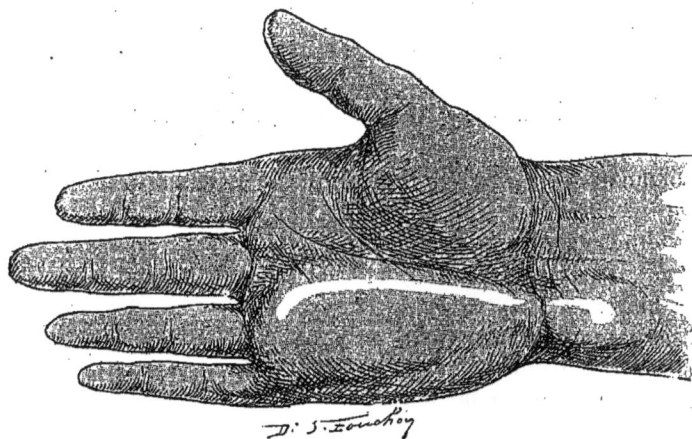

Fig. 759. — Synovite fongueuse de la paume de la main.

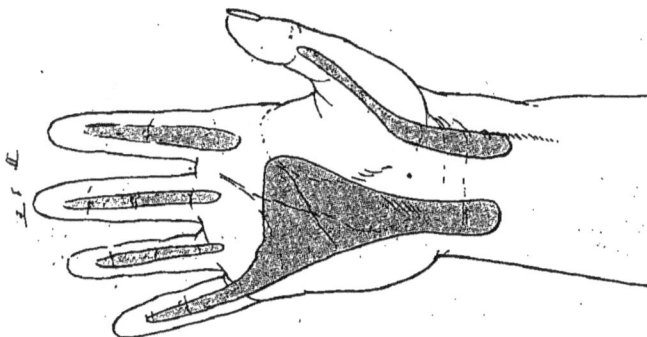

Fig. 760. — Gaines synoviales de la main.

gaines de la main), le traitement est celui de l'abcès froid ordinaire (fig. 759 et 760); s'il existe des grains riziformes trop

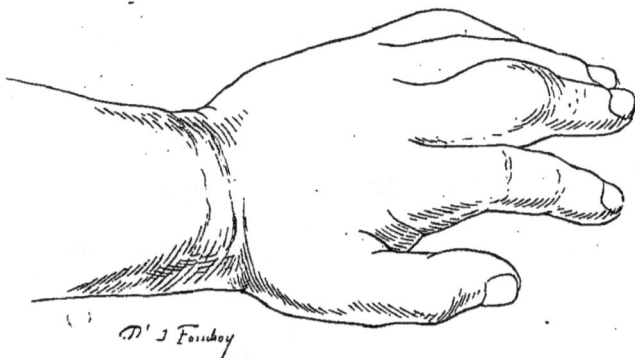

Fig. 761. — Spina ventosa de la 2ᵉ phalange du médius.

volumineux pour passer par le trou de l'aiguille n° 4, injectez
du naphtol camphré qui les
fondra dans quelques jours.

*b*. Dans la synovite *sans
épanchement*, on provoque la
sclérose ou la fonte des fongosités — en injectant de l'huile
iodoformée ou du naphtol cam-

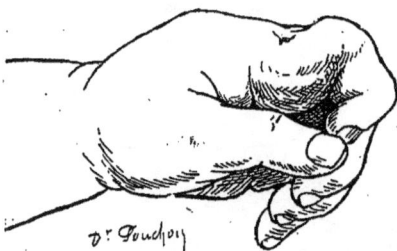

Fig. 762. — Spina ventosa de la 1ʳᵉ phalange de l'index et de l'auriculaire.

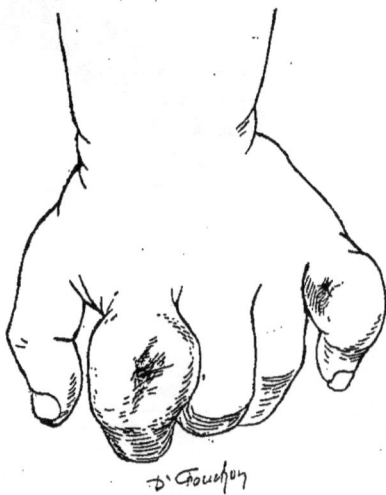

Fig. 763. — Le même vu par
la face dorsale.

phré dans la cavité virtuelle de la gaine séreuse, comme s'il
s'agissait d'une tumeur blanche qui n'est guère d'ailleurs qu'une
synovite articulaire (voir page 259).

Mais surtout *pas d'opérations sanglantes qui*, encore ici.

*guérissent rarement, aggravent souvent et mutilent toujours.*

L'extirpation, pour peu qu'on veuille la faire complète, amène des exfoliations ou des nécroses tendineuses entraînant des impotences fonctionnelles graves.

## D. Spina ventosa.

Sachez que si l'on prend en bloc tous les spina ventosa, il en est 1/3 qui sont syphilitiques, 1/3 qui sont mixtes, c'est-à-dire

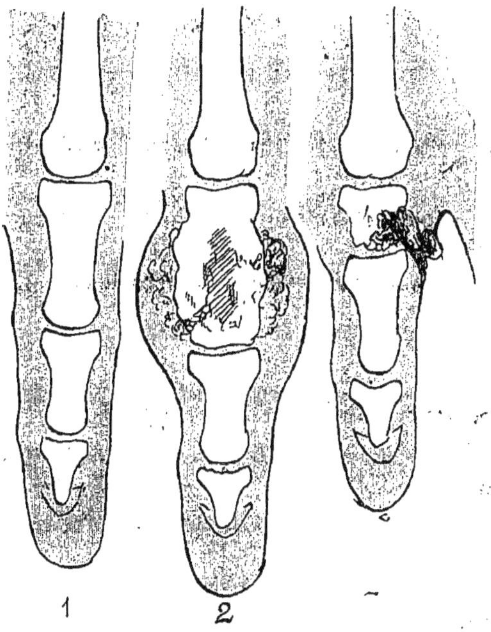

Fig. 764. — D'après radiographies.
1, Doigt sain ; 2, Spina ventosa de la première phalange, l'os est comme soufflé, et noyé dans les fongosités ; 3, les 2/3 de l'os ont disparu : ce qui reste communique avec l'extérieur par un trajet fistuleux.

des scrofulates de vérole (voir page 680) et 1/3 seulement qui sont purement tuberculeux.

Cela veut dire que vous devez, *dans tous les cas* de spina ventosa, commencer par instituer un *traitement d'épreuve*, au

mercure et à l'iodure de potassium, mais en insistant plus particulièrement sur l'iodure (voir p. 681).

Ce traitement spécifique vous donnera une fois sur trois la

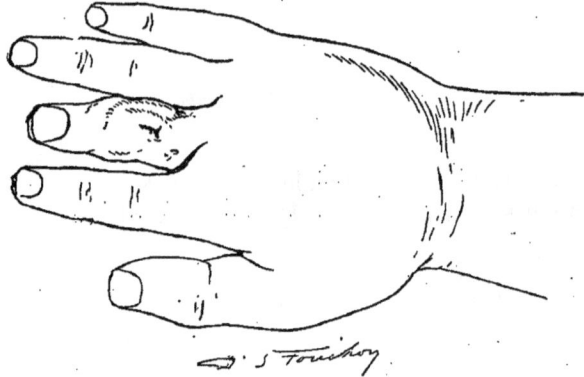

Fig. 765. — Spina ventosa du médius guéri avec destruction d'une phalange.

guérison complète et dans un autre tiers des cas une amélioration
manifeste.

Dans les cas de spina ventosa tuberculeux (fig. 761 à 766),

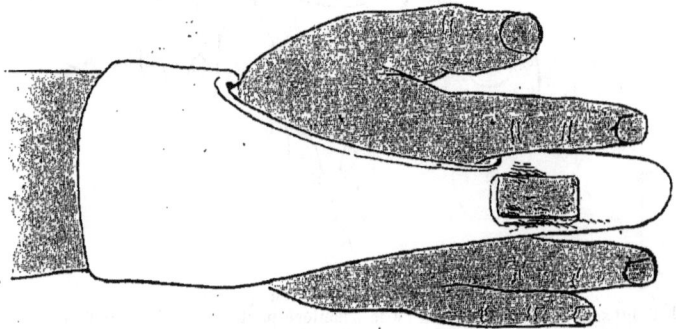

Fig. 766. — Appareil fénêtré pour spina ventosa.

s'étant montrés rebelles au traitement spécifique, vous ferez le
traitement général et le traitement local de toutes les tuberculoses externes — avec le constant souci de sauvegarder l'inté-

grité de la peau, tellement proche ici des os malades (fig. 764, 2).

Il faut donc n'attaquer le foyer que par des injections très discrètes, à la dose de quelques gouttes, injections espacées et faites chaque fois en des points différents.

Et, pour cette même raison, il faut, d'une manière générale, préférer l'huile créosotée iodoformée au naphtol camphré qui, amenant une réaction plus vive, pourrait compromettre la vitalité des téguments parfois entamés déjà par la tuberculose.

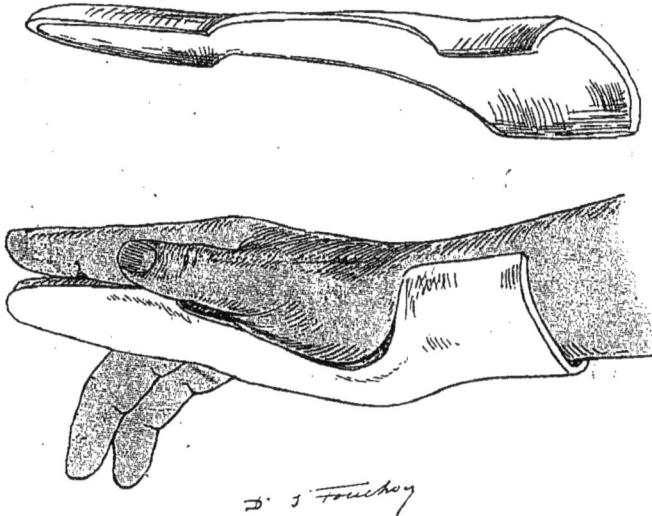

Fig. 767. — Appareil bivalve pour spina ventosa.

Comme dans la coxalgie on fera les injections **dès le début** du mal, si l'on veut prévenir le ramollissement des os qui conduit fatalement à leur effritement.

« *Au début* », cela ne veut pas dire au premier petit épaississement d'un millimètre de la phalange (à ce moment on applique simplement autour du doigt une couche de 1 à 2 millimètres d'onguent mercuriel), mais on commencera les injections aussitôt après cette toute première période, aussitôt que la lésion montrera une tendance manifeste à augmenter (fig. 764, 2).

*Traitement orthopédique dans le spina ventosa* (v. fig. 766

et fig. 767). — On doit soutenir, étayer les os malades, pour en éviter la fracture spontanée.

Au début donc, onguent mercuriel et gaine plâtrée.

Plus tard lorsqu'on fait les injections, on met également un **plâtre**, qu'il suffira de **fenêtrer** à l'endroit des injections.

Et de même encore dans le cas de fistules, on applique un petit plâtre fenêtré. — Mais s'il y a un trop grand nombre de foyers ouverts, il vaut mieux diviser le **plâtre en 2 valves** qu'on enlève et replace à chaque pansement (fig. 767).

### E. **Tuberculose du testicule et de l'épididyme.**

La tuberculose du testicule et de l'épididyme doit être traitée exclusivement par des méthodes conservatrices (ponctions et injections).

Au début de ma pratique, j'opérais ces tuberculoses comme le font encore malheureusement la majeure partie des chirurgiens.

Depuis 14 ans, je n'ai plus fait de castrations; j'use exclusivement des injections, et sur 116 cas d'enfants ou d'adultes ainsi soignés je n'ai pas eu un seul insuccès.

Et je comprends dans ce nombre, non seulement mes tuberculoses fermées, mais encore toutes mes tuberculoses fistuleuses, qui entraient pour 1/3 dans le chiffre total.

La guérison a demandé de 2 à 4 mois pour les tuberculoses fermées, et de 3 à 10 pour les tuberculoses ouvertes.

Ce traitement par les injections est de tous points superposable à celui des adénites tuberculeuses (voir chap. xiv).

1° *Tuberculoses dures* (fig. 768).

On va les scléroser ou les fondre.

Ici, comme pour le spina ventosa, à cause de la susceptibilité particulière des téguments, je recommande, surtout pour les lésions à fleur de peau, de **rechercher la sclérose** (huile créosotée iodoformée) **plutôt que la fonte** (naphtol camphré, avec lequel on court un léger risque d'entamer la peau).

2° *Tuberculose suppurée.*

Ponctions et injections comme dans tout abcès froid.

3° *Tuberculose fistuleuse* (fig. 769).

Si la fistule n'est pas infectée, ce qui est la règle, injections avec une seringue en ébonite (voir p. 113).

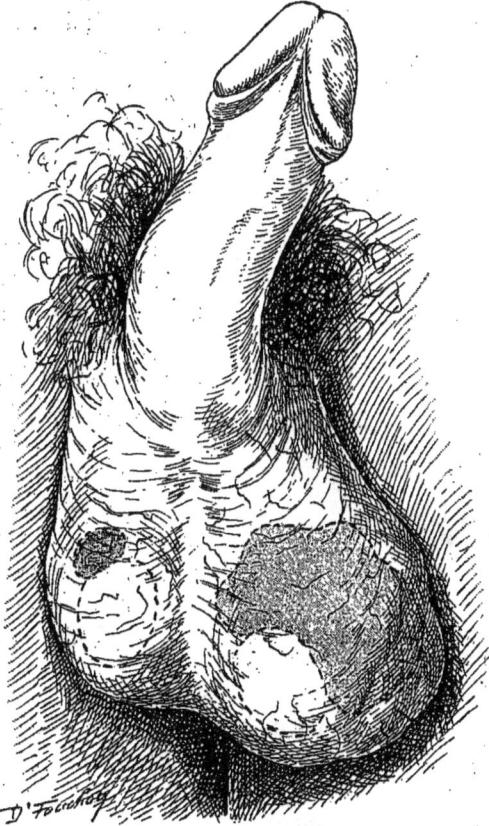

Fig. 768. — Epididymite tuberculeuse : les zones grises représentent l'épididyme normale à droite, malade à gauche.

Si la fistule est infectée, ce qui est bien rare, asepsie, séjour au bord de la mer et temporisation.

Voir p. 38 comment se fait le diagnostic de l'infection d'une fistule.

Dans les cas d'**hydrocèle symptomatique** de lésions tuberculeuses, vous ferez des ponctions et injections dans la vagi-

nale, comme dans un abcès froid ordinaire. — Sur 6 cas
observés, cela nous a suffi 4 fois pour amener la guérison de
l'épididymite voisine sans faire un traitement direct de celle-ci; dans les 2 autres cas, nous avons dû traiter ensuite la lésion de l'épididyme (par des injections supplémentaires) comme si cette lésion avait été isolée.

Je répète que je suis arrivé par ces moyens, à tous coups, à la guérison — très simplement et sans aucun risque de généralisation tuberculeuse, ce que l'on ne peut pas dire, certes, de la castration. Je connais un assez bon nombre d'observations où elle a provoqué, dans les mois qui ont suivi l'opération, soit une granulie, soit l'explosion d'une tuberculose cérébrale.

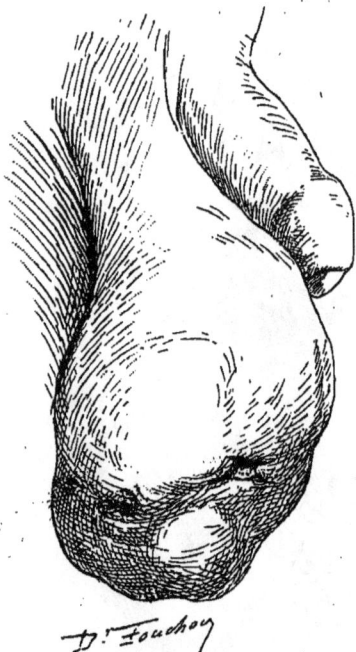

Fig. 769. — Epididymite tuberculeuse ouverte :
faire des injections en peau saine (voie
rétrograde).

Et je ne parle même pas de la mutilation si pénible et si humiliante que laisse une castration, et surtout la castration double! Or la tuberculose intéresse si souvent les 2 côtés, soit simultanément, soit successivement.

### F. Tuberculose de la peau. Lupus. Tuberculome cutané ou sous-cutané. Adénites non cervicales.

Dans le cas de tuberculome, conduisez-vous d'une *manière générale*, comme en présence d'une adénite cervicale (v. p. 632). Cependant il est tel cas où la masse à fondre ou à scléroser est assez considérable (du volume d'une grosse noix, par exemple), où elle se trouve dans une région telle que la question de la cicatrice visible n'a aucune importance, où il s'agit d'un ouvrier — et enfin où le tuberculome est très facile à extirper en son entier; j'accorde que, dans ce cas particulier, le danger de récidive ou d'inoculation et les autres inconvénients de l'opération sont vraiment si petits qu'ils sont pratiquement négligeables et qu'il est permis ici d'enlever ce tuberculome.

Il n'en est pas de même en présence des **ulcérations du lupus** de la face et du cou. La peau est trop largement atteinte pour qu'on puisse penser à une extirpation sanglante.

Après avoir fait un traitement spéci-

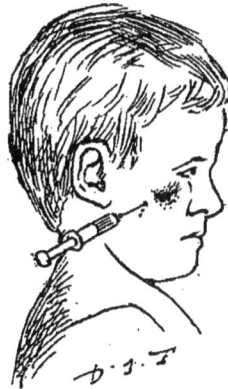

Fig. 770. — Foyer bacillaire ouvert au niveau de l'os malaire : faire des injections par voie rétrograde en piquant en peau saine ; — on peut faire des injections en couronne.

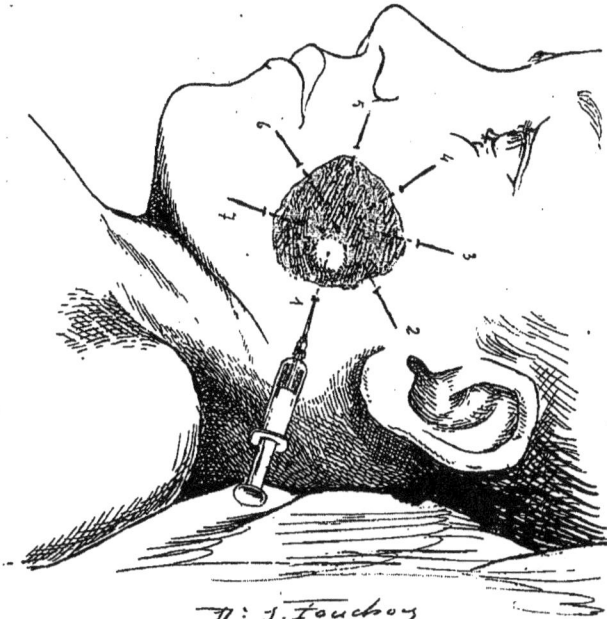

Fig. 771. — Lupus de la face : — 1, 2, 3, 4, 5, 6, 7, points où l'on fera les injections « en couronne » de 3 ou 4 gouttes de naphtol camphré, — une injection tous les 2 jours ; — faire 10 injections.

fique, comme traitement d'épreuve (car ces lésions sont syphilitiques ou mixtes assez souvent, dans les mêmes proportions, sensiblement, que le spina ventosa, voir p. 659), j'attaque ces lésions par une couronne d'injections sous-cutanées de quelques gouttes d'huile créosotée iodoformée ou de naphtol camphré (une injection par jour, en alternant les deux liquides), je panse les plaies avec des emplâtres de Vigo ou du naphtalin, et j'emploie concurremment la radiothérapie (voir p. 645).

Si vous n'avez pas d'installation de rayons X, vous pouvez arriver à la guérison par les autres moyens que nous venons d'indiquer.

Les injections en couronne arrêtent la marche périphérique du processus et modifient petit à petit les plaies tuberculeuses (fig. 770) déjà existantes.

La cicatrisation se fait ainsi presque toujours, dans l'espace de quelques semaines, — avec le minimum de traces.

On traite de même (par des injections sous-cutanées de quelques gouttes de liquide) les lupus non ulcérés ; on les arrête, on les affaisse, et on les guérit encore ici avec le minimum de « marques » ; car après les injections la peau va reprendre peu à peu une coloration presque normale.

## CHAPITRE XVI

### UN MOT SUR LE TRAITEMENT
### DES TUBERCULOSES MULTIPLES

Lorsqu'un malade porte deux foyers tuberculeux, le traitement ne présente généralement rien de particulier. Mais il n'en est pas de même lorsqu'il existe un plus grand nombre de lésions, — par exemple 4, 5, 6, 10, 20 foyers distants les uns des autres.

Ces tuberculoses multiples sont assez fréquentes.

Ainsi j'en ai actuellement plus d'une vingtaine en traitement (v. fig. 772, 773 et 774); entre autres :

Un garçon de 12 ans, atteint de coxalgie double et de 3 spina ventosa.

Une fillette de 8 ans, avec 3 ganglions tuberculeux, 1 mal de Pott, 1 coxalgie suppurée et 1 tumeur blanche au genou.

Un petit garçon russe avec 19 foyers ouverts aux coudes, aux poignets, aux doigts, aux genoux et aux pieds.

Un autre petit russe avec 12 foyers ouverts à la joue droite, aux mains et aux pieds et à la jambe gauche.

Une fillette de Corfou avec 1 péritonite bacillaire, 1 tumeur blanche du cou-de-pied, 1 spina-ventosa, et une double adénite cervicale.

Que faire en présence de cette infection généralisée de l'organisme par la tuberculose?

Le traitement peut se résumer en deux mots : il faut faire *un maximum de traitement général* et un *minimum de traitement local.*

Je m'explique :

**Traitement général.** — Vous mettez l'enfant au repos complet et au grand air de la mer ou de la campagne — et vous l'y faites vivre 2 ans, 3 ans, 4 ans, en le suralimentant, en surveillant son hygiène et lui interdisant tout travail cérébral.

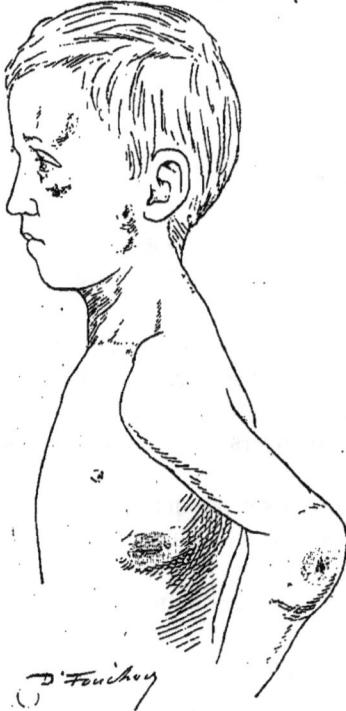

### Traitement local.

1er CAS : *Les foyers sont fermés et non suppurés.* — Vous **immobilisez** les organes touchés par la tuberculose **et c'est tout,** vous ne ferez pas même d'injections modificatrices dans les foyers.

Il faut éviter à l'enfant jusqu'à ce traumatisme intime de la piqûre répétée de l'aiguille, et jusqu'à la petite réaction que causerait le liquide injecté.

2º CAS : *Les foyers sont fermés, mais suppurés.*

A. — *Pour les grandes tuberculoses*, à savoir le mal de Pott, la coxalgie, les tumeurs blanches, vous vous bornez au **strict nécessaire** pour **empêcher l'ouverture.** Or, ce strict minimum, c'est de faire des ponctions aussi espacées, aussi rares que possible, **sans injections modificatrices** [1].

Fig. 772. — Foyers multiples, sur le frontal, sur l'os malaire (ouvert), sur la joue (ouvert), au coude (ouvert) et sur la paroi thoracique (prêt à s'ouvrir).

---

1. Mais vous ferez, bien entendu, l'indispensable, c'est-à-dire tout ce qu'il faut pour empêcher l'ouverture qui, en ces cas de tuberculoses profondes, créerait un danger trop grand d'infections secondaires.

De deux maux l'on doit choisir le moindre. L'infime intervention qu'est la ponction, faite de très loin en très loin, ne présente pas de danger appréciable d'inoculation bacillaire; et, par contre, l'ouverture

B. — *Pour les foyers suppurés superficiels*, il est 2 modalités cliniques différentes :

*a.* S'ils sont **peu nombreux**, au nombre de 2, 3 ou 4 seulement, s'il s'agit d'une adénite cervicale ou d'un abcès froid sous-cutané à peau intacte, vous faites de même des évacuations sans injection et vous cherchez à **empêcher l'ouverture.**

*b.* Mais si les foyers sont **très nombreux**, par exemple 8, 10,

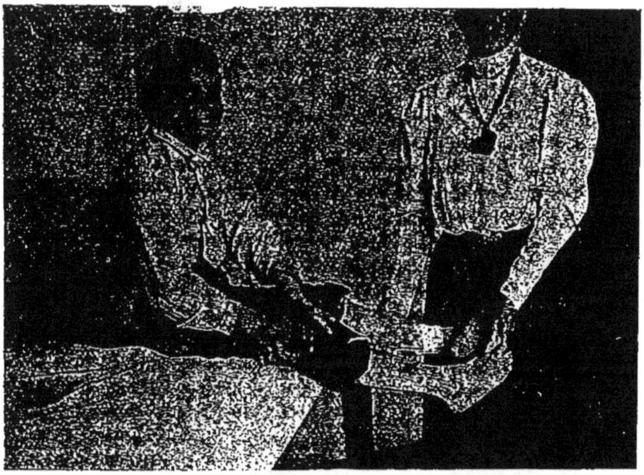

Fig. 773. — 1 foyer à la joue au-dessous de la commissure droite, 1 au médius de la main droite, 2 aux deux derniers doigts de la main gauche, 2 autres de ce côté au poignet et au-dessus du poignet, 4 au pied gauche (médiotarsienne 1er et 3e métatarsiens et 2e orteil), enfin deux collections au mollet gauche.
Cet enfant a merveilleusement bien guéri par un séjour de 2 ans à Berck. La guérison était absolument complète à son départ.

12 ou davantage, comme chez les enfants cités plus haut, si la peau est menacée, à plus forte raison si elle est déjà envahie en plusieurs points par la tuberculose, par exemple dans les cas de gommes cutanées multiples, de spina ventosa intéressant un grand nombre de doigts, en présence de ces foyers, qui « sont trop! », il vaut mieux **ne rien faire** que de faire chaque jour 10, 15 ponctions et plus, comme cela serait nécessaire pour

spontanée risquerait trop sûrement ici, dans ces cas de tuberculoses profondes, de conduire aux dégénérescences viscérales mortelles.

avoir quelques chances (sans même avoir la certitude) d'empêcher l'ouverture. En pareil cas, laissez-les s'ouvrir !

A vouloir insister ici par des ponctions ou injections multi-
pliées, qui fatiguent les malades, les énervent et amoindrissent

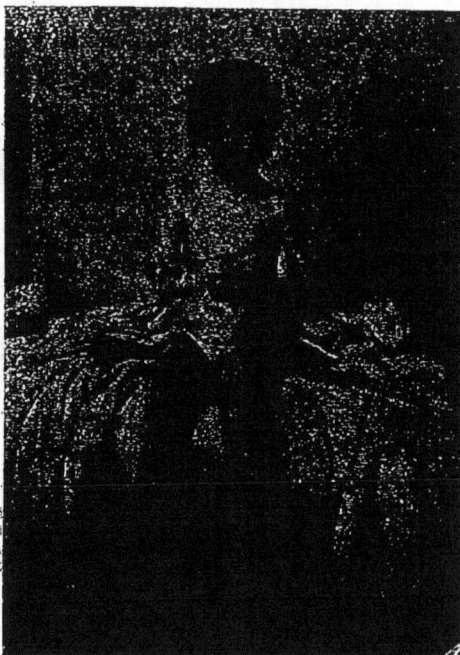

Fig. 774. — Foyers multiples au coude droit, à la région thénar droite, à la main
gauche, à la cuisse et à la jambe gauches, au cou-de-pied droit.
Cet enfant n'a pu rester que 9 mois à Berk. Au lieu des 19 foyers en pleine activité
à l'arrivée, il ne restait plus, au moment du départ de l'enfant, que 2 petits foyers
en très bonne voie de guérison ; — celle-ci était achevée 3 semaines plus tard.

leur appétit et leur sommeil, on courrait le **danger de semer
de la tuberculose** un peu partout[1], de faire **éclore de petits
foyers** dans tous les points de cet **organisme si vulnérable**, et
en particulier dans le cerveau.

1. A plus forte raison faut-il se garder de toute intervention sanglante !
Je sais bien que je suis par là en désaccord complet avec tel grand
maître qui trouve, au contraire, dans la multiplicité des lésions une raison
de plus d'opérer. Il conseille les opérations multiples et « successives »,

C'est un cas (le seul cas) — où la règle donnée partout dans ce livre pour le traitement des tuberculoses suppurées doive fléchir.

L'ouverture spontanée de ces tuberculoses **superficielles**, je le dis encore, n'a pas d'inconvénients ni comme danger d'infection secondaire, le drainage se faisant parfaitement, — ni comme danger d'inoculation tuberculeuse, puisque cela n'a pas saigné.

Cela devait être dit d'autant plus nettement que cela paraît, au premier abord, en opposition avec les règles que nous avons formulées pour le traitement de la tuberculose.

La contradiction n'est qu'apparente, vous le voyez après ces explications.

### Le traitement orthopédique.

Mais, au point de vue orthopédique, il n'y a pas de différence véritable entre le traitement des ostéo-arthrites multiples et celui de l'ostéo-arthrite unique.

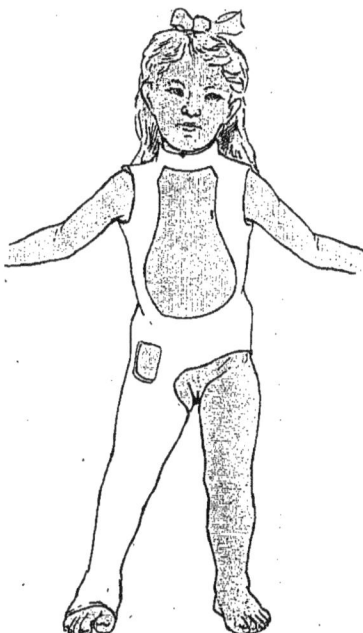

Fig. 775. — Appareil pour coxalgie et mal de Pott. Fenêtre devant l'aine pour traiter un abcès coxalgique.

Les appareils seront analogues dans les deux cas.

Dans la coxalgie double, par exemple, on fera simplement un plâtre prenant les deux cuisses.

---

parce que (il le reconnaît) ces lésions ne guérissent guère, ou pas, avec l'intervention. — Eh bien, je lui réponds que l'**opération** est **une erreur et une faute, plus grave ici qu'ailleurs**. Et moi aussi, je les ai opérées autrefois, hélas! ces tuberculoses multiples, et j'ai vu que non seulement l'**intervention n'éteignait pas le foyer**, mais qu'elle l'**attisait et l'allumait au loin** dans le poumon ou le cerveau. J'ai plusieurs fois, en des cas pareils, observé des généralisations tuberculeuses postopératoires...

S'il existe à la fois un mal de Pott et une coxalgie, vous ferez un appareil unique allant du cou au genou ou même au pied. Vous y ménagerez une fenêtre dorsale pour la compression de la gibbosité et, s'il y a lieu, une fenêtre à la hanche, pour surveiller les abcès, ou tel point suspect (fig. 775).

Mais tout cela se devine.

# CHAPITRE XVII

## SYPHILIS DES OS ET DES ARTICULATIONS

### COMMENT DISTINGUER UNE LÉSION SYPHILITIQUE D'UNE LÉSION TUBERCULEUSE

Les médecins de Berck devraient penser davantage à la syphilis, et les médecins de Saint-Louis davantage à la tuberculose.

Ce diagnostic, d'une importance capitale, est méconnu bien souvent, peut-être même le plus souvent.

Si le malheur n'est pas très grand lorsqu'on traite pour une syphilis une lésion tuberculeuse, songez aux conséquences que peut avoir l'erreur inverse qui fait soigner comme tuberculeuse une lésion syphilitique.

Je pourrais citer des enfants qui avaient subi, sans succès, 3 et 4 grattages osseux pour des ostéites soi-disant tuberculeuses, et que j'ai guéris en deux mois, par le traitement spécifique, de ce mal réputé incurable.

Hélas! je connais aussi 2 amputés, l'un du bras, l'autre du pied, qui sont venus à Berck pour des lésions étiquetées tuberculeuses semblables à celles d'autrefois (c'est-à-dire à celles qui avaient motivé l'amputation) et qui ont guéri par le seul traitement antisyphilitique.

Il est évident que ces malheureux ne seraient pas mutilés, si leur premier chirurgien avait pensé à la syphilis!!

L'on n'y pense pas assez. — Cependant il ne suffit pas toujours d'y penser pour éviter l'erreur, car la syphilis et la tuberculose peuvent donner des lésions *d'une ressemblance absolue*

(Gaucher) et le diagnostic ne laisse pas que d'être très difficile en certains cas.

Sans vouloir ici épuiser la question, je désire donner aux médecins quelques indications leur permettant d'éviter ces

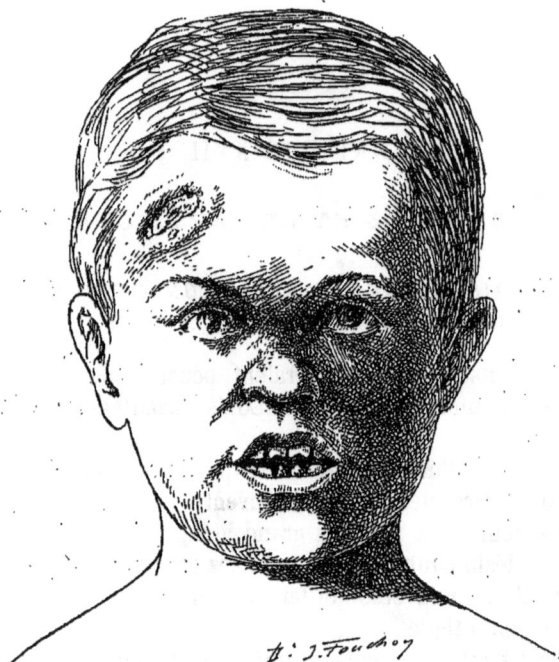

Fig. 776. — Enfant hérédo-syphilitique : lésion du frontal; nez en lorgnette; dents d'Hutchinson.

erreurs si fâcheuses. — Ces indications sont tirées exclusivement de ma pratique personnelle.

Je les résumerai brièvement : 3 cas peuvent se présenter.

## 1ᵉʳ Cas.

Un malade vous arrive pour une ostéite ou une ostéo-arthrite étiquetées tuberculeuses.

**Rien dans** les caractères cliniques de la **lésion locale** n'oriente l'attention vers la spécificité, **mais l'interrogatoire** des parents ou du malade vous révèle des **antécédents** non douteux (héréditaires ou personnels) de syphilis ; ou bien encore, c'est l'**examen** général du malade qui vous fait trouver des **tares** ou des **dystrophies** appartenant nettement à la syphilis (acquise ou héréditaire ; fig. 776 à fig. 782) : dents naines ponctuées et striées, surdité, lésions oculaires, triade d'Hutchinson, ou encore des

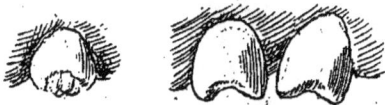

Fig. 777. — Dents d'Hutchinson.

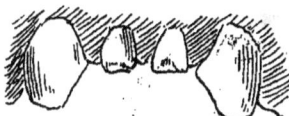

Fig. 778. — Atrophie du bord libre.

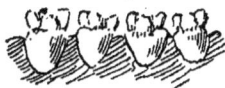

Fig. 779. — Microdontisme.

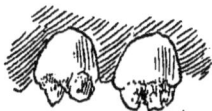

Fig. 780. — Amorphisme.

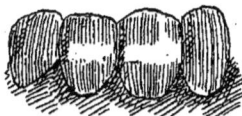

Fig. 781. — Sillon blanc.

exostoses diverses, voûte palatine en ogive, nez écrasé à sa base, coryza chronique, etc.

En ces cas il est naturel de rapporter à la syphilis la lésion ostéo-articulaire (et de faire un traitement approprié) — **sans rien affirmer** cependant, car il ne faut pas oublier :

1° Qu'un syphilitique peut avoir une lésion tuberculeuse pure ;

2° Qu'il y a des lésions mixtes, des *scrofulates de vérole*, que le traitement spécifique améliorera mais ne guérira pas complètement.

## 2° Cas.

**Rien** dans les **antécédents**, ou dans l'**interrogatoire**, ou l'examen général du malade[1] ne nous oriente vers la syphilis, mais *c'est la lésion locale* qui, par ses caractères très particuliers (voir fig. 783 et 784), doit vous y faire penser.

C'est que cette lésion ne se présente pas et n'évolue pas comme une tuberculose ordinaire.

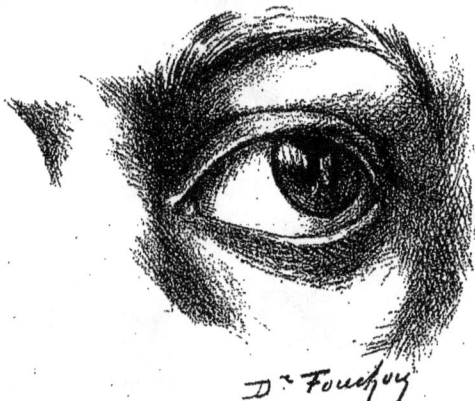

Fig. 782. — Kératite chez un enfant porteur d'autres lésions spécifiques.

Quels sont donc les caractères appartenant en propre à la syphilis?

Les voici d'après mes observations personnelles.

La lésion est suppurée ou non.

### A. — *Ostéite ou ostéoarthrite non suppurée.*

La syphilis amène le plus souvent une hypertrophie des os.

a. *Une hypertrophie en masse*, soit de la diaphyse (tibia en lame de sabre, cubitus en fuseau donnant l'aspect d'un spina ventosa), soit des extrémités articulaires (en particulier au genou).

b. *Une hyperostose localisée.* — Exostoses.

Un genou syphilitique, avec ces exostoses, paraît truffé ou bourré de noyaux de pêches; quelquefois il existe des noyaux plus mous à côté d'autres plus durs, séparés par des replis ou

---

1. Car on peut être hérédo-syphilitique et rester exposé à toutes les éventualités de cette tare dangereuse, alors même qu'on n'en porte aucune empreinte dystrophique, aucun signe natif (Fournier).

interstices, — ce qui donne une consistance rappelant celle du lymphadénome.

Il est certain que la tuberculose peut amener parfois une hyperostose des extré-mités articulaires. Mais cela est infiniment rare; si bien que, dans le cas d'hyperostose, il s'agit, 99 fois sur 100, d'autre chose que de tuberculose (il s'agit de syphilis, ou d'ostéosarcome, ou d'os-téomyélite; voir p. 700).

Car le **caractère** propre du **processus tubercu-leux** est *d'atrophier les os* (voir fig. 805).

B. — *Ostéite ou ostéoarthrite suppu-rées ou fistuleuses.*

On a prétendu que la syphilis ne donne pas de suppuration des os ou des jointures. C'est une erreur. Les suppurations osseuses syphilitiques sont fréquentes; nos ob-servations s'accordent tout à fait sur ce point avec celles du professeur Gaucher.

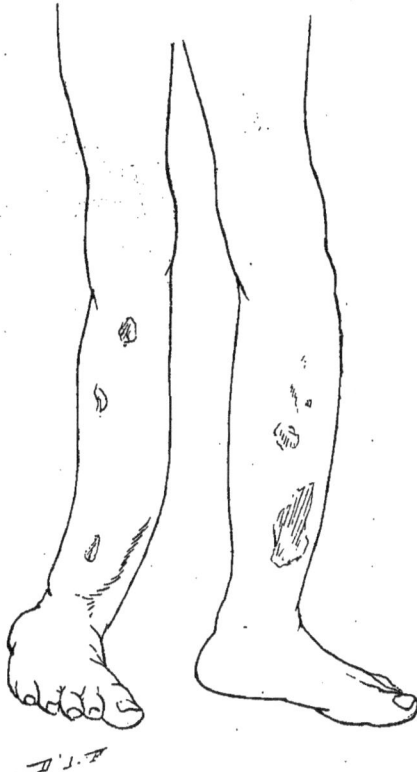

Fig. 783. — Tibias en lame de sabre (avec petites érosions ou cicatrices)

On voit assez fréquemment l'ostéite syphilitique ulcérer la peau en un ou plusieurs points et donner des plaies arrondies, jambonnées, à bords taillés à pic.

Dans 2 cas j'ai vu, avant l'ouverture, la peau prendre une teinte violacée ou plutôt cuivrée, sur une surface grande comme une pièce de 5 francs, tandis qu'apparaissaient de petites vési-cules et phlyctènes simulant une brûlure ou un urticaire. Après quelques jours la peau s'est mortifiée en masse sur cette large surface (parfois elle se détache comme un couvercle) et il est sorti dans ces 2 cas comme un bourbillon, un **véritable boudin** de 4 à 5 centimètres de long, du diamètre du petit doigt, conduisant jusqu'à l'os (diaphyse fémorale dans un cas et fosse iliaque dans l'autre). — Ce **bourbillon** était formé d'une matière **gommeuse**, visqueuse, ambrée, rappelant les parties molles d'un lymphadénome.

En certains cas la suppuration de la fistule est entretenue par de **petites esquilles** qui font penser au premier abord à une ostéomyélite chronique (fig. 785); mais le diagnostic se fera par les antécédents de syphilis et par le mode de début des accidents, non aigu (dans le cas de syphilis); de plus la nécrose est toujours beaucoup plus étendue et plus profonde dans l'ostéomyélite que dans la syphilis.

Voilà pour les caractères physiques des lésions syphilitiques.

Voici pour les *signes fonctionnels* :

Il y a des **douleurs** spontanées parfois très vives avec prédominance **nocturne** bien nette.

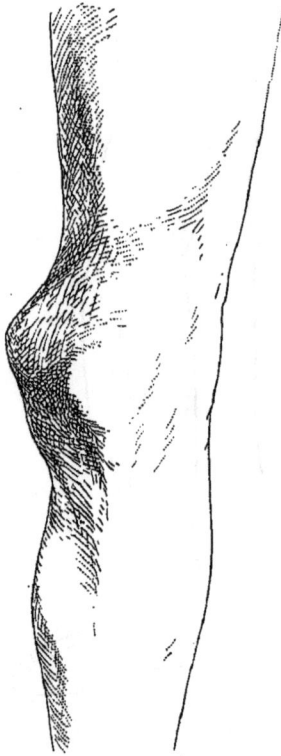

Fig. 784. — Hyperostose du condyle interne au fémur.

Les douleurs ne sont pas calmées (ou à peine) par le repos et par l'immobilisation sévère du plâtre. En fait, rien ne supprimera ces douleurs tenaces, si ce n'est le traitement spécifique.

Pas de douleurs (ou presque pas) à la pression, même lorsqu'on presse sur les parties osseuses où le malade localise les douleurs spontanées.

**Autres signes :**

Il y a des **hydartroses** qui disparaissent et reparaissent avec une rapidité déconcertante et sans cause apparente.

Les **mouvements** de la jointure sont **libres** ou à peu près libres, même avec des lésions avancées, et les mouvements communiqués ne réveillent pas de douleurs où très peu.

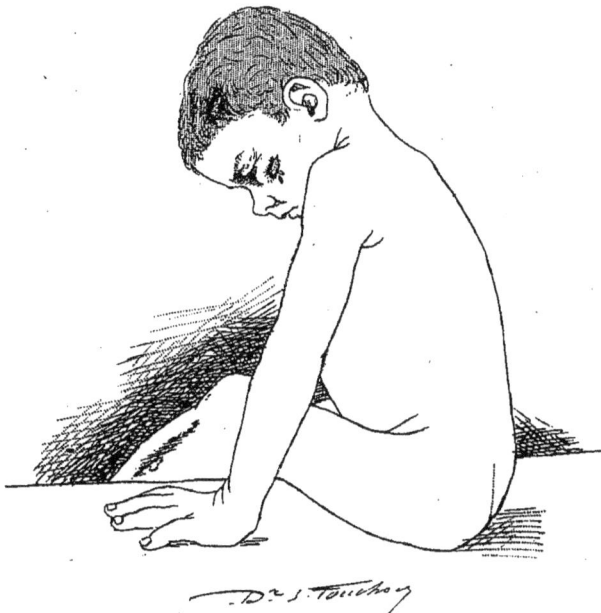

Fig. 785. — Hérédo-syphilitique. 2 lésions osseuses à la tête et à la face. Kératite. — Ostéite suppurée du tibia.

Enfin la **bilatéralité** et la **symétrie** des lésions sont un fait fréquent, sinon la règle.

Voilà tout autant de signes physiques ou fonctionnels qui n'appartiennent pas (ou presque jamais) à la tuberculose.

Lorsque vous serez en présence de ces symptômes, il vous faudra toujours penser à la syphilis, même à défaut des antécédents et des dystrophies ordinaires, et, y ayant pensé, il faudra faire un traitement spécifique qui sera encore ici un *véritable traitement d'épreuve*.

## 3e Cas.

Vous y penserez aussi, même lorsque vous *manquent* à la fois et les *antécédents* et les *caractères locaux* indiqués plus haut, si vous avez :

*a.* Soit des lésions osseuses et cutanées *très nombreuses*, —

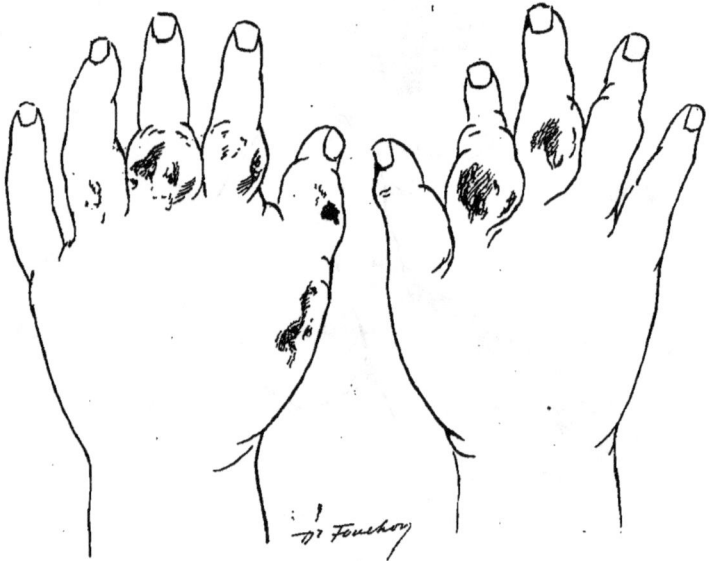

Fig. 786. — Spina-ventosa syphilitique appartenant à l'enfant de la fig. 776.

lorsque, par exemple, existent 5, 10, 15, 20 foyers (gommes ou ulcérations) et lorsque surtout dans ce nombre on compte plusieurs *spina ventosa* (fig. 786). J'ai dit ailleurs (p. 657) que 1/3 des spina ventosa étaient syphilitiques, 1/3 tuberculeux, 1/3 mixtes (c'est-à-dire du scrofulate de vérole).

*b.* Soit des lésions, soi-disant tuberculeuses, qui *traînent*, qui *résistent* d'une façon inaccoutumée à un bon traitement général et local antituberculeux, par exemple au séjour de Berck et au traitement local indiqué dans ce livre.

*c.* Soit des lésions suppurées qui *s'ouvrent* et deviennent fistuleuses *malgré tous vos efforts* (malgré le repos et les pansements compressifs, malgré des ponctions non suivies d'injections, etc.).

En tous ces divers cas, pensez à la syphilis et faites le traitement spécifique, lequel confirmera ou infirmera le diagnostic. Mais je puis vous dire d'avance que, appliqué chez de pareils malades, il vous donnera très souvent, soit la guérison complète (syphilis pure), soit une amélioration très notable (formes mixtes, scrofulate de vérole). C'est vous dire la fréquence de la syphilis du squelette.

### Le traitement spécifique.

Ce traitement, quel sera-il? *mercure* ou *iodure*?

M. Gaucher recommande surtout le mercure, soit sous forme d'injections de biiodure de Hg, soit par la voie gastrique sous forme de lactate de Hg (au même titre et aux mêmes doses que le sublimé).

D'autres donnent la préférence à l'iodure. Après expérience aite, j'aime mieux associer les deux médicaments. Mais je dois ajouter que, s'il me fallait m'en tenir à l'un des deux, je choisirais l'iodure ; car il est un grand nombre de mes petits malades (et c'est même de beaucoup le plus grand nombre) chez qui le mercure n'avait rien fait et qui ont ensuite parfaitement guéri par l'iodure. Mais j'associe les deux, ai-je dit, — et, pour cela, à la place du sirop de Gibert, qui n'est pas toujours toléré, je donne la préparation suivante que je dois au professeur A. Robin :

| | |
|---|---|
| Biiodure de Hg. | 0 gr. 20 |
| Iodure de potassium. | 20 gr. |
| Eau distillée. | 20 gr. |
| Sirop de pensées sauvages. | 160 gr. |
| Sirop simple. | 200 gr. |

Deux cuillerées à soupe par jour (pour un adulte) dans de l'eau de Vichy.

On recommande l'usage de la poudre dentifrice suivante due également à M. Robin.

| | |
|---|---|
| Carbonate de chaux précipité. | 80 gr. |
| Savon. | 18 gr. |
| Camphre. | 2 gr. |

## Conclusion.

En présence d'une lésion soi-disant tuberculeuse des os ou des jointures, pensez toujours à la syphilis : soit pour l'incriminer, soit pour la mettre hors de cause.

Dans tous les cas indiqués ici et dans tous ceux qui demeurent tant soit peu douteux, c'est-à-dire, en somme, *dans la majeure partie des cas d'ostéite* ou *d'ostéoarthrite étiquetées tuberculeuses*, n'hésitez pas à soumettre le malade pendant *quelques semaines* à un *traitement spécifique*.

Ce traitement ne saurait avoir en l'espèce **aucun inconvénient** (Gaucher) et vous donnera assez souvent, soit la guérison (syphilis pure), soit une grande amélioration (scrofulate de vérole); ce résultat est acquis avec 2 à 3 mois de traitement.

Et, dans les cas où il restera sans effet, il n'aura pas été inutile non plus puisqu'il aura fixé pour vous, d'une manière certaine, le diagnostic, jusqu'alors en suspens, de lésion tuberculeuse vraie [1].

Pourquoi, direz-vous, ne pas recourir dans ces cas douteux [2] à la recherche microscopique du bacille dans le pus et à son inoculation au cobaye?

1° Parce que ce ne sont pas là des moyens pratiques pour la presque totalité des médecins ;

2° Parce que l'examen du pus tuberculeux ne décèle que bien rarement la présence du bacille de Koch et que l'inoculation au cobaye n'est pas non plus toujours positive, si bien qu'au total il est bien plus sûr et surtout plus pratique de recourir au traitement d'épreuve pour faire ce diagnostic.

---

1. La maladie de Paget serait de la syphilis pour M. Lannelongue; mais M. Robin a démontré que la composition chimique des os dans la maladie de Paget était différente de celle des os syphilitiques.

2. L'ophtalmoréaction, si elle est positive, donne évidemment une présomption de plus en faveur de la tuberculose.

# CHAPITRE XVIII

## LE TRAITEMENT DE L'OSTÉOMYÉLITE

Nous allons étudier successivement le traitement de l'ostéomyélite aiguë [1] et celui de l'ostéomyélite chronique, laquelle n'est, presque toujours, qu'une ostéomyélite aiguë refroidie et prolongée.

## I. — Ostéomyélite aiguë.

A. — *Diagnostic.*

Et d'abord un mot du *diagnostic* (fig. 787 à 792), non pas pour refaire ici le tableau classique de l'ostéomyélite aiguë avec son début à grand fracas, et tous les signes d'une intoxication profonde de l'organisme (ne l'a-t-on pas appelée le *typhus des membres*), et avec, par contre, très peu de signes locaux, si bien qu'on méconnaîtrait très facilement la nature des accidents si l'on n'avait pas pour règle absolue, **chez tout enfant fébricitant, d'examiner les membres aussi instinctivement qu'on examine la gorge et les poumons.**

Non, je ne veux pas refaire ce tableau classique, mais vous dire au contraire que **ce tableau est trop classique** et qu'il ne représente pas, à beaucoup près, toutes les ostéomyélites aiguës, mais seulement les plus toxiques d'entre elles, les seules, il est

1. *L'ostéomyélite* est, comme chacun sait, l'inflammation de l'os produite par le staphylocoque et le streptocoque.
Voir, pour son diagnostic d'avec la tuberculose, les fig. 789 et 790 avec leurs légendes. Voir, pour le diagnostic d'avec un ostéosarcome, les fig. 791 et 792 avec leurs légendes.

vrai, que vous avez eu généralement l'occasion de voir, étant étudiants, **dans les hôpitaux d'enfants où ostéomyélite est synonyme d'opération d'urgence** : je veux vous avertir, en un

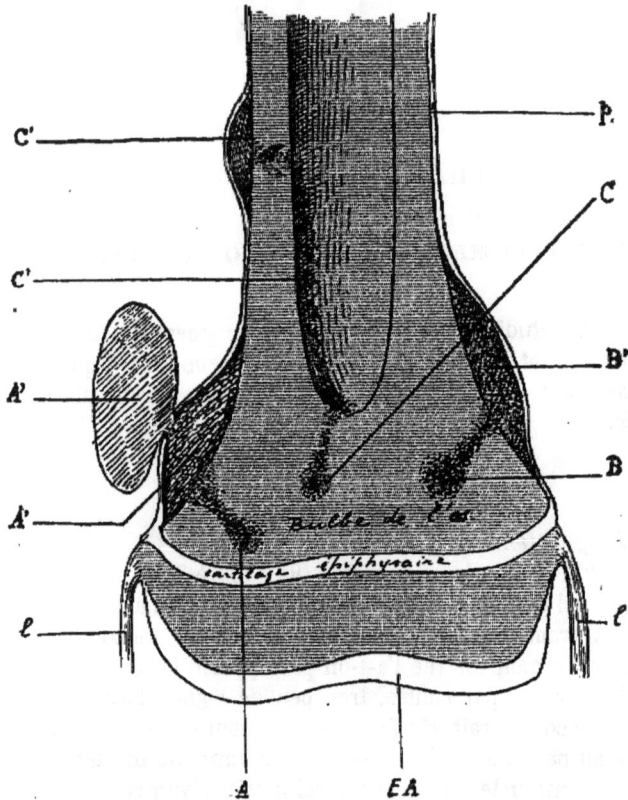

Fig. 787. — Schéma montrant le point de départ et la marche de l'infection. Point de départ sur le bulbe de l'os près du cartilage épiphysaire.
3 routes : Ou bien AA' passe sous le périoste, y forme un abcès, puis crève le périoste et se répand dans les tissus mous. Ou bien BB' reste à l'état d'abcès sous-périosté. Ou bien CC' passe dans le canal médullaire et de là vient sous le périoste. — Il est rare, mais non pas impossible, que le foyer traverse le cartilage de conjugaison pour faire irruption dans l'articulation. — *l*, ligaments articulaires ; E A, cartilage articulaire.

mot, que vous verrez souvent, dans la **clientèle de ville**, des ostéomyélites **beaucoup moins infectieuses**, évoluant à la manière d'un phlegmon des tissus mous, dont vous saurez les

différencier toujours, parce que dans l'ostéomyélite le gonflement
part de l'os, et que la pression de celui-ci au niveau de son bulbe

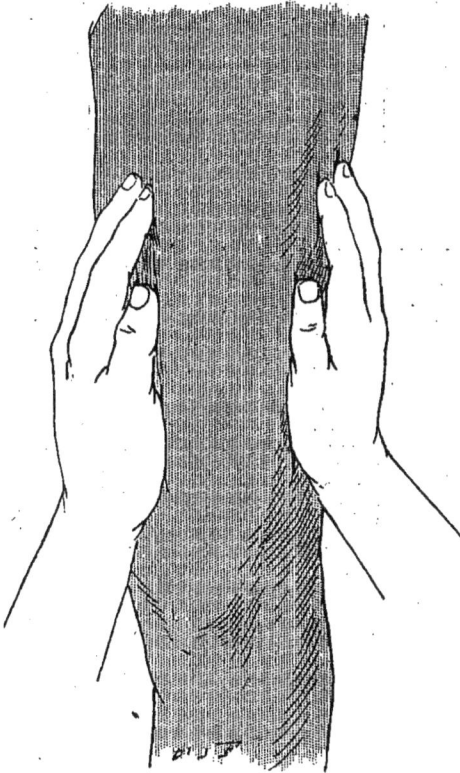

Fig. 788. — Ostéom. aiguë de la cuisse ; pour trouver le pus, la palpation se fait
par les mains placées à plat sur 2 faces opposées du membre : palpation large,
en surface. Si les 2 mains n'étaient pas disposées ainsi, on ne sentirait pas la
fluctuation : le pus fusant sur l'autre face échapperait à la recherche.

(fig. 787), — c'est-à-dire à l'union de la diaphyse et du cartilage
de conjugaison, — est particulièrement douloureuse.

Cette distinction entre les deux formes d'ostéomyélite est capitale, car le traitement n'est pas le même pour l'une et pour l'autre.

B. — *Le traitement :*

*1ʳᵉ forme.* **Ostéomyélite de gravité moyenne.** — La maladie se présente ici et va évoluer comme une affection locale. La fièvre reste au-dessous de 39°5. Il n'y a pas d'albumine dans l'urine. L'état général est sérieux, mais n'a rien d'inquiétant, tout au moins pour l'instant.

D'autre part, les signes d'inflammation de l'os sont très nets :

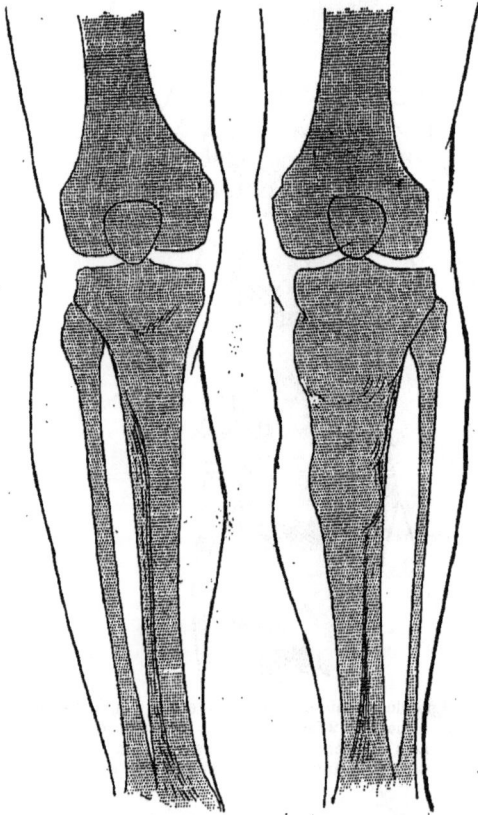

Fig. 789. — Ostéomyélite du tibia gauche (d'après radiographie). L'os est hypertrophié, bosselé irrégulièrement : ce gonflement n'a pas de limites aussi marquées que celles de l'ostéosarcome. Le tibia droit est sain et normal.

empâtement douloureux du fémur, ou du tibia, ou de l'humérus suivant le cas), siégeant sur la diaphyse, mais très près du bulbe de l'os (fig. 787).

Conduisez-vous ici comme si vous étiez en présence d'un

phlegmon. Dès. que les signes locaux seront bien nets et bien localisés, vous inciserez les tissus mous (mais **sans trépaner** l'os).

*a.* (Fig. 787, A.) Si la *fluctuation* est *très nette*, sous-cutanée,

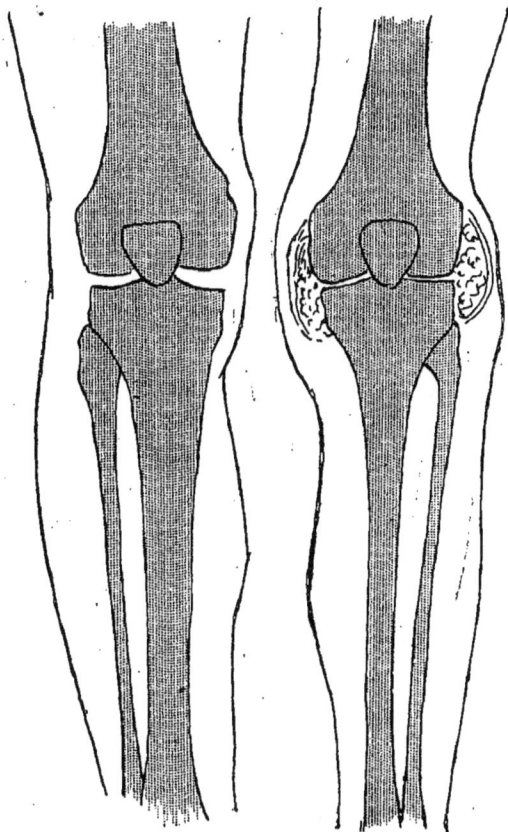

Fig. 790. — Tumeur blanche du genou (d'après radiographie). Atrophie du squelette du côté malade : l'augmentation de volume du genou provient de la distension de la synoviale par les bourrelets fongueux. — Comparer avec la fig. 789. — Autres éléments de diagnostic d'avec l'ostéomyélite : la tuberculose intéresse généralement les extrémités articulaires ; l'ostéomyélite presque toujours la diaphyse. Le début est insidieux dans la tuberculose, aigu dans l'ostéomyélite, etc.

vous atteignez la collection par une incision de 3 à 4 centimètres, vous la drainez largement, et c'est tout.

*b.* (Fig. 787, B.) *Pas de fluctuation appréciable* dans les tissus mous, mais un **empâtement** très net **dans la profondeur**, formant un **étui** autour de l'os, avec un point particulièrement rénitent.

Vous allez avec votre bistouri atteindre ce point, en passant

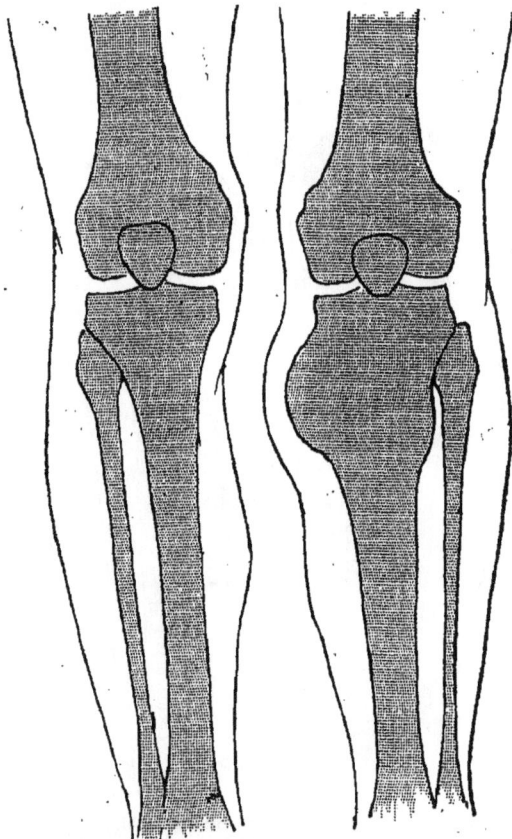

Fig. 791. — Ostéosarcome du tibia (d'après radiographie). Diagnostic avec l'ostéomyélite. Dans l'ostéosarcome l'os est en massue, il est en fuseau dans l'ostéomyélite (voir fig. 789). Dans l'ostéosarcome le début est insidieux, il n'y a presque pas de fièvre, évolution moins rapide.

entre les muscles ou entre deux faisceaux musculaires, et vous avancez jusqu'à ce que vous trouviez le pus.

Vous faites une large incision de 3 à 4 centimètres dans cette masse rénitente et vous mettez un gros drain.

Si vous ne trouvez pas de pus en dehors du périoste, vous fendez celui-ci par une incision en croix de 3 centim. dans chaque sens et vous drainez largement (fig. 793).

Voilà ce que vous ferez, mais voici **ce que vous ne ferez**

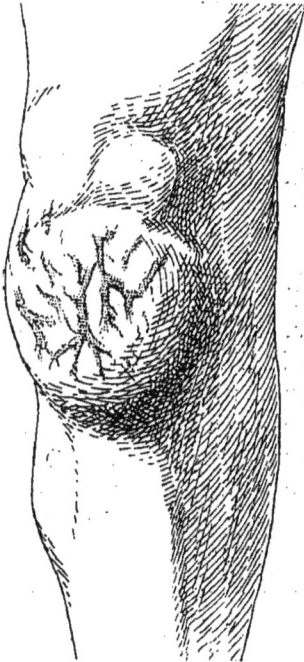

Fig. 792. — Encore un ostéosarcome du tibia : tumeur très aisément délimitable, en massue, réseau veineux en « tête de Méduse », à la surface de la tumeur. Siège épiphysaire plutôt que diaphysaire ; le début et l'évolution diffèrent, etc.

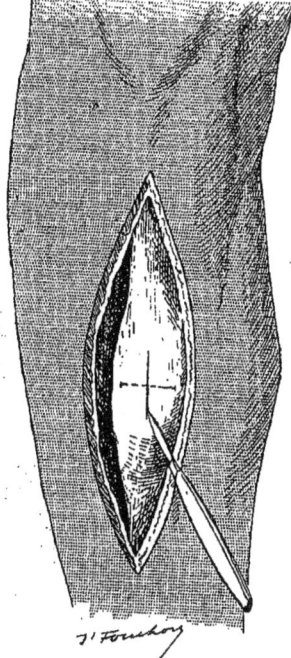

Fig. 793. — Après incision des tissus mous ou tombe sur le périoste soulevé par le pus (voir fig. 787) : incision du périoste en croix. Après quoi, soulèvement des lambeaux et drainage.

**pas.** Vous vous garderez de toute trépanation immédiate de l'os, malgré que vous ayez probablement entendu professer la nécessité de cette trépanation dans tous les cas. Eh bien, non, celle-ci n'est pas nécessaire ici, et par ailleurs elle n'est pas inoffensive.

1° *La trépanation n'est pas toujours nécessaire.*

J'ai guéri un très grand nombre d'ostéomyélites par la seule incision des tissus mous et du périoste, *sans trépaner l'os*.

#### 2° *Elle n'est pas inoffensive.*

Car le trou ou les trous faits à un os sain se comblent très difficilement et peuvent causer des fistules rebelles et sujettes à s'infecter; or ce risque est bien plus grand ici, où la vitalité de l'os est compromise par la maladie.

Le danger est encore augmenté par le décollement large du périoste et le raclage du canal médullaire que beaucoup de chirurgiens font d'emblée, de parti pris, pour tous les cas d'ostéomyélite sans exception. Pour toutes ces raisons, j'estime qu'en trépanant immédiatement et très largement cet os, on favorise bien souvent la production de nécroses ultérieures.

Donc, en ces cas, pas de trépanation d'emblée. Mais il va de soi que vous restez dans l'expectative armée. Si, 2 à 3 jours après l'incision des parties molles, la température n'est pas tombée et si cette persistance de la fièvre ne peut pas être attribuée à un nouveau foyer apparu ailleurs, mais bien plutôt à une rétention de pus dans le canal médullaire, — alors, oui, vous trépanerez l'os, — mais cela n'arrivera certainement pas 1 fois sur 5 dans les ostéomyélites appartenant à cette 1re forme, c'est-à-dire que, plus de 4 fois sur 5, vous pourrez vous rendre ce témoignage que vous avez évité à ces malades des fistules osseuses toujours graves et trop souvent interminables.

2° *forme* : **Ostéomyélite suraiguë**. — Ici nous avons une intoxication générale de l'organisme : Fièvre de 40°, prostration, insomnie, subdélire, urines rares et albumineuses.

En pareil cas, l'indication vitale prime tout. Le danger est pressant, il faut ne rien négliger de ce qui peut l'atténuer — et agir sans retard. Peu importe le stade d'évolution des accidents locaux, **vous intervenez d'urgence**, immédiatement, dès que vous savez où est l'os malade, et vous allez droit sur lui pour **ouvrir le canal médullaire**.

On incise le périoste en croix, par deux incisions de 4 centimètres chacune; on relève les lambeaux et **l'on trépane**; pour ouvrir une soupape de sûreté on creuse un trou de 1 cent. 1/2 de diamètre.

Voici comment : avec un ciseau à froid et un bon marteau,

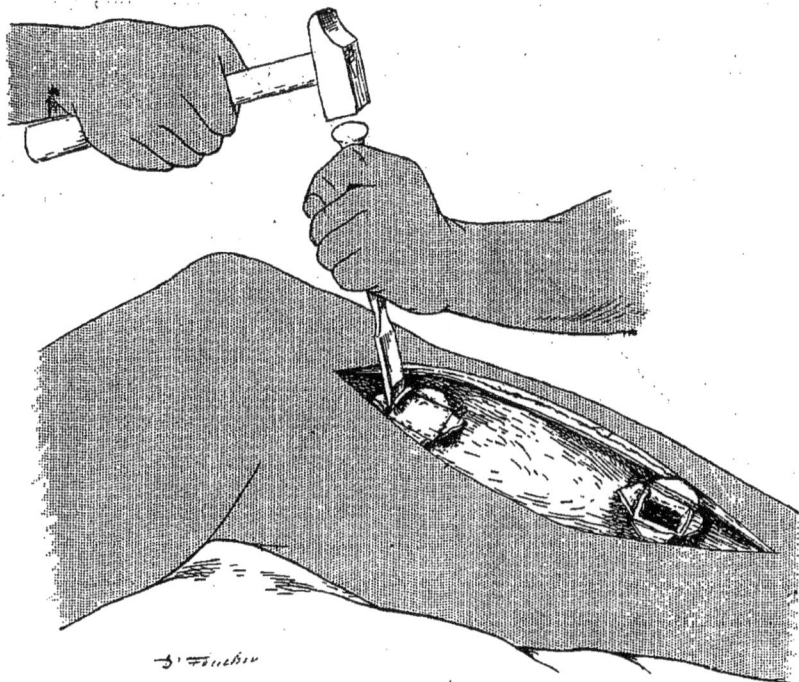

Fig. 794 — Trépanation sous-périostée aux deux extrémités du foyer : le périoste a été préalablement incisé en croix et écarté, uniquement aux deux points où va porter le ciseau ; il n'est pas décollé. Pour faire cette trépanation, mettez préalablement la bande d'Esmarch, elle facilite la besogne et n'a pas d'inconvénient, contrairement à ce qu'on a dit.

l'on circonscrit et l'on enlève un carré osseux de ces dimensions (fig. 794).

Mais **pas de curettages de la moelle**; car, sous prétexte d'enlever ainsi toutes les parcelles infectées, on fait saigner, on provoque des inoculations, on compromet la nutrition de l'os.

Par le trou foré il s'écoule un peu de sang noir, avec quelques stries de pus. Si l'écoulement ne paraît pas se faire assez bien par ce trou unique, n'hésitez pas à **en ouvrir un deuxième**, à

8 centimètres au-dessus ou au-dessous; entre les 2, sur le pont d'os qui les sépare, on ménage le périoste, on se garde de le dénuder, contrairement à ce que font certains chirurgiens; il est vrai que le périoste est souvent décollé de lui-même, en pareil cas.

Avec une petite seringue aseptique, faites passer un peu d'eau

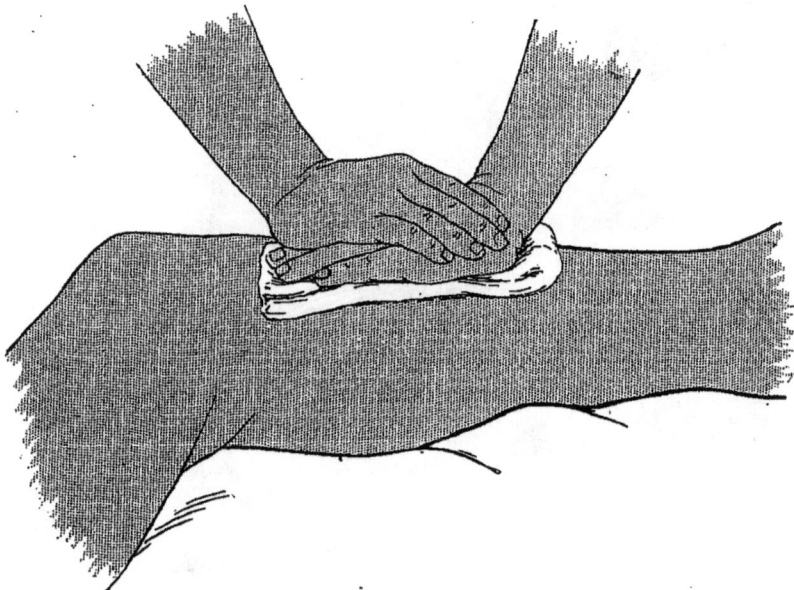

Fig. 795. Hémostase après l'enlèvement de la bande d'Esmarch, les deux mains compriment la plaie largement, sur toute son étendue. Cette compression doit durer 10 minutes. Après quoi, léger tamponnement à la gaze stérilisée. Suture partielle de la peau et pansement légèrement compressif avec 2 bandes Velpeau.

stérilisée ou une solution de sublimé chaude, de l'un à l'autre trous, pour vérifier que le trajet est perméable; mettez-y deux petits drains et c'est tout (fig. 795) [1].

**Pas de résection diaphysaire immédiate.** Si je vous en parle, c'est parce que d'aucuns ne craignent pas d'en faire sous prétexte que l'os pourra se nécroser par la suite, mais c'est bien à tort, car :

1. S'il y avait du pus dans la jointure (ce qui est rare) on drainerait celle-ci largement (voir Drainage des jointures, p. 288).

1° On ne peut pas affirmer, même dans les formes les plus graves, que l'os se nécrosera[1] ;

2° On ne peut pas non plus, par l'examen local[2], distinguer d'une manière certaine à ce moment l'os qui va mourir; et l'on s'en irait, à l'aveuglette et au hasard, épargner peut-être ce qui est voué à la nécrose, et enlever ce qui aurait vécu.

Donc trépanation simple pour l'instant.

Si la cicatrisation ne se fait pas dans les quelques mois qui suivent, nous rentrons alors dans le cas d'une ostéomyélite chronique, dont nous allons parler.

## II. — Le traitement de l'ostéomyélite chronique.

Elle se présente avec une ou plusieurs fistules (voir fig. 796 et page 701 pour le diagnostic).

Une fistule existant depuis quelques mois est un signe presque certain de l'existence d'un séquestre. On doit aller à sa recherche, mais il faut **attendre 5 mois** depuis la précédente intervention, parce que **l'os mort met 5 mois environ à s'isoler** de l'os vivant.

On va par la fistule cutanée jusqu'à la perforation osseuse.

On distingue alors très aisément l'os mort de l'os nouveau et vivant. Celui-ci est rugueux, irrégulier, exubérant, rougeâtre, piqueté de points saignants, tandis que l'os mort est très lisse, d'une couleur blanc mat ou jaunâtre, rappelant le vieil ivoire (voir fig. 797 et suivantes).

1° *Parfois le séquestre est à la surface* de l'os nouveau, et il va sortir seul ou bien on le cueille commodément (fig. 798).

---

1. Et même fût-on sûr que tel tronçon (comprenant la totalité de l'épaisseur de l'os) va se nécroser, il ne faudrait pas l'enlever immédiatement, car il servira pendant quelques semaines d'attelle directrice à l'os nouveau qui va se former (voir fig. 799).

2. L'on n'a que des probabilités plus ou moins grandes à ce point de vue. — Si la plaque dénudée de l'os ne tranche pas avec la couleur de l'os voisin, si la plaque reste d'un blanc rosé et conserve quelques attaches (par des petites touffes vasculaires) au périoste, il est très probable qu'elle vivra; si, au contraire, la plaque osseuse est blanc mat ou blanc *verdâtre* tranchant avec la couleur de l'os voisin; si elle est entièrement décollée du périoste sur une grande étendue sans conserver avec lui la moindre attache, il est très probable qu'elle se nécrosera.

2° *Parfois il est dans le canal médullaire* (voir fig. 799, 800 et 801); il pointe par le trou, on le voit, ou bien il est facile, avec une pince introduite dans le canal, de le trouver; s'il est

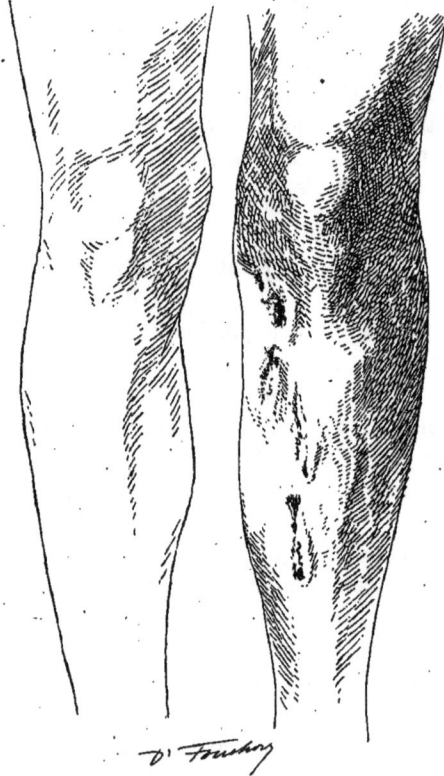

Fig. 796. — Ostéomyélite fistuleuse chronique du tibia. L'os est irrégulier, bossolé, hypertrophié sur une grande· étendue : fistules et cicatrices adhérentos. Diagnostic avec la tuberculose : 1° par le mode de début des accidents aigus dans l'ostéomyélite ; 2° par son siège plutôt diaphysaire ; 3° par l'hypertrophie de l'os dans l'ostéomyélite et son atrophie dans la tuberculose.

malaisé à saisir, on agrandit un peu l'orifice avec le ciseau à froid et quelques coups de marteau;

3° *Parfois il est encastré dans l'os nouveau* comme du minerai dans la gangue rocailleuse (fig. 802).

Dans ce troisième cas, on est obligé de faire sauter un ou plusieurs petits ponts pour dégager le séquestre; mais ne cher-

chez à l'enlever que s'il est bien distinct de l'os vivant, ou si tout
au moins la séparation est déjà amorcée. Sinon n'insistez pas,
drainez la plaie et attendez encore quelques mois, jusqu'à ce

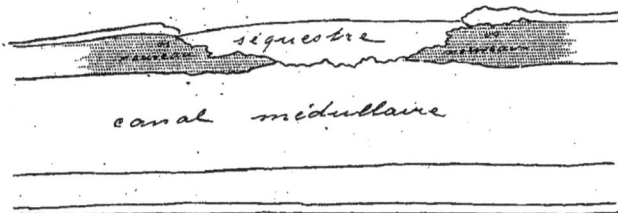

Fig. 797. — Séquestre formé par un « segment de virole ». On voit le périos
hypertrophié produisant l'os nouveau vivant.

que cette séparation spontanée soit un fait accompli, ou presque
accompli.

Mais, en l'absence de séquestre, gardez-vous de vous en aller

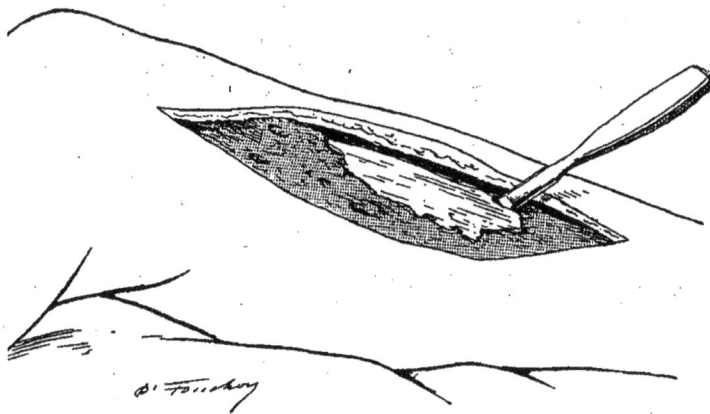

Fig. 798. — La rugine aborde le séquestre par un de ses angles et cherche
à le mobiliser par des mouvements de levier.

dénuder très largement de leur périoste des diaphyses presque
entières, d'y creuser des fossés profonds et de les curetter *intus
et extra*[1].

1. Exceptionnellement, **en l'absence de toute fistule**, l'indication
d'opérer **dans une ostéomyélite chronique** peut venir d'une **douleur
très vive** entraînant une impotence, douleur qui persiste malgré le
repos. — En ce cas, on trépane le point de l'os où siège le maximum

Bornez-vous à drainer le foyer suppuré, mais drainez suffisamment pour assurer l'apyrexie complète du sujet, sans cela

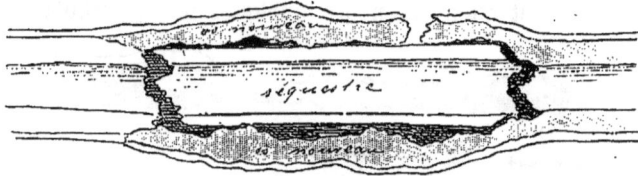

Fig. 799. — Séquestre formé d'une « virole » diaphysaire, engainée entièrement.
Ce séquestre a servi d'attelle à l'os nouveau pour le diriger dans son développement.

gare aux infections rénales, à l'albuminurie et aux dégénérescences viscérales secondaires irrémédiables.

Dans tel cas particulier, il se peut que vous n'arriviez à aucun

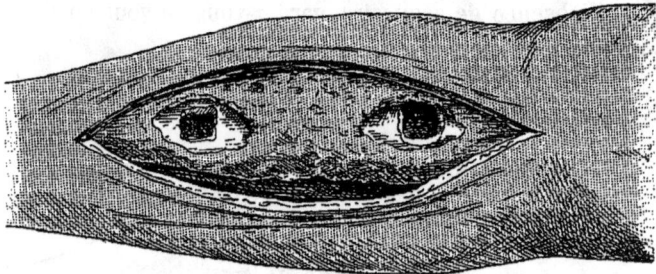

Fig. 800. — Ostéomyélite prolongée; 5 mois après la première intervention, on
rouvre la plaie : on aperçoit l'os ancien, nécrosé, blanc et lisse, ayant conservé
les deux orifices de la trépanation, engainé par l'os nouveau et vivant : ce dernier est irrégulier, rougeâtre, rugueux, exubérant.
Le périoste n'est pas décollé dans les intervalles des orifices de l'os.

moment à trouver un séquestre nettement formé et *isolé*, c'est
qu'en effet il n'y en a pas et que l'os est alors *malade en masse*
et uniformément en tous ses points.

de la douleur : il y a presque toujours là une hypertrophie et une soufflure de l'os.

On trépane ce point pour chercher s'il n'existe pas là un séquestre
(fig. 803) ou un abcès.

On a même observé parfois, en l'absence de séquestre et d'abcès, que
le débridement de l'os par la trépanation a guéri le malade de ses
douleurs vives.

En ce cas, il n'y a rien à faire : il faut attendre.

Hélas, il faudra parfois attendre longtemps, trois ans,

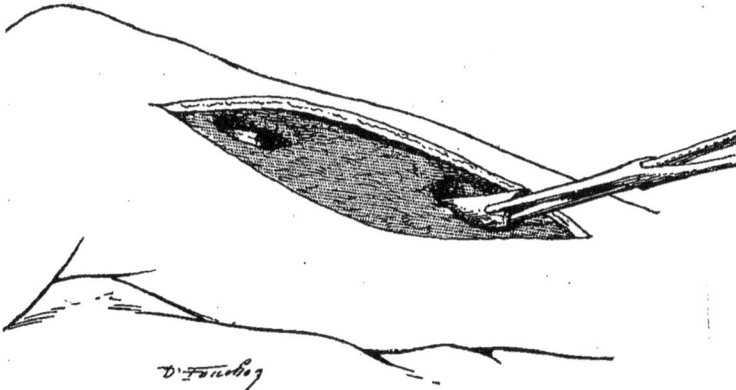

Fig. 801. — On mobilise et l'on retire avec une pince les fragments du séquestre (après avoir, au besoin, agrandi les trous existant déjà).

cinq ans, huit ans, la guérison de ces très mauvaises ostéo-myélites qui s'éternisent.

Mais il faut en prendre son parti et savoir s'abstenir.....

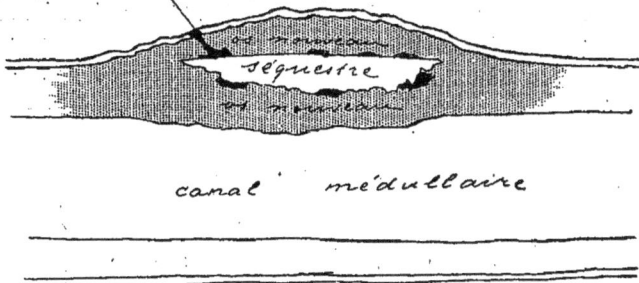

Fig. 802. — Séquestre encastré dans une « soufflure » de l'os nouveau, lequel est vivant et ne doit être réséqué que dans la mesure nécessaire pour enlever le séquestre.

Car les rigoles creusées dans tous les sens et les résec-tions diaphysaires latérales que certains chirurgiens font dans les cas où ils n'ont pas trouvé de séquestre, sans doute par crainte de paraître revenir brédouilles, tout cela, dis-je, ne saurait rendre sa vitalité à cet os dont les vaisseaux sont étranglés par la prolifération osseuse dans les canaux de Havers.

Il faut donc s'abstenir et laisser ces malades vivre avec leurs fistules, lorsqu'elles ne sont pas trop gênantes. N'oublions pas qu'elles peuvent toujours se fermer spontanément, même après cinq, dix, quinze ans, alors qu'on n'osait plus l'espérer.

Il peut arriver cependant, dans tel cas exceptionnel, que la suppuration soit si abondante et les douleurs si vives, que le malade en vienne à demander l'amputation, — qui reste, en effet, ici le seul remède.

### Résumé et Conclusions.

#### A. *Ostéomyélite aiguë*.

1° Forme ordinaire. — La fièvre est au-dessous de 39°,5 ; il ne faut pas trépaner l'os d'emblée, mais inciser les tissus mous et débrider le périoste.

2° Forme suraiguë. — Lorsque la fièvre oscille autour de 40°, on trépanera l'os d'emblée, mais sans faire de résection osseuse diaphysaire, car on ne peut pas distinguer d'une manière certaine, à ce moment, l'os voué à la nécrose de l'os, qui va vivre.

#### B. *Ostéomyélite chronique fistuleuse*.

Son traitement consiste à s'en aller voir, tous les 5 mois,

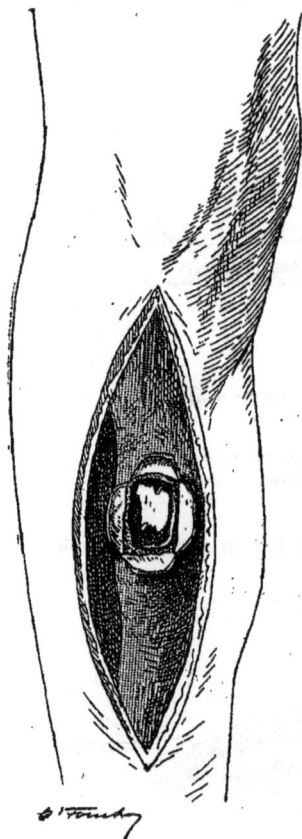

Fig. 803. — Le périoste est incisé et récliné au niveau de la « soufflure », ou bien au siège du maximum de la douleur : l'os nouveau est attaqué minutieusement à la rugine qui finit par mettre à nu le séquestre... ou l'abcès.

s'il n'y a pas un séquestre pouvant être cueilli (fig. 804).

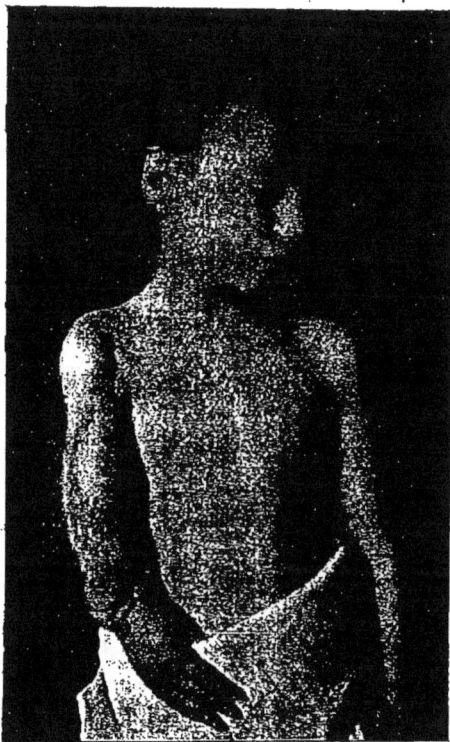

Fig. 804. — David B., hôpital Rothschild : fistules multiples du bras et nécrose
complète de l'humérus, du cubitus et du radius droits, après ostéomyélite particulièrement grave. — J'ai fait l'ablation des 3 os nécrosés (de l'épaule au
poignet), c'est-à-dire entièrement désossé le bras et l'avant-bras. L'opération
a eu lieu 6 mois après le début des accidents aigus.
4 mois après l'opération, un humérus nouveau s'était formé, sensiblement aussi
long que l'humérus normal, mais le périoste de l'avant-bras n'a donné qu'une
tige ostéo-fibreuse courte et peu solide. Cependant, tel qu'il est, ce bras
remplit des fonctions presque normales. — La flèche indique la place de l'articulation nouvelle du coude, qui n'a, il est vrai, qu'un jeu de 15 à 20°.

Si l'on ne trouve pas de séquestre, il n'y a rien à faire qu'à
attendre, en drainant et faisant de l'asepsie.

# CHAPITRE XIX

## UN SIMPLE MOT SUR LE DIAGNOSTIC DES OSTÉITES ET ARTHRITES CHRONIQUES

### A. — DIAGNOSTIC D'UNE OSTÉITE CHRONIQUE

### I. — Ostéite non suppurée.

a. *Traumatique?*

On vous parlera bien souvent de traumatisme (d'une chute ou d'un coup).

Ne vous arrêtez pas à ce diagnostic, si l'ostéite dure depuis plusieurs semaines, — si, en s'éloignant de la date du traumatisme, la lésion reste stationnaire et surtout si elle progresse.

Cette inflammation chronique de l'os, ce sera :

b. *De la tuberculose*, le plus souvent, 9 fois sur 10 (v. fig. 805).

c. Ou de *la syphilis*, 1 fois sur 10 (fig. 809).

d. *Un ostéosarcome*, très rarement, peut-être pas 1 fois sur 100[1] (fig. 807).

Le diagnostic de la **syphilis** et de la **tuberculose** a été discuté au chapitre XVII, auquel je vous renvoie.

Le diagnostic d'**ostéosarcome** est généralement très facile

---

1. e. *L'ostéomyélite* (fig. 806) peut donner de l'ostéite chronique qui n'est pas suppurée présentement, mais qui l'a été, et l'on trouve les traces de cette suppuration ancienne. Il y a aussi les commémoratifs : début aigu, etc. (voir chapitre précédent et la fig. 806).

Voulant rester pratique, je ne parle pas ici des autres processus pouvant donner des ostéites chroniques parce que vous ne les verrez très probablement jamais, par exemple : l'ostéomyélite chronique d'emblée, les kystes hydatiques des os, etc.

avec la radiographie (voir fig. 807). — A défaut de rayons X guidez-vous sur l'augmentation relativement rapide du volume de l'os, — qui peut être doublé en 3, 4, 5 mois à peine. — On a parfois la sensation de masses périosseuses, fongueuses, donnant une **fausse fluctuation**. On croit même assez souvent à une collection liquide ; et il n'est pas défendu, pour s'en assurer, de faire une ponction exploratrice qui ne ramène que du sang dans le cas de sarcome. — La tuméfaction peut être vasculaire au point de donner des pulsations qui font penser à un anévrisme. — D'autres fois on sent, au palper, un crépitement parcheminé, comme si l'on brisait de petites travées osseuses [1].

## II. — Ostéite suppurée et ostéite fistuleuse.

*a.* S'il s'agit d'*ostéite chronique suppurée mais non ouverte* (s'il y a un abcès froid), c'est de la *tuberculose*, 9 fois sur 10, ou de la *syphilis*, 1 fois sur 10 (voir, chapitre xvii, le diagnostic entre les deux).

*b.* S'il y a *une ou plusieurs fistules*, cela peut être sans doute une tuberculose ou une syphilis, — mais cela peut être aussi une *ostéomyélite*, auquel cas on a les antécédents, le souvenir d'un début aigu ou suraigu ; l'os est hypertrophié en masse, grossi

---

1. Comment distinguer un **tibia** en lame de sabre **syphilitique** d'avec un tibia **rachitique** ou un tibia **ostéomyélitique** ? On est aidé par les commémoratifs, par les antécédents, — et l'examen général du sujet. De plus :

*a. Pour la syphilis* : il y a la forme de l'os qui est soufflé et non tordu (fig. 809) ; comme dans le rachitisme, aux rayons X, on voit ici le canal médullaire conservé, tandis qu'il est obstrué dans l'ostéomyélite.

*b. Pour le rachitisme* : la torsion de l'os, et la nouure des extrémités ; — d'autres diaphyses sont tordues, etc. (fig. 808).

*c. Pour l'ostéomyélite* : hypertrophie très irrégulière de l'os (v. fig. 806), traces de suppuration ancienne, cicatrices adhérentes à l'os, etc.

A propos de rachitisme et de syphilis faisons remarquer que d'après Marfan, la syphilis des parents peut donner à elle seule, — exceptionnellement, — des lésions rachitiques vraies : par exemple chez des enfants nourris au sein dans les meilleures conditions d'hygiène. En ce cas le rachitisme est plus précoce (apparaît au 3ᵉ et 4ᵉ mois) que lorsqu'il est dû, comme d'ordinaire, à des troubles digestifs. En outre, le crâne natiforme est surtout le fait de ce rachitisme hérédo-syphilitique. Enfin, on a d'un côté les antécédents syphilitiques des parents, de l'autre justement l'absence des causes d'ordre digestif du rachitisme ordinaire.

et durci (voir fig. 806); il vient de temps à autre des petites esquilles par les orifices fistuleux.

### B. — DIAGNOSTIC D'UNE ARTHRITE CHRONIQUE

### I. — Arthrite suppurée et arthrite fistuleuse.

*a.* **Arthrite avec épanchement non ouvert.** — C'est de la *tuberculose* presque toujours, et de la *syphilis* quelquefois.

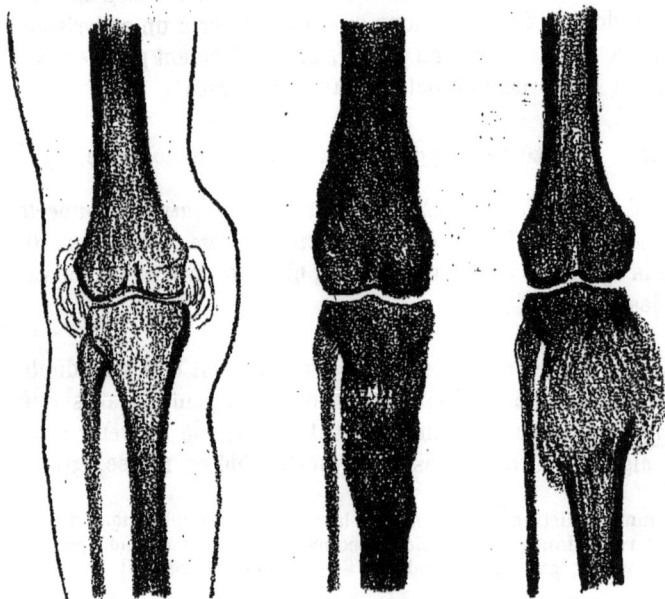

Fig. 805. — *Tuberculose* : atrophie l'os.

Fig. 806. — *Ostéomyélite* : le grossit en massue et le durcit.

Fig. 807. — *Ostéosarcome*, le grossit en massue et le raréfie.

*b.* **Arthrite fistuleuse.** — Ce sera généralement de la tuberculose, — et rarement de la syphilis ou de l'ostéomyélite.

Les éléments du diagnostic sont, ici, les mêmes que pour les ostéites chroniques (voir plus haut).

### II. — Arthrite non suppurée.

On vous parlera encore ici soit *de traumatisme*, soit *de rhumatisme*.

Si le **traumatisme** n'a été rien ou presque rien, ou s'il date de plusieurs semaines, — et si les symptômes persistent ou

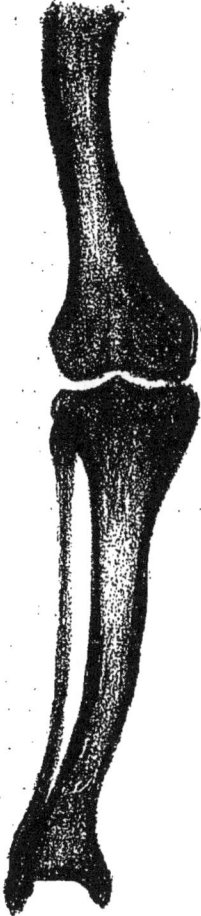

Fig. 808. — *Rachitisme* : le **tord**
et **noue** les épiphyses.

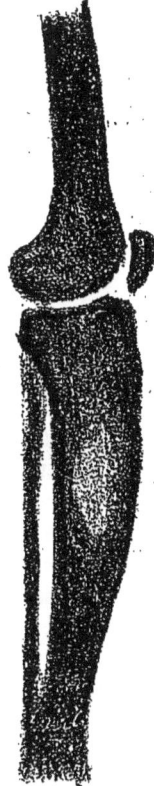

Fig. 809. — *Syphilis* :
le **souffle**.

augmentent malgré le massage, pensez à une autre cause que le traumatisme.

Le **rhumatisme**. — De même *méfiez-vous*, par-dessus tout, des *rhumatismes monoarticulaires qui durent* pendant des mois malgré un traitement approprié, salicylate de soude, etc. Ce n'est pas un rhumatisme, cherchez autre chose.

*Idem*, méfiez-vous des hydarthroses qui s'éternisent.

Il s'agit en ces cas;

*a*. De *tuberculose*, généralement;

*b*. De *syphilis*, quelquefois;

*c*. Pensez aussi à l'*ostéosarcome*, mais il est très rare;

*d*. A une *ostéomyélite*? — Oui, elle peut donner des arthrites qui ne sont plus suppurées, mais qui ont suppuré à un moment donné. Diagnostic par les commémoratifs, les cicatrices, etc. [1].

Les éléments de ces divers diagnostics sont ici les mêmes que pour les ostéites chroniques (voir plus haut page 700).

*e*. A la *polyarthrite déformante*.

Le diagnostic se fait par la multiplicité des articulations prises, la prédominance des petites jointures, le début lent, les poussées subaiguës toujours douloureuses, rarement fébriles. (Robin.)

*f*. A la *blennorrhagie*. — Chez l'adulte, pensez-y toujours.

Mais le début a été aigu, et l'interrogatoire ou l'examen du sujet révèlent l'existence du gonocoque.

*g*. Au *tabes*; — mais, en ce cas, il y a une dislocation ou un émiettement des extrémités osseuses parfois transformées en un sac de noix; articulations plus ou moins ballantes et quelquefois luxées. — On note une indolence presque absolue, même avec des lésions extrêmement avancées : — ceci est très particulier.

De plus, signes positifs d'ataxie, révélés par l'examen général.

*h*. L'*arthrite sèche* se reconnaît par les craquements articulaires : — le malade souffre moins à la marche qu'au repos, etc.

Examen géneral du sujet.

*i*. Chez *les variqueux* : — à signaler les arthrites chroniques (gonflement, hydarthroses, etc.), qu'on trouve assez souvent chez eux, sans autre cause que les troubles de circulation causés par les varices. Soignez celles-ci, les phénomènes articulaires disparaîtront.

*j*. Arthrites consécutives aux *fièvres éruptives*, surtout à la *scarlatine*. — Diagnostic par les commémoratifs, etc.

Mais ne pas oublier que les fièvres éruptives et surtout la rougeole ouvrent la porte à la tuberculose et laissent assez souvent après elle des arthrites tuberculeuses vraies.

---

1. De plus, dans le cas d'ostéomyélite, toute la région, à cause de la *sclérose des tissus mous*, a la dureté du bois.

# CHAPITRE XX

## QUELQUES DIFFORMITÉS DE LA MAIN, DES DOIGTS ET DES ORTEILS

A. *Rétraction de l'aponévrose palmaire.* — B. *Rétraction tendineuse des doigts.* — C. *Hallux valgus.* — D. *Orteil en marteau.*

A. **La rétraction de l'aponévrose palmaire** (ou maladie de Dupuytren; fig. 810 et 811).

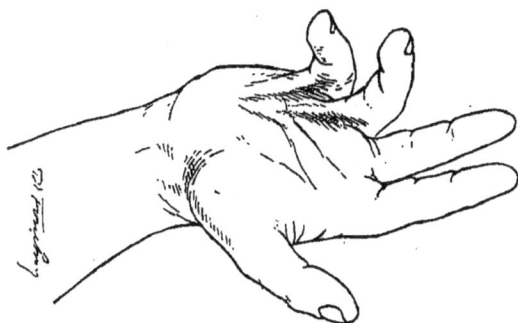

Fig. 810. — Rétraction de l'aponévrose palmaire (rétraction secondaire des fléchisseurs des deux derniers doigts).

*Traitement.* — Pour avoir un résultat durable, il faut agir non seulement sur l'aponévrose palmaire (pour l'exciser), mais encore sur les tendons fléchisseurs rétractés (pour les allonger), malgré que cette rétraction tendineuse soit secondaire.

*1ᵉʳ temps.* **Incision de la peau.** — On circonscrit par deux

incisions en V, à sommet supérieur, les bords de la plaque
cutanée rétractée (fig. 812).

*2ᵉ temps*. On **dissèque** la peau ; on sépare très minutieusement et très lentement, à petits coups de bistouri ou de ciseaux,
la peau de l'aponévrose à laquelle elle adhère intimement.

*3ᵉ temps*. On **circonscrit**, par des incisions « en trapèze »,
le **segment** rétracté et sclérosé de l'**aponévrose**, *en procédant*

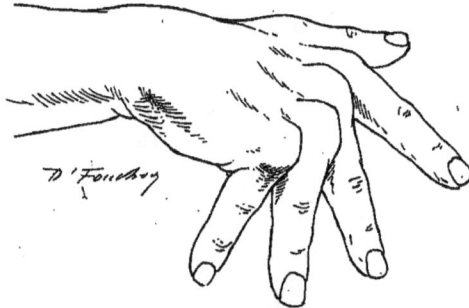

Fig. 811. — Rétraction de l'aponévrose palmaire : impossibilité du mouvement
d'extension des doigts.

*avec précaution* pour ne pas atteindre les branches vasculaires
ou nerveuses situées au-dessous.

Et l'on **excise** la plaque d'aponévrose ainsi délimitée, en coupant les tractus fibreux qu'elle envoie sur les gaines tendineuses.

*4ᵉ temps* : **Allongement des tendons** (fig. 813). On allonge,
en les dédoublant, les 2 tendons fléchisseurs (superficiel et
profond) du doigt ou des doigts rétractés.

Vous emploierez le procédé décrit pour l'allongement du
tendon d'Achille (voir p. 430).

On attaque les tendons vers le milieu de la main au-dessus
du point où le tendon superficiel se divise en deux languettes, —
et l'on commence par le dédoublement du fléchisseur profond.

La différence de niveau des deux hémisections transversales est
calculée d'après le degré de flexion des doigts. Ce calcul se fait
sur les mêmes bases que pour le tendon d'Achille (voir fig. 509).

Les doigts reportés dans l'extension ou même l'hyperextension,
on suture la peau au catgut, de la manière représentée dans la
figure 814, et l'on maintient la correction avec un plâtre, qu'on
laisse en place pendant trois semaines.

Il faut surveiller la circulation et l'innervation des doigts; pour cela, on découvre la pulpe des doigts, et l'on vérifie matin et soir que le sujet sent bien la piqûre de l'aiguille.

Mais, pour faciliter cette surveillance et bien *éviter tout risque d'eschare sur les doigts*, aux points de pression, il est sage de transformer ce plâtre inamovible en un plâtre bivalve (fig. 815).

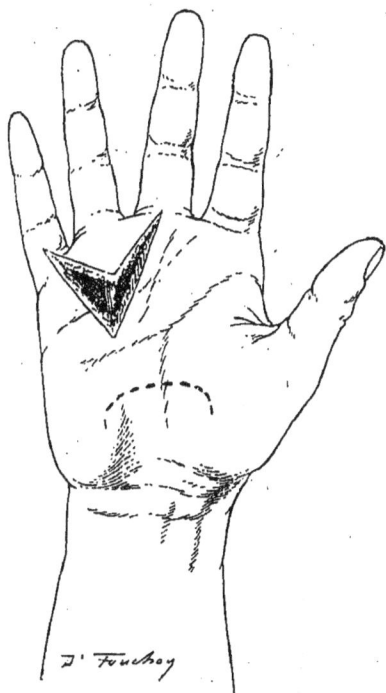

Fig. 812. — On a déjà incisé la peau en V, excisé l'aponévrose rétractée. Lès doigts s'allongent notablement faisant bâiller les lèvres de la plaie. En pointillé l'arcade palmaire superficielle.

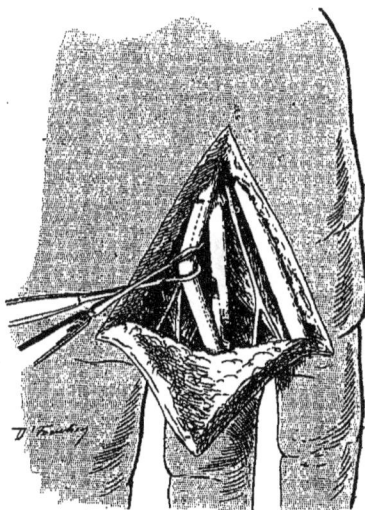

Fig. 813. — Les tendons sont mis à nu : on a allongé le tendon perforant ou profond, après avoir récliné le tendon perforé ou superficiel; celui-ci va être allongé à son tour par un dédoublement identique.

On fait les deux valves dès le lendemain du jour de l'intervention.

Il devient très aisé de contrôler (tous les jours ou tous les deux jours) l'état des doigts; chaque fois l'on matelasse, si besoin est, le plâtre au niveau des points suspects, — après quoi, l'on replace les deux valves[1].

1. Rappelons ce que nous avons dit à propos des plâtres du pied bôt,

Après les trois semaines nécessaires pour la cicatrisation des tissus, l'on commence les manipulations et les exercices actifs et passifs d'assouplissement de la main et des doigts.

Dans l'intervalle de ces exercices, on remettra la main, si c'est nécessaire, dans le plâtre bivalve.

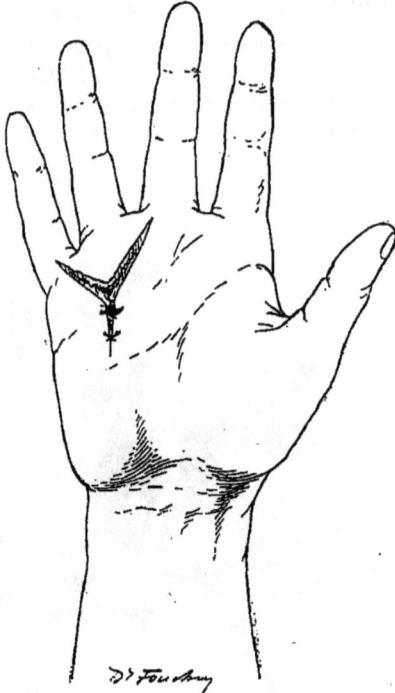

### B. La rétraction des doigts (fig. 816).

J'ai observé plusieurs fois, chez des jeunes filles, cette rétraction *essentielle*, c'est-à-dire sans rétraction appréciable coexistante de la peau ou de l'aponévrose palmaire.

a. *Cas bénin et récent* : on masse, on malaxe, on redresse une ou deux fois par jour et, à la suite de chaque manipulation, on maintient avec deux attelles en bois (doublées d'ouate), l'une dorsale, l'autre palmaire (fig. 817).

Fig. 814. — Suture de la peau transformant le V en Y.

b. *Cas grave et ancien* : on allongera les tendons fléchisseurs, superficiel et profond, en les dédoublant de la manière dite plus haut, et l'on maintiendra de même.

Si vous trouvez le premier de ces traitements trop assujettis-

à savoir que l'on évite les eschares si l'on se garde, le jour de la correction, de vouloir ajouter quelque chose à celle-ci, une fois que la bande plâtrée a été appliquée.

Le plâtre ne doit rien faire autre chose que *conserver* la correction, acquise préalablement par une opération sanglante ou par des manœuvres orthopédiques, c'est-à-dire qu'il ne faut pas demander au plâtre un supplément de correction.

sant et peu pratique pour vous, et si le deuxième ne vous paraît

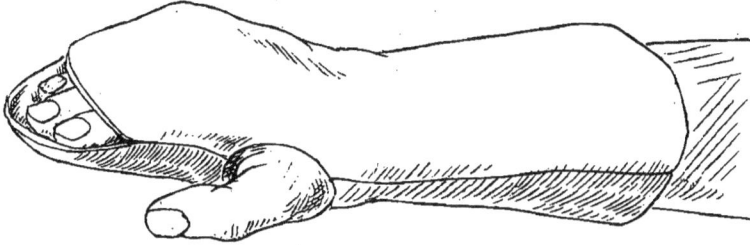

Fig. 815. — Plâtre bivalve vu par sa face radiale ; deux coquilles, une palmaire, une dorsale, qu'on réunit ensuite avec une bande molle.

pas devoir être accepté parce qu'il comporte une intervention

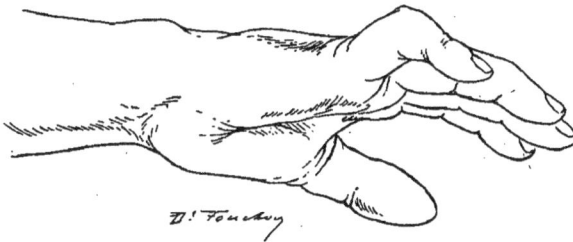

Fig. 816. — Rétraction « essentielle » des tendons fléchisseurs des doigts ; la première phalange est en hyperextension, les 2 autres fléchies.

sanglante, vous ferez le redressement forcé de la déviation par

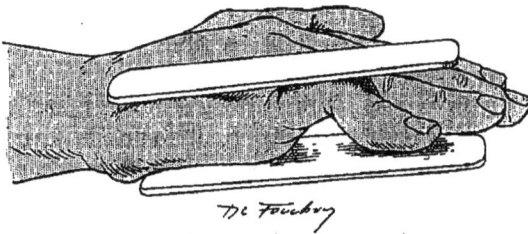

Fig. 817. — Deux attelles de bois (garnies d'ouate) sont placées sur la face dorsale et la face palmaire du 5e doigt : elles remontent jusqu'au carpe : une bande va les rapprocher l'une de l'autre. Y regarder 2 fois par jour pour éviter les eschares.

simples manœuvres orthopédiques en plusieurs étapes, en vous inspirant de ce que nous avons dit pour le redressement du pied bot (p. 572).

Ce redressement forcé se fait ou bien *sans chloroforme* en 7 à 8 séances à raison d'une par semaine, chaque séance étant très douce et prolongée pendant dix à quinze minutes, et suivie de l'application d'un petit plâtre.

La correction demande ainsi de deux à trois mois.

Ou bien *sous chloroforme* en 2 séances par des manœuvres

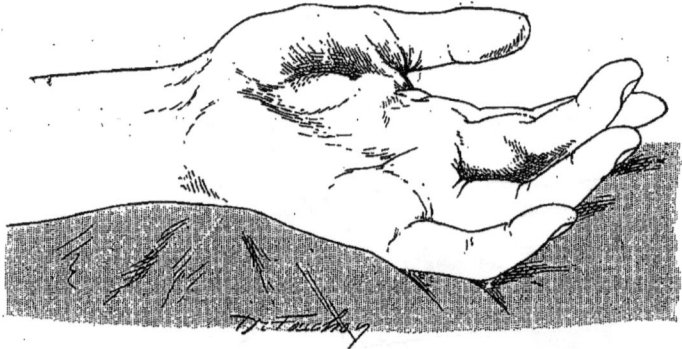

Fig. 818. — Rétraction « symptomatique » intéressant le médius : la gaine du tendon fléchisseur est gonflée, boudinée jusque dans la paume de la main : la première phalange est très augmentée de volume sur sa face palmaire. — Il s'agissait de *Synovite fongueuse à grains riziformes* (voir p. 657).

vigoureuses de brassages continués pendant un quart d'heure ; la deuxième séance étant faite 15 à 20 jours après la première, ce qui nous donne la correction (ou plutôt l'hypercorrection) en six semaines environ.

Dans les deux cas, le traitement consécutif de massages, d'exercices et de contention avec un plâtre bivalve doit être prolongé pendant de longs mois, au minimum six mois, sans quoi l'on risque de voir se reproduire la difformité.

Ce que je viens de dire se rapporte exclusivement à la rétraction « essentielle » des doigts souvent héréditaire ou familiale, mais ne saurait s'appliquer à la rétraction tendineuse *symptomatique* d'une tuberculose des gaines synoviales (fig. 818).

Le diagnostic de cette rétraction symptomatique se fait par l'âge généralement moins avancé des sujets, par les antécédents de tuberculose, par ce fait que les tendons sont *épaissis* et *globuleux* (au lieu de se détacher nettement en cordes minces comme dans la rétraction essentielle); cet épaississement forme même, par places, de véritables boules pseudo-fluctuantes, de la grosseur d'une noisette, tandis que la boule parfois observée dans la rétraction essentielle a le petit volume d'une lentille et la consistance d'un durillon. Une ponction exploratrice faite dans ces tuméfactions ramène, dans le cas de rétractions symptomatiques, un liquide séreux avec ou sans grains riziformes.

Ce diagnostic importe, car il ne faut pas inciser en pareil cas, — mais ponctionner et injecter (l'on ne s'occupe du redressesement qu'après avoir guéri la tuberculose), — tandis que, dans la rétraction essentielle, on peut ouvrir d'emblée pour faire le dédoublement des tendons.


C. **Hallux valgus** (fig. 819 et 820).
Comme pour le pied bot, il y a trois moyens de le corriger.

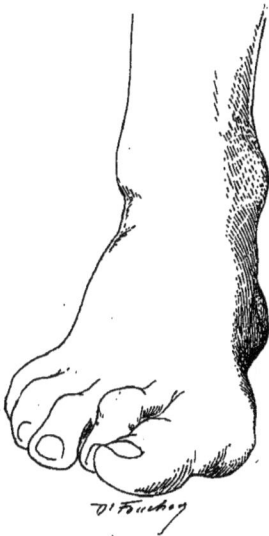

Fig. 819. — Hallux valgus ou
déviation en dehors du gros orteil.

Fig. 820. — Hallux valgus
(vu par la plante).

1° Les *manipulations* et les petits appareils amovibles, dont les modèles sont nombreux. La plupart de ces appareils portent en dedans une [palette droite vers laquelle on attire l'orteil avec des bandelettes de cuir (fig. 821).

2° Les *opérations sanglantes*, excisions cunéiformes de la tête du métatarsien, avec ou sans résection des extrémités saillantes de la [première phalange.

3° Le *redressement forcé* en une ou plusieurs étapes.

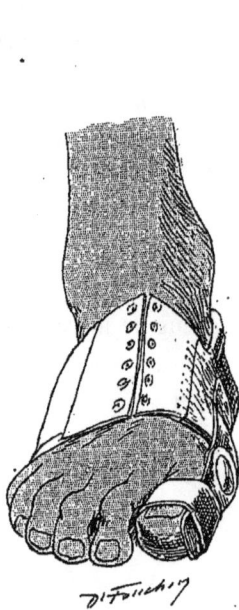

Fig. 821. — Petit appareil en celluloïd et cuir emboîtant le talon.

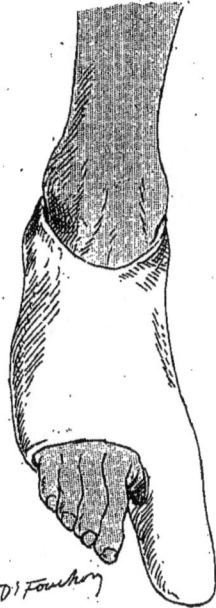

Fig. 822. — Petit plâtre (emboîtant
le talon) pour maintenir le redressement forcé obtenu.

Le premier de ces traitements est trop long et bien peu pratique en ce qu'il demande des séances biquotidiennes ; le deuxième, en ce qu'il entraîne une intervention sanglante, n'est guère pratique non plus pour l'immense majorité des praticiens.

**Je vous conseille** le troisième moyen, c'est-à-dire le **redressement forcé** en une ou plusieurs séances avec ou sans chloroforme, suivant le cas.

On redresse cette déviation par des manœuvres analogues à

celles du redressement d'un pied bot. — On doit aller jusqu'à l'hypercorrection que l'on maintient avec un petit plâtre (fig. 822).

Il faut que le plâtre emboîte le talon (au-dessous des malléoles).

Le malade peut marcher avec ce plâtre logé dans une chaussure large ou dans un chausson.

On laisse le plâtre deux mois, — puis on le remplace par un petit appareil amovible en celluloïd de même forme que le plâtre, — après quoi, massages, etc.

### D. Orteil en marteau.

Dans les *cas bénins* on fait de même le redressement forcé, puis un petit plâtre analogue à celui figuré page 660 pour le traitement du spina ventosa. Ce plâtre doit être bien précis, construit par-dessus un doigt de gant en fil.

Dans les *cas anciens et rebelles*, on résèque, avec une pince coupante, les deux extrémités saillantes des phalanges — suivant une technique bien simple et d'ailleurs décrite dans tous les traités de chirurgie.

# CHAPITRE XXI

## UN MOT SUR L'ANESTHÉSIE
## EN ORTHOPÉDIE

### I. — L'anesthésie locale.

*a*. La *cocaïne* et la *stovaïne* en injections locales n'ont guère
d'emploi en orthopédie.

L'on peut s'en servir évidemment pour faire une ténotomie,
lorsque toute l'intervention se réduit à la ténotomie ; mais ceci
est bien rare ; car, dans le torticolis, dans le pied bot congénital,
dans les vieilles coxalgies, la section du tendon n'est que l'un
des facteurs de la correction, et des manœuvres vigoureuses de
redressement sont indispensables avant et après la ténotomie ;
or ces manœuvres nécessitent presque toujours l'anesthésie
générale.

*b*. Le *chlorure d'éthyle* en pulvérisation est l'anesthésique
local ordinaire pour la ponction des abcès et pour les injections
intraarticulaires (voir fig. 109, p. 99).

Cette anesthésie suffit pourvu qu'elle soit faite avec soin ; on
attend, pour enfoncer l'aiguille, que la peau soit blanchie sur la
largeur d'une pièce de 5 francs. Les malades habitués demandent
toujours « qu'on mette beaucoup de chlorure d'éthyle ».

Mais évitez le contact direct et prolongé du chlorure d'éthyle
sur les téguments déjà rouges et minces, à vitalité très amoin-
drie, que le chlorure pourrait amoindrir encore. En ce cas, faites
l'anesthésie et la piqûre sur la peau saine voisine.

## II. — L'anesthésie générale.

Elle se fait soit au **chloroforme**, soit à l'**éther** [1].

Si vous êtes habitué à l'éther, vous pouvez vous y tenir; si non, je vous conseille de préférer le chloroforme. L'éther est, à la vérité, un peu plus facile à administrer que le chloroforme, mais il expose aux inflammations graves des voies aériennes, lesquelles peuvent aller jusqu'à la gangrène pulmonaire et à l'abcès du poumon, et de plus l'éther maintient le malade, pendant toute la durée de l'anesthésie, dans un état d'asphyxie manifeste qui devient parfois inquiétant.

Ainsi donc vous emploierez **surtout le chloroforme.** — Il est deux remarques à faire sur son usage en orthopédie.

*a.* La 1<sup>re</sup>, c'est que le chloroforme est, d'une manière générale, beaucoup mieux toléré par les enfants que par les adultes, qui sont presque tous plus ou moins tarés, ou alcooliques, ou athéromateux, ou emphysémateux, etc.

*b.* La 2<sup>e</sup>, c'est que, en orthopédie, l'anesthésie n'a pas besoin, d'ordinaire, d'être poussée jusqu'à sa limite extrême, par exemple aussi loin qu'en chirurgie abdominale, où il faut éviter les plus petits mouvements réflexes de l'intestin. — Ainsi, pour la correction d'une luxation congénitale, d'une coxalgie, d'un pied bot, il suffit que le malade ne sente pas la douleur et ne fasse aucun mouvement de nature à gêner l'opérateur, en d'autres termes, il suffit que la résistance musculaire soit vaincue et que le malade ne crie pas. Vous pouvez donc, en orthopédie, vous contenter le plus souvent de l'anesthésie que vous faites pour réduire une luxation traumatique de l'épaule ou pour pratiquer le taxis d'une hernie.

Cela dit, voici quelques notions indispensables sur la chloroformisation. J'estime que ce n'est pas un hors-d'œuvre de les donner ici, car elles sont trop souvent violées ou méconnues et elles ne me paraissent pas clairement exposées dans les grands traités.

---

1. Je ne reconnais aucun avantage au **bromure d'éthyle** sur le chloroforme, et je me sers de ce dernier même pour le grattage des végétations adénoïdes.

Le **criterium absolu**, le seul, pour savoir si le sujet — enfant ou adulte — soumis au chloroforme dort assez profondément mais pas trop, est **fourni** par le **réflexe cornéen**. *Il faut, pendant toute l'opération, que ce réflexe soit conservé, tandis que la sensibilité générale et la résistance des muscles des membres sont abolies.*

Par réflexe cornéen on entend la contraction *active, immé-*

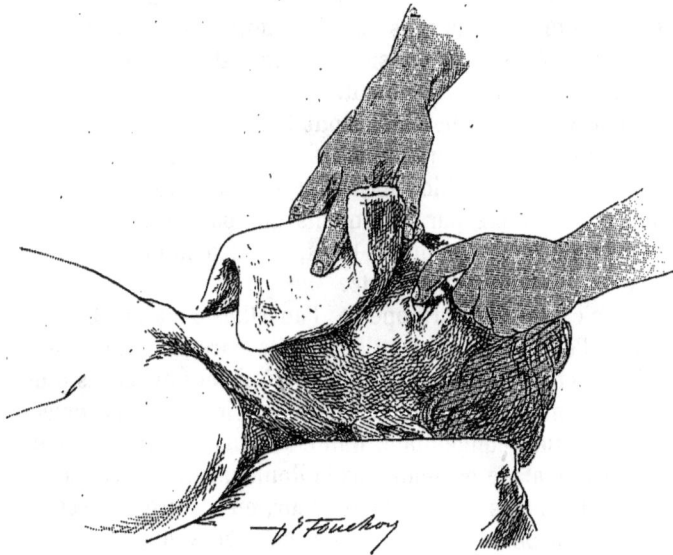

Fig. 823. — Réflexe oculaire. — 1er temps : le chloroformisateur entr'ouvre les paupières du malade et pose la pulpe de l'index sur l'œil.

*diate*, des paupières (toujours appréciable sur la paupière supérieure), provoquée en touchant, de l'index, la cornée du sujet lorsqu'on laisse ses paupières libres (fig. 823 et 824). Si le sujet est insensible et inerte, en même temps que cette contractilité de la paupière persiste, la résolution est suffisante pour tout ce qu'on peut avoir à faire : corrections orthopédiques et interventions sanglantes.

L'anesthésie est alors assez poussée.

On est sûr qu'elle ne l'est pas trop, tant que le réflexe cornéen est conservé. La sécurité est alors entière.

Pendant toute la durée de l'opération, on. ne dépassera ce degré ni en deçà, ni au delà, mais on l'entretiendra par quelques gouttes de chloroforme administrées de temps en temps.

*Lorsque le sujet a perdu le réflexe cornéen, on ne sait plus où l'on en est, et il se peut qu'on soit trop loin.*

En dehors du réflexe cornéen, aucun signe n'a de valeur

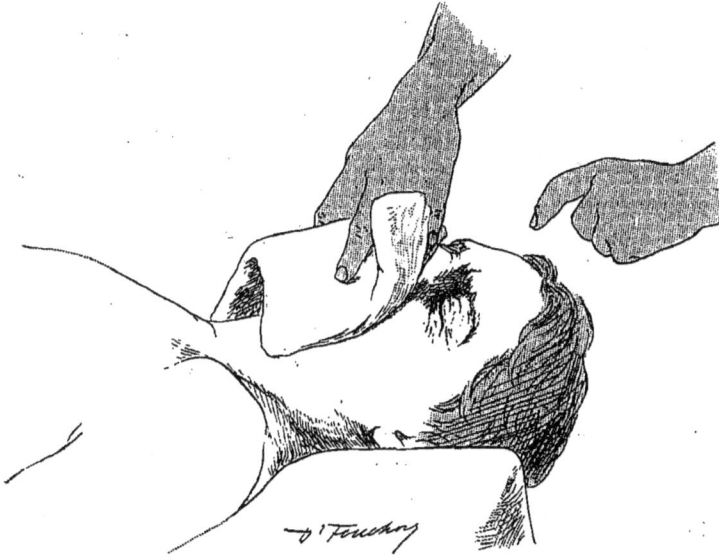

Fig. 824. — Réflexe oculaire. — 2ᵉ temps : le chloroformisateur, après avoir touché la cornée, enlève vivement sa main pour laisser les paupières se fermer. L'œil doit se fermer assez fortement, *d'une façon active*, ce que l'on constate aux plis qui se forment à la commissure.

absolue. La respiration, le pouls, la coloration de la face, la dilatation ou le rétrécissement de la pupille ne signifient pas grand'chose. Je veux dire que la respiration peut rester parfaite, le pouls normal, la face rosée, la pupille contractée, et que tout, en un mot, peut paraître parfait, jusqu'à ce que, subitement, sans indices préalables, la respiration et le pouls s'arrêtent, et alors il est peut-être trop tard.

Rapportez-vous-en uniquement au réflexe cornéen ; lui seul ne vous trompera pas.

*Le talent du chloroformisateur consiste justement à entre-*

*tenir cet état, à se tenir constamment à ce degré*, à se garder, d'une part, de laisser se réveiller le malade, ce qui se traduirait par des mouvements de défense des membres ou par des plaintes ; à se garder, d'autre part, de laisser la narcose devenir trop profonde, ce qui se traduirait par la perte du réflexe oculaire.

Dans le premier cas, si le sujet fait quelques mouvements de défense (inconscients encore), donnez de 6 à 8 gouttes de chloroforme toutes les 8 à 10 respirations (ne pas se presser, ne pas donner du chloroforme en masse à ce moment), jusqu'à ce que, de nouveau, le malade ne bouge plus.

Dans le deuxième cas, lorsque le réflexe oculaire est perdu, s'arrêter, ne plus donner de chloroforme jusqu'à ce que ce ce réflexe ait reparu ; — et ainsi de suite, jusqu'à la fin de la chloroformisation.

1° **Manière d'endormir, ordinaire**. — Pour les enfants raisonnables, au-dessus de dix ans, allez progressivement par doses faibles et continues comme on fait chez l'adulte.

Toutes les 6 à 8 respirations versez 6 à 8 gouttes de chloroforme sur la face antérieure de la compresse, et retournez la vivement sur le visage de l'enfant.

2° **Manière d'endormir instantanément**. — Si l'enfant est tout petit, ou très nerveux, si l'appréhension et l'angoisse le font crier et se débattre violemment à votre approche, s'il résiste à toutes vos observations, s'il ne veut pas être rassuré ni rien entendre, il y a intérêt pour lui à brusquer tout à fait les choses, à l'endormir instantanément.

Tandis qu'on lui maintient les mains et les pieds, versez vivement de 15 à 20 gouttes de chloroforme sur une compresse et appliquez la très étroitement sur la figure, sans laisser passer l'air pur. Les cris cessent aussitôt ; l'enfant lutte à peine six à huit secondes ; il perd immédiatement la notion de ce qui l'entoure. Vous maintenez la compresse de 10 à 15 secondes seulement. L'enfant a la figure un peu congestionnée, mais il est déjà inerte et insensible, ayant cependant encore très nettement le réflexe oculaire.

A partir de ce moment, allez doucement, 6 à 8 gouttes toutes les 6 à 8 respirations, la face va redevenir rosée au bout de quelques secondes.

Si les premières bouffées de chloroforme n'avaient pas suffi à

abolir les grandes résistances, chez un enfant de plus de six ou
sept ans, par exemple, redonnez une deuxième dose en faisant
comme il a été dit plus haut.

Pendant de la narcose, ayez toujours soin de relever avec les
doigts le menton du sujet; cela facilite beaucoup sa respiration.

S'il vomit, c'est qu'il se réveille. Redonnez-lui du chloro-

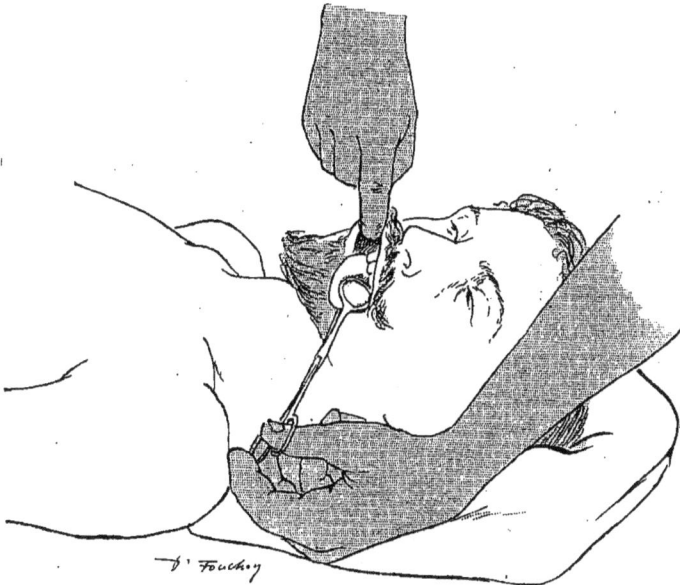

Fig. 825. — Prise de la langue : de la main gauche on attire la langue au dehors
de la bouche : l'index de la main droite écarte fortement la commissure labiale
des arcades dentaires.

forme, lentement, sans trop de brusquerie, ce serait dangereux.

Si la respiration s'arrêtait (mais cela n'arriverait qu'à la suite
de la perte du réflexe oculaire que vous n'auriez pas assez attentivement surveillé), il faudrait immédiatement prendre la langue
de l'enfant avec la pince spéciale, ou, à son défaut, avec une
épingle ordinaire de nourrice et la maintenir au dehors en pratiquant une légère traction sur un côté, la tête étant tournée et
couchée sur ce côté, tandis qu'un doigt, introduit dans la bouche
entre les dents et la joue du côté opposé, soulève celle-ci
(fig. 825).

Cette manœuvre de la prise de la langue et du soulèvement de la joue suffit presque toujours pour que la respiration « reprenne ».

Si elle ne suffit pas, on fait la respiration artificielle. Sachez qu'il n'y a que cela de vrai en pareil cas, et ne perdez pas votre temps à faire autre chose. Le chloroformisateur maintient la tête ni trop fléchie, ni trop étendue sur la table : la laisser pendre en dehors, comme beaucoup le conseillent, est mauvais ; cela peut produire une tension trop forte, et, par suite, une fermeture partielle des voies respiratoires. Un aide maintient les jambes pour résister à la traction que vous allez faire vous-même sur le haut du tronc, en manœuvrant les bras pour la respiration articielle ; mais je n'insiste pas, vous savez tout cela...

Je veux terminer par deux remarques.

*a.* Lorsqu'il s'agit d'un redressement, il ne faut permettre le réveil que lorsque l'intervention est entièrement finie et que le plâtre est « pris ».

Laissez le sujet se réveiller doucement.

*b.* Je veux signaler enfin que, lorsque le malade est au moment du réveil, il paraît quelquefois n'avoir plus de réflexe oculaire, tandis que la respiration est devenue tout à fait silencieuse. Ne vous effrayez pas ; pressez un peu davantage sur la cornée, et vous verrez la paupière réagir ; en outre le facies est alors rosé comme celui d'un sujet dormant d'un sommeil naturel.

# TABLE DÉTAILLÉE DES MATIÈRES

N. B. — Cette table est un véritable résumé du livre.

## PREMIÈRE PARTIE DU LIVRE

## LES AFFECTIONS ORTHOPÉDIQUES ACQUISES, D'ORIGINE TUBERCULEUSE

### CHAPITRE I

### MAL DE POTT

#### *Symptômes.*

5 CAS :

1° **Mal de Pott avant la gibbosité** (ou *sans* gibbosité). La maladie se révèle alors : *a.* par les douleurs spontanées locales ou à distance, ou la douleur provoquée par la pression d'une ou plusieurs

### LE TRAITEMENT du mal de Pott.

*1ʳᵉ partie* comprendra : ce qu'il convient de faire dans chaque cas.

*2ᵉ partie* : **comment** il faut le faire ou la technique proprement dite.

#### PREMIÈRE PARTIE. — INDICATIONS THÉRAPEUTIQUES

*A.* **Traitement commun à tous les cas**, ou traitement du foyer tuberculeux.

I. *Traitement général* antituberculeux. Séjour à la campagne ou mieux à la mer, pendant 2 à 3 ans.

II. *Traitement local.*

*a.* Le repos dans la position couchée pendant 2 ans.

*b.* Un plâtre pendant 2 ans, puis corset en celluloïd pendant 2, 3 et 4 ans, c'est-à-dire jusqu'à la guérison complète de la tuberculose et jusqu'à la soudure des vertèbres malades; tout comme dans une fracture, on garde l'appareil jusqu'à la formation d'un cal solide. — De même que fracture signifie, pour tous, plâtre immédiat, de même mal de Pott doit signifier corset plâtré immédiat.

*B.* **Indications thérapeutiques spéciales à chaque cas.**

Même en ce cas, le plâtre est nécessaire (en plus du repos) pour empêcher sûrement l'apparition de la gibbosité.

2° CAS. **Mal de Pott avec gibbosité** (de beaucoup le plus fréquent).
Il faut : *a.* Prévenir la gibbosité.

*b.* La corriger, si possible.

*Peut-on la corriger?* **Oui** (si ce n'est au cas de gibbosités grosses et vieilles de plus de 4 ans, où l'on ne peut plus tout), mais on peut encore tout, au moment où l'on nous montre d'ordinaire ces malades, c'est-à-dire de 1 à 6 mois après l'apparition de la gibbosité.

On a nié, à grands cris, cette possibilité, mais au-dessus des objec-

tions théoriques qui paraissent les mieux étayées, il y a les faits qui démontrent cette possibilité et qui sont de 2 ordres :
1° Les *radiographies* d'enfants redressés, montrant que la soudure osseuse s'est produite entre les corps vertébraux ;
2° Les *observations cliniques* d'enfants redressés qui demeurent droits, sans corset.
Et cette correction se peut obtenir aujourd'hui par un traitement inoffensif, simple et bien réglé.
Pour assurer à la fois **l'efficacité** et **l'innocuité** du traitement, il suffit de remplir les deux conditions suivantes :
a. *Demander surtout* cette *correction* à la *compression directe* de la gibbosité par la fenêtre dorsale du plâtre, et ne demander que relativement peu à l'extension du rachis (s'en tenir à l'extension qu'on peut faire dans la station debout *sans que les talons abandonnent le sol* : tendre et non suspendre).
b. Faire le *redressement progressif* par étapes : 8, 10, 12 séances (1 tous les mois), *plutôt* que le *redressement brusque* en 1 seule séance.
Cette double indication est remplie par la simple application d'un **grand plâtre** fait dans la tension du rachis, et portant une **fenêtre dorsale** pour la compression des vertèbres saillantes.
(On renouvelle à volonté cette compression, sans avoir à enlever le plâtre.)

### 3° cas. **Mal de Pott avec abcès.**

La conduite à tenir est indiquée dans les 3 aphorismes suivants.    34
a. *Défense* de toucher à l'abcès s'il n'est pas facilement accessible, auquel cas il ne menace pas la peau.
b. *Permission* d'y toucher s'il est facilement accessible, lors même qu'il ne menace pas la peau.
c. *Devoir urgent* d'y toucher lorsqu'il menace la peau, auquel cas il est toujours facilement accessible.
Y toucher veut dire : non pas l'*ouvrir* (car il *ne faut jamais ouvrir* ces abcès), mais le *ponctionner* et l'*injecter*.

### 4° cas. **Mal de Pott avec fistule.**

Comment distinguer une fistule infectée d'une fistule qui ne l'est pas ?    37
a. Si elle n'est *pas infectée* (sans fièvre), on fait les mêmes *injections* modificatrices que dans un abcès fermé (en veillant à ce que le liquide reste en place, ce qui s'obtient par des petits moyens mécaniques).
b. Contre la *fistule infectée* (fièvre) : *ni injections* modificatrices, *ni opérations*, car elles aggraveraient la situation. S'en tenir à des pansements aseptiques et au traitement général; tout au plus essayer de drainer.

### 5° cas. **Mal de Pott avec paralysie**...............................    41

Ici de même, *pas d'opérations sanglantes* qui font 20 fois plus de mal que de bien. Mais pour dégager la moelle épinière, comprimée en avant, faire un grand plâtre dans la position d'extension du rachis, en y ajoutant une pression ouatée, dorsale.

## CHAPITRE II
## LA COXALGIE

### LE TRAITEMENT de la coxalgie.

## CHAPITRE III

## TUMEURS BLANCHES

## DEUXIÈME PARTIE DU LIVRE

## LES AFFECTIONS ORTHOPÉDIQUES ACQUISES NON TUBERCULEUSES

### CHAPITRE IV

### LA SCOLIOSE DES ADOLESCENTS

## CHAPITRE V

## LE DOS ROND — LA LORDOSE

## CHAPITRE VI

## LES DÉVIATIONS RACHITIQUES

## CHAPITRE VII

## GENU VALGUM DES ADOLESCENTS

## TROISIÈME PARTIE

# AFFECTIONS ORTHOPÉDIQUES CONGÉNITALES

## CHAPITRE X

## LUXATION CONGÉNITALE DE LA HANCHE

### *Diagnostic.*

# CHAPITRE XI

## PIED BOT CONGÉNITAL

# CHAPITRE XII

## LE TRAITEMENT DU TORTICOLIS

## CHAPITRE XIII

## MALADIE DE LITTLE

## QUATRIÈME PARTIE DU LIVRE

### OU APPENDICE

## CHAPITRE XIV

## LE TRAITEMENT DES ADÉNITES CERVICALES

## CHAPITRE XV

## LES AUTRES TUBERCULOSES EXTERNES

(C'est-à-dire autres que les adénites et autres que le mal de Pott,
coxalgie, tumeurs blanches, déjà étudiés dans la 1ʳᵉ partie de
ce livre.)

### Abcès froids.

### Ostéites tuberculeuses.

### Synovites tuberculeuses.

### Spina ventosa.

### Tuberculose du testicule et de l'épididyme.

### Tuberculose de la peau.

## CHAPITRE XVI

## LE TRAITEMENT DES TUBERCULOSES MULTIPLES

## CHAPITRE XVII

## LE SYPHILIS DES OS ET DES ARTICULATIONS

## CHAPITRE XVIII

## LE TRAITEMENT DE L'OSTÉOMYÉLITE

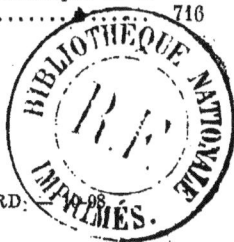

1300-06. — Coulommiers. Imp. Paul BRODARD.

# MASSON ET Cie, ÉDITEURS

## LIBRAIRES DE L'ACADÉMIE DE MÉDECINE

120, BOULEVARD SAINT-GERMAIN, PARIS — VIe ARR.

N° 575.

Octobre 1908.

RÉCENTES PUBLICATIONS MÉDICALES[1]

# Pratique
# Médico=Chirurgicale

MÉDECINE ET CHIRURGIE GÉNÉRALES ET SPÉCIALES
OBSTÉTRIQUE, PUÉRICULTURE, HYGIÈNE
MÉDECINE LÉGALE, ACCIDENTS DU TRAVAIL, PSYCHIATRIE
CHIMIE ET BACTÉRIOLOGIE CLINIQUES, ETC.

### Directeurs :

## E. BRISSAUD, A. PINARD, P. RECLUS

*Secrétaire Général :* **HENRY MEIGE**

### Collaborateurs :

ALLARD, BACH, BAUER, BAUMGARTNER, BOIX, BONNIER
BOUFFE DE ST-BLAISE, BOURGES, BRÉCY, CARRION, CHEVASSU, CHEVRIER
CLERC, COUVELAIRE, CROUZON, DOPTER, DUVAL, ENRIQUEZ
FAURE, FEINDEL, FIEUX, FORGUE, FRUHINSHOLZ, GOSSET, R. GRÉGOIRE
GRENET, HALLION, HERBET, JEANBRAU, KENDIRDJY, LABEY, LAPOINTE
LARDENNOIS, LAUNAY, LECÈNE, LENORMANT, LEPAGE
LEREBOULLET, LONDE, DE MASSARY, H. MEIGE, MORAX, MOUTIER, OUI
PARISET, PÉCHIN, PIQUAND, POTOCKI, RATHERY, SAUVEZ
SAVARIAUD, SCHWARTZ, SÉE, SICARD, SOUQUES, TOLLEMER, TRÉMOLIÈRES
TRENEL, VEAU, WALLICH, WIART, WURTZ

*Six volumes in-8°, formant ensemble 5.700 pages, illustrés de
1.231 figures, demi-reliure amateur, tête dorée.*

### Prix de l'ouvrage complet. . . 110 francs

---

(1) Sur demande, *la Librairie Masson et C*ie *envoie gratuitement les cata-
logues suivants.* — Catalogue général. — Catalogues de l'Encyclopédie
scientifique des Aide-Mémoire. — I. l'Ingénieur. — II. le Biologiste.
Les livres de plus de 5 francs sont expédiés franco au prix du Catalogue.
Les volumes de 5 francs et au-dessous sont augmentés de 10 °/. pour le port.
Toute commande doit être accompagnée de son montant.

# COLLECTION DE PRÉCIS MÉDICAUX

*Cette nouvelle collection s'adresse aux étudiants, pour la préparation aux examens, et à tous les praticiens qui, à côté des grands Traités, ont besoin d'ouvrages concis, mais vraiment scientifiques, qui les tiennent au courant. D'un format maniable, élégamment cartonnés en toile anglaise souple, ces livres sont abondamment illustrés, ainsi qu'il convient à des livres d'enseignement.*

*Vient de Paraître :*

## Introduction à l'étude de la Médecine
par G.-H. Roger, professeur à la Faculté de Paris. *Quatrième édition, entièrement revue*. . **10 fr.**

## Physique Biologique
par G. Weiss, agrégé à la Faculté de Paris, avec 543 figures . **7 fr.**

## Physiologie
par Maurice Arthus, professeur à l'Université de Lausanne
*Troisième édition*, avec 286 figures en noir et en couleurs. . . . . **10 fr.**

## Chimie physiologique
par Maurice Arthus, *Cinquième édition*, avec 109 fig. et 2 planches
hors texte. . . . . . . . . . **6 fr.**

## Dissection
par P. Poirier, professeur, et Amédée Baumgartner, prosecteur à la Faculté de Paris, avec 169 figures . . . . . . **6 fr.**

## Microbiologie clinique
par F. Bezançon, agrégé à la Faculté de Paris, avec 82 fig. **6 fr.**

## Examens de Laboratoire
*employés en clinique*, par L. Bard, professeur à l'Université de
Genève, avec la collaboration de MM. G. Mallet et H. Humbert, avec 138 figures en noir et en couleurs. . . . . . . . . . . . . . . . . **9 fr.**

## Diagnostic médical et exploration clinique
par P. Spillmann et P. Haushalter professeurs et L. Spillmann, professeur agrégé à l'Université de Nancy, avec 153 figures. . **7 fr.**

## Médecine infantile
par P. Nobécourt, agrégé à la Faculté de Paris, avec 77 figures
et 1 planche en couleurs. . . . . . . . . . **9 fr.**

## Chirurgie infantile
par E. Kirmisson, professeur à la Faculté de Paris, avec
462 figures . . . . . . . . . . . . **12 fr.**

## Médecine légale
par A. Lacassagne, professeur à la Faculté de Lyon, avec
112 figures et 2 planches en couleurs. . . . . . . . . . . **10 fr.**

## Ophtalmologie
par le Dr V. Morax, ophtalmologiste de l'hôpital Lariboisière,
avec 339 figures et 3 planches en couleurs. . . . . . . . . . . . . **12 fr.**

## Thérapeutique et Pharmacologie
par A. Richaud, agrégé à la Faculté de Paris, avec
figures . . . . . . . . . **12 fr.**

*Vient de paraître :*

## QUINZIÈME ÉDITION, ENTIÈREMENT REFONDUE

DU

# MANUEL

de

# Pathologie Interne

PAR

### G. DIEULAFOY

4 vol. in-16, avec figures en noir et en couleurs, cartonnés à l'anglaise. **32 fr.**

# Clinique Médicale de l'Hôtel-Dieu de Paris

PAR

### G. DIEULAFOY

Professeur de clinique médicale à la Faculté de médecine de Paris,
Médecin de l'Hôtel-Dieu, Membre de l'Académie de médecine.

**Cinquième série, 1905-1906 :**

1 volume in-8° avec figures dans le texte et 14 planches hors texte en noir et en couleurs. . . . . . . . . . . . . . **10 fr.**

*Déjà publiés :*

| | |
|---|---|
| I. — 1896-1897, 1 volume in-8°. . . . . . . . . . | **10 fr.** |
| II. — 1897-1898, 1 volume in-8°. . . . . . . . . | **10 fr.** |
| III. — 1898-1899, 1 volume in-8°. . . . . . . . . | **10 fr.** |
| IV. — 1901-1902, 1 volume in-8°. . . . . . . . . | **10 fr.** |

# Clinique Médicale de l'Hôtel-Dieu

## Professeur G. DIEULAFOY

## CLINIQUE ET LABORATOIRE

*CONFÉRENCES DU MERCREDI*

PAR MM.

**L. NATTAN-LARRIER** et **O. CROUZON**, Chefs de Clinique.
**V. GRIFFON** et **M. LOEPER**, Chefs de Laboratoire.

1 *vol. in-8° de 330 pages, avec 37 fig. et 2 planches hors texte.* **6 fr.**

**G.-M. DEBOVE**
Doyen de la Faculté de Médecine, Membre de l'Académie de Médecine.

| **Ch. ACHARD** | **J. CASTAIGNE** |
|---|---|
| Professeur agrégé à la Faculté, Médecin des Hôpitaux. | Professeur agrégé à la Faculté, Médecin des Hôpitaux. |

DIRECTEURS

# Manuel
des
# Maladies de l'Appareil circulatoire
## et du Sang

PAR MM.

Ch. AUBERTIN, L. BRODIER, J. CASTAIGNE, M. COURTOIS-SUFFIT,
Jean FERRAND, André JOUSSET, Marcel LABBÉ
Ch. LAUBRY, M. LOEPER, P. NOBÉCOURT, F. RATHERY
Jules RENAULT, Pierre TEISSIER, H. VAQUEZ.

1 vol. grand in-8° de 844 pages avec figures dans le texte . . **14** fr.

Dans ce manuel, on trouvera la description des maladies du cœur faite par MM. les professeurs agrégés Teissier, Vaquez, Nobécourt, etc., élèves du professeur Potain devenus des maîtres à leur tour. Les chapitres consacrés aux œdèmes, aux maladies des artères et des veines, complètent très utilement ce livre où l'on trouvera encore décrites pour la première fois d'une manière didactique certaines affections du sang, en particulier les leucocytoses et les leucémies.

# Manuel
des
# Maladies des Reins
## et des Capsules surrénales

PAR MM.

J. CASTAIGNE, E. FEUILLIÉ, A. LAVENANT, M. LOEPER
R. OPPENHEIM, F. RATHERY

1 vol. in-8°, avec figures dans le texte . . . . . . . . . . **14** fr.

Ces maladies, qui ont donné lieu à tant de travaux au cours des dernières années, ont été étudiées d'une façon particulièrement documentée tout en restant claire et pratique. Les chapitres consacrés par M. le professeur agrégé Castaigne à la division clinique des néphrites, à l'étude des fonctions rénales, à la tuberculose des reins, à la thérapeutique des néphrites, fourniront aux médecins toute une série de notions pratiques indispensables. De même, l'article consacré par M. le professeur agrégé Loeper et M. le docteur Oppenheim à la pathologie des capsules surrénales met au point toute l'histoire clinique des surrénalites, naguère encore si confuse.

════ MÉDECINE ════

## G.-M. DEBOVE
Doyen de la Faculté de Médecine, Membre de l'Académie de Médecine.

| **Ch. ACHARD** | **J. CASTAIGNE** |
|---|---|
| Professeur agrégé à la Faculté, | Professeur agrégé à la Faculté, |
| Médecin des Hôpitaux. | Médecin des Hôpitaux. |

DIRECTEURS

# Manuel
### des
# Maladies du Tube digestif

TOME I

## BOUCHE, PHARYNX, OESOPHAGE, ESTOMAC

PAR

### G. PAISSEAU, F. RATHERY, J.-Ch. ROUX

1 vol. grand in-8° de 725 pages avec figures dans le texte . . **14** fr.

Cette première partie comprend les maladies de la bouche et du pharynx que M. Paisseau a décrites minutieusement, les affections de l'œsophage que M. Rathery a su présenter d'une façon aussi intéressante que pratique. Enfin l'étude des maladies de l'estomac, par M. J.-Ch. Roux, constitue la partie capitale de ce volume. Les chapitres consacrés à la sémiologie et à l'étude des dyspepsies rendront les plus grands services aux praticiens, ainsi que ceux relatifs aux rapports des maladies nerveuses avec les affections de l'estomac et à la question souvent si complexe des régimes et des médications au cours des dyspepsies.

TOME II

## INTESTIN, PÉRITOINE, GLANDES SALIVAIRES, PANCRÉAS

PAR MM.

### M. LOEPER, Ch. ESMONET, X. GOURAUD, L.-G. SIMON, L. BOIDIN
### et F. RATHERY

1 vol. grand in-8° de 810 pages avec 116 figures dans le texte. **14** fr.

Dans l'article de M. Simon sur les glandes salivaires se trouvent exposées les recherches si intéressantes poursuivies par l'auteur sous la direction du professeur Roger. De même, M. Rathery a su exposer tous les travaux récents qui ont transformé depuis quelques années l'étude clinique des maladies du Pancréas. L'article de M. Boidin est une mise au point de la pathologie du péritoine envisagée surtout au point de vue clinique et thérapeutique. Enfin la plus grande partie de l'ouvrage est consacrée à l'étude de la pathologie intestinale par M. le professeur agrégé Loeper. Bien que ce livre soit avant tout un manuel de pratique courante, le lecteur trouvera dans cet article l'exposé de toutes les recherches nouvelles.

## MÉDECINE

### CHARCOT — BOUCHARD — BRISSAUD

BABINSKI — BALLET — P. BLOCQ — BOIX — BRAULT — CHANTEMESSE — CHARRIN
CHAUFFARD — COURTOIS-SUFFIT — CROUZON — DUTIL — GILBERT — GRENET
GUIGNARD — GEORGES GUILLAIN — L. GUINON — GEORGES GUINON — HALLION — LAMY
CH. LAUBRY — LE GENDRE — A. LÉRI — P. LONDE — MARFAN — MARIE
MATHIEU — H. MEIGE — NETTER — ŒTTINGER — ANDRÉ PETIT — RICHARDIÈRE
H. ROGER — ROGUES DE FURSAC — RUAULT — SOUQUES — THOINOT
THIBIERGE — TOLLEMER — FERNAND WIDAL

## OUVRAGE COMPLET

# TRAITÉ DE MÉDECINE

### DEUXIÈME ÉDITION (ENTIÈREMENT REFONDUE)

PUBLIÉE SOUS LA DIRECTION DE MM.

| BOUCHARD | BRISSAUD |
|---|---|
| Professeur à la Faculté de médecine de Paris, Membre de l'Institut. | Professeur à la Faculté de médecine de Paris, Médecin de l'Hôtel-Dieu. |

**10 volumes grand in-8°, avec figures dans le texte......  160 fr.**

*Chaque volume est vendu séparément.*

TOME. I⁵ʳ. — 1 vol. grand in-8° de 845 pages, avec figures. . . . . . . **16 fr.**
*Les Bactéries. — Pathologie générale infectieuse.— Troubles et maladies de la nutrition. — Maladies infectieuses communes à l'homme et aux animaux.*

TOME II. — 1 vol. grand in-8° de 896 pages, avec figures. . . . . . **16 fr.**
*Fièvre typhoïde. — Maladies infectieuses. — Typhus exanthématique. — Fièvres éruptives. — Érysipèle. — Diphtérie. — Rhumatisme articulaire aigu. — Scorbut.*

TOME III. — 1 vol. grand in-8° de 702 pages, avec figures. . . . . . **16 fr.**
*Maladies cutanées. — Maladies vénériennes. — Maladies du sang. — Intoxications.*

TOME IV. — 1 vol. grand in-8° de 680 pages, avec figures. . . . . . . **16 fr.**
*Maladies de l'estomac. — Maladies du pancréas. — Maladies de l'intestin. — Maladies du péritoine. — Maladies de la bouche et du pharynx.*

TOME V. — 1 vol. grand in-8° de 943 pages, avec figures en noir et en couleurs . . . . . . . . **18 fr.**
*Maladies du foie et des voies biliaires. — Maladies du rein et des capsules surrénales. — Pathologie des organes hématopoïétiques et des glandes vasculaires sanguines, moelle osseuse, rate, ganglions, thyroïde, thymus.*

TOME VI. — 1 vol. gr. in-8° de 612 pages, avec figures. . . . . . . . **14 fr.**
*Maladies du nez et du larynx. — Asthme. — Coqueluche. — Maladies des bronches. — Troubles de la circulation pulmonaire. — Maladies aiguës du poumon.*

TOME VII. — 1 vol. gr. in-8° de 550 pages, avec figures. . . . . . . . **14 fr.**
*Maladies chroniques du poumon. — Phtisie pulmonaire. — Maladies de la plèvre. — Maladies du médiastin.*

TOME VIII. — 1 vol. in-8° de 580 pages, avec figures. . . . . . . . **14 fr.**
*Maladies du cœur. — Maladies des vaisseaux sanguins.*

TOME IX. — 1 vol. gr. in-8º de 1092 pages, avec figures. . . . . . . . . **18 fr.**

*Maladies de l'encéphale. — Maladies de la protubérance et du bulbe. — Maladies intrinsèques de la moelle épinière. — Maladies extrinsèques de la moelle épinière. — Maladies des méninges. — Syphilis des centres nerveux.*

TOME X ET DERNIER. — 1 vol. grand in-8º de 1048 pages, avec figures en noir et en couleurs et 3 planches hors texte en couleurs . . . . . **18 fr.**

*Des Névrites. — Pathologie des différents muscles et nerfs moteurs. — Tics. — Crampes fonctionnelles et professionnelles. — Chorées, Myoclonies. — Maladie de Thomsen. — Paralysie agitante. — Myopathie primitive progressive. — Amyotrophie Charcot-Marie et Werdnig-Hoffmann. — Acromégalie, Gigantisme, Achondroplasie, Myxœdème. — Goitre exophtalmique. — Pathologie du grand sympathique. — Neurasthénie. — Épilepsie. — Hystérie. — Paralysie générale progressive. — Les Psychoses.*

**Table analytique des 10 volumes.**

# Traité
## de
# Microscopie Clinique

PAR

**Dr M. DEGUY**
Ancien Interne des Hôpitaux de Paris
Ancien Chef de Laboratoire
à l'Hôpital des Enfants-Malades

**A. GUILLAUMIN**
Docteur en Pharmacie
Ancien Interne des Hôpitaux de Paris

**1 vol. grand in-8º de 428 pages, avec 38 figures dans le texte, 93 planches en couleurs, relié toile anglaise. 50 fr.**

Cet important ouvrage est en même temps un traité et un atlas, plus un atlas qu'un traité. Essentiellement pratique, il s'adresse à la fois au médecin et au pharmacien et leur rendra, dans l'exercice quotidien de leur profession, les plus grands services pour l'établissement du diagnostic microscopique, ce puissant et indispensable auxiliaire du diagnostic clinique.

Il comprend l'étude des éléments suivants :

*Sang — Sérosités pathologiques (cytodiagnostic) — Lait et colostrum. — Matières fécales. — Parasites animaux de l'organisme et leurs œufs. — Teignes cryptogamiques et dermatoses. — Microbes pathogènes. — Crachats. — Conjonctivites. — Flore et maladies de l'appareil génital. — Urines. — Sperme. — Cheveux, poils, fibres et textiles. — Trypanosomes. — Champignons vénéneux.*

Un texte clair et pratique accompagne les 93 planches en couleurs, d'une exactitude scrupuleuse, qui forment le fond de ce superbe et utile ouvrage.

# TRAITÉ ÉLÉMENTAIRE
## de
# Clinique Médicale

PAR

**G.-M. DEBOVE**

Doyen de la Faculté de Médecine de Paris,
Professeur de Clinique médicale,
Médecin des hôpitaux,
Membre de l'Académie de Médecine.

ET

**A. SALLARD**

Ancien interne des hôpitaux.

1 volume grand in-8° de 1296 pages,
avec 275 figures, relié toile. . **25** fr.

Condenser en un volume les principales notions théoriques et pratiques nécessaires au diagnostic, tel est le but de ce livre. Outre la description des procédés de recherche et d'exploration par lesquels le médecin s'efforce d'arriver à la rigueur scientifique, les auteurs y exposent, avec l'étude générale des grands syndromes propres à chacun des appareils organiques, le tableau clinique de chaque maladie.

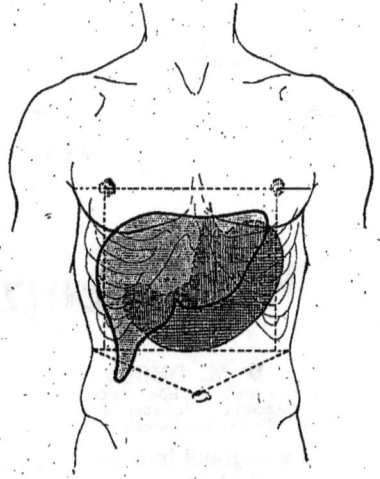

Fig. 168. — Rapports de l'estomac avec le foie et la cage thoracique. Repères permettant de les déterminer par la percussion.

# Leçons sur les
# Troubles fonctionnels du Cœur
## (INSUFFISANCE CARDIAQUE — ASYSTOLIE)

PAR

**Pierre MERKLEN**

Médecin de l'hôpital Laënnec

PUBLIÉES PAR

**le D<sup>r</sup> Jean Heitz**

1 volume in-8° de VIII-430 pages, avec figures. . . . . . . . . **10** fr.

*Vient de paraître :*

# Aide=Mémoire
# de Thérapeutique

PAR MM.

**G.-M. DEBOVE**
Doyen honoraire de la Faculté de Médecine
Professeur de Clinique
Membre de l'Académie de Médecine

**G. POUCHET**
Professeur de Pharmacologie et matière
médicale à la Faculté de Médecine
Membre de l'Académie de Médecine

**A. SALLARD**
Ancien interne des Hôpitaux de Paris

1 volume in-8° de 790 pages, imprimé sur 2 colonnes, cartonné toile . . **16** fr.

Cet *Aide-Mémoire de Thérapeutique* est destiné à parer aux défaillances de mémoire, inévitables dans l'exercice de la pratique journalière. Il réunit, sous une forme concise mais aussi complète que possible, toutes les notions thérapeutiques indispensables au médecin. Pour faciliter la recherche rapide, les questions sont classées par ordre alphabétique. Elles comprennent : 1° l'exposé du *traitement de toutes les affections médicales et des grands syndromes morbides* ; 2° l'étude résumée des *agents thérapeutiques principaux, médicaments et agents physiques* ; 3° la mention des *principales stations hydrominérales* (situation, composition, indications) et *climatériques* ; 4° l'exposé des *connaissances essentielles en hygiène et en bromatologie*.

---

*Ouvrage complet :*

# Traité des
# Maladies de l'Enfance

## Deuxième Édition, revue et augmentée

PUBLIÉE SOUS LA DIRECTION DE MM.

**J. GRANCHER**
Professeur à la Faculté de Paris,
Membre de l'Académie de médecine.

**J. COMBY**
Médecin
de l'Hôpital des Enfants-Malades

5 volumes grand in-8° . . . . . . . . **112** fr.

TOME I — 1 vol. de 1060 pages, avec fig. . . . . . . . . . **22** fr.
TOME II — 1 vol. de 964 pages, avec fig. . . . . . . . . . **22** fr.
TOME III — 1 vol. de 994 pages, avec fig. . . . . . . . . . **22** fr.
TOME IV — 1 vol. de 1076 pages, avec fig. . . . . . . . . . **22** fr.
TOME V — 1 vol. de 1196 pages, avec fig. . . . . . . . . . **24** fr.

# Diagnostic et Traitement
## des
# Maladies de l'Estomac

PAR LE Dʳ
### Gaston LYON
Ancien chef de clinique médicale à la Faculté de Paris.

1 vol. in-8° de 724 pages avec 14 schémas radiographiques, relié toile anglaise . . . . . . . . . . . . . . . . . . . . . . . . . . . . **12 fr.**

# Traité élémentaire ✦✦✦✦✦✦✦
# ✦✦✦ de Clinique Thérapeutique

PAR LE Dʳ
### Gaston LYON

## SEPTIÈME ÉDITION REVUE ET AUGMENTÉE

1 vol. grand in-8° de 1732 pages, relié toile . . . . . . . . . . **25 fr.**

# Formulaire Thérapeutique

PAR MM.

### G. LYON
Ancien chef de clinique
à la Faculté de médecine.

### P. LOISEAU
Ancien préparateur
à l'École supérieure de Pharmacie

AVEC LA COLLABORATION DE
### L. Delherm [ Paul-Émile Levy

## SIXIÈME ÉDITION REVUE
1 vol. in-18 tiré sur papier indien très mince, relié maroquin souple. **7 fr.**

# BIBLIOTHÈQUE
# d'Hygiène thérapeutique

FONDÉE PAR

## le professeur PROUST

mbre de l'Académie de Médecine, Inspecteur général des Services sanitaires

Chaque ouvrage forme un volume cartonné toile
et est vendu séparément : 4 francs.

*VOLUMES PARUS*

Hygiène du Dyspeptique (2ᵉ *édition*). — Hygiène du Neurasthénique (3ᵉ *édition*). — Hygiène des Maladies de la Femme. — L'Hygiène du Goutteux (2ᵉ *édition*). — L'Hygiène de l'Obèse (2ᵉ *édition*). — L'Hygiène des Asthmatiques. — Hygiène et Thérapeutique thermales. — Les Cures thermales. — Hygiène des Albuminuriques. — Hygiène du Tuberculeux (2ᵉ *édition*). — Hygiène et Thérapeutique des Maladies de la bouche (2ᵉ *édition*). — L'Hygiène des Diabétiques. — L'Hygiène des Maladies du cœur. — Hygiène et Thérapeutique des Maladies des fosses nasales.

# Traité d'Hygiène ❧❧❧❧❧❧❧❧❧

## Par A. PROUST

Professeur à la Faculté de médecine de Paris,
Membre de l'Académie de médecine.

### Troisième édition, revue et considérablement augmentée

AVEC LA COLLABORATION DE :

**A. NETTER**               et               **H. BOURGES**
Professeur agrégé                 Chef du laboratoire d'hygiène à la Faculté
Membre du Comité consultatif d'hygiène publique.        de Médecine.

Ouvrage couronné par l'Institut et la Faculté de Médecine.

*1 vol. in-8° de 1240 pages, avec figures et cartes dans le texte,* 25 francs.

# Les Maladies Populaires

## Maladies vénériennes, - Alcoolisme, Tuberculose

### Par L. RÉNON

Professeur agrégé à la Faculté de Médecine de Paris,
Médecin de l'hôpital de la Pitié, Membre de la Société de Biologie.

**Deuxième édition revue et augmentée**

1 volume in-8° de VIII-510 pages. . . . . . . . . . . . . . . 5 fr.

# L'Alimentation
## et les Régimes
### chez l'homme sain ou malade

**Par Armand GAUTIER**
Professeur à la Faculté de Médecine, Membre de l'Institut.

**TROISIÈME ÉDITION REVUE ET CORRIGÉE**

1 volume in-8° de VIII-756 pages, avec figures . . . . . . . . **12 fr.**

Les deux premières éditions de cet ouvrage ont été épuisées en trois ans. Cette troisième édition, outre l'étude de l'alimentation rationnelle et des régimes à l'état sain et pathologique, s'est enrichie de très nombreux documents sur la composition des aliments usuels, sur la proportion de leurs déchets, sur le calcul des calories qu'ils fournissent, sur le parasitisme des viandes, sur le botulisme, sur l'emploi du sucre et de l'alcool comme aliments, sur les variations des besoins alimentaires avec les climats, sur le prix de revient des régimes ouvriers européens, etc., etc.

### Cours de Pathologie expérimentale et comparée
# Alimentation et Digestion

**Par G.-H. ROGER**
Professeur à la Faculté de Médecine de Paris,
Médecin de l'hôpital de la Charité.

1 volume in-8° de XII-524 pages, avec 57 figures . . . . . . . . **10 fr.**

# Les Aliments usuels
### Composition — Préparation
### Indications dans les Régimes

**Par Alf. MARTINET**
Ancien interne des hôpitaux

1 volume in-8° de VIII-328 pages avec figures . . . . . . . . . **4 fr.**

# Manuel Technique de Massage

**Par J. BROUSSES**
Membre correspondant de la Société de Chirurgie.

*Troisième édition revue et augmentée*

1 vol. in-16 de 407 pages, avec 66 figures dans le texte, cartonné toile souple . . . . . . . . . . . . . . . . . . . . . . . . . . **4 fr. 50**

# L'Année Psychologique

DIRIGÉE PAR
## ALFRED BINET

AVEC LA COLLABORATION DE MM :

Von Aster, Becher, Benussi, Bergson, Bloch, Borel, Cantecor,
Chabot, Geissler, Goblot, Hamann, Heymans, Houllevigue, Imbert, Jacobs,
Jaensch, Jung, Ratz, Lévy, Lipmann, Maigre, Mitchell, Oesterreich, Pick,
Rauh, Simon, Souriau, Spearman, V. D. Torren, S: Witasek

*Secrétaire de la Rédaction :* **LARGUIER DES BANCELS**

*Vient de paraître :*

### Quatorzième année — 1908

1 volume in-8, nombreuses figures. . . . . . . . . . . . . . . **15 fr.** *franco*

**Table des Matières :** Binet et Simon : Le développement de l'intelligence
chez les enfants. — Houllevigue : Les idées des physiciens sur la matière. —
Souriau : L'enseignement de l'esthétique. — Borel : Le calcul des probabilités
et la méthode des majorités. — Binet : L'évolution de l'enseignement philoso-
phique. — Imbert : Le surmenage professionnel. — Rauh : Morale et biologie.
— Goblot : La démonstration mathématique. — Binet et Simon : Langage et
pensée. —Chabot : Hygiène et pédagogie. — Cantecor : Le Pragmatisme. —
Maigre : Etude sur la réflexion. — Binet : Essai de chiromancie expérimentale. — Binet : Causerie pédagogique.

*En vente :* Tomes II à VI, chaque volume . . . . . . . . . . . **30 fr.**
Tome VII . . . . . . . . . . . . . . . . . . . . . . . **18 fr.**
Tomes VIII à XIV, chaque volume . . . . . . . . . **15 fr.**

*Vient de paraître :*

# L'Éducation de soi-même

## Par le D<sup>r</sup> DUBOIS
professeur de Neuropathologie à l'Université de Berne.

### DEUXIÈME ÉDITION

1 volume in-8° de 266 pages, broché. . . . . . . . . . . . . . **4 fr.**

*Vient de paraître :*

# Les Psychonévroses

### et leur traitement moral

Leçons faites à l'Université de Berne
## Par le D<sup>r</sup> DUBOIS
professeur de Neuropathologie.

PRÉFACE DU PROFESSEUR DEJERINE
### TROISIÈME ÉDITION

1 volume in-8° de 560 pages . . . . . . . . . . . . . . . . . **8 fr.**

# ❧ ❧ ❧ LES VENINS ❧ ❧ ❧

## LES ANIMAUX VENIMEUX ET LA SÉROTHÉRAPIE ANTIVENIMEUSE

### Par A. CALMETTE

Directeur de l'Institut Pasteur de Lille.

1 vol. in-8°, de XVI-396 pages, avec 125 fig. Relié toile. . . . **12 fr.**

# TRYPANOSOMES et TRYPANOSOMIASES

PAR

**A. LAVERAN**
de l'Institut et de l'Académie
de Médecine.

**F. MESNIL**
Chef de laboratoire à l'Institut
Pasteur.

1 vol. grand in-8°, avec 61 figures et 1 planche en couleurs. **10 fr.**

# ❧ ❧ ❧ TRAITÉ DU PALUDISME ❧ ❧ ❧

### Par A. LAVERAN

*Deuxième édition refondue.*

1 vol. de VIII-622 pages, avec 58 fig. et une planche en couleurs. **12 fr.**

## DIAGNOSTIC ET SÉMÉIOLOGIE

# ❧ ❧ DES MALADIES TROPICALES ❧ ❧

PAR MM.

**R. WURTZ**
Agrégé, Chargé de cours à l'Institut
de Médecine coloniale de Paris.

**A. THIROUX**
Médecin-Major de première classe
des troupes coloniales.

1 vol. gr. in-8°, de XII-544 pages, avec 97 fig. en noir et en couleurs. **12 fr.**

# COURS DE DERMATOLOGIE EXOTIQUE

### Par E. JEANSELME

Professeur agrégé à la Faculté de Médecine de Paris

1 vol. in-8°, avec 5 cartes et 108 fig. en noir et en couleurs. **10 fr.**

# MALADIES DES PAYS CHAUDS

### Par Sir Patrick MANSON

## DEUXIÈME ÉDITION FRANÇAISE

traduite par M. GUIBAUD sur la quatrième édition anglaise, entièrement
mise au courant

1 vol. gr. in-8° de XVI-815 pages avec 241 figures et 7 planches en
couleurs. . . . . . . . . . . . . . . . . . . . . **16 fr.**

# La Pratique ✦✦✦✦✦✦✦✦
# ✦✦✦✦✦✦ Dermatologique

### Traité de Dermatologie appliquée

PUBLIÉ SOUS LA DIRECTION DE MM.

## ERNEST BESNIER, L. BROCQ, L. JACQUET

PAR MM.

AUDRY, BALZER, BARBE, BAROZZI, BARTHÉLEMY, BÉNARD, ERNEST BESNIER
BODIN, BRAULT, BROCQ, DE BRUN, COURTOIS-SUFFIT,
DU CASTEL, A. CASTEX, J. DARIER, DEHU, DOMINICI, W. DUBREUILH, HUDELO
L. JACQUET, JEANSELME, J.-B. LAFFITTE, LENGLET, LEREDDE,
MERKLEN, PERRIN, RAYNAUD, RIST, SABOURAUD, MARCEL SÉE, GEORGES
THIBIERGE, TRÉMOLIÈRES, VEYRIÈRES.

*4 volumes reliés toile formant ensemble* 3870 *pages, et illustrés de*
823 *figures en noir et de* 89 *planches en couleurs.* . . . . . **156** *fr.*
*Chaque volume est vendu séparément.*

Depuis la publication de la *PRATIQUE DERMATOLOGIQUE*,
les applications électrothérapiques ont acquis une grande importance. Aussi MM. BESNIER, BROCQ et JACQUET ont-ils fait re-
fondre entièrement, en Janvier 1907, l'article **Électricité**.

On y trouvera maintenant exposées, avec clarté et précision,
les diverses modalités de la cure électrique : courants galvaniques, électrolyse et ionisation ; courants faradiques et sinusoï-
daux ; franklinisation ; courants de haute fréquence, radiothérapie, etc., etc.

En outre, à chacune des dermatoses justiciables de ces
méthodes, on trouvera les renvois et indications nécessaires.

**TOME I.** — 1 vol. avec 230 fig. et 24 planches . . . . . . . **36** fr.
Anatomie et Physiologie de la Peau. — Pathologie générale de la Peau. — Symptomatologie générale des Dermatoses. — Acanthosis nigricans à Ecthyma.

**TOME II.** — 1 vol. avec 168 fig. et 21 planches. . . . . . . **40** fr.
Eczéma à Langue.

**TOME III.** — 1 vol. avec 201 fig. et 19 planches . . . . **40** fr.
Lèpre à Pityriasis.

**TOME IV.** — 1 vol. avec 213 fig. et 25 planches. . . . . **40** fr.
Poils à Zona.

# MANUEL ÉLÉMENTAIRE
## de
# Dermatologie ❧❧❧❧❧
# ❧❧❧❧❧ topographique
## régionale

PAR

### R. SABOURAUD

Chef du laboratoire de la Ville de Paris
à l'hôpital Saint-Louis.

1 volume grand in-8° de xii-736 pages, avec
231 figures dans le texte.

Broché. . . . . **15 fr.** | Relié toile . . . **16 fr.**

Ce livre, le premier ainsi conçu, réalise dans l'étude des maladies cutanées ce que représentent, pour la botanique élémentaire, les flores dichotomiques qui donnent le moyen de reconnaître une plante alors même qu'on la rencontre pour la première fois.

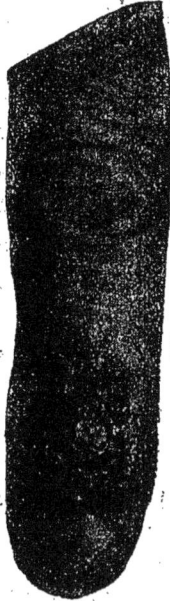

# Thérapeutique des ❧❧❧❧❧❧❧❧❧
# ❧❧❧❧❧❧ Maladies de la peau

PAR LE
### Dr LEREDDE
Directeur de l'Établissement dermatologique de Paris.

1 vol. in-8° de 700 pages, broché . . . . . . . . . . . . . **10 fr.**

# Les Maladies du Cuir chevelu

PAR LE
### Dr R. SABOURAUD
Chef du Laboratoire de la Ville de Paris à l'hôpital Saint-Louis.

**I. — Maladies séborrhéiques : Séborrhée, Acnés, Calvitie**

1 vol. in-8°, avec 91 figures dont 40 aquarelles en couleurs. **10 fr.**

**II. — Maladies desquamatives : Pytiriasis et Alopécies pelliculaires**

1 vol. in-8°, avec 122 fig. dans le texte en noir et en couleurs. **22 fr.**

*Vient de paraître :*

# Abrégé d'Anatomie

PAR

**P. POIRIER**
Professeur d'Anatomie
à la Faculté de Médecine de Paris.

**A. CHARPY**
Professeur d'Anatomie
à la Faculté de Médecine de Toulouse.

**B. CUNÉO**
Professeur agrégé à la Faculté de Médecine de Paris.

## CONDITIONS DE PUBLICATION

L'*Abrégé d'Anatomie* formera trois volumes qui ne seront point vendus séparément.

Deux volumes sont en vente à la date de ce jour, le tome III paraîtra en novembre 1908.

## DÉTAIL DES VOLUMES

Tome I. — EMBRYOLOGIE — OSTÉOLOGIE — ARTHRO-LOGIE — MYOLOGIE.

1 vol. grand in-8° de 560 pages avec 402 fig. en noir et en couleurs.

Tome II. — CŒUR — ARTÈRES — VEINES LYMPHA-TIQUES — CENTRES NERVEUX — NERFS CRANIENS — NERFS RACHIDIENS.

1 vol. grand in-8° de 500 pages avec 248 fig. en noir et en couleurs.

*Ces deux volumes pris ensemble, reliés toile anglaise.* **35 fr.**
*Reliure spéciale, dos maroquin.* **38 fr.**

*Pour paraître en Novembre 1908 :*

Tome III. — TUBE DIGESTIF ET ANNEXES — ORGANES RESPIRATOIRES — APPAREIL URINAIRE — ORGANES GÉNITAUX DE L'HOMME ET DE LA FEMME — ORGANES DES SENS.

1 vol. grand in-8° d'environ 650 pages et 300 figures.

*Ce volume sera mis en vente au prix de* **15 fr.** *relié toile et de* **17 fr.** *relié maroquin.*

A dater de la publication du tome III, les tomes I et II ne seront plus vendus séparément.

<u>OUVRAGE COMPLET</u>

# Traité
# d'Anatomie Humaine

PUBLIÉ SOUS LA DIRECTION DE

### P. POIRIER          ET          A. CHARPY
Professeur d'anatomie à la Faculté de          Professeur d'anatomie à la Faculté
médecine de Paris. Chirurgien des hôpitaux.          de médecine de Toulouse.

AVEC LA COLLABORATION DE

O. AMOEDO — A. BRANCA — A. CANNIEU — B. CUNÉO — G. DELAMARE — PAUL DELBET
A. DRUAULT — P. FREDET — GLANTENAY
A. GOSSET — M. GUIBÉ — P. JACQUES — TH. JONNESCO — E. LAGUESSE
L. MANOUVRIER — M. MOTAIS — A. NICOLAS — P. NOBÉCOURT — O. PASTEAU — M. PICOU
A. PRENANT — H. RIEFFEL — CH. SIMON — A. SOULIÉ

5 volumes grand in-8°, avec figures noires et en couleurs. 160 fr.

# TRAITÉ
## de
# GYNÉCOLOGIE
## Clinique et Opératoire

### PAR Samuel POZZI

Professeur de Clinique gynécologique à la Faculté de Médecine de Paris,
Membre de l'Académie de Médecine, Chirurgien de l'hôpital Broca.

### QUATRIÈME ÉDITION ENTIÈREMENT REFONDUE
#### AVEC LA COLLABORATION DE F. JAYLE

*2 vol. grand in-8° formant ensemble 1500 pages avec 894 figures
dans le texte. Reliés toile* . . . . . . . . . . . . . . . **40** fr.

*Le tome II formant un volume de 733 pages avec 368 figures dans le
texte, relié toile, est vendu aux acheteurs du tome I* . . . . . **15** fr.

A dater de ce jour le tome I<sup>er</sup> n'est plus vendu séparément

# Précis ❦ ❦ ❦ ❦ ❦ ❦ ❦ ❦ ❦ ❦
# ❦ ❦ ❦ ❦ ❦ d'Obstétrique

### PAR MM.

| A. RIBEMONT-DESSAIGNES | G. LEPAGE |
|---|---|
| Agrégé de la Faculté de médecine | Professeur agrégé à la Faculté de médecine |
| Accoucheur de l'hôpital Beaujon | de Paris |
| Membre de l'Académie de médecine. | Accoucheur de l'hôpital de la Pitié. |

### SIXIÈME ÉDITION

AVEC 568 FIGURES DANS LE TEXTE, DONT 400 DESSINÉES PAR M. RIBEMONT-DESSAIGNES

1 vol. grand in-8° de 1420 pages, relié toile **30** fr.

Cette nouvelle édition contient nombre de figures nouvelles ; certaines questions de pratique, telles que celles des complications et hémorragies de la
délivrance, des infections puerpérales, des ruptures de l'utérus, de l'ophtalmie
purulente des nouveau-nés, etc., y ont été développées ou mises au point ; des
sujets nouveaux, tels que l'application de la radiographie à l'obstétrique, ont
fait l'objet d'une étude complète. A la pathologie médicale du nouveau-né ont
été ajoutées des notions sommaires sur la pathologie chirurgicale de l'enfant
qui vient de naître.

*Vient de paraître :*

# MÉDECINE OPÉRATOIRE
### des
# VOIES URINAIRES
## Anatomie Normale
ET
## Anatomie Pathologique Chirurgicale
### Par J. ALBARRAN
Professeur de clinique des Maladies des Voies urinaires
à la Faculté de Médecine de Paris, Chirurgien de l'Hôpital Necker.

*Un volume grand in-8° de* XI-991 *pages, avec* 561 *figures dans le texte
en noir et en couleurs. Relié toile.* . . . . . . **35 fr.**

Cet ouvrage, magnifiquement illustré de figures très claires en noir
et en couleurs, est destiné à devenir le guide de tout chirurgien désirant
s'adonner aux opérations sur les voies urinaires.

Le plan que l'auteur a voulu suivre est assez différent de celui des
traités de Médecine opératoire. Le
Professeur Albarran a eu seulement
en vue d'exposer les procédés
opératoires employés par lui, pour
le traitement des maladies de l'appareil urinaire qui nécessitent
l'intervention chirurgicale. Il n'a,
à aucun moment, voulu perdre de
vue le but pratique de ce livre
destiné à ceux qui doivent opérer
sur le vivant ; aussi a-t-il évité
systématiquement les descriptions
schématiques des opérations cadavériques, et s'est-il, au contraire,
efforcé d'établir les indications
anatomo-pathologiques des opérations.

L'illustration de la *Médecine
Opératoire des Voies uri-
naires* est tout à fait hors pair :
561 figures *en noir et en couleurs*,
dues au talent de MM. PAPIN,
LEUBA, FRANTZ, illustrent le texte
avec netteté et précision. Enfin,
ce magnifique ouvrage, tiré avec
luxe sur papier couché, est revêtu
d'une reliure originale et élégante.

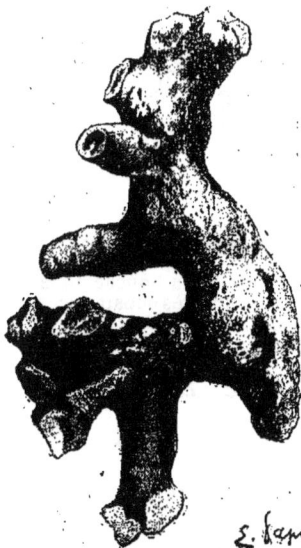

Fig. 81. — Calcul ramifié du rein
moulant le bassinet et les calices

*Vient de paraître :*

# Petite Chirurgie Pratique

PAR

**TH. TUFFIER**
Professeur agrégé à la Faculté de Médecine de
Paris, Chirurgien de l'hôpital Beaujon.

**P. DESFOSSES**
Ancien interne des hôpitaux de Paris
Chirurgien du Dispensaire de la Cité du Midi

### DEUXIÈME ÉDITION, REVUE ET AUGMENTÉE

1 vol. petit in-8° de VIII-568 pages, avec 353 figures, cartonné à l'anglaise. **10** fr.

Le but de ce livre est d'exposer aussi clairement que possible les éléments de petite chirurgie indispensables à l'infirmière, à l'étudiant, au praticien.

Les remaniements de cette édition portent sur plus du cinquième du livre.

Les additions comprennent le *pansement des brûlures*, les *greffes dermo-épidermiques*, *l'anesthésie par la stovaïne*, la *méthode de Bier*, la *gymnastique de la respiration et du maintien*, etc...

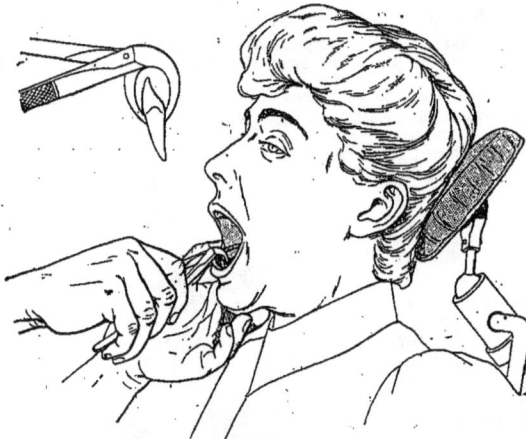

Fig. 346. — Extraction d'une incisive inférieure.

Les médecins de campagne sont dans la nécessité de s'occuper de la bouche de leurs malades; le Dr Neveu a écrit pour eux un chapitre très substantiel sur les *extractions dentaires* et l'*hygiène de la bouche et des dents*.

# Guide anatomique
# aux Musées de Sculpture

PAR

**A. CHARPY**
Professeur d'Anatomie à la Faculté de
Médecine de Toulouse.

**L. JAMMES**
Professeur adjoint à l'Université
de Toulouse.

1 vol. petit in-8° de VIII-112 pages, avec figures. . . . . . . . . . . **2** fr.

Ce guide n'a point pour but d'apprendre l'anatomie aux artistes : il se propose simplement de permettre aux visiteurs de musées d'étudier avec fruit et de comprendre les œuvres de sculpture.

*Vient de paraître :*

## Deuxième Édition
### entièrement refondue
DU

# Traité de
# Technique Opératoire

PAR

**CH. MONOD**
Professeur agrégé à la Faculté de Médecine
de Paris,
Chirurgien honoraire des hôpitaux
Membre de l'Académie de Médecine.

**J. VANVERTS**
Ancien chef de clinique à la Faculté de Lille,
Ancien interne lauréat des hôpitaux
de Paris,
Membre corresp. de la Société de Chirurgie.

❧ ❧ ❧

## Tome Premier

1 *vol. grand in-8° de* XII-1016 *pages, avec* 1189 *figures dans le texte.* **20 fr.**

❧ ❧ ❧

La deuxième édition du **Traité de Technique Opératoire** paraîtra en deux volumes.

---

*Le Tome I est vendu 20 francs. — Le Tome II, qui paraîtra en novembre 1908 sera vendu 18 francs.*

---

A dater de l'apparition du Tome II, le Tome I ne sera plus vendu séparément et le prix de l'ouvrage complet sera augmenté.

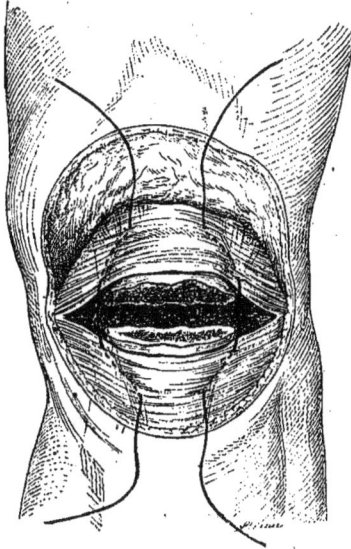

Fig. 256. — **Fracture** de la rotule. Double suture fibro-périostique latérale (Blake).

# Précis de ❦❦❦❦❦❦❦❦❦❦❦❦❦❦
## ❦❦❦❦❦ Technique opératoire

PAR

### LES PROSECTEURS DE LA FACULTÉ DE MÉDECINE DE PARIS
### Avec Introduction par le professeur Paul Berger

Le *Précis de Technique opératoire* est divisé en 7 volumes.

**Pratique courante et Chirurgie d'urgence,** par VICTOR VEAU, 2ᵉ *édition.* — **Tête et cou,** par CH. LENORMANT (2ᵉ *édition*). — **Thorax et membre supérieur,** par A. SCHWARTZ (2ᵉ *édition*). —**Abdomen,** par M. GUIBÉ (2ᵉ *édition*). — **Appareil urinaire et appareil génital de l'homme,** par PIERRE DUVAL (2ᵉ *édition*). — **Membre inférieur,** par GEORGES LABEY. — **Appareil génital de la femme,** par R. PROUST.

Chaque volume, cart. toile et illustré d'environ 200 fig., la plupart originales. . . . . **4 fr. 50**

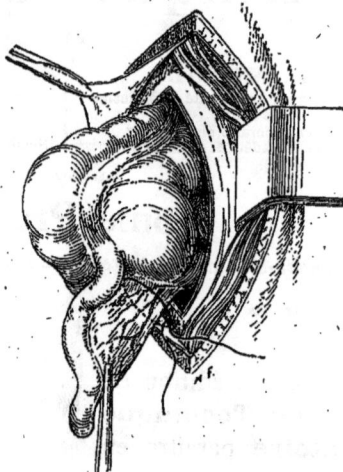

Ligature du méso-appendice.

---

*Vient de paraître :*

## NOUVELLE ÉDITION
complètement revue et augmentée de figures nouvelles

DU

# Précis de Manuel Opératoire
### Par L.-H. FARABEUF
Professeur à la Faculté de Médecine de Paris
I. Ligatures des Artères. — II. Amputations. — III. Résections Appendice.
1 vol. in-8ᵉ de XVI-1092 pages avec 862 figures, broché. . . . . . . . . . **16 fr.**

================ COLLECTIONS ================

L'ŒUVRE MÉDICO-CHIRURGICAL (Dʳ CRITZMAN, Directeur)

# Suite de Monographies Cliniques
## SUR LES QUESTIONS NOUVELLES
### EN MÉDECINE, EN CHIRURGIE ET EN BIOLOGIE

*Chaque Monographie est vendue séparément.* . . . . . . . . . . . **1 fr. 25**

Il est accepté des Abonnements pour une série de 10 Monographies consécutives, au prix à forfait et payable d'avance de **10** francs pour la France et
**12** francs pour l'Etranger (port compris).

*DERNIÈRES MONOGRAPHIES PUBLIÉES :*

34. **Le Rhumatisme tuberculeux** (*pseudo-rhumatisme d'origine bacillaire*), par le professeur Antonin PONCET et Maurice MAILLAND.
35. **Les Consultations de nourrissons,** par Ch. MAYGRIER, agrégé.
36. **La Médication phosphorée,** par le Pʳ GILBERT et le Dʳ POSTERNAK.
37. **Pathogénie et traitement des névroses intestinales,** par le
Dʳ GASTON LYON.
38. **De l'Enucléation des fibromes utérins,** par Th. TUFFIER, professeur agrégé, chirurgien de l'hôpital Beaujon.
39. **Le Rôle du sel en pathologie,** par Ch. ACHARD, professeur agrégé.
40. **Le Rôle du sel en thérapeutique,** par Ch. ACHARD.
41. **Le Traitement de la Syphilis,** par le professeur E. GAUCHER.
42. **Tics,** par le Dʳ HENRY MEIGE.
43. **Diagnostic de la Tuberculose par les nouveaux procédés
de laboratoire,** par le Dʳ NATTAN-LARRIER.
44. **Traitement de l'hypertrophie prostatique par la prostatecto-
mie,** par R. PROUST, professeur agrégé à la Faculté de Paris.
45. **De la Lactosurie** (*Études urologiques de médecine comparée sur
les états de grossesse, de puerpéralité et de lactation chez la
femme et les femelles domestiques*) par M. CH. PORCHER, professeur à l'Ecole vétérinaire de Lyon.
46. **Les Gastro-entérites des nourrissons,** par A. LESAGE, médecin de l'Hôpital des Enfants (Hérold).
47. **Le Traitement des Gastro-entérites des nourrissons et du
Choléra infantile,** par A. LESAGE.
48. **Les Ions et les médications ioniques** par S. LEDUC, professeur à l'Ecole de médecine de Nantes.
49. **Physiologie de l'acide urique,** par P. FAUVEL, docteur ès
sciences, professeur à l'Université catholique d'Angers.
50. **Le Diagnostic fonctionnel du cœur,** par W. JANOWSKI, professeur agrégé à l'Académie médicale de Saint-Pétersbourg.
51. **Les Arriérés scolaires,** par R. CRUCHET, professeur agrégé à la
Faculté de Médecine de Bordeaux.
52. **Artério-Sclérose et Athéromasie,** par le professeur TEISSIER,
professeur à l'Université de Lyon.
53. **Les Sulfo-éthers urinaires** (*physiologie et valeur clinique dans
l'auto-intoxication intestinale*) par H. LABBÉ, chef de laboratoire à la Faculté de Paris et G. VITRY, chef de clinique à la
Faculté de Paris.
54. **Les injections mercurielles intra musculaires dans le traitement de la Syphilis,** par le Dʳ A. LEVY-BING, ancien interne
de St-Lazare.

===== DIVERS =====

**BARD.** — **Précis d'Anatomie pathologique** (*Deuxième édition*), par L. BARD, professeur à l'Université de Genève. 1 vol., avec 125 fig., cart. toile. **7** fr. **50**

**BRISSAUD.** — **Leçons sur les Maladies nerveuses** (*Deuxième série*; hôpital St-Antoine), par E. BRISSAUD, professeur à la Faculté de Paris, recueillies par HENRY MEIGE. 1 vol. grand in-8°, avec 165 figures . . . . . . . . **15** fr.

**BROCA.** — **Leçons cliniques de Chirurgie infantile,** par A. BROCA, agrégé à la Faculté de Paris. *Deuxième série.* 1 vol. in-8°, avec 99 figures. **10** fr.

**CALMETTE (A.).** — **Recherches sur l'Épuration biologique et chimique des Eaux d'égout,** *effectuées à l'Institut Pasteur de Lille et à la station expérimentale de la Madeleine,* par A. CALMETTE, avec la collaboration de MM. E. ROLANTS, E. BOULLANGER, F. CONSTANT, L. MASSOL.

Tome I. Avec la collaboration du Pr A. BUISINE. 1 vol. in-8° de IV-194 pages avec 39 figures et 2 planches hors texte. . . . . . . . . . . . . **6** fr.

Tome II. 1 vol. gr. in-8°, de IV-314 pages, avec 45 figures et 11 graphiques dans le texte et 6 planches hors texte.. . . . . . . . . . . . . **10** fr.

**CALOT.** — **Traité pratique de Technique Orthopédique,** par le Dr CALOT, chirurgien en chef de l'hôpital Rothschild, etc.

I. *Technique du Traitement de la Coxalgie,* avec 178 fig. 1 vol. . . **7** fr.

II. *Technique du Traitement de la Luxation congénitale de la hanche,* avec 206 figures et 5 planches. 1 vol. . . . . . . . . . . . . . **7** fr.

III. *Technique du Traitement des Tumeurs blanches,* avec 192 fig. 1 vol. **7** fr.

**CHAPUT.** — **Les Fractures malléolaires du Cou-de-Pied et les Accidents du Travail** par le Dr CHAPUT, chirurgien de l'hôpital Lariboisière. 1 vol. petit in-8° de 160 pages avec 73 figures dans le texte . . . . **3** fr. **50**

**DUCLAUX.** — **Traité de Microbiologie,** par E. DUCLAUX.

Tome I. *Microbiologie générale.* — Tome II. *Diastases, toxines et venins.* — Tome III. *Fermentation alcoolique.* — Tome IV. *Fermentations variées des diverses substances ternaires.*

Chaque volume grand in-8°, avec figures. . . . . . . . . . . . **15** fr.

**GAUTIER (A.).** — **Cours de Chimie minérale et organique,** par ARM. GAUTIER, de l'Institut, professeur à la Faculté de Paris. 2 vol. gr. in-8°, avec fig.

I. *Chimie minérale. Deuxième édition.* 1 vol. grand in-8°, avec 244 fig. dans le texte . . . . . . . . . . . . . . . . . . . . . . . . **16** fr.

II. *Chimie organique. Troisième édition,* avec la collaboration de MARCEL DELÉPINE, agrégé à l'École supérieure de Pharmacie de Paris. 1 vol. grand in-8°, avec figures. . . . . . . . . . . . . . . **18** fr.

— **Leçons de Chimie biologique, normale et pathologique.** — *Deuxième édition,* publiée avec la collaboration de M. ARTHUS. 1 vol. in-8°, avec 110 figures. . . . . . . . . . . . . . . . **18** fr.

**HENNEQUIN et LŒWY.** — **Les Fractures des Os longs** (*leur traitement pratique*), par les Dr J. HENNEQUIN, membre de la Société de chirurgie, et ROBERT LŒWY. 1 vol. grand in-8°, avec 215 fig. dont 25 planches représentant 222 radiographies originales. . . . . . . . . . . . . . . . **16** fr.

## DIVERS

**KENDIRDJY.** — **L'Anesthésie chirurgicale par la Stovaïne,** par le D' LÉON KENDIRDJY, ancien interne des hôpitaux. 1 vol. in-12 de 206 pages, broché. **3 fr.**

**KIRMISSON.** — **Leçons cliniques sur les Maladies de l'appareil locomoteur** (*os, articulations, muscles*), par le D' KIRMISSON, professeur à la Faculté de Paris. 1 vol. in-8°, avec figures dans le texte. . . . . . . . . . . . . . **10 fr.**

— **Traité des Maladies chirurgicales d'origine congénitale,** par le P' KIRMISSON. 1 vol. in-8°, avec 311 figures et 2 planches en couleurs. . . . . **15 fr.**

— **Les Difformités acquises de l'appareil locomoteur pendant l'enfance et l'adolescence,** par le P' KIRMISSON. 1 vol. in-8°, avec 430 figures **15 fr.**

**LANNELONGUE.** — **Leçons de Clinique Chirurgicale,** par O. LANNELONGUE, professeur, membre de l'Institut et de l'Académie de médecine. 1 vol. grand in-8° de 594 pages, avec 40 figures et 2 planches . . . . . . **12 fr.**

**LAVERAN.** — **Traité d'Hygiène militaire,** par le D' LAVERAN. 1 vol. in-8°, avec 270 figures . . . . . . . . . . . . . . . . . . . . . . . **16 fr.**

**LETULLE.** — **La pratique des autopsies,** par M. LETULLE, professeur agrégé à la Faculté de Paris. 1 vol. in-8° cavalier de 548 pages, avec 136 figures. Broché, **10 fr.** — Cartonné. . . . . . . . . . . . . . . . . . **12 fr.**

**MARFAN (A.-B.).** — **Leçons cliniques sur la Diphtérie,** et quelques maladies des premières voies, par A.-B. MARFAN, professeur agrégé à la Faculté de Paris. 1 vol. grand in-8° de IV-488 pages, avec 68 fig. dans le texte. **10 fr.**

**MEIGE (HENRY) ET FEINDEL (E.).** — **Les Tics et leur Traitement,** par les D" MEIGE et FEINDEL. 1 vol. in-8° de 640 pages. . . . . . . . . . . **16 fr.**

**MENARD.** — **Étude sur la Coxalgie,** par le D' V. MENARD, chirurgien de l'hôpital maritime de Berck-sur-Mer. 1 vol. in-8° de IX-439 pages, avec 26 planches hors texte. . . . . . . . . . . . . . . . . . . . . . . . . **15 fr.**

**RECLUS.** — **L'Anesthésie localisée par la Cocaïne,** par P. RECLUS, professeur à la Faculté de Paris. 1 vol. petit in-8°, avec 59 figures. . . . . . **4 fr.**

**ROGER.** — **Les Maladies infectieuses,** par G.-H. ROGER, professeur à la Faculté de Paris, 2 vol. grand in-8°, avec 117 figures . . . . . . . . **28 fr.**

**RUDAUX (P.).** — **Précis élémentaire d'Anatomie, de Physiologie et de Pathologie,** par P. RUDAUX, ancien chef de clinique à la Faculté de médecine de Paris. Avec préface de M. RIBEMONT-DESSAIGNES. 1 vol. in-16 avec 462 figures, cartonné toile. . . . . . . . . . . . . . . . . . . . **8 fr.**

**THIBIERGE** — **Syphilis et Déontologie,** par GEORGES THIBIERGE, médecin de l'hôpital Broca. 1 vol. in-8°, broché. . . . . . . . . . . . . . **5 fr.**

**TRIPIER.** — **Traité d'Anatomie pathologique générale,** par R. TRIPIER, professeur à la Faculté de Lyon. 1 vol., avec 230 fig. en noir et en couleurs **25 fr.**

**WEISS.** — **Leçons d'Ophtalmométrie** (*Cours de perfectionnement de l'Hôtel-Dieu*), par G. WEISS, professeur agrégé à la Faculté de Paris. Avec Préface de M. le P' DE LAPERSONNE. 1 vol. petit in-8°, avec 149 fig. . . . . . . **5 fr.**

## COLLECTIONS

# Encyclopédie Scientifique ❧❧❧❧❧❧

# ❧❧❧❧❧ des Aide-Mémoire

Publiée sous la direction de **H. LÉAUTÉ,** Membre de l'Institut

**Au 1ᵉʳ Octobre 1908, 392 VOLUMES publiés**

*Chaque ouvrage forme un volume petit in-8°, vendu :* Broché, **2 fr. 50**
Cartonné toile, **3 fr.**

### DERNIERS VOLUMES PUBLIÉS DANS LA SECTION DU BIOLOGISTE

*MALADIES DES VOIES URINAIRES, URÈTRE, VESSIE,* par le Dʳ BAZY, chirurgien
des hôpitaux, membre de la Société de chirurgie, 4 vol.
      I. *Moyens d'exploration et traitement.* 2ᵉ édition. II. *Sémiologie.* III. *Thé-
rapeutique générale. Médecine opératoire.* IV. *Thérapeutique spéciale.*
*GUIDE DE L'ÉTUDIANT A L'HOPITAL,* par A. BERGÉ, interne des hôpitaux. 2ᵉ édit.
*BIOLOGIE GÉNÉRALE DES BACTÉRIES,* par le Dʳ E. BODIN, professeur de Bacté-
riologie à l'Université de Rennes.
*LES BACTÉRIES DE L'AIR, DE L'EAU ET DU SOL,* par E. BODIN.
*LES CONDITIONS DE L'INFECTION MICROBIENNE ET L'IMMUNITÉ,* par E. BODIN.
*L'OREILLE,* par PIERRE BONNIER, 5 vol.
      I. *Anatomie de l'oreille.* II. *Pathogénie et mécanisme.* III. *Physiologie : Les
Fonctions.* IV. *Symptomatologie de l'oreille.* V. *Pathologie de l'oreille.*
*PRÉCIS ÉLÉMENTAIRE DE DERMATOLOGIE,* par MM. BROCQ et JACQUET, médecins
des hôpitaux de Paris. 2ᵉ édition, entièrement revue. 5 vol.
      I. *Pathologie générale cutanée.* II. *Difformités cutanées, éruptions arti-
ficielles, dermatoses parasitaires.* III. *Dermatoses microbiennes et
néoplasies.* IV. *Dermatoses inflammatoires.* V. *Dermatoses d'origine
nerveuse. Formulaire.*
*LA PELADE,* par A. CHATIN, membre de la Société de Dermatologie, et
F. TRÉMOLIÈRES, ancien interne à l'hôpital Saint-Louis.
*LA CHIRURGIE DU CHAMP DE BATAILLE : Méthodes de pansement et interventions
d'urgence d'après les enseignements modernes,* par le Dʳ DEMMLER, membre
correspondant de la Société de Chirurgie de Paris.
*TRAITEMENT DE LA SYPHILIS,* par L. JACQUET, médecin de l'hôpital Saint-Antoine,
et M. FERRAND, interne à l'hôpital Broca.
*LE PÉRIL VÉNÉRIEN,* par H. LABIT et H. POLIN, médecins principaux de l'armée.
*LA LEUCÉMIE MYÉLOIDE,* par P. MENETRIER, professeur agrégé, médecin de
l'hôpital Tenon, et Ch. AUBERTIN, ancien interne des hôpitaux de Paris.
*EXAMEN ET SÉMÉIOTIQUE DU CŒUR,* par les Dʳˢ PIERRE MERKLEN, médecin de
l'hôpital Laënnec et Jean HEITZ. 2 vol.
      I. *Inspection, palpation, percussion, auscultation.*
      II. *Le Rythme du cœur et ses modifications.*
*LES APPLICATIONS THÉRAPEUTIQUES DE L'EAU DE MER* par le Dʳ ROBERT-SIMON.
*L'HÉRÉDITÉ DE LA TUBERCULOSE,* par J. VIRES, professeur agrégé à la Faculté
de Montpellier.
*LA MÉNOPAUSE* par Ch. VINAY, professeur agrégé à la Faculté de Médecine de
Lyon.

NOUVELLES PUBLICATIONS PÉRIODIQUES

# JOURNAL
## DE
# CHIRURGIE

*Revue critique publiée tous les mois*

PAR MM.

B. CUNÉO — A. GOSSET — P. LECÈNE — CH. LENORMANT — R. PROUST
Professeurs agrégés à la Faculté de médecine de Paris, Chirurgiens des Hôpitaux.

AVEC LA COLLABORATION DE MM :

BAROZZI — A. BAUMGARTNER — L. BAZY — BENDER — CAPETTE — CARAVEN
M. CHEVASSU — CHEVRIER — CHIFOLIAU — DE JONG — DESFOSSES — DEMAREST
DUJARIER — FREDET — GRISEL — GUIBÉ — P. HALLOPEAU — JEANBRAU
KENDIRDJY — KÜSS — LABEY — GEORGES LAURENS — LERICHE — LÉTIENNE
LEW — P. LUTAUD — MASCARENAS — P. MATHIEU — MERCADÉ — MOCQUOT
MUNCH — OKINCZYC — PAPIN — PICOT — SAUVÉ — WIART

SECRÉTAIRE GÉNÉRAL
### J. DUMONT

Le **JOURNAL DE CHIRURGIE** paraît le 15 de chaque mois, à partir du 15 avril 1908.
Il a pour but de tenir le chirurgien au courant des plus récents et des plus intéressants
travaux de chirurgie parus dans le monde entier.
Chaque numéro contient régulièrement :
Les *Sommaires des Principaux Périodiques chirurgicaux*, spéciaux et de médecine générale,
Les *Sommaires des Comptes rendus des Congrès et Sociétés de Chirurgie*, ainsi que des
principaux Congrès et Sociétés mixtes de Médecine et de Chirurgie ;
L'Index des *Thèses* et des *Livres de Chirurgie* les plus importants ;
Des *Analyses* très complètes — illustrées au besoin — des principaux articles, communi-
cations, ouvrages énumérés dans le Sommaire ;
Des *Informations* de nature à intéresser le chirurgien.
En outre chaque numéro contient une *Revue générale* sur une question nouvelle de patho-
logie ou de thérapeutique chirurgicales.

PRIX DE L'ABONNEMENT ANNUEL:

PARIS : **30** fr. — DÉPARTEMENTS : **32** fr. — ÉTRANGER : **34** fr. — LE NUMÉRO : **3** fr.

Exceptionnellement le prix pour l'année 1908 (9 numéros, Avril à Décembre)
a été fixé comme suit:

PARIS : **22** fr. — DÉPARTEMENTS : **23** fr. — ÉTRANGER : **24** fr.

# Revue Générale d'Histologie

*Comprenant l'exposé successif des principales questions d'anatomie
générale, de structure, de cytologie, d'histogenèse, d'histo-
physiologie, et de technique histologique.*

PUBLIÉE PAR LES SOINS DE

### J. RENAUT
Professeur d'Anatomie générale
à la Faculté de Médecine de Lyon,
Membre associé de l'Académie de Médecine.

### CL. REGAUD
Professeur agrégé
Chef des travaux pratiques d'Histologie
à la Faculté de Médecine de Lyon.

*Avec la collaboration de savants français et étrangers*

La **REVUE GÉNÉRALE D'HISTOLOGIE** paraît sans périodicité rigoureuse
par fascicules autant que possible monographiques.
Un nombre de fascicules successifs, variable suivant l'importance de chacun
d'eux, mais formant un total d'environ 800 pages, avec de nombreuses figures,
constitue un volume. Il paraît un volume par année, en moyenne. L'abonnement est de 35 francs par volume. Chaque fascicule est en outre vendu
séparément.

62834. — Imprimerie LAHURE, rue de Fleurus, Paris

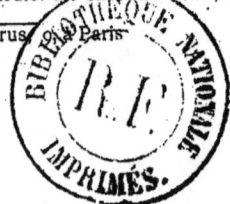

www.ingramcontent.com/pod-product-compliance
Lightning Source LLC
Chambersburg PA
CBHW030012220326
41599CB00014B/1788